TOME 2

PARTIE

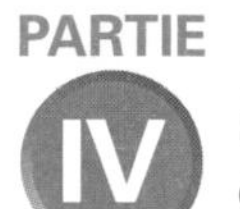

IV La base scientifique des soins infirmiers

PARTIE

V Les besoins physiologiques fondamentaux

PARTIE

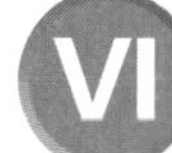

VI Les besoins particuliers

www.cheneliere.ca/potter

SOUTIEN À L'APPRENTISSAGE EN LIGNE

Le site www.cheneliere.ca/potter vous propose un ensemble d'outils d'apprentissage qui vous aideront à maîtriser les éléments de connaissance présentés dans le manuel.

Vous y trouverez les réponses aux questions de jugement clinique posées en marge dans les chapitres, ainsi que le solutionnaire du *Guide d'études*.

Des grilles d'observation vous sont également proposées pour mieux vous guider dans l'application des méthodes décrites dans *Méthodes de soins 1*. De plus, vous pourrez y visionner une série de vidéos qui illustrent l'exécution des principales méthodes présentées.

Pour consulter la zone étudiante du site, vous aurez besoin d'un mot de passe. Vous trouverez à la fin du manuel un code d'accès qui vous permettra d'accéder à la page d'inscription où vous pourrez choisir votre mot de passe.

Les enseignantes recevront un code exclusif qui leur donnera accès à la zone qui leur est réservée.

Dès votre première visite, vous découvrirez un site facile d'accès et convivial, qui vous permettra de trouver rapidement le document recherché grâce à une navigation intuitive.

3e ÉDITION

SOINS INFIRMIERS

FONDEMENTS GÉNÉRAUX

Tome 1

Patricia A. **Potter**, RN, MSN, PhD, FAAN
Anne Griffin **Perry**, RN, EdD, FAAN

DIRECTION ÉDITORIALE AMÉRICAINE

Amy Hall, RN, BSN, MS, PhD
Patricia A. Stockert, RN, BSN, MS, PhD

ÉDITION FRANÇAISE

DIRECTION SCIENTIFIQUE

Clémence Dallaire • Sylvie Le May

DIRECTION PÉDAGOGIQUE

Yvon Brassard

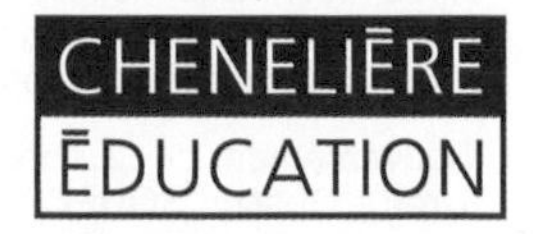

Soins infirmiers
Fondements généraux, 3e édition, tome 1

Traduction et adaptation de : *Fundamentals of Nursing* de Patricia A. Potter et Anne G. Perry © 2009 Elsevier (ISBN 978-0-323-4828-6)

Conception éditoriale : Brigitte Gendron
Coordination éditoriale : André Vandal
Édition : Valérie Cottier, Maxime Forcier, Nancy Lachance, Guillaume Proulx, Frédéric Raguenez
Coordination : Martine Brunet, Josée Desjardins, Chantal Lamarre, Johanne Losier
Traduction : Les Traductions Corpus, Christiane Foley
Révision linguistique : Anne-Marie Trudel, Sophie Campbell, Manon Leroux
Correction d'épreuves : Martine Senécal, Zérofôte, Ginette Laliberté
Illustrations : Marc Tellier, Michel Rouleau, Serge Rousseau
Conception graphique et infographie : Dessine-moi un mouton
Conception du logo de la collection : Marc Senécal/inoxidée
Conception de la couverture : Micheline Roy et Josée Brunelle
Impression : Imprimeries Transcontinental

**Catalogage avant publication
de Bibliothèque et Archives nationales du Québec
et Bibliothèque et Archives Canada**

Potter, Patricia Ann

Soins infirmiers : fondements généraux

3e éd. / édition française, direction scientifique, Clémence Dallaire, Sylvie Le May ; direction pédagogique, Yvon Brassard.

Traduction de la 7e éd. de : Fundamentals of nursing.
Comprend des réf. bibliogr. et un index.
Pour les étudiants du niveau collégial.

ISBN 978-2-7650-2606-8 (v. 1)

1. Soins infirmiers – Manuels d'enseignement supérieur. I. Perry, Anne Griffin. II. Dallaire, Clémence, 1953- . III. Le May, Sylvie, 1963- . IV. Brassard, Yvon, 1953- . V. Titre.

RT41.P6814 2010 610.73 C2010-940443-2

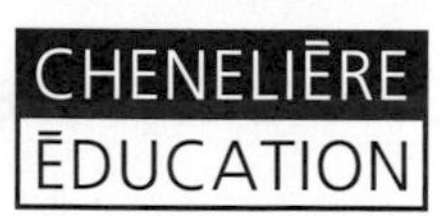

7001, boul. Saint-Laurent
Montréal (Québec) Canada H2S 3E3
Téléphone : 514 273-1066
Télécopieur : 450 461-3834 / 1 888 460-3834
info@cheneliere.ca

ISBN 978-2-7650-2606-8

Dépôt légal : 2e trimestre 2010
Bibliothèque et Archives nationales du Québec
Bibliothèque et Archives Canada

Imprimé au Canada

2 3 4 5 ITIB 14 13 12 11 10

Nous reconnaissons l'aide financière du gouvernement du Canada par l'entremise du Programme d'aide au développement de l'industrie de l'édition (PADIÉ) pour nos activités d'édition.

Gouvernement du Québec – Programme de crédit d'impôt pour l'édition de livres – Gestion SODEC.

Dans cet ouvrage, le féminin est utilisé comme représentant des deux sexes, sans discrimination à l'égard des hommes et des femmes, et dans le seul but d'alléger le texte.

Des marques de commerce sont mentionnées ou illustrées dans cet ouvrage. L'Éditeur tient à préciser qu'il n'a reçu aucun revenu ni avantage conséquemment à la présence de ces marques. Celles-ci sont reproduites à la demande de l'auteur ou de l'adaptateur en vue d'appuyer le propos pédagogique ou scientifique de l'ouvrage.

La pharmacologie évolue continuellement. La recherche et le développement produisent des traitements et des pharmacothérapies qui perfectionnent constamment la médecine et ses applications. Nous présentons au lecteur le contenu du présent ouvrage à titre informatif uniquement. Il ne saurait constituer un avis médical. Il incombe au médecin traitant et non à cet ouvrage de déterminer la posologie et le traitement appropriés de chaque patient en particulier. Nous recommandons également de lire attentivement la notice du fabricant de chaque médicament pour vérifier la posologie recommandée, la méthode et la durée d'administration, ainsi que les contre-indications.

Les cas présentés dans les mises en situation de cet ouvrage sont fictifs. Toute ressemblance avec des personnes existantes ou ayant déjà existé n'est que pure coïncidence.

Chenelière Éducation, Elsevier, les auteurs, les adaptateurs et leurs collaborateurs se dégagent de toute responsabilité concernant toute réclamation ou condamnation passée, présente ou future, de quelque nature que ce soit, relative à tout dommage, à tout incident — spécial, punitif ou exemplaire —, y compris de façon non limitative, à toute perte économique ou à tout préjudice corporel ou matériel découlant d'une négligence, et à toute violation ou usurpation de tout droit, titre, intérêt de propriété intellectuelle résultant ou pouvant résulter de tout contenu, texte, photographie ou des produits ou services mentionnés dans cet ouvrage.

Le matériel complémentaire mis en ligne dans notre site Web et qui requiert un code d'accès est réservé aux résidants du Canada, et ce, à des fins d'enseignement uniquement.

Membre du CERC

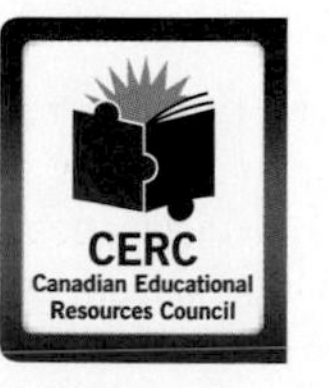

Membre de
l'Association nationale
des éditeurs de livres

ASSOCIATION
NATIONALE
DES ÉDITEURS
DE LIVRES

AVANT-PROPOS

Cette nouvelle édition de ***Soins infirmiers-Fondements généraux* (Potter & Perry)** représente bien plus qu'une simple adaptation d'un texte rédigé avant tout pour un public américain. Elle est le fruit d'un travail ayant impliqué une direction scientifique et pédagogique, ainsi qu'une solide équipe d'adaptatrices et d'adaptateurs qui ont eu à cœur de produire un ouvrage adapté aux orientations québécoises en matière de formation infirmière. Cette édition s'inspire d'une vision contemporaine de la pratique infirmière et de la nécessité d'une affirmation plus vigoureuse de la connaissance scientifique générale et de celle des soins infirmiers dans la perspective d'une formation initiale de qualité. Dans un souci de développement du jugement clinique et d'une rigueur scientifique, le manuel est axé avant tout sur l'apprentissage des étudiantes.

Dès le premier chapitre, l'ouvrage met de l'avant et explique le jugement clinique à la base d'une pratique professionnelle des soins infirmiers. On ne se contente pas d'y affirmer l'importance du jugement clinique et d'en expliquer la mécanique ; l'équipe éditoriale a fait le choix de cibler le développement du jugement clinique comme l'un des éléments centraux de cette nouvelle édition et de l'inscrire au cœur de chaque chapitre, guidant les étudiantes dans l'application et l'apprentissage de ses principes. Il est ainsi posé comme pierre d'assise de toute pratique clinique professionnelle. Les bases des soins infirmiers sont ensuite jetées, en abordant la démarche de soins située dans le contexte québécois. Cette façon de voir se concrétise dans la répartition du contenu en deux parties. La première partie est consacrée aux bases théoriques de la pratique infirmière et la deuxième partie porte sur l'agir infirmier en tant que tel : l'évaluation d'une situation de soins selon les sujets traités ainsi que les interventions infirmières applicables et les justifications scientifiques.

Cette adaptation se distingue également par le souci d'intégration d'un savoir à jour et d'une grande rigueur scientifique. Le contenu de chaque chapitre repose sur du matériel théorique approprié au thème traité et inspiré de la somme des connaissances dans le domaine visé. Le contenu global de l'ouvrage reflète, dans la mesure du possible, les connaissances actuelles et, en particulier, il se réfère aux résultats probants pour soutenir les conclusions avancées, tout en demeurant un manuel d'introduction.

Pour faciliter l'acquisition des connaissances et leur transfert en situation de pratique, une mise en contexte présentée en début de chapitre permet, tout au long de ce dernier, de concrétiser les notions abordées. Des questions en lien avec la mise en contexte viennent ponctuer les éléments d'information dans le but d'entraîner l'étudiante à recourir à sa pensée critique. Dans les chapitres de l'agir infirmier, une section est consacrée à la démarche de soins appliquée à la mise en contexte permettant à l'étudiante de développer son jugement clinique et d'apprivoiser l'utilisation du plan thérapeutique infirmier.

Des efforts considérables ont donc été investis pour guider l'étudiante dans la contextualisation québécoise des savoirs présentés en tenant compte de la mosaïque des compétences de l'Ordre des infirmières et infirmiers du Québec, des normes québécoises de documentation pour la démarche de soins et du champ de pratique légal au Québec.

Clémence Dallaire
Sylvie Le May
Yvon Brassard

REMERCIEMENTS

Concevoir un ensemble didactique comme celui de *Soins infirmiers - Fondements généraux* de Potter-Perry est une tâche qui demande une contribution généreuse de la part d'un nombre considérable de collaborateurs.

Des directeurs de la collection aux adaptateurs, en passant par les consultants scientifiques, un ouvrage de cette envergure ne voit le jour que grâce aux efforts et à la compétence d'une équipe aguerrie.

Que ce soit l'équipe éditoriale ou les intervenants externes (réviseures, correctrices, photographe, cinéaste, infographiste, imprimeur), tous ont eu un apport essentiel sans lequel cet ensemble didactique n'aurait pu exister tel que vous pouvez l'apprécier aujourd'hui.

Chenelière Éducation tient à les remercier chaleureusement pour leur compétence et leur professionnalisme.

Enfin, des remerciements chaleureux à monsieur Ivan L. Simoneau pour son expertise au niveau psychopédagogique dans un contexte d'enseignement et d'apprentissage des soins infirmiers et sa contribution à la conception initiale de cet imposant projet d'édition. Une reconnaissance posthume à madame Denise Barbeau qui a guidé l'équipe éditoriale sur le chemin de la construction des connaissances et du développement des compétences des futures infirmières.

ÉQUIPE DE RÉDACTION DE L'ÉDITION FRANÇAISE

DIRECTION SCIENTIFIQUE

Clémence Dallaire, inf., Ph. D. (Sciences infirmières)
Titulaire d'un doctorat en sciences infirmières et professeure agrégée à la Faculté des sciences infirmières de l'Université Laval, elle enseigne notamment le savoir infirmier aux premier et troisième cycles. Ses travaux de recherche sont dans le domaine de l'organisation des soins et services, l'analyse et la description des fonctions infirmières et l'adoption de politiques saines. Elle est l'auteure d'articles de vulgarisation et coauteure de deux volumes sur les soins infirmiers. Son plus récent ouvrage est un outil pédagogique visant une meilleure connaissance du savoir infirmier.

Sylvie Le May, inf., Ph. D. (Sciences biomédicales)
Professeure agrégée en sciences infirmières à la Faculté des sciences infirmières de l'Université de Montréal et chercheuse au Centre de recherche du Centre hospitalier universitaire Sainte-Justine à Montréal, elle est titulaire d'un doctorat en sciences biomédicales (recherche clinique) et d'un postdoctorat en sciences infirmières (gestion de la douleur à l'urgence pédiatrique). Elle est également chercheuse-boursière du Fonds de la recherche en santé du Québec (FRSQ). Ses principaux champs d'intérêt en recherche concernent la gestion de la douleur auprès des personnes vulnérables, de même que le développement d'échelles de mesure de la douleur.

DIRECTION PÉDAGOGIQUE

Yvon Brassard, inf., M. Éd., D.E.
Pendant près de 30 ans, il a œuvré dans le milieu de l'enseignement des soins infirmiers au niveau collégial. Il est l'auteur de deux volumes sur la rédaction des notes d'évolution au dossier et d'un ouvrage sur les méthodes de soins. Il a aussi participé à l'adaptation québécoise des volumes *Soins infirmiers* (Potter & Perry, 1re et 2e éditions) et de *Soins infirmiers. Médecine – Chirurgie* (Lewis).

ADAPTATION DE L'ÉDITION FRANÇAISE

Virginie Bissonnette, inf., M. Sc. (c)
Superviseure de stage au baccalauréat en sciences infirmières de l'Université de Sherbrooke et infirmière clinicienne, elle est candidate à la maîtrise en sciences cliniques de l'Université de Sherbrooke. Ses travaux concernent le traitement de l'ulcère du pied diabétique complexe par la combinaison de la thérapie par pression négative et d'un pansement à l'argent nanocristallin.

Danielle Boucher, IPS, M. Sc., CNéph(C)
Infirmière praticienne spécialisée en néphrologie au Centre hospitalier universitaire de Québec, elle est détentrice d'une maîtrise et d'un diplôme d'études supérieures spécialisées en néphrologie. Ses études lui ont valu une mention d'excellence dans la catégorie Contribution exceptionnelle au développement de la profession infirmière et une mention d'excellence académique.

Patricia Bourgault, inf., Ph. D. (Sciences cliniques et sciences infirmières)
Infirmière et détentrice d'un doctorat sur la douleur chronique en sciences cliniques (sciences infirmières) de l'Université de Sherbrooke, elle fait actuellement un postdoctorat sur le même sujet à l'Université McGill. Elle est également professeure agrégée à l'École des sciences infirmières et dirige le microprogramme de deuxième cycle en gestion de la douleur à la Faculté de médecine de l'Université de Sherbrooke.

Lucie Buisson, inf., B. Sc.
Après un parcours en communication, elle exerce une deuxième carrière en soins infirmiers depuis 1996. À la suite de diverses expériences dans les milieux hospitalier et communautaire, elle enseigne depuis huit ans les soins infirmiers au niveau collégial, entre autres la pharmacothérapie. L'éthique ainsi que le contrôle et la qualité des soins demeurent ses préoccupations principales.

Chantal Cara, inf., Ph. D. (Sciences infirmières)
Infirmière, professeure et chercheuse, elle a obtenu son doctorat en sciences infirmières de l'Université du Colorado, sous la direction de Jean Watson. Ses recherches portent sur la compréhension des expériences humaines associées à l'approche du *caring*, à l'aide de la méthode de recherche phénoménologique. Elle est reconnue au Québec pour son expertise dans les domaines de la philosophie du *caring*, des écoles de pensée infirmière et de l'humanisation des soins.

Charles Côté, Ph. D. (Kinésiologie, ergonomie [ACE])
Professeur en sciences de la santé et en sciences infirmières (D.E.C. et baccalauréat), kinésiologue certifié et ergonome titulaire, il a obtenu un doctorat en sciences de l'activité physique. Responsable de la formation à distance en santé et sécurité, il fait également de la recherche sur les aspects musculosquelettiques en milieu de travail.

Francine de Montigny, inf., Ph. D. (Psychologie)
Titulaire d'un doctorat en psychologie, infirmière et chercheuse boursière du Fonds de recherche en santé du Québec, ses travaux portent sur l'expérience des familles marquées par la naissance ou la mort d'un enfant en période périnatale. Elle est également professeure titulaire du Département des sciences infirmières de l'Université du Québec en Outaouais.

Jean-Francois Desbiens, inf., Ph. D. (c)
Infirmier dans le domaine de l'oncologie, il poursuit présentement des études au doctorat en sciences infirmières à l'Université Laval. Ses champs d'intérêt en recherche portent sur le bien-être spirituel des soignants, notamment à travers la quête de sens, et sur le développement des compétences infirmières en soins palliatifs.

Mireille Dubost, Dt.P., M. Sc.
Titulaire d'une maîtrise en nutrition de l'Université Cornell et membre de l'Ordre professionnel des diététistes du Québec, elle est chargée de cours au département de nutrition de l'Université de Montréal. Elle a longtemps collaboré à la rédaction du *Manuel de nutrition clinique* de l'Ordre professionnel des diététistes du Québec.

Fabie Duhamel, inf., Ph. D. (Psychologie éducationnelle)
Professeure titulaire en sciences infirmières à l'Université de Montréal, ses recherches portent sur les interventions infirmières familiales et sur le transfert des connaissances dans ce domaine. Directrice de l'ouvrage *La santé et la famille : une approche systémique en soins infirmiers* (2007), elle a publié plusieurs articles sur le thème de la famille.

Liane Dumais, IPS, M. Sc., CNéph(C)
Infirmière praticienne spécialisée en néphrologie au Centre hospitalier universitaire de Québec, elle est détentrice d'une maîtrise et d'un diplôme d'études supérieures spécialisées en néphrologie. De plus, elle est membre suppléant du comité d'examen pour la certification des infirmières praticiennes spécialisées en néphrologie.

Lyne Fecteau, inf., M. Éd.
Professeure agrégée et directrice du département des sciences de la santé de l'Université du Québec en Abitibi-Témiscamingue, elle est responsable des cours en physiopathologie et examen clinique. Détentrice d'un baccalauréat en sciences de la santé et d'une maîtrise en sciences de l'éducation, ses intérêts de recherche portent sur le développement du raisonnement clinique et l'encadrement de la formation pratique.

Lise Fillion, inf., Ph. D. (Psychologie)
Infirmière et professeure titulaire à la Faculté des sciences infirmières de l'Université Laval, elle est aussi psychologue en psycho-oncologie au Centre hospitalier universitaire – Hôtel-Dieu de Québec (CHUQ-HDQ) et chercheuse régulière au centre de recherche du CHUQ (axe cancer). Elle est également membre de l'équipe de recherche en soins palliatifs de la Maison Michel-Sarrazin.

Louise Francoeur, inf., M. Sc. (Sciences infirmières), DESS (Bioéthique)
Depuis 20 ans, elle travaille à l'Institut universitaire de gériatrie de Montréal à titre de conseillère en soins infirmiers spécialisés, et est responsable de la prévention des chutes et membre du comité de gestion des risques. Elle est également professeure invitée de formation professionnelle à la Faculté des sciences infirmières de l'Université de Montréal depuis 2004.

Frances Gallagher, inf., Ph. D. (Sciences infirmières)
Professeure en sciences infirmières (baccalauréat et études supérieures), elle a obtenu un doctorat en sciences cliniques (sciences infirmières) à l'Université de Sherbrooke. Responsable du domaine de la santé communautaire, ses champs d'intérêt en recherche touchent la prévention et la promotion de la santé, les soins de première ligne et l'*empowerment*.

Antoinette Gimenez-Lambert, inf., M. Éd.
Infirmière, titulaire d'un diplôme d'Hygiène hospitalière de l'Université de Rouen, d'un diplôme en Stratégie globale d'Hygiène hospitalière de l'Université de Lyon et d'une maîtrise en pédagogie de l'Université Paris XIII. Elle est co-conceptrice et chargée de cours dans le DESS en Prévention et contrôle des infections de la Faculté des sciences infirmières de l'Université de Montréal depuis 2004.

Caroline Gravel, inf., M. Sc.
Assistante aux services courants du CSSS Lucille-Teasdale, site CLSC Rosemont, elle est titulaire d'une maîtrise en sciences infirmières volet experte-conseil. Elle a acquis une expérience clinique variée en travaillant dans divers milieux tels que la médecine-chirurgie, les soins intensifs, la gériatrie et la santé communautaire.

Johanne Hébert, inf., M. Sc.
Infirmière depuis plus de 20 ans et gestionnaire, elle détient une maîtrise en sciences infirmières de l'Université Laval. Ses champs d'intérêt en recherche portent sur l'infirmière pivot en oncologie (IPO), et plus précisément sur son rôle de soutien. Ses études doctorales portent sur le soutien infirmier dans un contexte de soins oncologiques.

Marthe L'Espérance, inf., B. Sc.
Infirmière depuis 35 ans, elle a évolué dans des unités de médecine et de chirurgie dès ses débuts. Infirmière de recherche pour l'étude de l'efficacité de plusieurs antibiotiques, elle a enseigné aux infirmières auxiliaires et au niveau collégial. Elle a participé à la coopération internationale des collèges au sein du programme d'État infirmier de Côte d'Ivoire.

Isabelle Lacharme, inf. M. Sc. (c)
Diplômée en kinanthropologie en 2001 et actuellement doctorante en biologie à l'Université du Québec à Montréal, elle a été infirmière pendant 20 ans et exerce la kinésiologie depuis 1998. Elle est également attachée de cours et assistante de recherche en ergonomie à l'Université du Québec en Abitibi-Témiscamingue depuis 2002.

Marjolaine Landry, inf., Ph. D. (c)
Infirmière clinicienne au CHUS et infirmière de recherche au Centre de recherche sur le vieillissement du CSSS-IUGS, elle est chargée de cours à l'Université de Sherbrooke à l'École des sciences infirmières et au Centre universitaire de formation en gérontologie. Elle est également doctorante en sciences cliniques (sciences infirmières).

Caroline Larue, inf., Ph. D. (Sciences de l'éducation)
Infirmière et professeure à la Faculté des sciences infirmières de l'Université de Montréal, elle a obtenu un doctorat en psychopédagogie. Coresponsable des cours de santé mentale, ses recherches s'orientent dans le domaine de la gestion des comportements agressifs et de l'évaluation d'interventions éducatives.

Lucie Lemelin, inf., Ph. D. (c)
Infirmière depuis 1995 et détentrice d'une maîtrise en sciences infirmières de l'Université de Montréal, elle poursuit sa formation au doctorat en sciences cliniques à l'Université de Sherbrooke. Elle enseigne la santé des enfants, des adolescents et de leur famille, et les fondements de la discipline infirmière depuis 2006 en sciences infirmières à l'Université du Québec en Outaouais.

Carole Lemire, inf., Ph. D. (c)
Professeure en soins infirmiers depuis plus de 25 ans et actuellement au doctorat en sciences infirmières (éthique) à l'Université Laval, elle occupe le poste de directrice de programme (1er cycle) en sciences infirmières à l'UQTR. Outre ses expériences de travail à l'étranger, elle a été membre de plusieurs comités dont ceux de révision et de discipline (OIIQ) et de réadaptation (AIIC).

Géraldine Martorella, inf., Ph. D. (c)
Conseillère en soins spécialisés pendant plusieurs années, elle est actuellement professeure en sciences infirmières (baccalauréat et maîtrise) et termine ses études doctorales dont le sujet de recherche porte sur le développement d'une intervention novatrice pour le soulagement de la douleur postopératoire.

Caroline Mathieu, inf., M. Sc.
Conseillère en soins spécialisés au CSSS d'Ahuntsic et Montréal-Nord, elle est titulaire d'une maîtrise en sciences infirmières. Elle est chargée de cours depuis 2001 à la Faculté des sciences infirmières de l'Université de Montréal. Ses champs d'intérêt couvrent les soins à la famille et la discipline infirmière.

Johanne Morel, inf., B. Sc.
Enseignante en Soins infirmiers au cégep depuis 10 ans, elle a également travaillé comme assistante infirmière-chef. Consultante de l'édition française du Jarvis, elle a développé une activité pédagogique sous forme de jeu qui lui a valu le prix Reconnaissance pédagogique en 2009.

France Nolin, Dt.P., M. Sc.
Responsable de formation clinique et coordonnatrice de stages au département de nutrition de l'Université de Montréal, elle assure également une charge d'enseignement au premier cycle du programme en nutrition. Elle a obtenu un baccalauréat en nutrition de l'Université de Montréal, puis une maîtrise en recherche clinique de l'Université McGill.

Vitalie Perreault, inf., M. Sc.
Après cinq ans d'enseignement en soins infirmiers au collégial, elle est maintenant responsable de la formation clinique à l'Université de Montréal. Elle possède une vaste expérience clinique de soins critiques reliée principalement à la cardiologie, à la pneumologie et à la radiologie. Elle possède également une expérience de recherche clinique en pneumologie, en électrophysiologie et en radiologie.

Denyse Pharand, inf., Ph. D. (Éducation – mesure et évaluation)
Titulaire d'un doctorat en éducation et professeure adjointe à l'Université d'Ottawa depuis 2002, elle enseigne les soins aigus à la formation continue au programme de premier cycle. Ses champs d'intérêt en recherche touchent principalement l'évaluation de l'enseignement clinique en sciences infirmières et la qualité de la pratique professionnelle.

Karine Philibert, inf., B. Sc.
Infirmière bachelière, diplômée de l'Université de Colombie-Britannique, elle enseigne au Collège de Bois-de-Boulogne et au Cégep du Vieux-Montréal. Elle est également chargée de cours à l'Université de Sherbrooke où elle poursuit une maîtrise en sciences cliniques. Elle est spécialisée en santé mentale, en éthique et en soins interculturels.

France Robert, inf., M. Sc., CSIO(C)
Infirmière depuis 1980, elle travaille en oncologie depuis 1989. Elle a obtenu sa certification canadienne en oncologie en 2003. Elle a occupé le poste d'infirmière clinicienne au programme de greffe de moelle osseuse du Centre hospitalier universitaire de Québec – Hôtel-Dieu, de 1999 à 2007. Elle est infirmière clinicienne spécialisée en oncologie au CHUQ depuis 2008.

Ivan L. Simoneau, inf., Ph. D. (Psychopédagogie)
Professeur au Cégep de Sherbrooke depuis plus de 20 ans, il est titulaire d'un doctorat en psychopédagogie. Son expertise relève du domaine de la psychologie cognitive, particulièrement en ce qui a trait au processus d'acquisition des connaissances en santé chez les étudiants. Ses intérêts de recherche portent sur la simulation clinique haute fidélité et les stratégies pédagogiques.

Jocelyne Tourigny, inf., Ph. D. (Psychopédagogie)
Titulaire d'un doctorat en éducation, elle est professeure agrégée à l'École des sciences infirmières de l'Université d'Ottawa et chercheuse associée à l'Institut de recherches du Centre hospitalier pour enfants de l'est de l'Ontario. Ses champs d'intérêt en recherche comprennent la préparation pré-opératoire des enfants et des parents, la détresse émotionnelle des enfants et le partenariat avec les familles.

Dominique Trudel, inf., M. A. (Sexologie)
Professeure en soins infirmiers au Cégep de Saint-Laurent et infirmière bachelière, elle détient une maîtrise en sexologie dans le profil d'éducation sexuelle. Elle s'est spécialisée en menant des recherches sur l'intimité relationnelle et sexuelle des adolescentes enceintes. Elle est également coordonnatrice des stages en soins infirmiers au Cégep de Saint-Laurent.

Mélanie Vachon, Ph. D. (c)
Elle termine actuellement son doctorat en recherche et intervention clinique en psychologie à l'Université de Montréal. Ses projets de recherche portent sur les dimensions psychologique et spirituelle des maladies graves, ainsi que sur l'expérience des soignants. Elle œuvre aussi comme clinicienne à l'unité des soins palliatifs de l'Hôpital général de Montréal.

Pierre Verret, inf., M. Sc., CSIO(C)
Détenteur d'une maîtrise en sciences infirmières et d'une certification en oncologie, il est chargé d'enseignement et responsable de la formation « examen clinique » à l'Université Laval. Au CHUQ, il évalue les besoins biopsychosociaux des enfants atteints d'un cancer, et de leurs proches, ainsi que les effets à long terme de la maladie et des traitements chez les jeunes guéris.

ÉQUIPE DE CONSULTATION

Marie Benoit, inf. M. Sc. (Médecine sociale et préventive), CSSS Haute-Yamaska

Jean-Pierre Bonin, inf., Ph. D., Université de Montréal

Josée Bonnoyer, inf., B. Sc., Cégep André-Laurendeau

Hélène Bouchard, inf., B. Sc., CHU Sherbrooke

Anne Bourbonnais, inf., Ph. D. (c), Université de Montréal

Stéphanie Clermont, inf. autorisée, Hôpital d'Ottawa (Campus Général)

France Cookson, inf., avocate et gestionnaire, M. Sc., CSSS de Laval

Oronzo De Benedictis, inf., B. Sc., Hôpital du Sacré-Cœur de Montréal

Ginette Déry-Gignac, inf., B. ScN., École des sciences infirmières

France Désilets, inf., B. Sc., Cégep André-Laurendeau

Julie Dupont, IPS, M. Sc., CHUQ

France Dupuis, inf., Ph. D., Université de Montréal

Françoise Filion, inf., M. Sc., Université McGill

Claudette Foucault, inf., M. Sc., CSSS de Laval

Isabelle Gaboury, inf., Ph. D., Université de Sherbrooke

Lisette Gagnon, inf., M. Sc. et M. Adm. des services de santé, Université de Montréal

Céline Gélinas, inf., Ph. D., Université McGill

Christine Genest, inf., Ph. D. (c), CHU Ste-Justine

Claire Godin, inf., B. Sc. CSSS de Saint-Jérôme

Karine Labarre, inf., M. Sc., CHA Hôtel-Dieu de Lévis

Carole Lemire, inf., Ph. D. (c), Université du Québec à Trois-Rivières

Josiane Létourneau, inf., M. Sc., Direction de santé publique de Montréal

Joëlle Mélançon, inf., Cégep de l'Abitibi-Témiscamingue / Rouyn-Noranda

Diane Nault, inf., M. Sc., Hôpital Maisonneuve-Rosemont (SRSAD)

Isabelle Reeves, inf., Ph. D., Université de Sherbrooke

Geneviève Roch, inf., Ph. D., Université Laval

Lise Schetagne, inf., M. Éd., Collège Montmorency

Isabelle Sévigny, inf., M. Sc., CHUM

Lise Talbot, inf. et psychologue, Université de Sherbrooke

Cécile Trudel, sexologe, M. A., CSSS St-Léonard/St-Michel

Lucie Verret, pharmacienne, M. Sc. Pharmaceutiques, Institut de Cardiologie de Montréal

Bach Vuong, inf., B. Sc. Biochimie, D.E.S. Sc. inf., Collège Bois-de-Boulogne

ÉQUIPE DE RÉDACTION DE L'ÉDITION ORIGINALE

DIRECTION

Patricia A. **POTTER**, RN, MSN, PhD, FAAN
Anne Griffin **PERRY**, RN, EdD, FAAN

COLLABORATRICES

Marjorie Baier, RN, PhD
Associate Professor
School of Nursing
Southern Illinois University
Edwardsville, Illinois

Sylvia K. Baird, RN, BSN, MM
Manager of Nursing Quality
Spectrum Health
Grand Rapids, Michigan

Karen Balakas, RN, PhD, CNE
Associate Professor
Goldfarb School of Nursing at Barnes-Jewish College
St. Louis, Missouri

Lois Bentler-Lampe, RN, MS
Instructor
Saint Francis Medical Center College of Nursing
Peoria, Illinois

Sheryl Buckner, RN-BC, MS, CNE
Academic and Staff Developer, Clinical Instructor
College of Nursing
University of Oklahoma
Oklahoma City, Oklahoma

Jeri Burger, RN, PhD
Assistant Professor
College of Nursing and Health Professions
University of Southern Indiana
Evansville, Indiana

Janice C. Colwell, RN, MS, CWOCN, FAAN
Clinical Nurse Specialist
University of Chicago Hospitals
Chicago, Illinois

Eileen Costantinou, RN, MSN, BC
Consultant
Center for Practice Excellence
Barnes-Jewish Hospital
St. Louis, Missouri

Margaret Ecker, RN, MS
Director, Nursing Quality
Kaiser Permanente Los Angeles Medical Center
Los Angeles, California

Susan J. Fetzer, RN, PA, BSN, MSN, MBA, PhD
Associate Professor
College of Health and Human Services
University of New Hampshire
Durham, New Hampshire

Victoria N. Folse, APRN, BC, LCPC, PhD
Assistant Professor
School of Nursing, Illinois Wesleyan University
Bloomington, Illinois

Steve Kilkus, RN, MSN
Faculty
Edgewood College School of Nursing
Madison, Wisconsin

Judith Ann Kilpatrick, RN, MSN, DNSc
Assistant Professor
Widener University School of Nursing
Chester, Pennsylvania

Lori Klingman, RN, MSN
Faculty, School of Nursing
Ohio Valley General Hospital
McKees Rocks, Pennsylvania

Anahid Kulwicki, RN, DNS, FAAN
Deputy Director
Wayne County Department of Health and Human Services
Professor
Oakland University
School of Nursing
Rochester, Michigan

Annette Lueckenotte, RN, MS, BC, GNP, GCNS
Gerontologic Clinical Nurse Specialist
Barnes-Jewish West County Hospital
Creve Coeur, Missouri

Barbara Maxwell, RN, BSN, MS, MSN, CNS
Associate Professor of Nursing
Ulster Department of Nursing
The State University New York
Stone Ridge, New York

Elaine Neel, RN, BSN, MSN
Nursing Instructor
Graham Hospital School of Nursing
Canton, Illinois

Wendy Ostendorf, BSN, MS, EdD
Associate Professor
Neumann College
Aston, Pennsylvania

Patsy Ruchala, RN, DNSc
Director and Professor
Orvis School of Nursing
University of Nevada–Reno
Reno, Nevada

Lynn Schallom, MSN, CCRN, CCNS
Clinical Nurse Specialist
Surgical Critical Care
Barnes-Jewish Hospital
St. Louis, Missouri

Ann Tritak, BS, MS, EdD
Dean of Nursing
School of Nursing
Saint Peters College
Jersey City, New Jersey

Janis Waite, RN, MSN, EdD
Professor of Nursing
Saint Francis Medical Center College of Nursing
Peoria, Illinois

Jill Weberski, RN, MSN, PCCN, CNS
Instructor
Saint Francis Medical Center College of Nursing
Peoria, Illinois

Mary Ann Wehmer, RN, MSN, CNOR
Nursing Faculty
College of Nursing and Health Professions
University of Southern Indiana
Evansville, Indiana

Joan Wentz, RN, MSN
(Retired) Assistant Professor of Nursing
Goldfarb School of Nursing at Barnes-Jewish College
St. Louis, Missouri

Katherine West, BSN, MSEd, CIC
Infection Control Consultant
Infection Control/Emerging Concepts, Inc.
Manassas, Virginia

Rita Wunderlich, RN, MSN(R), PhD
Chair, Baccalaureate Nursing Program
St. Louis University School of Nursing
St. Louis, Missouri

Valerie Yancey, RN, PhD
Associate Professor
Southern Illinois University
Edwardsville, Illinois

CARACTÉRISTIQUES DE L'OUVRAGE

Jugement clinique

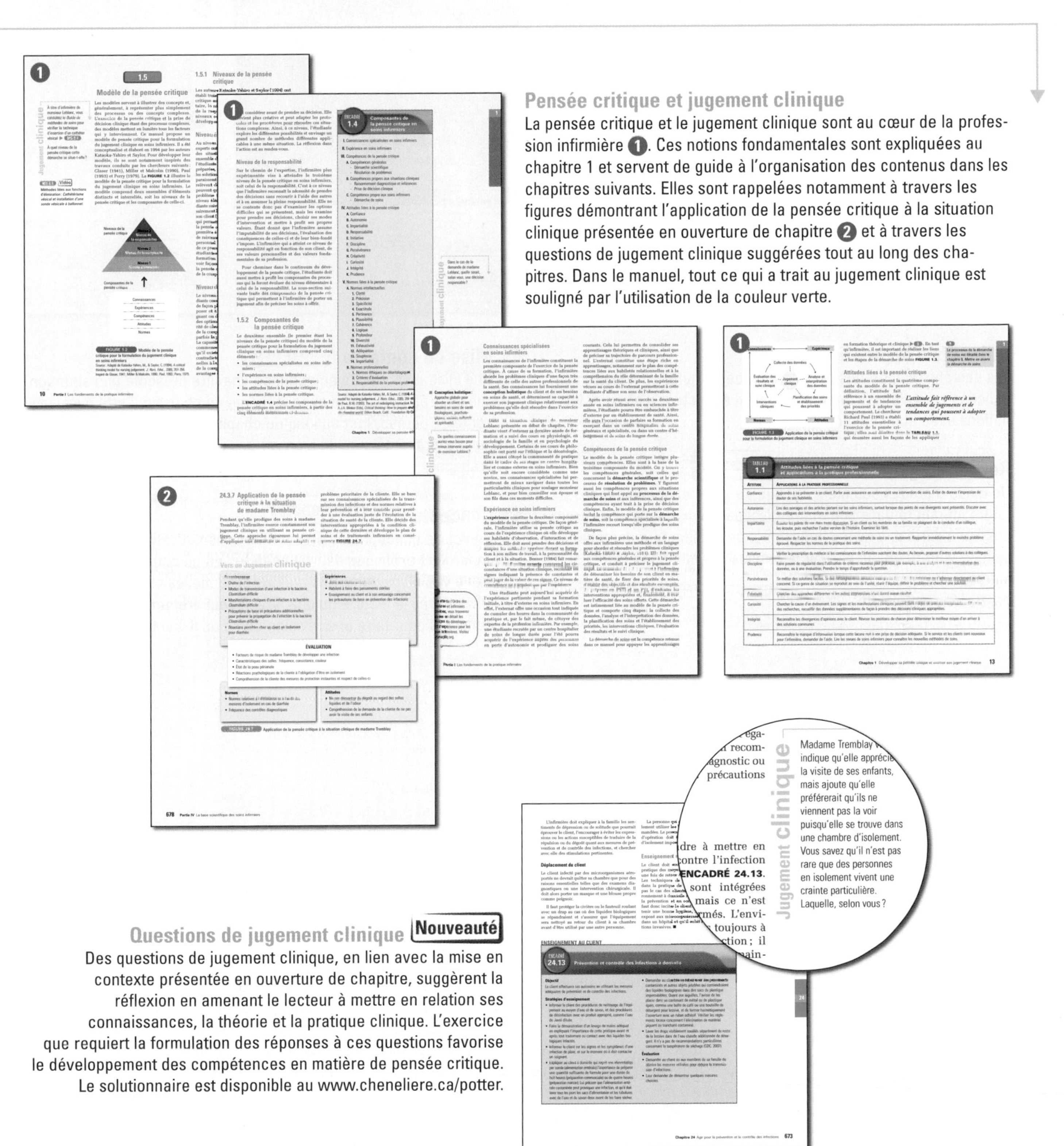

Pensée critique et jugement clinique

La pensée critique et le jugement clinique sont au cœur de la profession infirmière ①. Ces notions fondamentales sont expliquées au chapitre 1 et servent de guide à l'organisation des contenus dans les chapitres suivants. Elles sont rappelées notamment à travers les figures démontrant l'application de la pensée critique à la situation clinique présentée en ouverture de chapitre ② et à travers les questions de jugement clinique suggérées tout au long des chapitres. Dans le manuel, tout ce qui a trait au jugement clinique est souligné par l'utilisation de la couleur verte.

Questions de jugement clinique Nouveauté

Des questions de jugement clinique, en lien avec la mise en contexte présentée en ouverture de chapitre, suggèrent la réflexion en amenant le lecteur à mettre en relation ses connaissances, la théorie et la pratique clinique. L'exercice que requiert la formulation des réponses à ces questions favorise le développement des compétences en matière de pensée critique. Le solutionnaire est disponible au www.cheneliere.ca/potter.

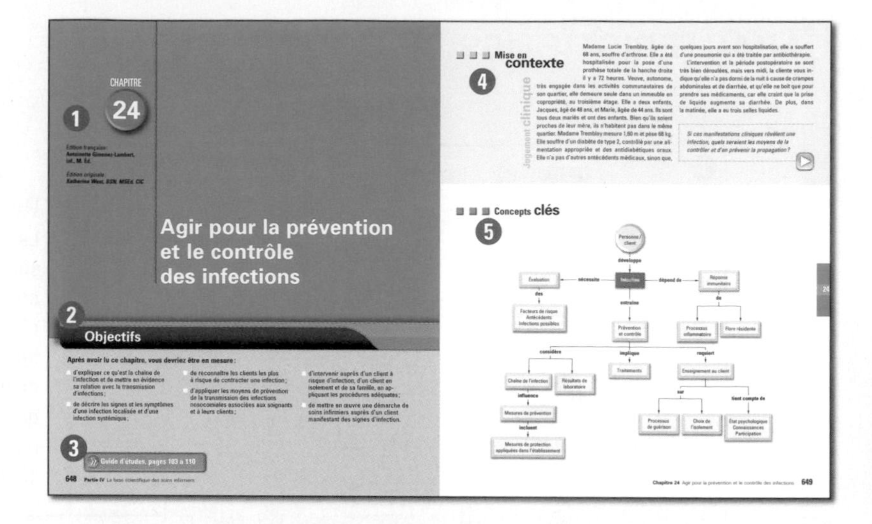

❶ OUVERTURE DE CHAPITRE

Les noms des adaptateurs du chapitre de l'édition en langue française et les noms des auteurs de l'édition originale.

L'ensemble des adaptateurs sont issus de la communauté professorale, chercheuse, et clinicienne de la pratique infirmière au Québec et au Canada.

❷ Objectifs d'apprentissage

Les objectifs d'apprentissage de chaque chapitre sont clairement indiqués en ouverture, permettant ainsi au lecteur d'aborder les notions avec une intention claire.

❸ Renvoi au guide d'études Nouveauté

Un guide d'études complète chaque chapitre et accompagne la future infirmière dans son apprentissage. Le guide d'études propose une série d'activités dans le but de faciliter la compréhension de lecture du chapitre et le réinvestissement des connaissances acquises.

❹ Mise en contexte Nouveauté

Une mise en contexte en début de chapitre présente une situation clinique réaliste en lien avec le thème du chapitre. Cette mise en contexte permet, tout au long du chapitre, de concrétiser les notions présentées et de montrer des liens entre la théorie et la pratique.

❺ Concepts clés Nouveauté

Une carte conceptuelle présente la schématisation des concepts importants expliqués dans le chapitre. En un coup d'œil, le lecteur a une vue d'ensemble des notions essentielles et des liens entre elles. Après la lecture du chapitre, il peut profiter de ce réseau de concepts pour faire une révision de ce qu'il vient d'apprendre.

6 À retenir

Version reproductible www.cheneliere.ca/potter

- Le lavage des mains est la mesure la plus importante pour lutter contre les infections ou en prévenir la transmission.
- Le potentiel pathogène des microorganismes dépend de leur nombre, de leur virulence, de leur capacité à pénétrer dans un hôte et à y survivre, et de la susceptibilité de l'hôte.
- La flore résidente aide l'organisme à résister à l'infection en libérant des substances antibactériennes et en inhibant la prolifération des microorganismes pathogènes.
- Les signes d'une inflammation localisée et d'une infection localisée sont les mêmes.
- Une infection peut se transmettre aussi longtemps que la chaîne de l'infection n'est pas interrompue.
- Les microorganismes se transmettent par contact direct ou indirect par les mains ou des objets contaminés, par voie aérienne (gouttelettes ou vecteurs), ou par des matières contaminées.
- L'âge, une mauvaise alimentation, le stress, les affections héréditaires ou celles qui compromettent la réaction immunitaire, les maladies chroniques et les traitements peuvent augmenter la susceptibilité à l'infection.
- Les principaux sites d'infections nosocomiales sont les voies urinaires et respiratoires, le système sanguin, et les plaies traumatiques ou chirurgicales.
- On recommande l'utilisation d'antiseptiques à base d'alcool comme une solution de rechange au lavage des mains (sauf avec les clients atteints de diarrhées associées au *Clostridium difficile*).
- Le risque pour un client hospitalisé de contracter une infection nosocomiale augmente à cause des facteurs suivants : les interventions invasives, les traitements médicaux, l'hospitalisation prolongée et les contacts fréquents avec le personnel soignant.
- Les mesures d'isolement peuvent empêcher le personnel et les clients de contracter des infections, et peuvent prévenir la transmission de microorganismes à d'autres personnes.
- Les pratiques de base de prévention et de contrôle des infections s'appliquent en tout temps, à tous les clients et à toutes les techniques de travail.
- Un client placé en isolement est sujet à une privation sensorielle causée par l'environnement restreint.
- L'infirmière spécialisée en prévention et contrôle des infections surveille l'incidence des infections dans un établissement, et offre des services éducatifs et consultatifs.
- L'infirmière applique des mesures d'asepsie chirurgicale si la peau est abîmée ou si elle pratique une intervention invasive dans une cavité normalement stérile.

7 Pour en savoir plus

Version complète et détaillée www.cheneliere.ca/potter

24

ORGANISMES ET ASSOCIATIONS

CHICA-Canada
Association pour la prévention des infections à l'hôpital et dans la communauté
www.chica.org

APIC
Association for Professionals in Infection Control and Epidemiology, Inc.
www.apic.org

ORGANISMES GOUVERNEMENTAUX

INSPQ > Maladies infectieuses, immunisation
Institut national de santé publique du Québec
www.inspq.qc.ca

ASPC > Maladies infectieuses
Agence de la santé publique du Canada
www.phac-aspc.gc.ca

RÉFÉRENCES GÉNÉRALES

Infiressources > Carrefour des rubriques > Carrefour clinique > Soins des maladies infectieuses
www.infiressources.ca

Perpète, C. (2006). *Pour mieux soigner : les pratiques de base pour se protéger des maladies infectieuses.* Montréal : Éditions du CHU Sainte-Justine.

American Journal of Infection Control
Publication officielle de l'Association for Professionals in Infection Control and Epidemiology, Inc.
www.ajicjournal.org

International Journal of Infection Control
Publication officielle de la International Federation of Infection Control
www.ijic.info

Thibault, C. (2008). *Protéger la population par la prévention et le contrôle des infections : une contribution essentielle de l'infirmière. Prise de position sur le rôle et les responsabilités de l'infirmière en matière de prévention et de contrôle des infections.* Montréal : Ordre des infirmières et infirmiers du Québec.
www.oiiq.org

Ordre des infirmières et infirmiers de l'Ontario (2006). *Norme d'exercice : la prévention des infections.* Toronto : OIIO.
www.cno.org

Chapitre 24 Agir pour la prévention et le contrôle des infections 679

FERMETURE DE CHAPITRE

❻ À retenir Nouveauté

Cette rubrique résume les principaux points à retenir et facilite une révision rapide des connaissances présentées dans le chapitre. Une version reproductible est disponible au www.cheneliere.ca/potter pour ceux et celles qui voudraient se bâtir un outil de révision en préparation aux examens.

❼ Pour en savoir plus Nouveauté

Cette dernière rubrique propose, aux lecteurs qui désirent approfondir certains aspects traités dans le chapitre, une série de références judicieuses (sites Internet, ouvrages, revues et articles scientifiques, etc.). Les références sont présentées par ordre de pertinence. Une version complète et détaillée est disponible au www.cheneliere.ca/potter et permet ainsi d'accéder plus facilement aux nombreuses références Internet recensées.

AUTRES CARACTÉRISTIQUES DU MANUEL

Mise en œuvre de la démarche de soins **Nouveauté**

L'apprentissage de la démarche de soins, des différentes méthodes qui la concrétisent et de l'utilisation des outils qui la communiquent permet aux infirmières de personnaliser les soins qu'elles prodiguent et de démontrer qu'elles ont les compétences cliniques exigées par leur profession. C'est pour cette raison que la troisième section, dans les chapitres 16 à 39, présente la démarche systématique de résolution de problème relative aux soins infirmiers en fonction de la mise en contexte suggérée en ouverture de chapitre.

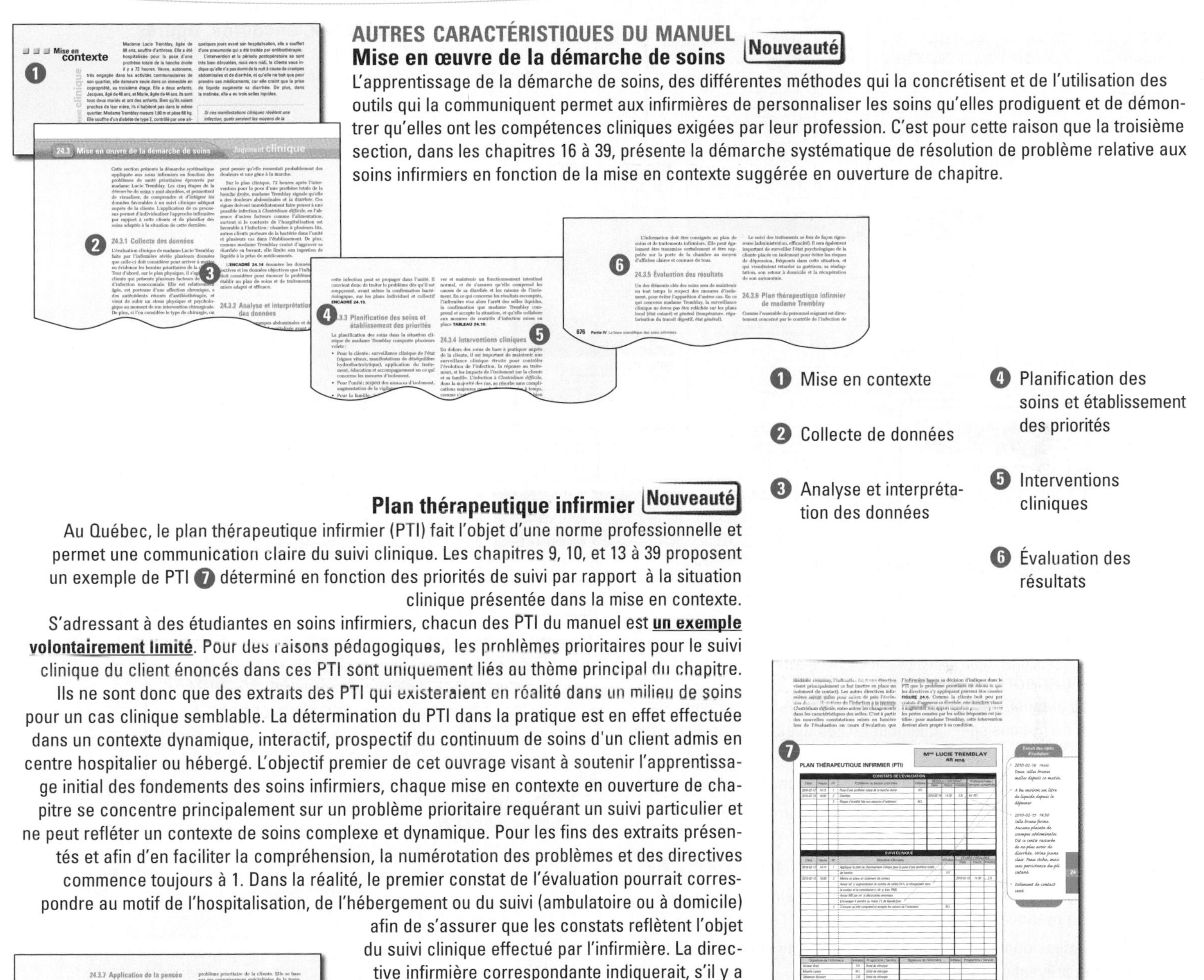

1. Mise en contexte
2. Collecte de données
3. Analyse et interprétation des données
4. Planification des soins et établissement des priorités
5. Interventions cliniques
6. Évaluation des résultats

Plan thérapeutique infirmier **Nouveauté**

Au Québec, le plan thérapeutique infirmier (PTI) fait l'objet d'une norme professionnelle et permet une communication claire du suivi clinique. Les chapitres 9, 10, et 13 à 39 proposent un exemple de PTI 7 déterminé en fonction des priorités de suivi par rapport à la situation clinique présentée dans la mise en contexte.

S'adressant à des étudiantes en soins infirmiers, chacun des PTI du manuel est **un exemple volontairement limité**. Pour des raisons pédagogiques, les problèmes prioritaires pour le suivi clinique du client énoncés dans ces PTI sont uniquement liés au thème principal du chapitre. Ils ne sont donc que des extraits des PTI qui existeraient en réalité dans un milieu de soins pour un cas clinique semblable. La détermination du PTI dans la pratique est en effet effectuée dans un contexte dynamique, interactif, prospectif du continuum de soins d'un client admis en centre hospitalier ou hébergé. L'objectif premier de cet ouvrage visant à soutenir l'apprentissage initial des fondements des soins infirmiers, chaque mise en contexte en ouverture de chapitre se concentre principalement sur un problème prioritaire requérant un suivi particulier et ne peut refléter un contexte de soins complexe et dynamique. Pour les fins des extraits présentés et afin d'en faciliter la compréhension, la numérotation des problèmes et des directives commence toujours à 1. Dans la réalité, le premier constat de l'évaluation pourrait correspondre au motif de l'hospitalisation, de l'hébergement ou du suivi (ambulatoire ou à domicile) afin de s'assurer que les constats reflètent l'objet du suivi clinique effectué par l'infirmière. La directive infirmière correspondante indiquerait, s'il y a lieu, le suivi standard effectué.

Application de la pensée critique à la situation clinique **Nouveauté**

Puisque l'évaluation de la condition physique et mentale d'une personne symptomatique est la première activité réservée à l'infirmière dans l'exercice de sa profession, les figures Application de la pensée critique à la situation clinique résument l'essentiel des connaissances, des expériences, des normes et des attitudes qu'une infirmière doit démontrer à l'étape de l'évaluation clinique. En s'appuyant sur les composantes de la pensée critique, l'infirmière fait ainsi preuve de jugement clinique et de compétence.

Tableaux, encadrés, figures

Des centaines de tableaux, d'encadrés et de figures résument et complètent les connaissances essentielles des fondements en soins infirmiers.

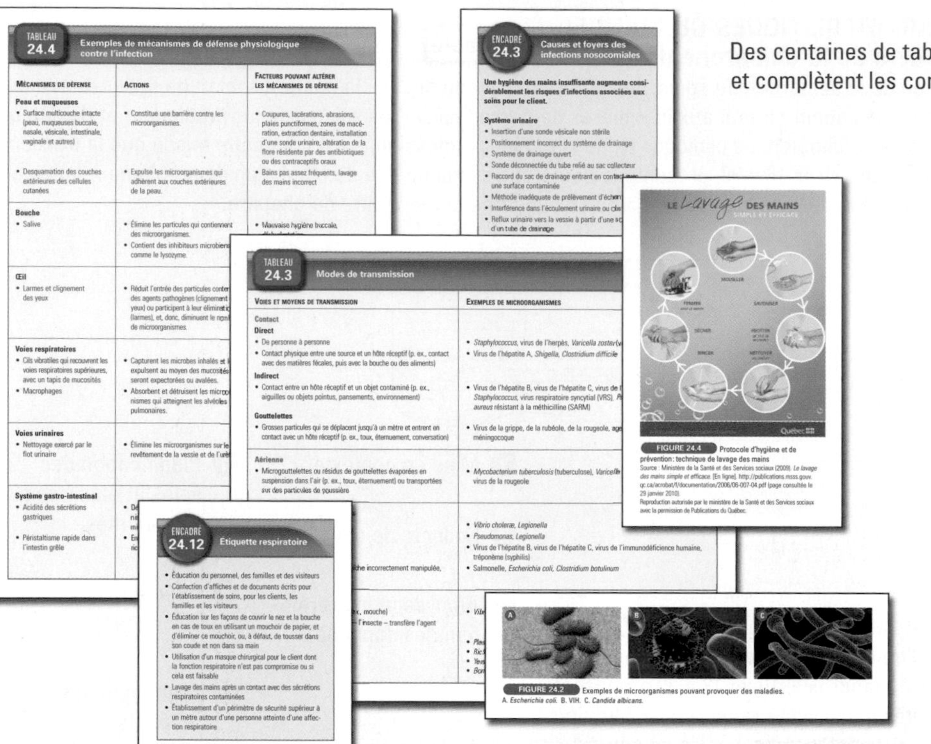

Tableaux et encadrés spécifiques

Tout au long du manuel, des tableaux et des encadrés aux couleurs distinctes traitent de notions spécifiquement en lien avec les divers champs de compétences cliniques liés :

- au savoir scientifique (résultats probants, pratiques exemplaires) ; ❶
- au savoir relationnel (enseignement au client, regard sur la personne âgée, soins infirmiers interculturels) ; ❷
- au savoir éthique et juridique (déontologie, considération légale) ; ❸
- au savoir organisationnel (interdisciplinarité, domaine particulier de pratique) ; ❹
- au savoir professionnel (pistes d'évaluation clinique et paraclinique, promotion et prévention). ❺

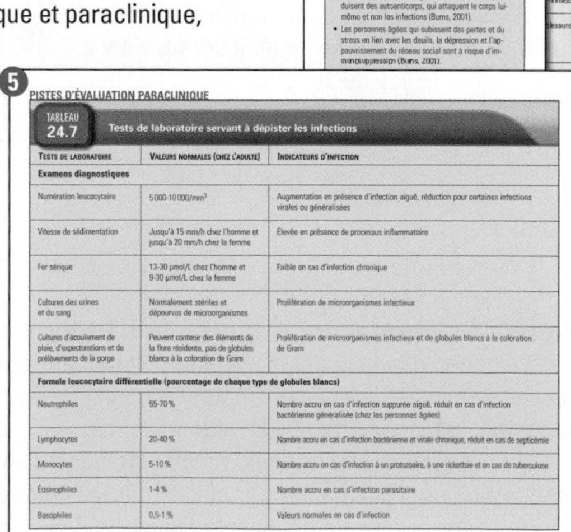

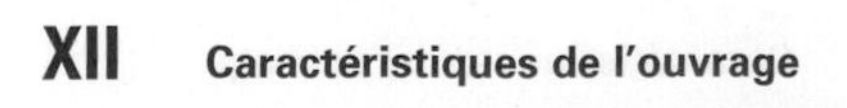

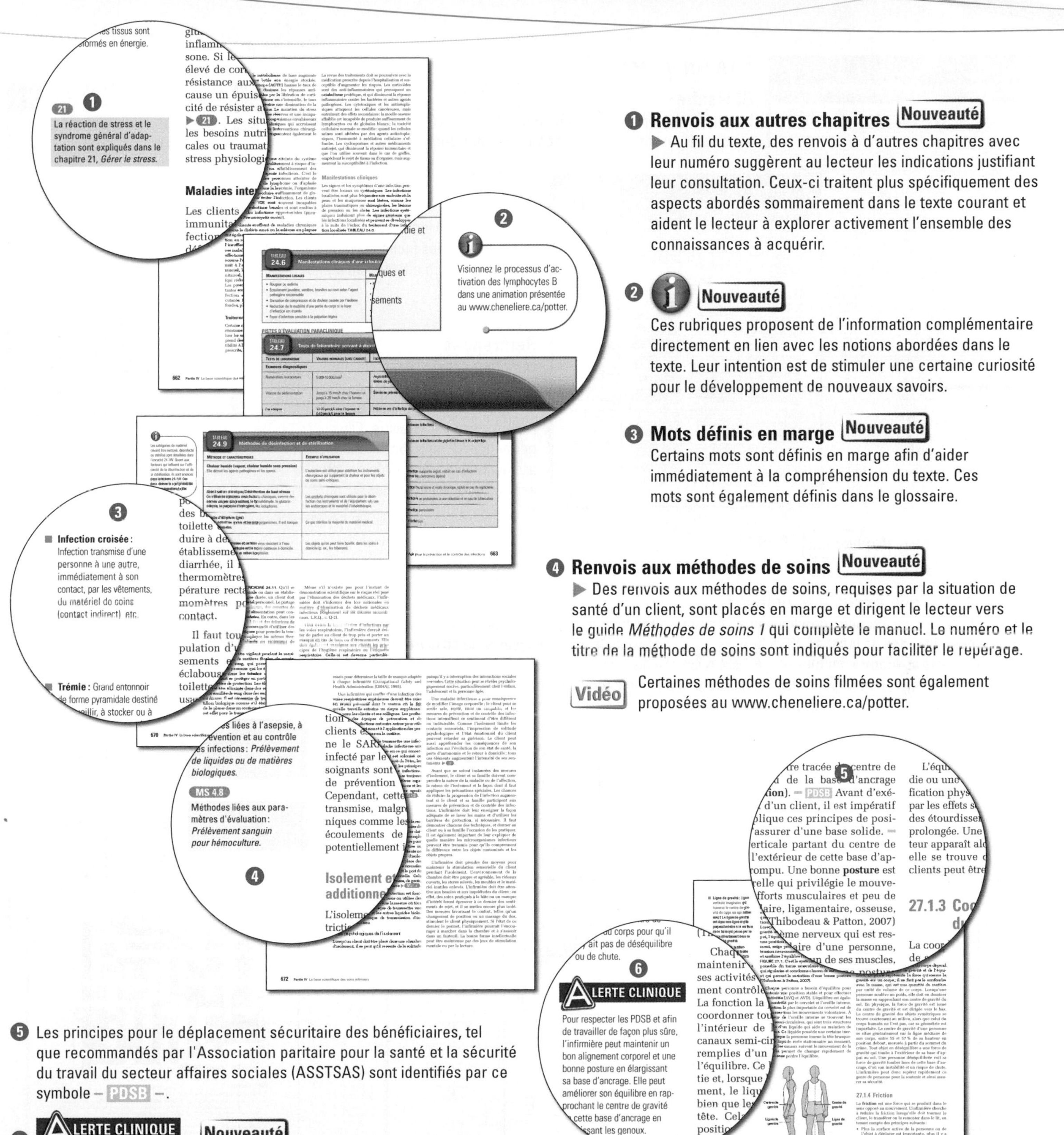

❶ Renvois aux autres chapitres Nouveauté

▶ Au fil du texte, des renvois à d'autres chapitres avec leur numéro suggèrent au lecteur les indications justifiant leur consultation. Ceux-ci traitent plus spécifiquement des aspects abordés sommairement dans le texte courant et aident le lecteur à explorer activement l'ensemble des connaissances à acquérir.

❷ Nouveauté

Ces rubriques proposent de l'information complémentaire directement en lien avec les notions abordées dans le texte. Leur intention est de stimuler une certaine curiosité pour le développement de nouveaux savoirs.

❸ Mots définis en marge Nouveauté

Certains mots sont définis en marge afin d'aider immédiatement à la compréhension du texte. Ces mots sont également définis dans le glossaire.

❹ Renvois aux méthodes de soins Nouveauté

▶ Des renvois aux méthodes de soins, requises par la situation de santé d'un client, sont placés en marge et dirigent le lecteur vers le guide *Méthodes de soins 1* qui complète le manuel. Le numéro et le titre de la méthode de soins sont indiqués pour faciliter le repérage.

Vidéo Certaines méthodes de soins filmées sont également proposées au www.cheneliere.ca/potter.

❺ Les principes pour le déplacement sécuritaire des bénéficiaires, tel que recommandés par l'Association paritaire pour la santé et la sécurité du travail du secteur affaires sociales (ASSTSAS) sont identifiés par ce symbole – PDSB –.

❻ **ALERTE CLINIQUE** Nouveauté

Des alertes cliniques en marge soulignent des aspects particuliers que l'infirmière doit considérer lors de l'application de certains soins afin d'assurer la sécurité du client ou sa propre sécurité.

À LA FIN DU MANUEL

Glossaire

Le glossaire propose la définition de plus de 1300 termes dont la compréhension supporte l'acquisition des connaissances.

Index

Un index de plus de 5000 termes facilite une consultation efficace du manuel.

Références

Les références bibliographiques utilisées pour appuyer les notions abordées dans les chapitres sont répertoriées par chapitre. Elles permettent d'approfondir la matière présentées et assurent la rigueur scientifique des contenus.

GUIDE D'ÉTUDES **Nouveauté**

Sous la direction d'Yvon Brassard

Outil pédagogique exclusif et unique !

Le Guide d'études, qui accompagne le manuel, propose pour chaque chapitre un ensemble d'activités visant à soutenir l'apprentissage de la future infirmière. Il donne l'occasion de revoir la matière du chapitre de différentes façons : stratégies de lecture, lecture dirigée, situation clinique, activité ludique. Le solutionnaire est disponible au www.cheneliere.ca/potter. Voir aussi les caractéristiques du guide d'études au début de celui-ci.

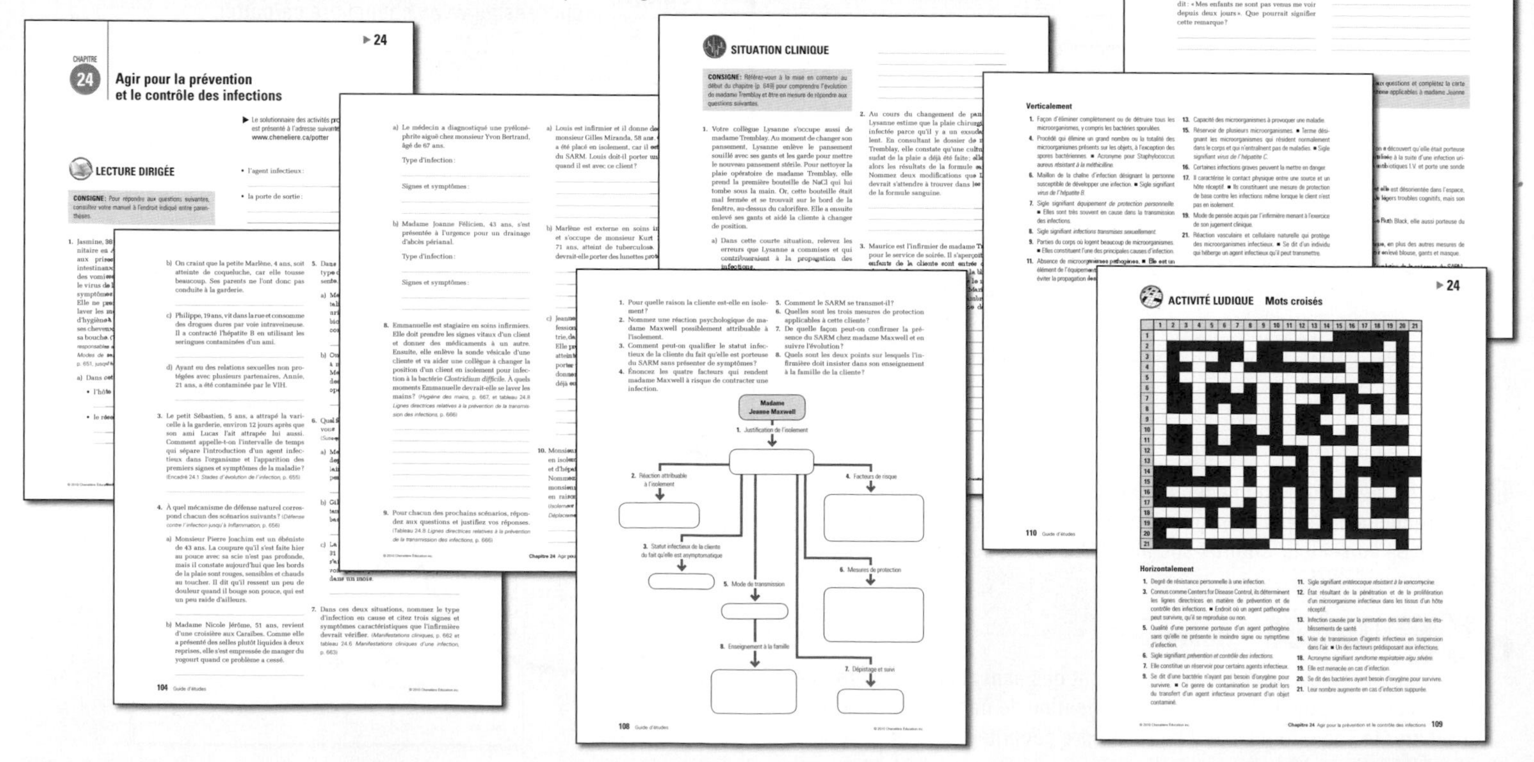

CHAPITRE 24 ▶ 24

Agir pour la prévention et le contrôle des infections

▶ www.cheneliere.ca/potter

LECTURE DIRIGÉE

CONSIGNE : Pour répondre aux questions suivantes, consultez votre manuel à l'endroit indiqué entre parenthèses.

- l'agent infectieux :
- la porte de sortie :

b) On craint que la petite Marlène, 4 ans, soit atteinte de coqueluche, car elle tousse beaucoup. Ses parents ne l'ont donc pas conduite à la garderie.

c) Philippe, 19 ans, vit dans la rue et consomme des drogues dures par voie intraveineuse. Il a contracté l'hépatite B en utilisant les seringues contaminées d'un ami.

d) Ayant eu des relations sexuelles non protégées avec plusieurs partenaires, Annie, 21 ans, a été contaminée par le VIH.

3. Le petit Sébastien, 5 ans, a attrapé la varicelle à la garderie, environ 12 jours après que son ami Lucas l'ait attrapée lui aussi. Comment appelle-t-on l'intervalle de temps qui sépare l'introduction d'un agent infectieux dans l'organisme et l'apparition des premiers signes et symptômes de la maladie ? (Encadré 24.1 *Stades d'évolution de l'infection*, p. 655)

4. À quel mécanisme de défense naturel correspond chacun des scénarios suivants ? (*Défense contre l'infection* jusqu'à *Inflammation*, p. 656)

a) Monsieur Pierre Joachim est un ébéniste de 43 ans. La coupure qu'il s'est faite hier au pouce avec sa scie n'est pas profonde, mais il constate aujourd'hui que les bords de la plaie sont rouges, sensibles et chauds au toucher. Il dit qu'il ressent un peu de douleur quand il bouge son pouce, qui est un peu raide d'ailleurs.

b) Madame Nicole Jérôme, 51 ans, revient d'une croisière aux Caraïbes. Comme elle a présenté des selles plutôt liquides à deux reprises, elle s'est empressée de manger du yogourt quand ce problème a cessé.

7. Dans ces deux situations, nommez le type d'infection en cause et citez trois signes et symptômes caractéristiques que l'infirmière devrait vérifier. (*Manifestations cliniques*, p. 662 et tableau 24.6 *Manifestations cliniques d'une infection*, p. 663)

104 Guide d'études

a) Le médecin a diagnostiqué une pyélonéphrite aiguë chez monsieur Yvon Bertrand, âgé de 67 ans.

Type d'infection :

Signes et symptômes :

b) Madame Joanne Félicien, 43 ans, s'est présentée à l'urgence pour un drainage d'abcès périanal.

Type d'infection :

Signes et symptômes :

8. Emmanuelle est stagiaire en soins infirmiers. Elle doit prendre les signes vitaux d'un client et donner des médicaments à un autre. Ensuite, elle enlève la sonde vésicale d'une cliente et va aider une collègue à changer la position d'un client en isolement pour infection à la bactérie *Clostridium difficile*. À quels moments Emmanuelle devrait-elle se laver les mains ? (*Hygiène des mains*, p. 667, et tableau 24.8 *Lignes directrices relatives à la prévention de la transmission des infections*, p. 666)

9. Pour chacun des prochains scénarios, répondez aux questions et justifiez vos réponses. (Tableau 24.8 *Lignes directrices relatives à la prévention de la transmission des infections*, p. 666)

SITUATION CLINIQUE

CONSIGNE : Référez-vous à la mise en contexte au début du chapitre (p. 649) pour comprendre l'évolution de madame Tremblay et être en mesure de répondre aux questions suivantes.

1. Votre collègue Lysanne s'occupe aussi de madame Tremblay. Au moment de changer son pansement, Lysanne enlève le pansement souillé avec ses gants et les garde pour mettre le nouveau pansement stérile. Pour nettoyer la plaie opératoire de madame Tremblay, elle prend la première bouteille de NaCl qui lui tombe sous la main. Or, cette bouteille était mal fermée et se trouvait sur le bord de la fenêtre, au-dessus du calorifère. Elle a ensuite enlevé ses gants et aidé la cliente à changer de position.

a) Dans cette courte situation, relevez les erreurs que Lysanne a commises et qui contribueraient à la propagation des infections.

▶ 24

4. Sur quel autre point Maurice devrait-il insister pour éviter que les enfants de la cliente propagent une infection autour d'eux ?

5. À 18 h, pendant que Maurice lui administre un antibiotique I.V., madame Tremblay lui dit : « Mes enfants ne sont pas venus me voir depuis deux jours ». Que pourrait signifier cette remarque ?

6. Quand vient le temps de changer les draps de la cliente, les membres du personnel infirmier voient à les enrouler, à les tenir éloignés de leur corps et à les déposer dans un sac spécial indiquant que ce matériel est contaminé. Est-ce la bonne façon de procéder ? Justifiez votre réponse.

1. Pour quelle raison la cliente est-elle en isolement ?
2. Nommez une réaction psychologique de madame Maxwell possiblement attribuable à l'isolement.
3. Comment peut-on qualifier le statut infectieux de la cliente du fait qu'elle est porteuse du SARM sans présenter de symptômes ?
4. Énoncez les quatre facteurs qui rendent madame Maxwell à risque de contracter une infection.
5. Comment le SARM se transmet-il ?
6. Quelles sont les trois mesures de protection applicables à cette cliente ?
7. De quelle façon peut-on confirmer la présence du SARM chez madame Maxwell et en suivre l'évolution ?
8. Quels sont les deux points sur lesquels l'infirmière doit insister dans son enseignement à la famille de la cliente ?

108 Guide d'études

Verticalement

1. Façon d'éliminer complètement ou de détruire tous les microorganismes, y compris les bactéries sporulées.
4. Procédé qui élimine un grand nombre ou la totalité des microorganismes présents sur les objets, à l'exception des spores bactériennes. ■ Acronyme pour Staphylococcus aureus *résistant à la méthicilline*.
6. Maillon de la chaîne d'infection désignant la personne susceptible de développer une infection. ■ Sigle signifiant *virus de l'hépatite B*.
7. Sigle signifiant *équipement de protection personnelle*. ■ Elles sont très souvent en cause dans la transmission des infections.
8. Sigle signifiant *infections transmises sexuellement*.
9. Parties du corps où logent beaucoup de microorganismes. ■ Elles constituent l'une des principales causes d'infection.
13. Capacité des microorganismes à provoquer une maladie.
15. Réservoir de plusieurs microorganismes. ■ Terme désignant les microorganismes qui résident normalement dans le corps et qui n'entraînent pas de maladies. ■ Sigle signifiant *virus de l'hépatite C*.
16. Certaines infections graves peuvent la mettre en danger.
17. Il caractérise le contact physique entre une source et un hôte réceptif. ■ Ils constituent une mesure de protection de base contre les infections même lorsque le client n'est pas en isolement.
19. Mode de pensée acquis par l'infirmière menant à l'exercice de son jugement clinique.
21. Réaction vasculaire et cellulaire naturelle qui protège des microorganismes infectieux. ■ Se dit d'un individu qui héberge un agent infectieux qu'il peut transmettre.

110 Guide d'études

ACTIVITÉ LUDIQUE Mots croisés ▶ 24

Horizontalement

1. Degré de résistance personnelle à une infection.
3. Connus comme Centers for Disease Control, ils déterminent les lignes directrices en matière de prévention et de contrôle des infections. ■ Endroit où un agent pathogène peut survivre, qu'il se reproduise ou non.
5. Qualité d'une personne porteuse d'un agent pathogène sans qu'elle ne présente le moindre signe ou symptôme d'infection.
6. Sigle signifiant *prévention et contrôle des infections*.
7. Elle constitue un réservoir pour certains agents infectieux.
9. Se dit d'une bactérie n'ayant pas besoin d'oxygène pour survivre. ■ Ce genre de contamination se produit lors du transfert d'un agent infectieux provenant d'un objet contaminé.
11. Sigle signifiant *entérocoque résistant à la vancomycine*.
12. État résultant de la pénétration et de la prolifération d'un microorganisme infectieux dans les tissus d'un hôte réceptif.
13. Infection causée par la prestation des soins dans les établissements de santé.
16. Voie de transmission d'agents infectieux en suspension dans l'air. ■ Un des facteurs prédisposant aux infections.
18. Acronyme signifiant *syndrome respiratoire aigu sévère*.
19. Elle est menacée en cas d'infection.
20. Se dit des bactéries ayant besoin d'oxygène pour survivre.
21. Leur nombre augmente en cas d'infection suppurée.

Chapitre 24 Agir pour la prévention et le contrôle des infections 109

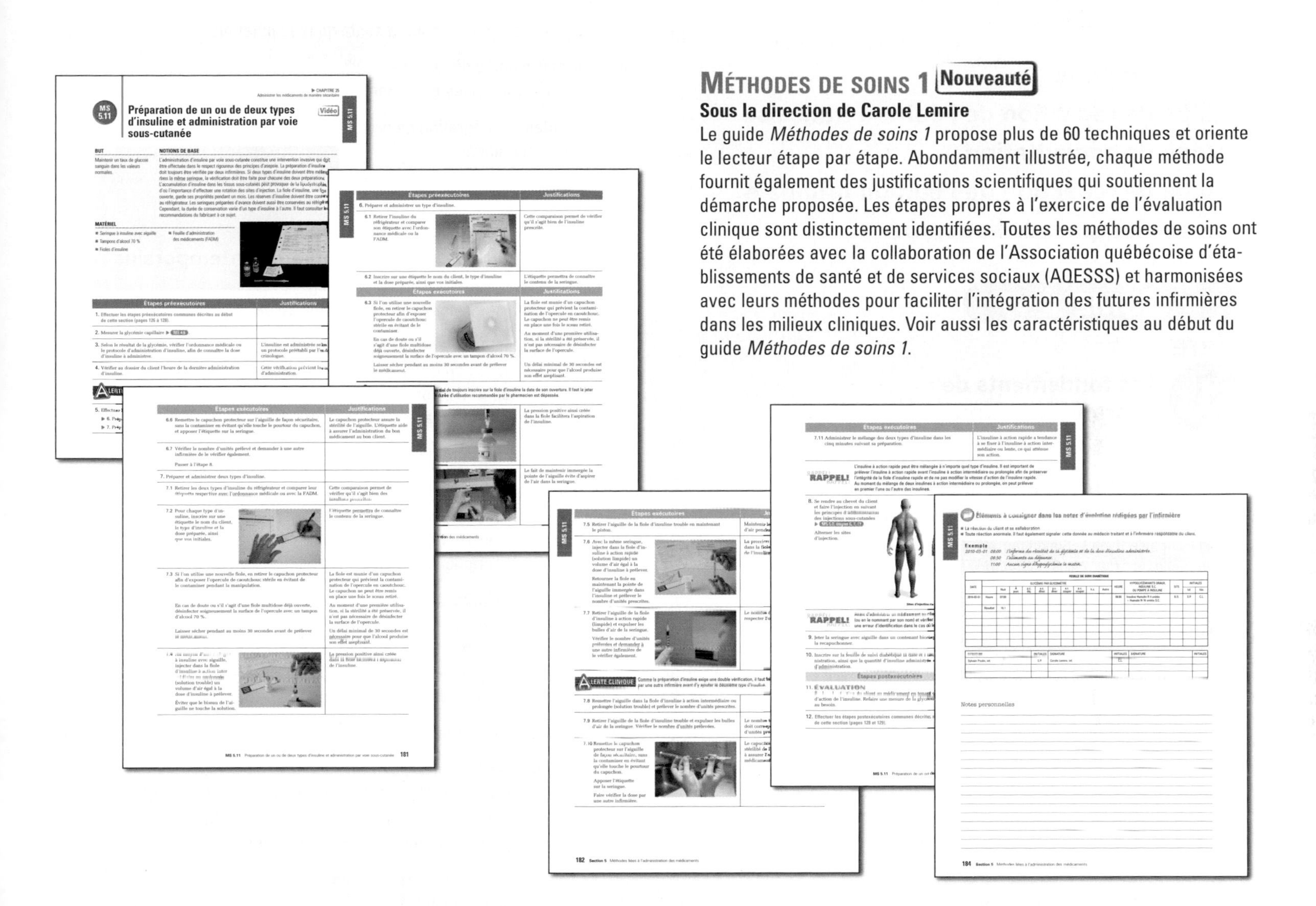

MÉTHODES DE SOINS 1 Nouveauté

Sous la direction de Carole Lemire

Le guide *Méthodes de soins 1* propose plus de 60 techniques et oriente le lecteur étape par étape. Abondamment illustrée, chaque méthode fournit également des justifications scientifiques qui soutiennent la démarche proposée. Les étapes propres à l'exercice de l'évaluation clinique sont distinctement identifiées. Toutes les méthodes de soins ont été élaborées avec la collaboration de l'Association québécoise d'établissements de santé et de services sociaux (AQESSS) et harmonisées avec leurs méthodes pour faciliter l'intégration des futures infirmières dans les milieux cliniques. Voir aussi les caractéristiques au début du guide *Méthodes de soins 1*.

Vidéos Méthodes de soins Nouveauté

Une nouvelle série de vidéos montrant les principales méthodes de soins présentées dans le guide *Méthode de soins 1* a été produite par une équipe professionnelle. Ces vidéos sont présentées en exclusivité au www.cheneliere.ca/potter.

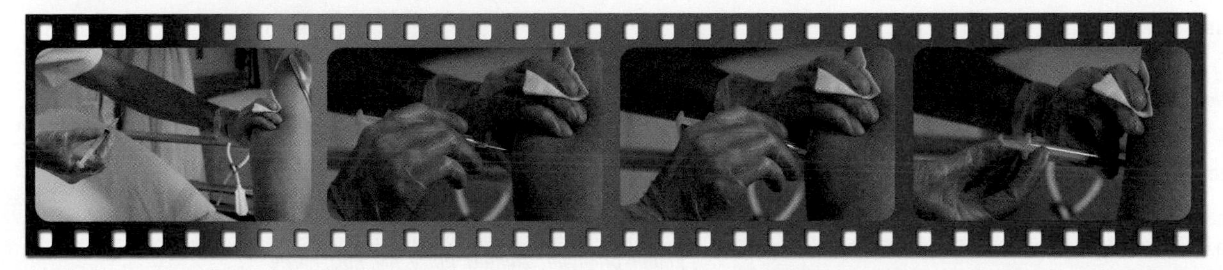

Table des matières

CHAPITRE 5
Explorer les fondements théoriques du *caring* dans la pratique infirmière

Édition française : Chantal Cara, inf., Ph. D.
Édition originale : Anne G. Perry, RN, EdD, FAAN

CHAPITRE 6
S'appuyer sur des résultats probants dans la pratique infirmière

Édition française : Denyse Pharand, inf., Ph. D.
Édition originale : Patricia A. Potter, RN, MSN, PhD, FAAN

CHAPITRE 7
Agir de manière conforme à l'éthique

Édition française : Karine Philibert, inf., B. Sc.
Édition originale : Margaret Ecker, RN, MS

CHAPITRE 8
Connaître les aspects juridiques de la pratique infirmière

Édition française : Carole Lemire, inf., Ph. D. (c)
Édition originale : Janis Waite, RN, MSN, EdD

CHAPITRE 9
Mettre en œuvre la démarche de soins

Édition française : Lucie Lemelin, inf., Ph. D. (c)
Clémence Dallaire, inf., Ph. D.
Édition originale : Patricia A. Potter, RN, MSN, PhD, FAAN

CHAPITRE 10
Transmettre l'information clinique

Édition française : Yvon Brassard, inf., M. Éd., D.E.
Édition originale : Barbara Maxwell, RN, BSN, MS, MSN, CNS

PARTIE II
L'interaction avec les personnes et les familles

CHAPITRE 11
Communiquer

Édition française : Karine Philibert, inf., B. Sc.
Édition originale : Jeri Burger, RN, PhD

CHAPITRE 12
Décrire le développement de la personne

Édition française : Jocelyne Tourigny, inf., Ph. D.
Édition originale : Karen Balakas, RN, PhD, CNE
Patsy Ruchala, RN, DNSc

CHAPITRE 13
Reconnaître les besoins de la personne âgée

Édition française : Marjolaine Landry, inf., Ph. D.(c)
Édition originale : Annette Lueckenotte, RN, MS, BC, GNP, GCNS

CHAPITRE 14
S'adapter à la culture et à l'ethnicité

Édition française : Karine Philibert, inf., B. Sc.
Édition originale : Anahid Kulwicki, RN, DNS, FAAN

CHAPITRE 15
Prendre soin de la famille

Édition française : Fabie Duhamel, inf., Ph. D.
Caroline Mathieu, inf., M. Sc.
Édition originale : Anne G. Perry, RN, EdD, FAAN

CHAPITRE 16
Enseigner à la clientèle

Édition française : Denyse Pharand, inf., Ph. D.
Édition originale : Amy M. Hall, RN, BSN, MS, PhD

PARTIE III
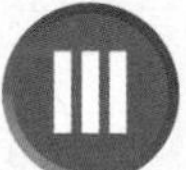
Les considérations psychosociales

CHAPITRE 17
Promouvoir un concept de soi équilibré

Édition française : Caroline Larue, inf., Ph. D.
Édition originale : Victoria N. Folse, APRN, BC, LCPC, PhD

CHAPITRE 18
Améliorer la santé sexuelle

Édition française : Dominique Trudel, inf., M.A.
Édition originale : Amy M. Hall, RN, BSN, MS, PhD

CHAPITRE 19
Favoriser le bien-être spirituel

Édition française : Jean-François Desbiens, inf., Ph. D. (c)
Mélanie Vachon, Ph. D. (c)
Lise Fillion, inf., Ph. D.
Édition originale : Amy M. Hall, RN, BSN, MS, PhD

CHAPITRE 20
Offrir du soutien au cours d'un processus de deuil

Édition française : Francine de Montigny, inf. Ph. D.
Édition originale : Valerie Yancey, RN, PhD

CHAPITRE 21
Gérer le stress

Édition française : Johanne Hébert, inf., M. Sc.
France Robert, inf., M. Sc., CSIO(C)
Lise Fillion, inf., Ph. D.
Édition originale : Marjorie Baier, RN, PhD

TOME 2

PARTIE IV La base scientifique des soins infirmiers

CHAPITRE 22 Mesurer et évaluer les signes vitaux

Édition française : Marthe L'Espérance, inf., B. Sc.
Édition originale : Susan J. Fetzer, RN, PA, BSN, MSN, MBA, PhD

CHAPITRE 23 Procéder à l'évaluation de la santé et à l'examen physique

Édition française : Pierre Verret, inf., M. Sc., CSIO(C)
Yvon Brassard, inf., M. Éd., D.E.
Édition originale : Elaine Neel, RN, BSN, MSN

CHAPITRE 24
Agir pour la prévention et le contrôle des infections

Édition française : Antoinette Gimenez-Lambert, inf., M. Éd.
Édition originale : Katherine West, BSN, MSEd, CIC

CHAPITRE 25
Administrer les médicaments de manière sécuritaire

Édition française : Lucie Buisson, inf., B. Sc.
Édition originale : Sheryl Buckner, RN-BC, MS, CNE

CHAPITRE 26
Considérer les approches complémentaires et parallèles en santé

Édition française : Marjolaine Landry, inf., Ph. D. (c)
Yvon Brassard, inf., M. Éd., D.E.
Édition originale : Steven Kilkus, RN, MSN

PARTIE

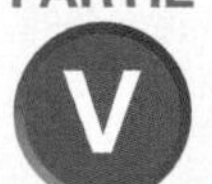

Les besoins physiologiques fondamentaux

CHAPITRE 27
Encourager l'exercice et réduire les risques liés à la mobilité restreinte

Édition française : Charles Côté, Ph. D.
Isabelle Lacharme, inf., M. Sc.
Yvon Brassard, inf., M. Éd., D.E.
Édition originale : Rita Wunderlich, RN, MSN(R), PhD
Ann Tritak, BS, MS, EdD

CHAPITRE 28
Veiller à la sécurité

Édition française : Louise Francoeur, inf., M. Sc., DESS
Édition originale : Eileen Costantinou, RN, MSN, BC

CHAPITRE 29
Donner les soins d'hygiène

Édition française : Johanne Morel, inf., B. Sc.
Édition originale : Sylvia K. Baird, RN, BSN, MM

CHAPITRE 30
Promouvoir et maintenir une oxygénation adéquate

Édition française : Vitalie Perreault, inf., M. Sc.
Édition originale : Anne G. Perry, RN, EdD, FAAN

CHAPITRE 31
Contribuer au maintien des équilibres hydroélectrolytique et acidobasique

Édition française : Danielle Boucher, IPS, M. Sc., CNeph(C)
Liane Dumais, IPS, M. Sc., CNeph(C)
Yvon Brassard, inf., M. Éd., D.E.
Édition originale : Wendy Ostendorf, BSN, MS, EdD

CHAPITRE 32
Favoriser le repos et le sommeil

Édition française : Johanne Morel, inf., B. Sc.
Édition originale : Patricia A. Stockert, RN, BSN, MS, PhD

CHAPITRE 33
Soulager la douleur

Édition française : Sylvie Le May, inf., Ph. D.
Patricia Bourgault, inf., Ph. D.
Édition originale : Joan Wentz, RN, MSN

CHAPITRE 34
Promouvoir une alimentation adéquate

Édition française : Mireille Dubost, Dt.P., M. Sc.
France Nolin, Dt.P., M. Sc.
Yvon Brassard, inf., M. Éd. D.E.
Édition originale : Patricia A. Stockert, RN, BSN, MS, PhD

CHAPITRE 35
Traiter les problèmes d'élimination urinaire

Édition française : Lyne Fecteau, inf., M. Sc.
Édition originale : Judith Ann Kilpatrick, RN, MSN, DNSc

CHAPITRE 36
Favoriser une bonne élimination intestinale

Édition française : Patricia Bourgault, inf., Ph. D.
Édition originale : Lori Klingman, RN, MSN

PARTIE VI Les besoins particuliers

CHAPITRE 37

Préserver l'intégrité de la peau et soigner les plaies

Édition française : Virginie Bissonnette, inf., B. Sc.
Édition originale : Janice C. Colwell, RN, MS, CWOCN, FAAN

CHAPITRE 38

Soigner les altérations sensorielles

Édition française : Caroline Gravel, inf., M. Sc.
Édition originale : Jill Weberski, RN, MSN, PCCN, CNS

CHAPITRE 39

Prodiguer des soins périopératoires

Édition française : Géraldine Martorella, inf., Ph. D. (c)
Édition originale : Lynn Schallom, MSN, CCRN, CCNS

PARTIE

I

Les fondements de la pratique infirmière

CHAPITRE

Édition française :
Ivan L. Simoneau, inf., Ph. D.

Édition originale :
Patricia A. Potter, RN, MSN, PhD, FAAN

Développer sa pensée critique et exercer son jugement clinique

Objectifs

Après avoir lu ce chapitre, vous devriez être en mesure :

- d'expliquer le concept de la pensée critique ;
- de décrire les composantes d'un modèle de pensée critique appliqué à la pratique des soins infirmiers ;
- d'appliquer vos compétences en matière de pensée critique tout au long de votre formation professionnelle en soins infirmiers ;
- d'appliquer le concept de la pensée critique dans la pratique des soins infirmiers.

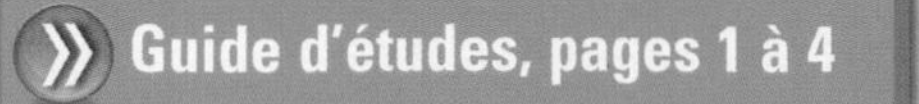
Guide d'études, pages 1 à 4

Mise en contexte

Jugement clinique

Monsieur Antoine Leblanc, 67 ans, en phase terminale d'un cancer du poumon, est hospitalisé dans une unité de soins palliatifs. Son épouse et son fils vous questionnent au sujet de la gestion de la douleur. Sa conjointe souhaiterait que le médecin augmente les doses d'analgésique, même si une telle intervention pourrait altérer le niveau de conscience de son époux. Toutefois, le fils de monsieur Leblanc s'oppose à une telle option, car il estime que son père est encore capable de prendre ses propres décisions. Bien qu'il soit très malade, monsieur Leblanc demeure alerte, et il peut échanger avec vous au sujet de ses sentiments quant à la mort. De plus, il semble apprécier la disponibilité que vous lui offrez.

En quoi la considération des points de vue de l'épouse et du fils de monsieur Leblanc peut-elle contribuer à exercer votre jugement clinique à titre d'infirmière ?

Concepts clés

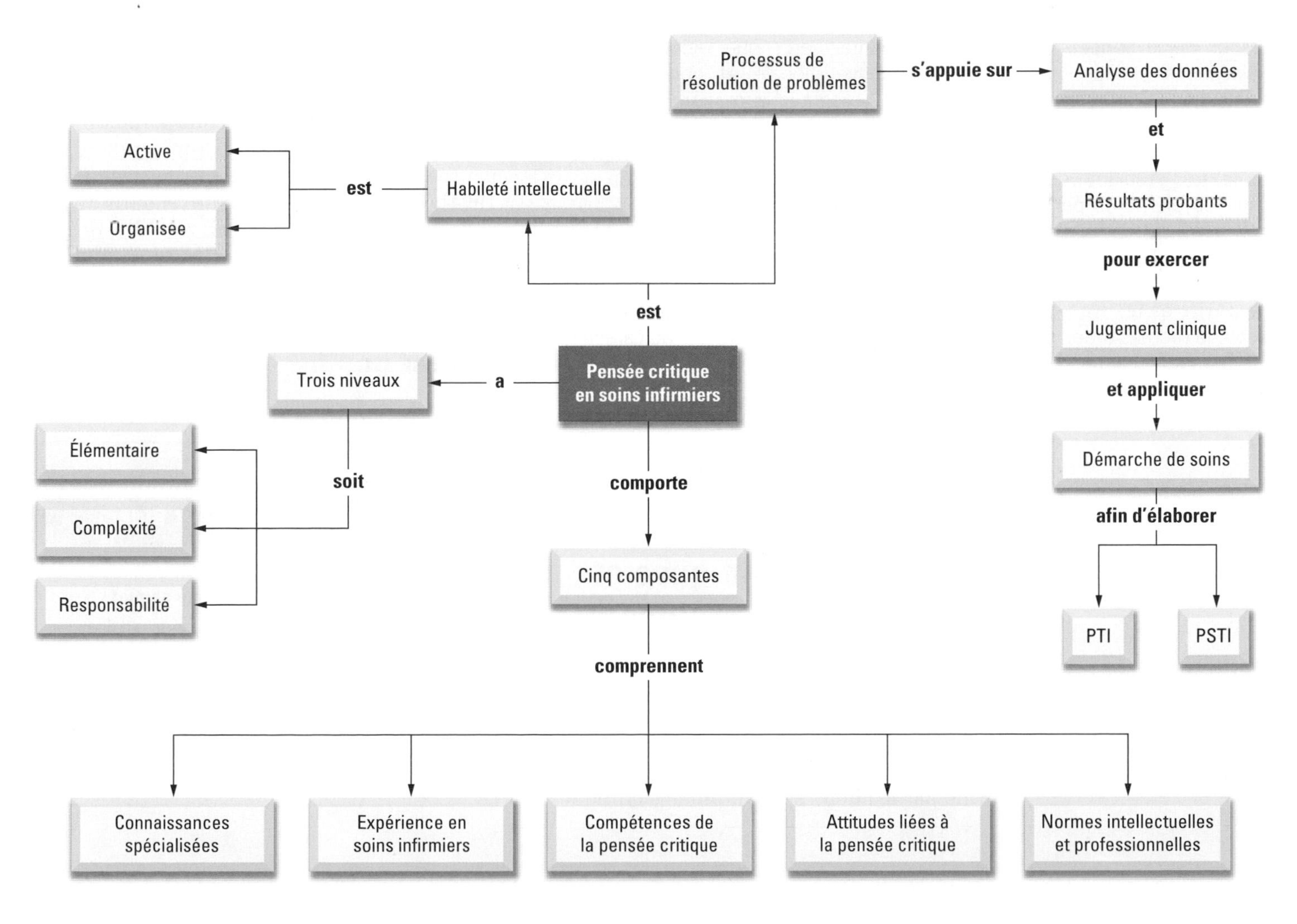

Dans sa pratique clinique, le personnel infirmier est confronté à une foule de situations où il interagit avec des clients, leur famille, des collègues et des professionnels membres de l'équipe interdisciplinaire. Chaque situation constitue une source d'expériences, pose de nouveaux problèmes cliniques et ouvre diverses perspectives en ce qui a trait à la meilleure intervention à effectuer. Dans chacune de ces situations, il est important que l'infirmière exerce sa pensée critique afin de dispenser les meilleurs soins possible au client, ce qui exige de la rigueur et de la curiosité intellectuelle (Facione & Facione, 1996).

Mais pourquoi aborder le concept de la pensée critique, l'expliquer et en discuter dans un ouvrage de soins infirmiers ? Pourquoi le faire en ouverture de manuel ? Tout simplement parce qu'il faut reconnaître le fait que la pensée critique est une habileté intellectuelle qui caractérise les personnes issues d'une formation professionnelle appelées à résoudre des problèmes à la fois complexes et flous. La pensée critique est fondamentalement une approche réflexive, de nature consciente et structurée. Cette façon de penser est au centre de la pratique des soins infirmiers, et elle se développe en s'interrogeant sur les connaissances et les interventions propres aux divers domaines cliniques et en mettant à profit l'expérience qui résulte des contacts signifiants avec d'autres professionnels. Considérant ces faits, il est évident que l'étudiante doit développer et exercer progressivement sa pensée critique, et ce, dès son entrée dans un programme de formation initiale en soins infirmiers. En outre, le développement de cette habileté intellectuelle ne se termine pas à la fin de cette formation ; il se poursuit tout au long de sa carrière professionnelle.

Dans ce manuel, le concept de la pensée critique est intégré de façon explicite dans chacun des chapitres. En effet, ils débutent tous par une mise en contexte qui permet de mettre à l'épreuve les connaissances et d'exercer le processus de la pensée critique de l'étudiante. Parce que l'acquisition des connaissances s'inscrit dans une perspective globale et non dans une approche compartimentée, cette façon de présenter la matière permet de contextualiser les notions discutées dans un chapitre particulier et de les revêtir d'un sens. Ainsi, pour résoudre les problèmes infirmiers posés dans la mise en contexte, l'étudiante devra s'interroger sur ses sources d'information ainsi que sur les éléments particuliers à chacune des problématiques de soins à l'étude ou auxquelles elle sera confrontée dans le cadre de ses apprentissages en milieu clinique. En bout de piste, le fruit de l'exercice de la pensée critique l'amènera à conceptualiser et à élaborer un plan de soins et de traitements infirmiers (PSTI) et un plan thérapeutique infirmier (PTI) qui reposent sur une réflexion, le recours à des résultats probants et la prise en compte du caractère unique propre à chacune des situations cliniques.

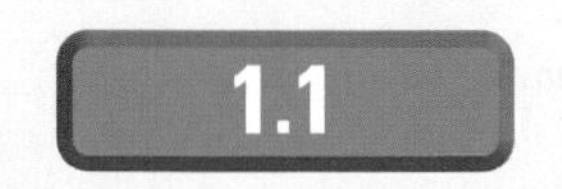
1.1

Décisions cliniques et pratique professionnelle

■ **Induction :** Opération mentale par laquelle on passe d'observations données à une proposition qui en rend compte.

L'infirmière a la responsabilité de prendre les décisions cliniques appropriées. Pour y arriver, elle doit faire appel à sa pensée critique dans sa recherche de solutions et de réponses concernant les besoins de ses clients. L'information fournie par le client, ses symptômes cliniques et le contexte de soins ne permettent pas toujours de préciser les besoins de la personne et de déterminer les interventions à réaliser. L'infirmière doit aussi apprendre à douter de ses hypothèses, à s'interroger, et à explorer elle-même des possibilités et des interprétations diverses, pour définir la solution qui répond le mieux aux besoins de son client (Whiteside, 1997).

Par conséquent, c'est avec le temps et en faisant consciemment appel à son processus de pensée critique que l'infirmière acquiert l'expertise lui permettant de raffiner ses différentes interventions et de mettre en pratique de nouvelles connaissances (p. ex., les résultats probants). L'exercice de la pensée critique dans l'application de nouvelles connaissances, dans la résolution de problèmes et dans la prise de décision est au cœur des décisions cliniques dans la pratique des soins infirmiers. ■

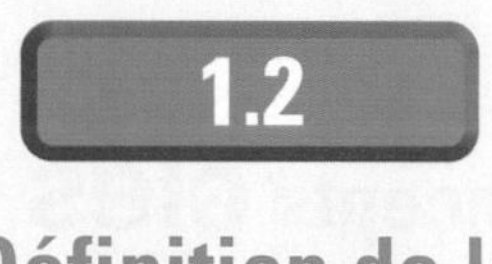
1.2

Définition de la pensée critique

La **pensée critique** est une **habileté intellectuelle,** active et organisée, qui permet d'examiner méthodiquement son propre processus de pensée ainsi que celui des autres (Chaffee, 1994). Cette habileté exige de recourir au savoir pour tirer des conclusions, prendre des décisions, faire des **inductions** (Gordon, 1995). Les auteurs Paul et Elder (2004) se sont interrogés au sujet de la pensée critique, et ils ont proposé quelques réponses pour préciser ce concept **ENCADRÉ 1.1**.

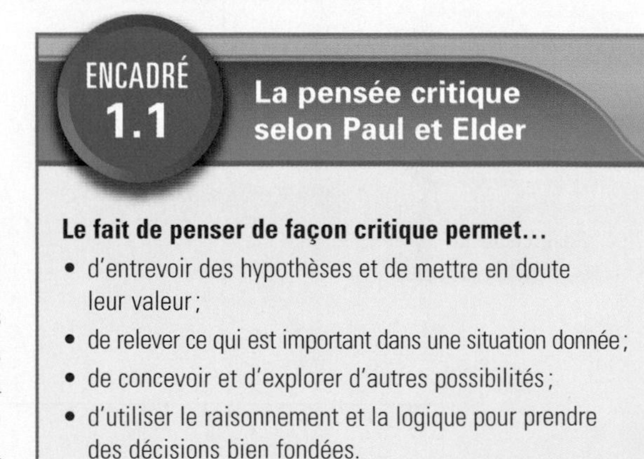
ENCADRÉ 1.1 La pensée critique selon Paul et Elder

Le fait de penser de façon critique permet…

- d'entrevoir des hypothèses et de mettre en doute leur valeur ;
- de relever ce qui est important dans une situation donnée ;
- de concevoir et d'explorer d'autres possibilités ;
- d'utiliser le raisonnement et la logique pour prendre des décisions bien fondées.

ENCADRÉ 1.2 Pourquoi recourir à la pensée critique ?

La pensée

Tout le monde pense : il s'agit d'une faculté propre à la personne humaine. De façon générale, les pensées revêtent un caractère personnel, elles sont partiales, subjectives, souvent sans fondement et, à la limite, teintées de préjugés. Toutefois, la qualité de vie de chacun, de ce qu'il produit et construit repose sur l'essence de ses pensées. Par conséquent, une pensée ou des idées tronquées peuvent s'avérer coûteuses, tant sur le plan humain que sous l'aspect économique. À l'inverse, une pensée structurée et systématiquement travaillée au moyen de la pensée critique conduit vers des actions ou des choix éclairés et constructifs.

Définition de la pensée critique

La pensée critique est une habileté intellectuelle par laquelle la personne améliore et optimise la qualité de ses pensées en développant de façon consciente et systématique les différentes compétences, attitudes et normes propres au fait de penser de façon critique.

Résultats attendus de la pensée critique

Une personne qui a fait appel à la pensée critique est en mesure :

- de formuler des questions et de circonscrire des problèmes de façon claire et précise ;
- de colliger des résultats probants et d'interpréter efficacement des concepts de nature abstraite ;
- de conceptualiser et d'élaborer des éléments de solution qui découlent d'un processus d'évaluation objectif ;
- d'évaluer et de critiquer objectivement ses hypothèses, son engagement, ses implications ainsi que les conséquences de ses propres gestes ;
- de communiquer efficacement avec d'autres collègues pour mettre en œuvre des éléments de solution visant à résoudre des problèmes complexes.

En clair, la pensée critique est un processus qui s'appuie sur des normes rigoureuses d'excellence. Les résultats de la pensée critique se traduisent concrètement par le recours à un processus efficace de résolution de problèmes et par l'usage de la communication stratégique. Enfin, penser de manière critique commande, de la part de chacun, un engagement, un degré de responsabilité, des habiletés et des compétences qui sont contraires à des approches égocentriques.

Source : Adapté de Paul, R., & Elder, L. (2004). *The Miniature Guide to Critical Thinking. Concepts and Tools*. Dillon Beach, Calif. : Foundation for Critical Thinking. www.criticalthinking.org

L'**ENCADRÉ 1.2** décrit sommairement quelques pistes permettant de répondre à la question suivante : Pourquoi recourir à la pensée critique ?

Lorsqu'elle cherche des réponses à ses questions, l'étudiante commence à exercer sa pensée critique si elle s'interroge avec rigueur. Selon Paul et Heaslip (1995), les premières questions qu'elle peut se poser ressemblent à celle-ci : Qu'est-ce que je connais réellement de cette situation clinique et sur quoi repose cette connaissance ? Par exemple, pour résoudre le problème de soins infirmiers soulevé dans la mise en contexte en début de chapitre, l'étudiante peut se demander : Qu'est-ce que je connais des soins palliatifs en général ? Qu'est-ce que cela représente pour monsieur Leblanc ? La gestion de la douleur de monsieur Leblanc a-t-elle des impacts précis sur sa situation globale et celle de son entourage familial ? Que vit ce client relativement à sa condition de fin de vie ? Sur quoi se fondent mes connaissances des soins palliatifs et de la gestion de la douleur en général ? Mes connaissances contribuent-elles à mieux soigner monsieur Leblanc ?

La pensée critique est une habileté qui exige de recourir au savoir pour tirer des conclusions, prendre des décisions, faire des inductions.

La pratique de la pensée critique suppose un minimum de prudence intellectuelle (p. ex., savoir reconnaître ses limites) ainsi qu'une volonté de penser avec clarté et rigueur dans le but d'offrir les meilleurs soins possible. Pour que l'étudiante développe sa pensée critique, l'auteur Facione (1990) signale qu'elle doit être curieuse, informée et consciente de ses préjugés. De plus, il faut qu'elle accepte :

- que ses idées soient remises en question (par les collègues, les professeurs, les membres de l'équipe interdisciplinaire) ;
- de réfléchir avec rigueur ;
- de changer d'avis, le cas échéant.

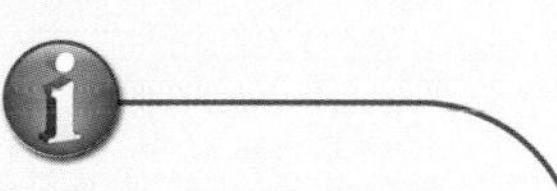

Saviez-vous qu'il existe une communauté de spécialistes de la pensée critique et que vous en faites partie ? Consultez le site de la Critical Thinking Community au www.criticalthinking.org pour découvrir le monde de la pensée critique et de son application dans toutes les formes de prise de décision.

De façon concrète, les auteurs Facione et Facione (1996) décrivent les dispositions qui sollicitent l'exercice de la pensée critique **ENCADRÉ 1.3** pour en favoriser le développement. Ces dispositions sont les suivantes : la curiosité et le désir d'apprendre, le recours à une méthode qui valorise l'organisation et la diligence, la logique, la recherche de la vérité, l'ouverture d'esprit, la confiance en ses propres capacités critiques et, pour terminer, la maturité intellectuelle. Tout au long de son programme de formation, l'étudiante doit s'attendre à faire appel à sa pensée critique – et accepter ce fait – pour maximiser son apprentissage et optimiser la prestation des soins. ■

ENCADRÉ 1.3 Dispositions favorisant l'exercice de la pensée critique

- **Curiosité :** soif d'apprendre.
- **Méthode :** valorisation de l'organisation, de la précision et de la diligence dans la conduite d'une recherche.
- **Logique :** utilisation du raisonnement et des faits dans la résolution des problèmes.
- **Recherche de la vérité :** honnêteté et objectivité pendant l'examen des données, même si celles-ci vont à l'encontre de ses propres croyances et préjugés.
- **Ouverture d'esprit :** tolérance à l'égard de points de vue divergents.
- **Confiance en ses capacités critiques :** confiance en ses propres capacités de raisonnement.
- **Maturité intellectuelle :** prudence dans la formulation, la suspension et la révision de son jugement.

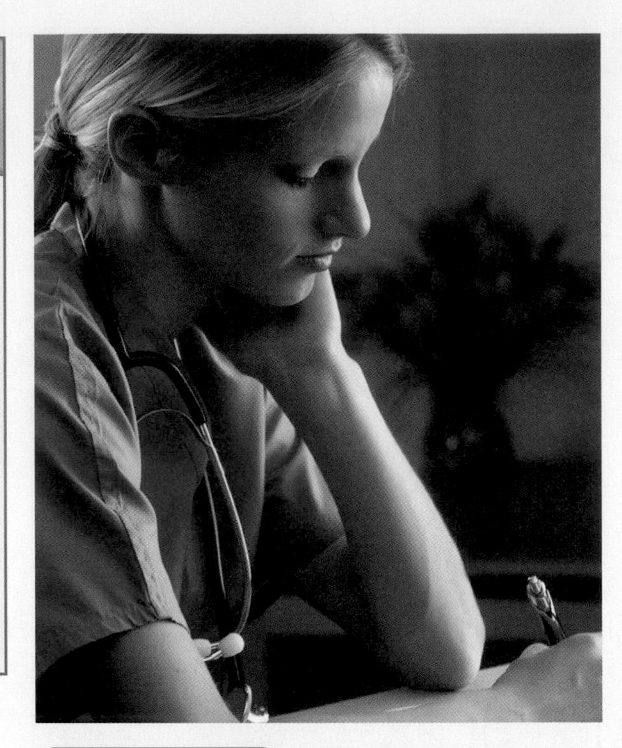

FIGURE 1.1 Le moment privilégié qu'offre l'écriture aide à préciser et à structurer la pensée.

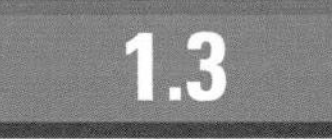

1.3 Éléments requis au développement de la pensée critique

1.3.1 Réflexion

■ **Communication stratégique :** Communication qui privilégie l'échange d'information à la simple diffusion de renseignements. Il s'agit d'une communication où tous les interlocuteurs visent une action commune selon certaines données et les résultats recherchés, à partir d'échanges clairs et précis, et où chacun tient compte de l'avis de l'autre.

10

Le chapitre 10, *Transmettre l'information clinique,* énumère les caractéristiques d'une documentation pertinente des soins infirmiers.

La **réflexion** est un processus qui consiste à penser à un événement ou à se rappeler un événement pour en déterminer le sens et la valeur (Miller & Babcock, 1996). En d'autres mots, la réflexion est le retour de la pensée sur elle-même en vue d'examiner plus à fond une idée, une situation ou un problème. Pour l'infirmière, il s'agit de se rappeler la situation d'un client ou une expérience vécue pour déterminer les renseignements et les autres facteurs qui ont influé sur sa façon d'aborder une question (Saylor, 1990). La réflexion requiert des connaissances appropriées, et elle est indispensable à l'autoévaluation, qui permet de dresser un bilan de ses réussites et de ses erreurs. C'est pour cette raison que, dans le cadre de sa formation, l'étudiante est invitée à rédiger un journal de bord dans lequel elle documente et critique ses expériences (Callister, 1993 ; Heinrich, 1992) **FIGURE 1.1**. Tout au long de la formation en soins infirmiers, la rédaction d'un journal de bord s'avère une stratégie d'apprentissage signifiante, car son précieux contenu permet de décrire et de préciser les expériences vécues pour mieux en comprendre le sens (Patton et al., 1997).

1.3.2 Langage

Le langage est un autre ingrédient essentiel à la pensée critique. L'utilisation d'un langage commun vise à augmenter la qualité de la **communication stratégique** en soins infirmiers (le contenu et la forme de communication). Selon Miller et Babcock (1996), un bon usage de la langue est associé à une qualité accrue de la pensée critique. Pour pouvoir penser de façon critique, l'infirmière doit s'exprimer clairement, et avoir recours à un langage précis et descriptif. D'ailleurs, dès son entrée dans un programme de formation initiale, l'étudiante est invitée à faire usage d'un tel langage, qui l'aidera à préciser sa pensée. Une façon de s'exprimer familière ou courante ne permet pas de clarifier les subtilités propres au domaine des soins infirmiers. La maîtrise de la terminologie médicale pour transmettre des renseignements cliniques reflète la qualité du savoir-être professionnel ▶ 10.

L'utilisation d'une communication stratégique est déterminante dans le cadre des interactions professionnelles auprès des clients, des familles, des proches aidants et des membres de l'équipe interdisciplinaire. À l'opposé, le recours à un langage ponctué de termes incorrects et à des descriptions vagues brouille la communication. Par conséquent, la pensée critique commande un cadre précis à l'intérieur duquel les processus de la pensée s'orientent sur la production d'un message clair, sans équivoque et partagé par l'ensemble des membres de l'équipe traitante. Il est donc important pour l'étudiante de réfléchir sur sa propre façon de communiquer afin d'intégrer graduellement les éléments qui conduiront au développement d'un langage clair et précis facilitant la communication stratégique dans le domaine médical.

1.3.3 Intuition

L'**intuition** se définit comme étant une forme de connaissance immédiate, construite sur un pressentiment, qui ne fait pas nécessairement appel au raisonnement, mais qui suppose plutôt un rappel spontané aux expériences vécues. Pour résoudre un problème de soins infirmiers, il est important de considérer les intuitions personnelles, mais il faut toutefois les confronter à des **résultats probants** pour arriver à préciser les meilleures hypothèses possible.

Au contact de son client, une infirmière d'expérience (experte) est capable de reconnaître intuitivement certains éléments de la situation clinique à laquelle elle fait face. Par exemple, en prenant en compte les éléments de la mise en contexte au début du chapitre, une infirmière chevronnée d'une unité de soins palliatifs saurait immédiatement si les changements observés dans les comportements de monsieur Leblanc laissent supposer une augmentation des douleurs liées au développement de métastases (nouveaux foyers d'activités néoplasiques dans les os). L'expérience professionnelle fait en sorte qu'elle le saurait intuitivement, sans avoir à mesurer la pression artérielle et sans disposer des données portant sur l'intensité de la douleur (utilisation d'une échelle d'évaluation de la douleur). Toutefois, il est important de préciser que la pratique professionnelle ne peut reposer uniquement sur l'intuition.

Même si l'infirmière croit intuitivement que son client est souffrant, il faut absolument que cette constatation soit validée au moyen de résultats probants qui découlent d'un processus d'évaluation clinique reconnu. C'est pour cette raison que l'infirmière en soins palliatifs doit évaluer l'intensité de la douleur de son client (échelle de mesure), déterminer les signes vitaux (instruments de mesure) et prendre en note la quantité des médicaments analgésiques administrés au cours des 24 dernières heures (dossier médical). Une analyse approfondie s'appuyant sur ses connaissances et sur un examen des résultats cliniques probants permettra à l'infirmière de prendre une décision clinique éclairée pour ajuster les doses de médicaments analgésiques selon la prescription médicale en cours. L'intuition seule ne peut orienter les pratiques professionnelles. Il faut la jumeler à des résultats probants et y réfléchir pour en tirer les hypothèses les plus plausibles. Des hypothèses fondées sur la réflexion et l'intuition, articulées au moyen d'un langage infirmier clair et précis, permettent d'élaborer les fondements d'un plan thérapeutique infirmier (PTI) qui correspond aux besoins du client.

Même si l'infirmière croit intuitivement que son client est souffrant, la pratique professionnelle ne peut reposer uniquement sur l'intuition.

La lecture des paragraphes précédents laisse entendre que le développement de la pensée critique est progressif et qu'il s'appuie sur la construction de l'ensemble des compétences infirmières. Cette construction s'étale sur les années de formation et le cumul des expériences cliniques ; ce chemin conduit l'infirmière novice vers la pratique réflexive et l'expertise. La courte section qui suit examine les liens qui existent entre l'apprentissage et le développement de la pensée critique. ■

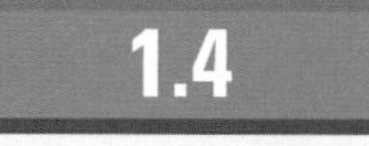

Pensée critique et apprentissage

Apprendre est un processus qui s'étale sur toute la vie d'une personne. Acquérir les rudiments des sciences infirmières n'échappe pas à cette règle. La croissance intellectuelle et émotionnelle de l'étudiante implique l'acquisition de nouvelles connaissances, et le raffinement de ses façons de penser, de résoudre des problèmes et, enfin, d'appliquer son jugement clinique. Le développement de la pensée critique, autant pour l'étudiante que pour l'infirmière expérimentée qui actualise ses connaissances, couvre l'ensemble de la vie professionnelle. Le fait que ce domaine soit en constante évolution exige que les infirmières (étudiantes ou diplômées) mettent continuellement leur savoir à jour.

Jugement clinique

Selon les données fournies dans la mise en contexte, seriez-vous d'accord pour augmenter les doses d'analgésique administrées à monsieur Leblanc ?

Pour apprendre, l'étudiante doit faire preuve à la fois de souplesse, d'humilité et d'ouverture devant les nouvelles connaissances. Elle est alors tenue de changer ses habitudes et d'expérimenter de nouvelles méthodes qui se révèlent plus efficaces que les précédentes. La volonté d'apprendre est à la base du développement de la pensée critique, et le recours à cette dernière augmente les chances de l'infirmière d'influencer positivement sa pratique professionnelle.

Le développement de la pensée critique est un processus évolutif, et la prochaine section décrit le modèle intégré à l'ensemble des chapitres de ce manuel. ■

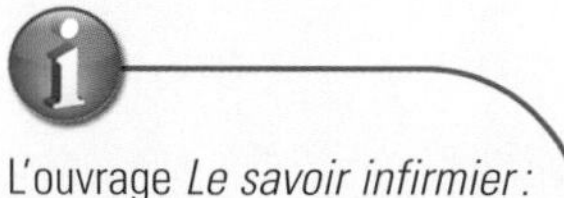

L'ouvrage *Le savoir infirmier : au cœur de la discipline et de la profession* (Dallaire, 2008) explique ce qui qualifie les soins infirmiers pour qu'ils soient reconnus comme une profession.

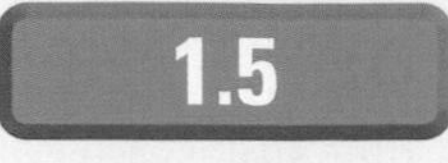

Modèle de la pensée critique

Jugement clinique

À titre d'infirmière de monsieur Leblanc, vous consultez le *Guide de méthodes de soins* pour vérifier la technique d'insertion d'un cathéter vésical ▶ MS 8.4.

À quel niveau de la pensée critique cette démarche se situe-t-elle ?

MS 8.4 Vidéo

Méthodes liées aux fonctions d'élimination : *Cathétérisme vésical et installation d'une sonde vésicale à ballonnet.*

Les modèles servent à illustrer des concepts et, généralement, à représenter plus simplement des processus ou des concepts complexes. L'exercice de la pensée critique et la prise de décision clinique étant des processus complexes, des modèles mettent en lumière tous les facteurs qui y interviennent. Ce manuel propose un modèle de pensée critique pour la formulation du jugement clinique en soins infirmiers. Il a été conceptualisé et élaboré en 1994 par les auteurs Kataoka-Yahiro et Saylor. Pour développer leur modèle, ils se sont notamment inspirés des travaux conduits par les chercheurs suivants : Glaser (1941), Miller et Malcolm (1990), Paul (1993) et Perry (1979). La **FIGURE 1.2** illustre le modèle de la pensée critique pour la formulation du jugement clinique en soins infirmiers. Le modèle comprend deux ensembles d'éléments distincts et interreliés, soit les niveaux de la pensée critique et les composantes de celle-ci.

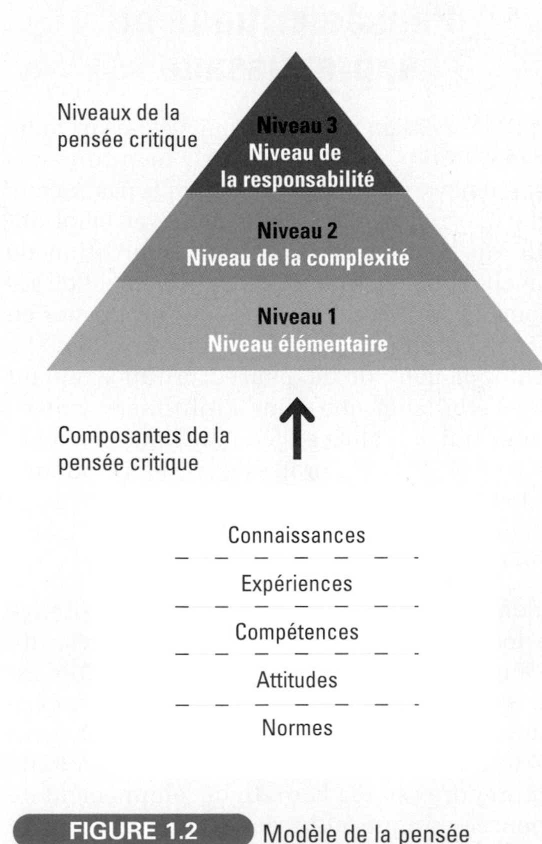

FIGURE 1.2 Modèle de la pensée critique pour la formulation du jugement clinique en soins infirmiers

Source : Adapté de Kataoka-Yahiro, M., & Saylor, C. (1994). A critical thinking model for nursing judgement. *J. Nurs. Educ., 33*(8), 351-356. Inspiré de Glaser, 1941 ; Miller & Malcolm, 1990 ; Paul, 1993 ; Perry, 1979.

1.5.1 Niveaux de la pensée critique

Les auteurs Kataoka-Yahiro et Saylor (1994) ont établi trois niveaux dans l'exercice de la pensée critique en soins infirmiers : le niveau élémentaire, le niveau de la complexité et le niveau de la responsabilité. On peut considérer ces niveaux comme étant les étapes jalonnant le développement de la pensée critique.

Niveau élémentaire

Au niveau élémentaire, l'apprenant croit que les experts ont réponse à tout. La réflexion porte sur des situations concrètes et s'appuie sur un ensemble de règles bien définies. Le plus souvent, l'étudiante est à la recherche de réponses toutes préparées, c'est noir ou blanc. Pour l'apprenant, les solutions à apporter à des problèmes complexes paraissent simples. À ce niveau, les solutions relèvent de la pensée dichotomique – elles ne peuvent qu'être bonnes ou mauvaises –, et tout problème trouve généralement sa solution. Au niveau élémentaire de la pensée critique, l'étudiante suivra les instructions à la lettre sans nécessairement les adapter aux besoins particuliers de son client (p. ex., placer celui-ci dans une position qui permettra d'atténuer la douleur). Ce niveau de la pensée critique est documenté comme étant la première étape du développement de la capacité de raisonner (Kataoka-Yahiro & Saylor, 1994). Le personnel enseignant doit accepter l'existence de ce premier niveau de pensée critique chez les étudiantes qui débutent dans un programme de formation en soins infirmiers, mais aussi pouvoir façonner le cadre pédagogique pour élever la pensée critique à son deuxième niveau, celui de la complexité.

Niveau de la complexité

Le niveau de la complexité implique que l'étudiante commence à considérer d'autres solutions de façon plus autonome. Elle n'hésite pas à proposer et à valider, auprès du personnel enseignant ou de l'infirmière responsable du client, des options qui tiennent compte de la particularité de chaque situation clinique. C'est au niveau de la complexité que les réponses comprennent parfois la proposition suivante : « Cela dépend. » La capacité de raisonner et le sens de l'initiative commencent à changer. L'étudiante constate qu'il existe d'autres solutions, qui peuvent être contradictoires, et que plusieurs sont conditionnelles à la situation ou au contexte. Au niveau de la complexité, chaque solution présente des avantages et des inconvénients que l'étudiante doit considérer avant de prendre sa décision. Elle devient plus créative et peut adapter les protocoles et les procédures pour résoudre ces situations complexes. Ainsi, à ce niveau, l'étudiante explore les différentes possibilités et envisage un grand nombre de méthodes différentes applicables à une même situation. La réflexion dans l'action est au rendez-vous.

Niveau de la responsabilité

Sur le chemin de l'expertise, l'infirmière plus expérimentée vise à atteindre le troisième niveau de la pensée critique en soins infirmiers, soit celui de la responsabilité. C'est à ce niveau que l'infirmière reconnaît la nécessité de prendre des décisions sans recourir à l'aide des autres et à en assumer la pleine responsabilité. Elle ne se contente donc pas d'examiner les options difficiles qui se présentent, mais les examine pour prendre ses décisions, choisir ses modes d'intervention et mettre à profit ses propres valeurs. Étant donné que l'infirmière assume l'imputabilité de ses décisions, l'évaluation des conséquences de celles-ci et de leur bien-fondé s'impose. L'infirmière qui a atteint ce niveau de responsabilité agit en fonction de son client, de ses valeurs personnelles et des valeurs fondamentales de sa profession.

Pour cheminer dans le continuum du développement de la pensée critique, l'étudiante doit aussi mettre à profit les composantes du processus qui la feront évoluer du niveau élémentaire à celui de la responsabilité. La sous-section suivante traite des composantes de la pensée critique qui permettent à l'infirmière de porter un jugement afin de préciser les soins à offrir.

1.5.2 Composantes de la pensée critique

Le deuxième ensemble (le premier étant les niveaux de la pensée critique) du modèle de la pensée critique pour la formulation du jugement clinique en soins infirmiers comprend cinq éléments :

- les connaissances spécialisées en soins infirmiers ;
- l'expérience en soins infirmiers ;
- les compétences de la pensée critique ;
- les attitudes liées à la pensée critique ;
- les normes liées à la pensée critique.

L'**ENCADRÉ 1.4** précise les composantes de la pensée critique en soins infirmiers, à partir des cinq éléments mentionnés ci-dessus.

ENCADRÉ 1.4 Composantes de la pensée critique en soins infirmiers

I. Connaissances spécialisées en soins infirmiers

II. Expérience en soins infirmiers

III. Compétences de la pensée critique
- **A.** Compétences générales
  - Démarche scientifique
  - Résolution de problèmes
- **B.** Compétences propres aux situations cliniques
  - Raisonnement diagnostique et inférences
  - Prise de décision clinique
- **C.** Compétence propre aux soins infirmiers
  - Démarche de soins

IV. Attitudes liées à la pensée critique
- **A.** Confiance
- **B.** Autonomie
- **C.** Impartialité
- **D.** Responsabilité
- **E.** Initiative
- **F.** Discipline
- **G.** Persévérance
- **H.** Créativité
- **I.** Curiosité
- **J.** Intégrité
- **K.** Prudence

V. Normes liées à la pensée critique
- **A.** Normes intellectuelles
  1. Clarté
  2. Précision
  3. Spécificité
  4. Exactitude
  5. Pertinence
  6. Plausibilité
  7. Cohérence
  8. Logique
  9. Profondeur
  10. Diversité
  11. Exhaustivité
  12. Adéquation
  13. Souplesse
  14. Impartialité
- **B.** Normes professionnelles
  1. Normes éthiques ou déontologiques
  2. Critères d'évaluation
  3. Responsabilité de la pratique professionnelle

Source : Adapté de Kataoka-Yahiro, M., & Saylor, C. (1994). A critical thinking model for nursing judgement. *J. Nurs. Educ., 33*(8), 351-356. Données de Paul, R.W. (1993). The art of redesigning instruction. In J. Willsen & A.J.A. Blinker (Eds), *Critical thinking: How to prepare students for a rapidly changing world.* Dillon Beach, Calif. : Foundation for Critical Thinking.

Jugement clinique

Dans le cas de la demande de madame Leblanc, quelle serait, selon vous, une décision responsable ?

■ **Conception holistique :** Approche globale pour aborder un client et ses besoins en soins de santé (biologiques, psychologiques, sociaux, culturels et spirituels).

Jugement clinique

De quelles connaissances auriez-vous besoin pour mieux intervenir auprès de monsieur Leblanc ?

Connaissances spécialisées en soins infirmiers

Les connaissances de l'infirmière constituent la première composante de l'exercice de la pensée critique. À cause de sa formation, l'infirmière aborde les problèmes cliniques d'une façon très différente de celle des autres professionnels de la santé. Ses connaissances lui fournissent une **conception holistique** du client et de ses besoins en soins de santé, et déterminent sa capacité à exercer son jugement clinique relativement aux problèmes qu'elle doit résoudre dans l'exercice de sa profession.

Dans la situation clinique de monsieur Leblanc présentée en début de chapitre, l'étudiante vient d'entamer sa dernière année de formation et a suivi des cours en physiologie, en sociologie de la famille et en psychologie du développement. Certains de ses cours de philosophie ont porté sur l'éthique et la déontologie. Elle a aussi côtoyé la communauté de pratique dans le cadre de ses stages en centre hospitalier et comme externe en soins infirmiers. Bien qu'elle soit encore considérée comme une novice, ses connaissances spécialisées lui permettront de mieux naviguer dans toutes les particularités cliniques pour soulager monsieur Leblanc, et pour bien conseiller son épouse et son fils dans ces moments difficiles.

Expérience en soins infirmiers

L'**expérience** constitue la deuxième composante du modèle de la pensée critique. De façon générale, l'infirmière utilise sa pensée critique au cours de l'expérience clinique où elle développe ses habiletés d'observation, d'interaction et de réflexion. Elle doit aussi prendre des décisions et adapter les méthodes apprises durant sa formation à son milieu de travail, à la personnalité du client et à la situation. Benner (1984) fait remarquer que l'**infirmière experte** comprend les circonstances d'une situation clinique, reconnaît les signes indiquant la présence de constantes et peut juger de la valeur de ces signes. Ce niveau de compétence ne s'acquiert que par l'expérience.

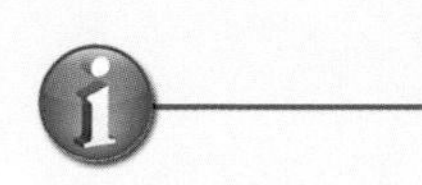

Sur le site de l'Ordre des infirmières et infirmiers du Québec, vous trouverez exposées en détail les occasions de développement d'expérience pour les futures infirmières. Visitez le www.oiiq.org.

Une étudiante peut aujourd'hui acquérir de l'expérience pertinente pendant sa formation initiale, à titre d'externe en soins infirmiers. En effet, l'externat offre une occasion tout indiquée de cumuler des heures dans la communauté de pratique et, par le fait même, de côtoyer des expertes de la profession infirmière. Par exemple, une étudiante recrutée par un centre hospitalier de soins de longue durée pour l'été pourra acquérir de l'expérience auprès des personnes en perte d'autonomie et prodiguer des soins courants. Cela lui permettra de consolider ses apprentissages théoriques et cliniques, ainsi que de préciser sa trajectoire de parcours professionnel. L'externat constitue une étape riche en apprentissages, notamment sur le plan des compétences liées aux habiletés relationnelles et à la compréhension du rôle déterminant de la famille sur la santé du client. De plus, les expériences vécues au cours de l'externat permettront à cette étudiante d'affiner son sens de l'observation.

Après avoir réussi avec succès sa deuxième année en soins infirmiers ou en sciences infirmières, l'étudiante pourra être embauchée à titre d'externe par un établissement de santé. Ainsi, elle aura l'occasion de parfaire sa formation en exerçant dans un centre hospitalier de soins généraux et spécialisés, ou dans un centre d'hébergement et de soins de longue durée.

Compétences de la pensée critique

Le modèle de la pensée critique intègre plusieurs compétences. Elles sont à la base de la troisième composante du modèle. On y trouve les compétences générales, soit celles qui concernent la **démarche scientifique** et le processus de **résolution de problèmes.** Y figurent aussi les compétences propres aux situations cliniques qui font appel au processus de la démarche de soins et aux inférences, ainsi que des compétences ayant trait à la prise de décision clinique. Enfin, le modèle de la pensée critique inclut la compétence qui porte sur la **démarche de soins,** soit la compétence spécialisée à laquelle l'infirmière recourt lorsqu'elle prodigue des soins cliniques.

De façon plus précise, la démarche de soins offre aux infirmières une méthode et un langage pour aborder et résoudre les problèmes cliniques (Kataoka-Yahiro & Saylor, 1994). Elle fait appel aux compétences générales et propres à la pensée critique, et conduit à préciser le jugement clinique. La démarche de soins permet à l'infirmière de déterminer les besoins de son client en matière de santé, de fixer des priorités de soins, d'établir des objectifs et des résultats escomptés, de préparer un PSTI et un PTI, d'exécuter les interventions appropriées et, finalement, d'évaluer l'efficacité des soins offerts. Cette démarche est intimement liée au modèle de la pensée critique et comporte cinq étapes : la collecte des données, l'analyse et l'interprétation des données, la planification des soins et l'établissement des priorités, les interventions cliniques, l'évaluation des résultats et le suivi clinique.

La démarche de soins est la compétence retenue dans ce manuel pour appuyer les apprentissages

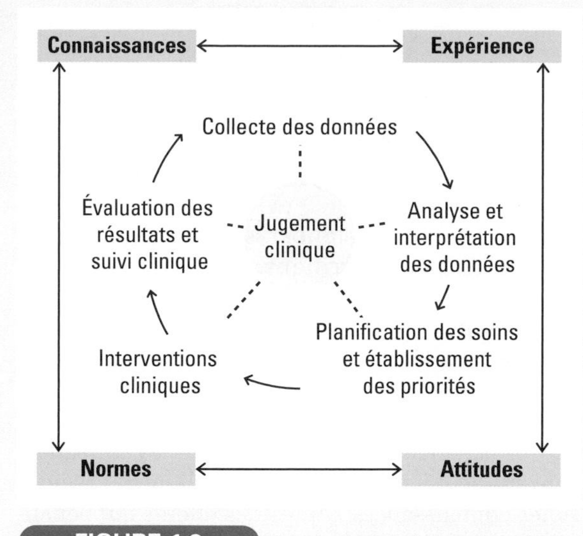

FIGURE 1.3 Application de la pensée critique pour la formulation du jugement clinique en soins infirmiers

en formation théorique et clinique ▶ 9. En tant qu'infirmière, il est important de réaliser les liens qui existent entre le modèle de la pensée critique et les étapes de la démarche de soins **FIGURE 1.3**.

9
Le processus de la démarche de soins est détaillé dans le chapitre 9, *Mettre en œuvre la démarche de soins*.

Attitudes liées à la pensée critique

Les attitudes constituent la quatrième composante du modèle de la pensée critique. Par définition, l'attitude fait référence à un ensemble de jugements et de tendances qui poussent à adopter un comportement. Le chercheur Richard Paul (1993) a établi 11 attitudes essentielles à l'exercice de la pensée critique ; elles sont décrites dans le **TABLEAU 1.1**, qui énumère aussi les façons de les appliquer

L'attitude fait référence à un ensemble de jugements et de tendances qui poussent à adopter un comportement.

TABLEAU 1.1 Attitudes liées à la pensée critique et applications à la pratique professionnelle

ATTITUDE	APPLICATIONS À LA PRATIQUE PROFESSIONNELLE
Confiance	Apprendre à se présenter à un client. Parler avec assurance en commençant une intervention de soins. Éviter de donner l'impression de douter de ses habiletés.
Autonomie	Lire des ouvrages et des articles portant sur les soins infirmiers, surtout lorsque des points de vue divergents sont présentés. Discuter avec des collègues des interventions en soins infirmiers.
Impartialité	Écouter les points de vue dans toute discussion. Si un client ou les membres de sa famille se plaignent de la conduite d'un collègue, les écouter, puis rechercher l'autre version de l'histoire. Examiner les faits.
Responsabilité	Demander de l'aide en cas de doutes concernant une méthode de soins ou un traitement. Rapporter immédiatement le moindre problème éprouvé. Respecter les normes de la pratique des soins.
Initiative	Vérifier la prescription du médecin si les connaissances de l'infirmière suscitent des doutes. Au besoin, proposer d'autres solutions à des collègues.
Discipline	Faire preuve de régularité dans l'utilisation de critères reconnus pour procéder, par exemple, à une analyse et à une interprétation des données, ou à une évaluation. Prendre le temps d'approfondir la question.
Persévérance	Se méfier des solutions faciles. Si des renseignements semblent incomplets, demander des précisions ou s'adresser directement au client concerné. Si ce genre de situation se reproduit au sein de l'unité, réunir l'équipe, définir le problème et chercher une solution.
Créativité	Chercher des approches différentes si les autres interventions n'ont donné aucun résultat.
Curiosité	Chercher la cause d'un événement. Les signes et les manifestations cliniques peuvent faire l'objet de diverses interprétations. Effectuer des recherches, recueillir des données supplémentaires de façon à prendre des décisions cliniques appropriées.
Intégrité	Reconnaître les divergences d'opinions avec le client. Réviser les positions de chacun pour déterminer le meilleur moyen d'en arriver à des solutions communes.
Prudence	Reconnaître le manque d'information lorsque cette lacune nuit à une prise de décision adéquate. Si le service et les clients sont nouveaux pour l'infirmière, demander de l'aide. Lire les revues de soins infirmiers pour connaître les nouvelles méthodes de soins.

Jugement clinique

Quelles sont les attitudes qui vous seraient le plus utile pour exercer au mieux votre jugement clinique dans le cas de monsieur Leblanc ?

dans la pratique professionnelle. Ces attitudes jouent un rôle décisif dans la prise de décision. Elles permettent, entre autres, de déterminer le moment où un supplément d'information s'impose, de détecter une information erronée ou encore de reconnaître ses propres limites. Il faut bien comprendre que les attitudes se développent au fil des expériences vécues dans les milieux cliniques.

Pour terminer l'examen du modèle de la pensée critique, il y a lieu d'en examiner la dernière composante, soit les normes intellectuelles et professionnelles.

Normes liées à la pensée critique

Les normes intellectuelles et professionnelles font référence aux critères qui permettent d'évaluer le bien-fondé et la pertinence des décisions et des jugements énoncés par l'infirmière.

Normes intellectuelles

Paul (1993) a établi 14 **normes intellectuelles** indispensables à l'exercice de la pensée critique. Ces normes sont énumérées dans l'**ENCADRÉ 1.4**. Ainsi, devant un problème clinique, il est indispensable que l'infirmière recoure à des critères comme la précision, l'exactitude et la cohérence pour garantir le bien-fondé et la valeur de ses décisions cliniques.

Normes professionnelles

Sous l'angle de l'exercice de la pensée critique, les **normes professionnelles** désignent les règles éthiques ou déontologiques, les critères d'évaluation et les normes de la profession infirmière. La conscience professionnelle et le souci de qualité dont fait preuve l'infirmière sont souvent le reflet des règles éthiques. Ainsi, pour faciliter la prise de décisions éclairées, celle-ci doit garder à l'esprit les valeurs et les croyances de son client. L'exercice de la pensée critique exige également qu'on applique des critères pour évaluer les jugements cliniques. Ces critères, qui peuvent être fondés sur les normes de la profession, établissent les exigences minimales requises pour garantir la qualité des soins. Les normes qui touchent l'exercice de la profession sont énoncées dans les lois, dans les directives des établissements destinées à encadrer la pratique infirmière et dans les normes établies par les ordres professionnels, par exemple, l'Ordre des infirmières et infirmiers du Québec (OIIQ). ■

La conscience professionnelle et le souci de qualité dont fait preuve l'infirmière sont souvent le reflet des règles éthiques.

1.6 Développement de la pensée critique

Pour arriver à développer ses compétences en matière de pensée critique, il est important de comprendre les relations qui existent entre les connaissances, la théorie et la pratique en milieux cliniques. La tâche de l'étudiante consiste d'abord à donner un sens à ce qu'elle apprend en classe et en milieux cliniques, au moyen de ses lectures ou par ses échanges expérientiels avec ses collègues ; dans un deuxième temps, elle appliquera ces nouvelles connaissances auprès des clients qui bénéficient de ses soins dans des contextes nouveaux. La réflexion constitue une habileté intellectuelle qui s'utilise au quotidien et qui se développera aussi tout au long de sa formation initiale.

Cette section présente deux stratégies pédagogiques qui favorisent et bonifient le développement de la pensée critique, soit le journal de bord expérientiel et les cartes conceptuelles. L'**ENCADRÉ 1.5** expose des résultats probants qui concernent le développement de la pensée critique dans le cadre de la formation en soins infirmiers et présente quelques stratégies pédagogiques qui en favorisent le recours.

1.6.1 Journal de bord expérientiel

L'étudiante se pose très certainement les questions suivantes : Pourquoi cette situation, dans ce contexte précis, s'est-elle présentée ? Qu'aurais-je dû faire de façon différente pour optimiser les soins dispensés ? Quelles étaient les connaissances spécialisées requises pour résoudre ce problème infirmier ? La réflexion constitue essentiellement un processus qui exige de revenir sur une situation afin d'en analyser les composantes. C'est un peu comme revoir le cours des événements au moyen d'une vidéo. En clair, la réflexion nécessite un retour sur les connaissances, et elle constitue une variable indispensable pour assurer l'autoévaluation de ses gestes professionnels. Somme toute, le journal de bord expérientiel vise à développer la prise de conscience des gestes quotidiens qui tracent le parcours de **formation professionnelle** de l'étudiante.

Selon Bilinski (2002), le journal de bord est un outil pédagogique incontournable pour développer la réflexion et, par le fait même, la pensée critique. Pour l'auteur DiVito-Thomas (2005), le recours à l'écriture dans un journal de bord expérientiel constitue une stratégie d'apprentissage

RÉSULTATS PROBANTS

ENCADRÉ 1.5 Comment penser comme une infirmière

Résumé de l'étude

Les programmes de formation initiale en soins infirmiers utilisent plusieurs stratégies pédagogiques pour encourager le développement de la pensée critique chez les étudiantes. L'objectif de l'étude de DiVito-Thomas consistait à inviter des étudiantes de la formation initiale de quatre écoles de soins infirmiers à répondre aux deux questions suivantes :

- Comment utilisez-vous la pensée critique quand vous appliquez votre jugement clinique ?
- Quelles sont les meilleures approches pédagogiques pour développer votre jugement clinique ?

Voici ce qui est ressorti des commentaires des étudiantes :

- La pensée critique se développe au fil des expériences en milieux cliniques.
- L'apprentissage théorique et la pratique dans ces milieux forment une combinaison qui donne un sens aux notions étudiées.
- La réflexion qui caractérise le processus de la pensée critique permet de mieux préciser les objectifs de soins et de développer une variété d'options relativement aux traitements infirmiers de leurs clients.
- Les expériences en milieux cliniques constituent le cadre pédagogique le plus signifiant pour assurer le développement du jugement clinique.
- Le recours aux cartes conceptuelles est une stratégie d'apprentissage signifiante qui fait valoir l'ensemble des liens entre tous les aspects liés au plan de soins d'un client.
- Les études de cas sont utiles pour donner un sens aux problématiques, pour établir des liens signifiants et pour penser de façon critique.

Applications des résultats probants à la formation en soins infirmiers

Les stratégies pédagogiques qui encouragent le développement du jugement clinique sont les suivantes :

- Recours à des études de cas illustrées au moyen de cartes conceptuelles ;
- Échanges et discussions avec une enseignante dans le cadre de la prise en charge d'une situation clinique auprès d'un client ;
- Participation active avec ses pairs et une enseignante dans le processus décisionnel relatif au plan de soins d'un client.

Source : Adapté de DiVito-Thomas, P. (2005). Nursing student stories on learning how to think like a nurse. *Nurse Educator, 30*(3), 133-136.

qui vise à assurer la définition et l'expression, dans ses propres mots, des expériences cliniques vécues au cours des stages. Le moment privilégié qu'offre l'écriture aide aussi à préciser et à structurer la pensée. En consignant ses expériences dans son journal, l'étudiante peut examiner ses perceptions et sa compréhension eu égard aux situations cliniques, ce qui lui permet de développer ses capacités à appliquer les éléments théoriques dans la pratique. L'amélioration des habiletés en matière d'observation et de description des situations cliniques constitue une valeur ajoutée au fait d'utiliser le journal de bord.

Les auteurs Kessler et Lund (2004) invitent les étudiantes à consigner leurs expériences de soins dans un journal afin qu'elles soient plus conscientes de leurs habiletés en matière de prise de décisions cliniques. À ce titre, ils suggèrent la tenue d'un journal quotidien dans lequel elles peuvent ajouter des illustrations graphiques, des pensées liées à la dimension affective et des notes relatives aux diverses méthodes de soins. De temps à autre, l'étudiante pourra toujours revenir à son journal afin d'autoévaluer sa progression dans le cadre de sa formation. L'**ENCADRÉ 1.6**

ENCADRÉ 1.6 Extrait d'un journal de bord expérientiel

Rédigé à la suite d'un stage en santé mentale

Durant mon stage, j'ai apprivoisé la santé mentale. J'ai découvert que j'entretenais plus de tabous que je ne croyais à l'égard de ces maladies, et je les ai confrontés. Je trouvais difficile de ne « pas pouvoir aider » et de devoir attendre que la médication fasse son effet. En plus, c'est parfois difficile de continuer à donner des encouragements surtout quand on voit que l'avenir ne sera pas vraiment facile pour le client.

J'ai apprivoisé la clientèle au cours de mon stage et suis devenue plus authentique. Mon malaise sur le plan relationnel à l'approche des clients diminue.

J'ai laissé tomber la rigidité et la carapace dans mes approches. Ça a été une belle expérience pour mettre en pratique les soins infirmiers voulant que chaque personne soit unique, ait son développement et qu'il faut respecter le tout.

C'est un stage qui nous montre nos propres mécanismes de défense.

présente un extrait du contenu du journal de bord expérientiel d'une étudiante en formation initiale à l'ordre d'enseignement collégial, rédigé à la suite d'un stage en santé mentale et psychiatrie.

1.6.2 Carte conceptuelle

L'idée de recourir à la carte conceptuelle comme stratégie pédagogique (enseignement et apprentissage) remonte à plus de 20 ans ; elle revient à Joseph D. Novak, professeur émérite à la Cornell University et chercheur à l'Institute for Human and Machine Cognition de l'University of West Florida. C'est Novak et les membres de son équipe qui ont mis au point le gratuiciel CmapTools permettant l'élaboration de cartes conceptuelles au moyen de l'ordinateur. Les cartes conceptuelles sont des outils graphiques qui aident à organiser et à représenter divers savoirs et connaissances (Novak, 2003 ; Novak & Cañas, 2006 ; Schuster, 2003 ; Tardif, 2006). Le recours à la carte conceptuelle s'inscrit dans le courant constructiviste. Ce courant des sciences de l'éducation s'intéresse particulièrement aux mécanismes et aux processus qui permettent la construction d'une réalité complexe à partir d'éléments déjà intégrés. Il suppose que les connaissances et les savoirs de chaque étudiante ne sont pas une simple reproduction de la réalité, mais plutôt une reconstruction de cette dernière.

Vous pouvez télécharger le gratuiciel CmapTools à l'adresse suivante : http://cmap.ihmc.us. Rappelez-vous que l'élaboration de cartes conceptuelles vous aidera à faire progresser vos connaissances en soins infirmiers, en plus de favoriser le développement de votre pensée critique et de votre jugement clinique !

De façon précise, Tardif (2006) définit la carte conceptuelle comme étant un diagramme qui illustre soit une organisation de savoirs, soit une organisation de connaissances. Elle comprend trois catégories d'éléments :

- des concepts encadrés dans une figure géométrique ;
- des liens clairement établis entre les concepts ;
- une organisation hiérarchique de l'ensemble des éléments (Tardif, 2006 ; Novak & Cañas, 2006).

Pensée critique
exige de recourir à
Résultats probants
pour prendre
Décisions éclairées

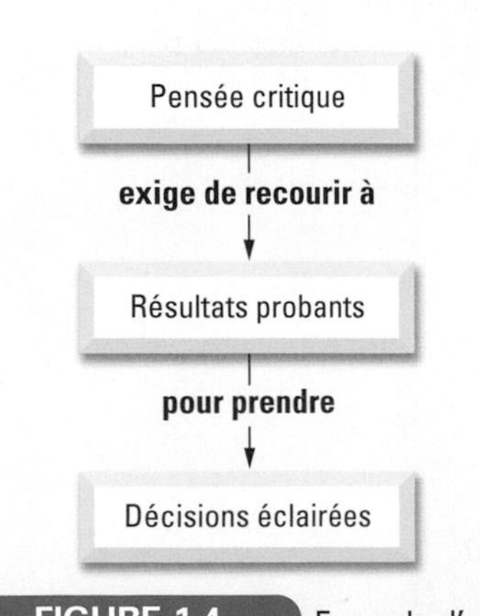

FIGURE 1.4 Exemple d'une triade liée spécifiquement au thème de la pensée critique

La triade « concept-lien-concept » illustre les fondements d'une proposition qui, par définition, correspond à une unité sémantique (ou une unité de sens) (Cañas & Novak, 2006 ; Novak & Cañas, 2006 ; Tardif, 2006). C'est par la conceptualisation, l'élaboration et l'intégration de cette proposition que l'étudiante construit graduellement ses connaissances et ses savoirs. Comme l'organisation hiérarchique des connaissances et des savoirs est intimement liée au contexte dans lequel ils sont appliqués, les apprentissages qui résultent du recours aux cartes conceptuelles sont contextualisés et, par conséquent, dotés d'un sens et bien ancrés. En prenant en compte cette idée, les auteurs Novak et Cañas (2006) mentionnent qu'il est préférable de construire une carte conceptuelle en se référant à une question de départ. La **FIGURE 1.4** montre l'exemple d'une triade concept-lien-concept (ou proposition).

En clair, la construction d'une carte conceptuelle constitue une stratégie pédagogique qui place au premier plan les connaissances et les savoirs (pathologie, méthode de soins, situations cliniques, questions éthiques), et elle s'appuie fondamentalement sur la prise en charge par l'étudiante de ses propres apprentissages. Cette approche est dynamique et dynamisante, et sa résultante contribue à construire un sens par l'établissement de liens signifiants entre les divers concepts propres à la pratique infirmière, et ce, en prenant en compte la réalité de la communauté de pratique en soins infirmiers.

En référence à la formation dans le domaine des soins infirmiers, Hill (2006) mentionne que les cartes conceptuelles aident l'étudiante à élaborer une synthèse des données significatives à l'égard d'un problème infirmier, incluant les données relatives à l'évaluation initiale, à la reconnaissance du problème, aux besoins de soins, aux interventions infirmières et aux méthodes d'évaluation. Il souligne également qu'au moyen de la représentation mentale que permet cette stratégie pédagogique, l'étudiante développe une meilleure compréhension de la situation clinique de ses clients. À ce sujet, Ferrario (2004) mentionne que, par la pratique et au fil du temps, les cartes conceptuelles sont plus intégrées, plus complexes et qu'elles se bonifient. Une carte conceptuelle n'a pas de forme préétablie. Comme elle représente la pensée et fait appel à la créativité de chaque étudiante, elle est unique, variée et elle répond à la question de départ.

Dans ce manuel, une carte conceptuelle est illustrée en ouverture de chacun des 39 chapitres. Ces cartes variées exposent les concepts clés relatifs à chacun des thèmes exposés. D'entrée de jeu, chacune d'elles répond à la question de départ propre au chapitre : Quels sont les concepts clés incontournables en fonction du thème traité ? Par exemple, dans le cas du présent chapitre, intitulé *Développer sa pensée critique et exercer son jugement clinique*, la carte répond à la question : Quels sont les concepts clés liés à la pensée critique et au jugement clinique ? L'étudiante est invitée à expérimenter cette stratégie pédagogique, à l'utiliser comme stratégie d'apprentissage tout au long de sa formation en soins infirmiers et, ultérieurement, dans le cadre de sa pratique professionnelle.

À retenir

Version reproductible www.cheneliere.ca/potter

- L'exercice de la pensée critique en est un de questionnement, d'analyse, d'exploration et de raisonnement favorisant la prise de décisions cliniques éclairées.
- L'infirmière qui exerce sa pensée critique aborde les problèmes en faisant preuve d'ouverture d'esprit.
- La réflexion permet à l'infirmière de juger de la qualité de son intervention.
- Chaque situation clinique est une source d'apprentissage qui permet à l'infirmière de mieux aborder la situation suivante et d'alimenter un ensemble de connaissances intuitives qu'elle pourra exploiter dans sa pratique quotidienne.
- Il y a trois niveaux de pensée critique en soins infirmiers : le niveau élémentaire, le niveau de la complexité et le niveau de la responsabilité.
- La résolution d'un problème consiste à rechercher des renseignements et à les examiner en détail pour trouver une solution valable, lorsque les résultats obtenus et les résultats attendus ne concordent pas.
- La prise de décision repose sur un examen approfondi des données et suppose le recours à un raisonnement méthodique.
- La démarche de soins intègre des compétences générales et propres à la pensée critique en vue d'individualiser les soins dispensés au client.
- Le modèle de pensée critique comporte cinq éléments : les connaissances, l'expérience, les compétences de la pensée critique (p. ex., la démarche de soins), les attitudes et les normes.
- Dans l'exercice de la pensée critique, les normes professionnelles désignent les règles éthiques et déontologiques, les critères d'évaluation et les normes de la pratique des soins infirmiers.
- Au cours de l'application de la démarche de soins, l'infirmière synthétise les connaissances qu'elle a acquises, les normes et les attitudes qu'elle a apprises ainsi que ses expériences antérieures.
- Les méthodes pédagogiques qui favorisent et bonifient le développement de la pensée critique et du jugement clinique font, entre autres, appel à l'écriture dans un journal de bord expérientiel et à l'élaboration de cartes conceptuelles.

Pour en savoir plus

Version complète et détaillée www.cheneliere.ca/potter

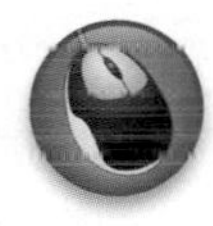

RÉFÉRENCES GÉNÉRALES

BENA-ancien > Ressources > Ressources – Cartes conceptuelles
http://wiki.umontreal.ca

Applications pédagogiques des outils de schématisation > Cartes conceptuelles
http://pages.usherbrooke.ca/schematisation

Infiressources > Banques et recherche > Formation > Construction des savoirs > Pensée critique
www.infiressources.ca

The Critical Thinking Community
www.criticalthinking.org

IHMC
Institute for Human and Machine Cognition
http://cmap.ihmc.us/conceptmap.html

Infirmiers.com > Ressources > Documentation > La carte conceptuelle : Un outil de développement de la métacognition
www.infirmiers.com

ORGANISMES ET ASSOCIATIONS

OIIQ > Être infirmière au Québec > Étudiantes > Externat
Ordre des infirmières et infirmiers du Québec
www.oiiq.org

Pepin, J., Kérouac, S., & Ducharme, F. (2010). *La pensée infirmière* (3e éd.). Montréal : Chenelière Éducation.

Dallaire, C. (Éd.). (2008). *Le savoir infirmier : au cœur de la discipline et de la profession*. Montréal : Gaëtan Morin.

Choquette, A., & Legault, A. (2008). Soutenir le développement de la pensée critique chez la nouvelle infirmière. *L'infirmière clinicienne, 5*(1), 29-34.
http://revue-inf.uqar.ca

Paul, R., & Elder, L. (2008). *Mini-guide de la pensée critique : concepts et instruments* (Limited preview version). Dillon Beach, Calif. : Foundation for Critical Thinking.
www.criticalthinking.org

CHAPITRE

Édition française :
Frances Gallagher, inf., Ph. D.
Clémence Dallaire, inf., Ph. D.

Édition originale :
Mary Ann Wehmer, MSN, RN, CNOR
Lois Bentler-Lampe, RN, MS

Promouvoir la santé et le bien-être

Objectifs

Après avoir lu ce chapitre, vous devriez être en mesure :

- de présenter les diverses conceptions de la santé ;
- de décrire les principales caractéristiques des approches médicale, comportementale et socioenvironnementale ;
- de discuter des principaux déterminants de la santé, des interrelations entre ces déterminants ainsi que de leur influence sur la santé ;
- de différencier les caractéristiques de la promotion de la santé de celles de la prévention de la maladie ;
- d'énumérer les cinq stratégies de promotion de la santé énoncées dans la Charte d'Ottawa ;
- de cerner le rôle de l'infirmière en promotion de la santé.

Guide d'études, pages 5 et 6

Mise en contexte

Jugement clinique

Madame Nicole Fournier est une veuve de 62 ans qui vit avec sa fille et les deux enfants de 10 et 12 ans de cette dernière. Retraitée, madame Fournier travaillait à l'entretien ménager dans un hôpital. Sa fille est gérante dans un restaurant. Madame Fournier est diabétique depuis 15 ans, elle est obèse et elle n'a jamais été très rigoureuse dans le suivi de son diabète, de sorte qu'elle éprouve maintenant des problèmes de vision causés par la maladie. Elle est actuellement hospitalisée dans l'unité où vous travaillez en raison des complications liées à son diabète. Dorénavant, elle devra avoir recours à des injections d'insuline pour réguler sa glycémie. Vous préparez le congé de madame Fournier et voulez inclure des aspects de promotion de la santé dans cette préparation.

Quelle mesure de promotion de la santé et du bien-être pourriez-vous suggérer à madame Fournier ?

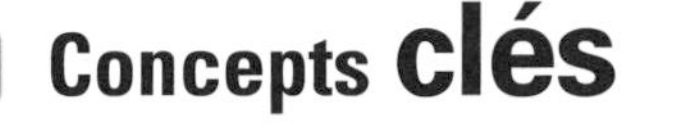

Concepts clés

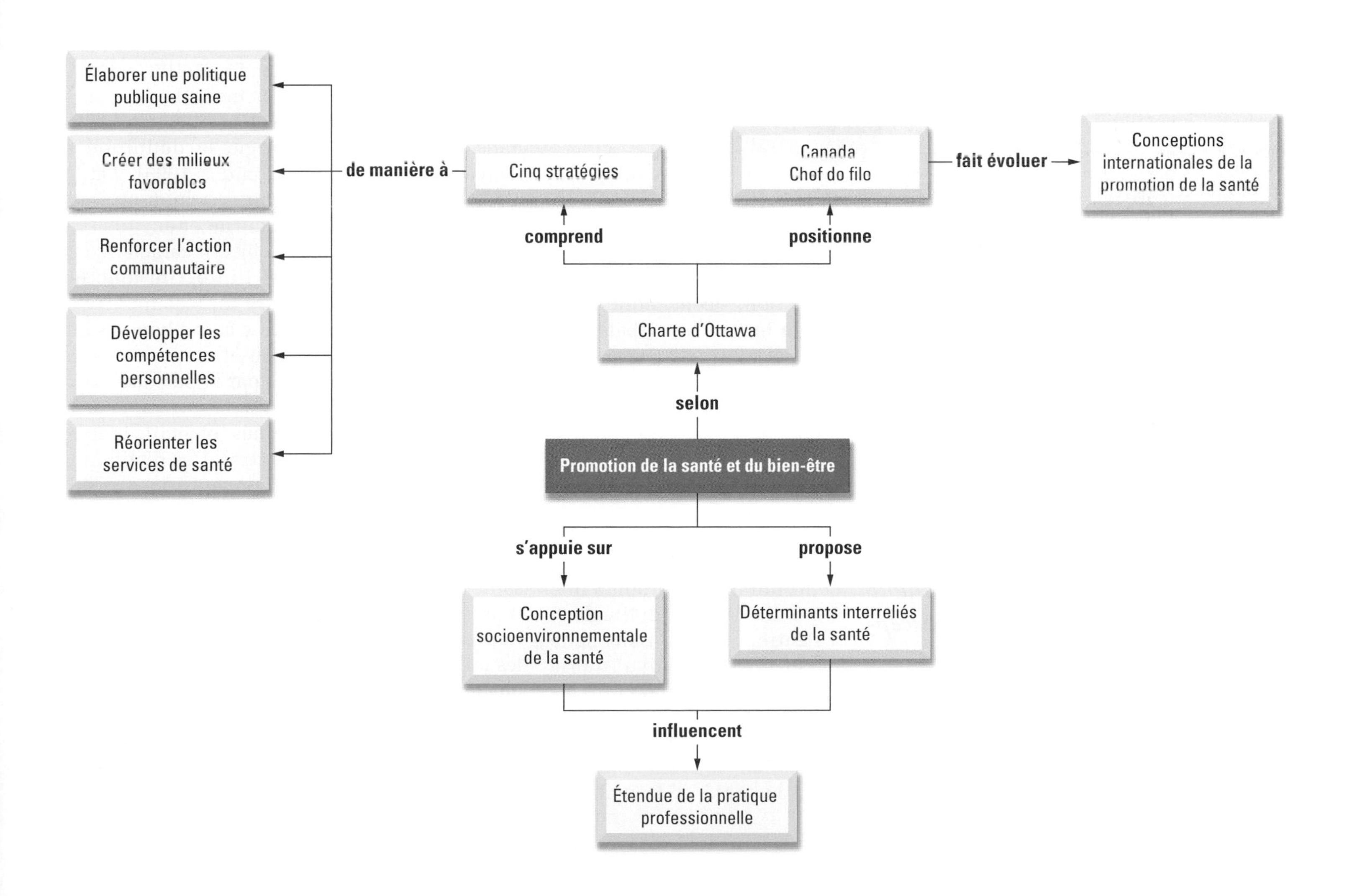

Le fait que la santé soit l'un des concepts centraux de la discipline infirmière et que ce concept soit repris dans chacun des modèles conceptuels de soins infirmiers (avec les concepts de personne, d'environnement et de soin) montre l'importance qu'a la notion de santé dans le savoir que doivent maîtriser les infirmières en vue d'une pratique professionnelle de qualité.

Il y a cependant plusieurs façons de définir la santé (Newman, 1991 ; Raeburn & Rootman, 2006 ; Rootman & Raeburn, 1994 ; Simmons, 1989 ; Smith, 1981). C'est la raison pour laquelle il est primordial que les étudiantes, qui apprennent un discours où le mot *santé* revient dans presque toutes les phrases, réfléchissent, avant le début de leur carrière, aux différentes significations que peut revêtir cette notion. De plus, toutes les conceptions de la santé ne sont pas compatibles avec une perspective de soins infirmiers. Par ailleurs, la majorité des infirmières continuent de travailler au sein d'un système de santé où domine la perspective médicale sur la santé. Dans ce contexte, les soins infirmiers tentent de mettre en évidence la contribution qui les distingue, et la conception de la santé joue un rôle de premier plan dans la compréhension et l'affirmation de ce rôle particulier des soins infirmiers dans la santé de la population. Finalement, la notion de santé et, surtout, la compréhension des facteurs que l'on considère comme des déterminants de la santé ont sensiblement évolué au Canada depuis les trente dernières années. Ce changement a des conséquences importantes sur la pratique des soins infirmiers au XXIe siècle, car la conception que les infirmières ont de la santé et les raisons derrière cette conception déterminent la façon dont elles dispensent leurs soins et l'importance que prend la promotion de la santé dans leur pratique.

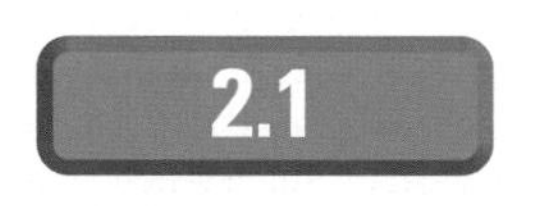

Nature de la santé

Les discussions sur la nature de la santé tournent autour des relations qui existent entre cette notion et celles d'affection, de maladie et de bien-être. La plupart du temps, les débats portent sur la question de savoir si la santé se définit négativement ou positivement. Autrement dit, il s'agit de savoir si la santé est caractérisée par l'absence de maladie ou si elle correspond à un état positif de bien-être. Lorsque la santé se définit comme l'absence de maladie, la santé et la maladie sont représentées dans un continuum comportant à une extrémité la santé optimale et à l'autre, la mort. Dans cette perspective négative de la santé, la distinction entre les termes *maladie* (*disease*) et *affection* (*illness*, que l'on traduit souvent par l'expression « être malade ») est une question souvent débattue dans la littérature sur la santé et la maladie.

L'affection et le bien-être sont des expériences subjectives vécues par la personne, alors que les concepts de maladie et de santé correspondent à des phénomènes objectifs perceptibles également par les autres.

Pour beaucoup de gens (voire la plupart), particulièrement en français, les termes *maladie* et *affection* sont synonymes. Pour d'autres, en revanche, l'**affection** est une altération de la santé envisagée sous son aspect actuel et selon ses symptômes plutôt que selon ses causes et la **maladie** correspond à une altération objective de l'état de santé qui se manifeste par des symptômes que l'on peut médicalement déceler. Ainsi, l'affection désigne l'expérience subjective de l'altération de la santé, et la maladie fait référence à la pathologie et aux causes expliquant la perturbation de la santé. C'est dans cette même conception de la santé que l'on retrouve la notion de prévention. En général, on y réfère comme à la prévention de la maladie, qui se conçoit selon trois niveaux **TABLEAU 2.1**. L'interpénétration qui existe entre la santé, la maladie et l'affection est représentée dans le diagramme de la **FIGURE 2.1**.

Au contraire, lorsque la santé se définit positivement, santé et maladie sont perçues comme des réalités de nature différente, mais imbriquées l'une dans l'autre (Moch, 1989). Ainsi, une personne peut être atteinte d'une maladie chronique et présenter en même temps des signes de bonne santé. Les définitions de la santé qui dépassent l'absence de maladie sont habituellement multidimensionnelles, touchant les dimensions physique, mentale, sociale et spirituelle. À nouveau, bien que certains voient dans cette définition élargie la définition du bien-être (Labonte, 1993 ; Pender, 1996), d'autres soutiennent plutôt que santé et bien-être sont des concepts distincts (Thorne et al., 1998). La **santé** serait un processus objectif caractérisé par la stabilité, l'équilibre et l'intégrité fonctionnelle, alors que le **bien-être** représenterait l'expérience subjective associée à une bonne santé. Ainsi, l'affection et le bien-être sont des expériences subjectives vécues par la personne, alors que les concepts de maladie et de santé correspondent à des phénomènes objectifs perceptibles également par les autres. Ces distinctions préliminaires entre le concept de santé et d'autres concepts voisins montrent que les infirmières doivent bien comprendre cette notion pour arriver à définir les éléments relatifs à la santé qu'elles comptent inclure dans leur pratique des soins infirmiers. Cela est d'autant plus important lorsque les soins sont prodigués dans les milieux dominés par la perspective médicale, où améliorer la santé signifie de façon étroite diagnostiquer et traiter la maladie. Protéger la santé se résume alors souvent à informer les personnes sur la meilleure façon d'éviter les complications liées aux traitements.

TABLEAU 2.1 Niveaux de prévention de la maladie

Niveau	Définition	Exemples
Prévention primaire	Activités qui protègent contre la maladie avant que les signes et les symptômes apparaissent	• Immunisation contre les maladies infectieuses • Élimination des contacts avec les allergènes
Prévention secondaire	Activités qui permettent la détection précoce de la maladie afin qu'un traitement rapide puisse être initié pour arrêter la progression de la maladie et limiter les incapacités	• Test de détection du cancer • Autoexamen des seins • Mammographie • Prise de pression artérielle pour détecter l'hypertension • Glycémie de contrôle pour détecter le diabète
Prévention tertiaire	Activités qui réduisent les limites dues à la maladie et aident la personne à vivre de façon productive avec ses limites	• Programmes de réhabilitation cardiaque • Programme de réinsertion au travail pour les personnes handicapées à la suite d'un traumatisme

Source : Adapté de Green, L., & Kreuter, M.W. (2005). *Health program planning: An educational and ecological approach.* Toronto : McGraw-Hill.

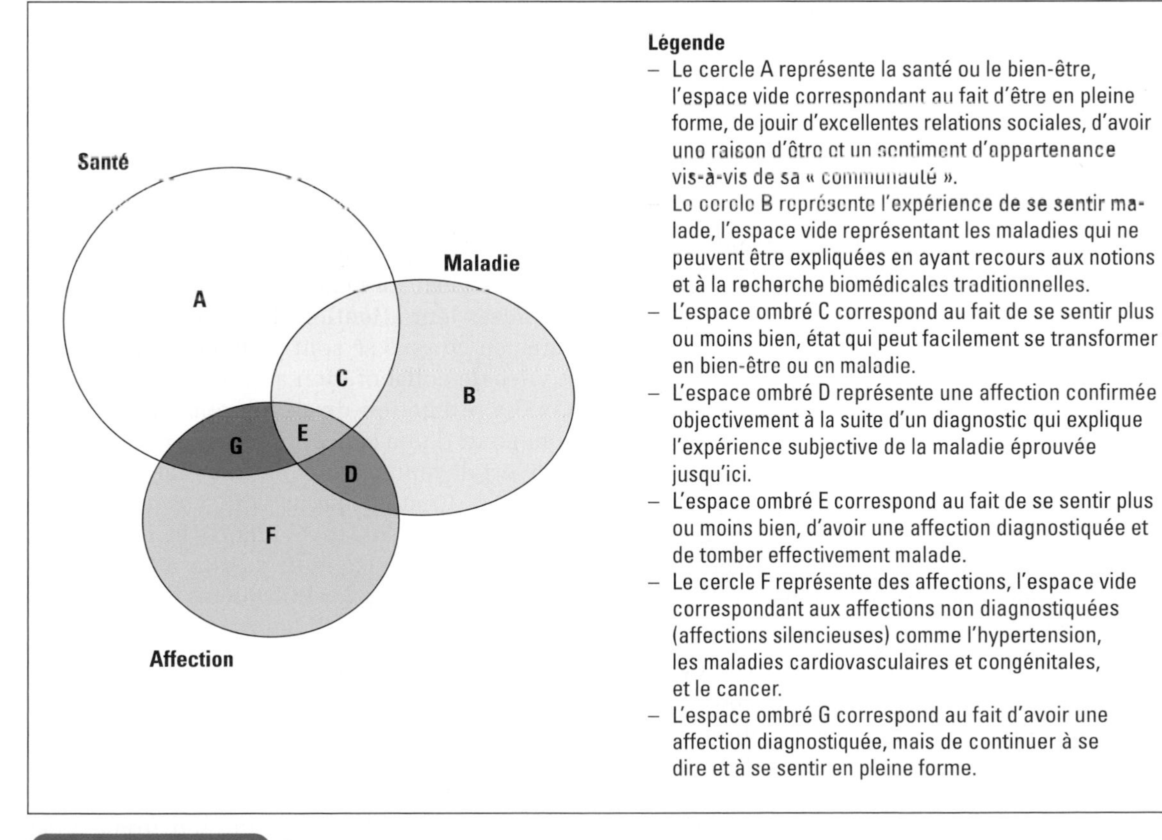

FIGURE 2.1 Santé, maladie et affection

Source : Adapté de Labonté, R. (1993). *Health promotion and empowerment: Practice frameworks.* Toronto : Centre for Health Promotion / University of Toronto.

Jugement clinique

Quelle est votre définition de la santé ?

2.1.1 Classification des définitions de la santé

Le terme *santé* est dérivé du mot latin *sanitas*, qui désigne le bon état du corps et de l'esprit. Plusieurs chercheurs se sont efforcés de classer la multitude de définitions de la santé en catégories. On remarquera que le sujet de la santé intéressait davantage il y a quelques décennies. En effet, une partie de la littérature sur le sujet a été publiée il y a de nombreuses années. L'actuelle baisse d'intérêt sur cette question résulte en partie de l'emprise de la perspective médicale et de la conception négative de la santé ainsi que d'un recul de la promotion de la santé dans les systèmes de santé au cours des dernières années (O'Neill & Stirling, 2006). Néanmoins, il est important de prêter attention aux différentes conceptions de la santé, car c'est dans ces dernières que réside la capacité des soins infirmiers de cibler une contribution complémentaire à celle de la médecine et ainsi assurer la place des infirmières dans les systèmes de santé de l'avenir **TABLEAU 2.2**. ■

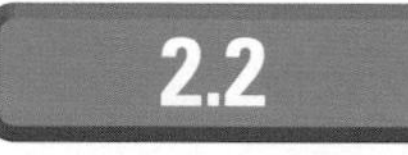

2.2 Conception de la santé dans une perspective infirmière

La santé se situe indéniablement au cœur de la discipline infirmière. C'est la raison pour laquelle plusieurs théoriciennes se sont préoccupées de mieux la comprendre et de distinguer la perspective infirmière sur la santé de celle de la médecine.

Smith (1981) regroupe en quatre modèles les différentes conceptions de la santé. La première catégorie est celle du modèle médical ou clinique, qui voit la santé comme l'absence de signes, de symptômes de maladie ou d'incapacité identifiables par les moyens diagnostiques dont dispose la médecine, alors que la maladie se révèle par la présence de signes ou de symptômes.

Smith réunit ensuite dans une catégorie qu'elle qualifie de « modèle de l'adaptation » les conceptions suggérant que la santé correspond aux conditions de l'organisme permettant une interaction personne-environnement efficace par l'intermédiaire de comportements d'adaptation (p. ex., la conception de Dubos [1959]). La maladie représente ainsi un échec de l'adaptation. Dans cette perspective, même une personne qui n'est pas malade peut être inadaptée, par exemple si elle manque de nourriture, ou si son environnement lui est hostile et ne permet pas qu'elle s'y adapte.

Une troisième catégorie, celle de l'accomplissement de rôle, regroupe les conceptions où la santé correspond à la capacité de jouer son rôle dans la société, alors que la maladie est une incapacité qui empêche une personne de faire son travail. Cette perspective est celle de la sociologie médicale (Parson, 1972), qui examine comment une personne s'intègre à la société.

Finalement, la dernière catégorie regroupe les conceptions **eudémonistiques**, soit des visions holistiques de la santé en vertu desquelles l'intégrité, l'unicité et l'individualité de l'être humain tendent vers un bien-être général et une auto-actualisation de soi (p. ex., la réalisation de son plein potentiel) (Maslow, 1954).

Selon qu'une infirmière conçoit la santé suivant l'une ou l'autre de ces catégories, elle en viendra à se préoccuper de maladies, d'adaptation, d'intégration dans les rôles sociaux, ou de bien-être et de réalisation de soi. Ainsi, contribuer à la santé prendra des significations tout à fait différentes, et conduira à faire des collectes de données ciblant des dimensions particulières de la vie d'une personne et à choisir des stratégies précises afin d'améliorer la santé.

À la suite des travaux de Smith, plusieurs autres théoriciennes ont examiné la notion de santé, notamment Moch (1989), Simmons (1989), Newman (1991) et enfin Pender (1996), qui a mis au point un modèle axé sur la promotion de la santé ▶ 4. Ces travaux ont mis l'accent sur le potentiel de développement des êtres humains comme élément sur lequel les infirmières devaient concentrer leur attention. Les actions des infirmières en ce sens se sont différenciées de leurs activités de collaboration aux traitements médicaux. La promotion du développement humain est au cœur d'une conception précise de la santé et elle est devenue une cible fréquente des soins infirmiers. Comme on le voit, ces différentes définitions mettent en évidence le fait que le concept de santé risque de se voir attribuer des sens différents selon les infirmières et le contexte dans lequel il est utilisé.

4 Les principales théoriciennes du savoir infirmier sont présentées dans le chapitre 4, *Se familiariser avec les fondements théoriques des soins infirmiers*.

Au début du XXIe siècle, les théoriciennes infirmières se sont entendues sur le fait que les soins de leur profession visent la santé et la promotion de la santé. En effet, les infirmières distinguent souvent leur approche de l'approche médicale en mettant de l'avant leur préoccupation plus holistique envers les perceptions et les réactions d'une personne qui vit des situations de santé et de maladie. Les soins infirmiers voient la santé comme le bien-être et la qualité de vie

TABLEAU 2.2 Diverses conceptions de la santé

Classification	Définition	Facteurs exerçant une influence sur la santé
Selon Smith (1981, 1988) Modèle médical ou clinique	La santé est caractérisée par l'absence de signes et de symptômes de maladie ou d'infirmité. Le client a retrouvé la santé lorsque ces signes et symptômes ont disparu.	• Disponibilité des services de santé et accès à la médecine
Modèle de l'adaptation	La santé est définie comme la capacité de s'adapter facilement à son milieu et d'interagir avec celui-ci de façon optimale.	• Soutien et ressources permettant de préparer les gens aux changements liés à l'environnement économique et social (croissance, développement, créativité)
Modèle d'accomplissement de rôle	La santé est caractérisée par la capacité de remplir des fonctions sociales avec la plus grande efficacité.	• Milieu de travail offrant des conditions permettant aux gens de bien remplir leurs différents rôles
Modèle eudémoniste	La santé est un état de bien-être florissant. L'individu en bonne santé est une personne accomplie qui s'est réalisée.	• Environnement physique et social permettant à l'individu d'atteindre son plein potentiel
Selon Pender (1996) Définitions axées sur la stabilité	La santé est liée au maintien de l'équilibre et à la capacité de s'adapter à son environnement.	• Maintien de normes physiologiques, fonctionnelles et sociales (elles englobent les facteurs des modèles clinique, adaptatif et d'accomplissement de rôle de Smith)
Définitions axées sur l'actualisation	La santé est synonyme d'actualisation du potentiel humain (comme le modèle eudémoniste de Smith).	• Fonctionnement humain intégré ayant pour objet de maximiser le potentiel individuel
Définitions axées sur l'actualisation et la stabilité	La santé actualise le potentiel humain, intrinsèque et acquis, préserve par les ajustements nécessaires l'intégrité structurelle et l'harmonie avec les environnements appropriés ; la santé met en jeu des comportements assurant l'atteinte d'objectifs déterminés, des autosoins adaptés et des relations significatives.	• État affectif • Attitude • Activités • Aspirations • Réalisations

perçus, même en présence de maladie. Cette conception selon laquelle la santé et la maladie peuvent coexister caractérise les soins infirmiers (Donaldson, 2003 ; Moch, 1989 ; Pender, Murdaugh, & Parsons, 2006). Ainsi, affirmer la place prépondérante de la santé au sein des soins infirmiers ne remet pas en question la légitimité de la pratique infirmière auprès de personnes souffrant de problèmes de santé, victimes de traumatismes ou en période de réadaptation (Meleis, 2007). Bien au contraire, le fait d'être orientée vers la santé permet à l'infirmière de porter un regard holistique sur les situations de soins rencontrées et lui évite de tomber dans le piège qui consisterait à accorder toute son attention à la maladie, au détriment des personnes humaines.

Bref, la santé n'est pas considérée uniquement comme l'absence de maladie, et l'expérience de la santé *dans* la maladie demeure une préoccupation pour les soins infirmiers. La santé peut exister sans la maladie, mais la maladie n'existe pas sans la santé et le bien-être en toile de fond (Moch, 1989; Pender, Murdaugh, & Parsons, 2006).

La santé peut exister sans la maladie, mais la maladie n'existe pas sans la santé et le bien-être en toile de fond.

Les différentes conceptions décrites, y compris celles en soins infirmiers, demeurent le plus souvent axées sur la personne; elles ont tendance à chercher la cause du problème chez celle-ci et à la rendre responsable de toute altération de sa propre santé. Ce penchant est accentué par la domination de la perspective médicale, qui met de l'avant des moyens d'intervention qui ciblent surtout la dimension physiologique de la personne.

Les approches médicales et centrées exclusivement sur la personne sont toutefois distinctes de celle adoptée par la promotion de la santé visant le bien-être. Par conséquent, le fait que les infirmières se préoccupent de la promotion de la santé doit faire en sorte qu'elles prêtent attention au développement du champ de la promotion de la santé, particulièrement au Canada, car celui-ci est un chef de file international dans ce domaine.

2.2.1 Conception de la santé au Canada

Les conceptions de la santé de la section précédente sont articulées autour de la personne et elles présentent pour cette raison des limites importantes (Gagnon & Dallaire, 2002). En effet, il s'est avéré que, dans les pays occidentaux, la santé était un problème moral et politique autant qu'un problème individuel d'ordre médical. Il fallait donc envisager des définitions de la santé proposant comme causes des maladies, en plus des facteurs individuels, d'autres types d'éléments semblant les influencer. Ainsi, une action visant à améliorer la santé d'une population ne se résumerait pas à faire porter l'entière responsabilité de la maladie aux personnes, mais tenterait plutôt d'agir à d'autres niveaux de la société dans laquelle ils vivent. C'est d'ailleurs ces problèmes que la promotion de la santé, par son évolution, a tenté de résoudre, en particulier dans son approche canadienne.

Jugement clinique

Diriez-vous que madame Fournier est en santé, malgré les problèmes liés à son diabète? Justifiez votre réponse.

D'abord, la conception de la santé au Canada a été influencée par les tendances internationales **TABLEAU 2.3**. Historiquement, la santé du corps et la santé de l'esprit étaient indissociables, car l'intégrité physique était un élément essentiel de l'intégration sociale. En effet, les gens atteints de maladies contagieuses ou que celles-ci avaient défigurés étaient souvent ostracisés ou rejetés. Il était considéré comme « naturel » de n'avoir aucune infirmité, tandis que la maladie était vue comme un état contre nature. Ensuite, l'**approche médicale** de la santé a dominé la pensée occidentale parce que l'on croyait qu'elle pouvait résoudre la plupart des problèmes de santé. Plus récemment, et dans la foulée de ce courant, on affirmait que l'accessibilité et la qualité du système de santé ou plus précisément du traitement de la maladie allait améliorer la santé de la population. Cette approche conçoit les problèmes de santé comme des causes ou des facteurs de risque physiologiques de la maladie. Dans l'approche médicale, les volets promotion et prévention reçoivent beaucoup moins d'attention que dans une véritable approche de promotion de la santé.

Déjà après la Seconde Guerre mondiale, en 1946, l'Organisation mondiale de la santé (OMS) propose une définition multidimensionnelle de la santé, qui met l'accent sur l'intégrité de la personne et les aspects positifs de la santé. Encore aujourd'hui, cette définition reste probablement la plus fréquemment citée: « La santé est un état de complet bien-être physique, mental et social, et ne consiste pas seulement en une absence de maladie ou d'infirmité. » (OMS, 1946) Au début des années 1970 et en dépit de sommes de plus en plus considérables consacrées aux systèmes de santé, on n'observe pas d'amélioration de la santé des populations proportionnelle aux sommes investies. Ce manque d'amélioration globale attire l'attention des gouvernements, car la prospérité de l'après-guerre commence à décroître et les systèmes publics de santé accaparent une partie importante de la marge de manœuvre financière des gouvernements. Par ailleurs, les personnes qui examinent l'effet global de la médecine sur la santé sont de plus en plus en mesure de démontrer que les interventions médicales arrivent trop tard pour prévenir l'apparition des maladies. Or, on connaît de mieux en mieux la nature d'éléments dont le rôle préventif et promoteur de santé est beaucoup plus puissant.

Dans ce contexte, le rapport Lalonde (1974) conclut que des améliorations dans l'environnement, une diminution des comportements à risque et une meilleure connaissance de la biologie sont nécessaires pour améliorer la santé des Canadiens. Le rapport Lalonde permet de passer d'une approche médicale à une **approche**

TABLEAU 2.3 Conceptions de la santé au Canada et approches qui les déterminent

APPROCHE	DÉFINITION DE LA SANTÉ	VALEURS PRIVILÉGIÉES	POINTS MIS EN VALEUR
Médicale	La santé est recouvrée lorsque le fonctionnement du corps est rétabli grâce à une intervention médicale. La maladie est une rupture de fonctionnement et le traitement, une réparation.	• Système de santé adéquat pour le traitement des maladies et des facteurs de vulnérabilité	• Techniques sophistiquées (médecine scientifique)
Comportementale	La santé dépend des comportements adoptés par la personne, qui sont associés aux grandes causes de mortalité. La personne s'expose délibérément par son style de vie et par certains comportements néfastes pour sa santé, notamment fumer, ne pas faire d'exercice et entretenir des habitudes alimentaires malsaines.	Conception globale de la santé comprenant : • des habitudes de vie (ensemble des décisions que prennent les personnes et qui ont des répercussions sur leur propre santé) • un environnement (ensemble des facteurs extérieurs au corps humain qui ont une incidence sur la santé) • la biologie humaine (tous les aspects de la santé, à la fois physique et mentale, qui ont leur origine à l'intérieur de l'organisme, et qui dépendent de la structure biologique et de la constitution organique de la personne) • l'organisation des soins de santé (comprend la quantité, la qualité, l'agencement et la nature des soins, mais aussi les rapports entre la population et les ressources engagées dans la prestation des soins de santé)	• Information à l'aide de stratégies d'éducation et de marketing social visant le changement des habitudes personnelles • Stratégies de prévention de la maladie et de promotion du bien-être physique (se sentir bien dans sa peau, avoir de l'énergie, être en forme) • Santé comme responsabilité individuelle
Socioenvironnementale	La santé est étroitement liée à la structure de la société : les conditions de vie et de travail peuvent avoir un effet direct sur la santé (p. ex., la pauvreté, ou un environnement physique et social nocif perturbent le comportement des gens et d'autres aspects de la santé).	• Importance des conditions sociales et environnementales par rapport à la santé	• Charte d'Ottawa pour la promotion de la santé • Stratégies axées sur les déterminants de la santé • Santé pour tous • Stratégies pour la santé de la population

comportementale de la santé en reconnaissant l'importance des déterminants autres que la biologie humaine, en particulier l'environnement, les habitudes de vie et l'organisation des soins de santé. Le rapport Lalonde inspire une approche comportementale de la santé dans laquelle les interventions visent les changements de comportements. À la suite du rapport Lalonde, ce sont les habitudes de vie qui deviennent la cible des interventions de promotion de la santé. On a alors l'impression que la santé est surtout fonction du mode de vie choisi par la personne et que la maladie résulte d'un ensemble de risques auxquels chacun s'exposerait délibérément (Gagnon & Dallaire, 2002 ; O'Neill, Gagnon, & Dallaire, 2006). Dans cette perspective, on comprend que madame Fournier, dont le cas est présenté au début du chapitre, s'expose à des problèmes reliés à son diabète, n'étant pas très rigoureuse dans l'observance de son traitement. Les stratégies d'éducation à la santé et de marketing social sont alors largement utilisées pour promouvoir la santé. La formation des infirmières a encore tendance, dans plusieurs cas, à n'inclure dans l'enseignement de la promotion de la santé que ces deux seuls types de stratégies.

Plus récemment, la Charte d'Ottawa a proposé une nouvelle définition de la santé : « [...] la mesure dans laquelle un groupe ou un individu peut, d'une part, réaliser ses ambitions et satisfaire ses besoins et, d'autre part, évoluer avec le milieu ou s'adapter à celui-ci. La santé est donc perçue comme une ressource de la vie quotidienne, et non comme un but de la vie ; il s'agit d'un concept positif mettant en valeur les ressources sociales et individuelles, ainsi que les capacités physiques. » (OMS, 1986)

■ **Conditions de vie :** Ensemble des facteurs économiques et sociaux qui caractérisent la vie des personnes ou des groupes. Ces facteurs englobent les éléments du niveau de vie et du mode de vie.

L'Organisation mondiale de la santé (OMS) dirige et coordonne le domaine de la santé pour les Nations Unies. Ses champs d'actions sont multiples : action sanitaire mondiale, programmes de recherche, normes et critères, soutien technique aux pays, etc. Pour mieux connaître cet organisme et ses actions de promotion de la santé, vous pouvez visiter le site www.who.int.

La définition de la santé énoncée dans la Charte d'Ottawa en 1986 reprend la définition proposée par l'OMS, mais elle se distingue en mettant de l'avant une **approche socioenvironnementale** de la santé. Cette définition va beaucoup plus loin que celle de 1946, dans laquelle l'OMS reconnaît cependant déjà la nature pluridimensionnelle du bien-être. Au lieu de présenter la santé comme un état de bien-être idéal, la définition de 1986 indique qu'il est possible que les gens, dans diverses circonstances, même malades physiquement ou sur le point de mourir, soient perçus comme des personnes en « bonne santé ». Cette dernière définition est axée aussi bien sur l'actualisation que sur la stabilité (selon les catégories proposées par Pender [1996]) et correspond aux catégories de la typologie de Smith (1981) **TABLEAU 2.2**. L'importance de la Charte d'Ottawa tient à ce qu'elle présente la santé comme relevant aussi bien de la société que de l'individu, qu'elle insiste sur la nature positive et évolutive de la santé, et qu'elle assimile la santé à un droit fondamental.

2.2.2 Charte d'Ottawa pour la promotion de la santé

La Charte d'Ottawa (OMS, 1986) reconnaît l'influence des conditions sociales sur la santé en énumérant des **conditions préalables à la santé,** définies comme les « conditions et ressources indispensables à la santé » :

- la paix ;
- un abri ;
- l'instruction ;
- la nourriture ;
- un revenu ;
- un écosystème stable ;
- des ressources durables ;
- la justice sociale ;
- l'équité.

Manifestement, ces conditions préalables ne touchent pas seulement le mode de vie et les comportements individuels en matière de santé, mais englobent aussi le contexte psychologique, social, environnemental et politique. L'importance accordée à ces conditions fait de la santé une responsabilité collective plutôt qu'individuelle. L'importance donnée à la justice sociale et à l'équité fait de l'**autonomisation** – soit la capacité de définir, d'analyser et de résoudre les problèmes posés par ses propres **conditions de vie** – une priorité pour les professionnels de la santé (St-Pierre & Richard, 2006). De fait, Wallerstein (1992) et les travaux classiques de Wilkinson (1996) soutiennent que le sentiment d'impuissance est probablement le déterminant de la santé à l'origine de nombreux autres facteurs de risque. Conséquemment, la participation individuelle et collective devient une notion clé des stratégies de promotion de la santé.

La manière de concevoir la santé continue d'évoluer, comme semble l'indiquer le fait qu'on a ajouté quatre autres conditions préalables à une bonne santé, soit les droits de l'homme, la sécurité sociale, les relations sociales et l'émancipation des femmes, à l'occasion de la Quatrième Conférence internationale sur la promotion de la santé, tenue à Jakarta, en Indonésie, conditions qui ont été incluses dans la Déclaration de Jakarta (OMS, 1997).

Une telle vision de la santé, inscrite au cœur de la vie des personnes et des sociétés, déborde largement l'action que peuvent entreprendre seuls des professionnels de la santé, y compris le médecin. Toutefois, ces professionnels, qui observent concrètement les ravages de la maladie et des inégalités en matière de santé, sont souvent très préoccupés par la promotion des conditions favorables à une meilleure santé. La Charte d'Ottawa énonce pour tous un consensus qui intègre l'ensemble des conditions favorables à une meilleure santé de l'individu et de la société. C'est sans aucun doute là que réside le succès remporté par ce document à l'échelle internationale.

2.2.3 *La santé pour tous*

Les concepts énoncés dans la Charte d'Ottawa ont été repris au Canada dans un autre document d'importance : *La santé pour tous : plan d'ensemble pour la promotion de la santé*. Élaboré sous la direction de Jake Epp, ministre de la Santé nationale et du Bien-être social de 1984 à 1989, ce rapport est devenu le plan que le Canada a adopté en vue de la réalisation de l'objectif de la santé pour tous en l'an 2000, fixé par l'OMS, et a orienté, à son tour, les initiatives de promotion de la santé partout dans le monde **FIGURE 2.2**.

Le rapport Epp (1986), comme on l'appela, énonçait trois défis majeurs concernant la santé des Canadiens :

- la réduction des inégalités ;
- l'augmentation des efforts de prévention ;
- l'augmentation de la capacité des gens à s'adapter.

Les inégalités en matière de santé désignent les disparités qui existent, dans leur état de santé, entre les différents segments de la population canadienne. Le rapport Epp a souligné la différence qu'il y a entre riches et pauvres à ce chapitre. Même si la population canadienne fait partie des nations bien nanties, on observe que des groupes et des personnes bénéficient moins de la situation globale du pays. Le défi que posent les inégalités se rapporte sans aucun doute aux déterminants de la santé que sont les conditions de vie et de travail. En ce sens, l'augmentation des efforts de prévention touche à la nécessité de trouver des moyens efficaces pour prévenir les accidents et les affections ainsi que les infirmités et les maladies chroniques qui en résultent. Parallèlement, la nécessité d'accroître la capacité des gens à s'adapter repose sur le constat suivant : les maladies chroniques incurables ont remplacé les maladies contagieuses au palmarès des problèmes de santé qui affectent la population canadienne. À ce titre, le défi minimal à relever est d'aider les gens à s'adapter à leur maladie, et de leur donner les moyens de vivre une vie épanouissante et active. Le rapport Epp souligne donc la responsabilité qu'a la société aussi bien à l'égard des personnes qui sont perturbées par une maladie chronique, par des troubles de santé mentale ou par le stress, ou encore qui vivent des changements dus au vieillissement, qu'en matière d'aide à l'endroit de celles qui en prennent soin.

Les maladies chroniques incurables ont remplacé les maladies contagieuses au palmarès des problèmes de santé qui affectent la population canadienne.

Le rapport Epp précise également les mécanismes qui permettront de relever ces défis :

- les autosoins ;
- l'entraide ;
- un environnement sain.

Encore une fois, l'accent est mis sur le *soutien* des personnes – ce qui englobe l'ensemble des ressources de la communauté et de la société – et non pas seulement sur les ressources et les compétences des personnes elles-mêmes.

La Charte d'Ottawa et le rapport Epp sont des produits de l'approche socioenvironnementale, approche dans laquelle la santé signifie bien plus

Jugement clinique

Diriez-vous que madame Fournier est atteinte d'une maladie chronique ? Expliquez votre réponse.

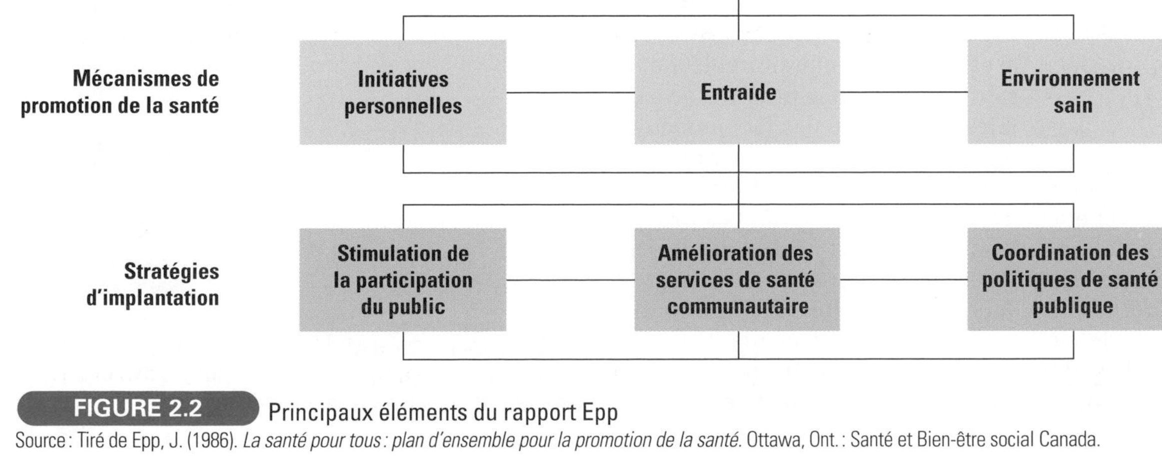

FIGURE 2.2 Principaux éléments du rapport Epp

Source : Tiré de Epp, J. (1986). *La santé pour tous : plan d'ensemble pour la promotion de la santé.* Ottawa, Ont. : Santé et Bien-être social Canada.

que l'absence de maladie ou l'adoption de « comportements sains » ; le sentiment d'appartenance au milieu familial et à la communauté, l'efficacité et la détermination personnelles ainsi que la capacité de poser des gestes importants y sont plutôt mis de l'avant. Labonte (1993) a regroupé les principaux déterminants de la santé que l'approche socioenvironnementale range dans deux catégories distinctes :

- Les **facteurs de risque psychosociaux** désignent chez une personne les expériences psychologiques complexes et multidimensionnelles déterminées par son contexte social : solitude, manque de soutien social, réseau social restreint, manque d'estime de soi, culpabilisation, sentiment d'impuissance, etc. **FIGURE 2.3**.
- Les **conditions de risque socioenvironnementales** désignent les conditions de vie associées au milieu social et à l'environnement qui affectent l'état de santé. La personne n'a aucune prise, ou presque, sur ces conditions : pauvreté, sous-scolarisation ou sous-emploi, travail dangereux ou stressant, environnement physique nocif, pollution, exclusion, marginalisation politique ou économique, inégalités de revenu ou de pouvoir **FIGURE 2.4**.

Dans l'approche socioenvironnementale, les facteurs politiques, sociaux et culturels ont, sur la santé et le bien-être, un impact à la fois direct et indirect, en raison de leur influence sur les comportements individuels en matière de santé. La **FIGURE 2.5** décrit comment les conditions de vie peuvent engendrer des facteurs de risque psychosociaux, qui, à leur tour, détermineront des facteurs de risque comportementaux susceptibles de causer des changements physiologiques qui affecteront, pour finir, l'état de santé. Les conditions socioenvironnementales peuvent également avoir un impact direct sur l'état de santé. Comme le laisse supposer cette série d'influences de causes à effets, les professionnels de la santé ne peuvent plus désormais faire l'économie des facteurs environnementaux et s'attacher uniquement à changer les comportements individuels, ceux-ci étant influencés par ceux-là. Les professionnels de la santé devront donc analyser le comportement des gens à partir de leur vécu et déterminer quels éléments liés à leurs conditions de vie les exposent à des facteurs de risque (Link & Phelan, 1995). Dans cette perspective, les comportements malsains tendraient à être des stratégies d'adaptation permettant de faire face au stress provoqué par les restrictions relatives à l'accès aux ressources, et ils seraient imposés par les conditions de vie et de travail. En somme, les infirmières doivent tenir compte du contexte qui génère ces comportements au lieu de ne s'arrêter

Les comportements malsains tendraient à être des stratégies d'adaptation permettant de faire face au stress provoqué par les restrictions relatives à l'accès aux ressources, et ils seraient imposés par les conditions de vie et de travail.

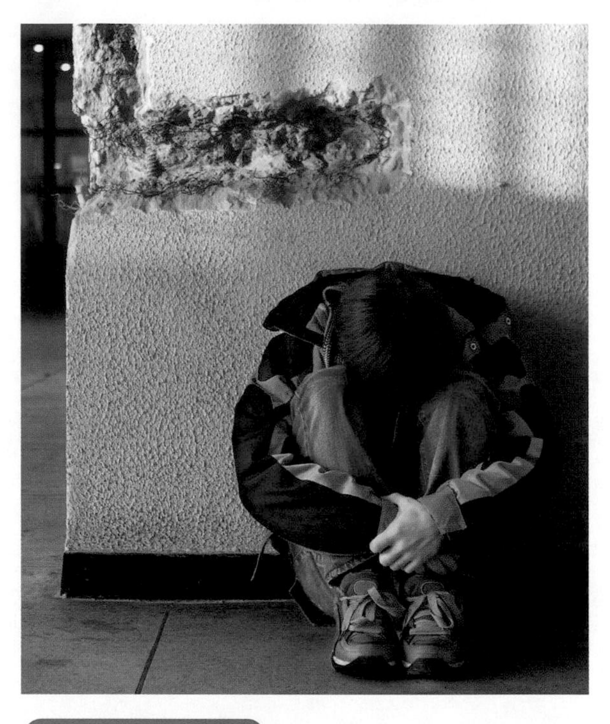

FIGURE 2.3 Le développement physique, social, affectif et cognitif « a une influence déterminante sur l'espérance de vie et sur la santé » (OMS, 2008).

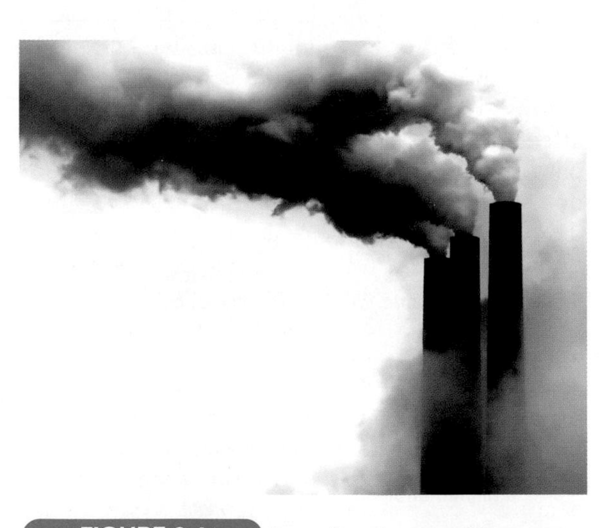

FIGURE 2.4 La recherche scientifique a démontré que la pollution atmosphérique a des effets néfastes sur la santé de la population.

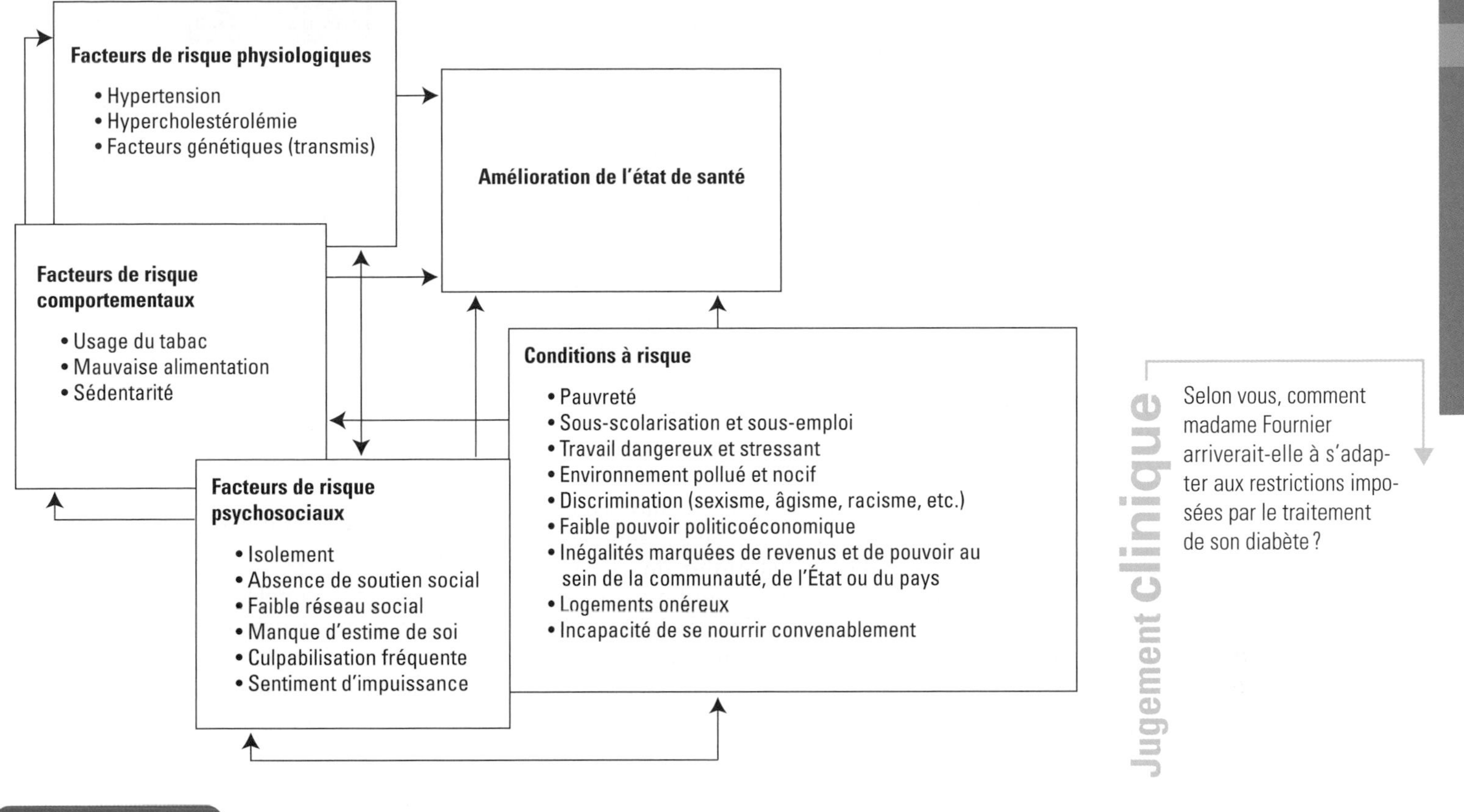

FIGURE 2.5 Approche socioenvironnementale de la santé

Source : Adapté de Labonte, R. (1993). *Health promotion and empowerment: Practice frameworks.* Toronto : Centre for Health Promotion/ University of Toronto.

Jugement clinique

Selon vous, comment madame Fournier arriverait-elle à s'adapter aux restrictions imposées par le traitement de son diabète ?

qu'à ceux-ci. En d'autres termes, « changer de comportement nécessite de changer bien plus que le comportement » (Wilkinson, 1996).

Ainsi, l'approche la plus pertinente pour améliorer la santé consiste à cibler les conditions socioenvironnementales, conditions qui déterminent les autres facteurs de risque et affectent directement la santé. Les infirmières, par exemple, devraient inclure dans la pratique des soins infirmiers des stratégies d'appui à d'autres intervenants pour réclamer des politiques qui assurent l'accès à des logements abordables, un soutien financier aux personnes à faible revenu ainsi qu'un milieu de travail sûr et ergonomique. Ce faisant, elles pourraient contribuer à modifier à la source les effets directs et indirects de ces conditions, qui se traduisent par des **facteurs de risque** comportementaux et psychosociaux. En somme, se préoccuper de santé devrait amener les infirmières à entreprendre des actions qui les amènent bien loin du chevet des clients, où leurs interventions ont lieu souvent trop tard, lorsque les conditions socioenvironnementales ont déjà produit leurs effets négatifs sur la personne.

2.2.4 Stratégies pour la santé de la population

Le discours sur la santé de la population a renforcé l'importance donnée aux **déterminants de la santé**. Introduite par l'Institut canadien de recherche avancée, l'**approche axée sur la santé de la population** a été officiellement approuvée par les ministres de la Santé des gouvernements fédéral, provinciaux et territoriaux dans un rapport intitulé *Stratégies pour la santé de la population : investir dans la santé des Canadiens* (Comité consultatif fédéral-provincial-territorial sur la santé de la population, 1994). Dans l'approche axée sur la santé de la population, « l'ensemble des conditions et facteurs individuels et collectifs connus, qui déterminent l'état de santé de la population, ainsi que les interactions au sein même de cet ensemble, sont pris en compte

■ **Déterminant de la santé :** Facteur extrinsèque au système de soins de santé qui a une incidence importante sur la santé.

■ **Facteur de risque :** Caractéristique liée à une personne, à son comportement ou à son mode de vie et qui entraîne pour elle une probabilité plus élevée de développer une maladie.

dans la planification des interventions destinées à améliorer la santé » (Santé Canada, 1998). L'approche axée sur la santé de la population a été proposée afin de répondre à la question suivante : « Pourquoi certaines personnes sont-elles en bonne santé et d'autres pas ? » (Traduction libre. Evans, Barer, & Marmor, 1994). Cette approche met l'accent sur l'utilisation de données épidémiologiques pour distinguer la santé de la maladie. À l'instar du rapport Lalonde, elle se distingue de l'approche médicale qui préconise le traitement des malades, en soulignant plutôt le rôle important que les facteurs aussi bien sociaux qu'individuels jouent dans la santé de l'ensemble de la population.

Jugement clinique

Quel facteur, chez madame Fournier, pourrait avoir un impact sur sa condition diabétique ?

Santé Canada a révisé en 1996 sa liste de déterminants en y ajoutant trois facteurs : le sexe, la culture et l'environnement social. Il est à noter que la liste comprenait déjà aussi bien des déterminants individuels (habitudes de vie et capacité d'adaptation, patrimoine biologique et génétique) que collectifs (niveau de scolarité, emploi, échelle de revenus). Or, comme le montre la **FIGURE 2.6**, les déterminants individuels dépendent des déterminants collectifs (les déterminants relatifs à la population), ce qui confirme l'importance du contexte social dans le comportement individuel. ■

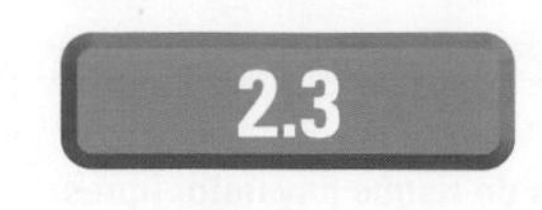

2.3 Déterminants de la santé

Il est important de s'attarder davantage aux déterminants de la santé. En effet, selon les recherches, tous les Canadiens ne sont pas égaux sur le plan de la santé (Institut de la statistique du Québec, 2007). Il existe donc des différences dans l'état de santé de divers groupes ou personnes de la société, par exemple les personnes ayant un faible revenu courent plus de risques de développer des maladies (Institut de la statistique du Québec, 2007). Face à ce constat, il est justifié de se poser certaines questions. Pourquoi certaines personnes sont-elles en bonne santé et d'autres pas ? Quels sont les facteurs qui influent sur la santé ?

Les facteurs personnels, sociaux, économiques et environnementaux qui conditionnent l'état de santé des personnes ou des populations sont appelés déterminants de la santé. De multiples déterminants influent sur la santé. De plus, il ne fait nul doute que ces divers facteurs contribuent aux inégalités en matière de santé. En général, il est reconnu que toute amélioration d'un de ces

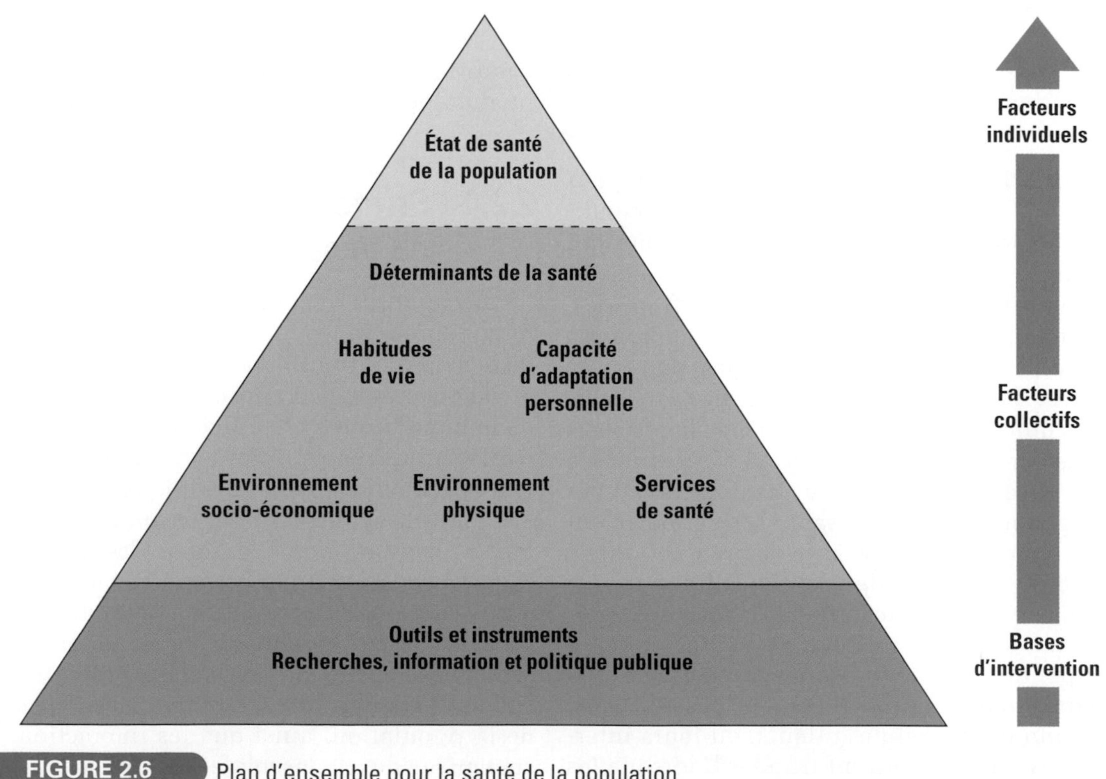

FIGURE 2.6 Plan d'ensemble pour la santé de la population

Source : Tiré de Comité consultatif fédéral-provincial-territorial sur la santé de la population (1994). *Stratégies pour la santé de la population : investir dans la santé des Canadiens.* Ottawa, Ont. : Approvisionnements et Services Canada.

déterminants peut donner lieu à une amélioration des comportements de santé et, ainsi, de la santé elle-même (Pampalon, Hamel, & Gamache, 2008 ; Raphael, 2006). Il importe donc de connaître les déterminants de la santé pour contribuer au maintien et à l'amélioration de la santé de tous les individus et de l'ensemble de la population. Lorsqu'une infirmière intervient auprès de personnes aux prises avec des maladies chroniques, elle porte attention à divers facteurs qui peuvent influencer la santé de ces personnes comme leur niveau d'éducation et de **littératie** (Bernèche & Traoré, 2007 ; Rootman, Kaszap, & Frankish, 2006), leur revenu, le type de quartier où elles habitent et leurs conditions de travail (horaire, accès à des aliments sains, stress lié au travail) afin d'adapter son intervention à la situation clinique.

Les principaux déterminants de la santé sont expliqués dans le **TABLEAU 2.4**. Ce dernier présente les effets de chaque déterminant et quelques exemples de recherches qui soutiennent leur lien avec la santé. Aussi, il ne faut pas perdre de vue que les déterminants de la santé sont interreliés et que ceux-ci s'influencent dans une certaine mesure.

Littératie : En santé, capacité pour des personnes de repérer, de comprendre, d'évaluer et de communiquer de l'information pour être capables de composer avec les divers contextes de santé afin de promouvoir la santé tout au long de leur vie.

TABLEAU 2.4 Principaux déterminants de la santé et leurs effets sur la santé

Déterminants et leurs effets	Preuves ou résultats probants à l'appui
Niveau de revenu et situation sociale • L'état de santé d'une personne est fonction de son niveau de revenu et s'améliore à chaque échelon de revenu. • Des revenus plus élevés permettent de meilleures conditions de vie, comme un logement plus sûr et la capacité d'acheter suffisamment de bons aliments. • Les populations les plus en santé sont celles qui se trouvent dans les sociétés prospères où la richesse est répartie de façon plus équitable.	• Les taux de mortalité sont plus élevés dans les quartiers pauvres (Wilkins, Berthelot, & Ng, 2002), et l'espérance de vie y est moins élevée (Institut national de santé publique du Québec [INSPQ], 2008). • Naître pauvre augmente le risque d'avoir un poids insuffisant à la naissance et des otites, de l'asthme ou de l'embonpoint dès l'âge de six ans, ainsi qu'une mauvaise santé dentaire (INSPQ, 2007). • Plus la répartition de la richesse est équitable, plus la population sera en santé (Wilkinson & Pickett, 2006). • Comparativement aux autres provinces et pays industrialisés, le Québec détient une forte proportion de personnes vivant sous le seuil du faible revenu ainsi qu'un haut taux de chômage (INSPQ & Ministère de la Santé et des Services sociaux [MSSS], 2006).
Niveau de scolarité • Un niveau d'éducation élevé accroît les possibilités d'emploi et la sécurité financière. • La scolarité permet aux gens d'acquérir les connaissances et les compétences nécessaires à la résolution de problèmes et peut donner un sentiment de maîtrise face aux aléas de la vie. • La scolarisation et l'alphabétisation facilitent l'accès à l'information et la compréhension de celle-ci, et elles favorisent l'accès aux services de santé.	• Les personnes ayant un niveau d'éducation élevé ont tendance à moins fumer, à être physiquement plus actives, et à avoir plus facilement accès à des aliments et à des environnements sains (Association canadienne de santé publique [ACSP], 2009). • On retrouve une plus forte proportion de personnes sans diplôme d'études secondaires chez les personnes dont la santé est considérée comme médiocre : 30 %, contre 24 % chez celles dont la santé est considérée comme passable et 17 % chez celles dont la santé est considérée comme bonne ou excellente. Seulement 54 % des personnes avec une santé considérée comme médiocre occupent un emploi comparativement à 75 % des personnes dont la santé est bonne ou excellente (Statistique Canada, 2003). • Près de six personnes sur dix déclarant avoir une santé médiocre ont de la difficulté à comprendre un texte (Statistique Canada, 2003).

TABLEAU 2.4 Principaux déterminants de la santé et leurs effets sur la santé (*suite*)

DÉTERMINANTS ET LEURS EFFETS	PREUVES OU RÉSULTATS PROBANTS À L'APPUI
Emploi et conditions de travail • En général, il est préférable de travailler même si cela augmente les risques de maladie. • Le travail rémunéré offre à la fois des moyens financiers, un sens de l'identité, une raison d'être, des relations avec les autres et une source d'épanouissement. • Les gens qui disposent de plus de pouvoir sur leurs conditions de travail et qui sont soumis à moins de stress au travail sont en meilleure santé et vivent souvent plus longtemps que ceux qui sont exposés à davantage de stress ou de risques au travail. • L'emploi et les conditions de travail ne sont pas sans risque pour la santé physique, mentale et sociale, les travailleurs étant exposés au risque d'être atteints de maladies professionnelles ou d'être victimes d'un accident de travail (INSPQ & MSSS, 2006).	• Les gens sans emploi ont une espérance de vie réduite et ont davantage de problèmes de santé que les personnes qui travaillent (Bartley, Ferrie, & Montgomery, 1999). • Le stress au travail est associé à un risque plus élevé de traumatismes au travail, d'hypertension artérielle, de maladies cardiovasculaires, de dépression ainsi qu'à la consommation de tabac et d'alcool (Jackson, 2004). • Les indemnités pour des lésions professionnelles ou pour des problèmes d'ordre psychologique augmentent : entre 1990 et 2004, la Commission de la santé et de la sécurité du travail (CSST) a accepté 2,5 fois plus de demandes d'indemnité. Les problèmes de santé mentale occasionnés par l'activité professionnelle sont ceux qui engendrent le plus grand nombre de jours d'indemnisation (Bernèche & Traoré, 2007).
Réseaux de soutien social • Les réseaux de soutien social influent sur la santé, les habitudes de vie et l'utilisation des services de soins de santé grâce au soutien concret, affectif, informatif et moral qu'ils apportent. • La famille, les amis et les groupes organisés apportent un soutien sous forme d'aide concrète : logement, nourriture, argent et attention dans les moments difficiles ; un soutien affectif dans les moments de détresse et de bouleversement.	• Au Québec, le risque accru pour un jeune enfant qui vit au bas de l'échelle sociale depuis sa naissance de présenter des problèmes d'hyperactivité et d'inattention est diminué par le fait d'habiter dans un quartier où il y a de l'entraide (Paquet, 2005). • Le fait d'être socialement isolé ou exclu est associé à un plus grand risque de mourir à un plus jeune âge et est associé à une diminution de chances de survie après une crise cardiaque (Wilkinson & Marmot, 2004).
Environnement social • La stabilité sociale, la reconnaissance de la diversité, la sécurité, de saines relations de travail et la cohésion de la communauté forment un ensemble de conditions sociales favorables qui réduisent ou permettent d'éviter un grand nombre de risques pour la santé. • La vitalité civique désigne la solidité des réseaux sociaux au sein d'une collectivité, d'une région, d'une province ou d'un pays. Elle se manifeste dans les institutions, les organisations et, de façon informelle, dans les pratiques que les gens adoptent pour partager les ressources et instaurer des liens avec les autres. • On peut comprendre l'expression « mode de vie sain » comme désignant globalement trois dimensions interreliées : la nature individuelle des personnes ; la nature de leur milieu social (p. ex., famille, pairs, communauté, milieu de travail) ; leur relation avec leur milieu social.	• Des disparités régionales en matière de santé sont observées. Ainsi, l'espérance de vie dans certaines régions est inférieure d'environ 15 ans à la moyenne (INSPQ & MSSS, 2006). • Aux États-Unis, on s'est aperçu que les degrés élevés de confiance et de sentiment d'appartenance à un groupe vont de pair avec des taux de mortalité réduits (Agence de la santé publique du Canada [ASPC], 2009). • La violence vécue à l'école ou dans la communauté, telle que l'intimidation et le taxage, est associée chez les jeunes à une augmentation du stress et à une plus grande vulnérabilité aux troubles mentaux comme la dépression et l'anxiété (Desjardins, D'Amours, Poissant, & Manseau, 2008).

TABLEAU 2.4 Principaux déterminants de la santé et leurs effets sur la santé (*suite*)

Déterminants et leurs effets	**Preuves ou résultats probants à l'appui**
Environnement physique • La qualité de l'environnement physique est un déterminant majeur de la santé : qualité de l'eau potable, des eaux de baignade, de l'air et des sols, qualité et sécurité des produits de consommation, qualité de l'air intérieur, et aménagement de la collectivité et du réseau de transport. • Dans le milieu bâti, les éléments qui concernent le logement, la qualité de l'air intérieur et la conception des agglomérations et des systèmes de transport peuvent influencer de façon marquée le bien-être physique et psychologique.	• Il y a des liens étroits entre la pollution de l'air, y compris l'exposition à la fumée secondaire du tabac, et les problèmes de santé. Une étude réalisée dans le sud de l'Ontario a établi une corrélation manifeste entre les hospitalisations pour maladie respiratoire au cours des mois d'été et les niveaux de sulfates et d'ozone présents dans l'air (ASPC, 2009). • La recherche scientifique a démontré que la pollution atmosphérique a des effets néfastes sur la santé de la population. L'exposition aux contaminants de l'air qui constituent cette pollution est associée à une augmentation de la mortalité et de la morbidité reliées notamment aux systèmes respiratoire et cardiovasculaire. Les études ont de plus indiqué qu'il n'y a pas de concentration de contaminants en deçà de laquelle aucun effet n'est observé. En outre, ces contaminants présents dans l'air ont davantage d'effets néfastes chez certains groupes de personnes : les fœtus, les enfants ainsi que les personnes malades ou âgées (Bouchard & Smargiassi, 2008).
Habitudes de vie et compétences d'adaptation personnelles • Les habitudes de vie et les compétences d'adaptation personnelles désignent les mesures que l'on peut prendre pour se protéger des maladies et favoriser l'autogestion de sa santé, faire face aux défis, acquérir de la confiance en soi, résoudre des problèmes et faire des choix qui améliorent la santé. • Des comportements sains comme la pratique d'une activité physique régulière, de bonnes habitudes alimentaires et le fait d'éviter de fumer sont associés à une meilleure santé (Statistique Canada, 2007).	• On sait qu'une alimentation inadéquate, la sédentarité et le tabagisme, *a fortiori* en cas de consommation excessive d'alcool, sont responsables de décès liés aux maladies chroniques. La proportion atteint 80 % dans le cas des maladies cardiovasculaires (Direction du programme de santé publique du Ministère de la Santé et des Services sociaux, 2005). • Au Canada, on estime que le tabagisme est responsable d'au moins le quart de tous les décès des adultes de 35 à 84 ans (ASPC, 2009). • La pratique régulière de l'activité physique aide à prévenir les maladies cardiovasculaires, le diabète, certains cancers et l'obésité (INSPQ & MSSS, 2006).
Développement sain durant l'enfance • Le développement physique, social, affectif et cognitif du jeune enfant « a une influence déterminante sur l'espérance de vie et sur la santé plus tard au cours de l'existence, car ce développement met en jeu l'acquisition de compétences, l'instruction et les possibilités d'emploi » (OMS, 2008). • Le développement d'un jeune est fortement influencé par son logement et son voisinage, les revenus de sa famille et le niveau d'instruction de ses parents, ainsi que son accès à des aliments nutritifs et à des activités physiques. • Le fait de naître dans un milieu défavorisé constitue un désavantage certain en ce qui concerne l'espoir d'une vie en bonne santé (INSPQ & MSSS, 2006).	• En 2004, un Canadien sur quatre âgé de 2 à 17 ans avait un excès de poids, alors qu'au Québec, c'était un enfant sur cinq qui avait un excès de poids (Lachance, Pageau, & Roy, 2006). Le taux d'embonpoint et d'obésité chez les 12 à 17 ans a plus que doublé au cours des 25 dernières années (Jenouvrier, Baril, & Mongeau, 2007).

TABLEAU 2.4 Principaux déterminants de la santé et leurs effets sur la santé (*suite*)

DÉTERMINANTS ET LEURS EFFETS	PREUVES OU RÉSULTATS PROBANTS À L'APPUI
Patrimoine biologique et génétique • La constitution génétique de la personne, le fonctionnement des divers systèmes organiques, et les processus du développement et du vieillissement sont des déterminants fondamentaux de la santé. L'hérédité, également un déterminant important de la santé, est fortement influencée par l'environnement physique et social. Des efforts considérables ont été déployés dans la prévention des anomalies congénitales grâce à l'amélioration des soins avant la conception, du suivi de grossesse et des soins prénataux. • Les gènes confèrent une prédisposition inhérente à une vaste gamme de réactions individuelles influençant la santé. Même si les éléments socioéconomiques et environnementaux sont des déterminants importants de la santé globale, dans certains cas, le patrimoine génétique semble prédisposer certaines personnes à des maladies précises ou à des problèmes de santé particuliers.	• Des études en neurobiologie ont confirmé qu'en présence de conditions optimales de développement de l'enfant au cours de la phase d'investissement (entre la conception et l'âge de cinq ans), le cerveau se développe de façon avantageuse pour le reste de la vie (ASPC, 2009).
Services de santé • Les services de santé, notamment ceux qui visent à protéger et à promouvoir la santé et à prévenir la maladie, contribuent à la santé de la population. • L'ensemble des soins offerts par ces services de santé englobe le traitement et la prévention secondaire.	• Les activités de prévention des maladies et des blessures, par exemple l'immunisation et l'utilisation de la mammographie, donnent des résultats positifs (ASPC, 2009). • L'accès et le recours aux soins sont cruciaux pour un bon état de santé et des conditions sanitaires équitables, et ont des conséquences sur d'autres déterminants de la santé (OMS, 2008). • Les études sur les services de télésanté montrent que ceux-ci auraient un effet bénéfique sur la santé, plus particulièrement sur la capacité des personnes à prendre en charge leurs autosoins (Chetney, 2006 ; Sanderson, 2007).
Culture • Les facteurs liés à la culture et à l'ethnicité ont une incidence majeure sur la façon dont les gens interagissent avec le système de santé, sur leur participation aux programmes de prévention et de promotion de la santé, sur l'information dont ils peuvent disposer en matière de santé, sur les choix qui sont les leurs relativement à leur mode de vie et à leur santé, sur leur conception de la santé et de la maladie ainsi que sur leurs priorités en matière de santé et de condition physique.	• Peu importe leur niveau de qualification professionnelle, les Autochtones et les personnes de couleur sont deux fois plus susceptibles de vivre dans la pauvreté et trois fois plus susceptibles d'être au chômage que le Canadien moyen (Galabuzi, 2004).

TABLEAU 2.4 Principaux déterminants de la santé et leurs effets sur la santé (*suite*)

DÉTERMINANTS ET LEURS EFFETS	PREUVES OU RÉSULTATS PROBANTS À L'APPUI
Sexe • La notion de sexe désigne « l'ensemble des rôles, des traits de personnalité, des attitudes, des comportements et des valeurs déterminés par la société ainsi que le pouvoir et l'influence relative que la société attribue aux deux sexes en les différenciant » (ASPC, 2009). • Les normes associées aux sexes influencent les pratiques et les priorités du système de santé. • Ces différences « sont le reflet des dissemblances dans les facteurs biologiques entre les hommes et les femmes, certes, mais aussi des dissemblances dans leurs rôles sociaux » (INSPQ & MSSS, 2006). • La pauvreté touche plus souvent les femmes que les hommes.	• Au Québec, comme ailleurs au Canada, les femmes ont une meilleure espérance de vie que les hommes (82,4 ans comparativement à 77,2 ans pour les hommes), mais l'écart entre les deux sexes s'amenuise (INSPQ & MSSS, 2006). • Les femmes considèrent dans une plus forte proportion comparativement aux hommes que leur santé est médiocre (59 % contre 41 %) (INSPQ & MSSS, 2006). • Les hommes risquent plus que les femmes de mourir prématurément en raison d'une cardiopathie, d'un accident mortel, d'un cancer ou d'un suicide. • Les femmes souffrent plus souvent de dépression, de surmenage et de maladies chroniques (MSSS, 2007). • Elles sont aussi plus souvent victimes de violence conjugale (sévices parfois mortels) (INSPQ & MSSS, 2006). • Les hommes sont plus nombreux que les femmes à adopter des habitudes de vie néfastes pour la santé (p. ex., sur le plan de la faible consommation de fruits et de légumes, de l'omission du port du casque de vélo, de la consommation d'alcool et de la conduite avec facultés affaiblies) (INSPQ & MSSS, 2006).

Source : Adapté de Agence de la santé publique du Canada (2009). *Pourquoi les Canadiens sont-ils en santé ou pas ? Les principaux déterminants.* [En ligne]. www.phac-aspc.gc.ca/ph-sp/determinants/determinants-fra.php# (page consultée le 6 octobre 2009).

Jugement clinique

Selon vous, quels sont les trois principaux déterminants de la santé qui s'appliquent à la situation de madame Fournier ?

2.3.1 Stratégies de promotion de la santé

Promouvoir la santé et le bien-être suppose que l'on agisse sur les déterminants de la santé. La **promotion de la santé** se définit comme « le processus qui confère aux populations les moyens d'assurer un plus grand contrôle sur leur propre santé, et d'améliorer celle-ci » (OMS, 1986). Nutbeam (1999) propose une définition plus détaillée : « La promotion de la santé représente un processus social et politique global, qui comprend non seulement des actions visant à renforcer les aptitudes et les capacités des individus mais également des mesures visant à changer la situation sociale, environnementale et économique, de façon à réduire ses effets négatifs sur la santé publique et sur la santé des personnes. La promotion de la santé est le processus qui consiste à permettre aux individus de mieux maîtriser les déterminants de la santé et d'améliorer ainsi leur santé. La participation de la population est essentielle dans toute action de promotion de la santé » (traduction libre).

La Charte d'Ottawa énonce cinq grandes stratégies de promotion de la santé **ENCADRÉ 2.1**,

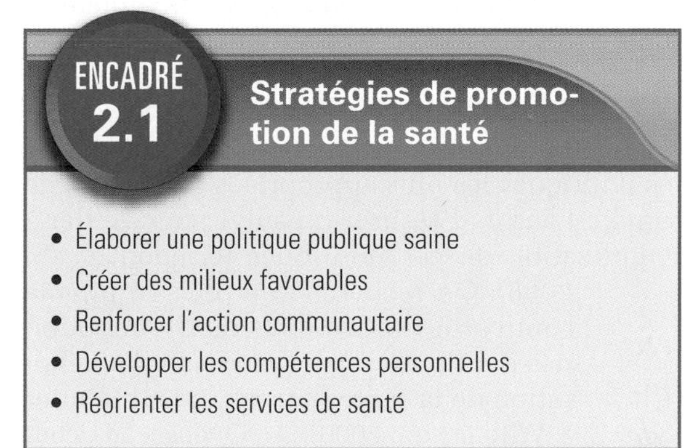
ENCADRÉ 2.1 Stratégies de promotion de la santé

- Élaborer une politique publique saine
- Créer des milieux favorables
- Renforcer l'action communautaire
- Développer les compétences personnelles
- Réorienter les services de santé

qui se prêtent toutes à une analyse approfondie et valent la peine d'être débattues, mais qui seront présentées sommairement ici.

Élaborer une politique publique saine

Favoriser l'élaboration de politiques publiques saines constitue, selon de nombreux spécialistes, une stratégie efficace pour aborder la question des déterminants sociaux de la santé et est une priorité pour la promotion de la santé au Canada (Gagnon, Turgeon, & Dallaire, 2008 ; St-Pierre & Richard, 2006). Pour certains, cette stratégie fondamentale conditionne toutes les autres, car les politiques publiques déterminent autant l'allocation des ressources matérielles et financières que la délégation des pouvoirs au sein de la société. L'Association canadienne de santé publique recommande de donner une plus grande place aux politiques qui visent la création de conditions de vie saines et qui permettent aux plus défavorisés d'exprimer leurs préoccupations. De plus, dans la mesure où les déterminants de la santé concernent littéralement tous les domaines publics, on doit élaborer des politiques publiques saines en élargissant le cadre de travail, habituellement restreint aux organismes et aux ministères du secteur de la santé, et en réunissant, par exemple, des représentants des secteurs de l'agriculture, de l'éducation, du transport, de l'énergie et du logement. Autrement dit, les responsables de tous les secteurs et organismes gouvernementaux doivent avoir conscience de l'impact qu'ont leurs politiques sur la santé.

L'Association canadienne de santé publique (ACSP) est une association bénévole nationale, indépendante et sans but lucratif, représentant la santé publique au Canada et entretenant des liens étroits avec la communauté de santé publique internationale. L'ACSP propose de nombreux programmes et activités. Consultez le site www.cpha.ca.

Favoriser l'élaboration de politiques publiques saines efficaces exige donc une collaboration entre les intervenants. En effet, cette collaboration permet de déterminer quels sont les champs d'action prioritaires, ceux dans lesquels il sera possible d'opérer des changements notables, pour ensuite élaborer les politiques appropriées. Cela demande également de permettre que soient débattues en public les politiques choisies. Il s'agit aussi de convaincre les décideurs d'adopter les politiques les plus appropriées en matière de santé et, enfin, d'assurer un suivi pour veiller à l'application de ces politiques (Gagnon et al., 2008). On recherche de plus en plus le soutien des infirmières dans l'adoption des politiques publiques visant l'amélioration de la santé (Reutter, 2000 ; Reutter & Williamson, 2000). Au Québec, au début des années 2000, la Loi sur la santé publique a été modifiée, et l'article 54 propose un rôle pour le ministre de la Santé dans l'adoption par les autres ministères de politiques publiques qui pourraient avoir un impact sur la santé (L.R.Q., S-2.2, art. 54). Une telle disposition place le Québec parmi les pays qui favorisent une action gouvernementale globale en vue de se doter de politiques qui tiennent compte de leurs effets sur la santé (Gagnon et al., 2008 ; St-Pierre et al., 2006).

On recherche de plus en plus le soutien des infirmières dans l'adoption des politiques publiques visant l'amélioration de la santé.

Créer des milieux favorables

Les rapports entre les gens et leur environnement (social et physique) sont l'objet de l'approche socioenvironnementale. Selon les termes de la Charte d'Ottawa : « Le grand principe directeur [...] est le besoin d'encourager les soins mutuels, de veiller les uns sur les autres, de [préserver] nos communautés et notre milieu naturel. » (OMS, 1986) En témoignent, par exemple, les efforts déployés pour améliorer la qualité des milieux scolaires, des milieux de travail et des communautés. Les actions menées dans le but de préserver la salubrité et la sécurité de l'environnement physique, et visant à assurer que les conditions de travail sont stimulantes, agréables et satisfaisantes en sont d'autres illustrations. Créer des milieux favorables, c'est aussi veiller à la protection de l'environnement et à la conservation des ressources naturelles (OMS, 2008 ; Pampalon et al., 2008).

Renforcer l'action communautaire

Le renforcement de l'action communautaire fait partie des priorités de la promotion de la santé (Favreau & Fréchette, 2006 ; Raphael, 2006) et de la pratique professionnelle en matière de santé communautaire (O'Neill, Gagnon, & Dallaire, 2006). Cette stratégie est souvent appelée « développement communautaire ». Elle repose sur la participation de la communauté à la définition des enjeux et sur la collaboration de ses membres en vue de réaliser les changements nécessaires à l'amélioration de la santé. Dans le développement communautaire, les professionnels de la santé aident des groupes communautaires à cerner les enjeux majeurs et à s'organiser collectivement pour planifier, puis mettre en place des stratégies qui répondent à ces enjeux. La participation des populations à toutes les étapes des projets, dans le but d'accroître leur autonomie, est ce qui caractérise l'approche du développement communautaire (Frohlich & Poland, 2006). Même si cette approche présente de nouveaux défis, les infirmières qui travaillent auprès de la communauté posent des gestes qui illustrent parfaitement les principes du développement communautaire (Favreau & Frechette, 2006).

Développer les compétences personnelles

Une autre stratégie consiste à développer des compétences qui renforceront la capacité d'adaptation des gens et leur permettront de prendre en charge leur santé, de maîtriser les divers milieux dans lesquels ils évoluent et de faire des choix qui favorisent la santé. Par le passé, le développement des compétences était synonyme d'éducation à la santé, éducation qui visait à informer le client de façon à enrichir ses connaissances et à développer ses compétences. La promotion de la santé, depuis, ne consiste plus seulement à transmettre cette information ; elle met aussi l'accent sur les ressources et l'aide qui contribueront au développement de compétences personnelles. C'est cette stratégie que connaissent sans doute le mieux les infirmières.

Réorienter les services de santé

La réorientation des services de santé ou la réforme du système de santé s'articule autour de deux objectifs : passer d'une conception de la santé axée sur le traitement de la maladie à une conception tournée vers la promotion de la santé et améliorer l'efficacité du système de soins de santé. Ce changement d'orientation dans la conception de la santé requiert que l'accès aux services de soins de santé primaires soit élargi (Hills, Carroll, & Vooman, 2006), que le développement communautaire ainsi que les services de soins axés sur la famille soient mieux encadrés, que les services de soins communautaires soient améliorés et, enfin, que la participation de la population soit accrue. Une telle réorientation suppose également des changements dans la pratique des différents professionnels de la santé (Hills et al., 2006). ■

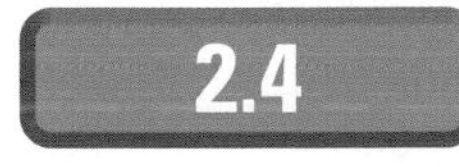

2.4 Modèle d'intégration de promotion de la santé de la population

Ce chapitre a présenté les deux grandes notions qui ont suscité énormément d'intérêt au Canada dans les années 1990 : la promotion de la santé et la santé de la population. Hamilton et Bhatti (1996) ont tenté d'intégrer les deux concepts dans un modèle mettant en évidence les liens entre les deux approches. Leur modèle de promotion de la santé de la population a été adapté par l'Agence de la santé publique du Canada **FIGURE 2.7**.

Ce modèle, qui a été conçu pour orienter l'action en vue de l'amélioration de la santé, répond à trois questions clés : Sur *quoi* devons-nous agir ? *Comment* devons-nous agir ? Avec *qui* devons-nous agir ? Le document *Stratégies pour la santé de la population : investir dans la santé des Canadiens* souligne la nécessité de considérer tous les déterminants de la santé. Ces derniers, présentés de façon détaillée dans ce chapitre, correspondent au *quoi*. De son côté, la Charte d'Ottawa pour la promotion de la santé énonce un ensemble complet de cinq stratégies visant l'amélioration de la santé. Il s'agit du *comment*. Tant les déterminants de la santé que la Charte d'Ottawa indiquent la nécessité d'intervenir auprès de différents groupes : le *qui*. Les stratégies employées doivent viser les personnes, les familles, les communautés, les divers secteurs de la société, le secteur de la santé, l'environnement et la société dans son ensemble. Pour promouvoir, par exemple, la santé des personnes à faible revenu, les actions peuvent se concentrer sur les individus et les familles pauvres en les aiguillant vers des ressources destinées à élargir leurs compétences personnelles. La participation de la communauté pourrait être sollicitée dans le cadre des programmes

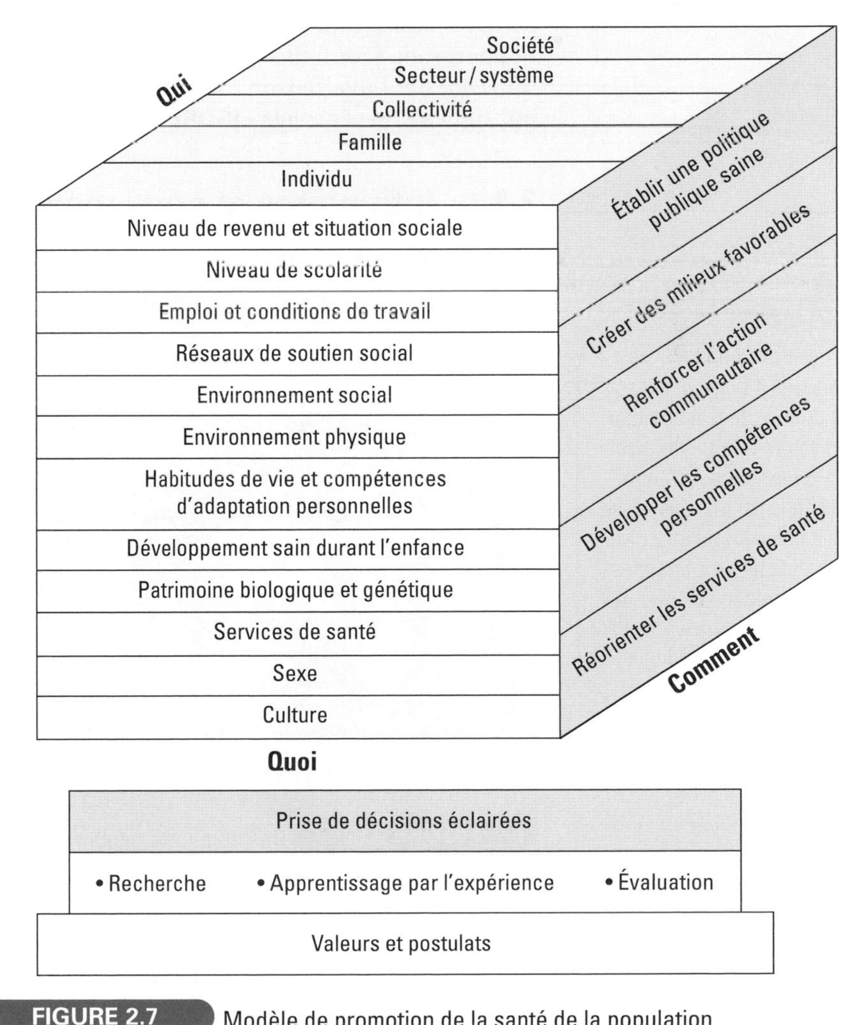

FIGURE 2.7 Modèle de promotion de la santé de la population

Source : Modèle de promotion de la santé, Agence de la santé publique du Canada (2001) © Reproduit avec la permission du ministre des Travaux publics et Services gouvernementaux Canada, 2009

Jugement clinique

Comment madame Fournier pourrait-elle arriver à un meilleur état de santé, compte tenu de son diabète ?

d'assistance et en créant un environnement favorable : programmes de repas dans les écoles, programmes de loisirs, cuisines collectives et groupes de soutien, par exemple. Le gouvernement peut cibler les ministères et les organismes responsables du logement et de l'emploi de manière à mettre en place des politiques publiques qui, privilégiant la santé, portent sur la construction de logements à prix abordables, la création d'emplois, la sécurité du revenu et la gratuité des services de santé. Enfin, en ce qui concerne la société, il est possible de sensibiliser les gens aux effets de la pauvreté sur la santé et le bien-être, puis de promouvoir des politiques de lutte contre la pauvreté.

Le modèle d'intégration souligne également le fait que les mesures de promotion de la santé de la population doivent découler de décisions éclairées. C'est le seul moyen de garantir que les politiques et les programmes adoptés ont un effet sur les véritables problèmes, mettent de l'avant les mesures appropriées et donnent de bons résultats (Hamilton & Bhatti, 1996). Les éléments probants à l'appui des mesures de promotion de la santé de la population proviennent de la recherche, de l'expérience (connaissances acquises sur le terrain) et de l'évaluation des programmes, des politiques et des projets **FIGURE 2.8**.

2.4.1 Infirmières et promotion de la santé

Les infirmières peuvent jouer un rôle dans tous les domaines de la promotion de la santé **FIGURE 2.9**.

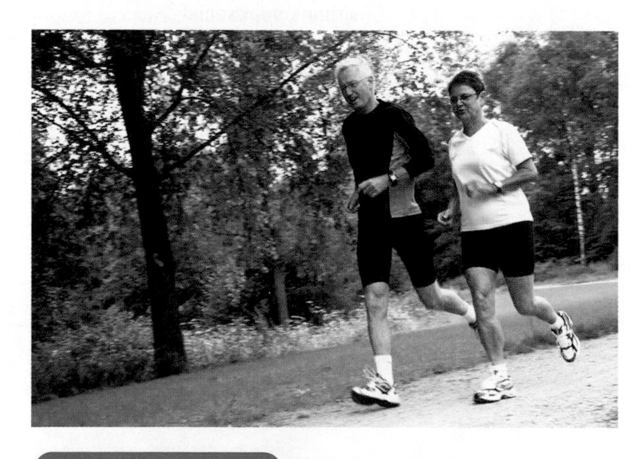

FIGURE 2.8 Des comportements sains comme la pratique d'une activité physique régulière, de bonnes habitudes alimentaires et le fait d'éviter de fumer sont associés à une meilleure santé.

Le Conseil international des infirmières (CII) reconnaît l'importance de la promotion de la santé. Son site Internet énonce les facteurs déterminants de la santé, mais aussi les actions pouvant être mises de l'avant par les infirmières pour la promotion de la santé. Consultez-le au www.icn.ch/matters_healthpromof.htm.

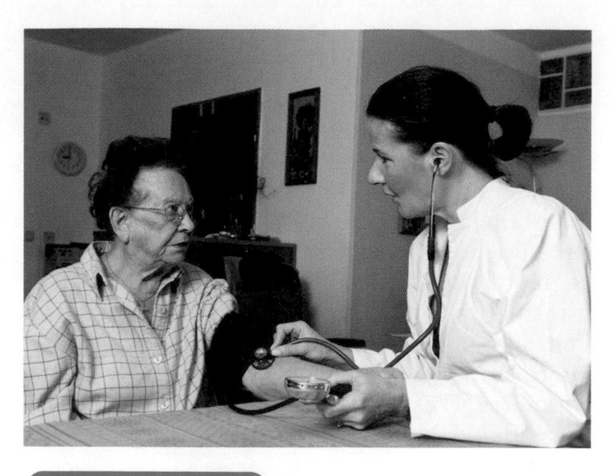

FIGURE 2.9 La promotion de la santé ne consiste plus seulement à transmettre des connaissances ; elle met aussi l'accent sur les ressources et l'aide qui contribueront au développement de compétences personnelles.

Pour ce faire, elles doivent connaître, dans leur ensemble, les diverses stratégies interactives d'autonomisation des personnes et des communautés, même si, individuellement, elles n'interviennent pas dans tous les domaines. Toutefois, comme de nombreux auteurs l'ont souligné (Gagnon & Dallaire, 2002 ; Hills et al., 2006 ; O'Neill, Gagnon, & Dallaire, 2006), les infirmières se voient souvent confier un rôle limité en promotion de la santé, même si la discipline et la profession ont pris le parti de la santé dans leurs orientations. Le fait que les infirmières travaillent encore majoritairement dans les centres de soins de courte durée contribue certainement à la situation, mais la formation axée sur les soins curatifs prépare peu les infirmières à recourir aux stratégies de promotion de la santé de la population et à se tailler une place dans ce domaine.

Les infirmières doivent être à l'affût de toutes les occasions de s'investir dans la promotion de la santé des personnes, de la famille et de la communauté. L'Association des infirmières et infirmiers du Canada suggère des pistes d'action en matière de promotion de la santé, notamment de prendre en compte des déterminants sociaux dans la prestation des soins, de connaître les ressources communautaires, de prendre position pour réorienter le système de soins de santé afin qu'il tienne compte des inégalités en santé, et aussi de plaider en faveur de politiques qui pourraient avoir un impact sur les déterminants sociaux de la santé.

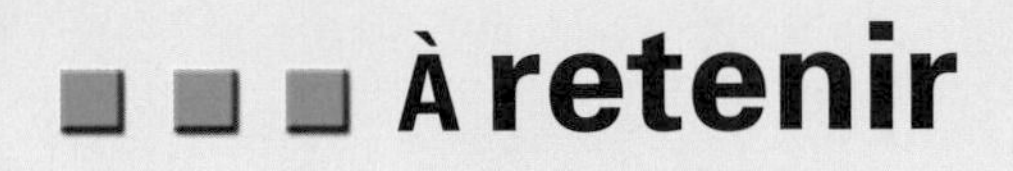

À retenir

Version reproductible www.cheneliere.ca/potter

- Les conceptions de la santé et des déterminants de la santé influencent la nature et l'étendue de la pratique professionnelle.
- Il existe différentes définitions de la santé, et elles peuvent être regroupées de façons variées.
- La promotion de la santé s'appuie sur une conception socioenvironnementale de la santé et elle propose une série de déterminants de la santé interreliés.
- Le Canada a joué un rôle clé dans l'évolution des conceptions internationales de la promotion de la santé.
- La Charte d'Ottawa propose cinq stratégies principales de promotion de la santé : élaborer une politique publique saine, créer des milieux favorables, renforcer l'action communautaire, développer les compétences personnelles, réorienter les services de santé.

Pour en savoir plus

Version complète et détaillée www.cheneliere.ca/potter

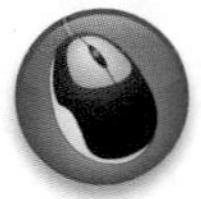

RÉFÉRENCES GÉNÉRALES

Infiressources > Banques et recherche > Santé > Promotion de la santé
www.infiressources.ca

ORGANISMES ET ASSOCIATIONS

CACIS
Chaire Approches communautaires et inégalités de santé
www.cacis.umontreal.ca

Centre de recherche Léa-Roback
www.centrelearoback.org

Promosanté
www.promosante.org

RÉFIPS
Réseau francophone international pour la promotion de la santé
www.refips.org

UIPES
Union internationale de promotion de la santé et d'éducation pour la santé
www.iuhpe.org

ORGANISMES GOUVERNEMENTAUX

INSPQ > Développement, adaptation et intégration sociale > Développement social et soutien aux communautés
Institut national de santé publique du Québec
www.inspq.qc.ca

ASPC > Promotion de la santé
Agence de la santé publique du Canada
www.phac-aspc.gc.ca

OMS > Programmes et projets > Déterminants sociaux de la santé
Organisation mondiale de la santé
www.who.int

Edelman, C.L., & Mandle, C.L. (2010). *Health promotion throughout life span* (7th ed.). St. Louis, Mo. : Mosby.

Naidoo, J., & Wills, J. (2009). *Foundations for health promotion* (3rd ed.). Edinburgh, N.Y. : Bailliere Tindall.

De Koninck, F.K., Bernard, M., & Demers, P.A. (2008). *Les inégalités sociales de santé au Québec.* Montréal : Presses de l'Université de Montréal.

Fleury, M.-J., Tremblay, M., Nguyen, H., & Bordeleau, L. (2007). *Le système sociosanitaire au Québec : gouvernance, régulation et participation.* Montréal : Gaëtan Morin.

McMurray, A. (2007). *Community health and wellness* (3rd ed.). Sydney, N.Y. : Mosby Elsevier.

Nies, M.A., & McEwen, M. (2007). *Community/public health nursing: Promoting the health of populations* (4th ed.). St. Louis, Mo. : Saunders Elsevier.

O'Neill, M., Dupéré, S., Pederson, A., & Rootman, I. (Éds) (2006). *Promotion de la santé au Québec et au Canada, perspectives critiques.* Québec, Qc : Presses de l'Université Laval.

Carroll, G. (Éd.). (2005). *Pratiques en santé communautaire.* Montréal : Chenelière Éducation.

Poirier, A. (Éd.) (2008). *Programme national de santé publique 2003-2012 : mise à jour 2008.* Québec, Qc : Direction des communications du ministère de la Santé et des Services sociaux du Québec.
www.msss.gouv.qc.ca

CHAPITRE

Édition française :
Clémence Dallaire, inf., Ph. D.

Édition originale :
Mary Ann Wehmer, MSN, RN, CNOR

Découvrir les soins infirmiers contemporains

Objectifs

Après avoir lu ce chapitre, vous devriez être en mesure :

- de décrire le développement historique des soins infirmiers ;
- de situer les soins infirmiers dans la société et dans le système de santé ;
- de décrire l'évolution des programmes de formation des infirmières au fil des années au Québec ;
- de préciser le rôle des associations professionnelles ;
- de décrire le système de santé québécois de façon à situer la pratique des soins infirmiers dans les différents milieux de pratique ;
- de décrire les divers cheminements de carrière qui s'offrent aux infirmières.

» Guide d'études, pages 7 à 9

Mise en contexte

Jugement clinique

Stéphanie discute avec son groupe d'amis au cours d'un souper célébrant la fin de la session d'automne. Au moment où la discussion porte sur leurs choix respectifs de carrière, un membre du groupe exprime sa surprise de voir Stéphanie étudier en soins infirmiers. Pourtant, dans l'entourage familial de celle-ci, personne n'avait choisi ce domaine auparavant. Passant rapidement en revue ce qu'elle a appris sur les soins infirmiers et la profession infirmière au cours de la session, Stéphanie présente quelques arguments à l'appui de sa décision, dont la possibilité d'être syndiquée ou non. Dans l'enthousiasme général suscité par les propos de Stéphanie et le ton convaincu de cette dernière, Luc propose de porter un toast à la profession infirmière et de saluer le choix de carrière de Stéphanie.

Si vous aviez eu à défendre votre choix comme Stéphanie, quels arguments auriez-vous utilisés ?

Concepts clés

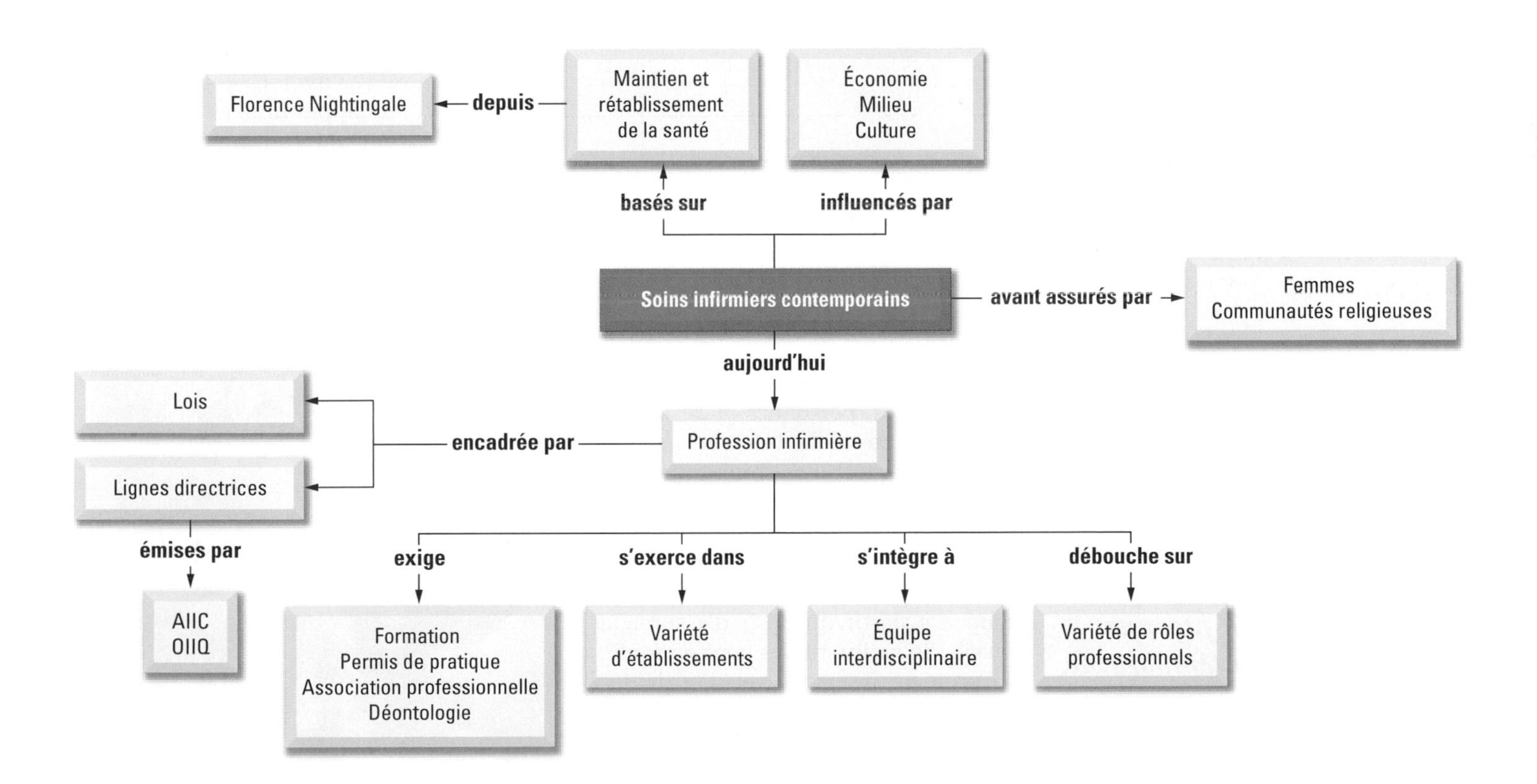

Tout comme la société à laquelle elle s'intègre, la profession infirmière évolue en réponse aux changements qui se produisent au sein de la population ou dans le système de santé, ou en raison de modifications politiques. Les soins infirmiers sont une composante majeure du système de santé : les infirmières diplômées y représentent le plus grand groupe de travailleurs. En 2008, elles étaient approximativement 257 000 au Canada, dont plus de 70 000 au Québec (Institut canadien d'information sur la santé [ICIS], 2009 ; Ordre des infirmières et infirmiers du Québec [OIIQ], 2008).

Les différents systèmes de santé au Canada sont encadrés par les législations des divers paliers de gouvernement, et ils évoluent en réponse à des demandes de plus en plus complexes. Les déterminants de la santé, les découvertes scientifiques et la vision contemporaine de la santé sont parmi les facteurs qui influencent ces systèmes. En outre, le profil de l'usager des soins de santé se modifie avec le temps : la population vieillit, les maladies chroniques sont plus fréquentes, les familles présentent diverses structures. Par ailleurs, la situation économique du pays fluctue, ce qui pose de nouveaux défis aux systèmes de santé. Les soins de santé préoccupent la population, particulièrement le financement du système, le maintien d'un système public et l'accessibilité aux soins. Ces questions concernent également l'infirmière, puisqu'elle joue un rôle important dans la qualité des soins et dans leur accessibilité.

La profession infirmière offre des possibilités de carrière intéressantes et propose des tâches variées : les infirmières prodiguent des soins, prennent des décisions cliniques, conseillent le client et sa famille. Ces activités ont évolué depuis l'époque de Florence Nightingale (fin du XIXe siècle), mais certaines d'entre elles demeurent présentes, autant dans les établissements de santé qu'auprès des médecins et des clients. Le cheminement de carrière d'une infirmière lui permet en outre de jouer différents rôles et de travailler dans divers milieux de pratique.

3.1 Aperçu historique des soins infirmiers

Au cours des siècles, les soins infirmiers ont eu comme but d'aider les personnes à rester en santé, de prendre soin des malades et de leur procurer du confort. Les soins infirmiers sont issus d'une longue tradition de femmes soignantes qui ont contribué à façonner la pratique contemporaine. Dès le début, les soins ont été conçus à partir du désir d'assurer la survie, de maintenir les gens en santé, de protéger le groupe, et d'offrir des soins aux personnes malades ou blessées. Durant la période préhistorique, soit entre l'apparition de l'humanité et celle de l'écriture, les femmes étaient responsables de la cueillette des herbes, des racines et des plantes utilisées pour guérir les malades. Les chefs religieux (habituellement des hommes) pratiquaient des cérémonies et des rites pour chasser les mauvais esprits qu'on pensait responsables de la maladie.

Les soins infirmiers sont issus d'une longue tradition de femmes soignantes qui ont contribué à façonner la pratique contemporaine.

Les grandes civilisations anciennes ont toutes élaboré des façons de prendre soin de leurs membres même si l'espérance de vie dépassait rarement 40 ans. Les Égyptiens ont établi des règles à propos de l'hygiène et de la préparation de la nourriture afin de réduire la transmission des maladies. Pour leur part, les Hébreux ont édicté des lois sur les combinaisons alimentaires et ont dressé une liste de consignes relatives à la consommation sûre de la viande provenant d'animaux abattus. Les personnes contagieuses étaient mises en quarantaine jusqu'à ce qu'elles se portent mieux.

Il faut attendre le Grec Hippocrate (vers 460 à 362 av. J.-C.) **FIGURE 3.1**, appelé le père de la médecine, pour que soient suggérées des causes naturelles aux maladies plutôt que des causes surnaturelles (Kalisch & Kalisch, 1995), ce qui a modifié les soins prodigués en cas de maladie. Il a été le premier à observer les personnes malades et à décider des traitements à partir de leurs symptômes (Ross-Kerr, 2006). C'est aussi durant cette période de l'Antiquité que naissent en Grèce, en Égypte, en Inde et au Sri Lanka les premiers lieux destinés à accueillir les malades, au sein de temples religieux. C'est, par exemple, près du site sacré de Mihintale, au Sri Lanka, que se trouvent les ruines du plus vieil emplacement documenté consacré aux soins. À l'époque de l'Empire romain (27 av. J.-C. à 476 apr. J.-C.), les hôpitaux font leur apparition, et les noms de trois femmes qui y ont œuvré retiennent l'attention :

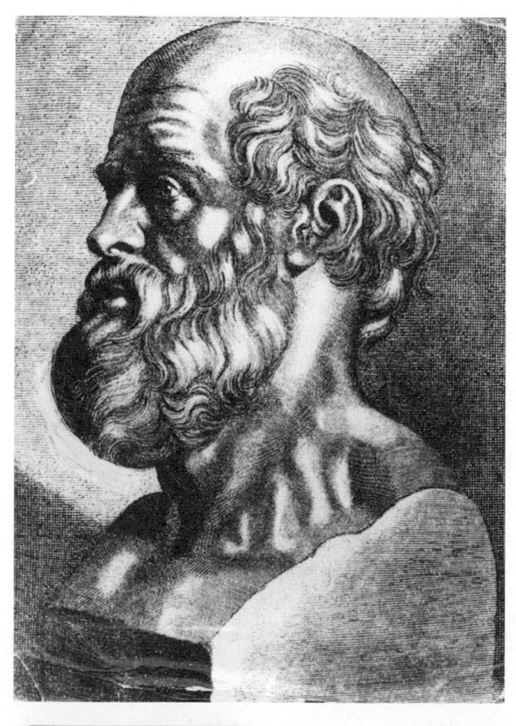

FIGURE 3.1 Hippocrate, le père de la médecine

Phœbe de Cenchrée, l'impératrice Hélène, mère de l'empereur romain Constantin, et Olympe de Constantinople (Kelly & Joel, 1995). Afin de préserver la prospérité de leur empire, les Romains créent des infirmeries militaires qui permettent d'accueillir autant les malades de la population civile que les militaires blessés au combat. Ce n'est cependant qu'avec la christianisation de l'empire romain, entamée au IVe siècle sous Constantin, que le concept moderne d'hôpital apparaît. En effet, l'obligation de prodiguer des soins au public que confère l'esprit chrétien permettra de prendre en charge le malade, jusqu'alors isolé, et de le lier à l'ensemble de la communauté (Encyclopedia Britannica, 2009).

L'histoire des soins infirmiers est difficile à retracer ; on lui substitue généralement celle de l'évolution de la médecine. Pendant des siècles, les soins que les femmes prodiguaient demeurent peu documentés et difficiles à relater (Collière, 1996), car celles-ci n'avaient pas accès à l'écriture. Néanmoins, plusieurs auteurs affirment que les soins infirmiers contemporains seraient issus des pratiques de ces femmes : les pratiques entourant les soins du corps, notamment ceux associés à la naissance et à la mort, les pratiques portant sur l'alimentation pour assurer la survie, et favoriser la santé et les soins prodigués au moyen de remèdes fabriqués sur la base de leur connaissance des plantes cultivées pour assurer l'alimentation et la survie (Collière, 1996).

S'inspirant de l'égalité des hommes et des femmes aux yeux de Dieu, les premiers chrétiens demandèrent aux femmes de poursuivre leur travail au nom de toutes les personnes en détresse. Toutefois, l'émergence de l'ordre des Bénédictins au VIe siècle, le plus vieil ordre infirmier catholique, haussa le nombre d'hommes parmi les personnes qui dispensaient des soins infirmiers **FIGURE 3.2**. Il faut dire que seuls les hommes avaient alors le privilège de former des communautés. Même si les bénédictins furent d'abord des chercheurs, des bibliothécaires, des enseignants et des agronomes, ils se consacrèrent également à la prestation de soins aux malades, qui devint peu à peu leur fonction principale et la raison d'être de leur communauté (Donahue, 1996).

Au cours du Moyen Âge, des organismes de bienfaisance prenaient soin des personnes âgées, des gens malades et des pauvres. Des femmes assuraient des soins d'assistance et travaillaient sous la direction des prêtres, qui étaient aussi parfois médecins (Nadot, 2008 ; Ross-Kerr, 2003). À l'époque, la profession de sage-femme, l'un des domaines les plus anciens de la pratique des soins infirmiers, est en plein essor **FIGURE 3.3**. Entre le XVe et le XVIIe siècle, la croissance rapide de la population dans les villes, accompagnée d'un manque d'hygiène et d'assainissement, et la pauvreté grandissante entraînent des problèmes de santé importants. Au cours de cette période, les soins dispensés par les femmes comprennent le travail de sage-femme, de nourrice et de guérisseuse, intervenant autour de la

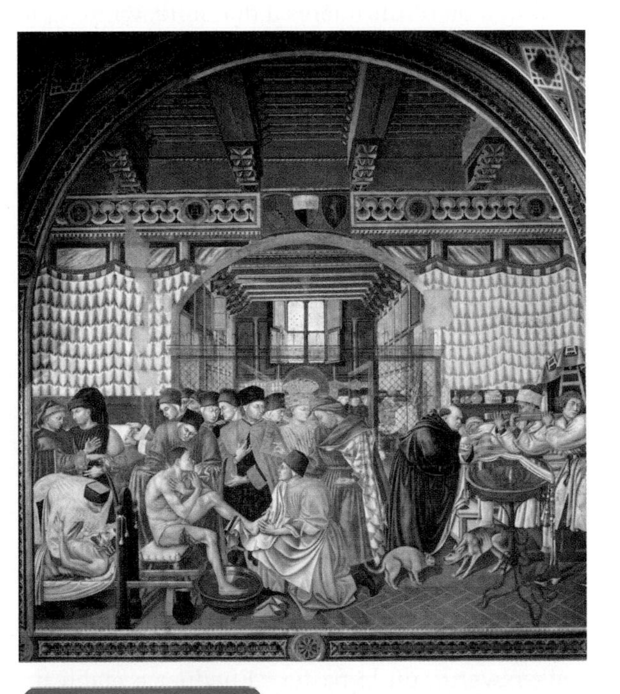

FIGURE 3.2 Bénédictins au VIe siècle, le plus vieil ordre infirmier catholique

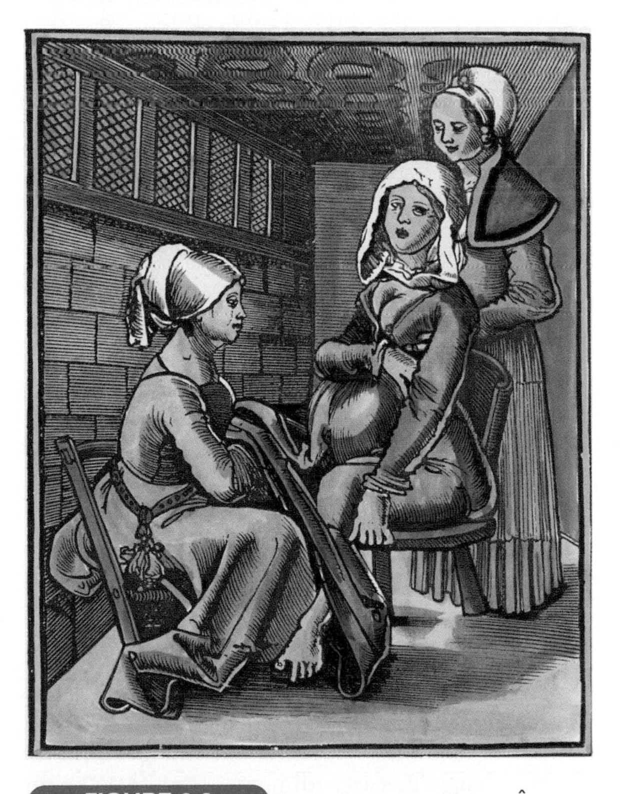

FIGURE 3.3 Sage-femme au Moyen Âge, l'un des domaines les plus anciens de la pratique infirmière

naissance et de l'accouchement, et lorsque le soulagement des souffrances physiques est nécessaire (Collière, 1996 ; Young & Rousseau, 2005).

Le christianisme a grandement influencé la progression des soins infirmiers. La formation de l'ordre des Diaconesses, un groupe de santé publique ou d'infirmières à domicile, en marque les débuts. Cet ordre, dirigé par des prêtres, a progressivement disparu. Ensuite, lorsque les femmes ont obtenu la permission de se regrouper en communautés religieuses, plusieurs de celles-ci furent fondées dans le but de prendre soin des personnes dans les hôpitaux, les hospices et les asiles destinés aux pauvres.

Francillon (1998), une historienne suisse, a montré que dès 1750, dans quatre pays européens (France, Allemagne, Suisse et Angleterre), des médecins s'inspirant de la pensée de leur collègue français Auguste Tissot entreprennent une réflexion médicale sur le rôle de la garde-malade. Cette réflexion confère aux femmes soignantes et aux sages-femmes un rôle plus formalisé, amorce de leur rôle moderne, mais en les soumettant aux décisions des médecins. C'est moins d'un siècle plus tard que Florence Nightingale se rend dans ces différents pays et qu'elle suit la formation de trois mois offerte à Kaiserswerth, où le pasteur Fliedner a établi un institut afin de préparer les femmes à prodiguer des soins. Elle suit ainsi la formation complète d'une infirmière allemande, puis parcourt d'autres pays européens, dispensant une formation aux gardes-malades, avant de retourner en Angleterre et de proposer un rôle infirmier et une formation aux infirmières britanniques ; il s'agit d'un moment crucial dans l'émergence des soins infirmiers contemporains.

3.1.1 Établissement des soins infirmiers au Canada

Les soins infirmiers en Amérique du Nord tirent leur origine des valeurs et des idéaux des premiers colons venus en Nouvelle-France (Ross-Kerr, 2006). En 1608, Champlain choisit Québec comme emplacement d'une colonie de pionniers qui ont pour mission de soutenir la croissance du commerce de la fourrure. Ces premiers colons, qui s'installent sur les nouvelles terres, se soignent les uns les autres, car il n'y a ni médecin ni infirmière en Nouvelle-France jusqu'en 1629, année où une infirmerie est fondée à la garnison française de Port-Royal, en Acadie (Gibbon & Mathewson, 1947). Au moment où la connaissance des maladies est rudimentaire, alors qu'on ne dispose que de quelques remèdes à base de plantes et que les technologies demeurent quasi inexistantes, la pratique des soins se développe dans un système ancré dans la religion et les institutions religieuses. L'importance des soins comme arme pour lutter contre les infections est mise en évidence dans les récits des épidémies dévastatrices de variole, de diphtérie, de choléra et d'autres maladies infectieuses qui ont décimé périodiquement la population (Ross-Kerr, 2003). Par ailleurs, la population autochtone de la Nouvelle-France possède aussi ses propres connaissances pour prendre soin de la santé et dispose de remèdes à base de plantes indigènes.

En Nouvelle-France, la première femme à soigner les malades de façon permanente se nomme Marie Rollet, épouse de l'apothicaire-médecin Louis Hébert **FIGURE 3.4**. Elle travaille aux côtés de son mari, comme l'exige la coutume au début du XVIIe siècle, prodiguant des soins aux pionniers et aux peuples autochtones (Ross-Kerr, 2003).

En 1634, le père Lejeune lance un appel à la France par l'entremise des relations des jésuites ; il demande la construction d'un hôpital dans la colonie et invite les infirmières à assister le travail des prêtres. L'appel est entendu par la duchesse d'Aiguillon, une nièce du cardinal de Richelieu, qui fait bâtir l'édifice de l'Hôtel-Dieu à Québec. Elle obtient une concession de terre et choisit soigneusement trois religieuses de l'ordre des Hospitalières de la Miséricorde de Jésus pour la prestation des soins. Leur arrivée en Nouvelle-France coïncide avec une épidémie de variole qui fait tellement de malades et de mourants

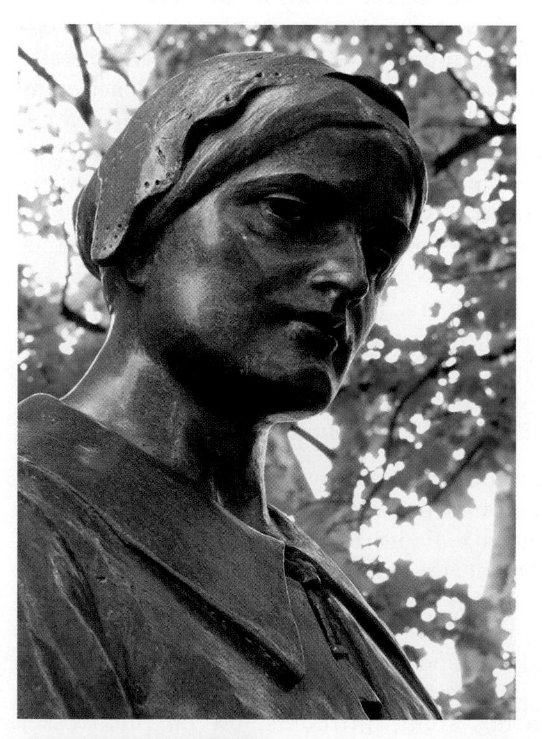

FIGURE 3.4 Statue représentant Marie Rollet, la première soignante de la Nouvelle-France

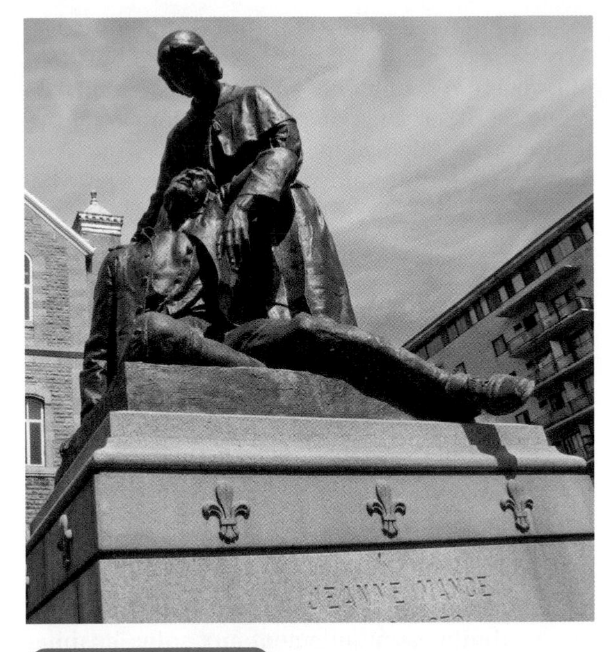

FIGURE 3.5 Statue représentant Jeanne Mance qui porte secours à un blessé

qu'elles se voient dans l'obligation de recourir aux services des religieuses ursulines, venues fonder une école pour la population autochtone. L'école-couvent se transforme ainsi en hôpital, et l'on dit des ursulines qu'elles ont été les premières à fournir l'instruction et à assurer la supervision d'infirmières en Amérique.

Une infirmière très renommée au Canada est Jeanne Mance, arrivée au Nouveau Monde dans le but de fonder un établissement de soins français à Ville-Marie (la future Montréal) **FIGURE 3.5**. Elle se joint d'abord aux religieuses de l'Hôtel-Dieu de Québec dans leur travail à l'Hôpital de Sillery, non loin de Québec (Gibbon & Mathewson, 1947). Puis, lorsqu'elle arrive à Montréal, elle est la seule personne qui possède des connaissances en soins de santé dans cette nouvelle colonie.

En 1642, Maisonneuve et ses disciples, les Associés de Montréal, fondent Montréal et construisent un hôpital rudimentaire comprenant une cuisine, des quartiers habitables pour Jeanne Mance et les servantes, et deux grands pavillons pour les malades. Un an après sa fondation, Montréal est attaquée par les Iroquois, et c'est Jeanne Mance qui prend soin des blessés ; les blessures de flèches et les engelures constituent les problèmes les plus courants associés à cette guerre.

Les Sœurs grises de Montréal sont les premières infirmières à soigner les malades à domicile au Canada. Cet ordre unique est fondé en 1738 par Marguerite Dufrost de la Jammerais, jeune veuve de François d'Youville (Ross-Kerr, 2003). Émilie Gamelin est une autre personne importante dans l'histoire des soins infirmiers au Québec. Elle fonde d'abord l'Asile de la Providence pour accueillir pauvres, vieilles, malades. Par la suite, la communauté des Sœurs de la Providence, créée à la demande de Mgr Bourget, continue de prendre soin des pauvres et des femmes âgées, mais également des aveugles et des aliénés. Elles ont aussi dirigé des hôpitaux et ont donné l'enseignement du soin des malades.

Les Sœurs grises de Montréal sont les premières infirmières à soigner les malades à domicile au Canada.

À la fin du XIXe siècle, les soins infirmiers dans les hôpitaux prennent un important essor **FIGURE 3.6**. À cette époque, au Canada, l'hospitalisation demeure plutôt exceptionnelle et fait largement place à une longue tradition de soins prodigués à domicile (Keddy & Dodd, 2005). Mais l'arrivée d'infirmières formées dans les écoles enseignant la philosophie de Nightingale modifie la situation, en même temps que les hôpitaux adoptent des techniques de chirurgie inédites et de nouveaux outils de diagnostic afin d'accroître les taux de guérison d'une clientèle qui, dorénavant, paye les soins au lieu de bénéficier de la charité publique. Créé en 1897, l'Ordre de Victoria du Canada (VON Canada), œuvre charitable à but non lucratif parrainée par Lady Aberdeen, s'ajoute à l'offre de soins déjà dispensés dans la communauté. Les infirmières de l'Ordre de Victoria reçoivent une formation complète ainsi qu'un enseignement de sage-femme et d'infirmière visiteuse. Leur mandat est de

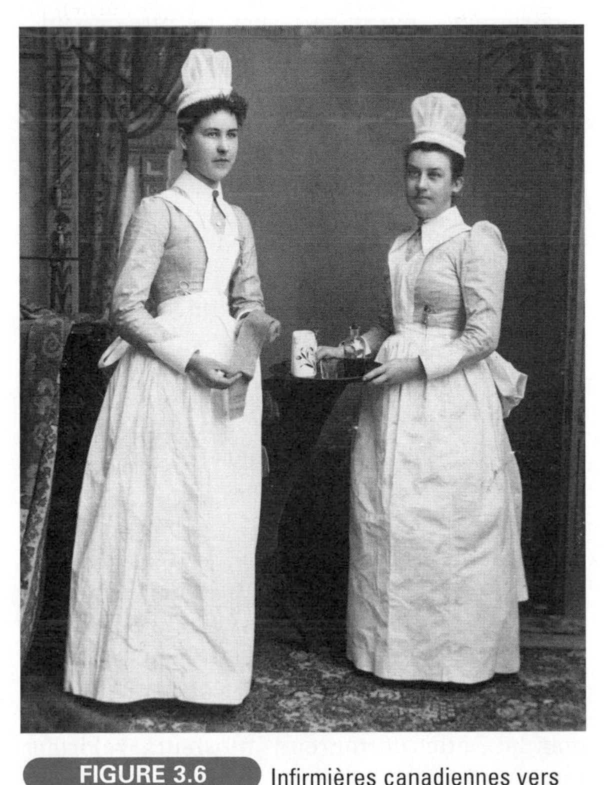

FIGURE 3.6 Infirmières canadiennes vers les années 1900

prendre soin des personnes atteintes de maladies infectieuses, des mourants, des femmes qui accouchent, des bébés et des jeunes enfants.

L'histoire de groupes d'infirmières organisées et formées, travaillant dans la communauté ou dans les hôpitaux, est davantage connue que celle des infirmières de pratique privée et de santé publique. Les deux grandes guerres du XXe siècle et la dépression des années 1929-1930 ont entraîné une forte diminution de la pratique infirmière privée. Au cours de cette période, les hôpitaux modifient leurs pratiques d'embauche à cause de la pénurie d'infirmières provoquée par les guerres, de l'obligation d'une formation offerte par les écoles d'infirmières des hôpitaux, et de l'influence des découvertes et des techniques mises au point pour soigner les blessés de guerre. Ces facteurs ont tous contribué à modifier les soins et les lieux de pratique des infirmières canadiennes. Dorénavant, celles-ci peuvent travailler dans les hôpitaux au-delà de leur période de formation et recevoir une rémunération.

3.1.2 Apport de Florence Nightingale

La conquête du Canada par l'Angleterre en 1760 a eu des conséquences importantes sur la société canadienne et sur les soins de santé. L'influence exercée par les soins infirmiers britanniques, qui venaient de vivre une profonde réforme dans la foulée du mouvement déjà mentionné dans quatre pays européens, est la plus visible. L'initiatrice britannique des soins infirmiers modernes, Florence Nightingale, élabore la première conceptualisation de soins infirmiers basée sur le maintien et le rétablissement de la santé. Elle voit l'infirmière comme « chargée de la santé des gens » et se demande « comment placer la personne dans un environnement tel qu'il favorise la santé ou qu'il la guérisse » (Traduction libre. Nightingale, 1860). Elle met sur pied le premier programme structuré pour la formation d'infirmières en créant l'École d'infirmières Florence Nightingale à l'Hôpital St. Thomas, à Londres.

Florence Nightingale élabore la première conceptualisation de soins infirmiers basée sur le maintien et le rétablissement de la santé.

Florence Nightingale est la première infirmière épidémiologiste praticienne. Ses analyses statistiques lient le manque d'assainissement des eaux au choléra et à la dysenterie. Après le déclenchement de la guerre de Crimée, le gouvernement britannique lui confère le titre de surintendante des hôpitaux anglais en Turquie. Au cours de son mandat, elle entreprend plusieurs réformes importantes relativement à l'hygiène, à l'asepsie et à la pratique des soins infirmiers. Son ouvrage, *Notes on Nursing,* constitue encore aujourd'hui une source d'inspiration, surtout dans le contexte d'une recrudescence de préoccupations environnementales et de l'adoption d'une perspective de développement durable.

3.1.3 De garde-malade à infirmière

Au début des années 1900, au Québec, les infirmières francophones se trouvent en grande partie au sein des communautés religieuses vouées au soin des malades. Ces communautés sont propriétaires de leurs hôpitaux, et une partie de leurs revenus provient de dons. À cette époque et pour plusieurs années encore, ces travailleuses sont appelées gardes-malades ; on les reconnaît facilement à leur uniforme. Leur champ d'activité se limite essentiellement aux soins hospitaliers, et plusieurs travaillent dans les unités sanitaires. Celles-ci, alors gérées par le gouvernement provincial, veillent à la promotion de la santé en offrant des soins de prévention et de traitement de la maladie à la population. Le titre de garde-malade change pour celui d'infirmière vers le milieu des années 1940 **FIGURE 3.7**.

Au cours des années 1960, dans la foulée du *Rapport Castonguay,* le système de santé québécois subit de profonds changements. Les infirmières, qui représentent la part la plus grande des travailleurs de ces services, voient leur champ d'activité changer. À partir de ce moment, la profession infirmière ne cesse de progresser :

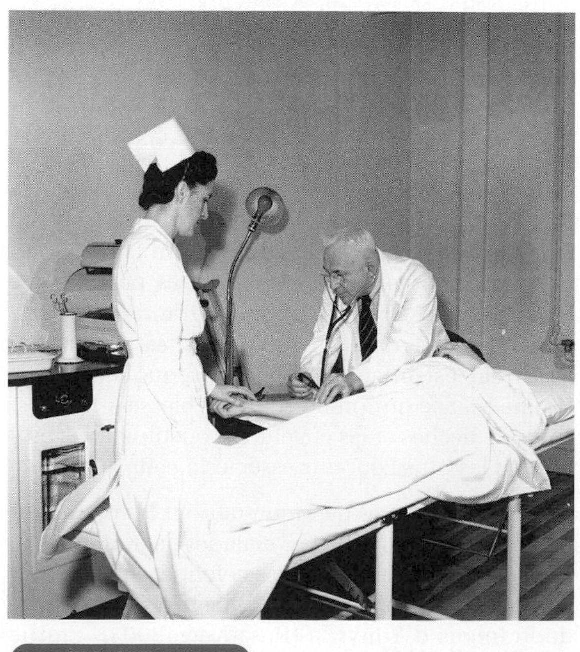

FIGURE 3.7 Infirmière vers les années 1950

formation modifiée, champ d'exercice élargi, associations plus influentes et courants de pensée théoriques nouveaux. Il faut se rappeler que les soins infirmiers ont ainsi été un travail de femmes, de communautés religieuses et de service auprès des militaires avant de devenir la profession infirmière actuelle. ■

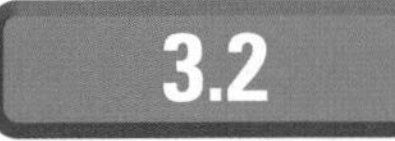

Système de santé canadien

Aujourd'hui, le système universel et gratuit des soins de santé et des services sociaux est un objet de fierté au Canada. Les Canadiens donnent priorité à un accès égal pour tous aux soins de santé, et ils reconnaissent l'importance des droits de la personne dans le domaine de la santé.

L'Acte de l'Amérique du Nord britannique de 1867, qui définissait la Confédération du Dominion du Canada, établissait aussi que la responsabilité de la santé, de l'éducation et des services sociaux était confiée aux provinces. Cette répartition des pouvoirs a été maintenue dans la Constitution de 1982, ce qui reflète la conviction des Canadiens que le gouvernement a la responsabilité d'offrir des services à tous les citoyens et de l'assistance aux démunis. L'évolution historique du système de sécurité sociale obéit aux principes de la social-démocratie, de la justice et de l'humanisme. Ce système inclut des soins de santé universels, l'assurance hospitalisation, les indemnités pour les accidents de travail, l'assurance emploi, la sécurité de la vieillesse, les allocations familiales en plus d'une aide spéciale pour les démunis. L'acquisition de ce réseau de sécurité sociale, que beaucoup de Canadiens considèrent comme un droit (quoique non inclus dans la Charte canadienne des droits et libertés), a été gagnée à la suite de batailles longues et difficiles. Encore aujourd'hui, c'est la Loi canadienne sur la santé qui énonce les conditions générales que doivent respecter les systèmes de santé provinciaux et territoriaux (Santé Canada, 2009) **ENCADRÉ 3.1**.

Le gouvernement fédéral conserve la compétence sur les services de santé offerts à certains groupes spécifiquement mentionnés dans l'Acte de l'Amérique du Nord britannique, soit les peuples autochtones, les forces armées et les vétérans, les résidents du Grand Nord, les populations des prisons fédérales et quelques autres groupes peu nombreux. Le gouvernement fédéral collabore aussi avec les services de santé provinciaux en offrant des services nationaux (p. ex. : urgence, laboratoires spéciaux, épidémiologie, approbation des médicaments et des vaccins, campagnes nationales de promotion de la santé). Il offre aussi du financement pour des initiatives déterminées concernant la santé, ses politiques ou sa

CONSIDÉRATION LÉGALE

ENCADRÉ 3.1 Extrait de la Loi canadienne sur la santé

Principes de l'assurance santé (ou assurance maladie)

La Loi canadienne sur la santé dicte les conditions que doit respecter un régime provincial d'assurance maladie. Les cinq conditions suivantes constituent les principes de base du système de soins de santé au Canada.

Gestion publique

Le régime provincial d'assurance maladie doit être géré sans but lucratif par une autorité publique responsable devant le gouvernement provincial.

Intégralité

Le régime doit assurer tous les services médicalement nécessaires fournis par les hôpitaux et les médecins. Les services hospitaliers assurés comprennent les soins aux malades hospitalisés en salle commune (ou, si médicalement nécessaire, en chambre privée ou semi-privée), et tous les médicaments, matériels et services de diagnostic requis, ainsi qu'une vaste gamme de services aux malades externes. Les soins aux malades chroniques sont également assurés, bien que certains frais d'hébergement puissent être perçus.

Universalité

Le régime doit offrir à la totalité des assurés de la province (soit les résidents admissibles) l'accès aux services de santé assurés selon des modalités uniformes.

Accessibilité

Le régime doit offrir, selon des modalités uniformes, un accès raisonnable aux services hospitaliers et médicaux assurés sans imposer d'obstacles. Il est interdit d'imposer des frais supplémentaires aux malades assurés pour des services couverts. Personne ne peut faire l'objet d'une discrimination en raison de son revenu, de son âge, de son état de santé, etc.

Transférabilité

Les résidents ont le droit à une protection lorsqu'ils déménagent dans une autre province au Canada, ou lorsqu'ils voyagent au Canada ou à l'étranger. Toutes les provinces peuvent imposer certaines limites à la protection des services assurés à l'extérieur du pays et peuvent exiger une approbation préalable pour les services non urgents fournis à l'extérieur de la province.

Source : Tiré de Ministère de la Justice du Canada. *Loi canadienne sur la santé.* L.R., 1985, c. C-6, à jour au 11 novembre 2009. Ottawa, Ont. : Ministère de la Justice du Canada.
[En ligne], http://lois.justice. gc.ca/fr/showtdm/cs/C-6/

pratique. L'**ENCADRÉ 3.2** présente les principaux indicateurs de la santé de la population canadienne que doit actuellement prendre en compte le système de santé. ■

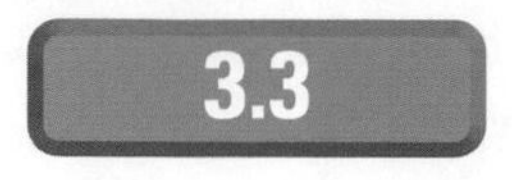

Système de santé québécois

Jusqu'aux années 1960, les services de santé sont assumés par les différents paliers de gouvernement : fédéral, provincial et municipal. Il est impossible de passer sous silence la contribution considérable des communautés religieuses dans ce domaine.

3.3.1 Organisation du réseau de la santé et des services sociaux

Au Québec, les services de santé et les services sociaux sont groupés sous la même administration et confiés à la gouverne de l'État. La gestion du système de santé québécois est répartie en trois paliers : un palier central, un palier régional et un palier local (MSSS, 2009) **FIGURE 3.8**. Le ministère de la Santé et des Services sociaux (MSSS) constitue le palier central. Il définit l'offre de services, en assure la production et le financement, et fixe les conditions d'accessibilité dans le respect des principes fondateurs d'équité et d'universalité. Au palier régional se trouvent les agences de développement de réseaux locaux de services de santé et de services sociaux. Ces dernières organisent et coordonnent les réseaux locaux de services (RLS). Le palier local est constitué des centres de santé et de services sociaux (CSSS). Cette instance locale est née de la fusion administrative des centres locaux de services communautaires (CLSC), des centres d'hébergement et de soins de longue durée (CHSLD) et des centres hospitaliers de soins généraux et spécialisés (CHSGS). Par conséquent, un CSSS assure à sa population l'accès aux services médicaux, aux services hospitaliers généraux et spécialisés, de même qu'aux services sociaux.

La fusion des CLSC, des CHSLD et des CHSGS en CSSS est principalement caractérisée par une intégration administrative dans laquelle la gestion est centralisée ; mais les établissements continuent d'exister de façon distincte.

En 2009, le réseau de la santé québécois était constitué de 18 agences régionales, de 95 CSSS et RLS, et de 293 établissements qui détiennent un permis du MSSS pour gérer des services correspondant aux cinq grandes missions définies dans la loi. On dénombrait également 117 centres hospitaliers, 214 CHSLD, 100 CLSC, 85 centres de réadaptation et 20 centres de protection de l'enfance et de la jeunesse. Plus de 14 % de la main-d'œuvre active du Québec travaille dans le secteur des soins de santé et d'assistance sociale (Emploi Québec, 2009).

ENCADRÉ 3.2 Données sur la santé au Canada

- La population totale du Canada était de 33 311 389 habitants au 1er juillet 2008, et le Québec, avec 7 750 504 habitants, est la deuxième province la plus populeuse (Statistique Canada, 2009).
- Le Canada affiche un faible taux de natalité. Ce taux a atteint 1,54 enfant par femme en 2005, et près de la moitié de ces enfants auront une mère âgée de 30 ans et plus à leur naissance. De tous les groupes d'âges, ce sont les femmes de 30 à 35 ans qui donnent le plus de naissances (Statistique Canada, 2009).
- Près de un Canadien sur sept est âgé de 65 ans et plus. Le Canada demeure toutefois l'un des pays du G8 qui a la population la plus jeune. L'âge médian canadien est de 39,4 années alors qu'il était de 26,3 ans en 1972.
- L'espérance de vie moyenne pour les hommes et les femmes réunis a dépassé le seuil de 80 ans pour la première fois en 2004. L'espérance de vie des femmes à la naissance est passée de 62,1 ans en 1931 à 82,7 en 2005 alors que celle des hommes est passée de 60,0 ans en 1931 à 78,0 en 2005 (Statistique Canada, 2009).
- Selon les dernières données à jour de Statistique Canada et de l'Institut canadien d'information sur la santé (ICIS), chez les hommes, les mortalités causées par les maladies du système circulatoire ont diminué, et celles attribuables aux tumeurs et aux cancers sont maintenant en tête depuis 2004. Chez les femmes, les maladies du système circulatoire demeurent la principale cause de décès, mais la mortalité associée aux tumeurs malignes de l'appareil respiratoire continue d'augmenter (ICIS, 2009).

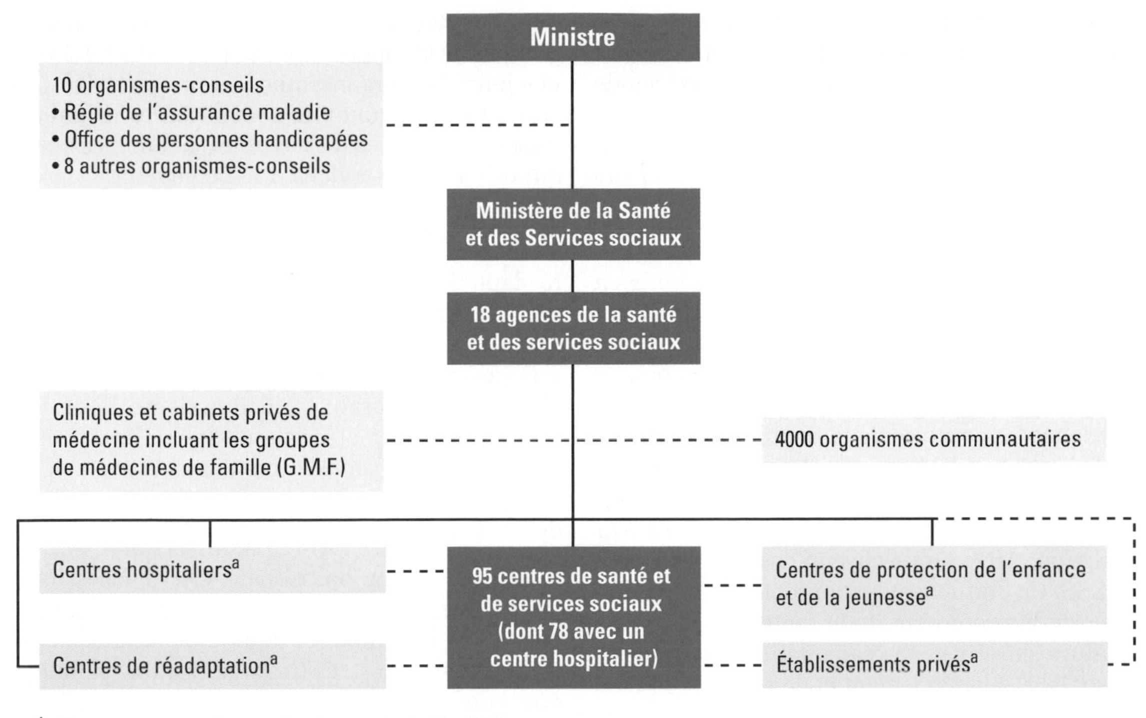

FIGURE 3.8 Organisation du réseau québécois de la santé et des services sociaux

Source : Tiré de Ministère de la Santé et des Services sociaux (2009). *Centres de santé et de services sociaux – RLS*. [En ligne]. www.msss.gouv.qc.ca/reseau/rls (page consultée le 15 février 2009).
Reproduction autorisée par les Publications du Québec.

Consultez le site du MSSS au www.msss.gouv.qc.ca pour obtenir une information plus détaillée sur les structures du système de santé et sur les organismes relevant du Ministère.

L'organigramme du MSSS montre qu'en plus des éléments déjà mentionnés, plusieurs organismes y sont rattachés, notamment des organismes-conseils (p. ex., l'Agence d'évaluation des technologies et des modes d'intervention en santé, AETMIS), le Commissaire à la santé et au bien-être, l'Institut national de santé publique du Québec (INSPQ) et la Régie de l'assurance maladie du Québec (RAMQ) **ENCADRÉ 3.3**.

3.3.2 Description de l'offre de services de santé

Le MSSS définit l'offre de services et en assure la production à la population québécoise. Voici quelques-uns des services qu'il administre.

Au palier régional se trouvent les **agences de développement de réseaux locaux de services de santé et de services sociaux.** Depuis 2004, les agences sont chargées de l'organisation de services de santé et de services sociaux intégrés, notamment des services de prévention, d'évaluation, de diagnostic et de traitements, de réadaptation

ENCADRÉ 3.3 Rôles de la Régie de l'assurance maladie du Québec

- Administre le régime d'assurance maladie et le régime public d'assurance médicaments.
- Paie les services couverts pour tous les citoyens, les soins dentaires et d'optométrie pour certaines catégories de personnes, les médicaments pour les démunis et les personnes âgées de 65 ans et plus, ainsi que les différentes orthèses et prothèses essentielles.
- Paie les soins reçus hors Québec selon des modalités bien précises.
- Gère la rémunération versée aux professionnels de la santé (en particulier les médecins) ainsi que les paiements et remboursements faits aux établissements, aux laboratoires ou autres dispensateurs de services.

Source : Tiré de Ministère de la Santé et des Services sociaux, Régie de l'assurance maladie du Québec. *La Régie, Mission*. [En ligne]. www.ramq.gouv.qc.ca/fr/regie/missorg/mission.shtml (page consultée le 12 février 2009).

Groupe de médecine de famille (G.M.F.) : Regroupement de médecins qui travaillent en étroite collaboration avec des infirmières dans un environnement favorisant la pratique de la médecine de famille auprès de personnes inscrites. Le médecin de famille appartenant à un groupe est aussi en relation étroite avec d'autres professionels de la santé de la région.

et de soutien, qui visent à rapprocher les services de la population, et à faciliter le cheminement de toute personne dans le réseau de services de santé et de services sociaux (MSSS, 2004). Pour accomplir sa mission sur l'ensemble de son territoire, une agence doit comprendre un ou plusieurs réseaux locaux de services de santé et de services sociaux (RLS).

Les **réseaux locaux de services** ont été mis en place en 2004, à la suite de l'adoption de la Loi sur les agences de développement de réseaux locaux de services de santé et de services sociaux (L.R.Q., c. A-8.1). Les RLS ont pour objectif de rapprocher les services de la population et de les coordonner. Les RLS amènent tous les intervenants d'un même territoire à contribuer à l'accessibilité et à la continuité des services offerts à leur population. Au cœur de chacun des RLS se trouve un CSSS. Ce dernier est responsable de la prévention et de la promotion de la santé et de services de nature curative, de réadaptation, de réinsertion sociale, d'hébergement et de soins de longue durée, ainsi que, dans certains cas, des services hospitaliers de proximité. Les CSSS doivent accueillir, évaluer et diriger les personnes et leurs proches vers les services requis, et prendre en charge, accompagner et soutenir les personnes vulnérables (MSSS, 2009b).

Jugement clinique

Selon vous, à quel niveau des soins Stéphanie sera-t-elle impliquée dans l'exercice de ses futures fonctions ?

Pour compléter son offre de services, chaque CSSS travaille en réseau avec les autres partenaires du même territoire, c'est-à-dire les cliniques, les **groupes de médecine de famille (G.M.F.)**, les pharmaciens, les organismes communautaires, les entreprises d'économie sociale et les différentes ressources privées du territoire, notamment celles qui offrent des services d'hébergement.

Pour ce qui est des services plus pointus (soins médicaux spécialisés, protection de la jeunesse, réadaptation), chaque CSSS conclut une entente avec l'établissement responsable de fournir ces services à l'échelle régionale. Qu'il s'agisse de services de première ligne (services médicaux et sociaux généraux), de deuxième ligne (services médicaux et sociaux spécialisés) ou de troisième ligne (services médicaux et sociaux surspécialisés), c'est à partir du CSSS que se coordonne l'accès aux services **FIGURE 3.9**.

L'organisation en réseau vise l'accessibilité des soins et des services, et la continuité de ceux-ci entre la première, la deuxième et la troisième ligne de services. Cette organisation reflète ce que l'on peut appeler des niveaux de soins. Il existe quatre niveaux de soins de santé, soit la promotion de la santé, la prévention de la maladie, le traitement de la maladie et la réadaptation **TABLEAU 3.1**. Chaque niveau de soins doit être accessible dans un CSSS, qui a la responsabilité d'en fournir l'accès à la population de son territoire. L'**ENCADRÉ 3.4** présente une brève description de certains acteurs dans le RLS. ■

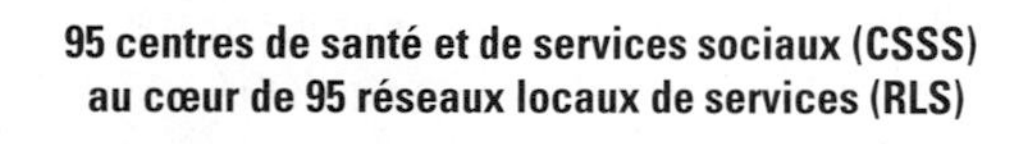

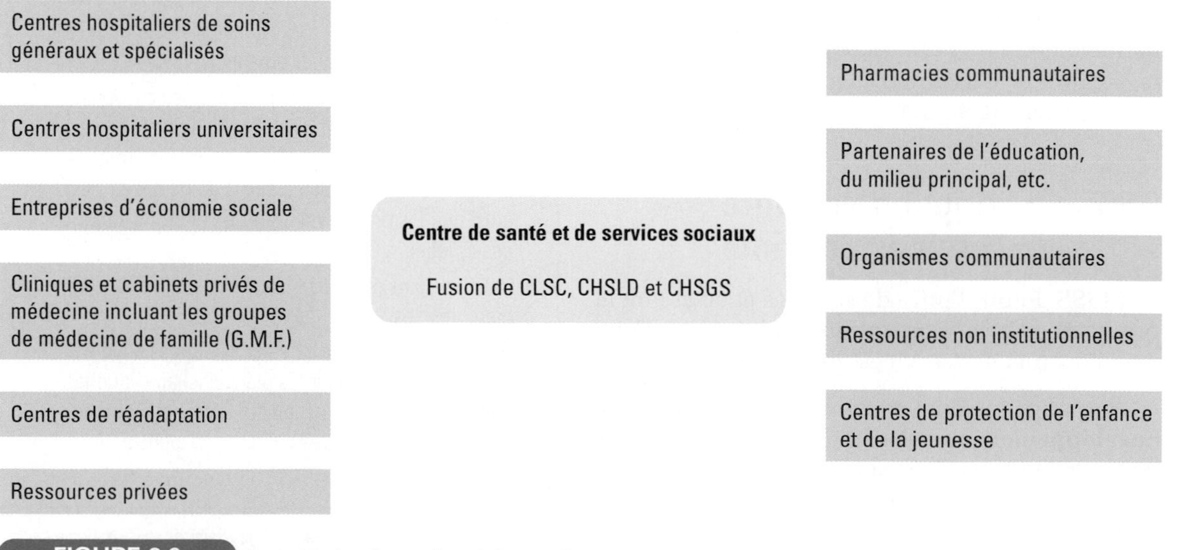

FIGURE 3.9 Acteurs du réseau local de services

Source : Tiré de Ministère de la Santé et des Services sociaux (2009). *Centres de santé et de services sociaux – RLS.* [En ligne]. www.msss.gouv.qc.ca/reseau/rls (page consultée le 15 février 2009).
Reproduction autorisée par les Publications du Québec.

TABLEAU 3.1 Quatre niveaux de soins de santé

Niveau de soins de santé	Définitions	Organisation des soins
Promotion de la santé	• Activités visant à maintenir ou à améliorer l'état de santé. • Les conditions et les ressources préalables à la santé sont la paix, le logement, la nourriture, le revenu, un écosystème stable, un système de soutien, la justice sociale et l'équité ; tandis que l'amélioration de la santé passe plutôt par l'élaboration de politiques de santé publique favorables à la santé, la création de moyens de soutien, le renforcement de l'action communautaire, le développement des habiletés personnelles et la réorientation des services de santé (p. ex. : campagnes antitabac, examens de dépistage du cancer du sein, promotion d'une nutrition adéquate chez les femmes enceintes) (Charte d'Ottawa pour la promotion de la santé, 1986).	• L'organisation de la santé publique, notamment par l'INSPQ, et une responsabilité locale en matière de santé assumée par les RLS.
Prévention de la maladie	• Activités visant la prévention de la maladie et des traumatismes. • La prévention peut être de nature : – clinique (immunisation-protection) ; – comportementale (style de vie) ; – environnementale (pressions sociales pour un environnement salubre).	• Les programmes de vaccination, l'aide aux mères adolescentes, la chloration et la fluoration de l'eau.
Traitement de la maladie	• Dépistage et traitement des problèmes de santé en trois niveaux de soins. • Le diagnostic, le traitement et le soin des malades sont les services de santé les plus utilisés. Les techniques modernes de diagnostic favorisent le dépistage précoce des problèmes de santé. En la diagnostiquant tôt, on conserve plus de chances de traiter efficacement la maladie et de réduire les coûts. En dirigeant les personnes vers d'autres systèmes de soins, on réduit l'attente et, souvent, on leur procure des soins plus satisfaisants.	• Les soins de première ligne (soins primaires) prodigués au premier contact d'une personne avec la maladie, par les médecins et les infirmières (praticiennes spécialisées). Les services sont assurés par les CSSS, les cliniques, Info-Santé, les services de santé des écoles et des milieux de travail. • Les soins de deuxième ligne (soins secondaires) prodigués dans les hôpitaux, les cliniques de soins spécialisés et à domicile. • Les soins de troisième ligne (soins tertiaires) correspondent aux soins spécialisés ou techniques, dispensés aux personnes qui présentent des problèmes de santé chroniques, compliqués ou inhabituels. Ils sont offerts dans les centres de réadaptation et les cliniques spécialisées de même qu'à domicile.
Réadaptation	• La réadaptation commence quand la personne entre dans le système de soins. Quand l'état de la personne se stabilise, on vise son fonctionnement optimal et son indépendance.	• Ce quatrième niveau de soins comporte des mesures limitant les incapacités causées par des problèmes de santé, prévient les rechutes et tente de ramener la personne à un fonctionnement normal. • Les divers services de réadaptation sont offerts dans des centres spécialisés. Ils aident les clients et leur famille à effectuer les changements nécessaires dans le style de vie et à fonctionner avec un handicap. On trouve aussi des centres de soins de longue durée pour les malades chroniques et pour ceux qui ont des problèmes de santé requérant des soins à long terme. L'hôpital de jour offre des programmes thérapeutiques pour les personnes en perte d'autonomie, les malades psychiatrisés et les personnes âgées. Les clients reçoivent leurs soins le jour et retournent chez eux le soir.

ENCADRÉ 3.4 Description de certains acteurs dans le réseau local de services

Les centres hospitaliers universitaires (CHU). Ils ont pour mission d'offrir ou de favoriser :
- les soins et services suivants :
  - services diagnostiques,
  - soins généraux et spécialisés,
  - soins infirmiers,
  - services psychosociaux spécialisés,
  - services préventifs,
  - services de réadaptation ;
- l'enseignement ;
- la recherche ;
- l'évaluation des technologies.

Les centres hospitaliers (CH). Ils ont pour mission d'offrir les soins et services suivants :
- services diagnostiques ;
- soins généraux et spécialisés ;
- soins infirmiers ;
- services psychosociaux spécialisés ;
- services préventifs ;
- services de réadaptation.

Les centres locaux de services communautaires (CLSC). Ils ont pour mission d'offrir des services de nature préventive et de faire la promotion de la santé. Ces services peuvent être offerts dans un établissement destiné à cette fin, à l'école, au travail ou à domicile.

Les centres d'hébergement et de soins de longue durée (CHSLD). Ils offrent aux adultes en perte d'autonomie fonctionnelle ou psychosociale :
- un milieu de vie substitut ;
- des services d'hébergement, d'assistance, de soutien, de surveillance, de réadaptation ;
- des services psychosociaux, infirmiers, pharmaceutiques et médicaux.

Les centres de réadaptation (CR). Ils offrent des services d'adaptation, de réadaptation et d'intégration sociale, d'accompagnement, de soutien à l'entourage. Ces services sont aussi offerts par des professionnels de la réadaptation ailleurs que dans les centres de réadaptation, notamment dans des établissements spécialisés, à l'école, au travail ou à domicile.

Les centres de protection de l'enfance et de la jeunesse. Ces organismes ont pour mission d'offrir des services aux jeunes de moins de 18 ans. Cette aide comprend l'évaluation des cas, la tutelle, le placement dans des familles d'accueil, de la consultation, de l'orientation pour les familles et une assistance à l'adoption.

- **Connaissance :** Résultat de l'action ou fait d'apprendre quelque chose par l'étude ou la pratique.
- **Savoir-faire :** Compétence acquise par l'expérience dans les problèmes pratiques, dans l'exercice d'un métier.
- **Savoir-être :** Capacité de produire des actions et des réactions adaptées à l'environnement humain et écologique. Cette capacité s'acquiert en partie par la connaissance de savoirs spécifiques.

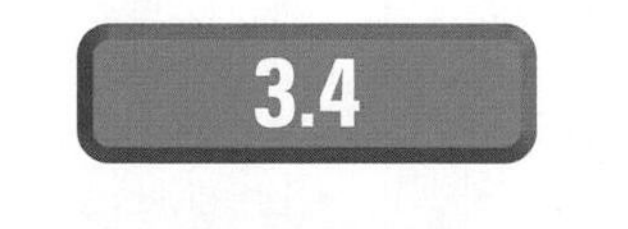

Profession infirmière

Le fait que les soins infirmiers soient une profession en vertu du Code des professions (L.R.Q., c. C-26) accorde aux personnes qui les pratiquent certains avantages, mais également certaines responsabilités. D'un point de vue plus général, une profession se caractérise par une longue formation préalable à la pratique, un idéal de service encadré par un code de déontologie, le regroupement des membres en une association professionnelle chargée d'assurer la protection du public. L'association doit guider ses membres, qui bénéficient en retour d'une autonomie en raison du savoir et des habiletés qu'ils maîtrisent (Dallaire, 2007 ; Labarre et Dallaire, 2008). C'est aussi en vue d'assurer la protection du public que le Code des professions prévoit qu'un ordre professionnel est supervisé par l'Office des professions. Il est entendu que les membres de cette profession fournissent un service requis par la société, et dont les limites sont circonscrites par une législation et des normes de pratiques appropriées. Une profession est constituée d'un ensemble de **connaissances,** de **savoir-faire** et de **savoir-être** qui déterminent les compétences et les attitudes requises servant à élaborer les normes à respecter par les personnes qui la pratiquent. L'ordre professionnel se charge d'établir les normes de la pratique. Les membres d'une profession sont autonomes sur les plans de la prise de décision et de la pratique en raison des connaissances apprises, des normes de pratique, des lois qui la régissent et de son code de déontologie.

3.4.1 Perspectives de l'exercice de la profession infirmière

Le conseil d'administration de l'Ordre des infirmières et infirmiers du Québec (OIIQ) a adopté, en 1996, un document intitulé *Perspectives de l'exercice de la profession d'infirmière* (OIIQ, 2004). Les normes qu'il contient ont été élaborées à partir des attentes des clients avec le concours d'infirmières de divers secteurs d'activité et de différentes régions géographiques du Québec, de milieux de soins variés et de divers champs de pratique. En 2004, la mise à jour des normes de l'exercice de la profession a été effectuée tant en fonction de la profession infirmière et des orientations actuelles du système de santé qu'en fonction des nouvelles tendances en évaluation. Par ailleurs, la politique de la santé au Québec, centrée sur les résultats chez le client, ainsi que l'approche des soins de santé primaires mettent l'accent sur le partenariat avec le client et sur sa participation aux soins. Comme ces orientations touchent la profession infirmière, elles en ont guidé la définition.

3.4.2 Exercice de la profession

Au Québec, une première loi provinciale adoptée en 1973, la Loi sur les infirmières et les infirmiers, encadrait l'exercice de la profession. Par la suite, la désinstitutionnalisation et le virage ambulatoire amorcés au début des années 1990 ont transformé l'exercice traditionnel des soins infirmiers dans les milieux hospitaliers. Étant donné que la clientèle se trouve maintenant plus souvent dans la communauté qu'à l'hôpital, il faut réorienter la prestation des soins infirmiers. Les changements démographiques et le vieillissement de la population constituent aussi des facteurs qui ont conduit à une révision de cette loi en 2002 ▶ 8.

3.4.3 Partage des responsabilités

L'exercice infirmier, même élargi, délimite les prérogatives des infirmières par rapport à celles des autres professionnels dans la perspective d'un travail d'équipe plus efficace. En effet, la loi veille à bien cerner le partage des responsabilités dans le large éventail d'activités professionnelles, particulièrement avec les médecins et les infirmières auxiliaires. Le rôle du médecin reste entier dans la nouvelle législation, et la Loi médicale prévoit des actes pouvant être partagés avec les infirmières dans certaines conditions (Loi médicale, L.R.Q., c. M-9, art. 31).

Les infirmières auxiliaires possèdent aussi leur champ d'exercice. Celui-ci est décrit dans le Code des professions, mais aucune activité ne leur est exclusivement réservée, comme c'est le cas des médecins et des infirmières. Dorénavant, les infirmières auxiliaires peuvent contribuer à l'évaluation de l'état de santé d'une personne et à la réalisation du plan de soins. Le législateur a expliqué la notion de contribution afin d'éviter les conflits entre les professions. Ainsi, la contribution signifie une aide à l'exécution de l'activité réservée à un autre professionnel : elle ne permet pas d'entreprendre l'exécution de l'activité ni de l'exercer en toute autonomie, mais bien d'agir en collaboration avec le professionnel qui détermine l'étendue de la contribution (Office des professions du Québec, 2003). Par conséquent, même si les infirmières auxiliaires sont dorénavant autorisées à pratiquer certains actes infirmiers, elles ne peuvent pas décider des soins à prodiguer à une personne à partir d'une évaluation de sa situation.

Une profession est constituée d'un ensemble de connaissances, de savoir-faire et de savoir-être qui déterminent les compétences et les attitudes requises qui servent à élaborer les normes à respecter par les personnes qui la pratiquent.

Des intervenants non professionnels, des bénévoles et des proches aidants (ou aidants naturels) se sont ajoutés à l'équipe de soins infirmiers pour répondre aux besoins des soins directs, d'accompagnement et de soutien. ■

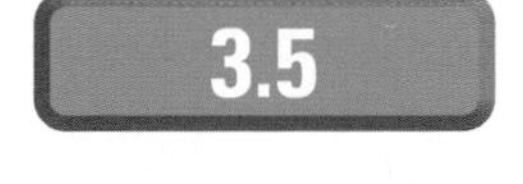

3.5 Formation des infirmières au Canada et au Québec

Au Québec, jusqu'en 1967, la formation des infirmières relevait des hôpitaux et des communautés religieuses qui y travaillaient. Les aspirantes étudiaient pendant trois ans dans l'hôpital qu'elles avaient choisi et recevaient l'enseignement des infirmières et des médecins de l'hôpital. Les élèves logeaient à l'hôpital et travaillaient dans les différents services. Le travail auprès des malades faisait partie de leur formation et compensait le prix de leur logement. Le cours était sanctionné à la fin des trois ans par un examen habituellement géré par les universités pour faciliter l'émission de

Jugement clinique

La pratique des soins infirmiers étant considérée comme une pratique professionnelle, que doit savoir Stéphanie à ce sujet ?

8

Les dispositions légales qui régissent la profession infirmière sont présentées dans le chapitre 8, *Connaître les aspects juridiques de la pratique infirmière.*

diplômes. Les infirmières portaient par la suite les insignes de leur lieu de formation : l'uniforme, la coiffe et la médaille.

En 1967, le *Rapport Parent* entraîne la réforme de l'éducation et la création des collèges d'enseignement général et professionnel (cégeps). Les écoles d'infirmières ferment peu à peu, et la formation initiale en soins infirmiers est transférée au cégep et à l'université **TABLEAU 3.2**. Cette étape met fin à un modèle de formation des infirmières que l'on désignait comme le « modèle d'apprenti ». Il s'agissait d'un modèle où la formation et le prix du logement étaient payés en contrepartie du travail effectué auprès des malades. Un tel modèle imposait d'abord des contraintes quant à la disponibilité des apprenties pour suivre des cours, puis à la formation que les étudiantes pouvaient acquérir parce qu'elle se déroulait dans les limites du budget de l'hôpital. C'est pour cela que des demandes répétées ont été faites par des médecins (Flexner, 1910 ; Weir, 1932) et les associations d'infirmières pour obtenir un financement indépendant des hôpitaux afin d'assurer la formation des infirmières. La mise en place des cégeps a fait basculer définitivement la formation vers des lieux indépendants des hôpitaux.

La formation collégiale de base de trois ans a toujours été la plus répandue parmi les infirmières québécoises. Cette formation se termine par l'obtention d'un diplôme d'études collégiales,

TABLEAU 3.2 Formation en soins infirmiers

Niveau de formation	Lieu	Objectif général
DEC-BAC intégré	Cégep et université	Programme qui s'adresse aux titulaires d'un diplôme d'études secondaires (DES) et qui vise à former des personnes aptes à exercer la profession infirmière. Les personnes diplômées du programme doivent également, pour obtenir le droit de pratique, réussir l'examen préalable à l'obtention du permis d'exercice délivré par l'OIIQ.
Baccalauréat en sciences infirmières (B. Sc. Inf.)	Université	Programme qui s'adresse aux titulaires d'un DEC en formation préuniversitaire ou aux infirmières en exercice, et qui vise à former des personnes aptes à exercer la profession infirmière. Les personnes diplômées du programme doivent également, pour obtenir le droit de pratique, réussir l'examen préalable à l'obtention du permis d'exercice délivré par l'OIIQ.
Maîtrise en science (M. Sc., M.A.)	Université	Programme qui s'adresse aux titulaires d'un DEC-bac intégré ou d'un baccalauréat en sciences infirmières, et qui vise l'autonomie intellectuelle et permet l'acquisition de compétences cliniques de niveau avancé ainsi que le développement de connaissances au moyen de la recherche. Il offre aux infirmières la possibilité de poursuivre une formation clinique avancée, et de se doter de moyens novateurs permettant de mieux répondre aux besoins de santé de la société et de relever les défis reliés aux changements dans le système de santé.
Doctorat (Ph. D.)	Université	Programme qui s'adresse aux titulaires d'une maîtrise en sciences infirmières, et qui vise à préparer des infirmières qui occuperont principalement des postes de chercheuses et de professeures dans les universités et les milieux de santé.

Sources : Tiré de Ministère de l'Éducation, du Loisir et du Sport. *Soins infirmiers. Conditions particulières d'admission établies par le ministre.* [En ligne]. www.mels.gouv.qc.ca/ens-sup/ens-coll/cahiers/program/180A0.asp (page consultée le 16 juillet 2009) ; Université de Montréal. *Baccalauréat en sciences infirmières.* [En ligne]. www.etudes.umontreal.ca/programme/caract_prog/163012.pdf (page consultée le 16 juillet 2009) ; Université du Québec. *Maîtrise en Sciences infirmières. Option avec essai.* [En ligne]. www.uquebec.ca/mscinf/maitrise.html (page consultée le 16 juillet 2009) ; Université de Montréal. *Faculté des sciences infirmières. Doctorat en sciences infirmières.* [En ligne]. www.scinf.umontreal.ca/programmes_2_3_cycle/phd_sciences_infirmieres.html (page consultée le 16 juillet 2009).

qui donne la possibilité de travailler comme infirmière. C'est l'OIIQ qui sanctionne le droit de pratique par un examen d'accès à la profession.

Depuis 2001, la formation collégiale a été modifiée, et elle se répartit dorénavant dans un cheminement intégré cégep-université (ou DEC-BAC intégré). Ainsi, chaque collège fait partie d'un consortium avec un programme universitaire qui permet la poursuite de la formation et l'obtention d'un baccalauréat après deux ans d'études à l'université. Pour le moment, et contrairement aux autres provinces qui ont utilisé ce modèle, le Québec n'exige pas l'obtention du permis de pratique comme condition d'admission à la portion universitaire.

Ce programme a été mis en place afin de faciliter le passage vers une formation universitaire pour un plus grand nombre d'infirmières. En 2007-2008, 42 % des infirmières détenaient un diplôme universitaire en sciences infirmières, comparativement à 39 % en 2003-2004 (ICIS, 2009).

La majorité des provinces canadiennes ont adopté (ou sont en voie de le faire) une formation universitaire pour les infirmières. En effet, dans les provinces de l'Atlantique (1998), en Saskatchewan (2000), au Manitoba (2005, encore dans quelques collèges), en Colombie-Britannique (2005), en Ontario (2005), dans les Territoires du Nord-Ouest (2010), au Nunavut (2010, transition en cours) et en Alberta (2009, transition en cours), le niveau de formation requis pour être infirmière est le baccalauréat, une exigence appuyée par l'Association des infirmières et infirmiers du Canada (AIIC) (CNA & CASN, 2007), comme le montre la tendance observée dans d'autres pays, particulièrement dans la communauté européenne.

D'un point de vue historique, la formation universitaire a débuté au Canada par un programme de certificat instauré en 1874. C'est en 1919 qu'un programme original de premier cycle a été conçu à l'Université de Colombie-Britannique. Depuis, toutes les autres provinces ont emboîté le pas en mettant sur pied des programmes d'études supérieures. Les soins infirmiers offrent la possibilité de poursuivre la formation au-delà du baccalauréat aux infirmières qui veulent se spécialiser en vue d'une pratique avancée en soins infirmiers ou qui voudraient devenir infirmières praticiennes. D'autres pourraient vouloir poursuivre des études doctorales, où plusieurs voies sont possibles : choisir un programme de doctorat dans différents champs d'études ou parmi les programmes de doctorat en sciences infirmières. Actuellement, deux programmes de doctorat en sciences infirmières sont offerts au Québec, soit un programme conjoint à l'Université de Montréal et à l'Université McGill, et un autre à l'Université Laval. Un programme de maîtrise existe depuis 1965, et un programme de doctorat depuis les années 1980. ■

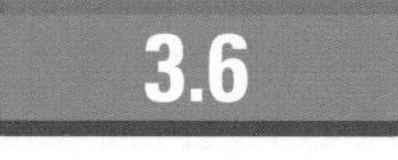

Organismes et syndicats professionnels

3.6.1 Association des infirmières et infirmiers du Canada, et Ordre des infirmières et infirmiers du Québec

Un organisme professionnel est généralement formé pour contrôler et réglementer la pratique d'une profession. Au Canada, dans le domaine des soins infirmiers, chaque province et territoire possède son propre organisme professionnel, et une association canadienne les réunit. L'Association des infirmières et infirmiers du Canada (AIIC) est une fédération de 11 associations provinciales (excluant le Québec) et territoriales, et elle représente plus de 136 000 infirmières (AIIC, 2009). Elle a été fondée à la fin du XIXe siècle. Sa mission est d'être le porte-parole national de la profession infirmière, de soutenir les infirmières dans leur pratique et de préconiser des politiques favorables à la santé ainsi qu'un système de santé de qualité financé par l'État et à but non lucratif (AIIC, 2009). L'AIIC est aussi chargée par ses membres de l'élaboration et de l'administration des examens d'autorisation au titre d'infirmière. Elle joue un rôle prépondérant auprès des infirmières canadiennes et leur fournit des moyens collectifs pour influencer les décisions politiques à l'échelle nationale.

Jugement clinique

Avec des études collégiales en soins infirmiers, Stéphanie pourra-t-elle exercer sa profession dans une province canadienne autre que le Québec ?

Au Québec, des associations d'infirmières existent depuis plusieurs années. En 1920, le gouvernement québécois reconnaît un regroupement d'infirmières : l'Association des gardes-malades enregistrées de la province de Québec (AGMEPQ). En 1946, elle devient l'Association des infirmières de la province de Québec (AIPQ) et, en 1961, le nom est encore modifié pour devenir l'Association des infirmières et infirmiers de la province de Québec (AIIPQ). Finalement, l'Ordre des infirmières et infirmiers du Québec (OIIQ) est mis sur pied lors de l'adoption du Code des professions en 1974.

Selon le Code des professions, le conseil d'administration de l'OIIQ est chargé de veiller

Le texte intégral de la Loi sur les infirmières et les infirmiers du Québec est présenté au www.oiiq.org.

à la protection du public en régissant l'exercice de la profession par ses membres (Lévesque-Boudreau, 2002), à l'application de son Code de déontologie et de la Loi sur les infirmières et les infirmiers, et des règlements les régissant. Il doit aussi veiller à l'administration des affaires de l'Ordre.

Depuis 1974, l'OIIQ n'est plus affilié à l'AIIC et, depuis 1998, il produit ses propres examens d'accès à la profession. L'OIIQ a toutefois des ententes de reconnaissance réciproque des examens avec l'AIIC. Dans les provinces qui exigent une formation universitaire, cette entente de réciprocité ne s'applique qu'aux infirmières détentrices d'un diplôme de ce niveau de formation.

3.6.2 Syndicats professionnels au Québec

Le Code du travail (L.R.Q., c. C-17) encadre les rapports entre un groupe de salariés et un employeur (Travail Québec, 2009). Il aménage l'exercice du droit d'association en milieu de travail de différentes manières. Ses dispositions permettent aux salariés de se regrouper en syndicat. Un syndicat est voué à la sauvegarde et au développement des intérêts économiques, sociaux et éducatifs de ses membres. Les syndicats ont comme objectif particulier la négociation et l'application d'une convention collective visant les salariés qu'ils représentent.

Dans le domaine des soins infirmiers, comme dans les autres domaines du secteur public, les employés font partie d'un syndicat. Depuis les années 1920, plusieurs associations se sont succédé pour défendre les intérêts socioéconomiques des infirmières, notamment la Fédération des infirmières et infirmiers du Québec (FIIQ). Une loi adoptée le 17 décembre 2003 a forcé la fusion des accréditations syndicales dans le secteur de la santé et des services sociaux, et déterminé les matières à négocier au niveau local. Cela a modifié la composition du seul syndicat d'infirmières. Ce dernier continue de regrouper les infirmières, mais il représente également les intérêts d'autres groupes depuis 2006, notamment les infirmières auxiliaires. Il a changé de dénomination pour devenir la Fédération interprofessionnelle de la santé du Québec (FIQ) (FIQ, 2009) **ENCADRÉ 3.5**. ■

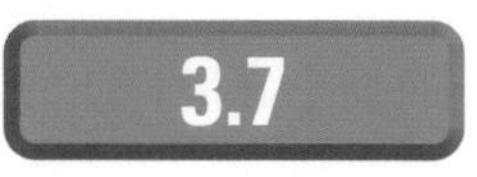

3.7 Milieux de pratique des soins infirmiers

Les changements sociaux ont entraîné des modifications dans les soins à offrir à la clientèle et une diversification des milieux de pratique des soins infirmiers. En raison de ces modifications, les infirmières doivent soigner des clientèles aux besoins nouveaux ou plus complexes, ou le faire en ayant moins d'encadrement clinique, ce qui entraîne des répercussions sur leur formation et leur plan de carrière. Par conséquent, elles ont besoin d'une formation fondamentale qui les prépare à faire face aux besoins changeants des clients. Comme les autres professionnels, elles ont l'obligation de tenir leurs connaissances à jour et elles doivent perfectionner leurs compétences en matière de recherche afin, d'une part, de connaître et d'être en mesure d'observer les résultats escomptés par le client et, d'autre part, d'améliorer leurs compétences et leurs connaissances à mesure que la technologie évolue. Afin

ENCADRÉ 3.5 Période d'activité de syndicats professionnels connus

- 1928-1961 : AGMCL (Association des gardes-malades catholiques licenciées)
- 1935-? : AICC (Association des infirmières catholiques canadiennes)
- 1946-1974 : AIPQ (Association des infirmières de la province de Québec)
- 1946-1961 : AIM (Alliance des infirmières de Montréal)
- 1959-1987 : FSPIIQ (Fédération des syndicats professionnels des infirmières et infirmiers du Québec)
- 1987-2003 : FIIQ (Fédération des infirmières et infirmiers du Québec)
- 1988-2003 : UQIIQ (Union québécoise des infirmières et infirmiers du Québec)
- 2003- : FIQ (Fédération interprofessionnelle de la santé du Québec)

que les infirmières jouent un rôle essentiel dans l'instauration des changements en matière de soins infirmiers, elles doivent s'engager dans les prises de décision et l'élaboration de politiques concernant l'établissement, le développement, l'acquisition et l'évaluation de la technologie des soins de santé.

Les infirmières réalisent plusieurs tâches variées dans les milieux cliniques (Dallaire & Dallaire, 2008). On observe également que d'un milieu de travail à l'autre, les termes et les titres d'emplois utilisés varient. Il est toutefois possible de résumer les éléments communs à ces différentes façons de nommer le rôle et les fonctions des infirmières. D'abord, le rôle de généraliste nécessite une formation initiale en soins infirmiers. La formation initiale des infirmières québécoises, qu'elle soit collégiale (DEC) ou universitaire (baccalauréat ou DEC-BAC intégré), vise à développer des compétences pour donner des soins à tous les groupes d'âge, pour toutes sortes de problèmes de santé et de maladie, et dans différents milieux cliniques. Au Québec, dans le cadre des travaux ayant conduit à la mise sur pied du DEC-BAC intégré, on s'est entendu sur le fait que seules les infirmières ayant terminé un premier cycle universitaire ont les compétences pour travailler en soins critiques et en santé communautaire. On observe toutefois que même si les milieux de formation et les ministères se sont mis d'accord sur ce fait, les pratiques d'embauche ne s'en inspirent pas toujours. C'est dans ce contexte que l'on a vu apparaître le titre d'emploi d'infirmière clinicienne. Une maîtrise en sciences infirmières forme des conseillères cliniques, des infirmières praticiennes et des professeures ; enfin, le doctorat donne accès à une carrière universitaire ou à celle de chercheuse.

Au Canada, une fois la formation initiale acquise, les infirmières donnent des soins directs dans une très large proportion. Les statistiques canadiennes montrent que 94 % des infirmières travaillent en soins infirmiers (ICIS, 2009). Parmi celles-ci, 57 % sont engagées à temps plein et 43 % travaillent à temps partiel. Au Québec, entre 2003 et 2007, le nombre d'infirmières à temps plein a à peine augmenté, et l'on a observé une légère diminution de la proportion de celles travaillant à temps partiel, de 34,2 % à 32,4 % ; quant aux infirmières occasionnelles, leur proportion est demeurée inchangée aux environs de 11,5 % (ICIS, 2009).

La population canadienne a augmenté au cours des dernières années, mais le ratio d'infirmières par 100 000 habitants diminue depuis 1990, année où il a atteint le sommet de 824 infirmières par 100 000 habitants. On a observé une diminution du nombre d'infirmières entre 1993 et 2002, et un taux de croissance annuel du nombre d'infirmières d'environ 2,2 % entre 2002 et 2007 pour atteindre un ratio de 782 infirmières par 100 000 habitants. Statistique Canada (2009) ajoute que c'est l'augmentation de la population canadienne plutôt que la chute du nombre d'infirmières qui pourrait à elle seule expliquer la baisse du ratio. Par ailleurs, au Canada, en 2006, il y avait 5,3 infirmières par médecin, ce qui place le pays au deuxième rang derrière le Royaume-Uni parmi les pays du G8. Le nombre de médecins par 100 000 habitants est passé de 193 en 1991 à 210 en 2007.

Les infirmières ont besoin d'une formation fondamentale qui les prépare à faire face aux besoins changeants des clients.

Jugement clinique

Quel cheminement professionnel Stéphanie pourrait-elle entrevoir au cours de sa carrière d'infirmière ?

Tous ces changements témoignent de l'évolution sociale, et, dans ce contexte, les soins infirmiers demeurent une carrière intéressante, offrant plusieurs cheminements possibles et répondant à des besoins de plus en plus nombreux et précis.

3.7.1 Milieux hospitaliers

La plupart des infirmières exercent leur profession en milieu hospitalier même si cette proportion diminue. L'utilisation de technologies de pointe, la modification des incitatifs et les compressions budgétaires qui ont entraîné la restructuration du système de santé ont eu pour conséquences d'augmenter le nombre de chirurgies d'un jour et de diminuer les séjours à l'hôpital. On trouve environ 63 % des infirmières dans les hôpitaux (ICIS, 2009). Au Québec, la durée moyenne de séjour en soins physiques de courte durée a diminué, passant de 8,5 jours en 1982 à 7,7 en 1993-1995, puis à 7,2 en 2002-2003. Au Canada, le **taux d'hospitalisation** est passé de 1 181 / 10 000 en 1982 (8,5 %) à 947 / 10 000 (7,2 %) en 2005 (Éco-Santé, 2009). Ces statistiques expliquent une baisse de la proportion d'infirmières travaillant en milieu hospitalier (de 62,3 % en 2003 à 58,8 % en 2007) (ICIS, 2009).

Taux d'hospitalisation : Rapport, pour une période donnée, du nombre annuel moyen d'hospitalisations en soins physiques de courte durée, selon le diagnostic principal, à la population totale au milieu de la même période.

Les séjours écourtés à l'hôpital ont pour but de maximiser les ressources disponibles, mais ils alourdissent la tâche des soignants. L'infirmière exerçant en milieu hospitalier doit connaître les ressources communautaires et être en mesure d'anticiper les besoins en soins de santé à domicile des clients. Au moment de la planification du départ de son client, l'infirmière évalue ses besoins et planifie les soins exigés par un congé anticipé, avec la collaboration des autres infirmières, des responsables de soins, des médecins, des travailleurs sociaux et du personnel soignant à domicile.

Généralement, l'équipe de soins infirmiers impliquée dans les soins directs comprend des travailleurs d'autres catégories (infirmières auxiliaires, préposés aux bénéficiaires) qui assurent les soins de chevet aux clients, misant sur la coordination et la supervision des soins par les infirmières.

3.7.2 Autres types de milieux de travail

Les infirmières travaillent également dans la communauté. Une communauté peut être un endroit en particulier, une région urbaine ou rurale, ou encore un groupe de personnes liées par leur profession, leur école ou tout autre intérêt ou trait commun. Par conséquent, les infirmières en santé communautaire travaillent dans divers milieux tels que les CSSS, les écoles, les organismes de soins à domicile, les cliniques, les groupes de médecine de famille, les cliniques-réseau et les établissements privés **FIGURE 3.10**. Au Canada, environ 14,1 % des infirmières travaillent en santé communautaire; au Québec, cette proportion est passée de 12,7 % en 2003 à 10,2 % en 2007 (ICIS, 2009). En général, on tente de recruter des infirmières ayant une formation universitaire parce que le travail en santé communautaire demande plus d'autonomie pour intervenir dans des situations plus complexes. Les soins à domicile exigent de l'infirmière qu'elle prenne en considération la personne dans son environnement, ce qui nécessite davantage de connaissances et de compétences cliniques pour faire preuve de souplesse, d'ingéniosité, de créativité, de confiance en soi dans le choix des conduites cliniques appropriées à la situation.

Le premier rôle de l'infirmière est celui de prodiguer des soins directs.

Plus de 10 % des infirmières travaillent en soins de longue durée. Le Québec affiche la plus grande proportion (13,6 % en 2003), et l'on y a observé la plus grande variation, ce pourcentage passant à 14,1 % en 2007 (ICIS, 2009). L'offre de soins prolongés fait partie des RLS, et ces soins ont souvent été intégrés dans les CSSS.

Ces types de milieu de travail regroupent les sphères où la majorité des infirmières exercent leur profession, et dans lesquelles leurs fonctions et leurs responsabilités peuvent varier énormément. Un petit nombre d'infirmières œuvre en santé en milieu de travail, dans le cabinet d'un médecin ou encore dans un service de consultation en soins de santé. ■

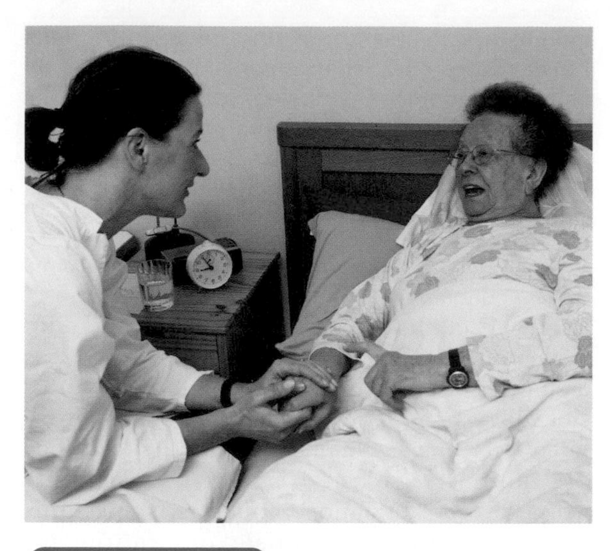

FIGURE 3.10 Infirmière prodiguant des soins à domicile

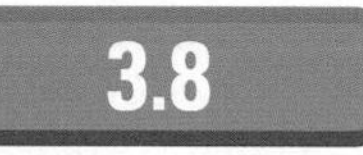

3.8 Rôles et fonctions de l'infirmière

3.8.1 Différents rôles de l'infirmière

Le premier rôle de l'infirmière est celui de prodiguer des soins directs (Dallaire, 2002a; Dallaire & Dallaire, 2008). Plus de 86,8 % des infirmières québécoises donnent des soins directs alors que cette proportion est de 91,3 % chez les infirmières albertaines et de 90,1 % chez leurs consœurs ontariennes. Lorsqu'elle prodigue des soins directs, l'infirmière aide les personnes à composer avec des situations de santé et de maladie; elle facilite le recouvrement de leur santé pendant le processus de guérison ou de réadaptation, ou les soutient pendant celui de la préparation à la mort. La guérison ne consiste pas uniquement à faire disparaître les traces biophysiologiques d'une maladie, même si l'efficacité des traitements favorisant la promotion de la guérison physique est importante pour le personnel soignant. La guérison doit également combler les besoins en matière de **santé holistique** et fonctionnelle des personnes, c'est-à-dire qu'elle doit rétablir leur bien-être émotionnel, spirituel et social. Les soins infirmiers soutiennent la personne et sa famille, et les soignants s'efforcent de prendre le temps nécessaire et de consentir aux efforts les plus susceptibles de faciliter la guérison.

Le rôle de coordination fait aussi partie des soins infirmiers (Dallaire, 2002a ; Dallaire & Dallaire, 2008). L'importance des contacts entre les infirmières et les clients et leur famille, avec d'autres infirmières et professionnels de la santé, avec des personnes-ressources et avec la communauté est au cœur des soins infirmiers. Sans communication claire, il est impossible de prodiguer des soins efficaces, de prendre des décisions avec les clients et leur famille, de protéger les personnes contre les dangers qui peuvent nuire à leur bien-être, de coordonner et de gérer les soins, d'aider les personnes dans leur réadaptation, de les réconforter ou de leur fournir de l'enseignement. La qualité de la communication contribue à la capacité de coordonner les soins en vue de satisfaire les besoins des personnes, des familles et des communautés.

Par ailleurs, dans la plupart des milieux de pratique, l'infirmière travaille avec d'autres professionnels de la santé afin de prodiguer des soins complets aux clients **FIGURE 3.11**. L'équipe soignante est composée de quatre principaux types de professionnels : les infirmières, les médecins, le personnel paramédical – comme les thérapeutes et les techniciens –, ainsi que d'autres spécialistes – comme les travailleurs sociaux. Cependant, il est possible que la participation de ce grand nombre d'intervenants dans les soins de santé du client puisse entraîner la fragmentation des soins. Étant donné que l'infirmière est celle qui communique le plus souvent avec tous ces professionnels de l'équipe soignante, elle se voit souvent confier le mandat de coordonner et d'intégrer les services pour l'équipe **TABLEAU 3.3**.

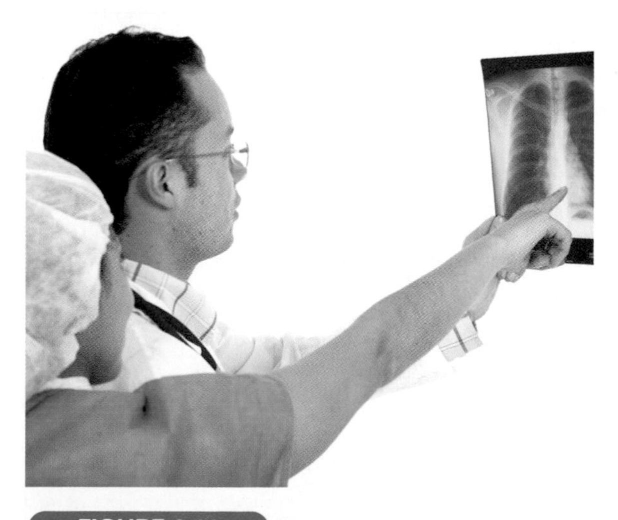

FIGURE 3.11 L'infirmière est un membre intégré de l'équipe interdisciplinaire.

L'infirmière joue aussi un rôle d'éducation pour la santé. Elle explique alors à la personne et à ses proches les concepts et les faits sur la santé, enseigne des démarches telles que les activités d'autosoins, s'assure qu'ils ont bien compris son enseignement, complète les apprentissages et en évalue les progrès. Certaines activités d'enseignement peuvent se faire de façon non planifiée et spontanée, par exemple lorsque l'infirmière répond à une question sur la santé au cours d'une conversation. Par contre, d'autres activités d'enseignement sont planifiées et structurées. C'est le cas lorsque l'infirmière enseigne à une personne atteinte de diabète la façon de s'autoadministrer des injections d'insuline, et qu'elle la conseille sur la manière de gérer ses dépenses d'énergie et ses injections d'insuline en fonction de ses activités quotidiennes. L'infirmière utilise des stratégies d'enseignement qui répondent aux capacités et aux besoins de la personne ▶ 16.

La qualité de la communication contribue à la capacité de coordonner les soins en vue de satisfaire les besoins des personnes, des familles et des communautés.

16

Le chapitre 16, *Enseigner à la clientèle,* explique comment assurer un enseignement à la clientèle efficace.

3.8.2 Domaines spécialisés de la profession

Les rôles décrits précédemment concernent toutes les infirmières dans la plupart des milieux de pratique, mais il existe aussi des fonctions particulières. En plus d'être soignantes, les infirmières peuvent accéder à une pratique avancée de soins infirmiers, ou travailler en gestion, dans le domaine de la formation ou de la recherche. Le cheminement d'une carrière sera d'abord influencé par le type de formation initiale choisie, puis par la décision de poursuivre ou non ses études, ou d'y retourner. Dans ce contexte, différentes carrières s'ouvrent aux infirmières québécoises ; elles offrent des combinaisons diverses de quatre sphères générales d'activité (la pratique directe des soins, la gestion, la formation et la recherche). Le cheminement de carrière ainsi que les postes offerts présentent des combinaisons de ces sphères d'activité, ce qui peut varier grandement selon les régions, compte tenu de l'évolution du système de santé et du système professionnel. Dans les sections suivantes, chacune des sphères générales d'activité sera expliquée. La **FIGURE 3.12** permet de visualiser comment ces sphères peuvent se combiner.

Pratique directe des soins

La pratique directe de niveau généraliste a été abordée dans la section précédente. Une pratique

TABLEAU 3.3 Rôles des autres professionnels de l'équipe soignante

PROFESSIONNEL	RÔLE	FORMATION
Ergothérapeute	Évaluer les habiletés fonctionnelles d'une personne ; déterminer et mettre en œuvre un plan de traitement et d'intervention ; développer, restaurer ou maintenir les aptitudes ; compenser les incapacités ; diminuer les situations de handicap et adapter l'environnement dans le but de favoriser une autonomie optimale.	Maîtrise en ergothérapie
Infirmière auxiliaire	Contribuer à l'évaluation de l'état de santé d'une personne et à la réalisation du plan de soins ; prodiguer des soins et des traitements infirmiers et médicaux dans le but de maintenir la santé, de la rétablir, et de prévenir la maladie et fournir des soins palliatifs.	Diplôme d'études professionnelles (DEP)
Inhalothérapeute	Participer à l'évaluation de la fonction cardiorespiratoire d'une personne à des fins diagnostiques ou de suivi thérapeutique, contribuer à l'anesthésie et traiter des problèmes qui touchent le système cardiorespiratoire.	Diplôme d'études collégiales (DEC) en techniques d'inhalothérapie
Médecin	Évaluer et diagnostiquer toute déficience de la santé de l'être humain, prévenir et traiter les maladies dans le but de maintenir la santé ou de la rétablir.	Doctorat en médecine (M.D. de premier cycle) Réussite à l'examen d'admission du Collège des médecins
Nutritionniste ou diététiste	Évaluer l'état nutritionnel d'une personne, déterminer et assurer la mise en œuvre d'une stratégie d'intervention visant à adapter l'alimentation en fonction des besoins pour maintenir ou rétablir la santé.	Baccalauréat ou maîtrise en nutrition
Orthophoniste et audiologiste	Évaluer les fonctions de l'audition, du langage, de la voix et de la parole d'une personne, déterminer un plan de traitement et d'intervention, et en assurer la mise en œuvre dans le but d'améliorer ou de rétablir la communication.	Maîtrise en orthophonie et audiologie
Pharmacien	Évaluer et assurer l'usage approprié des médicaments afin notamment de détecter et de prévenir les problèmes pharmacothérapeutiques ; préparer, conserver et remettre des médicaments dans le but de maintenir ou de rétablir la santé d'une personne.	Baccalauréat, maîtrise ou doctorat en pharmacie
Physiothérapeute	Évaluer les déficiences et les incapacités de la fonction physique d'une personne liées aux systèmes neurologique, musculosquelettique et cardiorespiratoire ; déterminer un plan de traitement et réaliser les interventions dans le but d'obtenir un rendement fonctionnel optimal.	Baccalauréat ou maîtrise en physiothérapie
Psychologue	Fournir au public des services professionnels dans lesquels sont appliqués les principes et les méthodes de la psychologie scientifique, notamment, pratiquer la consultation et l'entrevue ; utiliser et interpréter les tests standardisés des capacités mentales, d'aptitudes et de personnalité à des fins de classification et d'évaluation psychologiques ; recourir à des techniques psychologiques aux fins d'orientation, de rééducation et de réadaptation.	Doctorat en psychologie
Travailleur social	Intervenir auprès des personnes, des familles, des groupes ou des collectivités dans le but d'améliorer leur fonctionnement social ; conseiller les clients et leur famille. Les services d'aide psychologique peuvent comprendre le soutien aux clients et aux familles pendant une maladie grave ou en phase terminale, l'organisation du placement en soins de longue durée et l'évaluation des ressources financières.	Baccalauréat ou maîtrise en service social

Pratique directe des soins
Toute pratique infirmière comprenant des soins directs aux personnes malades, que l'infirmière ait une formation de généraliste ou de pratique avancée ; elle collabore à la formation (stagiaires en soins infirmiers), elle utilise et applique les résultats de la recherche, et elle contribue au travail de gestion pour les clients dont elle prend soin.

formation
pratique
recherche
gestion

Formation
Toute pratique infirmière comprenant une dimension de formation (personnel, étudiantes) ; certaines infirmières enseignent au collégial ou deviennent professeures à l'université. Dans ce type de carrière, la pratique des soins directs est réduite, alors que la formation occupe une place prépondérante, soutenue par le recours aux résultats de recherche et à une participation à la gestion principalement dans les établissements de formation.

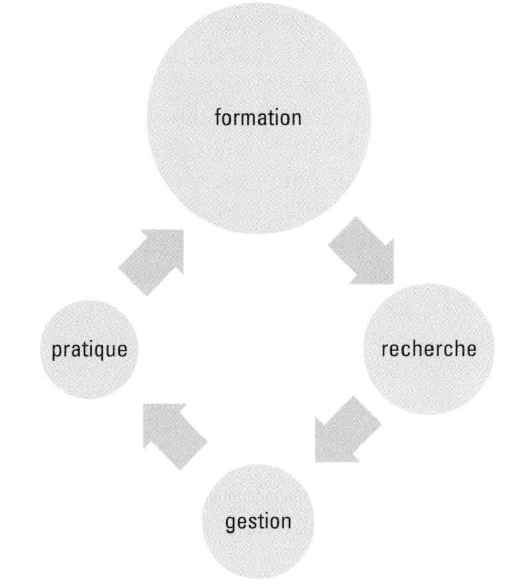

Recherche
Seule la carrière de professeure d'université, pour les personnes détentrices d'un doctorat, permet d'envisager une carrière de chercheuse correspondant aux dimensions plus importantes des sphères recherche et formation. Les autres niveaux de formation permettent une collaboration à la recherche dans laquelle la sphère recherche sera moins importante.

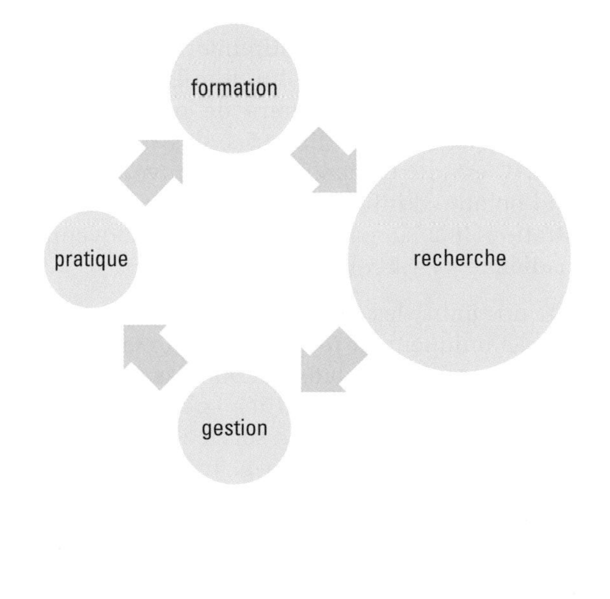

Gestion
Une carrière en gestion doit aussi comprendre des éléments des autres sphères d'activité puisque les infirmières gestionnaires peuvent être responsables de la qualité des soins ou de la supervision d'un service ou d'un programme particulier. Des compétences en administration et en gestion sont requises par une formation universitaire.

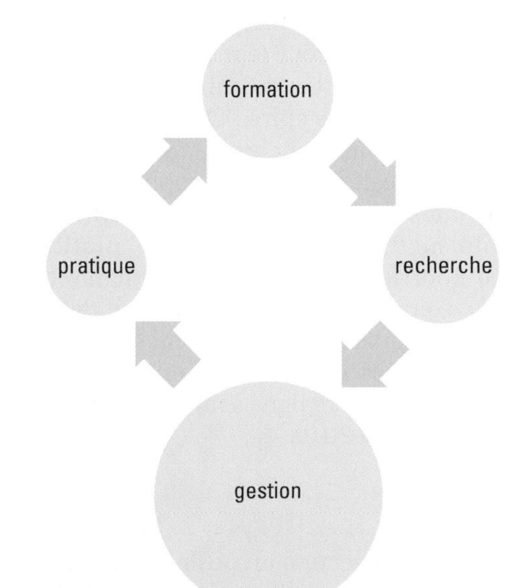

FIGURE 3.12 Quatre sphères d'activités disponibles pour les infirmières : une carrière à géométrie variable

directe avancée ou plus spécialisée est possible au Québec pour celles qui envisagent de poursuivre leurs études à la maîtrise. En effet, au cours des dernières années, de nouveaux rôles se sont ajoutés pour mieux répondre aux besoins de la population. Parmi eux, on trouve les désignations suivantes : infirmière de pratique avancée (le titre d'emploi varie d'un endroit à l'autre) et infirmière praticienne.

Jugement clinique

Stéphanie vous demande de la conseiller sur son plan de carrière. Quelles seraient vos recommandations ?

Au Canada, on associe les deux rôles d'infirmière en pratique avancée aux expressions *infirmière clinicienne spécialisée* et *infirmière praticienne* (AIIC, 2008). Au Québec, la pratique infirmière avancée demande l'obtention d'une maîtrise en sciences infirmières. Les infirmières détentrices d'un tel diplôme possèdent une expertise dans divers domaines de pratique clinique, soutenue par une pratique de soins directs (AIIC, 2008 ; Dallaire & Dallaire, 2009), et elles exercent leur leadership clinique dans l'enseignement aux infirmières, l'application de nouvelles pratiques, la conception de programmes de soins et de cheminement critique utiles à la coordination du suivi de la clientèle. Elles intègrent les résultats de la recherche à la pratique et sont consultées dans les situations de santé complexes. Dans certains cas, elles offrent des soins en collaboration étroite avec l'équipe interdisciplinaire **FIGURE 3.13**.

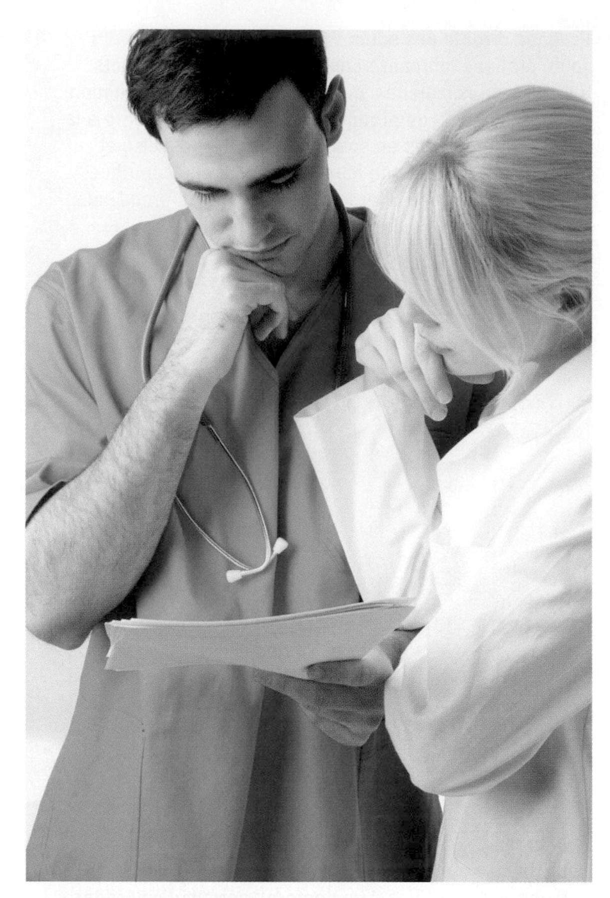

FIGURE 3.13 L'analyse et la prise de décision est au cœur de la pratique infirmière.

Dans son domaine d'expertise, l'infirmière praticienne dispense, selon une approche globale, des soins infirmiers et des soins médicaux répondant aux besoins complexes des clients et de leur famille dans un domaine de spécialité, en tenant compte de leur expérience en matière de santé (OIIQ & CMQ, 2006). L'infirmière praticienne spécialisée en néphrologie, cardiologie ou néonatalogie travaille en collaboration avec le médecin spécialiste dans les établissements de deuxième et de troisième ligne. Pour le moment, le travail que peuvent accomplir les infirmières praticiennes a fait l'objet d'ententes entre l'OIIQ et le Collège des médecins, puisqu'il incorpore des éléments de pratique médicale. Toutefois, l'application de cette entente dans les milieux cliniques se fait de façon variable au Québec. L'infirmière praticienne, formée pour les soins de première ligne, devrait pouvoir exercer dans les CSSS, au sein des G.M.F. et dans les dispensaires. Les premières diplômées des programmes d'infirmières praticiennes pour les soins de première ligne sont entrées sur le marché du travail en 2010.

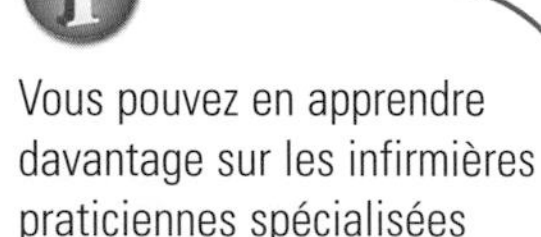

Vous pouvez en apprendre davantage sur les infirmières praticiennes spécialisées en visitant le site Internet de leur association au www.aipsq.com.

Gestion

L'infirmière qui occupe un poste de gestion administre les soins aux clients et la répartition des services de soins infirmiers précis à l'intérieur d'un établissement de soins de santé. Elle peut occuper un poste de gestionnaire de niveau intermédiaire, tel que celui d'infirmière-chef, ou un poste de gestionnaire de niveau supérieur, tel que celui de directrice des soins infirmiers. C'est au Québec qu'on trouve le plus grand nombre d'infirmières travaillant en administration (8,2 %, par rapport à une moyenne canadienne de 4,4 %) (ICIS, 2009).

De nos jours, les infirmières gestionnaires ne sont pas uniquement responsables de la qualité des soins infirmiers dans les établissements de santé. Leurs responsabilités peuvent comprendre la supervision d'un service ou d'un programme particulier, tel que la médecine ou la cardiologie, et peuvent s'appliquer au secteur des soins ambulatoires dans les cliniques de médecine, les services de consultations externes ou les services de cardiologie. L'infirmière gestionnaire doit posséder des compétences en administration et en gestion tout en ayant une compréhension approfondie de tous les aspects des soins infirmiers et des soins aux clients ; c'est la raison pour laquelle une formation universitaire est requise.

Formation

L'infirmière enseigne principalement au cégep et à l'université. L'infirmière enseignante au collégial détient une formation universitaire qui lui procure les compétences pratiques et les connaissances théoriques nécessaires. À l'université, les professeures de carrière détiennent un doctorat, car elles doivent aussi faire de la recherche. Elles sont responsables d'offrir un enseignement théorique contemporain, et de faciliter l'acquisition de compétences obligatoires en laboratoire et en milieu clinique **FIGURE 3.14**.

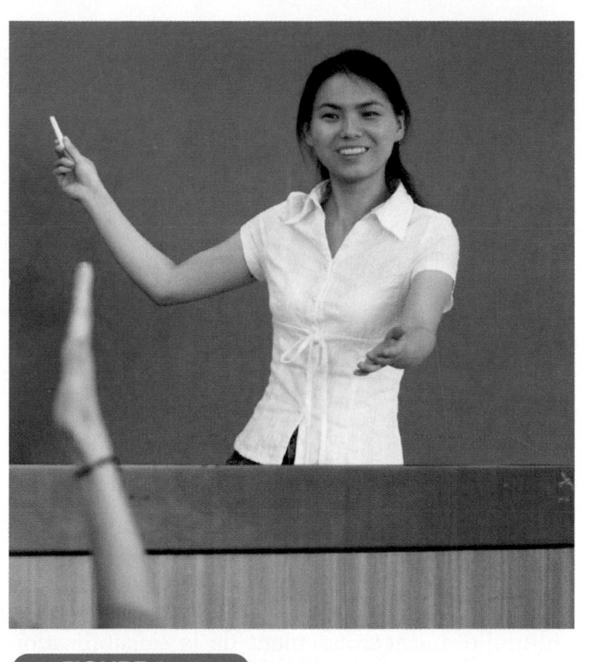

FIGURE 3.14 Par son enseignement, l'infirmière joue un rôle essentiel dans la formation d'une relève compétente.

Recherche

L'infirmière de recherche entreprend des projets de recherche ou collabore à des projets qui sont pertinents pour la pratique des soins infirmiers. La recherche vise à améliorer les soins infirmiers, à mieux définir la pratique, et à enrichir le répertoire de ce que l'infirmière peut faire pour contribuer à la guérison des personnes ou pour améliorer leur vie en présence de la maladie. Dans le domaine de

TABLEAU 3.4 Répercussions des mouvements sociaux sur les soins infirmiers

Mouvement social	Répercussions	Défis pour la profession
Changements démographiques	• Déplacement de population des régions rurales vers les régions urbaines • Prolongation de la longévité • Augmentation du taux de maladies chroniques et de maladies telles que l'alcoolisme et le cancer du poumon	• Adoption de nouvelles méthodes de prestation de soins • Modification des priorités en enseignement • Établissement des normes de pratique dans de nouveaux domaines
Diversité culturelle	• Perception différente de la santé, de la maladie et du traitement selon la culture d'origine	• Importance de connaître différentes cultures • Adoption d'attitudes professionnelles tenant compte des différences culturelles
Droits des clients	• Clientèle de plus en plus informée de ses droits (droit d'être informé, de refuser un traitement, de conserver son intimité, de donner un consentement éclairé)	• Participation plus grande du client à ses soins et aux décisions qui le concernent • Nécessité d'informer davantage le client et son entourage • Respect rigoureux de l'intimité
Mouvement des droits de la personne	• Besoins particuliers en matière de services de santé pour de nombreux groupes de personnes	• Défense des droits de tous les clients • Reconnaissance des besoins particuliers de certains groupes
Accent mis sur la promotion et le maintien de la santé, et sur la prévention des maladies	• Accent mis sur l'exercice, la nutrition et les modes de vie sains	• Participation à des forums sur la santé et à des programmes liés au bien-être • Connaissance des programmes pédagogiques sur des maladies précises ainsi que des activités d'enseignement dans les hôpitaux, les cliniques, les établissements de soins primaires et les autres milieux de soins de santé pour le client et sa famille

la recherche, les rôles sont bien déterminés : une personne qui possède une maîtrise en soins infirmiers peut participer à des projets de recherche, alors qu'une autre qui détient un doctorat peut faire des demandes de subventions de recherche, entreprendre des projets et les conduire à terme. ■

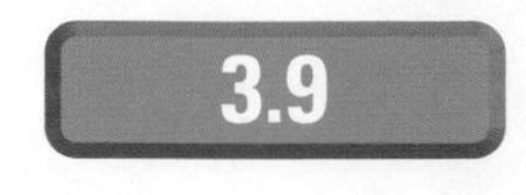

Influences sociales sur les soins infirmiers

L'influence de la société sur les soins infirmiers a déjà été mentionnée dans ce chapitre. De nombreux mouvements sociaux ont des répercussions sur les soins infirmiers : les changements démographiques, une population vieillissante, la diversité culturelle, un accroissement de la sensibilisation des clients, les influences économiques, le système changeant de prestation des soins de santé et les programmes politiques. Le **TABLEAU 3.4** résume ces mouvements sociaux et présente les défis qu'ils posent à la profession infirmière. ■

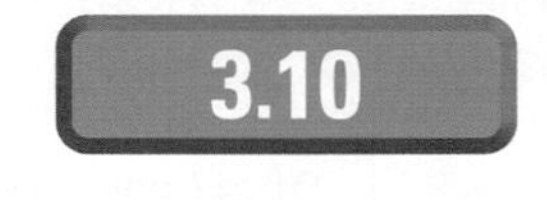

Influences politiques des soins infirmiers

Historiquement, l'engagement des infirmières dans la politique a été restreint. Des infirmières comme Jeanne Mance, Florence Nightingale, Mary Agnes Snively et mère Virginie Allaire ont influencé la prise de décision dans certains domaines comme l'hygiène, la nutrition, l'enseignement des soins infirmiers et les réformes des soins de santé. Plus près de nous, l'OIIQ exerce un rôle auprès du gouvernement et de la société pour mettre de l'avant des solutions novatrices offertes par les infirmières et ainsi faire avancer la discussion sur les soins de santé au Québec. La puissance politique représente la capacité d'influencer une personne occupant un poste gouvernemental ou de la persuader d'exercer son pouvoir pour obtenir le résultat désiré (Dallaire, 2002b ; Dallaire, 2008). Les plans d'enseignement de soins infirmiers, les organismes professionnels et les syndicats représentant les infirmières mettent de plus en plus l'accent sur l'engagement de celles-ci dans la politique. Au Canada, les organismes de soins infirmiers ont fait pression avec succès sur les politiciens à l'échelle régionale, provinciale et fédérale.

Les organismes professionnels, les syndicats d'infirmières et les groupes d'intérêts spéciaux ont également fait des pressions au nom des infirmières, et leurs demandes ont entraîné des modifications en matière de politique d'amélioration de l'aide socioéconomique et de la réforme des soins de santé dans les domaines des soins de longue durée, de la santé mentale et des questions environnementales.

De plus, les infirmières peuvent influencer individuellement les décisions politiques à tous les ordres de gouvernement. Il est nécessaire de les préparer à jouer un rôle politique d'influence. Pour ce faire, les stratégies comprennent, entre autres, l'intégration de la politique publique dans les programmes de soins infirmiers, la socialisation et la participation précoce au sein d'organismes professionnels. La nomination à des fonctions officielles dans divers milieux fait aussi partie de ces stratégies. L'avenir des infirmières promet d'être brillant si elles se penchent sérieusement sur les besoins sociaux, deviennent des activistes pour influencer la politique visant à satisfaire ces besoins, et aident généreusement les organismes de soins infirmiers et les candidates qui travaillent pour obtenir un bon système de santé universel. Même si elles ont souvent réussi à empêcher des infractions liées à l'autogérance de la profession, elles doivent assurer l'avenir de celle-ci en cherchant, individuellement et collectivement, à accroître leur influence sur la politique des soins de santé qui concerne leur pratique.

À retenir

Version reproductible
www.cheneliere.ca/potter

- Les soins infirmiers ont été un travail de femmes, de communautés religieuses et de service auprès des militaires avant de devenir la profession infirmière actuelle.
- Les soins infirmiers sont influencés par des variables économiques, sociales et culturelles d'une époque particulière.
- L'initiatrice des soins infirmiers modernes, Florence Nightingale, a élaboré une conception des soins infirmiers basée sur le maintien et le rétablissement de la santé.
- Le gouvernement fédéral a joué un rôle important dans la santé des Canadiens en instituant l'assurance maladie à l'échelle du pays et en établissant des politiques de santé en accord avec les principes de la Loi canadienne sur la santé (1985).
- Des services de santé sont offerts dans une variété d'établissements et d'organisations communautaires, rejoignant tous les groupes d'âge et toutes les clientèles.
- Les quatre niveaux de soins sont : la promotion de la santé, la prévention de la maladie, le traitement de la maladie et la réadaptation.
- Devenir une infirmière professionnelle veut dire acquérir une formation, obtenir un permis de pratique, adhérer à une association professionnelle, servir la population avant ses propres intérêts en vertu d'un code de déontologie, et bénéficier d'une autonomie en raison de ses connaissances et de ses habiletés.
- Le champ d'exercice des soins infirmiers et les activités de la corporation professionnelle sont encadrés par une loi.
- Les *Perspectives de l'exercice de la profession d'infirmière* de l'OIIQ servent de lignes directrices pour la pratique des soins infirmiers ou de normes de pratique.
- Les rôles de l'infirmière comprennent les soins directs, l'éducation à la santé, la coordination des soins, la pratique avancée, la gestion des soins, la formation et la recherche.
- L'équipe soignante est interdisciplinaire et peut être composée des intervenants suivants : infirmière, médecin, physiothérapeute, ergothérapeute, inhalothérapeute, nutritionniste, pharmacien, psychologue, orthophoniste, audiologiste et travailleur social.
- Aujourd'hui, les infirmières s'intéressent davantage à la politique, pouvant ainsi accroître l'influence des soins infirmiers sur la politique et la pratique des soins de santé.

Pour en savoir plus

Version complète et détaillée
www.cheneliere.ca/potter

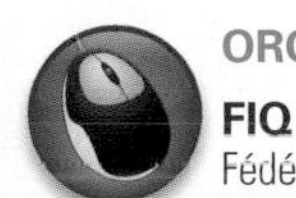

ORGANISMES ET ASSOCIATIONS

FIQ
Fédération interprofessionnelle de la santé du Québec
www.fiqsante.qc.ca

OIIQ
Ordre des infirmières et infirmiers du Québec
www.oiiq.org

AIIC
Association des infirmières et infirmiers du Canada
www.cna-nurses.ca

ORGANISMES GOUVERNEMENTAUX

MSSS > Sujets > Organisation des services > Le système de santé et de services sociaux au Québec en bref
Ministère de la Santé et des Services sociaux du Québec
www.msss.gouv.qc.ca

Pepin, J., Kérouac, S., & Ducharme, F. (2010). *La pensée infirmière* (3e éd.). Montréal : Chenelière Éducation.

Dallaire, C. (Éd.). (2008). *Le savoir infirmier : au cœur de la discipline et de la profession*. Montréal : Gaëtan Morin.

Bates, C., Dodd, D., & Rousseau, N. (Éd.). (2005). *Sans frontières : quatre siècles de soins infirmiers canadiens*. Ottawa, Ont. : Presses de l'Université d'Ottawa.

Québec. *Loi sur les services de santé et les services sociaux*, L.R.Q., c. S-4.2, à jour au 1er novembre 2009. Québec, Qc : Publications du Québec.
www2.publicationsduquebec.gouv.qc.ca/dynamicSearch/telecharge.php?type=2&file=/S_4_2/S4_2.html

Institut canadien d'information sur la santé (2008). *Infirmières réglementées : tendances, 2003 à 2007*. Ottawa, Ont. : ICIS.
http://secure.cihi.ca

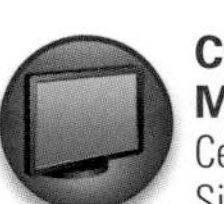

CCDMD > Ressources disciplinaires > Une journée de Maxime
Centre collégial de développement de matériel didactique
Site et DVD produits en collaboration avec le CCDMD et créés afin de mettre en images des notions encore abstraites au début de l'apprentissage des soins infirmiers.
www.ccdmd.qc.ca

The Nursing Channel
Le site de The Nursing Channel propose une variété de moyens multimédias pour relater des histoires de pratique des soins infirmiers.
www.nursingchannel.ca

CHAPITRE

Édition française :
Clémence Dallaire, inf., Ph. D.

Édition originale :
Anne G. Perry, RN, EdD, FAAN

Se familiariser avec les fondements théoriques des soins infirmiers

Objectifs

Après avoir lu ce chapitre, vous devriez être en mesure :

- de situer le développement du savoir infirmier dans le contexte de l'évolution des autres savoirs ;
- de différencier les différents types de savoirs utiles à la pratique des soins infirmiers ;
- d'expliquer les différents niveaux de conceptualisation en science infirmière et leur utilité pour la pratique des soins infirmiers ;
- de préciser comment les concepts centraux définissent la discipline infirmière et soutiennent la pratique des soins infirmiers ;
- de décrire comment les différents modèles conceptuels permettent de définir les soins infirmiers ;
- de reconnaître certaines théories infirmières ;
- de vous familiariser avec des concepts autres que les concepts centraux.

Guide d'études, pages 10 à 12

Mise en contexte

Jugement clinique

Mélanie est étudiante en soins infirmiers au collégial. À la suite d'une discussion avec des amies inscrites dans les programmes collégial et universitaire, elle reste songeuse. En effet, après avoir présenté les raisons qui les ont conduites à choisir leur programme et leur ordre d'enseignement respectifs, les étudiantes ont abordé la question du contenu théorique. Pour certaines, il s'agit de la partie la plus intéressante de leur formation, celle qui leur explique vraiment leur travail futur et qui leur permet d'en comprendre l'utilité. Pour d'autres, il s'agit plutôt d'un mal nécessaire. Jusqu'à présent, Mélanie définissait principalement les soins infirmiers comme une pratique intéressante qui lui permettrait de mettre à profit son intérêt pour les êtres humains, lui assurant un emploi bien considéré et dont les conditions de travail sont encadrées par une convention collective.

Si Mélanie vous posait des questions sur les fondements théoriques de la pratique des soins infirmiers, que pourriez-vous lui répondre ?

Concepts clés

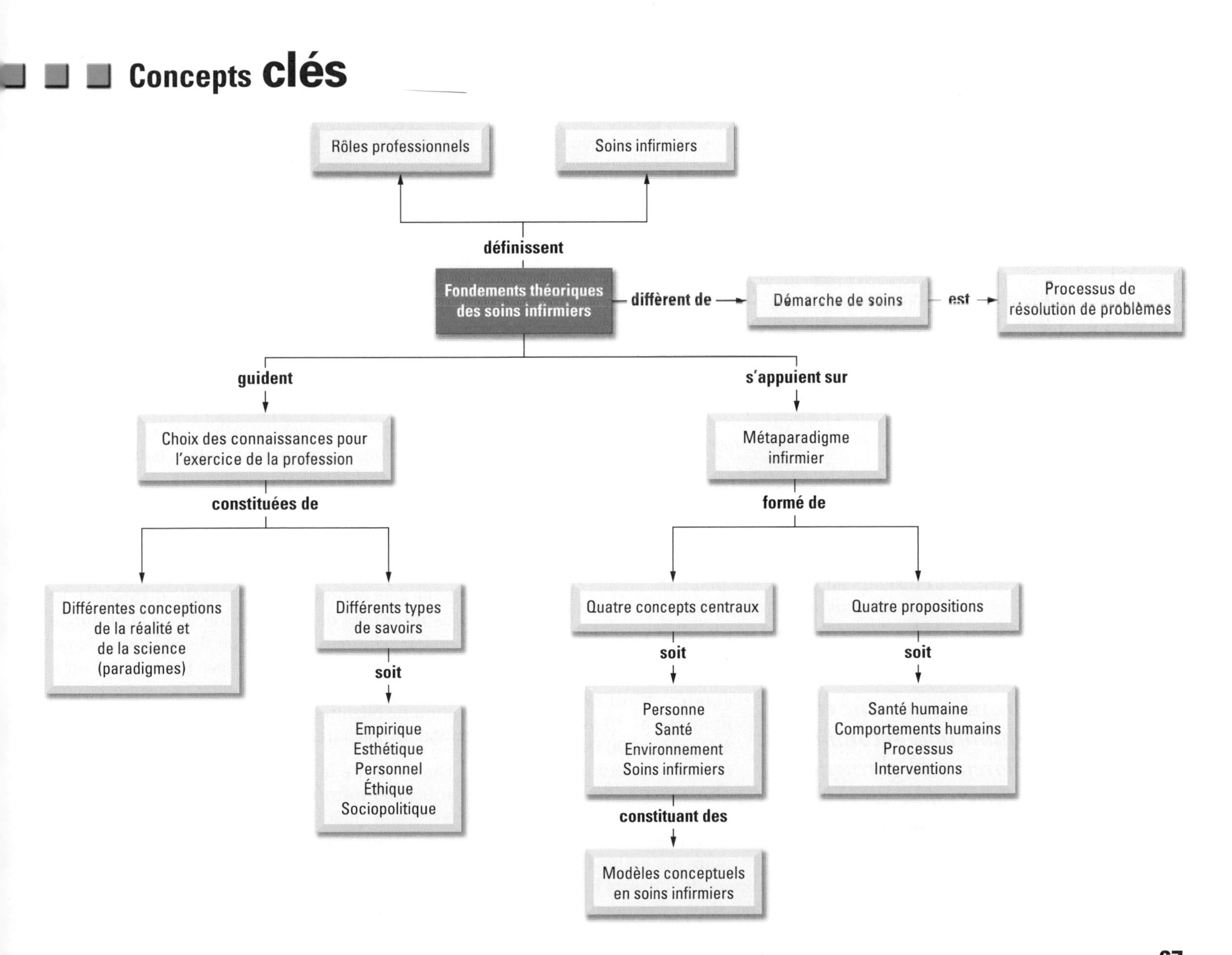

Dans le système de santé contemporain, on s'attend à ce que toutes les infirmières soient en mesure d'expliquer leur rôle, leur travail et leurs actions en recourant à des connaissances et à des principes. Au cours de leur formation, les infirmières apprennent les sciences sociales, les sciences physiques, les sciences liées au fonctionnement de l'être humain sain, notamment la biologie, la physiologie, la psychologie, et au fonctionnement de l'être humain malade, en particulier la connaissance de la maladie offerte par la médecine, et, finalement, la science infirmière. Concrètement, lorsque les infirmières doivent répondre aux besoins des personnes et des familles, elles s'inspirent de l'ensemble des connaissances apprises pour décider des soins et les donner. Bien que certaines techniques de soins puissent être maîtrisées par la majorité des personnes qui les apprennent, le savoir sous-jacent aux soins et à la capacité de les utiliser dans des situations uniques est ce qui caractérise la pratique des soins infirmiers professionnels.

Le savoir est ce qui permet de s'orienter dans la pensée (UNESCO, 2005). Au début de son apprentissage, il pourrait arriver que l'infirmière trouve le savoir infirmier difficile à saisir ou à apprécier, comme c'est le cas dans plusieurs disciplines. Toutefois, au fur et à mesure qu'elle le connaîtra davantage, elle en viendra à reconnaître son utilité. Le travail intellectuel de théorisation des soins enrichit le bagage disciplinaire en offrant des explications et des justifications à la pratique infirmière. Le but de la théorisation est d'organiser le savoir des soins afin qu'il soit utile à une pratique à la fois professionnelle et responsable au regard de ses propres résultats. L'imputabilité et le professionnalisme sont appuyés par une capacité à utiliser le savoir pour comprendre la situation, envisager les diverses actions possibles et faciliter la délibération conduisant à la décision clinique. Aussi, le recours au savoir permet de soumettre la pratique à un examen externe afin de vérifier qu'elle se base sur des connaissances à jour. Le savoir infirmier suggère comment générer un changement positif chez le client et assure que ce changement est produit en s'inspirant des meilleures pratiques connues. La théorisation soutient le professionnalisme et l'imputabilité en fournissant les mots et le langage pour décrire les soins, expliquer les actions entreprises et les résultats obtenus. C'est d'ailleurs pour cette raison que la première compétence énoncée dans le champ des compétences scientifiques proposées par l'Ordre des infirmières et infirmiers du Québec (OIIQ) est la connaissance « des modèles conceptuels de soins infirmiers pour orienter sa pratique » (OIIQ, 2009).

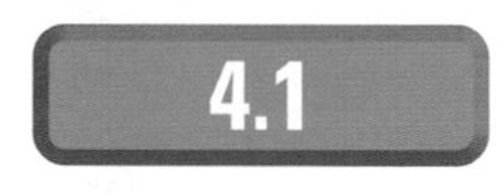

4.1 Début de la théorisation

Plusieurs attribuent les premiers savoirs des soins aux femmes soignantes qui auraient accumulé, au fil du temps, et par essais et erreurs, une somme de connaissances qu'elles se transmettaient oralement. Selon plusieurs auteurs (Collière, 1988 ; Francillon, 1998 ; Nelson & Gordon, 2004), la médecine a récupéré une partie des savoirs des femmes soignantes, et le reste des connaissances a été perdu pour les soins infirmiers.

La littérature nord-américaine et la littérature britannique reconnaissent les écrits de Florence Nightingale [...] comme le premier jalon de la théorisation du monde infirmier occidental.

Par ailleurs, de nombreux documents historiques attestent l'excellence des pratiques de soins infirmiers à travers les âges (Nelson & Gordon, 2004). Les historiennes montrent que les pratiques des infirmières se sont toujours inspirées des connaissances de leur époque ainsi que de la technologie alors disponible. Sandelowski (1999) suggère même qu'à toutes les époques, c'est l'utilisation de la technologie par les infirmières et leur habileté à s'en servir qui ont permis aux médecins de si bien paraître dans l'opinion publique **FIGURE 4.1**.

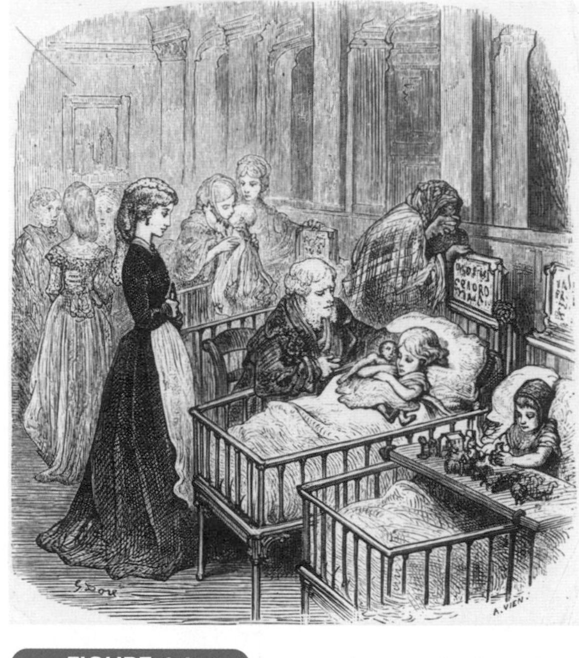

FIGURE 4.1 Les premiers savoirs des soins infirmiers sont attribués aux femmes soignantes.

La littérature nord-américaine et la littérature britannique reconnaissent les écrits de Florence Nightingale, dans lesquels on trouve une conception du service infirmier, comme le premier jalon de la théorisation du monde infirmier occidental. En effet, Nightingale croyait que seule la nature pouvait guérir les malades et elle affirmait que le service infirmier consistait à les placer dans les meilleures conditions possible afin de permettre à la nature d'agir sur eux (Nightingale, 1859/1992). En visant essentiellement à proscrire les obstacles à la guérison, la conception de Nightingale distinguait les soins infirmiers de la médecine et de la chirurgie. Toutefois, ce premier effort de théorisation n'a pas eu, à première vue, de retombées immédiates sur le développement de la profession, puisque la conception de Nightingale n'a servi de base ni à la formation en soins infirmiers ni à leur pratique.

Durant toute la première moitié du XXe siècle, le rôle de l'infirmière est essentiellement celui d'assistante médicale, et il faut attendre les années 1950 pour voir réapparaître le processus de théorisation. À cette époque, les changements sociaux, les progrès scientifiques et techniques résultant de l'ajout de nouvelles connaissances des sciences fondamentales (physique, chimie et biologie), des sciences sociales et humaines, de l'éthique et de la philosophie des sciences ont modifié les façons de traiter et de soigner les malades. Selon Aïta (2000), les changements intellectuels survenus aux États-Unis à cette période ont conduit à l'émergence d'une conceptualisation scientifique du soin. Les infirmières américaines croyaient qu'il serait possible d'améliorer le statut des soins si la pratique était basée sur des connaissances scientifiques, comme c'était le cas pour d'autres groupes professionnels. Un tel changement s'est implanté lentement parce qu'il remettait en question l'ancrage des soins dans les notions religieuses de souffrance et de compassion. Ce changement intellectuel marquait aussi une transition : on s'éloignait de la tradition de transmission orale des savoirs soutenus par la formation d'apprenties à l'hôpital. Cette formation s'effectuait alors au cours de longues heures d'apprentissage de techniques, transmises et pratiquées telles que reçues (Chinn & Kramer, 1999 ; Dallaire & Aubin, 2008). La transmission orale et la formation d'apprenties ne s'appuyaient pas sur l'écriture, alors que dans la deuxième moitié du XXe siècle, la formation des infirmières comprenait le recours systématique aux livres et aux cours. Ces éléments expliquent à la fois le peu de développements théoriques effectués pendant la première moitié du XXe siècle et la relation difficile au savoir théorique chez les infirmières. Par ailleurs, ils sont aussi liés à l'émergence, à compter des années 1950 aux États-Unis, d'efforts théoriques plus importants dans le domaine des soins infirmiers.

Le besoin de conceptualiser le service infirmier est d'abord venu des milieux de l'éducation, qui remettaient de plus en plus en question les programmes de formation infirmière traditionnellement basés sur l'apprentissage pratique et la prestation de cours théoriques par les médecins. Selon les infirmières éducatrices du temps, les programmes devaient être définis et structurés à partir du savoir infirmier (Dean, 1995 ; Orem & Parker, 1964 ; Torres, 1974). Au cours des années 1960, les infirmières ressentent l'urgence d'articuler et de définir le but de leur profession, mais aussi de préciser ce qui distingue leur pratique de celle des autres pratiques professionnelles (Meleis, 2007). Mais, pour arriver à décrire en quoi consistait ce savoir, les infirmières ont dû faire face à de grandes questions théoriques et philosophiques telles que :

- Quel est le domaine d'intérêt de la discipline infirmière ?
- En quoi la profession infirmière est-elle différente et distincte des autres professions de la santé ?
- Quel devrait être le corps de connaissances nécessaires à l'exercice de la profession infirmière ?

Jugement clinique

Que répondriez-vous à Mélanie si elle vous posait ces questions ?

Pour répondre à ces questions, les théoriciennes – ces infirmières préoccupées par les éléments théoriques propres à la discipline – ont imaginé différentes façons de voir la profession. Depuis, la discipline infirmière trouve progressivement sa voie comme spécialité distincte de la médecine. Les soins infirmiers, qui se sont d'abord appuyés sur les connaissances des autres disciplines après la perte de référence aux savoirs des femmes soignantes, se concentrent ensuite sur la naissance des sciences infirmières elles-mêmes. Dorénavant, le savoir infirmier n'est plus simplement l'application de connaissances issues d'autres disciplines, mais il acquiert sa nature propre. Bref, au cours du siècle dernier, les infirmières ont amorcé un long processus de théorisation qui se poursuit aujourd'hui **ENCADRÉ 4.1**. ■

ENCADRÉ 4.1 Théorisation : vocabulaire de base

- Les phénomènes sont des manifestations qui peuvent être perçues ou ressenties de façon consciente (Meleis, 1997).
- Les concepts sont des représentations mentales d'objets ou d'événements. Ils constituent la façon dont les idées sont organisées et communiquées aux autres.
- Les définitions sont des descriptions de concepts incluant habituellement leurs caractéristiques ou leurs propriétés essentielles.
- Les propositions sont des énoncés qui décrivent les relations entre au moins deux concepts.
- Les hypothèses sont des propositions qui n'ont pas fait l'objet de validation.
- Les théories sont des ensembles de définitions et de propositions étroitement liées visant à décrire, à faire comprendre et à expliquer une partie du monde empirique.
- Les modèles conceptuels élaborés pour la profession infirmière sont des représentations mentales de ce que pourrait ou devrait être la profession. Ils précisent le but de la profession, et servent de point de départ pour guider la pratique, la formation et la recherche.

■ **Monde empirique :** Monde basé uniquement sur l'expérience et l'observation des faits.

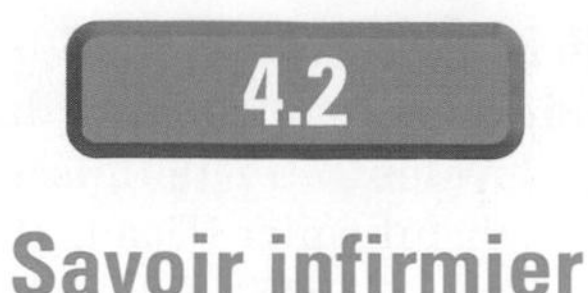

4.2 Savoir infirmier

La discipline infirmière tente d'élaborer un savoir théorique afin de construire et d'accumuler des connaissances sur des phénomènes de la pratique. Ces phénomènes font l'objet d'un consensus que l'on appelle l'objet de la discipline. Cet objet montre que la discipline s'intéresse à la réponse de personnes humaines dans des situations de santé et de maladie, alors qu'elles sont en interaction constante avec leur environnement. Aussi, la science infirmière fait partie des sciences dites professionnelles, c'est-à-dire préoccupées avant tout de fournir du savoir en vue d'une application pratique professionnelle (Donaldson & Crowley, 1978). Une discipline professionnelle doit comprendre des théories descriptives des phénomènes qui l'intéressent (et issues de recherches fondamentales et appliquées) et des théories prescriptives suggérant des interventions (et issues de recherches cliniques). En somme, les sources de savoir de la discipline infirmière se trouvent dans la recherche fondamentale, la recherche appliquée et la recherche clinique (Dallaire & Aubin, 2008).

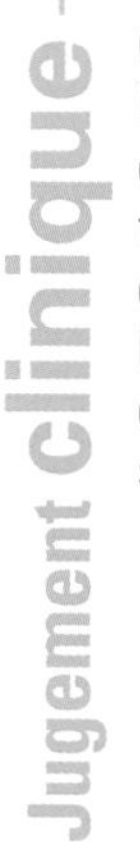

Outre son intérêt pour l'être humain et les caractéristiques du travail d'infirmière, qu'est-ce qui aiderait Mélanie à préciser sa conception de la profession qu'elle a choisie ?

La littérature infirmière montre deux types de considérations philosophiques abondamment discutées lorsqu'on aborde la dimension théorique des soins infirmiers : la première est d'ordre ontologique et la deuxième concerne les types de savoirs. La dimension d'ordre ontologique « cherche à distinguer ce qui existe vraiment de ce qui n'est qu'apparence » (Nadeau, 1999). Cela concerne la réalité et, par conséquent, la nature des phénomènes qui intéressent la science infirmière et qu'elle est susceptible d'expliquer. Cette préoccupation se retrouve dans les discussions au sujet des paradigmes. Un **paradigme** correspond à une façon d'appréhender la réalité et d'y réagir (Kramer, 1997) ; il établit aussi les **postulats** au sujet de la réalité. Le paradigme détermine donc ce qu'il est important de connaître, les critères qui permettent d'accepter ou non une connaissance, et la manière de représenter ce que l'on connaît.

- **Paradigme :** Représentation du monde, manière de voir les choses, modèle cohérent de vision du monde qui repose sur une base définie.
- **Postulat :** Proposition que l'on demande d'admettre avant un raisonnement, que l'on ne peut démontrer et qui ne saurait être mise en doute.

Durant les années 1980, on a plutôt cherché à déterminer s'il y avait ou non des paradigmes distincts dans la discipline. Parse (1987) a fait ressortir deux paradigmes dominants dans la discipline infirmière : celui de la totalité et celui de la simultanéité. Newman, Sime et Corcoran-Perry (1991) en ont défini trois. D'autres auteurs ont utilisé une façon différente de nommer les paradigmes ou ils les ont regroupés différemment, comme le montre le **TABLEAU 4.1**, qui résume la pensée des auteurs les plus cités au Québec.

Pour Parse (1987), la réalité des phénomènes d'intérêt des paradigmes se partage entre une vision morcelée de l'être humain qui se réunit en un tout dans le paradigme de la totalité et une autre vision présente dans le paradigme de la simultanéité où il est un tout vivant une croissance indéfinie. Selon un autre point de vue, Newman, Sime et Corcoran-Perry (1991) ont subdivisé en trois paradigmes plus nuancés les différentes visions de la réalité présentes en soins infirmiers. Une division comparable des visions en trois paradigmes a été reprise par Fawcett (1993). Kérouac, Pepin, Ducharme et Major (2003) traduisent les paradigmes et en discutent en montrant leur lien avec les notions de santé publique contenues dans les différentes conceptualisations des soins infirmiers. Elles reprennent le travail de Meleis sur les écoles de pensées, dont il sera question plus loin. Ces différentes tentatives de reconnaître les paradigmes prévalant dans la discipline infirmière traduisent la volonté des théoriciennes de reconnaître des phénomènes susceptibles de caractériser le domaine infirmier et contribuent aux progrès du processus de théorisation.

La deuxième considération, d'ordre philosophique (la première étant d'ordre ontologique, donc liée à l'être et à son essence), concerne les types de savoirs. Elle s'inspire d'une certaine façon de la théorie des connaissances et tente de préciser ce qui peut être considéré comme une connaissance. Influencées par la pensée de certains philosophes des sciences comme Polanyi (1964), qui a discuté de l'apport de la connaissance personnelle et subjective à l'activité scientifique, certaines théoriciennes ont commencé à soutenir que la science n'était qu'un type de connaissances parmi d'autres. En 1978, Carper a publié un article qui est rapidement devenu un classique dans le domaine. À la suite d'une analyse du savoir infirmier, Carper a distingué quatre types distincts, mais étroitement liés, de connaissances infirmières :

- les connaissances empiriques ou la science infirmière ;
- les connaissances esthétiques ou l'art de soigner ;
- les connaissances personnelles ou l'utilisation thérapeutique de soi ;
- l'éthique ou les connaissances d'ordre moral.

Par la suite, Jacobs-Kramer et Chinn (1988) ont proposé des méthodes distinctes pour développer chacun des types de connaissances. Finalement, White (1995) en a ajouté un cinquième type : les connaissances sociopolitiques. Ce dernier type est

TABLEAU 4.1 Paradigmes dominants dans la discipline infirmière

Paradigme	Explications	Visions		Développements de connaissances
		Être humain	Changement	
• Catégorisation (Kérouac et al., 2010) ou • Réaction (Provencher & Fawcett, 1999)	• Les phénomènes peuvent être réduits, classés ou catégorisés en des parties indépendantes. • Les relations entre ces parties sont causales et linéaires. • L'existence des phénomènes est objective, quantitative et prévisible. • La réalité est régie par des lois universelles et immuables.	• Vision morcelée de l'être humain : la personne est dissociée en composantes biologiques, sociales et spirituelles. • Chaque composante est distincte des autres. • Métaphore : l'être humain est une machine.	• La personne est réactive : les changements de comportements sont prévisibles, linéaires et maîtrisés au besoin. • Le changement survient essentiellement pour la survie. Il est la conséquence d'antécédents prévisibles.	• Importance d'étudier uniquement des phénomènes objectifs, isolés et définis. • Le développement des connaissances est axé sur l'étude de phénomènes quantifiables, et il conduit, dans certains cas, à des lois universelles.
• Intégration (Kérouac et al., 2010) ou • Interaction réciproque (Provencher & Fawcett, 1999)	• La réalité est multidimensionnelle, contextuelle et relative. • La perception est subjective, et l'évaluation est objective.	• Vision holistique de l'être humain : la personne représente une entité intégrée, et ses parties sont toujours vues en fonction du tout. • La personne est en interaction constante et réciproque avec son environnement. • Elle y réagit de façon active et spontanée. • Métaphore : l'être humain est un organisme vivant.	• La personne est active : les changements se font en fonction de multiples facteurs antécédents. • Le changement est probabiliste, et il peut se faire sur une base continue ou viser seulement la survie.	• L'étude des phénomènes s'effectue sous plusieurs angles grâce à l'utilisation de méthodes quantitatives et qualitatives. • Le développement des connaissances est axé tant sur la perception subjective que sur l'évaluation objective de l'expérience de la personne. • Importance accordée aux observations empiriques, aux vérifications méthodologiques et aux analyses statistiques.
• Transformation (Kérouac et al., 2010) ou • Action simultanée (Provencher & Fawcett, 1999)	• Un phénomène est un tout indissociable et différent de la somme de ses parties. • Même si les parties sont identifiables, elles n'ont de signification que dans un contexte global. • Les phénomènes changent continuellement vers une plus grande diversité et complexité. • Le changement est qualitatif et imprévisible, l'expérience est subjective.	• Vision unitaire de l'être humain : l'environnement et la personne sont indissociables, réciproques et continuels. • Métaphore : l'être humain est un organisme vivant.	• Les changements d'ensembles de comportements chez la personne se font en harmonie avec l'environnement et visent essentiellement à atteindre un plus haut niveau d'organisation. • Les changements sont imprévisibles et unidirectionnels alors que la personne passe par des étapes d'organisation et de désorganisation.	• L'importance est accordée aux connaissances personnelles et à la reconnaissance des modèles de comportement. • Le développement des connaissances est principalement orienté vers une meilleure compréhension de l'être en devenir grâce à la définition de modèles de comportement. • L'expérience personnelle est valorisée et fait référence à ses sentiments, ses valeurs, ses pensées et ses choix.

Sources : Adapté de Kérouac, S., Pepin, J., Ducharme, F., & Major, F. (2010). *La pensée infirmière* (3e éd.). Montréal : Chenelière Éducation ; Newman, M.A., Sime, A.M., & Corcoran-Perry, S.A. (1991). The focus of the discipline of nursing. *Advances in Nursing Science, 14*(1), 1-6 ; Provencher, H., & Fawcett, J. (1999). Les sciences infirmières : une structure épistémologique. In O. Goulet & C. Dallaire (Éds), *Soins infirmiers : vers de nouvelles perspectives*. Boucherville, Qc : Gaëtan Morin.

conceptualisé à deux niveaux : celui des personnes (l'infirmière et le client) et celui de la profession. Ces idées ont largement contribué aux débats sur le savoir infirmier, où l'on se demandait comment l'on sait ce que l'on sait (Chinn & Kramer, 1999 ; Kikuchi & Simmons, 1994), et ont démontré que tous les types de connaissances sont nécessaires dans une discipline professionnelle telle que la discipline infirmière, qui se préoccupe de réactions d'êtres humains.

Tous les types de connaissances sont nécessaires dans une discipline professionnelle telle que la discipline infirmière, qui se préoccupe de réactions d'êtres humains.

Métaparadigme : Paradigme qui englobe d'autres paradigmes.

Ces deux types de considérations se rejoignent lorsqu'on examine le savoir infirmier, en particulier le savoir empirique ou le savoir scientifique, en tentant de déterminer à partir de quelle conception de la réalité ou dans quel paradigme il a été élaboré. L'émergence des éléments théoriques de la discipline infirmière est toujours survenue dans un contexte historique spécifique qui proposait une certaine conception de la science s'appuyant sur une perception particulière de la réalité. Au moment de l'élaboration des conceptions et des modèles conceptuels, on considérait la science comme un corps de connaissances organisées, formé essentiellement de lois et de théories éprouvées, issues de recherches rigoureuses, selon la méthode expérimentale, où la vérification jouait un rôle central. L'objectivité dans la collecte et l'analyse des données, la nécessaire et étroite correspondance entre l'observation et la théorie, la vérité à trouver et la causalité bien déterminée faisaient partie de cette conception. Ces éléments se retrouvent dans le paradigme de la totalité. Toutefois, certains événements, notamment l'analyse historique du développement de la physique de Kuhn (1970) et l'émergence de nouvelles explications de la complexité (Gleick, 1987), ont remis en question la conception de la science qui prévalait alors et ont conduit à l'ajout de théories s'inspirant d'autres conceptualisations du monde et de la science, ou d'autres paradigmes **ENCADRÉ 4.2**. ■

Le Conseil international des infirmières (CII) est une fédération d'associations qui veille à la promotion des infirmières, des soins infirmiers et de la santé. Fondé en 1899, il représente aujourd'hui les infirmières de plus de 128 pays. Consultez son site Internet au www.icn.ch.

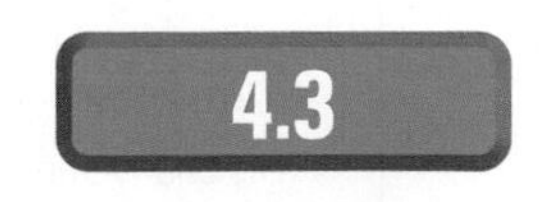

Domaine des soins infirmiers

Le domaine d'une discipline correspond au sujet, aux concepts centraux, aux valeurs, aux croyances, aux phénomènes d'intérêt et aux problèmes principaux qui la concernent. Ces éléments sont intimement liés à des conceptions de la réalité et de la science que l'on appelle les paradigmes, empruntés à la philosophie, mais encadrant les choix et le discours de la discipline. C'est la raison pour laquelle ils influencent le domaine, sans qu'ils en fassent partie ; voilà aussi pourquoi il en a été question dans la section précédente.

Le domaine des soins infirmiers fournit à la fois les aspects théoriques et pratiques de la discipline. Plusieurs propositions ont été faites pour structurer le savoir de ce domaine, c'est-à-dire l'agencer de façon à constituer un tout organisé. Ce chapitre propose une façon très générale de structurer ou d'organiser le savoir du domaine des soins infirmiers. Cette structure générale a comme point de départ les éléments les plus abstraits ou les plus généraux du savoir infirmier, et se développe jusqu'aux éléments les plus concrets. Au niveau le plus abstrait se trouve le **métaparadigme,** soit les quatre concepts centraux de la discipline et les propositions qui les réunissent. Ensuite figurent les modèles conceptuels qui, à partir du métaparadigme, servent à conceptualiser les soins infirmiers en les décrivant, en les expliquant et en suggérant des conduites thérapeutiques générales (Fawcett, 1978 ; Meleis, 2007). Habituellement, on fait référence à ce niveau plus abstrait en désignant ces modèles comme des théories englobantes. Ces éléments plus abstraits peuvent être précisés par des théories à spectre modéré ou de niveau intermédiaire, qui sont en fait constituées d'un ensemble de concepts liés par des propositions. Au cours des 20 dernières années, le travail théorique a surtout produit des théories à spectre modéré, qui, d'ailleurs, constituent généralement la majeure partie du savoir d'une discipline. L'importance des théories vient du lien vital qu'elles établissent entre la pratique, la recherche et la théorisation. ■

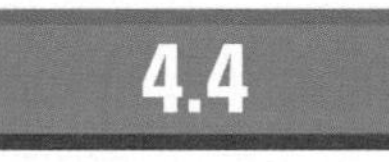

Métaparadigme infirmier

Dès 1938, à la suite de l'examen des programmes américains de formation par Isabelle Stewart, à la demande du Conseil international des infirmières (CII), des éléments communs à ces différents programmes de formation avaient déjà été relevés (Francillon, 2000). En 1975, Yura et Torres ont effectué une autre analyse des contenus des programmes américains de formation infirmière, et elles ont montré que l'on y trouvait toujours les quatre concepts suivants : *man, society, health* et *nursing* (Flaskerud & Halloran, 1980). En 1978, Fawcett a repris ces mêmes concepts, auxquels elle a alors apporté deux modifications : le concept *man* est devenu *person* et celui de *society* est devenu *environment*. Depuis, on nomme ainsi les quatre concepts centraux : la personne, l'environnement, la santé et les soins infirmiers.

ENCADRÉ 4.2 Révolutions scientifiques

Deux visions contemporaines de la progression de la science vont amener les théoriciennes infirmières à se questionner sur la façon dont progresse leur discipline et sur la maturité de celle-ci. Il s'agit de l'analyse historique du développement de la science de Kuhn et de la théorie du chaos.

Au début des années 1960, Thomas Kuhn (1970) propose en effet une nouvelle façon de concevoir la progression de la science. Il conteste la notion traditionnelle de la progression de la science, considérée comme une suite logique de découvertes et l'accumulation normale de connaissances. À la place, il suggère que les percées scientifiques découlent d'une approche nouvelle des problèmes. Il a observé que si la connaissance « tenue pour acquise », autrement dit le paradigme dominant, ne pouvait résoudre un problème, alors les chercheurs appréhendaient le monde différemment pour étudier ce problème et le résoudre. Il qualifie cette démarche de révolution scientifique par changement de paradigme. Selon Kuhn, les progrès scientifiques dépendent de penseurs brillants et créatifs réfléchissant « à l'extérieur des cadres reconnus » et capables de faire épouser leurs idées pour apporter des réponses là où le paradigme dominant est impuissant. Kuhn soutient aussi que la science passe par trois étapes :

- préparadigmatique, ou science qui n'a pas atteint la maturité ;
- paradigmatique, ou science qui a atteint sa maturité ;
- révolutionnaire, ou changement paradigmatique.

La popularisation de la théorie du chaos (Gleick, 1987) apporte un second souffle de changement aux théories infirmières. À partir de l'observation de phénomènes physiques aux schémas prévisibles, mais impossibles à prédire avec précision, cette théorie propose une nouvelle approche des situations complexes. En rejetant la simple et traditionnelle relation de causalité, la théorie du chaos fait naître la « science de la complexité ». Auparavant, on isolait les éléments d'un phénomène, on les réduisait aux plus petites unités observables et l'on étudiait leurs comportements avec le moins d'interférences possible de la vie réelle. Par contraste, la théorie du chaos propose une analyse globale des phénomènes dynamiques et interactifs dans leur propre contexte. Ces idées créent un nouveau langage et une possibilité inédite de conceptualisation pour les sciences des systèmes complexes, comme les êtres humains et leur expérience globale de la santé et de la maladie (Coppa, 1993 ; Ray, 1998).

Toujours en 1978, Donaldson et Crowley ont effectué une analyse qui leur a permis de relever que la recherche en science infirmière portait sur trois thèmes principaux, à savoir :

- la santé humaine, soit les principes et les lois qui régissent les processus de la vie, du bien-être, et du fonctionnement optimal des personnes malades ou en santé ;
- les comportements humains de santé en interaction avec l'environnement dans des situations normales ou critiques de la vie ;
- les processus ou les interventions qui entraînent des changements positifs de la santé humaine et du bien-être.

Certaines auteures n'ont pas saisi la perspective globale dans ces trois propositions, bien qu'elle soit précisée par Donaldson et Crowley, et elles attribuent à Gortner (1993) une quatrième proposition traitant de la globalité. Les quatre concepts centraux – personne, environnement, santé et soins infirmiers – et les trois propositions mentionnées ci-dessus forment le **métaparadigme infirmier** (Fawcett, 1993, 1995).

Selon Fawcett, chacun des modèles conceptuels reprend le métaparadigme, les concepts globaux et les propositions générales qui le composent. C'est donc la raison pour laquelle les modèles conceptuels sont souvent évalués en fonction de leur capacité à définir les concepts globaux et à rendre compte des propositions générales. Les définitions plus larges des concepts centraux avant qu'ils soient redéfinis par un modèle particulier sont les suivantes :

- Personne : cible ou bénéficiaire des soins infirmiers, qui peut être une personne, une famille, un groupe ou une communauté. La personne est au cœur des soins.
- Environnement : se rapporte tout autant au milieu physique que social de la personne.
- Santé : correspond à l'état de bien-être caractérisant tout aussi bien une personne en état optimal de santé qu'un malade en phase terminale.
- Soins infirmiers : toutes les actions de l'infirmière exécutées à la place de la personne ou en collaboration avec celle-ci, de même que les buts des actions infirmières et les résultats de ces actions ; les soins se rapportent à la définition des soins, aux actions précises de l'infirmière et à l'évaluation de la démarche de soins. ■

■ **Métaparadigme infirmier :** Métaparadigme formé de quatre concepts (personne, environnement, santé, soins infirmiers) et de quatre propositions (principes et lois régissant les processus de vie, le bien-être et le fonctionnement optimal des personnes malades ou en santé ; modèles de comportements humains en interaction avec l'environnement dans des situations normales ou critiques de la vie ; processus par lesquels l'état de santé s'améliore ; globalité).

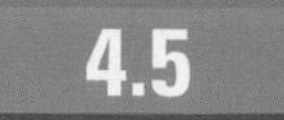

4.5 Modèles conceptuels propres à la discipline infirmière

À partir du métaparadigme, les concepts centraux et les propositions peuvent être repris et conceptualisés autrement par les théoriciennes. C'est d'ailleurs ce qu'ont fait Virginia Henderson, Dorothy Orem et Callista Roy. Certaines de ces conceptions ont été nommées **modèles conceptuels.** En effet, ces modèles constituent les éléments théoriques qui permettent :

Pour la discipline infirmière, les modèles conceptuels sont des représentations mentales de la profession, de ce qu'elle pourrait ou devrait être.

- de cerner le domaine d'intérêt de la discipline infirmière ;
- de préciser la contribution distincte de la profession infirmière ;
- de délimiter le corps de connaissances requis pour l'exercice de la profession.

Les modèles conceptuels ne constituent donc pas le savoir infirmier proprement dit, mais ils en indiquent les fondements ou les points de départ. Pour la discipline infirmière, les modèles conceptuels sont des représentations mentales de la profession, de ce qu'elle pourrait ou devrait être (Adam, 1983, 1991, 1999). Ils sont formés d'un ensemble de concepts organisés et logiquement liés entre eux **TABLEAU 4.2** et ils fournissent le cadre de référence de l'exercice infirmier, la base sur laquelle repose le choix des connaissances à transmettre aux étudiantes ainsi que l'orientation à donner à la recherche infirmière (Johnson, 1974). Ils permettent ainsi aux infirmières de communiquer clairement le mandat social de leur profession et de préciser leur contribution au monde de la santé. Ce ne sont ni des philosophies ni des théories qui doivent être validées empiriquement ou qu'il faut soumettre au test de la recherche (Adam, 1985, 1987).

Dans cette même foulée, on propose de regrouper les modèles conceptuels en écoles de pensée qui s'inspirent de paradigmes, mais qui témoignent également de ce qui constitue l'élément central sur lequel la théoricienne a développé le modèle. C'est ce que suggère Meleis (2007), qui affirme que les modèles mettent l'accent soit sur la satisfaction des besoins des personnes, soit sur les interactions entre les infirmières et les personnes malades, soit sur les résultats visés par les soins, soit enfin sur ce que les infirmières font lorsqu'elles prodiguent des soins. En s'inspirant des travaux de Meleis (1991), Kérouac et ses collaborateurs (2010) ont relevé à leur tour six écoles de pensée pour classifier les conceptions existantes de la discipline infirmière **TABLEAU 4.3**. ■

TABLEAU 4.2 Composantes essentielles d'un modèle en soins infirmiers

Composante	Caractéristiques	Exemples
Postulats	• Support théorique et scientifique. • Suppositions vérifiées ou vérifiables. C'est le « comment » du modèle.	Henderson : les infirmières prennent soin des clients jusqu'à ce qu'ils puissent le faire eux-mêmes.
Valeurs	Croyances de l'auteur, non soumises à la vérification scientifique. C'est le « pourquoi » de la conception.	Roy : valeurs humanistes, soit vérité, pouvoir créateur, holisme, subjectivité.
Éléments essentiels	Découlent des postulats et des valeurs, et donnent un sens à la pratique professionnelle. C'est le « quoi » du modèle conceptuel : • but idéal et délimité du service infirmier ; • rôle de l'infirmière ; • cible de l'activité professionnelle ; • source du problème à l'origine de l'intervention de l'infirmière ; • foyer et mode d'intervention de l'infirmière ; • conséquences du service infirmier.	Les soins infirmiers : • facilitent les transitions (Meleis, 2007) ; • préconisent l'adaptation (Roy & Andrews, 1991) ; • promeuvent la santé (Gottlieb & Rowat, 1987) ; • soutiennent l'indépendance (Henderson, 1966) ; • favorisent le développement ou la restauration des capacités d'autosoins (Orem, 1971).

TABLEAU 4.3 Écoles de pensée

ÉCOLE DE PENSÉE	ORIENTATION
École des besoins	Centrée sur la personne. Que font les infirmières ?
École de l'interaction	Portée sur le processus d'interaction entre l'infirmière et la personne. Comment les infirmières font-elles ce qu'elles font ?
École des effets souhaités	Centrée sur le but des soins de santé. Pourquoi les infirmières font-elles ce qu'elles font ?
École de la promotion de la santé	Axée sur la promotion des comportements de santé. Que font les infirmières ?
École de l'être humain unitaire	Située dans un contexte d'ouverture sur le monde. À qui s'adressent les soins infirmiers ?
École du *caring*	Guidées par le *caring*, comment les infirmières font-elles ce qu'elles font ?

Source : Tiré de Kérouac, S., Pepin, J., Ducharme, F., & Major, F. (2010). *La pensée infirmière* (3e éd.). Montréal : Chenelière Éducation.

Jugement clinique

Parmi les écoles de pensée présentées dans ce tableau, laquelle correspond le plus à la conception que vous avez de la profession infirmière ?

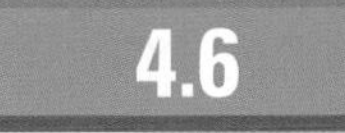

4.6 Présentation de quelques théoriciennes

Aucun résumé ne peut rendre justice à la richesse et à la complexité des conceptions qui ont été imaginées pour guider la pratique, l'enseignement et la recherche dans la discipline infirmière. Ce chapitre se limite à fournir un résumé de certaines conceptions pour montrer comment elles se sont développées au cours des années et comment elles ont influencé les soins infirmiers. Ce survol montre la gamme des concepts retenus par les théoriciennes ainsi que certaines de leurs ressemblances et de leurs différences **TABLEAU 4.4**.

Ces différentes conceptions rendent compte de la vitalité de la réflexion des théoriciennes. Elles constituent un point de départ essentiel pour guider la pratique infirmière, la formation et la recherche.

4.6.1 Florence Nightingale (1820-1910)

Alors que plusieurs théoriciennes se sont inspirées des théories sociales et psychologiques de leur époque pour établir la base de leurs travaux, Nightingale trouve son inspiration dans sa pratique, en particulier à partir de ses observations minutieuses auprès des soldats qu'elle soigne durant la guerre de Crimée. Elle recommande que les lieux occupés par les malades soient exempts de saleté et de vermine, qu'ils soient aérés et éclairés, que les soldats blessés demeurent au chaud, dans des lits confortables, et qu'ils soient adéquatement nourris. Très tôt, Nightingale inculque cette façon de penser aux infirmières au sujet de leurs clients et de l'environnement (Torres, 1986). En mettant l'accent sur la personne malade ainsi que sur l'environnement qui favorise la guérison plutôt que sur la maladie, la conception de Nightingale distingue clairement le rôle des infirmières de celui des médecins **FIGURE 4.2**.

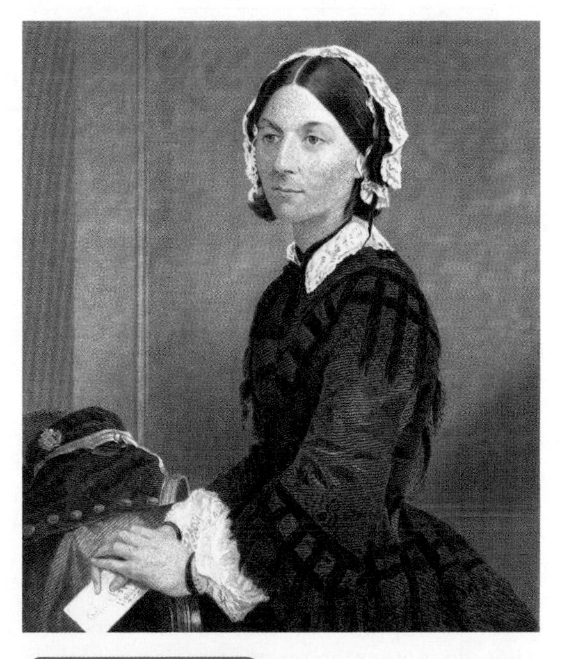

FIGURE 4.2 Florence Nightingale, infirmière britannique, pionnière des soins infirmiers contemporains

TABLEAU 4.4 Conceptions en soins infirmiers	
Théoricienne	**Modèle**
Florence Nightingale	Le service infirmier consiste à placer les personnes dans les meilleures conditions possible pour que la nature agisse sur elles. L'environnement est un élément de promotion de la santé et de la guérison.
Virginia Henderson	Le but des soins infirmiers est de conserver et de rétablir l'indépendance du client afin qu'il puisse satisfaire lui-même ses besoins fondamentaux.
Dorothy Johnson	La profession infirmière vise à maintenir et à restaurer l'équilibre et la stabilité du système de comportements en agissant sur ses mécanismes de contrôle et de régulation, lorsqu'il est soumis à un stress structurel ou fonctionnel.
Dorothea Orem	Le but de la profession est de fournir et de maintenir les activités d'autosoins de façon continue, en assistant la personne jusqu'à ce qu'elle soit capable de devenir son propre agent d'autosoins.
Moyra Allen	Les soins infirmiers sont axés sur la promotion de la santé. L'infirmière facilite l'apprentissage du client et de sa famille, et, dans cet exercice, elle les stimule et les motive.
Martha Rogers	Les soins infirmiers amènent la personne à atteindre son potentiel maximal de santé en favorisant une interaction harmonieuse des champs d'énergie personnels et environnementaux.
Betty Neuman	Le but de la profession est de favoriser la stabilité du système en régulant et en contrôlant ses réponses aux différents stresseurs par la prévention primaire, secondaire et tertiaire.
Callista Roy	La profession cherche à promouvoir l'adaptation des personnes dans leurs modes d'adaptation, en manipulant les stimuli de l'environnement, ou en intervenant sur les mécanismes régulateurs et cognitifs.
Rosemarie Parse	La responsabilité de la profession est de guider les personnes dans le choix des diverses possibilités qui s'offrent à elles au regard du processus de santé en changement continuel.
Jean Watson	Les soins infirmiers contribuent à atteindre le plus haut niveau possible d'harmonie, par un processus d'humain à humain caractérisé par un engagement au *caring*.

4.6.2 Virginia Henderson (1897-1996)

Inspirée des travaux du psychologue Thorndike et de son expérience personnelle en réadaptation physique, Henderson précise ce qu'elle considère être le but de la profession infirmière. Elle conceptualise la personne comme un tout formé de 14 besoins fondamentaux et disposant des ressources nécessaires pour les satisfaire, chacun de ces besoins ayant des dimensions biophysiologiques, psychologiques, sociales et spirituelles. Elle précise que le rôle de l'infirmière est de suppléer au manque de forces, de capacités, de motivation ou de connaissances de la personne, qui l'empêche de satisfaire ses besoins par elle-même.

La conception de Henderson est probablement la plus connue dans le monde infirmier **FIGURE 4.3**.

4.6.3 Dorothy Johnson (1919-1999)

Le modèle conceptuel de Johnson a été présenté au début des années 1960. Inspirée par les travaux de penseurs et de chercheurs provenant de diverses disciplines ainsi que par son expérience personnelle, Johnson définit la personne comme un système de comportements composé de sept sous-systèmes, chacun doté d'une structure et d'une fonction qui lui sont propres. Les sous-systèmes font référence aux comportements d'affiliation, de dépendance, d'ingestion, d'accomplissement, d'agression et de protection, d'élimination et de sexualité.

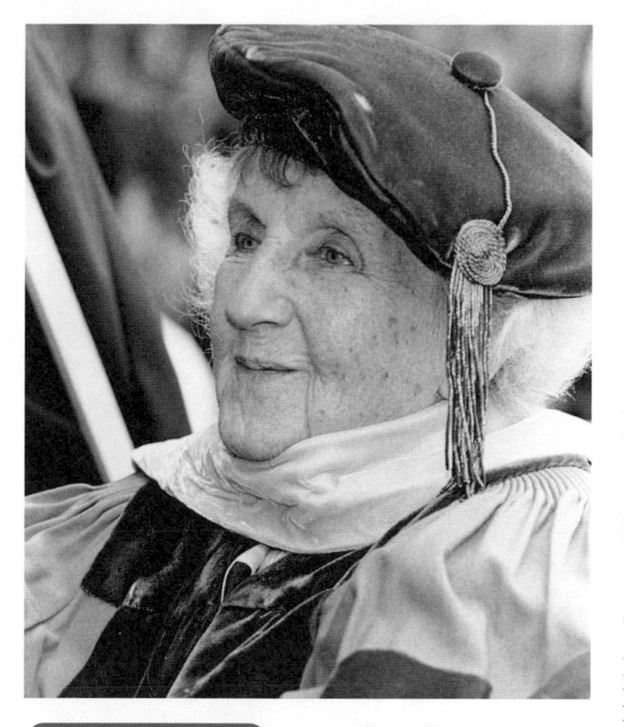

FIGURE 4.3 Virginia Henderson, infirmière américaine à l'origine du modèle des 14 besoins fondamentaux

4.6.4 Dorothea Orem (1914-2007)

Le modèle des autosoins (*self-care*) tire ses origines de l'œuvre de Henderson. Les travaux d'Orem mettent en lumière la capacité des personnes à s'engager dans les huit activités d'autosoins, c'est-à-dire celles qui assurent l'apport d'air et d'oxygène, l'apport d'eau, l'apport de nourriture, l'élimination, l'équilibre entre les activités et le repos, l'équilibre entre la solitude et l'interaction sociale, la protection contre le danger, et le respect des normes sociales. Orem conceptualise aussi ces activités comme différentes selon qu'elles répondent à des exigences universelles, aux déviations par rapport à la santé ou au développement de la personne.

4.6.5 Moyra Allen (modèle McGill) (1921-1996)

Moyra Allen et ses collègues de l'École des sciences infirmières de l'Université McGill ont élaboré une conception qu'elles ont diffusée dans des établissements d'enseignement et de santé (Gottlieb & Rowat, 1987). En observant et analysant des situations telles qu'elles se présentaient dans les milieux cliniques, les conceptrices du modèle McGill proposent une nouvelle façon d'envisager les soins infirmiers en les inscrivant dans une orientation de promotion de la santé. Elles avancent que la santé est la ressource la plus précieuse et qu'elle s'acquiert principalement au sein de la famille. Allen et ses collègues ont en effet reconnu que bon nombre de problèmes de santé et de malaises éprouvés sont résolus beaucoup plus efficacement par le changement du style et des habitudes de vie. Elles ont donc mis l'accent sur la personne-famille, les processus d'apprentissage, l'adaptation ou l'ajustement (*coping*), le développement de la famille et de ses membres, et sur la collaboration entre l'infirmière et la famille. Les principales caractéristiques de ce modèle sont « l'insistance sur la santé plutôt que sur la maladie et son traitement, sur tous les membres de la famille plutôt que sur le client seulement, sur les objectifs de la famille plutôt que sur ceux de l'infirmière et sur les forces de la famille plutôt que sur ses déficiences » (Gottlieb, Feeley et Dalton, 1999) **FIGURE 4.4**.

4.6.6 Martha Rogers (1914-1994)

Formulée en 1970, la conception de Martha Rogers est considérée comme révolutionnaire. Nourrie par la réflexion philosophique menée sur la science ainsi que par les connaissances provenant de disciplines aussi nombreuses que diversifiées (astronomie, physique, mathématiques, biologie, anthropologie, psychologie, sociologie, religion et histoire), Rogers conceptualise la personne comme un être humain unitaire, un champ d'énergie en constante interaction avec l'environnement qui, lui-même, constitue un champ d'énergie irréductible (Bultmeier,

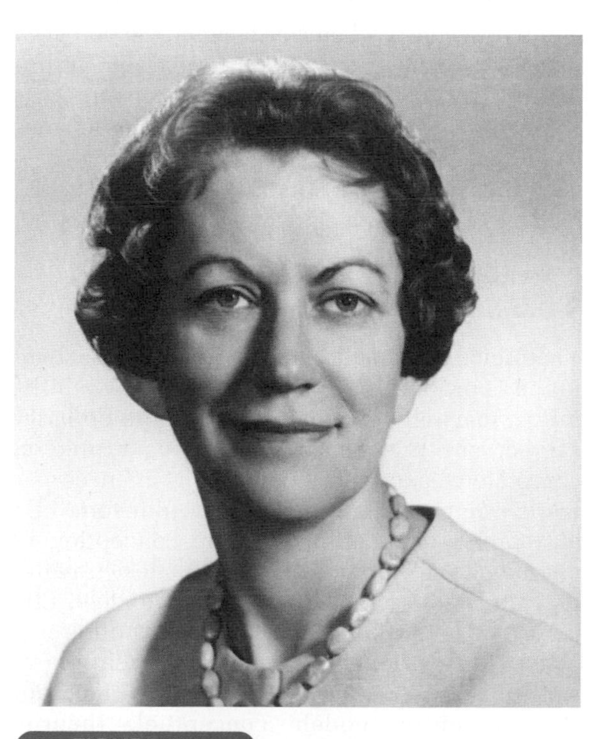

FIGURE 4.4 Moyra Allen, infirmière canadienne à l'origine du modèle McGill

Jugement clinique

Mélanie vous demande de lui dire en quoi la contribution des théoriciennes a été importante pour la conception des soins infirmiers. Que lui répondez-vous ?

1997). Ces champs d'énergie se caractérisent par des configurations en continuel changement. D'après cette conception, le rôle des soins infirmiers est de faciliter les schémas harmonieux.

4.6.7 Betty Neuman (1924-)

Neuman a développé sa conception au début des années 1970. Le but qu'elle poursuit avec ses travaux est d'offrir une vision permettant une approche unifiée pour tous les problèmes infirmiers ainsi qu'une compréhension de la personne et de son environnement (Neuman, 1980). Selon cette théoricienne, la personne est un système ouvert dont les frontières sont constituées de lignes de défense flexibles en interaction avec les stresseurs de l'environnement, ces stresseurs étant intrapersonnels, interpersonnels et extrapersonnels. Différemment des autres théoriciennes qui s'étaient aussi inspirées de la théorie des systèmes, Neuman conceptualise le système comme une ***gestalt*** et invite par le fait même les infirmières à tendre vers l'**holisme** **FIGURE 4.5**.

- ***Gestalt*:** Mot allemand signifiant « forme » ou « structure » : l'être forme un tout indissociable et structuré.
- **Holisme :** Système de pensée pour lequel les caractéristiques d'un être ou d'un ensemble ne peuvent être connues que lorsqu'on le considère et l'appréhende dans son ensemble, dans sa totalité, et non pas quand on en étudie chaque partie séparément. *Voir* **Approche holistique.**

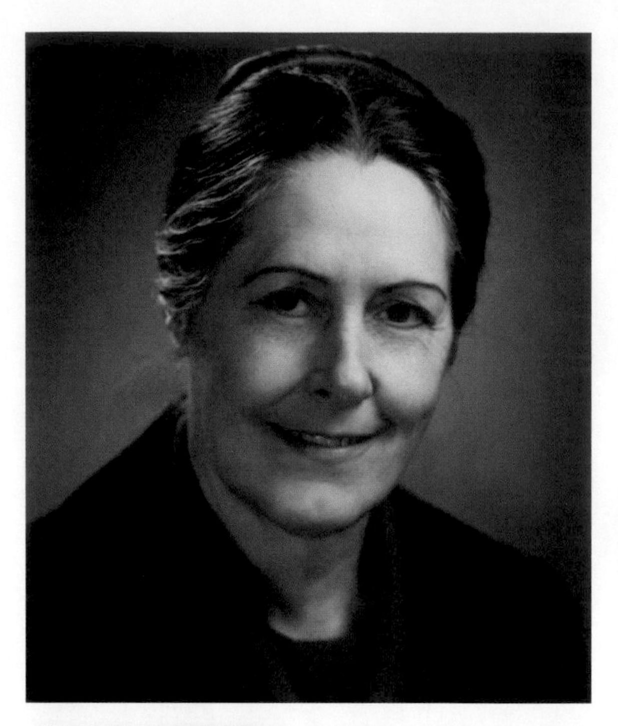

FIGURE 4.5 Betty Neuman, infirmière américaine conceptrice d'un modèle basé sur une approche interdisciplinaire, holistique et globale

4.6.8 Callista Roy (1939-)

En se basant sur la théorie de l'adaptation de Helson (1964), sur celle des systèmes de von Bertalanffy (1968) et sur ses travaux personnels, Roy conceptualise la personne comme un système adaptatif qui agit selon quatre modes : physiologie, concept de soi, fonction selon les rôles et interdépendance (Riehl & Roy, 1974). La personne est un être biopsychosocial en constante interaction avec un environnement changeant, un être qui utilise des mécanismes innés et acquis pour répondre aux stimuli de son environnement. Les mécanismes d'adaptation sont de deux ordres, régulateur et cognitif, tandis que les stimuli peuvent être focaux, contextuels ou résiduels (Roy & Andrews, 1991).

4.6.9 Evelyn Adam (1929-)

Théoricienne canadienne, Adam n'a pas développé sa propre conception de la profession infirmière, mais elle a défendu la nécessité de baser celle-ci sur une conception claire et précise, complète et explicite. Fortement influencée par les enseignements de Dorothy Johnson, elle entreprend de décrire une telle conception et choisit à ce moment-là (1979) les travaux de Henderson, dont elle diffuse le modèle. Elle contribue à clarifier et à distinguer les différents éléments théoriques associés à la discipline et suscite une réflexion de fond sur les liens qui existent entre modèle conceptuel, théorie, démarche clinique et relation d'aide. Convaincue de la nécessité d'une relation infirmière-client empreinte d'empathie (*caring*) et de respect mutuel, Adam soutient néanmoins que cette relation intrinsèque aux soins infirmiers n'est pas un trait propre à la profession infirmière et qu'on ne devrait pas la considérer comme sa raison d'être.

- ***Caring*:** Concept de soins infirmiers proposé par Jean Watson, qui décrit une approche humaniste élargie, tenant compte de l'aspect spirituel de l'être humain.

4.6.10 Rosemarie Rizzo Parse

Parse a publié une première conception qu'elle intitule « l'homme-vivant-la-santé » (Parse, 1981) et qui a évolué en « l'être-en-devenir » (Parse, 1999). Profondément influencée par la science rogérienne, et la pensée existentielle et phénoménologique, elle propose une conceptualisation non fragmentée de la personne, qu'elle conçoit comme un être humain unitaire, ouvert et libre de choisir une signification pour chaque situation qu'il vit (Kérouac et al., 2003 ; Major, 2003). La personne est continuellement en devenir et participe à la création de modèles de relations (Parse, 1997) en agissant en synergie avec l'univers (Parse, 1999). Cette théoricienne considère la science infirmière comme une des sciences humaines. Par leur présence, leur ***caring*** et leurs propres modèles de relations, les infirmières agissent en partenaires. Elles structurent avec les personnes la signification de leur expérience et les accompagnent au-delà des possibilités offertes (Parse, 1999). Cette conception propose des éléments explicatifs très prometteurs pour la compréhension de l'expérience humaine.

4.6.11 Jean Watson (1940-)

Watson s'est largement inspirée des théoriciennes infirmières qui l'ont précédée ainsi que des sciences et des humanités pour développer sa conception du *caring*, qu'elle associe à une philosophie et à une science. Elle conceptualise la personne comme une entité corps-âme-esprit, une conscience transpersonnelle et transcendante, une personne-nature-univers qui tente de maintenir l'harmonie entre ces sphères (Watson, 1998). Elle propose effectivement neuf « facteurs de soins » comme base des soins infirmiers : la formation d'un système de valeurs humaniste-altruiste ; la culture d'une sensibilité à soi et aux autres ; l'établissement d'une relation d'aide et de confiance ; la promotion et l'acceptation de l'expression des sentiments positifs et négatifs ; l'utilisation systématique de la méthode de résolution de problèmes pour la prise de décisions ; la promotion d'un enseignement-apprentissage interpersonnel ; la création d'un environnement mental, physique, socioculturel et spirituel de soutien, de protection ou de correction ; l'assistance dans la satisfaction des besoins humains ; la reconnaissance des forces existentielles, phénoménologiques et spirituelles. Selon Watson, le *caring* englobe tous les aspects de la pratique infirmière et attire l'attention sur la dimension esthétique des gestes infirmiers, laquelle facilite la guérison et la croissance de la personne ▶ 5. ■

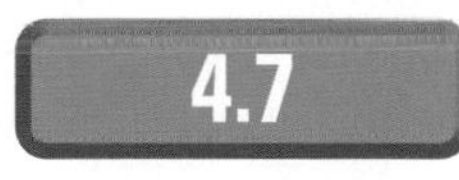

Démarche clinique ou systématique

Les modèles conceptuels fournissent un cadre de référence pour l'exercice infirmier, mais ils ne dictent pas aux infirmières comment appliquer systématiquement leurs connaissances dans chaque nouvelle situation (Field, 1987). On voit souvent, dans la littérature, une application d'un modèle conceptuel dans le processus de la démarche de soins. On s'y réfère comme étant la démarche de soins selon le modèle X. La **démarche de soins** ne remplace pas le modèle conceptuel et elle n'est pas une théorie. Elle fournit un processus systématique pour donner les soins sans être une composante du savoir infirmier, puisqu'il s'agit d'un processus de pensée universelle. Elle se compose de cinq étapes : la collecte des données, l'analyse et l'interprétation des données, la planification des soins et l'établissement des priorités, les interventions cliniques, l'évaluation des résultats et le suivi clinique ▶ 9. Chacune de ces étapes représente une façon distincte d'individualiser et de personnaliser l'application d'une conception des soins et du service infirmier et l'application du savoir infirmier dans les relations infirmière-client (Carnevali & Thomas, 1993 ; Henderson, 1966 ; Meleis, 1997 ; Torres, 1986).

9

Les notions liées à la démarche de soins sont entièrement présentées dans le chapitre 9, *Mettre en œuvre la démarche de soins*.

Toutefois, la démarche clinique thérapeutique entre l'infirmière et une personne a fait l'objet de théorisation, notamment dans les travaux de plusieurs infirmières psychiatriques telles Ida Jean Orlando, Hildegard Peplau et Joyce Travelbee, qui ont développé des théories de l'interaction interpersonnelle dans les soins.

Les travaux de ces théoriciennes ont influencé considérablement la théorisation de la relation thérapeutique infirmière-client et, même s'ils étaient plutôt ancrés dans les soins psychiatriques, leur influence s'est étendue à l'ensemble des soins infirmiers.

4.7.1 Hildegard Peplau (1909-1999)

Peplau a proposé une théorie de l'interaction infirmière-client (Peplau, 1952). Les soins sont conceptualisés comme une relation humaine qui s'établit entre une personne malade ou nécessitant des services de santé, et une infirmière formée précisément pour reconnaître les besoins de cette personne et y répondre. Cette relation interpersonnelle se déroule selon les quatre phases séquentielles suivantes : l'orientation, l'identification, l'exploitation et la résolution.

Le *caring* est expliqué en profondeur dans le chapitre 5, *Explorer les fondements théoriques du* caring *dans la pratique infirmière*.

En s'inspirant des travaux du psychanalyste Harry Stack Sullivan, Peplau perçoit la relation infirmière-client comme un processus interpersonnel, thérapeutique et significatif dont le but est d'amener la personne à vivre de façon autonome hors de l'hôpital. Le postulat à la base de ses idées est le suivant : « Le développement personnel de chaque infirmière crée une différence substantielle dans ce que chacun des patients apprend au contact de cette infirmière, et ce, tout au long de l'expérience de sa maladie. » (Traduction libre. Peplau, 1952) Au moment où elle élabore cette vision, Peplau se heurte au courant dominant de son époque, qui tenait pour acquise la nécessité des longs séjours dans les hôpitaux psychiatriques pour les malades souffrant de désordres mentaux. Selon Peplau, l'infirmière est « une investigatrice, une force stimulante, une interprète et une reporter lorsqu'elle utilise les abondantes données recueillies sur la vie du client. Elle se

Jugement clinique

Que répondez-vous à Mélanie, qui vous demande, en tant qu'étudiante, comment son développement personnel peut influencer celui du client ?

connaît bien, elle comprend le sens du comportement du client, et l'aide à reconnaître et à modifier les schèmes qui l'empêchent de réaliser ses objectifs » (Traduction libre. Barnum, 1998). L'influence de Peplau a largement débordé le cadre des soins psychiatriques, puisqu'elle a permis d'explorer et d'approfondir toute relation infirmière-client.

4.7.2 Ida Jean Orlando (1926-)

En 1961, Orlando propose une méthode de résolution de problèmes pour permettre aux infirmières de mettre leurs connaissances en pratique. Cette démarche de soins (Yura & Walsh, 1983) supposait quatre étapes de traitement de l'information : l'évaluation initiale, la planification, l'intervention et l'évaluation finale. Pour Orlando, la situation de soins comporte trois composantes principales : le comportement de la personne, la réaction de l'infirmière, les actions délibérées afin de répondre aux besoins de la personne. Orlando souhaite que les actions des infirmières soient délibérées, et qu'elles répondent aux besoins des clients et non à ceux du médecin. Pour ce faire, elle établit une distinction entre des « réponses automatiques » et des « réponses délibérées ». Une réponse professionnelle doit être guidée par une explicitation des pensées et des sentiments afin que les besoins du client soient validés et que l'infirmière offre une réponse délibérée à la détresse de celui-ci. Orlando a été l'une des premières à proposer que les personnes malades aient leur propre compréhension de la situation.

4.7.3 Joyce Travelbee (1926-1973)

Auteure de la fin des années 1960 et du début des années 1970, Travelbee considère les soins infirmiers comme un processus interpersonnel. Délaissant l'approche psychanalytique à laquelle Peplau s'est ralliée, elle s'inspire davantage de la philosophie existentielle, et considère la personne, la famille et la communauté comme le client des soins infirmiers. Ainsi, elle insiste beaucoup pour que l'infirmière reconnaisse l'humanité de son client et suggère même d'éviter le terme *patient*, qui, selon elle, relève du stéréotype. La relation infirmière-client se déroule en plusieurs phases : l'orientation, l'émergence, l'empathie, la sympathie et finalement le rapport. En admettant le caractère réciproque de l'interaction humaine, Travelbee a mis l'accent sur l'attention que l'infirmière devait porter à la communication entre elle et son client ▶ 11. L'infirmière aide la personne à trouver un sens à son expérience et à accepter son humanité par l'établissement d'une relation. ■

11

La communication infirmière-client est analysée dans le chapitre 11, *Communiquer*.

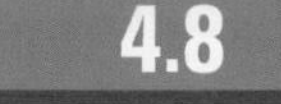

4.8 Théories à spectre modéré ou de niveau intermédiaire

Le métaparadigme infirmier délimite l'objet de la discipline, et il est repris dans les modèles conceptuels ou dans les théories englobantes qui expliquent les soins infirmiers, mais le domaine théorique de ceux-ci ne se limite pas à ces éléments. Il existe d'autres types de théories : les théories à spectre modéré ou de niveau intermédiaire. Plusieurs auteurs insistent sur la nécessité d'un savoir qui permet l'analyse des situations de soins (Adam, 1992 ; Gortner, 1993 ; Mitchell, 1994)

Comme le montre l'**ENCADRÉ 4.3**, les théories fournissent aux infirmières une façon de comprendre la situation du client et une manière d'organiser les données à son sujet. Elles suggèrent également des interventions, des façons de mener ces interventions, et elles expliquent les résultats que doit anticiper l'infirmière lorsque les soins auront été prodigués (Kim, 1994).

Les théories à spectre modéré sont plus limitées en étendue, et moins abstraites que les théories englobantes ou modèles conceptuels. Elles portent sur des phénomènes précis de plusieurs secteurs des soins infirmiers et reflètent un large éventail de situations de soins, telles que l'incertitude, l'incontinence, le soutien social et la qualité de vie (Meleis, 2007). Par exemple, la théorie de l'incertitude de Mishel (1988, 1990) porte sur l'expérience de personnes aux prises avec le cancer et

ENCADRÉ 4.3 Types de théories nécessaires dans les situations cliniques

Kim (1994) a proposé quatre types de théories infirmières nécessaires dans toute situation de soins directs à une personne. Ainsi, une infirmière a besoin de théories :

- qui expliquent le problème de la personne, notamment celui de la fatigue, de l'inconfort, etc. ;
- qui suggèrent des façons de prendre soin des clients et des interventions (théories de la succion, des soins de plaie, du repos et de l'apprentissage, de la guérison) ;
- qui suggèrent des façons d'appliquer les soins et les interventions (théories du *caring*, de l'autonomisation [*empowerment*] et de la communication) ;
- qui expliquent les résultats prévus lorsque les interventions de soins seront effectuées.

vivant une incertitude continuelle. La théorie suggère des façons d'aider ces personnes à composer avec l'incertitude et leur réaction au cancer.

Parmi ces théories, les théories descriptives correspondent à un niveau théorique d'explication des problèmes éprouvés dans la pratique. Elles décrivent des phénomènes qui constituent les problèmes de soins, spéculent sur les raisons pour lesquelles le phénomène se produit et exposent les conséquences du phénomène (Meleis, 2007). Les théories descriptives ne proposent pas d'activités précises, mais elles aident à expliquer la situation de la personne malade. Par exemple, il peut s'agir d'une théorie suggérant que les comportements perturbateurs sont le phénomène majeur au cœur de la démence ou d'une autre théorie expliquant que la fatigue ressentie par une personne cancéreuse est causée par les traitements de chimiothérapie (Donaldson, 2000) **ENCADRÉ 4.4**.

Les théories prescriptives proposent des interventions pour agir sur un phénomène et prédisent les conséquences d'interventions précises. En soins infirmiers, une théorie prescriptive suggère des façons de prendre soin des clients, les conditions d'utilisation d'interventions particulières et leurs conséquences (Meleis, 2007). Ces théories sont issues de la recherche qui développe et teste des interventions infirmières précises (Fawcett, 2005). Par exemple, la théorie de l'incertitude de Mishel prédit que l'augmentation des habiletés adaptatives d'une personne aux prises avec un cancer gynécologique soutient ses capacités à composer avec l'incertitude du cancer et de son traitement (Mishel, 1997 ; Mishel & Sorenson, 1991). Par conséquent, la théorie fournit un cadre de référence proposant des interventions qui soutiennent et renforcent les ressources adaptatives du client.

Les théories regorgent du savoir infirmier pour aider les infirmières à comprendre les problèmes que vivent les personnes lorsqu'elles réagissent dans des situations de santé et de maladie, pour leur suggérer comment intervenir et pour les informer des résultats possibles. ■

ENCADRÉ 4.4 Recherche par domaine selon Donaldson

Dans un article magistral publié en 2000, Donaldson offre, pour la période 1960-1999, des exemples de recherches qui ont changé la façon de concevoir la santé humaine en sciences infirmières et au-delà de la discipline infirmière. Elle a regroupé les recherches dans les domaines suivants :

- la personne et la santé de la famille ;
- la douleur ;
- le développement néonatal et celui des jeunes enfants ;
- l'utilisation de la recherche ;
- les soins de la démence ;
- les soins de transition intersite (établissements, résidence, centre de réadaptation, etc.) ;
- la santé des femmes ;
- les interventions pour l'incontinence de stress chez les femmes ;
- la santé psychobiologique ;
- la santé biocomportementale.

Jugement clinique

Que répondez-vous à Mélanie, qui vous demande quelle est la différence entre le métaparadigme infirmier et les théories infirmières ?

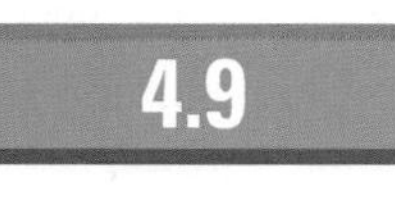

Langage infirmier

Les théoriciennes se sont inspirées de diverses conceptions pour la collecte et l'interprétation des données particulières à chaque client. À partir des années 1970, on a éprouvé la nécessité de recourir à une terminologie pour nommer les constats infirmiers, les définir et les classifier en taxinomie de diagnostics (Mathieu & Jetté, 2008 ; Warren & Hoskins, 1990). Dès 1973, on a tenu des conférences pour en discuter et l'on a mis sur pied l'Association nord-américaine des diagnostics infirmiers (ANADI) ou North American Nursing Diagnosis Association (NANDA). Les 12 domaines de la taxinomie aident à définir ce que sont les soins infirmiers en montrant que les infirmières se préoccupent de problèmes dans les domaines suivants : perception et gestion de la santé, nutrition et métabolisme, élimination, maintien de l'énergie, cognition et perception, perception de soi et concept de soi, relation et rôle, sexualité et reproduction, adaptation et tolérance au stress, valeurs et croyances, sécurité, protection et confort. Mais la taxinomie n'a pas encore atteint sa maturité, puisque von Krogh (2008) a montré que sur le plan des problèmes infirmiers biophysiologiques, elle n'est pas exhaustive. Cela parce que les domaines nutrition, élimination/échange et activité/repos ne fournissent pas toutes les dérivations de classes comprises dans les structures et les processus biophysiologiques de la santé humaine.

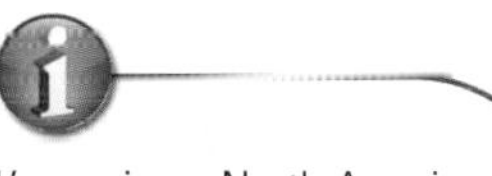

L'organisme North American Nursing Diagnosis Association International (NANDA-I) propose plusieurs sources d'information spécialisée en taxinomie : site Internet, magazine, livres. Pour en apprendre davantage, vous pouvez consulter le www.nanda.org.

Le mouvement d'élaboration du langage infirmier, étranger aux modèles conceptuels, a beaucoup attiré l'attention des infirmières. Ont été débattus les avantages de dresser une liste définitive de diagnostics, comme celle de l'ANADI, ou d'encourager les infirmières à se laisser guider par les modèles conceptuels qui favorisaient une large gamme de constats (Fitzpatrick, 1990 ; Riehl & Roy, 1980). Même si, sur le plan théorique, la taxinomie de l'ANADI posait plusieurs problèmes (Fitzpatrick, 1990), la facilité de créer, dans des bases de données informatisées, des catégories à partir des constats cliniques et d'articuler des plans de soins infirmiers standardisés a assuré la popularité de la stratégie. Cependant, tous les efforts consacrés au diagnostic infirmier ne parviennent pas à régler le problème initial posé aux théoriciennes : comment tenir compte à la fois de l'unicité de la personne, et de l'ensemble des connaissances sur la santé et la maladie ?

À une certaine époque, les données des systèmes de santé ne décrivaient pas la contribution des infirmières, et l'on a attribué cette situation à l'absence d'une terminologie pour décrire leur travail. Ainsi, au début des années 1980, une série de classifications d'interventions infirmières a émergé, parmi lesquelles la Nursing Intervention Classification (NIC) (Bulechek & McCloskey, 1992). Cette classification compte 7 domaines (physiologie essentielle, physiologie complexe, comportement, famille, communauté, système de santé, sécurité) regroupant les 30 classes d'interventions. On y trouve 512 interventions, chacune comportant une appellation conceptuelle, une définition et l'énumération des activités (plus de 12 000) qu'elle nécessite.

Par ailleurs, les différentes réformes menées au sein des systèmes de santé afin d'en augmenter l'efficience ont obligé les organisations à mettre de plus en plus l'accent sur l'évaluation de leurs services et sur celle des résultats cliniques qu'ils sont en mesure d'atteindre. Les infirmières ont encore observé que les résultats des soins infirmiers n'apparaissaient pas dans les systèmes d'évaluation existants. Elles ont donc poursuivi leurs travaux pour colliger de telles données, si bien que plusieurs classifications de résultats ont alors vu le jour. La Nursing Outcome Classification, ou NOC (Johnson, Maas & Moorhead, 2000), attire particulièrement l'attention en raison de ses liens conceptuels avec l'ANADI et la NIC. La classification comprend 330 résultats présentés en ordre alphabétique, groupés en 31 classes et 7 domaines (santé fonctionnelle, santé physiologique, santé psychologique, connaissance et comportement de santé, perception de la santé, santé familiale, santé de la communauté). Chaque résultat est défini, c'est-à-dire qu'il doit correspondre à la condition d'une personne, d'une famille ou d'une communauté ; il est mesurable sur un continuum et est influencé par les interventions infirmières. Pour chaque résultat, des indicateurs sont proposés selon une échelle en cinq points afin d'évaluer l'état du client ; une courte liste de références sur lesquelles se base ce résultat est aussi présentée. Dans la liste de résultats, 11 se rapportent à une personne, 10 à une famille et 9 à une communauté.

Les différentes réformes des systèmes de santé ont obligé les organisations à mettre de plus en plus l'accent sur l'évaluation de leurs services et sur celle des résultats cliniques.

En plus de fournir une terminologie commune aux infirmières, ces classifications facilitent l'informatisation des données cliniques, rendent possible la création de banques de données infirmières informatisées, facilement accessibles pour la gestion et la recherche, et favorisent le développement du savoir infirmier. L'arrivée des classifications a influencé le discours théorique en sciences infirmières en soulevant des questions philosophiques et théoriques au sujet des taxinomies, en particulier pour l'évaluation théorique de la classification des concepts, la réévaluation des termes adoptés, et au sujet de la perspective théorique des recherches entreprises pour élaborer des éléments des taxinomies et valider ceux déjà proposés (Meleis, 2007). Les liens que les chercheurs impliqués dans la construction des taxinomies établissent entre les taxinomies de problèmes, d'interventions et de résultats en font des théories à spectre modéré, puisque ces liens constituent des propositions expliquant comment sont liés des concepts particuliers (problèmes, interventions et résultats). ■

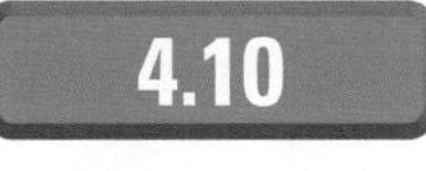

Concept

L'élément le plus concret du champ disciplinaire des soins infirmiers est le concept. L'élaboration de concepts est un processus naturel chez l'humain ; il se produit en raison de sa présence dans le monde, pour l'aider à comprendre celui-ci, mais aussi en raison de sa présence aux autres, pour faciliter la communication. Le domaine des soins infirmiers s'inspire ainsi du fonctionnement normal de la pensée humaine en recourant à des concepts pour comprendre la pratique infirmière et ses nombreuses dimensions. Toutefois, si le processus humain normal en est le point de départ, la délimitation d'un concept jusqu'à son utilité pour la pratique requiert un travail de théorisation plus formel visant à lui faire acquérir un degré suffisant de précision et à circonscrire ce qu'il signifie afin qu'il puisse être utilisé dorénavant dans la littérature et dans la pratique (Gagnon & Hébert, 2000). Le langage usuel des infirmières recourt fréquemment à ces concepts, notamment à ceux de confort, de fatigue, d'espoir, de soutien, d'adaptation, etc. Des auteurs britanniques y ont consacré un ouvrage complet ciblant seulement les concepts ayant fait l'objet de développement théorique (Cutcliffe & McKenna, 2005), et de nombreux travaux ont été entrepris récemment afin de proposer des moyens de travailler théoriquement sur les concepts (Aubin & Dallaire, 2008).

À retenir

Version reproductible
www.cheneliere.ca/potter

- La marque professionnelle des soins infirmiers correspond à l'application du savoir infirmier et à la façon dont les infirmières s'en servent pour influencer positivement les réactions humaines dans des situations de santé et de maladie.
- Le savoir infirmier est constitué à partir de différentes conceptions de la réalité et de la science (paradigmes), et de différents types de savoirs (empirique, esthétique, personnel, éthique et sociopolitique).
- Le métaparadigme infirmier est composé des quatre concepts centraux, et des propositions qui expliquent la perspective particulière des liens entre ces concepts, définissant les phénomènes d'intérêt pour le savoir infirmier.
- Les modèles conceptuels définissent les soins infirmiers et servent de guides dans le choix des connaissances nécessaires pour l'exercice de la profession, tandis que la démarche de soins est une méthode de travail, un processus par lequel on résout les problèmes qui surviennent dans l'exercice de la profession.
- Les théories infirmières permettent de décrire, de faire comprendre, d'expliquer et même de prédire les phénomènes importants pour la discipline infirmière.
- Les taxinomies de langage infirmier représentent un effort de théorisation visant à décrire, avec l'aide des infirmières elles-mêmes, ce qui constitue les soins infirmiers.
- L'utilité des théories vient de leur capacité à fournir une vision réunissant tous les aspects des soins infirmiers.

Pour en savoir plus

Version complète et détaillée
www.cheneliere.ca/potter

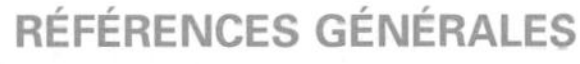

RÉFÉRENCES GÉNÉRALES

Infiressources > Banques et recherche > Processus infirmier > Modèles conceptuels
www.infiressources.ca

Université Laval > Chercher > Portails thématiques > Sciences de la santé > Sciences infirmières > Modèles conceptuels et théories
www.bibl.ulaval.ca

University of Iowa College of Nursing > Areas of Excellence > Centers > Center for Nursing Classification & Clinical Effectiveness
www.nursing.uiowa.edu

University of San Diego > Hahn School of Nursing & Health Science > Student & Faculty Resources > Nursing Theory
www.sandiego.edu

ORGANISMES ET ASSOCIATIONS

CII > Pilliers et programmes > ICNP (Classification internationale de la pratique infirmière)
Conseil international des infirmières
www.icn.ch

Pepin, J., Kérouac, S., & Ducharme, F. (2010). *La pensée infirmière* (3e éd.). Montréal : Chenelière Éducation.

Dallaire, C. (Éd.) (2008). *Le savoir infirmier : au cœur de la discipline et de la profession infirmière.* Montréal : Gaëtan Morin.

NANDA International (2008). *Nursing diagnoses. Definitions and Classification* (2009-2011 ed.). Indianapolis, Ind. : Wiley-Blackwell.

Gottlieb, L.N., & Feeley, N. (2007). *La collaboration infirmière-patient : un partenariat complexe.* Montréal : Beauchemin.

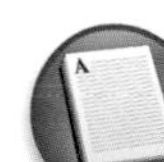

Dossier : les théories des soins infirmiers 1/2 (2008). *Soins, 53*(724).

Dossier : les théories des soins infirmiers 2/2 (2008). *Soins, 53*(725).

CHAPITRE

Édition française :
Chantal Cara, inf., Ph. D.

Édition originale :
Anne G. Perry, RN, EdD, FAAN

Explorer les fondements théoriques du *caring* dans la pratique infirmière

Objectifs

Après avoir lu ce chapitre, vous devriez être en mesure :

- de discuter du rôle qu'une approche de *caring* peut avoir dans la relation entre l'infirmière et la personne soignée ;
- de comparer différentes approches théoriques associées au *caring* ;
- d'expliquer les comportements de *caring* qu'une infirmière peut adopter dans sa pratique professionnelle ;
- de décrire les bénéfices thérapeutiques qu'une approche de *caring* peut avoir pour la personne soignée ;
- de discuter des implications potentielles pour la personne soignée et sa famille de l'absence de *caring* ;
- d'expliquer comment une éthique empreinte de *caring* peut influencer la prise de décision de l'infirmière ;
- de décrire des façons d'exprimer son approche de *caring* par le toucher, la présence et la compassion.

Guide d'études, pages 13 à 16

Mise en contexte

Jugement clinique

Madame Annette Carrier, âgée de 58 ans, a subi une mastectomie droite il y a deux jours. En entrant dans sa chambre, vous la trouvez allongée dans son lit, pleurant en silence. Vous la saluez chaleureusement en lui touchant légèrement l'épaule gauche et vous vous assoyez à ses côtés de façon à établir un contact visuel. Elle vous confie alors : « Je me sens mutilée et je crois que je n'oserai plus me regarder dans le miroir. J'ai peur de la réaction de mon mari. » Vous percevez la détresse et la souffrance dans sa voix. Vous tentez de favoriser l'expression de ses sentiments et de ses préoccupations en l'écoutant avec respect. Vous la réconfortez avec compassion, puis madame Carrier vous dit qu'elle se sent mieux. Mais elle vous confie : « Est-ce que ma vie va toujours avoir un sens après cette mastectomie ? Pourquoi cela m'est arrivé à moi ? » En quittant sa chambre, vous l'assurez que vous reviendrez la voir dans environ une heure afin d'effectuer le pansement, de prendre ses signes vitaux et de discuter des interventions possibles pouvant l'aider à trouver une signification à sa situation de santé.

Dans votre contact avec madame Carrier, qu'est-ce qui démontre que vous avez adopté une approche empreinte de caring *?*

Concepts clés

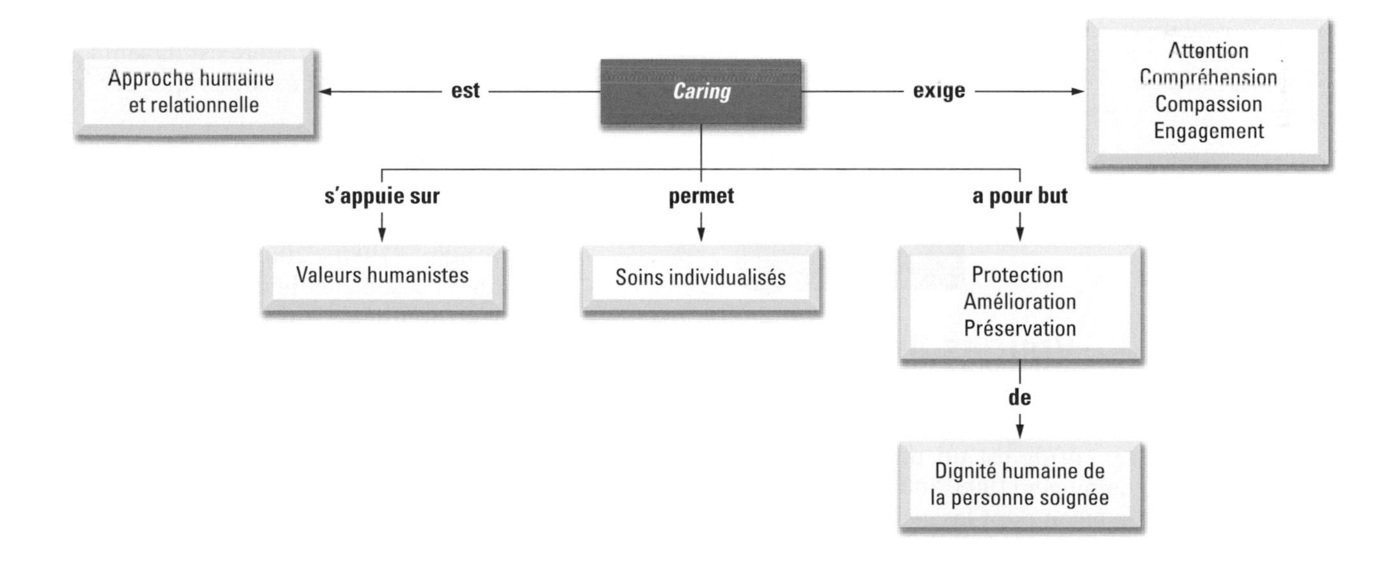

Plusieurs auteurs considèrent l'approche de *caring* comme étant un incontournable pour la pratique infirmière. Cara (2004) définit le *caring* comme étant une façon humaine et relationnelle de prendre soin d'une personne. Cette approche s'apprend (c'est un savoir), et elle procure aux soins infirmiers une vision humaniste qui transforme le savoir-être et le savoir-agir de l'infirmière (Cara, 2004, 2008). Cela s'avère d'autant plus pertinent aujourd'hui, compte tenu des nombreux bouleversements dans le système de santé qui entraînent une augmentation des responsabilités et de la charge de travail du personnel infirmier. En effet, les exigences de travail croissantes et les contraintes temporelles des infirmières et des autres professionnels de la santé contribuent à une froideur et à une indifférence apparentes à l'égard des besoins de la clientèle (Watson, 2006a, 2006b). Ainsi, ces contextes de soins difficiles exposent les infirmières au risque de déshumaniser les soins offerts aux clients et aux membres de leur famille (Cara, 2003 ; Cara & O'Reilly, 2008).

De plus, les progrès techniques, souvent mis au premier plan, laissent peu de place aux rapports interpersonnels, pourtant d'une importance capitale pour établir et maintenir une relation thérapeutique. D'ailleurs, ces progrès techniques peuvent être contre-productifs, voire dangereux, s'ils s'éloignent d'un contexte de soins de qualité et empreints de compassion. Selon Benner (2002) et Johns (2005), ne mettre l'accent que sur les techniques de soins, dissociées d'une approche de *caring*, amène l'infirmière à considérer la personne comme un simple objet. Une approche empreinte de *caring* conduira plutôt l'infirmière à être attentive à la personne et à sa famille ; elle se sentira alors impliquée auprès d'eux et intéressée à les comprendre afin de les assister avec compassion, compétence et engagement (Cara, 2008).

Durant des moments de maladie, ou lorsque les personnes soignées désirent être accompagnées ou guidées par une infirmière, l'approche de *caring* contribue à promouvoir leur guérison et leur croissance. En effet, une infirmière capable d'aborder les personnes soignées avec compassion et de reconnaître les avantages thérapeutiques qui découlent de cette approche contribuera vraisemblablement à leur santé et à leur bien-être.

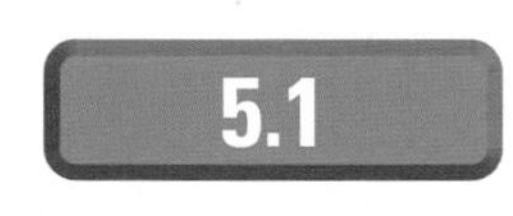

Visions théoriques d'une approche de *caring*

Le *caring* est un phénomène universel, affirme Leininger (1988, 2001, 2006). En effet, il influence la façon dont les gens pensent, vivent leurs émotions et se comportent dans leurs relations les uns envers les autres. Depuis Florence Nightingale, des infirmières ont étudié ce phénomène selon différentes perspectives : culturelle, philosophique, clinique, éthique, féministe, etc. Des théoriciennes et des chercheuses ont donc élaboré des théories sur ce sujet en raison de son importance pour la pratique professionnelle de même que pour contribuer à l'humanisation des soins. Bien que ce chapitre n'explicite pas toutes les positions théoriques sur le *caring*, il vise entre autres à faire comprendre en quoi cette approche se situe au cœur de la pratique infirmière.

Le caring *contribue à l'amélioration de la condition humaine.*

5.1.1 *Caring*, essence des soins infirmiers et de la santé

À titre d'exemple, la situation clinique de madame Carrier montre une infirmière qui s'inspire de l'approche de *caring* pour accompagner la cliente dans son expérience de vie. Ainsi, les comportements, les attitudes et les valeurs de l'infirmière reflètent sa vision humaniste du soin par son approche centrée sur le respect de la personne soignée comme individu unique, avec ses perceptions et ses expériences de vie (Cara, 2008).

Un autre scénario pourrait illustrer une approche différente envers madame Carrier : une autre infirmière entre dans la chambre de la cliente sans se présenter, vérifie d'abord l'intraveineuse et consulte le résumé des signes vitaux. Pour établir un bref contact visuel, elle reste debout plutôt que de s'asseoir à côté du lit dans lequel madame Carrier est couchée. Elle lui pose quelques questions sur ses symptômes, puis quitte la pièce, sans avoir même touché à la cliente. Ce second scénario laisse une impression d'indifférence de la part de l'infirmière. En effet, les contacts visuels et le rapprochement physique limités, de même que le manque d'intérêt pour les préoccupations de madame Carrier, indiquent que l'infirmière est davantage intéressée par les tâches à exécuter que par le vécu de sa cliente.

Madeleine Leininger est la pionnière du développement du concept de *caring* en soins infirmiers. Dans une perspective transculturelle, Leininger (1988, 2001) considère le *caring* comme l'essence et le domaine central, unificateur et dominant qui distingue les soins infirmiers de toute autre discipline de la santé. À la lumière de sa théorie du « soin transculturel », le *caring* est l'action d'assister ou de soutenir une personne qui présente des besoins d'amélioration de sa santé ou de son style de vie, et celle de lui faciliter la tâche pour y arriver (Leininger, 1988, 2001, 2006). Le *caring* est essentiel pour le bien-être, la croissance, la santé et la survie de toutes les personnes (Leininger, 1988, 2006) ; il contribue à l'amélioration de la condition humaine.

Cette théoricienne américaine définit les soins infirmiers comme un ensemble d'activités, de décisions et de procédés empreints d'empathie, de soutien et de compassion réalisés afin d'assister la personne soignée, la famille, le groupe ou la communauté, dans le plus grand respect de leurs croyances et de leurs valeurs culturelles. Ainsi, atteste Leininger (2002), une personne qui reçoit des soins infirmiers qui ne sont pas cohérents avec ses croyances et ses valeurs culturelles pourra présenter des signes de conflits, de stress, et de soucis moraux ou éthiques. Leininger (2001, 2002, 2006) conçoit la culture comme un ensemble de valeurs, de croyances, de normes et de pratiques apprises, partagées et transmises au fil des générations ; celles-ci guident la pensée, les décisions et les actions (notamment au sujet de la santé et des soins) d'une personne, d'un groupe ou d'une communauté. De plus, des facteurs structuraux et organisationnels s'associent aux valeurs, aux croyances et aux styles de vie culturels pour influer sur le sens que la personne donne à sa condition **ENCADRÉ 5.1**.

Pour comprendre les différentes perspectives culturelles, Leininger a exploré, dans ses multiples études qualitatives, la signification donnée au *caring* par divers groupes culturels. Ses résultats l'ont amenée à discuter de « la diversité et de l'universalité du *caring* transculturel » (Traduction libre. Leininger, 2002). En effet, même si le *caring* est un phénomène universel, son expression et ses procédés varient selon les cultures et selon chaque personne. Par exemple, le contact visuel direct peut être considéré comme un comportement de *caring* selon une culture, mais pas selon une autre. Par ailleurs, Leininger (2001, 2002) reconnaît l'importance pour les infirmières de distinguer les comportements de *caring* traditionnels (ou « folkloriques », c'est à dire selon la culture) des comportements de *caring* professionnels (c'est-à-dire ceux associés aux soins infirmiers) afin d'être efficaces dans les soins qu'elles prodiguent. Ses résultats de recherche ont d'ailleurs démontré que le *caring* aide les gens à se protéger, à se développer, à croître et à survivre, et qu'il est vital dans le processus de récupération d'une maladie et dans le maintien de pratiques de vie saines. Par conséquent, les soins infirmiers ne seront bénéfiques que s'ils s'avèrent culturellement cohérents. Pour ce faire, Leininger (2001, 2002) croit essentiel que les valeurs, les expressions ou les comportements de *caring* traditionnels de la personne soignée soient connus de l'infirmière et que celle-ci les utilise de façon appropriée ▶ 14.

14

Le chapitre 14, *S'adapter à la culture et à l'ethnicité,* aborde l'aspect transculturel dans la pratique infirmière.

ENCADRÉ 5.1 Facteurs structuraux et organisationnels associés à la condition d'une personne

- Facteurs technologiques
- Facteurs religieux et philosophiques
- Facteurs familiaux et sociaux
- Facteurs politiques et légaux
- Facteurs économiques
- Facteurs éducationnels

Source : Adapté de Leininger, M.M. (2006). Madeleine M. Leininger's theory of culture care diversity and universality. In M. Parker (Ed.), *Nursing theories and Nursing practice* (pp. 309-333). Philadelphia : F.A. Davis.

5.1.2 *Caring* transpersonnel

Pour Jean Watson, théoricienne américaine mondialement réputée, le *caring* correspond à « l'idéal moral » de l'infirmière, lequel a pour but la protection, l'amélioration et la préservation de la dignité humaine de la personne soignée **FIGURE 5.1**. En d'autres mots, la notion d'idéal moral est ce qui permet à l'infirmière de devenir la meilleure possible et de s'engager à assister la personne afin de promouvoir son estime de soi, sa guérison et sa santé (Cara & O'Reilly, 2008). Ainsi, soigner selon son idéal moral amène l'infirmière à établir un type particulier de connexion avec la personne soignée, empreint des **valeurs humanistes** ; c'est ce que Watson (1988, 1999, 2005, 2006c) nomme « relation de *caring* transpersonnelle ». Toujours selon

■ **Valeur humaniste :** Croyance ou conviction qui se manifeste dans les attitudes ou les comportements de la personne. Il s'agit particulièrement du respect de la liberté de la personne soignée comme personne unique, avec ses perceptions et ses expériences de vie, afin de promouvoir et de maintenir sa dignité humaine.

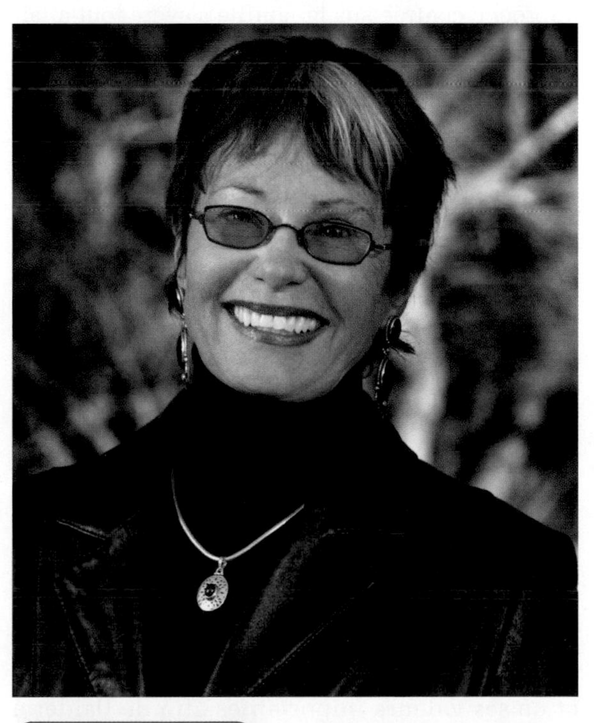

FIGURE 5.1 Jean Watson, ardente protagoniste de l'approche de *caring*.

Le site de l'Université du Colorado Denver consacre une section importante à Jean Watson et à la théorie du *caring* (en anglais). Consultez-la au www.nursing.ucdenver.edu/faculty/caring.htm.

Watson (2006c), cette relation transpersonnelle permet à l'infirmière d'accompagner le client dans sa recherche d'une signification à sa situation de santé et à sa souffrance en utilisant, comme guide, les 10 **facteurs caratifs** **ENCADRÉ 5.2**. Watson utilise le mot *caratif* (*carative*) en opposition à *curatif*. Ainsi, les facteurs caratifs offrent des pistes à l'infirmière afin de mettre cette théorie du *caring* transpersonnel en pratique.

Au lieu d'aborder les soins infirmiers en fonction de la maladie, des traitements médicaux et des techniques de soins, la théorie humaniste du *caring* de Watson (1999, 2005) offre une vision holistique à l'infirmière, une conscience intentionnelle, c'est-à-dire une présence authentique qui a le potentiel de transformer et ainsi de potentialiser la guérison et l'intégralité de la personne. En d'autres termes, la relation de *caring* n'est pas machinale ou automatique ; pour l'infirmière, il ne suffit pas d'être gentille ou de sourire. Celle-ci doit en prendre conscience afin de promouvoir la guérison de la personne qu'elle soigne (Cara, 2003). D'ailleurs, cette prise de conscience est ce qui amène l'infirmière à se questionner sur le sens de la souffrance, de la guérison et du soin, ainsi que sur ce que signifient être malade et être infirmière (Watson, 1979, 1988, 2006c).

L'essence même d'une pratique professionnelle exemplaire correspond au caring.

Selon Pepin et Cara (2001), ces quêtes de sens conduisent l'infirmière à axer sa pratique sur la personne et sa famille de même qu'à aborder la dimension spirituelle avec eux. En effet, une approche centrée sur la famille s'avère tout à fait cohérente avec cette théorie puisque la personne est, selon Watson (1988), en interrelation simultanée, mutuelle et continue avec son environnement. Quant elle aborde la dimension spirituelle, cette théoricienne fait d'abord référence à la personne comme un être unique possédant trois sphères indissociables : le corps (dimension biophysiologique), l'esprit (dimensions psychologique et cognitive) et l'âme (dimension spirituelle) (Watson, 1988, 1997). Par ailleurs, elle n'associe pas la spiritualité à la religion, mais plutôt aux croyances et aux valeurs profondes de la personne. Celle-ci peut certes reconnaître que des croyances et des valeurs issues de sa religion sont importantes pour elle. Enfin, la santé, une expérience subjective, correspond à l'harmonie de la personne à l'intérieur de ses trois sphères (Watson, 1988, 1997).

19

Le chapitre 19, *Favoriser le bien-être spirituel*, traite de l'importance de la dimension spirituelle en soins infirmiers.

Par conséquent, l'infirmière accompagne la personne, par une relation de *caring* transpersonnelle, dans l'exploration de ses croyances et de ses valeurs importantes afin de l'aider à trouver un sens à sa condition (Watson, 1988).

ENCADRÉ 5.2 **Facteurs caratifs de Watson**

Les 10 facteurs caratifs de Watson (1988, traduits par Cara, 1999) sont un guide pour l'infirmière dans ses interventions auprès de la personne soignée et de sa famille.

1. Système de valeurs humanistes et altruistes
2. Croyance-espoir
3. Prise de conscience de soi et des autres
4. Relation thérapeutique d'aide et de confiance
5. Expression de sentiments positifs et négatifs
6. Processus de *caring* créatif visant la résolution de problèmes
7. Enseignement-apprentissage transpersonnel
8. Soutien, protection ou modification de l'environnement mental, physique, socioculturel et spirituel
9. Assistance au regard des besoins de la personne
10. Forces existentielles-phénoménologiques-spirituelles

Source : Tiré de Cara, C., & O'Reilly, L. (2008). S'approprier la théorie du *Human caring* de Jean Watson par la pratique réflexive lors d'une situation clinique. *Recherche en soins infirmiers, 95*, 37-45.

L'accompagnement dans la recherche d'une signification devient alors tributaire du respect de l'infirmière à l'égard des sentiments, des croyances et des valeurs exprimés par la personne. Il se forme ainsi un lien entre l'infirmière et la personne soignée, qui favorise l'accession à un niveau plus élevé de l'esprit humain. Par conséquent, la relation de *caring* vise la croissance spirituelle et la transformation de la personne soignée tout autant que celles du soignant (Watson, 1988, 1999) ▶ 19.

5.1.3 *Caring* : une approche primordiale

Patricia Benner offre aux infirmières une compréhension riche et holistique d'une pratique professionnelle, issue des résultats de ses recherches qualitatives (Benner, 1984, 1995 ; Benner & Wrubel, 1989). En effet, après avoir recueilli et analysé les récits d'infirmières au sujet de leur pratique clinique, elle en a interprété la signification afin de décrire l'essence même d'une pratique professionnelle exemplaire, qui correspond, selon elle, au *caring*. Notamment, les récits des infirmières interrogées ont révélé des comportements et des jugements cliniques qui illustrent le *caring*.

Selon Benner, le *caring* signifie « être en relation » avec la personne soignée (Benner, 2003 ; Benner & Wrubel, 1989). Le *caring* est primordial dans la pratique en ce sens que l'infirmière doit explorer les relations, les événements et les projets qui ont de l'importance pour la personne soignée (Benner & Wrubel, 1989). Cela lui permet de découvrir ce qui est fondamental pour cette personne de même que les différentes façons qu'elle a de s'adapter à une situation. En d'autres termes, si quelque chose n'est pas important pour une personne, cela ne créera probablement pas d'inquiétude ou de besoin d'adaptation chez elle (***coping***). En collaboration avec Wrubel, cette théoricienne soutient que « le *caring* crée la possibilité » et permet d'offrir et de recevoir de l'aide en vue de l'adaptation (Benner & Wrubel, 1989). Par conséquent, le *caring* est primordial pour l'adaptation du client à sa situation. Dans le cas de madame Carrier, la préoccupation qu'elle ressent quant à la réaction de son mari peut la motiver à s'adapter à sa condition. Benner voit dans cette préoccupation personnelle une composante que l'infirmière peut intégrer à sa pratique professionnelle afin d'aider la personne soignée à récupérer de sa maladie et à lui donner un sens (Benner & Wrubel, 1989). Ainsi, l'infirmière qui fait preuve de *caring* remarque les interventions qui ont eu du succès. Dans ce cas-ci, la préoccupation de la cliente guidera les soins à venir.

La vision qu'a l'infirmière de la personne comme d'un « être-dans-le-monde » illustre le caractère indissociable de la personne et de son environnement. De plus, cette vision amène l'infirmière à concevoir que chaque personne porte en elle un ensemble différent d'expériences, de valeurs et de perspectives culturelles qu'elle conjugue à sa situation, comme sa perception des soins de santé. Le *caring* permet donc une approche unique pour chaque rencontre entre l'infirmière et la personne soignée, afin d'aider celle-ci à s'adapter au stress de la maladie en fonction de sa propre situation (Benner & Wrubel, 1989). En outre, à mesure que l'infirmière progresse dans les cinq niveaux de compétence (novice, débutante, compétente, performante, experte), elle apprend, selon Benner (1984, 1995), que le *caring* lui permet de mieux connaître la personne soignée et de cerner ses préoccupations afin d'individualiser les soins à lui offrir.

Il est également important de comprendre comment Benner et Wrubel (1989) décrivent la relation entre la santé et la maladie (exprimée par *disease* et *illness*). Bien que la langue française n'offre pas deux mots distincts (comme *disease* et *illness*) qui pourraient donner un sens différent au concept de maladie, cette nuance apparaît essentielle pour bien saisir la pensée de Benner.

La santé n'est pas l'absence de maladie, et la maladie (*disease*) n'est pas identique à l'expérience de la maladie (*illness*) ▶ 2. En effet, la santé est une façon d'être que la personne définit selon ses propres valeurs, sa personnalité et son style de vie. La maladie (*disease*), quant à elle, est une manifestation d'une anomalie des cellules, des tissus ou d'un organe (Benner & Wrubel, 1989). Toujours selon ces auteures, l'expérience de la maladie (*illness*) correspond plutôt à l'expérience d'une perte et d'une dysfonction. Ainsi, certaines personnes ont une maladie (*disease*), par exemple l'asthme ou le diabète, sans toutefois se sentir malade (*illness*) ou en perte de fonctionnement. D'autres ne cherchent pas à obtenir des soins de santé tant qu'elles ne ressentent pas une inquiétude, une perturbation ou une perte. Par exemple, une personne atteinte de diabète depuis plusieurs années peut ne pas se sentir malade jusqu'à ce que sa condition entraîne un trouble visuel grave qui menace sa vie professionnelle. La maladie n'a donc de signification que dans le contexte de la vie d'une personne. Puisque la maladie (*illness*) est l'expérience humaine de la perte ou de la dysfonction, tout traitement ou intervention administré sans considération de sa signification pour le client sera probablement inutile (Benner & Wrubel, 1989).

Ainsi, par des relations empreintes de *caring*, Benner (2002, 2004) suggère aux infirmières d'apprendre à connaître les personnes et d'écouter leurs récits au sujet de leur expérience de maladie afin d'en comprendre la signification. Par exemple, lorsque madame Carrier avoue se sentir mutilée et ne plus oser se regarder dans un miroir, l'infirmière pourrait d'abord l'aider à exprimer ses sentiments par rapport à l'expérience de perdre un sein. Ensuite, elle pourrait accompagner la cliente dans la reconnaissance de la signification que celle-ci donne à cette perte. La compréhension que suscite un tel échange incite l'infirmière à fournir des soins personnalisés.

5.1.4 *Caring* comme réconfort

S'inspirant des travaux de Benner et de Watson, Kristen Swanson (1991, 1993), théoricienne et chercheuse américaine, a élaboré sa théorie intermédiaire à partir des résultats de ses recherches réalisées auprès de trois différents groupes de personnes (personnes soignées, parents ou professionnels de la santé). Tous les participants se trouvaient dans un contexte de périnatalité et avaient fait l'expérience du

2

Le chapitre 2, *Promouvoir la santé et le bien-être,* présente diverses conceptions de la santé dans une perspective infirmière.

- ***Coping***: Ensemble de stratégies développées par une personne pour faire face au stress et s'adapter à une situation.

Jugement clinique

Quelles questions pourriez-vous poser à madame Carrier afin d'évaluer ce qui a de l'importance pour elle ?

■ **Aspect relationnel :** Dimension du rapport infirmière-client qui se caractérise par une dynamique d'échange qui se développe alors que l'infirmière et la personne soignée commencent à se connaître.

■ **Counseling :** Forme d'intervention psychologique et sociale qui a pour but d'aider quelqu'un à surmonter les difficultés d'adaptation ou d'ordre psychologique qui l'empêchent de fonctionner adéquatement dans une situation donnée.

caring. Des questions ont été posées à chacun afin de savoir comment il avait vécu son expérience de *caring*. Swanson en est venue à décrire le *caring* comme étant constitué de cinq processus qui favorisent le bien-être de la personne soignée **FIGURE 5.2**. Elle définit le *caring* comme « une façon réconfortante [*nurturing*] d'être en relation avec l'autre, considéré comme important [*valued*], envers lequel on éprouve un sentiment personnel d'engagement et de responsabilité » (Traduction libre. Swanson, 1993).

La contribution de la théorie de Swanson (1991, 1993) demeure importante afin de guider l'infirmière dans le développement de stratégies utiles et efficaces. En effet, les processus de *caring* y sont tous définis, et leurs sous-dimensions peuvent servir de base aux interventions infirmières. Ainsi, en plus de concourir au développement de sa théorie, les résultats probants issus des travaux de recherche de cette théoricienne peuvent soutenir la pratique clinique en sciences infirmières. Par exemple, Swanson (1999b) a évalué les effets d'un **counseling** empreint de *caring* sur le bien-être émotionnel de femmes durant la première année suivant un avortement spontané. Ses résultats ont indiqué qu'une telle approche avait réduit significativement la dépression et la colère, et ce, particulièrement dans les quatre premiers mois qui avaient suivi l'interruption spontanée. Enfin, Swanson (1999a) estime qu'une approche de *caring* demeure une façon cruciale de contribuer positivement au bien-être des personnes soignées.

5.1.5 Synthèse des visions théoriques

Bien que les différentes visions théoriques relatives au concept du *caring* révèlent des écarts, il reste que certains aspects communs s'en dégagent. D'entrée de jeu, l'**aspect relationnel** apparaît comme central dans les écrits sur le *caring* en sciences infirmières (Benner & Wrubel, 1989 ; Boykin & Schoenhofer, 1993 ; Cara, 1997, 2004 ; Montgomery, 1993 ; Swanson, 1991, 1993 ; Watson, 1988, 1999, 2005). En effet, l'infirmière et le client entrent dans une relation qui implique beaucoup plus que celle où une personne « accomplit des tâches » pour une autre. Il s'agit en fait d'une relation dynamique d'échange qui se développe alors que l'infirmière et la personne soignée commencent à se connaître. Frank (1998),

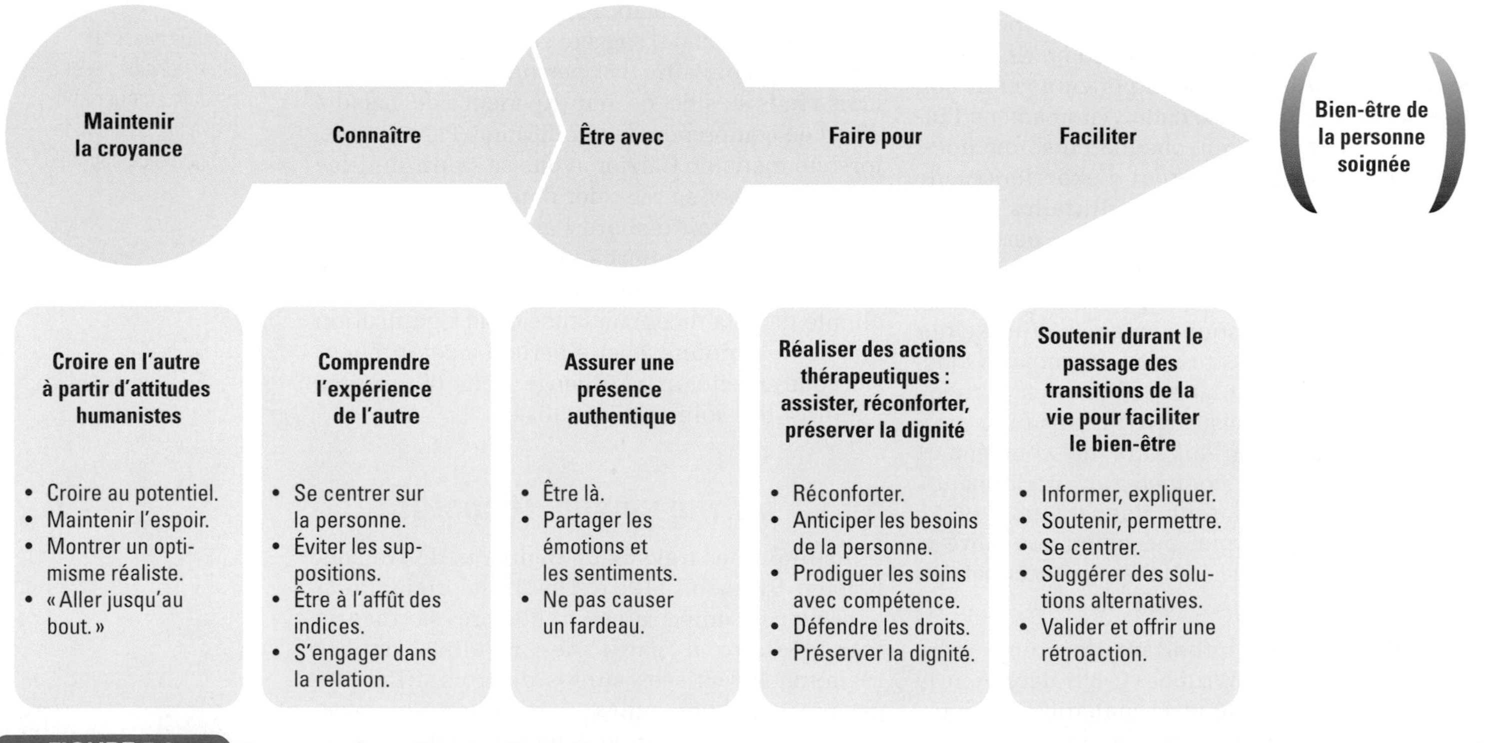

FIGURE 5.2 Processus de *caring* selon Swanson

Source : Adapté de Swanson, K.M. (1993). Nursing as informed caring for the well being of others. *IMAGE: Journal of Nursing Scholarship, 25*(4), 352-357.

professeur au département de sociologie à l'Université de Calgary, a décrit sa situation personnelle lorsqu'il souffrait du cancer : « Ce que je désirais lorsque j'étais malade, c'était une relation mutuelle entre personnes qui, secondairement, se trouvaient à être un intervenant et un client. » (Traduction libre.) Il était important pour cet auteur d'être perçu comme un être humain avant tout, et non comme le client dépendant qui se fait traiter par un expert en techniques de soins. Cette mutualité dans la relation soignant-personne soignée, dont parle Frank, a également été relevée dans plusieurs recherches. Par exemple, des études qualitatives (O'Reilly, 2007 ; St-Germain, 2007 ; St-Germain, Blais, & Cara, 2008) réalisées auprès d'infirmières québécoises œuvrant en réadaptation reconnaissent que la relation de *caring* entre l'infirmière et la personne soignée s'avère non seulement thérapeutique, mais aussi transformatrice. Grâce à la mutualité au sein de la relation, expliquent ces auteurs, cette transformation survient autant pour l'infirmière que pour la personne et sa famille. Cela révèle la primauté associée à la relation de *caring* et son rôle central dans le processus de réadaptation de la personne soignée.

En dépit de ce rôle central, le *caring* passe souvent inaperçu, c'est-à-dire qu'il ferait naturellement partie du soin. Au contraire, Watson signale que la conscience intentionnelle de l'infirmière s'avère essentielle. En effet, selon Cara (2003), la relation de *caring* n'est pas machinale, et l'infirmière doit en être pleinement consciente afin de promouvoir la santé de la personne et de sa famille. Ainsi, l'infirmière doit se rendre compte qu'à l'intérieur de son respect, de son souci de l'autre et de son soutien, chaque rencontre devient une occasion de manifester sa compassion et son engagement. Si l'infirmière évite d'accéder aux demandes de la personne soignée ou si elle ne montre pas d'intérêt, elle laissera vite transparaître l'image de quelqu'un qui ne se préoccupe pas de l'autre, traduisant une attitude de non-*caring*. En fait, les clients sont vite capables de s'apercevoir qu'une infirmière ne crée pas une relation personnalisée avec eux. Par contre, lorsque l'infirmière manifeste une attitude de *caring*, la personne ressent un engagement de sa part, et cela l'aide à entrer dans une relation qui lui permet d'être comprise dans son expérience de santé. L'infirmière devient une accompagnatrice, une guide et une partenaire au lieu de demeurer une intervenante distante.

Un autre thème commun aux diverses perspectives théoriques du *caring* correspond aux valeurs humanistes qui teintent le soin (Cara, 2004, 2008 ; Leininger, 2001, 2002 ; Watson, 1988, 1999, 2005). Ainsi, le respect de la personne soignée comme individu unique, avec ses perceptions et ses expériences de vie, devient central pour l'infirmière (Cara, 2008). De nombreuses auteures (Benner & Wrubel, 1989 ; Boykin & Schoenhofer, 1993 ; Montgomery, 1993 ; Roach, 2002) considèrent que le *caring* est une façon d'être humain à l'égard de la personne soignée et de sa famille. Par exemple, selon Boykin et Schoenhofer (2001), le *caring* s'avère un processus mutuel humain où l'infirmière répond d'une présence authentique à l'appel d'un client. Pour Roach (2002), une infirmière canadienne, cette façon d'être humain s'illustre par six attributs, qu'elle nomme les six « C » **TABLEAU 5.1**.

Enfin, un autre thème commun aux différentes visions théoriques du *caring* est la **compréhension du contexte** de la personne de même que celui dans lequel la maladie se manifeste (Benner & Wrubel, 1989 ; Boykin & Schoenhofer, 1993 ; Leininger, 2001, 2002 ; Swanson, 1991, 1993 ; Watson, 1988, 2006c). Pour l'infirmière, adopter une approche de *caring* sans comprendre ce que vivent les personnes qu'elle soigne et la perception qu'elles ont de leur situation se révèle difficile. Dans l'exemple de madame Carrier, l'infirmière ne devrait pas hésiter à interroger la cliente pour comprendre comment celle-ci vit

■ **Compréhension du contexte :** Compréhension de ce que vivent les personnes soignées de même que de la perception qu'elles ont de leur situation.

TABLEAU 5.1 Six attributs pour une façon d'être humain

ATTRIBUT	SIGNIFICATION
Compassion	Sensibilité de l'infirmière à la souffrance de la personne soignée
Compétence	Connaissances scientifiques et pensée critique
Confiance	Sentiment de sécurité à la base de la relation
Conscience	Implications morales des interventions
Engagement (*commitment*)	Accompagnement de la personne soignée
Comportement	Attitude professionnelle

Jugement clinique

Quels sont les impacts qu'une attitude jugée inadéquate peut avoir sur madame Carrier ?

PISTES D'ÉVALUATION CLINIQUE

ENCADRÉ 5.3 Exemples de questions pour l'évaluation de la perception de la personne quant à sa situation

- Que ressentez-vous par rapport à la mastectomie ?
- Comment le cancer du sein change-t-il votre vie quotidienne ?
- Quelles sont les valeurs et les croyances qui sont importantes pour vous ?
- Quelle signification donnez-vous à ce qui vous arrive ?
- Comment vous et votre famille vivez-vous cette situation de santé ?

Mastectomie : Ablation de la glande mammaire.

la **mastectomie** et découvrir la signification qu'elle donne à sa situation **ENCADRÉ 5.3**.

Considérer le contexte entourant la maladie de madame Carrier aidera l'infirmière à choisir les interventions appropriées et à lui offrir un soin personnalisé qui facilitera son bien-être. Cette démarche connaîtra un plus grand succès que celle qui consisterait à simplement choisir des interventions d'après les symptômes que présente madame Carrier ou selon l'évolution de sa maladie. ■

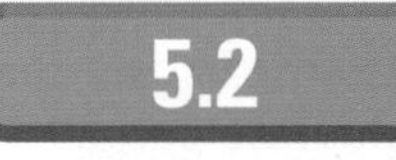

Perceptions de la personne soignée au regard du *caring*

La théorie de Swanson (1991, 1993) constitue un excellent point de départ pour la compréhension des comportements et des processus qui caractérisent le *caring*. D'autres chercheurs ont étudié cette approche à partir des perceptions des personnes soignées **TABLEAU 5.2**. Connaître quels sont les comportements que les clients perçoivent comme étant empreints de *caring* aide leurs soignants à mettre l'accent sur ce qu'ils attendent d'eux. Bien que les personnes soignées continuent à valoriser l'efficacité des infirmières dans l'accomplissement de leurs tâches, elles accordent aussi de l'importance à la dimension relationnelle des soins (Gagnon, 2004 ; Williams, 1997).

Il existe des instruments de mesure servant d'indicateurs empiriques pour évaluer les comportements de *caring* de l'infirmière (Watson, 2002, 2009). Ces instruments permettent de reconnaître certains comportements de l'infirmière reconnus comme étant empreints de *caring*, dont le fait de considérer le client comme étant unique, d'avoir une présence qui offre un réconfort à la personne et à sa famille, de maintenir une surveillance attentive, de rassurer et de souligner les efforts de

TABLEAU 5.2 Perception des comportements de *caring* de l'infirmière par les personnes soignées

Perceptions de clients en médecine générale et familiale	Perceptions de clients cardiaques	Perceptions de clients atteints de cancer
• Garder les clients sous surveillance. • Faire preuve de compassion et de patience. • Démontrer de la sensibilité et de la sympathie. • Avoir une attitude calme, gentille et douce. (Attree, 2001)	• Utiliser l'équipement avec habileté. • Agir avec perception et compassion. • Être présente physiquement. • Parler d'une voix douce et gentille. • Revenir voir le client sans se le faire demander. • Procurer confort et sécurité. • Aider à réduire la douleur. (Wolf, Miller, & Devine, 2003)	• Être disponible pour le client et sa famille. • Procurer du confort. • Établir une relation de confiance avec le client. • Surveiller les symptômes et assurer le suivi par des interventions appropriées. • Anticiper les besoins du client et de sa famille. (Chang, Lin, Chang, & Lin, 2005)

ENCADRÉ 5.4 Comportements empreints de *caring*

- Considérer la personne comme étant unique.
- Avoir une présence qui offre un réconfort à la personne et à sa famille.
- Maintenir une surveillance attentive.
- Faire preuve de rigueur dans l'exercice de ses activités professionnelles.
- Maintenir un suivi et assurer la continuité des soins.
- Être disponible pour la personne et sa famille.
- Savoir agir rapidement lorsque la situation l'exige.
- Vérifier si la médication a soulagé la douleur et l'inconfort.
- Rassurer la personne et sa famille, et souligner leurs efforts.

la personne et de sa famille (Cossette, Cara, Ricard, & Pepin, 2005 ; Cossette, Cote, Pepin, Ricard, & D'aoust, 2006 ; Watson, 2002, 2009 ; Wolf, Miller, & Devine, 2003) **ENCADRÉ 5.4**. Certes, chaque personne est unique ; toutefois, prendre conscience que certains comportements sont généralement des marques de *caring* peut aider l'infirmière à exprimer davantage cette façon de faire dans sa pratique.

Les perceptions de la personne soignée et de ses proches sont importantes, car le système de soins de santé met de plus en plus l'accent sur la satisfaction des attentes de la clientèle. Les expériences que vivent les personnes lorsqu'elles ont recours à des services de santé et dans leurs relations avec des professionnels du domaine, de même que ce qu'elles pensent de ces expériences, détermineront comment elles utiliseront le système de soins de santé et les bénéfices qu'elles en tireront (Gerteis et al., 1993 ; Mayer, 1986). Selon Attree (2001), les clients deviennent des partenaires actifs dans la planification de leurs soins lorsqu'ils ressentent que les soignants s'intéressent à eux en tant qu'êtres humains, avec empathie et compassion. D'ailleurs, les résultats de l'étude de Williams (1997) indiquent que les personnes se disent plus satisfaites lorsqu'elles perçoivent que les infirmières agissent avec *caring*. Pour sa part, Radwin (2000) conclut que les clients en oncologie associent l'excellence des soins infirmiers avec la relation, le partenariat, le fait d'être attentive et d'avoir une approche de *caring* personnalisée de la part de l'infirmière.

L'infirmière novice doit tenir compte de la perception qu'ont les clients des soins empreints de *caring* ainsi que des meilleures façons de les prodiguer. Les comportements associés à une approche de *caring* constituent alors un excellent point de départ. Il faut toutefois savoir que les perceptions des clients en lien avec le *caring* diffèrent souvent de celles des infirmières (Larson, 1984 ; Mayer, 1987 ; Wolf, Miller, & Devine, 2003). Ainsi, la relation qu'elle établit avec la personne soignée permettra à l'infirmière d'apprendre à la connaître afin de savoir ce qui est important pour elle, dans le but de répondre à ses besoins. Par exemple, si madame Carrier éprouve beaucoup d'anxiété liée au changement du pansement postmastectomie et que l'infirmière n'a jamais fait ce genre de pansement, plutôt que de lui donner une longue description de la procédure à suivre, il serait préférable que celle-ci demande l'assistance d'une infirmière experte dans ce type de pansement de façon à rassurer la cliente. Ainsi, connaître les perceptions, les sentiments et les besoins de madame Carrier guidera l'infirmière dans ses interventions. ■

Prendre conscience que certains comportements sont généralement des marques de caring *peut aider l'infirmière à exprimer davantage cette façon de faire dans sa pratique.*

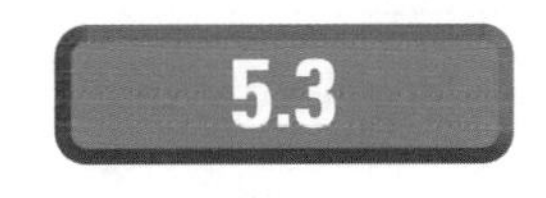

5.3 Éthique du *caring*

Solon Saint-Arnaud (2009), le terme *éthique* fait référence à la recherche des meilleurs guides (ou de sources d'inspiration) pour l'action dans un domaine, telle la santé ▶ 7. En effet, au cours de chaque rencontre avec une personne, il importe que l'infirmière sache quel comportement est approprié sur le plan éthique.

Saint-Arnaud (2009) explique que l'éthique du *caring* correspond à une éthique relationnelle, mettant l'accent sur la relation de soin, la réciprocité et la responsabilité partagée par l'infirmière et la personne soignée. Reprenant les propos de Bishop et Scudder (2001), Saint-Arnaud (2009) soutient que « le *caring* concerne une obligation morale de répondre de manière sensible aux besoins de l'autre ». De même, pour Watson (1988, 1999, 2005), le *caring* représente un impératif moral visant à promouvoir la protection, l'amélioration et le respect de la dignité humaine de la personne soignée. Cette théoricienne suggère que le *caring*, comme idéal moral, fournit un guide pour la pratique infirmière. Cette position s'avère essentielle, non seulement afin de s'assurer que l'exercice de la profession respecte le code d'éthique professionnel (le code de déontologie), mais également pour promouvoir l'humanisation

7 Le chapitre 7, *Agir de manière conforme à l'éthique,* aborde les concepts de base en éthique des soins de santé et en éthique infirmière.

Réconfort : Sentiment de calme physique et émotif éprouvé par le client à qui l'infirmière témoigne sa considération positive et son appui, notamment par l'exécution compétente et non brusque d'une méthode de soins et par la prise en compte de ses inquiétudes.

des soins, comme le mentionne Cara (2008). Par conséquent, inspirer sa pratique de l'approche de *caring*, affirment Watson (1988) et Gadow (1985), aide l'infirmière à ne pas réduire la personne soignée au statut moral d'objet, mais plutôt à la considérer comme une personne à part entière. Ainsi, les éléments guidant les décisions professionnelles ne sont pas uniquement fondés sur des principes théoriques. Au contraire, l'éthique du *caring* place la relation de soin et les perceptions de la personne au centre du processus de prise de décision de l'infirmière.

Par conséquent, l'infirmière qui fonde sa pratique sur l'éthique du *caring* est attentive aux relations inégales qui peuvent mener à un abus de pouvoir de la part des soignants, que cet abus soit intentionnel ou non. Dans les milieux de soins, les personnes soignées et leur famille ne sont pas toujours dans une relation égalitaire avec les professionnels de la santé à cause de la maladie, de la douleur et de la souffrance de l'individu, du manque d'information et des circonstances inhabituelles associées à la maladie. Gadow (1990) invite alors l'infirmière à remplir le rôle d'avocate de la personne soignée afin de l'aider à exprimer ses perceptions, ses besoins, ses croyances et ses valeurs, de même qu'à protéger ses droits. C'est la relation de *caring* qui, selon Gadow (1990), confère l'engagement moral nécessaire pour que l'infirmière puisse jouer ce rôle. Enfin, par celui-ci, l'infirmière peut également aider les autres intervenants à considérer le point de vue de la personne soignée, dans le cas d'un dilemme éthique. ■

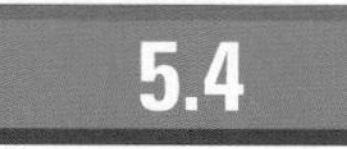

Caring dans la pratique professionnelle

Jugement clinique

Comment avez-vous manifesté que vous êtes « là » pour madame Carrier et « avec » elle ?

On ne peut garantir qu'une infirmière soit une professionnelle agissant conformément à une approche de *caring*. Certains auteurs (Cara, 2001, 2004 ; Krol & Legault, 2008) soutiennent que le *caring* peut être enseigné, alors que d'autres (Noddings, 1984 ; Roach, 2002) estiment qu'il s'agit plutôt d'une façon d'être dans le monde. Pour ceux qui croient que c'est une manière de vivre, le *caring* est un produit de leur culture, de leurs valeurs, de leurs expériences et de leurs relations avec les autres. Les personnes qui n'en ont pas fait l'expérience dans leur vie trouveront peut-être difficile d'agir selon cette approche (Noddings, 2003). Puisque les infirmières se préoccupent au quotidien des personnes en contexte de santé et de maladie, leur capacité de *caring* devrait être croissante. Celles qui sont expérimentées comprennent la différence et le rapport entre la santé, la maladie comme expérience (*illness*) et la maladie comme manifestation d'une anomalie (*disease*). Ainsi, par leur présence, le **réconfort** qu'elles procurent et leur écoute, elles peuvent considérer les clients selon leur propre contexte, comprendre leurs besoins et adopter une approche humaniste qui contribuera à améliorer la santé des personnes soignées, mais aussi à préserver leur dignité humaine.

5.4.1 Fournir une présence

L'expression « fournir une présence » fait référence à une rencontre entre deux personnes. Elle suppose un rapprochement et génère une sensation de sécurité ; elle se trouve au cœur de la pratique des soins infirmiers (Benner & Wrubel, 1989). La présence de l'infirmière se reconnaît au contact visuel qu'elle établit, à son langage corporel, au ton de sa voix, à sa qualité d'écoute de même qu'à son attitude positive et encourageante. L'encouragement doit toutefois demeurer réaliste. Par exemple, dire à un client que tout va bien se passer alors qu'il est en phase terminale irait à l'encontre d'une approche de *caring*. Ce rapprochement favorise l'ouverture et la compréhension à l'égard de la personne soignée, et témoigne de l'importance de l'expérience que vit celle-ci pour l'infirmière (Swanson, 1991). Ainsi, sa capacité à établir une présence auprès du client et de sa famille l'aidera à apprendre d'eux et à leur fournir des soins appropriés répondant à leurs besoins et priorités. Selon Gilje (1997), la présence de l'infirmière aide le client à trouver des solutions, à envisager de nouvelles avenues et à faire des choix au sujet de sa situation de santé.

Fredriksson (1999) explique que la présence signifie « être là » et « être avec ». « Être là » ne correspond pas uniquement à une simple présence physique, même si cette proximité est importante. Cela suppose également la communication et la compréhension. « Être là » a pour but de soutenir, de réconforter, d'encourager et de rassurer la personne que l'on soigne (Fareed, 1996 ; Pederson, 1993). « Être avec » relève également de la relation interpersonnelle, mais à un niveau plus profond. Dans son étude sur l'expérience « d'être avec » la personne soignée pour des infirmières œuvrant en réadaptation, O'Reilly (2007) indique qu'« être avec » signifie une rencontre humaine profonde, thérapeutique et transformatrice. Selon cette chercheuse québécoise, la rencontre est qualifiée de profonde, car elle incite à un engagement majeur de la part des deux personnes impliquées. De plus, affirme O'Reilly, « être avec » devient thérapeutique puisqu'on vise le bien-être de la personne. Enfin, la transformation ne se produit pas uniquement chez la personne soignée, mais également chez l'infirmière, sur le plan de sa croissance intérieure. D'ailleurs, Watson (2003) affirme qu'une présence humaine vraie favorise la compassion au regard de la souffrance.

Il est particulièrement important d'établir une présence lorsque les clients traversent des périodes ou des situations difficiles afin de diminuer leur anxiété et leur peur. L'attente des résultats d'un test, la préparation pour une procédure de soins inconnue ou la planification du retour à domicile après une maladie grave ne sont que quelques exemples d'événements qui peuvent créer de l'inquiétude. Ainsi, rassurer la personne et sa famille, leur donner des explications claires et pertinentes, rester à leurs côtés sont des gestes qui manifestent une présence essentielle à leur bien-être.

5.4.2 Réconforter par le toucher

Le client peut se retrouver dans des situations embarrassantes, effrayantes ou douloureuses. Quels que soient ses symptômes ou les sensations qu'elle éprouve, la personne soignée cherche un réconfort auprès de l'infirmière. Le toucher, utilisé avec discrétion, est réconfortant; il permet à l'infirmière de communiquer sa préoccupation et son soutien envers le client. Le toucher est relationnel, car il crée un lien entre l'infirmière et la personne. Il peut comporter un contact direct ou être sans contact (Fredriksson, 1999). Le toucher de contact comprend un contact évident de peau à peau, contrairement au toucher sans contact, qui ne désigne qu'un contact visuel. Ces deux types de toucher se divisent en trois catégories, parfois difficiles à dissocier : le toucher lié à la tâche, le toucher de compassion et le toucher de protection (Fredriksson, 1999).

Les infirmières utilisent le **toucher lié à la tâche** pour effectuer une technique ou une intervention. Une intervention douce et adroite donne une impression de compétence et met le client en confiance. Une infirmière d'expérience sait que toute intervention s'avère plus efficace quand elle est effectuée soigneusement et en tenant compte des préoccupations du client. Par exemple, si madame Carrier s'inquiète d'une intervention qu'elle doit subir, comme le changement de son pansement, l'infirmière la rassure en lui expliquant l'intervention en détail et ce qu'elle ressentira. Elle explique ensuite que l'intervention sera effectuée en toute sécurité et avec dextérité. Cela se traduit par la façon dont le matériel est préparé, la manière de positionner madame Carrier, le nettoyage de l'incision chirurgicale et la réfection du pansement. Pendant toute la durée de l'intervention, l'infirmière parle doucement à madame Carrier, la rassure et la soutient. Le **toucher de compassion,** quant à lui, est une forme de communication non verbale qui a un effet positif sur le bien-être, la sécurité et l'estime de soi de la personne (Boyek & Watson, 1994). Il s'exprime dans la façon de tenir la main de madame Carrier, de lui masser le dos, de la positionner doucement ou de converser avec elle. Une infirmière qui effectue un toucher de compassion crée un lien avec la personne et montre qu'elle l'accepte (Tommasini, 1990). Enfin, le toucher de protection est utilisé pour protéger l'infirmière ou la personne soignée, ou les deux (Fredriksson, 1999). Le client peut l'interpréter de façon positive ou négative. La forme la plus évidente de toucher de protection vise à prévenir un accident, par exemple en soutenant la personne pour lui éviter une chute. Le toucher de protection peut aussi servir à protéger émotionnellement l'infirmière qui prend ses distances d'un client lorsqu'elle doit se retirer d'une situation qui génère de la tension. Dans ce cas, le toucher de protection est ressenti négativement par le client (Fredriksson, 1999). Puisque le toucher transmet de nombreux messages, il faut l'utiliser avec discernement. Le toucher en soi devient une source de préoccupation quand il transcende les frontières culturelles de la personne soignée ou de l'infirmière (Benner, 2004). La personne permet généralement le toucher lié à la tâche, parce que la plupart des gens autorisent les infirmières et les médecins à entrer dans leur espace vital pour prodiguer des soins. L'infirmière doit donc savoir si les clients acceptent de se faire toucher et connaître leur interprétation de ses intentions.

Par leur présence, le réconfort qu'elles procurent et leur écoute... les infirmières contribuent à préserver la dignité humaine des personnes soignées.

Jugement clinique

Quelle serait la forme de toucher la plus susceptible de vous mettre à l'aise avec un client ?

5.4.3 Être à l'écoute

Dans une relation de *caring*, l'infirmière crée un climat de confiance, établit la communication et écoute ce que la personne soignée veut partager avec elle. Selon Kemper (1992), l'infirmière qui écoute une personne doit saisir ses propos et les interpréter afin d'en comprendre le sens, pour ensuite valider avec elle la compréhension qu'elle a de sa situation. Le fait d'écouter, d'être vraiment attentive aux propos de la personne et de sa famille aide l'infirmière à établir une relation mutuelle de confiance. En d'autres termes, écouter sincèrement la personne soignée permet de la connaître, et ainsi de pouvoir répondre à ses préoccupations et à ses priorités de soins (Bernick, 2004 ; Boykin, Schoenhofer, Smith, St Jean, & Aleman, 2003) **FIGURE 5.3**.

Selon Fredriksson (1999), pour écouter vraiment la personne soignée, l'infirmière doit taire sa voix intérieure (et extérieure) afin d'être ouverte au récit de l'autre. Ce silence intentionnel permet à l'infirmière de se concentrer sur ce que le client veut partager. En effet, lorsqu'une personne devient malade, elle a généralement une histoire à partager au sujet de la signification qu'elle donne à son expérience de maladie, que celle-ci soit grave, bénigne ou chronique. Les inquiétudes personnelles associées à l'expérience de la maladie d'une personne déterminent les enjeux qui sont pertinents pour elle. Cela influence tous ses choix et toutes ses décisions, et parfois même son identité. Ainsi, la possibilité pour cette personne de partager son récit de vie l'aide à surmonter la détresse qu'engendre la maladie ; elle a donc besoin d'une écoute attentive de la part de l'infirmière.

11
Les techniques de communication thérapeutique sont présentées dans le chapitre 11, *Communiquer*.

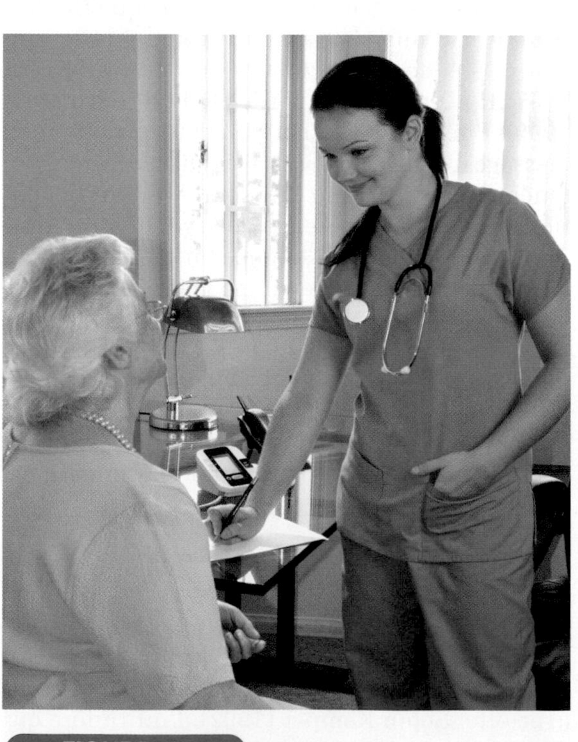

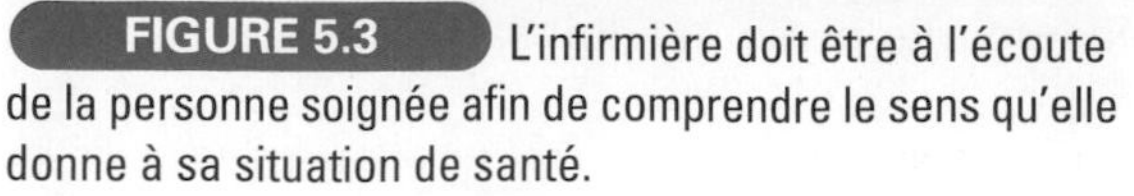

FIGURE 5.3 L'infirmière doit être à l'écoute de la personne soignée afin de comprendre le sens qu'elle donne à sa situation de santé.

L'écoute ne doit surtout pas devenir une tâche ; elle doit suivre une tendance naturelle, autrement elle perd sa raison d'être et son efficacité (Frank, 1998). En effet, il est parfois difficile d'écouter un client, car les nombreuses tâches à accomplir sont des sources de distraction, des collègues interfèrent parfois en donnant des instructions ou d'autres clients attendent qu'on s'occupe d'eux. Cependant, le temps que prend l'infirmière pour écouter la personne soignée de façon efficace en vaut la peine en raison de l'information qu'elle recueille et de la relation qu'elle consolide avec cette personne. L'écoute suppose que l'on porte attention aux mots et au ton de la voix de la personne et que l'on entre dans son cadre de référence (Cara & O'Reilly, 2008 ; Watson, 1988) ▶ 11. En favorisant l'expression des sentiments positifs et négatifs de la personne, en observant son langage corporel, l'infirmière peut déceler des indices lui permettant de l'accompagner dans sa recherche d'harmonie et quant à la signification de sa situation de santé (Watson, 1988).

5.4.4 Connaître la personne soignée

Pour plusieurs auteurs (Benner & Wrubel, 1989 ; Boykin & Schoenhofer, 1993 ; Cara, 2004 ; Swanson, 1991 ; Watson, 1988, 2005), connaître la personne que l'on soigne est incontournable. Cela fait d'ailleurs partie des cinq étapes du processus de *caring* décrit par Swanson (1993). L'infirmière doit d'abord reconnaître le client qu'elle soigne comme une personne unique, le comprendre et en tenir compte dans le choix subséquent de ses interventions de soins (Radwin, 1995). Cette connaissance profonde aide l'infirmière à répondre à ce qui est vraiment important pour la personne et sa famille (Bulfin, 2005). Connaître le client veut dire que l'on évite les suppositions, que l'on se concentre sur lui et que l'on s'engage dans une relation professionnelle compatissante afin de l'aider à partager son point de vue et ses besoins spécifiques, lesquels facilitent la pensée critique et le jugement clinique ▶ 1. Cette connaissance de la personne soignée figure au centre du processus qui guide les infirmières dans la prise de décisions cliniques.

1
Le chapitre 1, *Développer sa pensée critique et exercer son jugement clinique*, traite de ces sujets fondamentaux pour la pratique infirmière.

La réciprocité qui se développe dans la relation de *caring* favorise une meilleure connaissance de la personne, dans toute son unicité, et permet à l'infirmière de prendre les meilleures décisions cliniques possible. Cette prise de décision, l'une des plus importantes responsabilités professionnelles de l'infirmière, exige la connaissance de la personne soignée selon divers aspects : ses réactions aux traitements, ses habitudes, ses ressources d'adaptation, ses capacités physiques et son endurance (Tanner, Benner, Chesla, & Gordon, 1993), ainsi que ses expériences, comportements, sentiments et perceptions (Radwin, 1995). Des décisions cliniques prises en fonction d'une connaissance profonde de la personne et de sa famille sont un gage de succès. En effet, selon Swanson (1999b), lorsque les soins se basent sur la connaissance du client, ils sont perçus comme personnalisés et réconfortants, ce qui lui procure davantage de soutien et contribue à sa guérison.

Connaître la personne (et sa famille) signifie bien plus que de simplement recueillir de l'information se rapportant à ses signes cliniques et à son état. Il faut évidemment rassembler ces données, mais le succès se trouve dans la relation qui est établie. Cela suppose que l'on entre dans un processus qui se traduit par la « création de liens affectifs » grâce auxquels la personne sent qu'elle est connue de l'infirmière (Lamb & Stempel, 1994), ce qui permet ensuite à la relation de passer aux stades de l'accompagnement et de la transformation (O'Reilly, 2007). La personne participe alors davantage à ses soins et accepte l'aide lorsqu'elle en a besoin (Bulfin, 2005).

5.4.5 Intégrer la spiritualité

La santé spirituelle d'une personne nécessite un équilibre entre ses propres valeurs, ses croyances et ses buts ; cet équilibre diffère d'un client à l'autre. Déjà en 1860, Nightingale définissait la spiritualité comme une ressource essentielle à la guérison de la personne (Pepin & Cara, 2001). Selon des analyses conceptuelles (Chiu, Emblen, Van Hofwegen, Sawatzky, & Meyerhoff, 2004 ; McEwen, 2005), la spiritualité correspond à l'essence même de la personne, à une force intérieure et à une quête de sens permettant de transcender la maladie et la souffrance. Par conséquent, en procurant un sens à la maladie, la spiritualité favorise l'harmonie et le dépassement de soi (McEwen, 2005 ; Watson, 1988). Cette quête n'est pas uniquement réservée à la personne et à sa famille. En effet, les expériences de souffrance et de mort incitent souvent l'infirmière à se questionner sur le sens de la vie (Pepin & Cara, 2001). Il n'est donc pas étonnant de constater que des recherches ont indiqué l'existence d'un lien entre la spiritualité et la santé physique et psychologique d'une personne ▶ 19. Ainsi, les valeurs, les croyances et les attentes de celle-ci peuvent influencer son bien-être physique (Coe, 1997).

Selon Chiu et al. (2004) et McEwen (2005), la spiritualité correspond également à l'interrelation, qu'elle soit intrapersonnelle (avec soi-même), interpersonnelle (avec d'autres personnes ou avec l'environnement) ou transpersonnelle (avec l'invisible, Dieu ou une puissance supérieure). Ainsi, l'interrelation entre l'infirmière et la personne soignée, dans la relation de *caring*, incite Watson (1979, 2006c) à mettre la spiritualité de l'avant pour promouvoir la santé. Par conséquent, cette auteure mentionne que dans une relation de *caring*, les deux personnes s'engagent dans un échange (et apprennent de celui-ci) qui peut induire la guérison par (Watson 2003) :

- La mobilisation de l'espoir pour la personne et sa famille de même que pour l'infirmière. (Il faut toutefois entretenir un espoir réaliste. Un espoir irréaliste, comme celui de guérir d'un cancer en phase terminale, irait à l'encontre d'une approche de *caring*.)
- La découverte d'une compréhension de la maladie, des symptômes ou des émotions qui soit significative pour la personne et sa famille.
- L'aide au client dans l'utilisation des ressources sociales, émotionnelles ou spirituelles.
- La reconnaissance que la relation de *caring* invite à une connexion humaine et spirituelle entre deux personnes.

Jugement clinique

Comment pourriez-vous démontrer des comportements de *caring* à l'égard de madame Carrier lorsque vous changez son pansement ?

5.4.6 Établir une relation avec la famille

C'est à travers les relations avec les autres que l'on fait l'expérience de la vie. Il est donc difficile de prendre soin de quelqu'un s'il se trouve isolé de sa famille ou des personnes importantes pour lui (Duhamel, 2007). En conséquence, l'infirmière devrait connaître la famille du client presque aussi bien que celui-ci. L'entourage représente une ressource importante. Le succès des interventions infirmières dépend souvent de l'ouverture des proches à partager de l'information à propos du client, de leur compréhension et de leur acceptation des traitements, de la compatibilité des interventions avec leurs valeurs et leurs habitudes quotidiennes, et de leur capacité à soutenir ou à prodiguer les soins recommandés **FIGURE 5.4**.

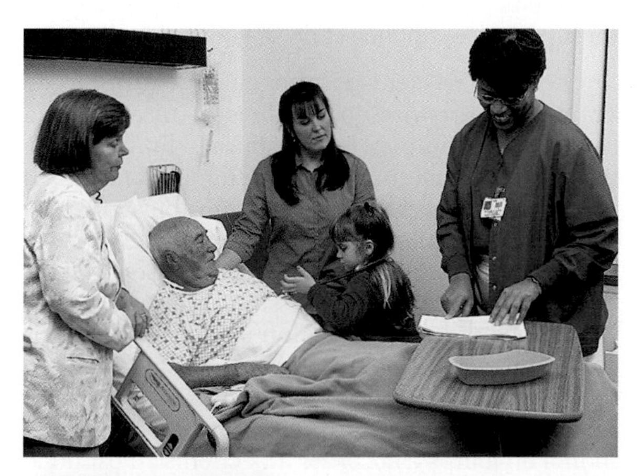

FIGURE 5.4 Une infirmière discute avec la famille de leurs besoins en matière de soins de santé.

19

Le chapitre 19, *Favoriser le bien-être spirituel,* aborde l'importance de la dimension spirituelle devant la maladie.

Plusieurs comportements de *caring* de la part des infirmières sont perçus comme étant bienfaisants par les familles de personnes atteintes de cancer **ENCADRÉ 5.5**. Que l'infirmière assure le bien-être des personnes soignées et aide les proches à devenir des participants actifs est fondamental pour les membres de la famille. Bien que chaque famille soit unique, ces comportements peuvent offrir des pistes d'intervention intéressantes concourant à l'établissement d'une relation de *caring* auprès de ses membres. Cette relation permet de faire connaissance avec eux en découvrant le rôle de chacun dans la vie de la personne soignée. Le fait d'être attentif à la personne et de se soucier d'elle crée une ouverture qui permettra ensuite d'établir une relation avec la famille. Enfin, pour faire preuve de *caring* auprès de la famille, l'infirmière doit prendre en considération le contexte entourant la maladie de même que le stress que cette dernière impose à tous les membres de la famille (Duhamel, 2007) ▶ 15. ■

15
L'importance de l'environnement familial et le rôle de l'infirmière à cet égard sont traités dans le chapitre 15, *Prendre soin de la famille*.

ENCADRÉ 5.5 Comportements de l'infirmière perçus comme bienfaisants par les familles

- Être honnête.
- Devenir l'avocate de la personne soignée afin de faire respecter ses préférences.
- Donner des explications claires.
- Tenir les membres de la famille informés.
- Tenter de procurer un confort physique à la personne soignée.
- Démontrer de l'intérêt à répondre aux questions, et ce, avec honnêteté.
- Fournir les soins d'urgence nécessaires.
- Assurer l'intimité de la personne soignée.
- Assurer la disponibilité des soins à la personne et à sa famille.
- Permettre à la personne soignée d'être le plus autonome possible.
- Enseigner à la famille comment assurer le confort physique de la personne soignée.

Sources : Adapté de Brown, C.L., Holcomb, L., Maloney, J., Naranjo, J., Gibson, C., & Russel, P. (2005). Caring in action: The patient care facilitator role. *International Journal for Human Caring, 9*(3), 51-58 ; Mayer, D.K. (1986). Cancer patients' and families' perceptions of nurse caring behaviours. *Top Clin. Nurs., 8*(2), 63-69 ; Radwin, L. (2000). Oncology patients' perceptions of quality nursing care. *Res. Nur. Health, 23*(3), 179-190.

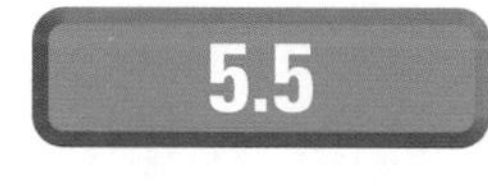

Enjeux associés au *caring*

Pour plusieurs infirmières, la possibilité d'aider des personnes dans le besoin est la raison initiale pour laquelle elles ont choisi cette profession. Ainsi, une pratique qui s'inspire de l'approche de *caring* permet, selon Cara et O'Reilly (2008), de renouer avec ses valeurs et ses racines professionnelles profondes afin de donner un sens à son travail. D'ailleurs, lorsque l'infirmière se perçoit comme étant une personne empreinte de *caring*, elle peut même trouver un sens à sa vie (Benner, 2002 ; Hoover, 2002). Le *caring* est donc une motivation pour l'infirmière ; il lui procure de la satisfaction quand elle prend conscience qu'elle a fait une différence dans la vie de la personne soignée et de sa famille.

Pour que les soins aient un effet sur la santé et la vie des gens, leur humanisation s'avère incontournable.

Certes, il devient de plus en plus difficile de vraiment « prendre soin » dans le réseau de la santé. Par exemple, les ressources humaines et matérielles demeurent souvent limitées tandis que la clientèle présente des problèmes de santé toujours plus complexes. Watson et Foster (2003) rapportent que les infirmières ressentent souvent un déchirement entre le fait de soigner les gens selon l'approche de *caring* ou selon le modèle biomédical orienté sur la tâche dans un établissement qui valorise principalement la productivité. Dans de tels contextes, les infirmières ont de moins en moins de temps à accorder aux clients ; il est donc beaucoup plus difficile de connaître chacun comme une personne unique. Par conséquent et souvent malgré elles, les infirmières vont accorder la priorité aux techniques de soins et aux stratégies visant à standardiser les soins offerts à la clientèle, ce qui mine la nature même du *caring*. Cela a malheureusement pour effet de diminuer la valorisation du *caring*, puisque la personne devient alors un simple numéro, et ses besoins individuels demeurent fréquemment ignorés ou négligés.

Les infirmières ne peuvent être traitées comme des machines ou comme des robots ; sinon, les soins ne feront aucune différence dans la santé et la vie des gens. Pour que les soins aient un tel effet, leur humanisation s'avère incontournable. Les infirmières jouent un rôle important à cet égard, en intégrant le *caring* dans leurs tâches au sein du réseau de la santé. En outre, l'adoption de cette philosophie dans le milieu de travail et dans les normes de soins infirmiers peut aider à établir les lignes directrices de l'éthique professionnelle. Enfin, les infirmières doivent *s'engager* à s'occuper de la clientèle selon les principes de l'approche de *caring* ; elles doivent viser le développement d'une relation avec la personne soignée et sa famille, ce qui contribuera à la prestation d'un soin compétent, empreint de respect et de compassion. Qui plus est, soigner la clientèle en s'inspirant de valeurs humanistes permettra également aux infirmières de redonner un sens à leur travail (Cara, 2008).

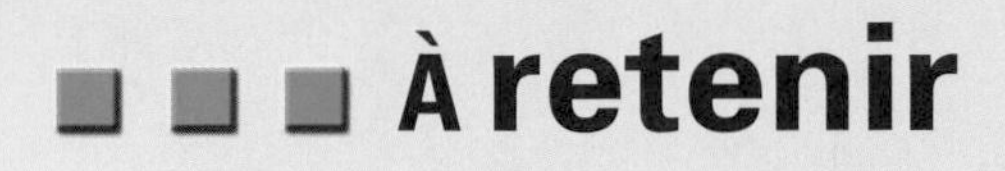

À retenir

» Version reproductible www.cheneliere.ca/potter

5

- Le *caring* représente l'essence même des soins infirmiers ; il est au cœur de l'habileté relationnelle de l'infirmière.
- Le *caring* s'appuie sur des valeurs humanistes qui transforment le savoir-être et le savoir-faire de l'infirmière.
- Le *caring* conduit l'infirmière à être attentive à la personne et à sa famille, afin de les assister avec compassion, compétence et engagement.
- Pour Leininger, le *caring* est un phénomène universel, mais son expression et ses procédés varient selon les cultures et selon chaque personne.
- Selon Watson, le *caring* est une relation transpersonnelle permettant d'accompagner la personne dans sa recherche d'une signification à sa situation de santé et à sa souffrance.
- D'après Benner, le *caring* signifie être en relation avec la personne soignée, et être capable de créer une occasion favorable à l'offre et à la réception d'aide permettant de s'adapter à une situation difficile.
- Selon Swanson, le *caring* est constitué de cinq processus : maintenir la croyance, connaître, être avec, faire pour et faciliter.
- La relation établie avec chaque personne permettra à l'infirmière d'apprendre à la connaître et à découvrir ce qui est important pour elle.
- Le *caring* est une façon humaine et relationnelle de prendre soin.
- Il est difficile pour l'infirmière de faire preuve de *caring* si elle ne comprend pas le contexte entourant la maladie de la personne soignée ainsi que la signification que celle-ci donne à son expérience de santé.
- Les résultats probants indiquent que les personnes et les familles se disent plus satisfaites de la qualité des soins infirmiers lorsqu'elles perçoivent les infirmières comme empreintes de *caring*.
- L'éthique du *caring* place la relation de soin et les perceptions de la personne soignée au centre du processus de prise de décisions de l'infirmière.

Pour en savoir plus

» Version complète et détaillée www.cheneliere.ca/potter

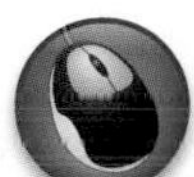

ORGANISMES ET ASSOCIATIONS

International Association for Human Caring
www.humancaring.org

WCSI
Watson Caring Science Institute
www.watsoncaringscience.org

RÉFÉRENCES GÉNÉRALES

Infiressources > Banques et recherche > Processus infirmier > Démarche de soins > Caring
www.infiressources.ca

Watson, J. (2008). *Nursing: The philosophy and science of caring* (revised ed.). Boulder, Colo. : University Press of Colorado.

Roy, M., & Robinette, L. (2005). *Le caring : démarche d'actualisation en milieu clinique.* Montréal : Éditions du CHU Sainte-Justine.

Watson, J. (2005). *Caring science as sacred science.* Philadelphia : F.A. Davis.

Cara, C., & O'Reilly, L. (2008). S'approprier la théorie du *Human caring* de Jean Watson par la pratique réflexive lors d'une situation clinique. *Recherche en soins infirmiers, 95,* 37-45.

Krol, P., & Legault, A. (2008). Mieux comprendre l'apprentissage du *caring,* une nécessité pour préserver l'approche humaniste au cœur des soins. *L'infirmière clinicienne, 5*(1), 35-41.
http://revue-inf.uqar.ca

St-Germain, D., Blais, R., & Cara, C. (2008). La contribution de l'approche de *caring* des infirmières à la sécurité des patients en réadaptation : une étude novatrice. *Recherche en soins infirmiers, 95,* 57-69.

CHAPITRE

Édition française :
Denyse Pharand, inf., Ph. D.

Édition originale :
Patricia A. Potter, RN, MSN, PhD, FAAN

S'appuyer sur des résultats probants dans la pratique infirmière

Objectifs

Après avoir lu ce chapitre, vous devriez être en mesure :

- de discuter des bénéfices d'une pratique qui s'appuie sur des résultats probants ;
- de décrire les cinq étapes de la pratique fondée sur des résultats probants ;
- d'expliquer les différents types de résultats probants relevés dans la littérature ;
- de décrire le processus d'utilisation des résultats de différents types de recherche ;
- d'expliquer comment les résultats de recherche peuvent améliorer la pratique des soins infirmiers.

Guide d'études, pages 17 à 20

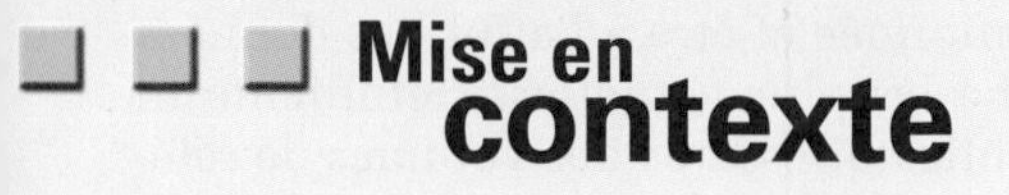

Mise en contexte

Jugement clinique

Richard Laflamme travaille comme infirmier dans un service des urgences depuis plus de cinq ans. Le personnel infirmier applique une politique de l'établissement qui limite la présence des membres de la famille lorsqu'un client vit un événement grave nécessitant des manœuvres de réanimation. Cette politique vise à permettre à l'équipe de soins d'effectuer les manœuvres sans être gênée par la présence des proches. Le personnel infirmier suppose que le fait pour ceux-ci de voir un être cher réanimé serait une expérience trop traumatisante. Richard a toutefois remarqué que les familles des clients réanimés éprouvaient un stress énorme lorsqu'elles ne pouvaient rester en présence de la personne chère. À ce sujet, le personnel infirmier a quelquefois affronté de la colère ou du ressentiment de la part des familles touchées. Richard discute donc avec les autres infirmières du service au sujet des avantages pour les proches d'être présents durant la réanimation et du potentiel d'amélioration de l'expérience vécue par ceux-ci que représenterait cette mesure. La plupart des infirmières donnent les soins selon la formation reçue, leur expérience clinique, et les politiques et procédures de leur établissement de travail. Cependant, ce genre de pratique s'appuie sur des politiques et des procédures traditionnelles, et pas nécessairement sur des résultats de recherche récents.

Comment la recherche en sciences infirmières pourrait-elle influencer la qualité de l'approche de Richard envers les familles dans une situation de réanimation ?

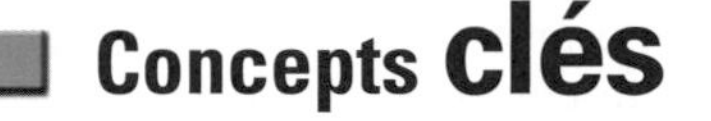

Concepts clés

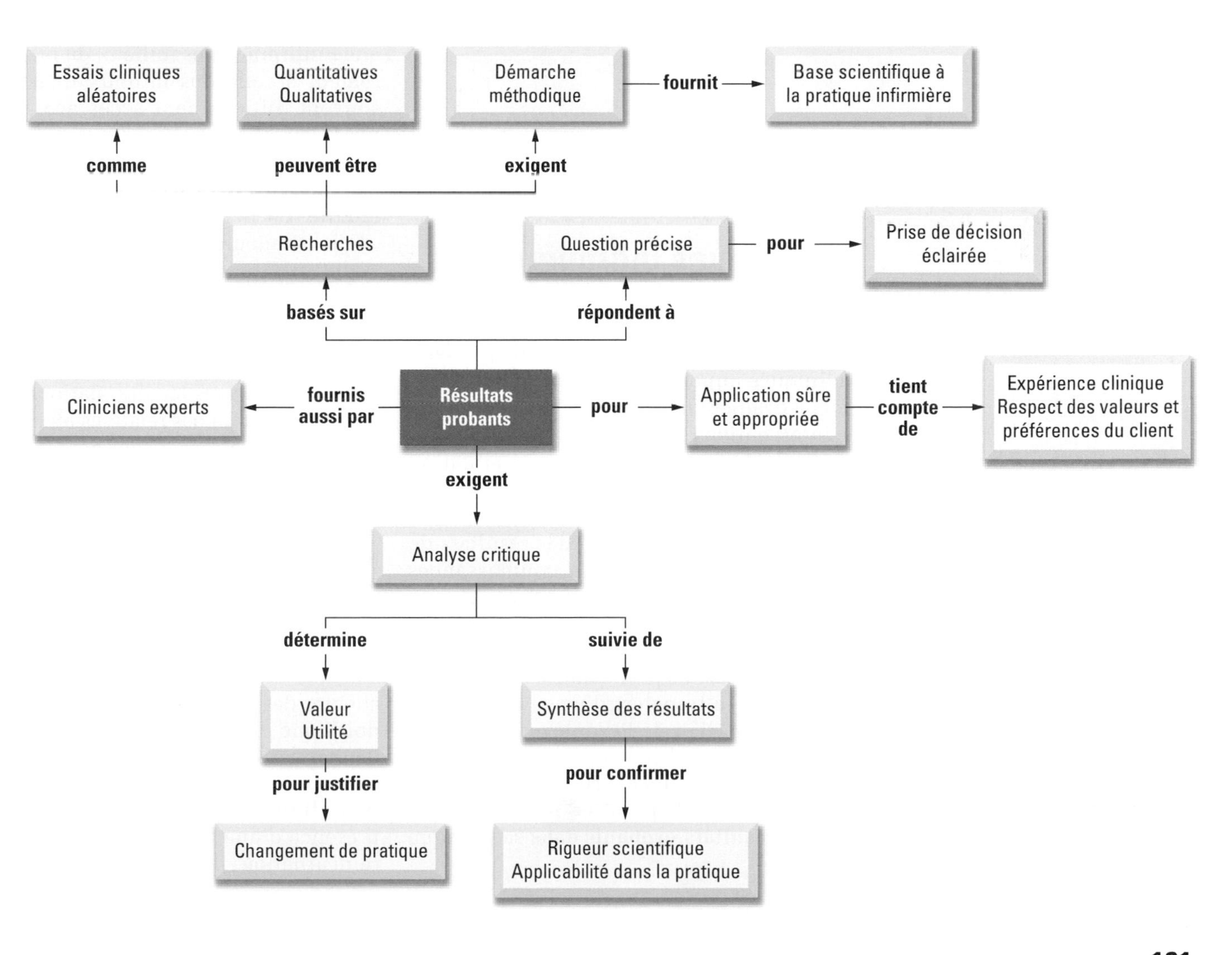

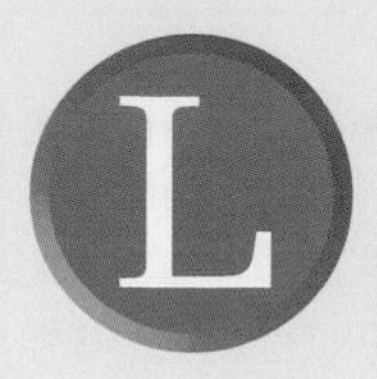
a pratique infirmière est maintenant dans une « ère de responsabilisation », où la qualité et les coûts sont les critères qui inspirent les décisions dans les systèmes de santé (Kizer, Demakis, & Feussner, 2000 ; Newhouse, Dearholt, Poe, Pugh, & White, 2005). Le public est davantage informé au regard de sa propre santé, des problèmes de santé qui ont des effets sur la société de même que des conséquences des erreurs médicales dans les établissements de santé canadiens. Une plus grande attention est dès lors portée aux raisons qui justifient les approches de soins utilisées, aux méthodes dont l'efficacité a été démontrée et à celles qui sont jugées inefficaces. Ainsi, en justifiant les interventions adoptées, une pratique qui s'appuie sur des résultats probants constitue une réaction aux différentes pressions sociales qui s'exercent sur l'infirmière et sur les autres professionnels de la santé. En effet, la pratique fondée sur des résultats probants offre une façon de prendre des décisions cliniques et de choisir des conduites thérapeutiques à partir de preuves accumulées ou de consensus d'experts au sujet de leur efficacité dans des situations comparables.

Dans la mise en contexte présentée à la page précédente, si Richard consultait les écrits scientifiques sur la présence des familles durant les manœuvres de réanimation, il trouverait des résultats de recherche indiquant les avantages d'une nouvelle approche (Clark et al., 2005 ; McGahey-Oakland, Lieder, Young, & Jefferson, 2007 ; Meyers et al., 2000). Des résultats provenant de la recherche et l'opinion d'experts en soins critiques permettraient à Richard et à ses collègues de proposer des changements qui appuient la présence des familles. Ainsi, l'application de résultats probants dans la pratique permet à des professionnels comme Richard de fournir des soins de qualité aux clients et à leurs familles.

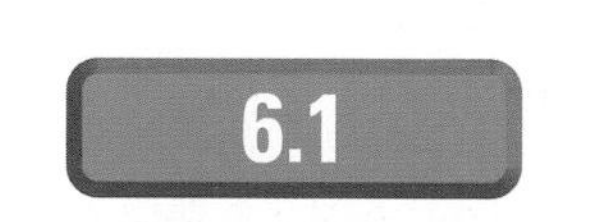

Pratiques infirmières et résultats probants

L'infirmière doit constamment prendre des décisions cliniques importantes, par exemple sur les éléments à évaluer chez un client particulier, ou sur les interventions nécessaires, les plus appropriées et les plus efficaces dans une situation donnée. Adopter des approches de soins pertinentes et actuelles s'appuie sur un savoir infirmier qui s'enrichit par l'apport des résultats de recherche récents. Disposer de connaissances à jour peut, entre autres, améliorer les soins aux enfants, la gestion de la douleur, l'aide aux personnes endeuillées ou encore l'éducation à la santé. Par exemple, lorsqu'elle utilise une planche à rouleau pour le transfert d'un client de son lit à la civière au lieu de le soulever ou qu'elle se sert de l'échelle de Braden pour évaluer régulièrement les risques que court celui-ci de développer des lésions de la peau ▶ 37, l'infirmière emploie les **résultats probants** dans sa pratique quotidienne.

37

L'échelle de Braden est décrite et illustrée dans le chapitre 37, *Préserver l'intégrité de la peau et soigner les plaies.*

■ **Résultats probants :** Résultats de recherche les plus significatifs provenant surtout des travaux de chercheurs en pratique clinique afin de donner les meilleurs soins aux clients.

En tant que professionnelle, l'infirmière doit demeurer informée et être à l'affût des données de recherche les plus actuelles. L'étudiante lit les textes obligatoires tirés des volumes de référence et les articles que lui suggèrent ses professeurs. Un bon ouvrage de référence incorpore l'emploi des résultats probants dans les lignes directrices de la pratique infirmière et dans les procédures décrites. Cependant, comme les ouvrages peuvent comporter des données qui ont évolué depuis leur publication, il importe de les valider à l'aide d'articles scientifiques actuels. Les articles scientifiques sont quant à eux plus actuels, mais leurs résultats peuvent être difficiles à appliquer dans la pratique. De plus, ils sont difficilement accessibles pour l'infirmière qui se trouve au chevet d'un client. Le défi est de taille pour celle-ci, car elle souhaite obtenir l'information la meilleure et la plus à jour au moment où elle en a besoin pour son client.

La meilleure information provient des résultats probants issus de recherches bien planifiées, conduites de façon systématique et publiées dans des revues scientifiques. Malheureusement, il semblerait que ces résultats de recherche ne parviennent jamais jusqu'à la pratique quotidienne. Cette situation s'expliquerait par le fait que l'infirmière des milieux de pratique, contrairement à celle des milieux d'enseignement, a souvent difficilement accès aux bases de données. Par ailleurs, il n'y a pas que cette seule explication, les infirmières ayant plutôt tendance à donner des soins basés sur la tradition, la commodité ou les normes. On entend souvent : « Cela a toujours été fait de cette façon. »

Les résultats probants non issus de la recherche constituent une autre source d'information. Cette catégorie inclut les données sur l'amélioration de la qualité et la gestion du risque, les normes locales, nationales et internationales, les données relatives au contrôle de l'infection, les analyses de dossiers et l'expertise des cliniciens. Il est important que l'infirmière se rappelle que ces sources sont utiles, mais que leur valeur n'égale pas celle des sources de résultats probants issus des recherches systématiques.

Même si l'infirmière utilise les meilleurs résultats probants disponibles, l'application de ces résultats variera, car elle les adaptera aux valeurs, aux préférences, aux préoccupations et aux attentes des clients et de leur famille. L'infirmière doit donc développer une pensée critique pour déterminer si les résultats probants recueillis sont appropriés pour ses clients dans chaque situation clinique. Par exemple, si Richard était en présence d'une famille hindouiste croyant en la réincarnation, il faudrait qu'il tienne compte de ce critère dans l'évaluation de la pertinence de la présence des proches durant les manœuvres de réanimation. La famille pourrait même être en désaccord avec ces manœuvres. Il faut souligner que les pratiques basées sur des résultats probants ont, dans une proportion de 28 %, plus de succès que les autres (Heater et al., 1988). ■

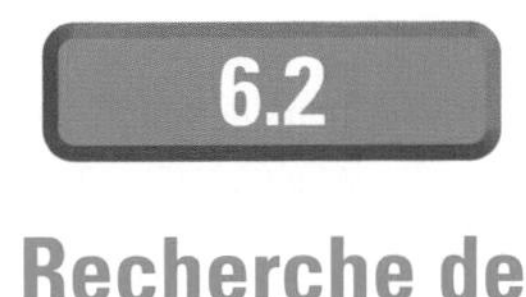

6.2 Recherche de résultats probants

La plupart des recherches actuelles mettent l'accent sur les moyens d'améliorer l'aplication des nouvelles connaissances dans la pratique. Le recours à une approche par étapes est un moyen de favoriser l'utilisation de ces nouvelles connaissances.

6.2.1 Étapes de la pratique infirmière fondée sur des résultats probants

La **pratique fondée sur des résultats probants** est une démarche méthodique de prise de décision éclairée, qui facilite l'utilisation des meilleures approches infirmières (Newhouse, Dearholt, Poe, Pugh, & White, 2005). L'approche étape par étape permet de trouver les meilleurs résultats probants qui soient, en vue de leur application dans les soins aux clients. La pratique fondée sur des résultats probants comprend les cinq étapes suivantes (Melnyk & Fineout-Overholt, 2005) :

- Poser une question d'ordre clinique ;
- Recueillir les meilleurs résultats probants ;
- Porter un jugement critique sur les résultats recueillis ;
- Intégrer les résultats probants à sa propre pratique infirmière, en fonction des valeurs et des préférences du client, lorsque l'on souhaite changer d'approche ou que l'on doit prendre une décision ;
- Évaluer la prise de décision ou le changement.

Poser une question d'ordre clinique

L'infirmière doit toujours exercer sa pensée critique lorsqu'elle donne des soins à ses clients. Elle doit par exemple évaluer si des éléments semblent incongrus ou nécessitent des éclaircissements. Selon Callister et ses collègues (2005), l'infirmière doit considérer la logique d'une situation de soins. Ainsi, Richard, qui travaille aux urgences depuis cinq ans, a souvent été témoin du bouleversement de familles qui n'avaient pas eu la permission de voir un proche (père, mère, enfant) en salle de réanimation, alors que ce proche était encore vivant. Une infirmière qui tiendrait un journal de bord pourrait y inscrire des réflexions sur sa pratique quotidienne pour alimenter ses réflexions sur le plan clinique **FIGURE 6.1**.

Jugement clinique

Richard aurait-il la possibilité de trouver de l'information ailleurs que dans les répertoires de recherches publiées dans des revues scientifiques ?

Titler et ses collaborateurs (2001) suggèrent de rechercher dans les problèmes ou les connaissances les éléments déclencheurs d'une réflexion critique sur des problématiques d'ordre clinique ou de fonctionnement dans une unité de soins. Un problème peut constituer un élément déclencheur lorsque l'infirmière donne des soins à des clients ou lorsqu'elle observe une tendance dans une unité de soins. Richard, qui aurait pu être témoin du désespoir et de la révolte d'une famille, pourrait se poser les questions suivantes à la suite des manœuvres de réanimation d'un client : Pourquoi la famille n'aurait-elle pas pu assister aux manœuvres de réanimation ? Qu'est-ce qui aurait été le plus bénéfique pour cette famille ? Quant à l'élément déclencheur de la réflexion critique de l'infirmière fondé sur ses connaissances, il s'agit d'une question qui se rapporte à de nouveaux résultats sur un sujet. Par exemple : Quels sont les résultats probants actuels visant à appuyer le fait que les familles puissent être témoins des manœuvres de réanimation de leur proche ?

La pratique fondée sur des résultats probants est une démarche méthodique de prise de décision éclairée, qui facilite l'utilisation des meilleures approches infirmières.

Les questions que l'infirmière se pose finiront par la conduire à la recherche de réponses. Cependant, lorsqu'elle entreprend une recherche documentaire, elle ne peut lire une centaine d'articles pour repérer ceux qui lui seront les plus utiles.

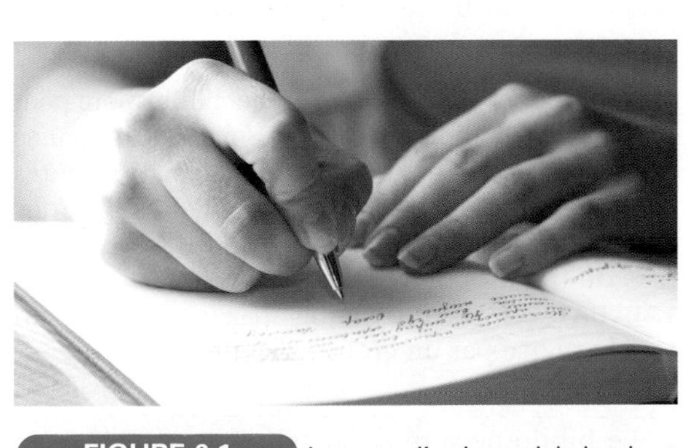

FIGURE 6.1 La tenue d'un journal de bord est une stratégie efficace pour favoriser une pensée critique.

Elle cherche alors les trois ou quatre meilleurs articles qui portent précisément sur sa question clinique. Melnyk et Fineout-Overholt (2005) suggèrent de procéder par la formule « PICO » pour énoncer la question **ENCADRÉ 6.1**. Plus la question est précise, plus il est facile de trouver des résultats probants dans la documentation scientifique. Par exemple, une question PICO bien conçue en lien avec le questionnement de Richard se formulerait ainsi : Est-ce que le fait d'avoir accès à la salle de réanimation (I) par rapport au fait d'attendre à l'extérieur (C) diminuerait le stress et la colère exprimés après la fin des manœuvres (O) chez les membres de la famille du client qui nécessite une réanimation (P) ? Voici un autre exemple : Est-ce que la pression artérielle du client (P) est plus précise (O) lorsque ses pieds reposent bien à plat au sol (I) que lorsqu'il a les jambes croisées (C) ? Il n'est pas nécessaire de suivre les lettres P, I, C, O dans l'ordre pour qu'une question soit bien formulée. De plus, il arrive que certaines questions ne contiennent que deux ou trois des quatre éléments.

Plus la question est précise, plus il est facile de trouver des résultats probants dans la documentation scientifique.

ENCADRÉ 6.1 Élaboration d'une question « PICO »

P = Population visée
Préciser l'âge, le sexe et le groupe ethnique du client, ainsi que la maladie ou le problème de santé.

I = Intervention
Quelle est l'intervention qui mériterait d'être mise en pratique (p. ex., traitement, examen diagnostique, facteur de pronostic) ?

C = Comparaison
Quelle est la norme habituelle de soins ou l'intervention généralement appliquée dans la pratique ?

O = *Outcome* (résultat)
Quel résultat désire-t-on obtenir ou observer par l'application de l'intervention (p. ex., modification du comportement, signe physique, perception du client) ?

Recueillir les meilleurs résultats probants

Jugement clinique

Quel serait le meilleur moyen pour Richard d'avoir accès aux bases de données ?

Une fois que l'infirmière formule une question PICO claire et concise, elle est prête à entreprendre la recherche de résultats probants. Ces résultats proviennent de différentes sources : guides de procédures et de politiques d'organismes, données sur l'amélioration de la qualité, guides de pratique clinique ou bases de données bibliographiques. Il ne faut pas hésiter à demander de l'aide pour trouver des résultats probants pertinents. Évidemment, les professeurs de soins infirmiers sont toujours des ressources importantes. Dans les milieux cliniques, l'infirmière peut solliciter l'assistance d'expertes comme les infirmières en pratique avancée (ou infirmières praticiennes spécialisées [IPS]) ou chargées de la formation du personnel, de gestionnaires de risque ou d'infirmières spécialisées dans la lutte contre les infections.

Pour mener à bien sa recherche, l'infirmière peut s'adresser à un bibliothécaire de son institution. Les bibliothécaires connaissent bien les différentes bases de données accessibles, lesquelles sont des dépôts d'études scientifiques publiées, y compris de travaux de recherche jugés par les pairs **TABLEAU 6.1**. Un article jugé par les pairs est un article révisé par un groupe d'experts bien au fait du sujet traité.

Le bibliothécaire est disponible pour aider à traduire la question PICO dans des mots clés qui conduiront aux meilleurs résultats de recherche dans les bases de données, où il est nécessaire d'entrer et d'associer différents mots clés jusqu'à ce que leur agencement permette de trouver les principaux articles à lire sur la question d'intérêt. Lorsque l'infirmière saisit un mot dans une base de données, il peut y avoir une certaine confusion au regard des résultats obtenus, car le vocabulaire utilisé dans les publications est souvent variable. Ainsi, la signification des mots peut changer d'un auteur à l'autre. Pour aider Richard à savoir si le terme *réanimation* est celui utilisé dans les bases de données sélectionnées, le bibliothécaire sera d'un précieux secours.

MEDLINE et CINAHL figurent parmi les bases de données exhaustives les plus connues et représentent la base des connaissances scientifiques en soins de santé (Melnyk & Fineout-Overholt, 2005).

L'étudiante peut gratuitement accéder aux bases de données de son établissement scolaire, et elle en trouvera d'autres dans Internet. La base Cochrane est cumulative et contient des milliers de revues systématiques (en version intégrale), dont la collection est complète ou en voie de l'être. Ces revues sont rédigées par un ou plusieurs Groupes Cochrane et fournissent des preuves « pour » ou « contre » l'efficacité et l'exactitude des traitements (médication, chirurgie, programmes éducatifs). C'est la source d'information la plus utile aux cliniciens (Melnyk & Fineout-Overholt, 2005). La base de l'AHRQ contient des données sur des lignes directrices cliniques, c'est-à-dire des énoncés systématiquement mis au point en vue de l'élaboration d'un plan de soins fondé sur des données cliniques précises concernant une population déterminée de clients. Cette base

TABLEAU 6.1 Principales bases de données scientifiques dans le domaine de la santé

Base de données	Sources
AHRQ	Agency for Healthcare Research and Quality Lignes directrices cliniques et résumés de résultats probants www.ahrq.gov
CINAHL	Cumulative Index of Nursing and Allied Health Literature Études en soins infirmiers, dans des domaines connexes et en biomédecine www.cinahl.com
MEDLINE	Études en médecine, en soins infirmiers, en dentisterie, en psychiatrie, en médecine vétérinaire et dans des domaines connexes http://medline.cos.com
EMBASE	Études dans les domaines biomédical et pharmaceutique www.embase.com
PsycINFO	Études en psychologie et soins de santé connexes www.apa.org/psycinfo
Réseau francophone Cochrane	Version intégrale d'examens méthodiques régulièrement mis à jour et préparés par Collaboration Cochrane ; examens et protocoles menés à terme http://res_franco.cochrane.org/fr
National Guidelines Clearinghouse	Résumés structurés de lignes directrices cliniques et de leur élaboration ; version condensée de lignes directrices aux fins de visualisation www.guidclinc.gov
PubMed	National Library of Medecine - National Institutes of Health, accès gratuit à des articles de revues www.nlm.nih.gov
Worldviews on Evidence-Based Nursing	Revue électronique ; synthèses de travaux de recherche et bibliographies annotées de références sélectionnées

Jugement clinique

Quels mots clés Richard pourrait-il utiliser pour effectuer sa recherche ?

de données est précieuse pour l'infirmière qui développpe un plan de soins et de traitement infirmiers (PSTI) pour ses clients ▶ 9.

La pyramide de la **FIGURE 6.2** représente la hiérarchie des résultats probants. Il serait impossible que Richard, ou aucune de ses collègues d'ailleurs, soit un expert de tous les types d'études conduites. Cependant, il lui est possible d'en apprendre suffisamment pour savoir lesquelles parmi les études trouvées fournissent les meilleurs résultats probants pour répondre à sa question PICO et améliorer sa pratique quotidienne. Bien que certains résultats semblent plus pertinents, se situant au sommet de la pyramide, Richard repérera sûrement des résultats probants dans les autres niveaux.

Le premier niveau de la hiérarchie des résultats probants correspond aux revues systématiques ou **méta-analyses.** Ce niveau suggère les résultats de l'examen des données de recherche par un groupe d'experts sur une question ou sur un problème d'ordre clinique. Ces méta-analyses présentent un résumé de l'état actuel de la science au sujet du problème. Il faut souligner que seuls les **essais cliniques aléatoires (ECA)** font l'objet de méta-analyses. Les autres niveaux de la pyramide seront abordés plus loin dans le chapitre. Ainsi, en effectuant une recherche sur CINAHL, Richard s'aperçoit que 81 articles de recherche ont été publiés sur son sujet d'intérêt, dans son pays, mais aussi partout dans le monde, par des infirmières travaillant aux services des urgences **FIGURE 6.3**.

9

Les éléments requis pour savoir comment élaborer un PSTI sont présentés dans le chapitre 9, *Mettre en œuvre la démarche de soins*.

■ **Méta-analyse :** Compilation des études sur le même sujet.

■ **Essai clinique aléatoire (ECA) :** Essai clinique complet d'un nouveau traitement reposant sur l'affectation au hasard des participants à des groupes de traitement. L'ECA est en quelque sorte l'étude expérimentale par excellence, car il permet d'assurer la généralisabilité des résultats.

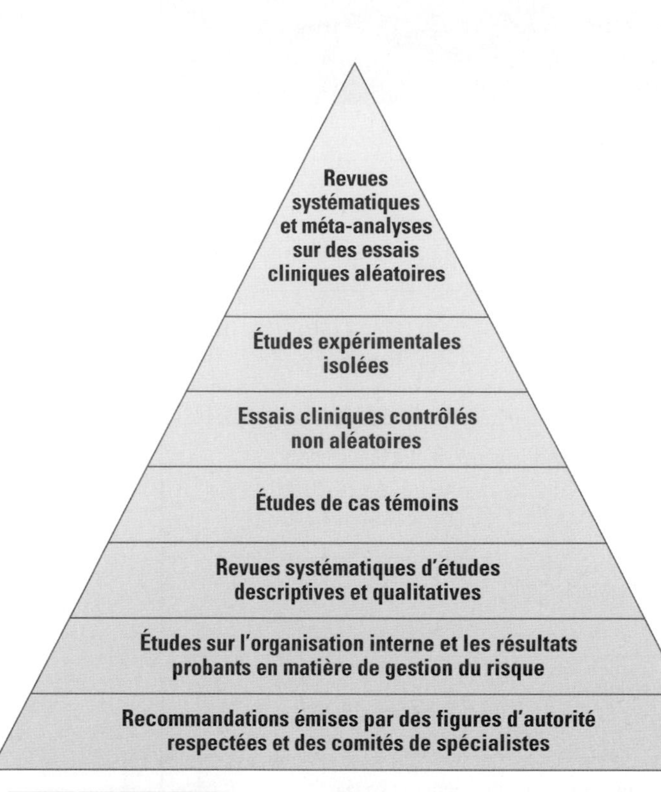

FIGURE 6.2 Hiérarchie des résultats probants

Sources : Adapté de Guyatt, G., & Rennie, D. (2002). *User's guide to the medical literature.* Chicago : American Medical Association ; Melnyk, B.M., & Fineout-Overholt, E. (2005). *Evidence-based practice in nursing and healthcare: A guide to best practice.* Philadelphia : Lippincott Williams & Wilkins.

Porter un jugement critique sur les résultats recueillis

L'étape la plus difficile d'une pratique fondée sur des résultats probants est peut-être la critique ou l'analyse des résultats probants disponibles. La critique de ces résultats suppose leur évaluation, qui vise, entre autres, à déterminer leur valeur et leur utilité en vue de justifier un changement de pratique, ainsi que la faisabilité d'un tel changement (Oncology Nursing Society [ONS], 2005). Lorsque l'infirmière entreprend l'examen critique des résultats, elle doit d'abord évaluer le mérite scientifique et l'applicabilité clinique de chacune des constatations tirées des études. Puis, par l'intermédiaire d'un groupe d'études et d'opinions d'experts, il faut déterminer quelles constatations sont suffisamment fortes pour être appliquées dans la pratique. Après l'examen critique des résultats probants, l'infirmière sera en mesure de répondre aux questions suivantes :

- Les articles sélectionnés founissent-ils une explication ou une réponse à la question PICO ?
- Les articles présentent-ils des résultats vrais et fiables ?
- Puis-je utiliser les résultats recueillis dans ma pratique ?

Richard pourrait donc discuter de ces trois questions avec une infirmière en pratique avancée travaillant dans son secteur de soins. Cet échange

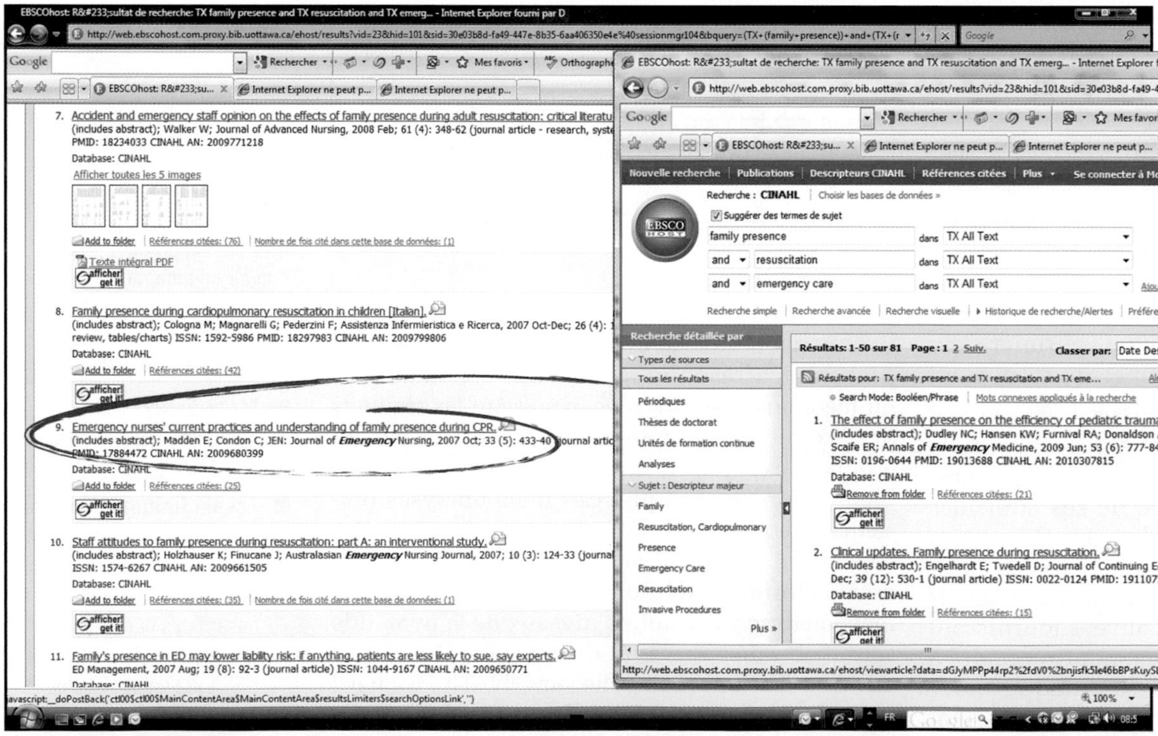

FIGURE 6.3 Exemple d'un résultat de recherche dans la base de données CINAHL, à partir des mots clés : présence de la famille (*family presence*) ; réanimation (*resuscitation*) et urgence (*emergency care*). La recherche encerclée (Madden et Conden, 2007) est citée à la page 108 de ce chapitre.

pourrait l'aider à amener un changement dans la pratique infirmière concernant la présence de la famille durant la réanimation. Bien que la lecture d'articles scientifiques puisse être aride, Richard ne devra pas se laisser impressionner par les statistiques ou les mots techniques contenus dans les articles. Il devra lire et essayer de comprendre ce qu'il peut, et ne pas hésiter à consulter l'infirmière en pratique avancée ou un autre expert. Le **TABLEAU 6.2** présente les éléments de contenu d'un article scientifique.

Le résumé et l'introduction suffiront-ils à ce que Richard sache s'il veut continuer la lecture de l'article ; le sujet de l'article est-il similaire à sa question PICO ou suffisamment relié à elle pour lui fournir de l'information utile ? Si oui, il continuera sa lecture ; autrement, il passera à un autre article. Une fois qu'il aura terminé l'examen de chacun des articles sélectionnés, il lui faudra faire preuve d'esprit critique dans l'analyse de la rigueur scientifique des résultats recueillis et de la qualité des réponses trouvées à sa question. Richard devra envisager les données selon les préoccupations ou les préférences de ses clients. En tant que praticien, il doit se demander s'il peut utiliser les résultats probants pour toutes ou pour certaines familles qui vivent les manœuvres de réanimation d'un proche (Melnyk & Fineout-Overholt, 2005). Du point de vue de l'éthique, il est important de considérer des résultats probants qui sont avantageux pour les clients et leur famille, et qui, par ailleurs, ne leur causent pas de préjudice. Richard doit donc vérifier si les résultats probants sont pertinents, facilement applicables dans son milieu de pratique et susceptibles d'améliorer les résultats cliniques chez ses clients.

Du point de vue de l'éthique, il est important de considérer des résultats probants qui sont avantageux pour les clients et leur famille, et qui, par ailleurs, ne leur causent pas de préjudice.

TABLEAU 6.2 Composantes d'un article scientifique

Composante	**Caractéristiques**
Résumé	Exposé bref de l'article qui indique le but de la recherche, les principales constatations et les implications pour la pratique infirmière.
Introduction	Information présentée sur le but de la recherche et sur l'importance du sujet, ainsi que brèves données montrant l'intérêt que suscite le sujet chez l'auteur.
Analyse documentaire	Degré d'avancement de la science ou information clinique sur le sujet étudié. L'auteur de l'article commence par présenter les raisons qui l'ont amené à conduire sa recherche. Si l'article ne répond pas comme tel à la question PICO, cette analyse documentaire pourrait servir de guide vers d'autres articles utiles.
Description	Partie descriptive de l'article, variable selon son type (clinique ou recherche) (Melnyk & Fineout-Overholt, 2005). Un article de type clinique comprendra les éléments suivants : la description de la population visée, la nature du problème de santé, la façon dont celui-ci touche les clients, et les interventions infirmières appropriées. Un article qui communique des résultats de recherche contiendra les subdivisions suivantes : • But : explication de l'intention de la recherche, des questions soulevées ou des hypothèses de recherche (prévisions faites sur les liens ou les différences entre les variables de l'étude). • Méthode ou devis de l'étude : l'auteur expose la structure utilisée pour répondre à la question soulevée, le type d'étude, comme un essai clinique aléatoire, de même que le nombre de participants à son étude.
Résultats ou conclusions	Analyse de la recherche qui expose les résultats et montre comment la démarche utilisée a permis de répondre à la question de départ.
Conséquences cliniques	Application des résultats de la recherche dans le milieu pratique à des clients précis.

Au Canada, l'Association des infirmières et infirmiers autorisés de l'Ontario est l'un des chefs de file de l'établissement de lignes directrices pour les pratiques exemplaires en soins infirmiers qu'elle fonde sur les résultats probants. Son site internet énonce de nombreuses lignes directrices pour la pratique clinique. Consultez-le au www.rnao.org.

Intégrer les résultats probants

Une fois que l'infirmière a déterminé que les résultats étaient fiables et applicables à la situation clinique de ses clients en particulier, il lui faut intégrer les recommandations dans sa pratique. La première étape à franchir consiste tout simplement à utiliser les résultats de la recherche dans la planification des soins et des traitements infirmiers.

L'essai d'une nouvelle intervention basée sur les résultats probants trouvés peut se traduire par exemple par une nouvelle façon de faire pour donner le bain à des personnes âgées agitées, et sa mise en application par l'infirmière dans son prochain quart de travail. Celle-ci peut travailler avec des collègues pour réviser une politique ou une procédure, ou encore pour élaborer un nouveau protocole clinique, ce qui s'applique à la situation de la mise en contexte. Richard pourrait être l'initiateur d'une politique qui permettrait aux familles d'être présentes durant des manœuvres de réanimation, mais il devra s'entourer de ses collègues pour intégrer les résultats probants dans la politique existante **FIGURE 6.4**.

Les résultats probants sont utiles de plusieurs façons : ils peuvent inspirer la mise au point d'instruments pédagogiques, tels que les lignes directrices cliniques élaborées par l'Association des infirmières et infirmiers autorisés de l'Ontario (AIIAO), les manuels de politiques et de procédures, et de nouveaux outils d'évaluation ou de documentation. Selon l'ampleur des changements à apporter pour mettre en pratique de nouveaux résultats probants, un certain nombre de membres du personnel dans une unité de soins devra participer au projet. Il est important de tenir compte du contexte ou du milieu culturel dans lequel les nouveaux résultats probants seront appliqués :

- Le personnel est-il en faveur des nouveaux résultats probants ?
- Les changements proposés conviennent-ils au champ de pratique dans le milieu clinique ?
- Les ressources (temps, soutien du secrétariat, personnel) sont-elles suffisantes pour mettre en pratique la nouvelle technique ?

L'étudiante qui intègre des résultats probants doit se concentrer avant tout sur la recherche et l'application des meilleurs résultats probants qui soient, afin d'améliorer les soins qu'elle donne directement à ses clients.

Jugement clinique

Compte tenu de la question PICO initiale, quelle serait la principale question que Richard et les évaluateurs devraient poser ?

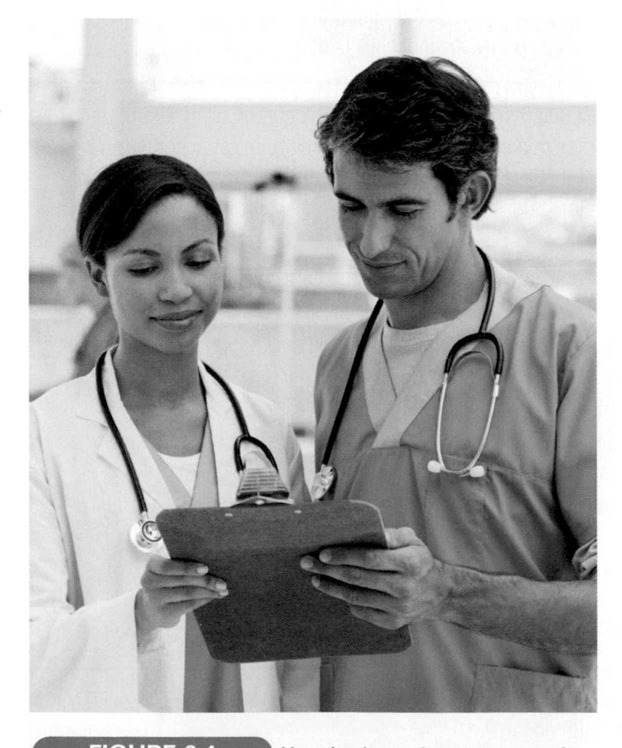

FIGURE 6.4 Une équipe soignante compétente utilise judicieusement dans sa pratique les résultats probants issus de la recherche.

Évaluer la prise de décision ou le changement

L'étape qui suit l'application des résultats probants dans la pratique est l'évaluation de l'effet de la nouvelle pratique. L'infirmière doit se poser les questions suivantes :

- Quels résultats donne la nouvelle intervention ?
- Jusqu'à quel point la décision clinique s'est-elle avérée efficace en ce qui concerne les clients ou les objectifs de soins aux clients ?

Parfois, il suffit de se demander si la nouvelle intervention a permis d'atteindre les objectifs visés. Dans le cas de Richard, après l'établissement de la nouvelle politique sur la présence des familles durant les manœuvres de réanimation au service des urgences, une évaluation bien structurée devra être faite par un groupe de personnes (infirmières de l'équipe de soins, médecins, gestionnaire clinique, infirmière en pratique avancée). Une recherche de Madden et Conden (2007), appuyée sur la question PICO que soulevait Richard, recommande la présence des familles. Les auteurs de l'article font également des recommandations sur le fait qu'une politique claire devrait être rédigée et qu'un plan de formation de l'équipe de soins devrait être élaboré. Selon Madden et Conden, ces deux recommandations permettraient une mise en œuvre sûre de l'admission des familles durant les manœuvres de réanimation. ■

6.3

Recherche en sciences infirmières

Le terme *recherche* dans son acception la plus générale signifie le fait de chercher encore ou d'examiner soigneusement (Langford, 2001). La recherche est un processus systématique qui pose des questions et y répond de manière à générer des connaissances. Ces connaissances fournissent une solide base à la pratique et valident l'efficacité des interventions posées par l'infirmière. L'exemple d'une infirmière chercheuse américaine illustre bien les énoncés précédents. Norma Metheny a consacré plusieurs années de sa carrière à se poser des questions sur les moyens de prévenir l'aspiration pulmonaire chez les clients qui recevaient une alimentation par voie nasogastrique (Metheny, 1988 ; Metheny, McSweeney, Wehrle, & Wiersema, 1990 ; Metheny, Reed, Berglund, & Wehrle, 1994 ; Metheny, Smith, & Stewart, 2000 ; Metheny et al., 1989). Au cours de ses recherches, elle a isolé les facteurs qui accroissaient le risque d'aspiration et déterminé les approches à utiliser pour décider de la position du tube nasogastrique. Les résultats de recherche de Metheny sont maintenant cités dans plusieurs volumes de référence en sciences infirmières et ont changé la façon dont l'infirmière administre l'alimentation par voie nasogastrique à ses clients. Il est donc permis de dire que Metheny a contribué au corpus de connaissances en sciences infirmières, et que ces connaissances ont permis de sauver la vie de nombreux clients et ont aidé à prévenir les complications graves qu'entraîne l'aspiration pulmonaire.

Le Conseil international des infirmières (CII, 2007) est un loyal partisan de la recherche en sciences infirmières, qui est une façon d'améliorer la santé et le bien-être des populations par la découverte de savoirs nouveaux, l'amélioration de la formation et de la pratique professionnelle, et l'utilisation efficace des ressources **ENCADRÉ 6.2**. Au Québec, la Fondation de recherche en sciences infirmières du Québec (FRESIQ), le Groupe de recherche interuniversitaire en interventions en sciences infirmières du Québec (GRIISIQ) et le Centre pour la formation et l'expertise en recherche en administration des services infirmiers (FERASI), entre autres, se distinguent par leur volonté de faire croître la capacité de recherche, et de promouvoir la diffusion et l'utilisation des résultats de recherche. Ils y contribuent notamment en appuyant financièrement les chercheurs.

ENCADRÉ 6.2 Principaux champs de recherche en soins de santé

- Promotion de la santé et prévention des maladies
- Qualité de vie
- Adaptation aux nouvelles technologies
- Disparités en matière de santé
- Soins palliatifs au terme de la vie
- Intégration des sciences biologiques et du comportement

Source : Adapté de National Institute of Nursing Research (2006). *About NINR: Mission Strategic Plan.* [En ligne]. http://ninr.nih.gov/ninr (page consultée le 19 octobre 2009).

6.3.1 Méthode scientifique

La **méthode scientifique** constitue le fondement de la recherche, et est la méthode la plus fiable et la plus objective pour l'enrichissement des savoirs. En effet, la méthode scientifique est un moyen objectif d'acquérir des connaissances et de les évaluer, car elle s'appuie sur l'expertise de chercheurs qui essaient de comprendre, d'expliquer, de prédire ou de contrôler des phénomènes (Polit & Beck, 2004). Cette méthode guide l'infirmière autant dans ses recherches que dans l'application des résultats probants à sa pratique. Dans ce dernier cas, l'infirmière gagne à comprendre le processus utilisé par le chercheur pour conduire son étude. La méthode scientifique est un processus systématique composé d'étapes, qui assure que les résultats d'une étude sont valides, fidèles et généralisables à des clients similaires à ceux qui ont participé à la recherche.

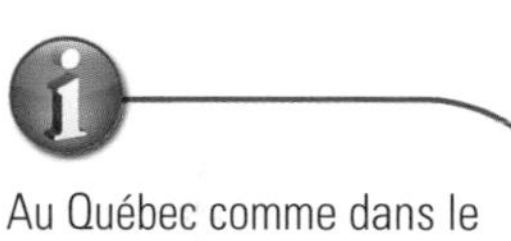

Au Québec comme dans le reste du Canada, la recherche en sciences infirmières est en pleine effervescence. De nombreuses chercheuses, de renommée internationale, veillent quotidiennement à l'avancement de leur science, à l'amélioration continue des soins infirmiers et au transfert de leurs connaissances. Il faut en être fier !

6.3.2 Sciences infirmières et approche scientifique

Par le passé, la plupart des renseignements utilisés en sciences infirmières étaient empruntés à d'autres disciplines, comme la biologie, la physiologie, la psychologie et la sociologie. De plus, cette information était très souvent appliquée au contexte des sciences infirmières sans avoir été d'abord vérifiée. Bien que les études sur la présence des familles pendant les manœuvres de réanimation soient plutôt récentes en sciences infirmières, il demeure que la psychologue et psychiatre Elisabeth Kübler-Ross étudiait le deuil il y a déjà 40 ans. Afin d'adapter les

La recherche en sciences infirmières est une façon d'améliorer la santé et le bien-être des populations par la découverte de savoirs nouveaux, l'amélioration de la formation et de la pratique professionnelle, et l'utilisation efficace des ressources.

données qu'elle avait obtenues, les chercheurs en sciences infirmières ont dû mener leurs travaux auprès de familles forcées de faire face à des soins critiques, plutôt que palliatifs.

La recherche favorise l'étude approfondie des questions et des problèmes reliés aux sciences infirmières. Plutôt que d'utiliser une approche basée sur les résultats probants dans sa pratique, l'infirmière s'en remet souvent seulement à sa propre expérience ou aux énoncés des experts en sciences infirmières. Si une intervention a du succès auprès de la plupart de ses clients, l'infirmière peut en être satisfaite et ne pas se demander si une autre façon de faire pourrait être bénéfique pour d'autres clients. Par contre, si l'intervention échoue, l'infirmière pourrait utiliser une approche employée par une collègue ou tenter de modifier les étapes de son intervention. Puis, si l'intervention découverte à l'aide de cette approche est efficace pour un ou plusieurs clients, elle ne sera peut-être pas appropriée pour d'autres clients dans d'autres milieux. L'infrmière doit valider ses interventions au moyen de la recherche pour déterminer les mesures qui fonctionnent le mieux avec des clients déterminés.

La recherche infirmière s'intéresse à des questions importantes pour la discipline, qui sont en lien avec la profession elle-même, la formation des infirmières, les besoins des clients et de leurs familles de même que les problèmes qui relèvent du système de prestation de soins de santé. Lorsqu'une recherche est terminée, il est important d'en diffuser les résultats en les publiant dans des revues professionnelles. Ainsi, dans sa recherche documentaire, Richard a consulté différentes bases de données qui contiennent des articles de recherche publiés dans des revues scientifiques. L'**ENCADRÉ 6.3** présente une liste de nombreuses revues de recherche en sciences infirmières. Bien que cette liste ne soit pas exhaustive, elle permet de connaître les revues (marquées d'un astérisque) dans lesquelles Richard a repéré des articles qui l'ont aidé à répondre à sa question PICO.

ENCADRÉ 6.3 Titres de revues de recherche en sciences infirmières

*American Journal of Critical Care**
Applied Nursing Research
*Australian Journal of Advanced Nursing**
Birth
Canadian Journal of Nursing Research
Cancer Nursing
Clinical Nursing Research
*Communicating Nursing Research**
Heart and Lung
Infirmière clinicienne (L')
International Journal of Nursing Practice
*International Journal of Nursing Studies**
Issues in Mental Health Nursing
*Journal of Emergency Nursing**
Journal of Nursing Measurement
Journal of Pediatric Nursing
Nursing History Review
*Nursing Research**
*Perspective infirmière**
Qualitative Health Research
Research in Nursing and Health
Revue canadienne de santé mentale
Revue canadienne du vieillissement
Scholarly Inquiry for Nursing Practice
Scandinavian Journal of Caring Sciences
Western Journal of Nursing Research

*Revues suggérant des articles scientifiques pouvant aider à répondre à la question : « Est-ce que le fait d'avoir accès à la salle de réanimation (I) par rapport au fait d'attendre à l'extérieur (C) diminuerait le stress et la colère exprimés après la fin des manœuvres (O) chez les membres de la famille du client qui nécessite une réanimation (P) ? »

Dans leur pratique quotidienne, les infirmières acquièrent un bagage de connaissances sur un large éventail de besoins humains et de réactions aux problèmes de santé. La recherche infirmière utilise plusieurs méthodes pour étudier les problèmes cliniques **ENCADRÉ 6.4**. Il y a deux grandes approches de recherche, soit la méthode quantitative et la méthode qualitative.

Recherche quantitative

La **recherche quantitative** en soins infirmiers est considérée comme étant l'étude de phénomènes ou de concepts par leur mesure précise et leur quantification. Par exemple, des concepts tels que l'intensité de la douleur, le taux de cicatrisation des plaies et les changements de température corporelle peuvent être mesurés quantitativement. La recherche quantitative est l'examen précis, systématique et objectif de concepts spécifiques. Elle se concentre sur les données numériques et les analyses statistiques, et elle utilise le contrôle pour éliminer les biais susceptibles de modifier les résultats de la recherche (Polit & Beck, 2004). Bien qu'il existe plusieurs méthodes quantitatives, les sections suivantes en décriront brièvement trois, soit la recherche expérimentale, le sondage et la recherche évaluative.

ENCADRÉ 6.4 Types de recherches

Recherche historique : Étude visant à établir des faits ou des liens relatifs à des événements passés, par exemple une étude sur les facteurs sociétaux ayant conduit à l'acceptation, par les clients, des infirmières en pratique avancée.

Recherche exploratoire : Étude visant à établir ou à clarifier les aspects d'un phénomène, ou encore à émettre ou à préciser une hypothèse sur les liens entre les phénomènes, par exemple une étude pilote sur les bienfaits d'un nouveau programme d'exercices chez les personnes âgées atteintes de démence.

Recherche évaluative : Étude visant à vérifier l'efficacité d'un programme, d'une pratique ou d'une politique, par exemple une étude sur la mesure des résultats d'une campagne d'information à l'intention des parents dans le but d'améliorer le respect du calendrier de vaccination de leurs enfants.

Recherche descriptive : Étude visant à mesurer les caractéristiques de personnes, de situations ou de groupes, ainsi que la fréquence de certains événements ou de certaines caractéristiques, par exemple une étude sur les préjugés du personnel infirmier à l'égard des clients obèses.

Recherche expérimentale : Étude dans laquelle le chercheur agit sur la variable à l'étude et place les sujets au hasard dans différentes conditions afin de vérifier la variable en question, par exemple un ECA visant à comparer la chlorhexidine avec Betadine[MD] dans la diminution de la fréquence des phlébites au point d'injection intraveineux.

Recherche corrélationnelle : Étude sur l'interdépendance des variables importantes sans intervention active du chercheur, par exemple une étude sur les liens entre le niveau d'instruction des infirmières et leur degré de satisfaction à l'égard de leur rôle dans la profession.

Recherche expérimentale

Comme il est indiqué dans la pyramide de hiérarchie des résultats probants **FIGURE 6.2**, un essai clinique aléatoire est le point culminant de la recherche scientifique. Dans une **étude expérimentale** pure, telle que l'essai clinique aléatoire, le chercheur effectue un contrôle serré des conditions expérimentales pour éliminer les biais et ainsi assurer le caractère généralisable des résultats. À titre d'illustration, un essai clinique aléatoire pourrait s'intéresser à la réduction du nombre de cas de phlébites aux sites des cathéters intraveineux. Dans son étude, le chercheur comparera les effets de deux solutions désinfectantes, soit le gluconate de chlorhexidine et Betadine[MD] chez deux groupes de 50 clients porteurs d'un cathéter intraveineux. À partir de son échantillon de 100 sujets, le chercheur pourrait étendre les résultats obtenus (p. ex., il aurait découvert que le gluconate de chlorhexidine est plus efficace que Betadine[MD]) à l'ensemble des clients qui sont porteurs d'un cathéter intraveineux.

Sondage

Le sondage est une méthode quantitative par laquelle le chercheur obtient de l'information auprès d'une population en ce qui concerne la fréquence et la distribution des différentes variables et la relation entre celles-ci (qualités ou caractéristiques de personnes, objets ou situations auxquelles on attribue une valeur) (Fortin, 2010). La fonction première du sondage est la description. Au moyen du sondage, le chercheur est en mesure d'obtenir un grand nombre de **données empiriques** pour décrire la population, tout autant que le sujet de l'étude. La recherche de Baumhover et Hugues (2009) avait pour objectif de déterminer la relation entre la spiritualité des professionnels de la santé et leur soutien aux familles présentes durant les manœuvres de réanimation. Les chercheuses ont utilisé le sondage auprès de 108 participants (médecins et infirmières), ce qui leur a permis d'établir un lien entre la spiritualité des professionnels de la santé et le soutien aux familles, mais d'invalider l'hypothèse d'une relation entre l'âge des intervenants et le soutien aux familles.

■ **Données empiriques :** Données recueillies à partir de l'échantillon, c'est-à-dire les participants à l'étude, au moyen de différentes techniques et d'instruments de mesure conçus pour quantifier les variables de la question de recherche.

Recherche évaluative

La recherche évaluative est une forme de recherche quantitative qui a pour objectif de déterminer si un programme, une pratique, une procédure ou une politique fonctionne (Polit & Beck, 2004). La recherche sur la gestion des résultats est un exemple de recherche évaluative. Son but ultime est de déterminer le degré de succès d'un programme ou de ses composantes. Lorsqu'un programme n'obtient pas les résultats désirés, on l'évalue afin de trouver les causes de l'échec et de proposer des changements. Les milieux de soins de santé mesurent couramment le taux de satisfaction des clients lorsqu'ils mettent en place de nouveaux services. Le résultat est la satisfaction des clients, mesurée par leurs réponses à un questionnaire sur des éléments comme les soins infirmiers, les soins médicaux, les services de soutien et l'environnement dans le milieu hospitalier.

Recherche qualitative

La **recherche qualitative** en sciences infirmières est l'étude des phénomènes qui sont difficiles à quantifier ou à catégoriser. Ce peut être le cas d'éléments d'information recueillis de façon non numérique (p. ex., des données provenant de la transcription écrite d'entrevues). Cette méthode de recherche fait appel au raisonnement inductif du chercheur pour généraliser ou élaborer des théories à partir d'observations précises ou d'entrevues **FIGURE 6.5**. L'étude de Boschini (2007) constitue un bon exemple de cette méthode. Cette chercheuse américaine a mené une étude exploratoire sur les attitudes des infirmières en présence des familles durant les manœuvres de réanimation.

Il existe différentes méthodes de recherche qualitative. Les sections suivantes traiteront succinctement de l'ethnographie, de la phénoménologie et de la théorisation ancrée.

Ethnographie

L'**ethnographie** touche à l'observation et à la description du comportement en milieu social. Ce type de recherche émane de l'anthropologie et procure les ressources nécessaires à l'étude de la culture de groupes de personnes. L'aspect culturel doit être pris dans son sens large et non dans le sens d'ethnie. L'immersion du chercheur dans le groupe et le milieu à l'étude, l'observation des participants, ainsi qu'une variété d'autres sources de données comme un journal de bord, des photographies et d'autres documents historiques, constituent pour les anthropologues les principaux moyens de recueillir des données. Les chercheurs en soins infirmiers se servent de l'ethnographie pour comprendre le comportement des infirmières et de leurs clients dans divers milieux. L'objectif de l'ethnographie est de comprendre la culture de la population étudiée en s'en imprégnant. Une chercheuse qui voudrait comprendre en profondeur la perception des familles par rapport à la réanimation ou à la non-réanimation de leur proche aurait tout avantage à opter pour une recherche de ce type, qui se base sur des entrevues et sur l'observation des personnes dans leur milieu social.

Jugement clinique

Parmi les méthodes de recherche énoncées, lesquelles auront donné lieu aux études que Richard est susceptible de trouver dans les bases de données consultées afin de répondre à sa question PICO initiale ?

Phénoménologie

La **phénoménologie** s'intéresse aux phénomènes, c'est-à-dire aux données de l'expérience, tels qu'ils se présentent à la conscience. Cette théorie de la connaissance puise sa source dans la philosophie allemande, plus particulièrement chez Edmund Husserl (1962), qui la transforme en méthode de recherche rigoureuse. Parmi les grands axes de cette pensée, on trouve l'idée que toute conscience est conscience de quelque chose et qu'en ce sens, seuls ceux qui éprouvent un phénomène peuvent s'exprimer à son sujet. Le chercheur doit apprendre à analyser un phénomène à travers l'expérience de ceux qui le vivent, étant donné qu'ils sont seuls capables de l'exprimer. Wongvatunyu et Porter (2005) ont étudié l'expérience de femmes qui avaient aidé de jeunes adultes ayant subi un traumatisme crânien. Les chercheuses ont étudié les perceptions, les actions et les intentions de ces femmes.

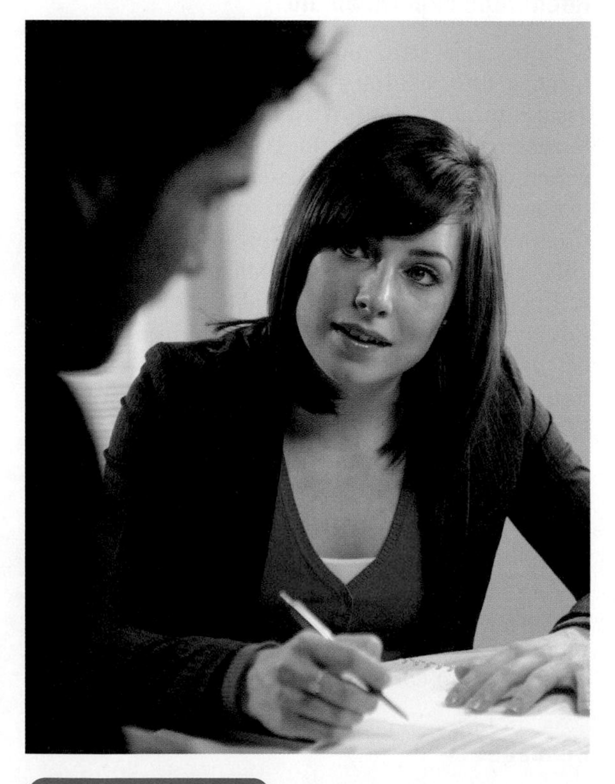

FIGURE 6.5 Pour obtenir des renseignements non disponibles sous forme numérique, l'infirmière recueille des données pendant l'entrevue.

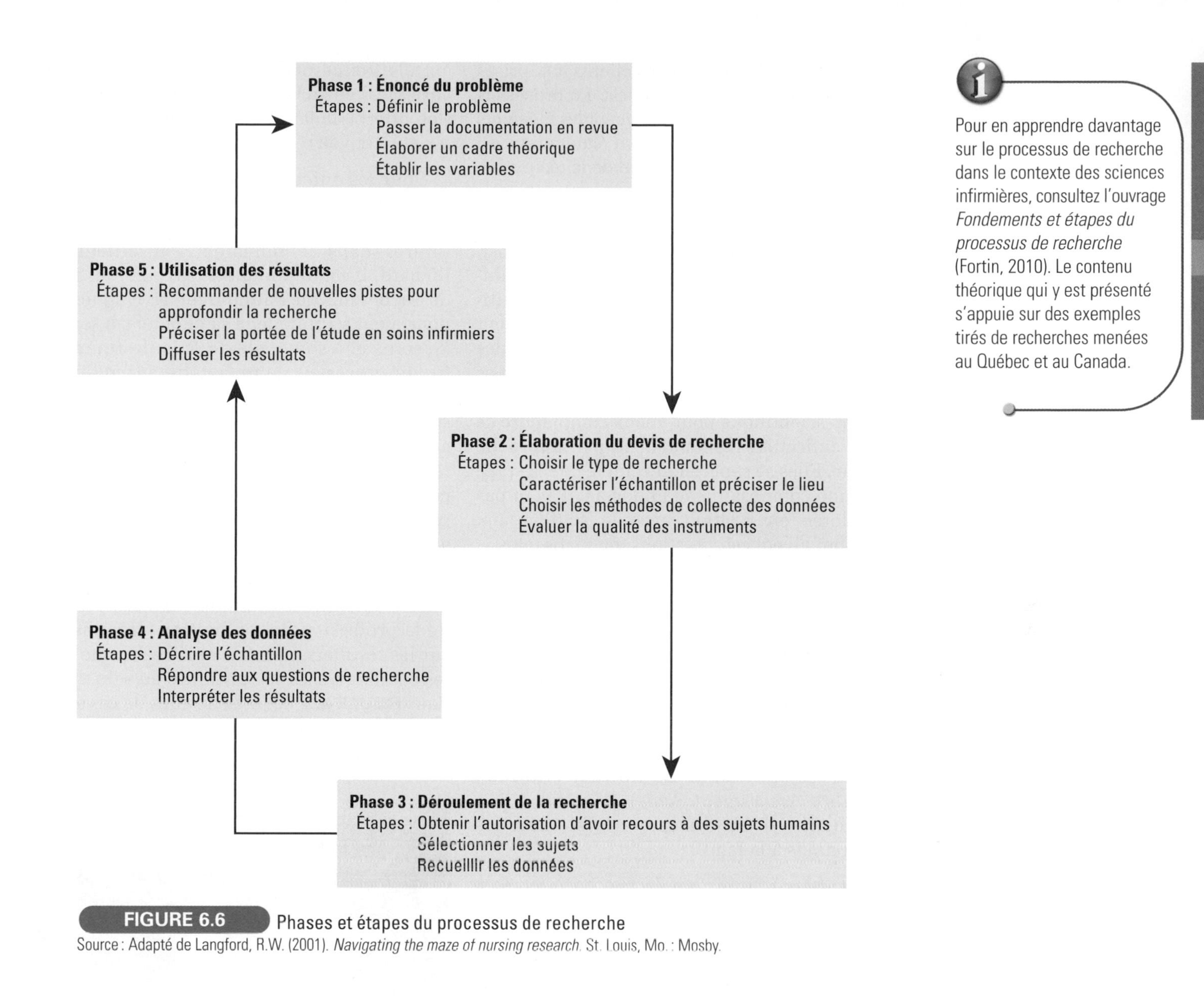

FIGURE 6.6 Phases et étapes du processus de recherche

Source : Adapté de Langford, R.W. (2001). *Navigating the maze of nursing research*. St. Louis, Mo. : Mosby.

Pour en apprendre davantage sur le processus de recherche dans le contexte des sciences infirmières, consultez l'ouvrage *Fondements et étapes du processus de recherche* (Fortin, 2010). Le contenu théorique qui y est présenté s'appuie sur des exemples tirés de recherches menées au Québec et au Canada.

Théorisation ancrée

La **théorisation ancrée** est une méthode de collecte et d'analyse de données qualitatives dont le but consiste à concevoir des théories bien ancrées dans le monde des observations (Polit & Beck, 2004). Boschini (2007) est un bon exemple de chercheur ayant appliqué cette méthode. Dans son étude exploratoire qui visait à définir les attitudes des infirmières dans le cas où les familles étaient présentes durant les manœuvres de réanimation, Boschini a utilisé la théorisation ancrée en commençant par effectuer des entrevues auprès d'infirmières qui travaillaient en soins d'urgence pour ensuite élaborer une théorie fondée sur les faits. ■

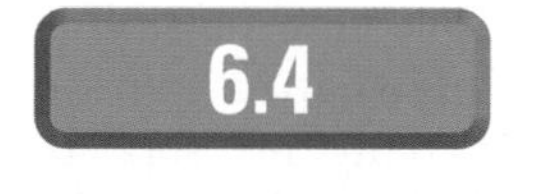

6.4 Processus de recherche

Le **processus de recherche** est une démarche systématique qui permet au chercheur de passer de la question posée à la réponse trouvée (Langford, 2001) **FIGURE 6.6**. Par ailleurs, la réponse à la question initiale suscite de nouvelles questions et d'autres pistes. Le processus de recherche génère des connaissances à utiliser dans des situations similaires. L'infirmière cherche à connaître les raisons pour lesquelles un événement particulier se produit, ou encore elle veut découvrir la meilleure façon de donner des soins à des clients aux prises avec des problèmes de santé précis. Le processus de recherche comporte habituellement les éléments suivants : l'énoncé du problème, l'élaboration du devis de recherche, le déroulement de la recherche, l'analyse des données et l'utilisation des résultats.

Le chercheur définit tout d'abord une situation qui le préoccupe (énoncé du problème). Ainsi, Baumhover et Hugues (2009) ont constaté que plusieurs professionnels de la santé affirmaient utiliser une approche holistique lorsqu'ils donnaient du soutien aux familles présentes au moment des manœuvres de réanimation d'un être cher. Les auteures ont procédé à la consultation de la documentation scientifique pour mieux comprendre ce que les infirmières entendaient par **approche holistique.** Elles se sont rendu compte que la spiritualité, une composante de l'holisme, n'avait pas été explorée en relation avec le soutien aux familles qui vivent ces situations traumatisantes.

- **Approche holistique :** Approche relative à l'« holisme », qui est une théorie selon laquelle les caractéristiques d'un être ou d'un ensemble ne peuvent être connues que lorsqu'on le considère et l'appréhende dans sa totalité, et non pas quand on en étudie chaque partie séparément.
- **Étude descriptive corrélationnelle :** Étude qui a pour objet d'explorer des relations entre des variables et de les décrire.

À la suite de l'énoncé du problème et de la recherche documentaire (recension des écrits), le chercheur élabore son devis de recherche. Dans leur **étude descriptive corrélationnelle** auprès de 108 participants (infirmières et médecins) travaillant en soins d'urgence, Baumhover et Hugues ont demandé aux sujets de l'étude de remplir le questionnaire relatif à l'échelle d'évaluation de la spiritualité de Howden (*Howden Spirituality Assessment Scale*) de même qu'un questionnaire visant à mesurer le soutien des professionnels à la famille.

Avant de conduire une recherche mettant à contribution des êtres humains, le chercheur doit obtenir l'approbation du comité d'éthique de son établissement. Les auteures ont dû s'assurer que les réponses des participants seraient totalement anonymes (le chercheur ne peut faire de lien entre les données et le participant [Polit & Beck, 2004]) et confidentielles (le chercheur garantit que l'information fournie par le participant ne sera d'aucune façon divulguée et qu'elle sera uniquement accessible à l'équipe de recherche [Polit & Beck, 2004]).

Avant de conduire une recherche mettant à contribution des êtres humains, le chercheur doit obtenir l'approbation du comité d'éthique de son établissement.

À la suite de la collecte des données au moyen des deux instruments utilisés, les auteures ont analysé les données statistiquement pour découvrir les relations positives et négatives entre les variables. Par exemple, Baumhover et Hugues (2009) ont obtenu une corrélation (relation entre deux variables) positive entre le soutien et la spiritualité, mais une corrélation négative (absence de lien entre deux variables) entre l'âge du professionnel et le soutien offert à la famille. Aucune autre corrélation n'a été trouvée pour les autres variables à l'étude.

Pour les auteures, il était très important que les limites de l'étude soient définies, car cela leur permettrait de raffiner leurs recherches futures dans le domaine. Par ailleurs, pour Richard, il est important de savoir si les résultats de recherche de Baumhover et Hugues (2009) pourraient s'appliquer à sa clientèle, à son milieu de soins et à son contexte organisationnel. À la fin du processus de recherche, les auteures ont soutenu que le fait d'adopter une perspective de soins plus holistique pouvait favoriser le soutien aux familles présentes durant les manœuvres de réanimation d'un être cher. Les auteures ont conclu que de laisser le choix aux proches d'être présents ou non favorisait des soins holistiques axés sur la famille.

En conclusion, la recherche en sciences infirmières améliore la pratique et hausse les normes de la profession. La promotion de soins fondés sur les résultats probants et la recherche enrichit les connaissances scientifiques au sein de la pratique **FIGURE 6.7**. Les bénéficiaires de ces améliorations de la pratique sont les clients, leurs familles et les communautés dans lesquelles ils vivent.

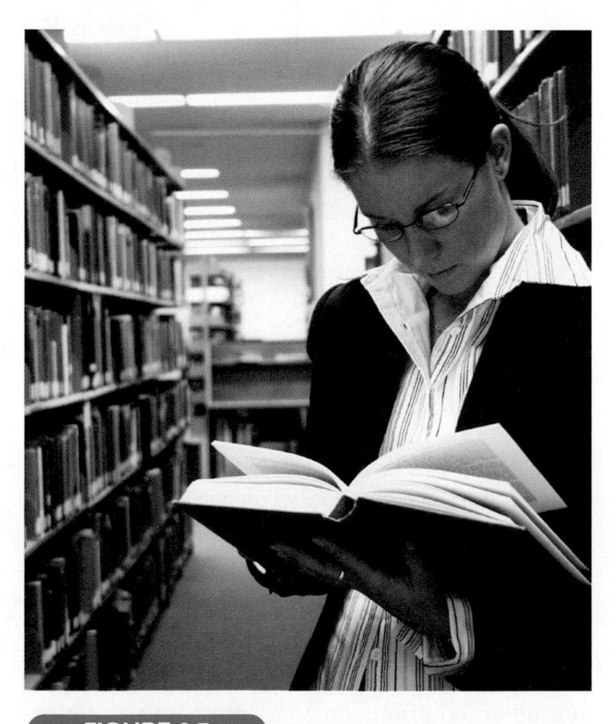

FIGURE 6.7 L'infirmière améliore ses connaissances et sa pratique en demeurant informée des résultats de recherches les plus actuels.

À retenir

Version reproductible
www.cheneliere.ca/potter

- L'une des difficultés de la pratique fondée sur les résultats probants est la collecte des données pertinentes au bon moment, c'est-à-dire avant les soins aux clients.
- La prise en compte de l'expérience clinique, ainsi que le respect des valeurs et des préférences des clients permettent d'appliquer les résultats probants de façon sûre et appropriée.
- Les cinq étapes de la pratique fondée sur les résultats probants permettent d'adopter une démarche méthodique de prise de décision éclairée en matière de soins infirmiers.
- Plus une question PICO est précise, plus il est facile de trouver des résultats probants dans la documentation scientifique.
- La hiérarchie des résultats probants aide à déterminer les renseignements et les documents les plus pertinents.
- Les essais cliniques aléatoires, au sommet de la recherche expérimentale, sont des essais cliniques complets d'un nouveau traitement reposant sur l'affectation au hasard des participants à des groupes de traitement.
- Les cliniciens experts constituent une bonne source de résultats probants, car c'est sur ceux-ci qu'ils basent leur pratique et résolvent les problèmes cliniques.
- L'examen critique implique un exercice d'évaluation qui vise, entre autres, à déterminer la valeur et l'utilité des résultats en vue de justifier un changement de pratique, ainsi que la faisabilité d'un tel changement.
- Après avoir procédé à l'examen critique de tous les articles traitant de la question PICO, il faut faire une synthèse ou une mise en commun des résultats qui se sont dégagés des articles retenus pour déterminer la rigueur scientifique des résultats probants et leur applicabilité dans la pratique.
- Au moment de l'application des résultats probants, il faut tenir compte du milieu, demander le soutien du personnel et s'informer de la disponbilité des ressources nécessaires.
- La recherche est une démarche méthodique se construisant sur des questions et des réponses qui génèrent des connaissances et qui fournissent une base scientifique à la pratique des soins infirmiers.
- La recherche de résultats est conçue de manière à évaluer et à documenter l'efficacité des soins et des interventions.
- La recherche en soins infirmiers comporte deux grandes catégories d'études : quantitatives et qualitatives.

Pour en savoir plus

Version complète et détaillée
www.cheneliere.ca/potter

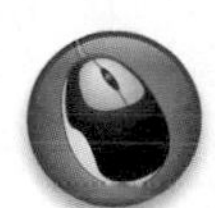

ORGANISMES GOUVERNEMENTAUX

ASSSM > Espace professionnels
Agence de la santé et des services sociaux de Montréal
www.santepub-mtl.qc.ca

INSPQ
Institut national de santé publique du Québec
www.inspq.qc.ca

MSSS
Ministère de la Santé et des Services sociaux
www.msss.gouv.qc.ca

ASPC
Agence de la santé publique du Canada
www.phac-aspc.gc.ca

Santé Canada
www.hc-sc.gc.ca

ORGANISMES ET ASSOCIATIONS

OIIQ > Sites de référence > Recherches et subventions
Ordre des infirmières et infirmiers du Québec
www.oiiq.org

ICIS
Institut canadien d'information sur la santé
http://secure.cihi.ca

RÉFÉRENCE GÉNÉRALE

Infiressources > Banques et recherche > Recherche > Méthodologie de recherche
www.infiressources.ca

Fortin, M.-F. (2010). *Fondements et étapes du processus de la recherche* (2e éd.). Montréal : Chenelière Éducation.

Houser, J. (2008). *Nursing research: Reading, using, and creating evidence.* Toronto : Jones and Bartlett Publishers.

Burns, N., Grove, S., & Ihlenfeld, J. (2007). *Understanding nursing research: Building an evidence-based practice* (4th ed.). Philadelphia : Saunders Elsevier.

Loiselle, C.G., Profetto-McGrath, J., Polit, D.F., & Beck, C.T. (2007). *Méthodes de recherche en sciences infirmières : approches quantitatives et qualitatives.* Saint-Laurent, Qc : Éditions du Renouveau Pédagogique.

APORIA La revue en sciences infirmières
Revue scientifique éditée par l'École des sciences infirmières de l'Université d'Ottawa consacrée aux débats universitaires en sciences infirmières et en sciences de la santé
www.ruor.uottawa.ca/journals/aporia

L'infirmière clinicienne
Revue scientifique virtuelle publiée par l'Université du Québec à Rimouski diffusant des articles qui font état de l'avancement des connaissances en sciences infirmières
http://revue-inf.uqar.ca

Perspective infirmière
Revue scientifique publiée par l'OIIQ présentant des articles sur l'actualité professionnelle et scientifique
www.oiiq.org

CHAPITRE

Édition française:
Karine Philibert, inf., B. Sc.

Édition originale:
Margaret Ecker, RN, MS

Agir de manière conforme à l'éthique

Objectifs

Après avoir lu ce chapitre, vous devriez être en mesure:

- d'énoncer les concepts de base en éthique des soins de santé et en éthique infirmière;
- d'exposer les principales théories éthiques contemporaines présentes dans le système de santé québécois;
- d'appliquer la méthode de résolution d'un dilemme éthique à une situation clinique comportant une problématique éthique;
- de discuter des principaux enjeux éthiques contemporains en soins de santé et de leur impact sur les soins infirmiers;
- de décrire l'influence que peuvent avoir les valeurs personnelles sur la pratique des soins infirmiers;
- de clarifier vos valeurs personnelles.

Guide d'études, pages 21 à 23

Mise en contexte

Jugement clinique

Monsieur André Lépine, 92 ans, a récemment été admis dans votre unité avec un diagnostic de pneumonie. Par le passé, il a fait deux infarctus, et il souffre d'emphysème pulmonaire depuis plusieurs années. Il habite avec sa fille. Il se portait plutôt bien jusqu'à la semaine dernière, lorsqu'il s'est mis à tousser davantage et est devenu fiévreux.

Vous notez que son pouls est faible et fuyant, et que sa respiration devient de plus en plus difficile. Il est désormais trop faible pour répondre à vos questions. Vous avertissez la famille que vous devez contacter le médecin et qu'il faudra peut-être réanimer monsieur Lépine. Sa fille proteste. Elle vous assure qu'elle a souvent discuté de la situation avec son père, et qu'il lui aurait clairement exprimé son désir de ne pas être réanimé ou « gardé en vie par des machines ». Vous ne trouvez rien dans le dossier à propos de ces volontés du client.

Chercheriez-vous à réanimer le client ?

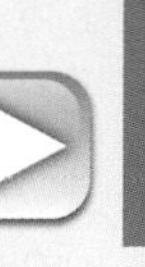

Concepts clés

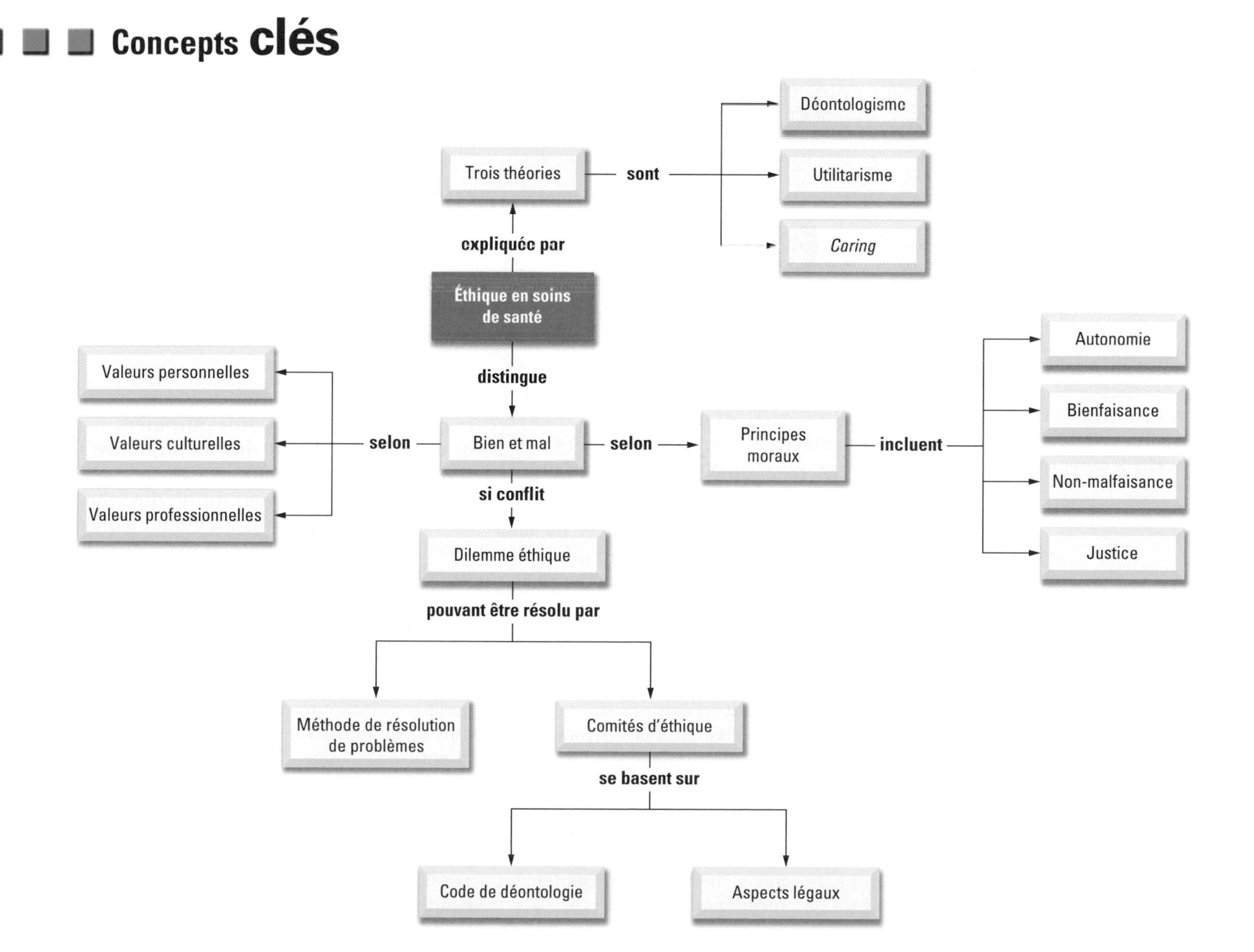

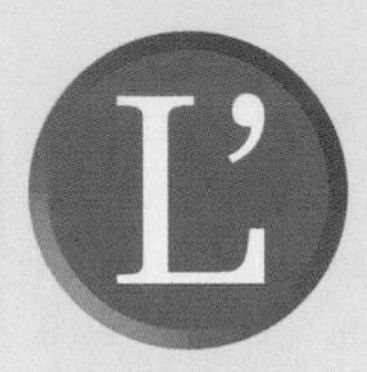

L'éthique désigne l'étude des notions morales de bien et de mal. La bioéthique s'intéresse aux questions éthiques touchant plus particulièrement la santé et les soins de santé.

Chacun possède sa propre conception de ce qui est bien et souhaitable pour lui-même, ses proches, ses clients et la société dans laquelle il évolue. Tous les jours, chaque personne prend des décisions et guide ses actions de manière à respecter sa conception personnelle de ce qui est moralement souhaitable, c'est-à-dire éthique. Dans la pratique infirmière également, chacune des attitudes et des actions découle de la conception de ce que représente une bonne infirmière.

L'éthique pose la question suivante : Que dois-je faire pour *bien* faire ? Ainsi, elle sous-entend toujours la notion de *choix*. Par exemple, que l'infirmière décide ou non de réanimer monsieur Lépine, elle devra ensuite faire face aux conséquences de son action.

Vous avez probablement choisi de devenir infirmière parce qu'il s'agit d'une profession qui s'inscrit dans votre conception de ce qui est bon et juste pour vous et pour les personnes que vous comptez soigner. Toutes les infirmières du Québec partagent ainsi une conception de ce qui est moralement souhaitable, c'est-à-dire de ce que signifie être une infirmière compétente prodiguant des soins de qualité à ses clients. Cette conception se retrouve dans le Code de déontologie des infirmières et infirmiers du Québec, publié par l'Ordre des infirmières et infirmiers du Québec (OIIQ), et par le code de déontologie d'autres ordres professionnels pour la pratique infirmière ailleurs au Canada. Chaque infirmière est tenue de connaître et de respecter le Code de déontologie afin de s'assurer que ses soins correspondent aux principes éthiques de la profession. Malgré tout, vous pouvez parfois vous retrouver devant une situation où la meilleure issue morale n'est pas facile à discerner. Il existe alors d'autres outils et ressources pouvant vous aider à déterminer l'action la plus appropriée à entreprendre d'un point de vue éthique. Ce chapitre en présente quelques-uns.

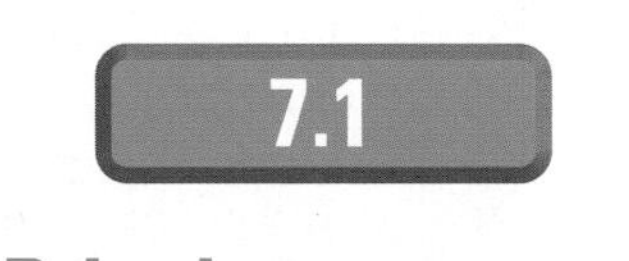

7.1 Principes moraux

■ **Préjudice :** Acte ou événement le plus souvent contraire au droit ou à la justice, nuisible aux intérêts de quelqu'un.

Lorsqu'on parle d'éthique, il est bon d'en posséder le vocabulaire de base. Même si les termes peuvent être utilisés dans un contexte plus vaste, dans le domaine de l'éthique, ils ont une signification précise qui favorise la compréhension et l'analyse des questions d'ordre moral.

La compréhension de ces termes et de leur signification particulière permettra à l'infirmière de participer pleinement aux discussions d'ordre éthique et de parfaire son raisonnement moral.

7.1.1 Autonomie

L'**autonomie** est la faculté d'agir par soi-même en se donnant ses propres valeurs et croyances. Le respect du principe d'autonomie exige que l'infirmière fasse participer le client à toutes les décisions le concernant. Par exemple, le formulaire de consentement qu'il doit lire et signer avant toute intervention chirurgicale constitue une assurance que l'équipe de soins a obtenu son consentement éclairé avant de procéder à l'intervention.

7.1.2. Bienfaisance

La **bienfaisance** signifie l'obligation morale d'aider les autres et de faire le bien. Le principe de bienfaisance commande que l'infirmière fasse passer les intérêts du client avant les siens. Par exemple, un enfant malade pourrait demander de prendre ses comprimés écrasés dans de la confiture. Même si l'infirmière sait qu'il est capable d'avaler les comprimés, elle accepte d'accéder à sa demande. Par ailleurs, considérant la condition actuelle de monsieur Lépine, lui donner de l'oxygène contribuerait à faciliter sa respiration.

7.1.3 Non-malfaisance

La malfaisance désigne l'intention de nuire ou de blesser quelqu'un. La **non-malfaisance** signifie donc le devoir moral de ne pas nuire. En soins de santé, l'éthique exige non seulement de faire le bien, mais aussi de ne pas entreprendre de soins ou de traitements risquant de causer du tort au client. Pour chaque plan de soins et de traitements infirmiers (PSTI) ou chaque plan thérapeutique infirmier (PTI), les infirmières doivent prendre en considération les avantages et les désavantages pour le client, afin de causer le moins de **préjudices** possible.

Par exemple, dans la situation de monsieur Lépine, sa fille fait allusion au principe de non-malfaisance lorsqu'elle demande qu'on ne réanime pas son père afin de lui éviter les souffrances inutiles que pourrait causer un acharnement thérapeutique.

7.1.4 Justice

Dans le domaine des soins infirmiers, la **justice** désigne l'équité dont doit faire preuve le personnel soignant. Selon la Charte canadienne des droits et libertés, nulle discrimination ne peut être faite envers un client, par exemple à cause de son origine nationale ou ethnique, sa religion, son sexe, son âge, son orientation sexuelle, ou en raison de déficiences mentales ou physiques.

La justice est souvent invoquée dans les discussions portant sur la répartition équitable de certaines ressources qui s'avèrent difficiles à attribuer. Par exemple, étant donné que les clients en attente d'une greffe sont beaucoup plus nombreux que les organes disponibles, il est difficile de décider à qui transplanter ceux-ci. Les critères fixés par une commission interdisciplinaire nationale tentent d'être le plus juste possible en établissant une classification des candidats en fonction de leurs besoins. ■

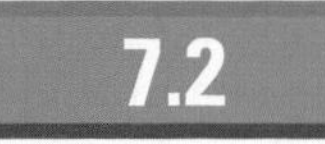

7.2 Pratique professionnelle des soins infirmiers

D'autres principes éthiques fondamentaux s'ajoutent aux obligations morales définies précédemment. L'infirmière se base sur ces principes pour prodiguer des soins de qualité à ses clients. Afin de s'assurer que tous ses membres respectent les principes éthiques au cœur de la profession infirmière, l'OIIQ s'est doté d'un code de déontologie **ENCADRÉ 7.1**. Selon le Code des professions, tous les ordres professionnels québécois doivent en posséder un afin de s'assurer de la qualité des soins et services offerts au public par leurs membres. Ces codes sont des documents légaux, et y déroger entraîne des sanctions légales. Le présent Code de déontologie de l'OIIQ est en vigueur depuis 2003 ; il a été révisé en 2003 puis en 2008 à cause de l'évolution dans le domaine des soins de santé.

ENCADRÉ 7.1 Résumé du Code de déontologie de l'OIIQ

- Le Code de déontologie des infirmières et infirmiers du Québec se compose de 83 articles qui traitent des différents aspects éthiques de la profession. Dans la section des devoirs inhérents à l'exercice de la profession, il est question de l'intégrité de l'infirmière ou de l'infirmier, de sa compétence, de l'état dans lequel elle ou il doit être pour offrir des soins et services de qualité, de sa disponibilité et de sa diligence dans l'exercice de sa profession, de son indépendance professionnelle et des conflits d'intérêts. En ce qui concerne la relation entre l'infirmière ou l'infirmier et le client, le Code aborde les relations de confiance à établir, les dispositions à prendre pour préserver le secret quant aux renseignements de nature confidentielle et les comportements prohibés. La qualité des soins est envisagée au regard de l'information qui doit être donnée au client, du consentement de ce dernier pour les soins et, finalement, du processus thérapeutique lui-même.
- On y traite aussi des relations avec les autres professionnels de la santé avec qui l'infirmière ou l'infirmier est en rapport dans l'exercice de sa profession, de même que de ses relations avec l'OIIQ. D'autres sujets sont aussi abordés, telles les conditions et modalités d'exercice du client à l'accès et à la rectification des renseignements contenus dans tout dossier constitué à son sujet, que l'infirmière ou l'infirmier exerce dans le secteur public ou non, ou encore les règles relatives à la publicité que l'infirmière ou l'infirmier peut utiliser.

7.2.1 Défense des intérêts du client

Il est du devoir de l'infirmière de défendre le bien-être, la sécurité et les droits du client. Par exemple, elle respecte le droit à la confidentialité en s'assurant que les conversations d'ordre confidentiel le concernant se déroulent dans un endroit privé **FIGURE 7.1**. La défense des intérêts du client ne se fait pas seulement au chevet de celui-ci. L'infirmière peut être amenée à défendre les intérêts de la population qu'elle soigne dans son milieu de travail ou dans sa communauté.

Une version complète du Code de déontologie des infirmières et infirmiers du Québec est présentée au www.oiiq.org.

Le Code de déontologie des infirmières et infirmiers de l'Association des infirmières et infirmiers du Canada (AIIC) est présenté au www.cna-aiic.ca.

7.2.2 Responsabilité et imputabilité

En éthique, le terme **responsabilité** signifie faire preuve de constance et de fiabilité dans sa pratique. En tant qu'infirmière responsable, la personne s'engage à respecter ses obligations et à répondre de ses actions. Elle prend en charge sa pratique professionnelle et s'assure de demeurer compétente en tout temps. Le terme *responsabilité* signifie aussi que vous êtes imputable de vos actions envers vos clients, votre employeur et la société.

Le terme **responsabilité** *signifie aussi que vous êtes imputable de vos actions envers vos clients, votre employeur et la société.*

Lorsqu'elle administre un médicament, par exemple, l'infirmière a la responsabilité de déterminer si le client en a besoin, de le lui administrer comme il se doit et, par la suite, d'évaluer sa réaction. Afin de protéger le public, les infirmières acceptent à la fois d'évaluer leurs actes et d'être elles-mêmes évaluées, soit par les établissements qui les emploient ou par les différents comités de l'OIIQ (conseil de discipline, comité d'inspection

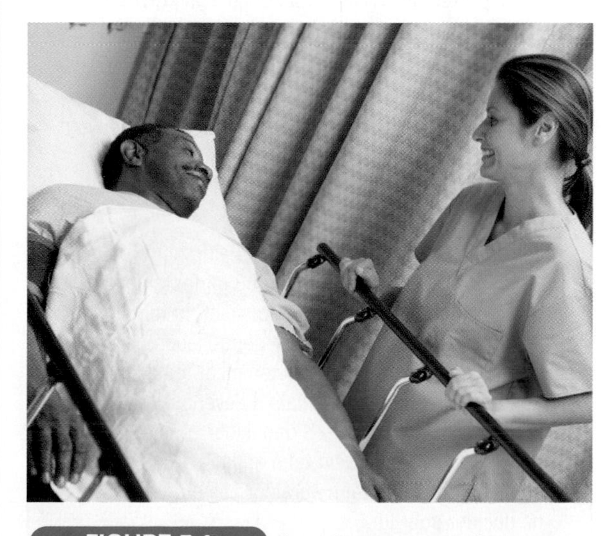

FIGURE 7.1 Il est important que les conversations d'ordre confidentiel se déroulent discrètement. Par exemple, ici l'infirmière a pris soin de tirer le rideau.

8

Les dispositions pour assurer la protection du public sont détaillées dans l'encadré 8.2 du chapitre 8, *Connaître les aspects juridiques de la pratique infirmière.*

professionnelle, comité de révision des actes, comité de formation des infirmières, comité de révision) ▶ 8.

7.2.3 Confidentialité

La **confidentialité** est le maintien du secret des renseignements concernant le client afin de protéger sa vie privée. Le personnel soignant doit protéger la vie privée du client. Il lui est donc interdit de reproduire ou de transmettre les dossiers de celui-ci, de communiquer les renseignements le concernant, notamment les résultats de tests de laboratoire, les diagnostics et les pronostics sans son consentement, et ce, y compris aux membres de sa famille ou à ses amis. L'informatisation des dossiers médicaux rend l'engagement de confidentialité plus difficile à respecter. C'est pour cette raison que les établissements de santé s'efforcent de protéger la vie privée en mettant sur pied des codes d'accès spéciaux qui limitent les renseignements auxquels les employés peuvent accéder par le système informatique. Par exemple, l'infirmière ne doit pas discuter de la situation de monsieur Lépine avec une collègue qui connaît le client, ou permettre à la fille de consulter le dossier de son père si celle-ci n'est pas la répondante légale.

REGARD SUR LA PERSONNE ÂGÉE

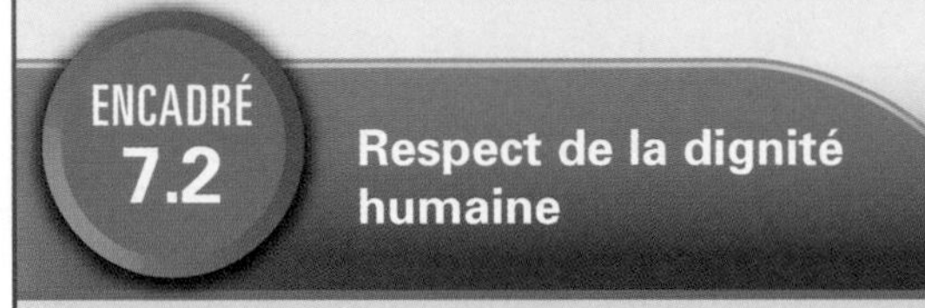
ENCADRÉ 7.2 Respect de la dignité humaine

- Le fait de parler avec le client de ses valeurs l'aide à prendre la décision qui lui convient le mieux dans une situation de dilemme moral (Kennedy et al., 2002). Les personnes âgées ont souvent des besoins spéciaux, par exemple lorsqu'elles présentent des troubles auditifs, des déficits cognitifs, des pertes de mémoire, une maladie chronique ou de l'isolement social. Ces conditions peuvent perturber la communication. En prenant le temps qu'il faut pour bien écouter ces personnes, l'infirmière peut obtenir des renseignements d'ordre éthique importants qui lui permettent de comprendre leurs valeurs.
- L'âgisme désigne la discrimination dont une personne peut être victime à cause de son âge. La diminution de leurs aptitudes physiques et les préjugés rendent les personnes âgées vulnérables à la négligence et à l'infantilisation. L'infirmière doit favoriser l'autonomie du client en lui posant personnellement les questions et en lui présentant les choix plutôt qu'à un parent plus jeune ou à la personne soignante.
- L'importance que prend le principe d'autonomie dans le système de santé est relativement récente (Rothman, 2001). Plusieurs personnes âgées peuvent ne pas être familiarisées avec ce principe et se sentir mal à l'aise de contester l'avis des autorités professionnelles.
- Les aînés peuvent nécessiter de l'aide pour rédiger un mandat en cas d'inaptitude ou un testament de vie. En collaboration avec le client, la famille et l'équipe médicale, l'infirmière peut encourager les discussions pour déterminer comment le client souhaiterait être soigné si jamais il devenait inapte à le décider par lui-même. Si monsieur Lépine, par exemple, avait rédigé un tel mandat, sa fille et le personnel de l'hôpital n'auraient pas été obligés de décider pour lui.

■ **Mandat en cas d'inaptitude :** Document écrit dans lequel une personne en désigne une autre pour voir à la protection de sa personne ou de ses biens dans le cas où la maladie ou un accident la priverait de ses facultés temporairement ou de façon permanente.

7.2.4 Vérité

Par **vérité,** on entend en général l'exactitude des renseignements et leur conformité à la réalité. Par exemple, pour administrer un médicament à un enfant, il peut être tentant de lui mentir en affirmant qu'il a bon goût ; mais les codes d'éthique professionnelle conseillent à l'infirmière de dire la vérité, et il est extrêmement rare que d'autres principes justifient un comportement contraire. Si le fait de dire la vérité à un client peut lui causer un préjudice, il sera peut-être préférable d'attendre avant de lui dévoiler l'information le concernant. Cependant, cela ne veut pas dire qu'il faille lui cacher les faits ; il faudra alors en discuter avec les intervenants de l'équipe interdisciplinaire et décider de la meilleure conduite à adopter. ■

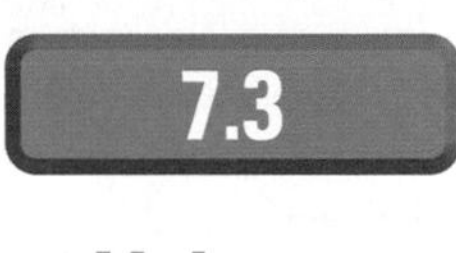
7.3

Valeurs

Le terme **valeur** signifie ce qui est important ou précieux aux yeux d'une personne. Une valeur représente donc une conviction personnelle sur l'importance d'une idée, d'une attitude, d'une coutume ou d'un objet. Les valeurs d'un individu sont le reflet de ses influences culturelles et sociales, de ses relations avec autrui et de ses besoins personnels. Les valeurs varient d'une personne à l'autre et évoluent avec le temps. L'**ENCADRÉ 7.2** indique quelques pistes à explorer par l'infirmière soucieuse de respecter les valeurs de ses clients plus âgés. Les valeurs personnelles de l'infirmière déterminent son attitude, ses actions et son comportement.

Les soins infirmiers touchent l'intimité des personnes. L'infirmière peut être appelée à accompagner ses clients au cours d'expériences de vie exigeant une grande capacité d'adaptation, comme la maladie, la naissance et la mort, ou la souffrance **FIGURE 7.2**. Sa propre conception de ces situations, résultant de ses expériences passées et de sa vision personnelle du monde, peut grandement différer de la manière dont le client les vivra. Ces divergences peuvent résulter de ce que l'infirmière et le client prônent des valeurs différentes.

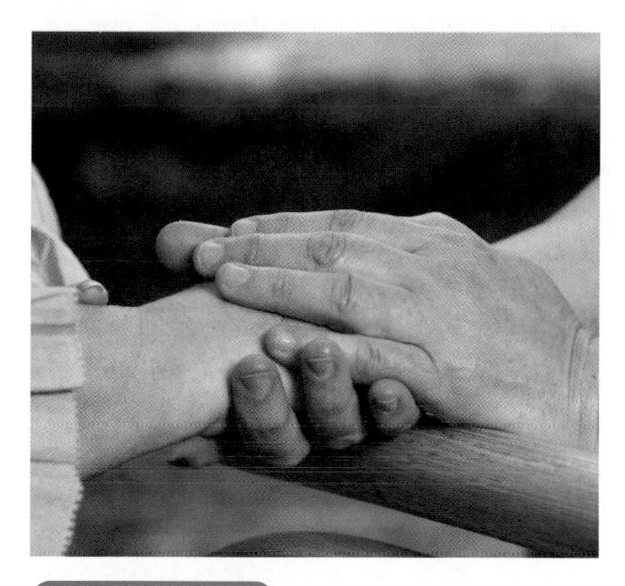

FIGURE 7.2 L'infirmière accompagne son client dans des expériences qui sont parfois douloureuses.

Par exemple, l'engagement de l'infirmière à respecter l'autonomie du client pourrait être mis à l'épreuve dans une situation où ce dernier préfère laisser les membres de sa famille ou l'équipe de soins décider pour lui. Dans certaines cultures, les décisions sont en effet prises en famille plutôt que par la personne seule. La volonté de l'infirmière à résoudre les conflits de valeurs et à respecter les différences culturelles témoigne de sa compétence à prodiguer des soins de santé conformes à l'éthique.

Les collègues de travail, la famille du client et les autres personnes concernées peuvent aussi vivre des conflits de valeurs devant la situation du client. Pour éviter que ces conflits ne causent des préjudices, il est important que le client et chaque personne concernée explorent leurs propres valeurs, afin d'être capables de les exprimer et de les défendre au besoin. Il se peut même que l'infirmière doive défendre les valeurs du client alors qu'elles diffèrent des siennes. Après tout, c'est de la vie du client et de sa santé dont il est question.

Jugement clinique

Comment aborderiez-vous le sujet de la réanimation avec monsieur Lépine, sa famille et l'équipe soignante ?

7.3.1 Formation des valeurs

Le développement des valeurs débute dans l'enfance, grâce à l'éducation donnée par les parents. L'école, le gouvernement, les traditions religieuses et les autres institutions à caractère social jouent aussi un rôle dans la formation des valeurs, renforçant ou, parfois, contredisant les valeurs familiales. Avec les années, chaque personne développe ses propres valeurs, choisies parmi celles qui lui ont été présentées. Les expériences de la vie contribuent aussi à former les valeurs d'un individu. Par exemple, quelqu'un qui a perdu sa famille très jeune pourrait, en vieillissant, développer des valeurs différentes d'une autre personne qui n'a pas autant souffert.

7.3.2 Clarification des valeurs

Pour résoudre un dilemme moral, il est important de savoir établir la distinction entre valeurs, faits et opinions. Parfois, on tient tellement à une valeur qu'on la considère comme un fait plutôt que comme une opinion. Cette attitude peut amener une personne à développer des préjugés envers ceux qui défendent des valeurs différentes des siennes. La **clarification des valeurs** – les siennes, celles du client, celles des collègues de travail – est une étape importante dans la compréhension des enjeux éthiques. Au cours du processus de clarification des valeurs, l'infirmière prend conscience de ses propres valeurs, elle les comprend mieux et, ainsi, elle apprend à accepter les différences, ce qui s'avère parfois la clé de la réussite dans la recherche de solution à un dilemme éthique.

Parfois, on tient tellement à une valeur qu'on la considère comme un fait plutôt que comme une opinion.

L'exercice qui suit porte sur les valeurs culturelles, très diversifiées en matière de santé. Les valeurs sont énoncées dans des termes neutres, et il n'y a pas de bonne ou de mauvaise réponse. Par exemple, certaines personnes croient qu'il est important de demeurer stoïque et silencieux devant la douleur, tandis que d'autres préfèrent exprimer leur souffrance pour mieux la comprendre et la maîtriser. Cet exercice peut aider à percevoir la différence entre faits et valeurs ; l'infirmière développera ainsi une meilleure compréhension et une acceptation des valeurs et opinions qui diffèrent des siennes **ENCADRÉ 7.3**. ■

ENCADRÉ 7.3 **Exercice sur les valeurs culturelles**

Si l'on présentait ce questionnaire à des personnes de cultures différentes, certaines seraient tout à fait d'accord avec les croyances énumérées à gauche, et d'autres seraient d'accord avec les croyances opposées citées à droite. Encerclez **1** si vous êtes tout à fait d'accord ou **2** si vous êtes moyennement d'accord avec l'énoncé de gauche. Encerclez **3** si vous êtes moyennement d'accord ou **4** si vous êtes tout à fait d'accord avec l'énoncé de droite.

Énoncé de gauche	1	2	3	4	Énoncé de droite
• Préparer l'avenir est une activité importante et un signe de maturité.	**1**	**2**	**3**	**4**	• La vie suit un cours prédestiné que l'individu doit emprunter.
• Les réponses vagues sont malhonnêtes et portent à confusion.	**1**	**2**	**3**	**4**	• Les réponses vagues sont parfois préférables parce qu'elles évitent l'embarras et le désaccord.
• La ponctualité et l'efficacité caractérisent une personne intelligente et consciencieuse.	**1**	**2**	**3**	**4**	• La ponctualité n'est pas aussi importante que le fait de maintenir une ambiance détendue, de jouir du moment présent, et de passer du temps avec sa famille et ses amis.
• En cas de douleur intense, il est important de demeurer fort et de ne pas trop se plaindre.	**1**	**2**	**3**	**4**	• En cas de douleur intense, il vaut mieux parler de la gêne ressentie et exprimer sa frustration.
• Il n'est pas raisonnable d'accepter un cadeau de quelqu'un que l'on ne connaît pas bien et si on l'acceptait, cela traduirait une attitude égocentrique.	**1**	**2**	**3**	**4**	• Il est insultant de voir son cadeau refusé pour la personne qui le donne.
• Le fait d'appeler quelqu'un par son prénom est un signe d'amitié.	**1**	**2**	**3**	**4**	• Le fait d'appeler quelqu'un par son prénom témoigne d'un manque de politesse.
• Les questions directes sont généralement le meilleur moyen d'obtenir une information.	**1**	**2**	**3**	**4**	• Les questions directes sont impolies et peuvent causer de l'embarras.
• Le contact visuel est un signe d'attention.	**1**	**2**	**3**	**4**	• Le contact visuel direct est intrusif.
• En fin de compte, l'indépendance de l'individu doit passer avant les besoins de la famille.	**1**	**2**	**3**	**4**	• Les besoins de l'individu sont de moindre importance que ceux de la famille.

Source : Adapté de Renwick, G.W., Rhinesmith, S.H. (1995). *An exercice in cultural analysis for managers.* Chicago : Intercultural Press.

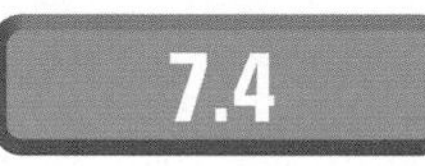

Théories éthiques contemporaines

Comme chaque personne possède des valeurs qui lui sont propres, il existe une grande variété d'opinions quant à ce qui représente la meilleure morale à appliquer dans le système de santé. Différentes théories éthiques ont été développées au cours des siècles afin de guider les actions de chacun et l'aider à déterminer l'issue la plus souhaitable devant un dilemme moral. Comme les sociétés dont elles sont issues, ces théories évoluent avec le temps. La philosophie éthique élabore et analyse les différentes théories éthiques. Voici quelques théories éthiques présentes dans le système de santé. Ces théories ne s'excluent pas mutuellement ; il arrive qu'une personne, un établissement ou une société s'inspire de plusieurs théories éthiques pour guider ses actions.

7.4.1 Déontologisme

Le déontologisme est une théorie éthique traditionnelle proposant un système de valeurs, probablement celui que connaissent le mieux les professionnels de la santé. Ses fondements sont souvent attribués aux travaux du philosophe Emmanuel Kant (1724-1804). Celui-ci considérait qu'une action était juste seulement si elle était réalisée pour elle-même, pour son intention et sans intérêt. Par exemple, si l'infirmière tente de résoudre un dilemme moral selon la théorie éthique déontologique, elle cherchera avant tout à s'assurer que sa décision respecte les principes moraux de l'autonomie, de la justice, de la bienfaisance et de la non-malfaisance. Elle se préoccupera moins des conséquences de sa décision, par exemple, si elle satisfait toutes les personnes concernées. Les codes de déontologie s'inspirent de cette théorie éthique. Bien que le déontologisme et ses principes puissent aider à guider les actions de chacun, son approche présume que tous partagent les mêmes principes moraux, ce qui peut être considéré comme une forme d'ethnocentrisme.

L'**ethnocentrisme** désigne la tendance à considérer sa propre culture comme supérieure aux autres.

Il arrive aussi que plusieurs principes éthiques entrent en conflit. Par exemple, dans la situation de monsieur Lépine, il est impossible de respecter tous les principes éthiques, peu importe la décision de l'équipe de soins. L'autonomie du client exige qu'il soit réanimé puisque lui seul peut dire les soins qu'il désire ou non recevoir. Par contre, le principe de non-malfaisance exige que soit causée le moins de souffrance possible au client. Or, les soins de réanimation peuvent être très douloureux et inutiles dans la situation présente. La volonté de respecter les principes éthiques fondamentaux des soins de santé et du Code de déontologie ne suffit pas toujours pour déterminer l'action la plus morale devant un dilemme éthique complexe où plusieurs principes peuvent entrer en conflit ou être interprétés de différentes façons.

7.4.2 Utilitarisme

La théorie éthique de l'**utilitarisme**, aussi appelé conséquentialisme, fut d'abord conçue par le philosophe britannique John Stuart Mill (1806-1873). Alors que le déontologisme fonde ses actions sur l'intention de l'action, l'utilitarisme se base sur la conséquence de l'action pour déterminer si elle est juste ou non. Le plus grand bonheur du plus grand nombre est le principe moral qui détermine les actions de l'utilitariste.

Malheureusement, tous ne partagent pas la même opinion de ce que représente « le plus grand bonheur du plus grand nombre ». Par exemple, dans le cas de monsieur Lépine, une approche utilitariste conduirait l'infirmière à ne pas procéder à des manœuvres de réanimation. En effet, la majorité des personnes impliquées, soit la fille de monsieur Lépine et le système de santé qui cherche à réduire les coûts, préféreraient que le client ne soit pas réanimé. Par contre, la volonté de monsieur Lépine, minoritaire, n'est pas prise en considération. Comme le font remarquer Beauchamp et Childress (2009), l'utilitarisme, en privilégiant toujours le bonheur du plus grand nombre, peut devenir une « tyrannie de la majorité » où les groupes aux valeurs divergentes de celles de la majorité sont négligés.

7.4.3 Éthique du *caring*

Élaborée par la psychologue Carol Gilligan (1936-) **FIGURE 7.3** et la philosophe Nel Noddings (1929-), l'éthique du ***caring*** est relativement récente. En éthique, le terme anglais *caring* signifie être concerné par l'autre, se sentir responsable de son bien-être, éprouver de la sympathie et de la compassion à son endroit ainsi que du respect pour la dignité de chaque être humain. L'éthique du *caring* rappelle qu'il n'est pas suffisant de respecter un code de déontologie, ou les principes d'intention morale ou du bonheur maximum pour agir de manière éthique. L'infirmière doit aussi se sentir responsable du bien-être de son client, se préoccuper de son point de vue et éprouver de la sympathie à son égard. L'éthique du *caring* tente de redonner la place qui leur revient aux émotions et au contexte, ainsi qu'à la relation particulière que l'infirmière développe avec chacun de ses clients lorsqu'elle doit prendre une décision éthique (Beauchamp & Childress, 2009).

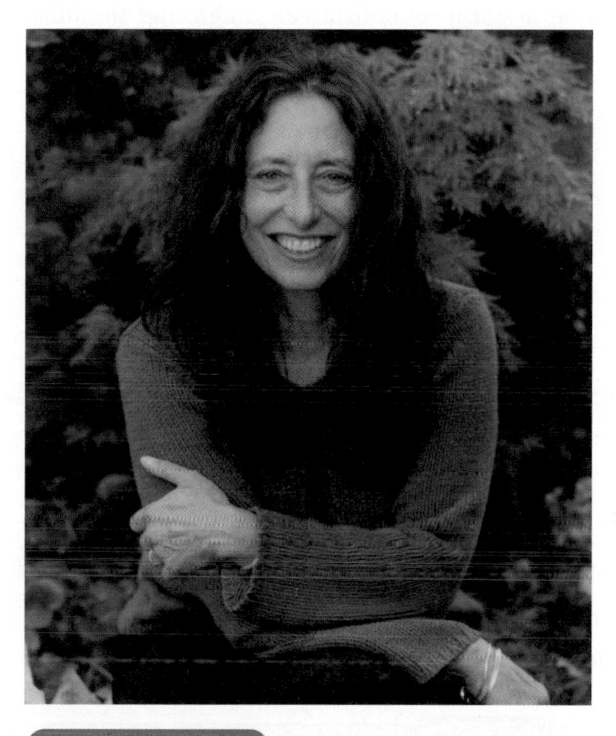

FIGURE 7.3 Carol Gilligan est une psychologue américaine qui fonde ses recherches en morale sur la notion de *caring*.

L'éthique du *caring* est issue du mouvement féministe. Elle met l'accent sur des valeurs souvent considérées comme plus « féminines » que celles développées par les autres théories éthiques. Ainsi, les critiques du *caring* redoutent que son adoption par le personnel des soins infirmiers accentue le rôle « maternel » des infirmières et l'oppose au rôle « paternel » des médecins, dont l'éthique demeure souvent plus traditionnelle. Cette division des valeurs selon les sexes tend à reproduire les stéréotypes sexuels et la discrimination qu'ils engendrent. Pourtant, les éthiques plus traditionnelles et l'éthique du *caring* ne devraient pas être perçues comme irréconciliables. Au contraire, les trois théories présentées ici demeurent d'actualité et s'enrichissent mutuellement.

Jugement clinique

Dans la situation de monsieur Lépine, quels sont les valeurs et principes éthiques en jeu et les solutions envisageables ?

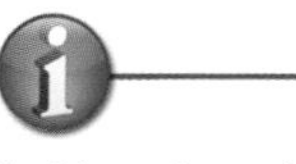

L'éthique du *caring* et une méthodologie pour l'intégration de l'éthique dans les pratiques infirmières sont rigoureusement proposées dans *L'éthique de la santé : guide d'intégration de l'éthique dans les pratiques infirmières* (Saint-Arnaud, 2009).

7.4.4 Consensus en éthique des soins de santé

L'infirmière peut utiliser chacune des philosophies éthiques développées ci-dessus pour résoudre un dilemme moral. Bien que toutes puissent lui être d'un grand secours pour éclaircir une situation et les enjeux qui s'y rattachent, aucune théorie éthique en soi ne garantit la résolution des dilemmes moraux. On appelle **consensus** une solution qui, en réconciliant plusieurs points de vue divergents, parvient à satisfaire toutes les personnes concernées. Pour y parvenir, l'infirmière devra faire preuve de beaucoup d'habileté et de patience, et travailler en équipe jusqu'à ce que la « sagesse collective » du groupe conduise vers la meilleure décision possible. Dans l'exemple de résolution d'un dilemme éthique présenté dans le **TABLEAU 7.1**, un consensus est atteint entre tous les participants. ■

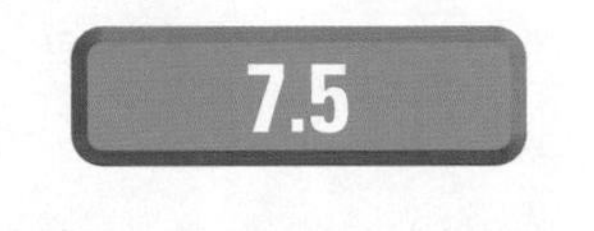

7.5 Dilemme éthique

Un **dilemme éthique** se présente lorsque devant une situation particulière, peu importe l'action que l'on entreprend, certains principes moraux et valeurs ne pourront être respectés. Il faut alors choisir entre plusieurs solutions sans qu'aucune soit idéale d'un point de vue éthique (Beauchamp & Childress, 2009). La problématique en cause doit résulter d'un conflit de valeurs et non d'un manque de connaissances. Ainsi, la science ne peut pas résoudre à elle seule un dilemme éthique. Au contraire, les progrès de la science soulèvent de nouvelles questions d'ordre moral qui n'existaient pas auparavant. Par exemple, la possibilité de diagnostiquer certaines pathologies fœtales grâce à l'échographie engendre de nouveaux dilemmes éthiques. Ces tests coûteux devraient-ils être offerts à tous ? Et dans l'éventualité d'un résultat positif, devrait-on procéder à un avortement thérapeutique ou laisser naître l'enfant, sachant qu'il sera atteint d'un handicap important ?

Un dilemme éthique se présente lorsque devant une situation particulière, peu importe l'action que l'on entreprend, certains principes moraux et valeurs ne pourront être respectés.

Parce que le dilemme éthique sous-entend que certaines valeurs ne pourront pas être respectées, il est normal qu'il suscite beaucoup de passion, et souvent beaucoup de détresse et de confusion chez les personnes concernées. C'est pourquoi il importe que le processus de décision ne repose pas seulement sur les émotions provoquées par le débat. Une démarche systématique s'impose, dans laquelle les enjeux et les conséquences seront analysés et soupesés. Les étapes de résolution d'un dilemme éthique ressemblent beaucoup à la démarche de soins (Zoloth, 2006). Chacune est basée sur les étapes de la résolution de problèmes. Après avoir recueilli les renseignements, l'infirmière analyse et interprète les données, puis passe à la planification, à l'intervention et à l'évaluation des résultats.

La méthode de résolution d'un dilemme éthique permet d'analyser une situation en profondeur et de répondre à des questions d'ordre éthique.

TABLEAU 7.1 Processus de résolution d'un dilemme éthique

ÉTAPES	JUSTIFICATIONS ET EXEMPLES LIÉS AU CAS DE MONSIEUR LÉPINE
1. Se demander s'il s'agit d'un dilemme éthique • Un dilemme éthique se présente lorsque devant un choix à faire, peu importe votre décision, certains principes moraux et valeurs ne pourront pas être respectés. La science ne peut pas à elle seule résoudre un dilemme éthique. Une clarification des valeurs et une réflexion morale s'imposent. • Quelles sont les valeurs en jeu dans la situation présente ?	• Une analyse plus poussée des données scientifiques ne contribuera probablement pas à résoudre le dilemme, mais il est important d'examiner les données avec soin pour en être certain. • Les procédures de réanimation peuvent engendrer des souffrances inutiles pour le client et sa famille (AIIC, 1995). Dans ce cas, le principe de non-malfaisance ne serait pas respecté. Par contre, ne pas réanimer le client sans être convaincu qu'il s'agit bien de sa volonté va à l'encontre du principe d'autonomie. • Deux principes moraux s'opposent. On peut donc conclure qu'il s'agit d'un dilemme moral.

TABLEAU 7.1 Processus de résolution d'un dilemme éthique (*suite*)

ÉTAPES	JUSTIFICATIONS ET EXEMPLES LIÉS AU CAS DE MONSIEUR LÉPINE
2. Recueillir tous les renseignements relatifs au cas • La collecte des renseignements se fait à partir : – des résultats de tests de laboratoire ; – de l'état clinique du client ; – de la consultation d'ouvrages spécialisés sur le sujet ; – des résultats d'un examen des préoccupations psychosociales du client et de ses proches. • L'analyse et l'interprétation des données tiennent compte de la religion du client, de sa culture et de sa vie familiale.	• Obtenir tous les renseignements cliniques en lien avec la question. Par exemple, il serait important de bien connaître l'état clinique de monsieur Lépine, ses chances de récupérer, avec ou sans réanimation, et la qualité de vie qu'il peut espérer retrouver. • Il est opportun d'appeler le médecin, afin d'obtenir son opinion. • D'autres proches de monsieur Lépine ou des professionnels de la santé ayant déjà discuté avec lui pourraient aussi être consultés, afin de mieux connaître ses intentions, ses valeurs, sa religion, etc. • Il faut savoir que, dans un cas d'urgence comme celui-ci, la loi permet de prodiguer des soins au client sans son consentement, à condition d'agir dans l'intérêt de celui-ci et pourvu que les soins prodigués n'entraînent pas de souffrances inutiles.
3. Examiner et déterminer ses propres valeurs concernant la question. • C'est à ce stade que l'infirmière et les autres membres de l'équipe interdisciplinaire vont procéder à une clarification des valeurs pour essayer de faire la distinction entre leurs propres valeurs, celles du client et des autres membres de l'équipe.	• À ce stade, prendre le temps de réfléchir à ses propres valeurs. Peut-être que les idées religieuses de l'infirmière ne lui interdiraient pas de suspendre son traitement si elle vivait la même situation que le client. Par contre, comme monsieur Lépine est très croyant, il est possible que ses propres valeurs religieuses lui interdisent de refuser un traitement pouvant lui sauver la vie, parce qu'il s'agirait d'une manière d'agir « à la place de Dieu ». Comptait-il vraiment refuser les mesures de réanimation ou se contentait-il de partager certaines inquiétudes avec sa fille ? • Le médecin, quant à lui, croit que la valeur de la vie l'emporte sur tous les autres principes moraux en cause et suggère de réanimer le client. Tenter d'arriver à un consensus.
4. Énoncer le problème • Une fois tous les renseignements recueillis, on peut définir le problème avec précision et essayer de l'énoncer en quelques phrases. En se mettant d'accord sur l'énoncé du problème, les membres du groupe peuvent poursuivre la discussion de manière plus focalisée. Il n'est pas toujours facile d'exposer le problème clairement et simplement, mais cette étape est indispensable pour la poursuite du processus.	• Le problème porte sur cette question : Faut-il réanimer ou non le client, alors qu'on ne dispose pas de directives claires et que la famille s'y oppose ? • Quels sont les avantages et les risques d'une telle intervention ? • Quelles en seraient les conséquences pour le client, sa famille et les professionnels de la santé concernés ?

TABLEAU 7.1 Processus de résolution d'un dilemme éthique (*suite*)

ÉTAPES	JUSTIFICATIONS ET EXEMPLES LIÉS AU CAS DE MONSIEUR LÉPINE
5. Envisager les plans d'action • Il faut établir les plans d'action qu'il est possible d'entreprendre et les options qui sont offertes dans la situation en question tout en tenant compte des valeurs du client.	• Deux options s'offrent à l'équipe de soins : réanimer ou non le client. Même si une infirmière n'a pas légalement le droit de prendre seule une telle décision, cela ne la dispense pas de se poser des questions troublantes, car elle est en mesure d'influencer la décision du médecin ou celle de la famille du client. • Comme les chances de récupération du client sont relativement bonnes, le médecin préconise la réanimation. Après discussion, la fille de monsieur Lépine accepte les soins de réanimation à la condition que son père ne soit pas « maintenu en vie par des machines » si jamais son état demeurait végétatif. L'infirmière la rassure sur ce point.
6. Prendre une décision • Il arrive que des plans d'action qui semblent peu vraisemblables au début offrent de nouvelles possibilités lorsqu'on les envisage de manière rationnelle et respectueuse. Les négociations exigent que l'on ait confiance en son propre point de vue et que l'on respecte l'opinion des autres. • Les négociations peuvent se dérouler de manière informelle au chevet du client ou au poste des infirmières ; mais, parfois, il est nécessaire d'organiser une réunion d'éthique en bonne et due forme. Dans toute négociation, l'infirmière se doit de présenter le point de vue des soins infirmiers. • Si le comité d'éthique se réunit, la discussion sera de nature interdisciplinaire. • Un modérateur ou un président de séance veillera à ce que tous les points de vue soient examinés et que tous les points litigieux soient déterminés. • La délibération aboutit généralement à une décision ou à une recommandation. Dans le meilleur des cas, les participants en arrivent à un plan d'action qui répond aux critères et qui sera accepté à l'unanimité. Il arrive toutefois que des participants quittent la réunion déçus ou même opposés à la décision qui a été prise. Mais si la délibération se déroule bien, tous les membres se mettent d'accord sur la décision à prendre ou sur la mesure à mettre en œuvre.	• L'équipe tente de réanimer le client, mais malheureusement sans succès. La fille de monsieur Lépine demeure au chevet de son père jusqu'à son décès. L'équipe de soins s'engage à lui offrir l'encadrement et le soutien nécessaires pour qu'elle puisse vivre ces derniers moments seule avec son père.
7. Évaluer la décision prise • Il faut s'assurer que la décision prise contribue à traiter le dilemme de façon satisfaisante pour les parties concernées.	• Les détails des manœuvres de réanimation de monsieur Lépine sont consignés au dossier.

Jugement clinique

Doit-on réanimer ou non monsieur Lépine ?

7.5.1 Comités d'éthique

En tant que professionnelle de la santé, l'infirmière est amenée à partager son opinion sur des questions éthiques à l'occasion des rencontres interdisciplinaires, familiales ou avec des clients **FIGURE 7.4**. Dans certaines circonstances, les comités d'éthique peuvent la guider dans ses démarches à caractère éthique et ainsi enrichir sa pratique.

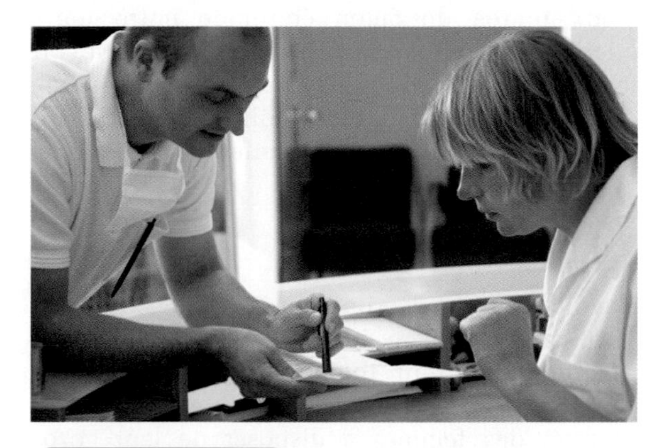

FIGURE 7.4 L'infirmière rencontre les autres membres de l'équipe soignante pour partager son opinion.

Les comités d'éthique sont souvent interdisciplinaires, et leur mandat consiste à éduquer le personnel et la clientèle quant aux questions d'ordre moral, à concevoir des politiques d'établissement en accord avec les principes éthiques et à servir de consultants en cas de dilemme moral. Les médecins, les infirmières, les clients et leur famille peuvent tous consulter le comité d'éthique au besoin **ENCADRÉ 7.4**. ■

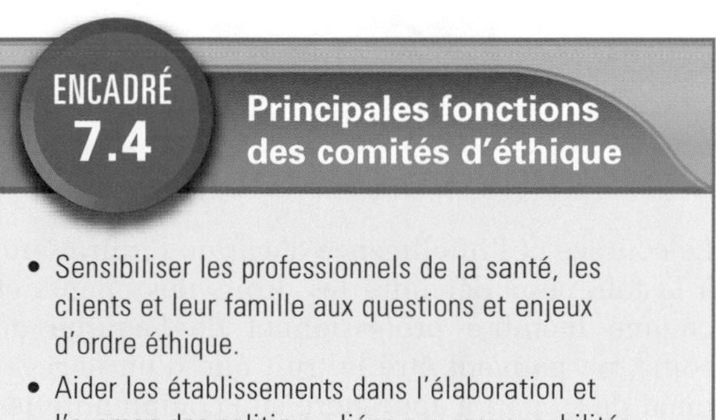

ENCADRÉ 7.4 Principales fonctions des comités d'éthique

- Sensibiliser les professionnels de la santé, les clients et leur famille aux questions et enjeux d'ordre éthique.
- Aider les établissements dans l'élaboration et l'examen des politiques liées aux responsabilités éthiques.
- Tenir lieu de personne-ressource ou de consultant dans certaines situations précises de portée morale.

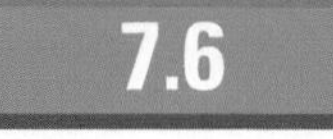

7.6 Questions d'actualité en éthique de la santé

Au cours de sa carrière, l'infirmière devra faire face à plusieurs situations à caractère éthique et à divers dilemmes moraux. Les enjeux éthiques d'actualité changent et évoluent avec la technologie et la société dont ils sont issus. Malgré les changements, il demeure toujours aussi important d'aborder chacune de ces questions avec tact et compréhension. Les prochaines sections présentent quelques enjeux d'actualité.

7.6.1 Acharnement thérapeutique et euthanasie

L'**acharnement thérapeutique** désigne l'emploi de moyens thérapeutiques intensifs dans le but de prolonger la vie du client, sans réel espoir d'améliorer son état (Hottois & Parizeau, 1993). Grâce aux progrès de la science, il est à présent possible de prolonger la vie des clients à l'aide de moyens extraordinaires. Mais à quel prix ? Même si elles ne nécessitent pas de traitements extraordinaires, des personnes peuvent se trouver condamnées à vivre dans des conditions qu'elles considèrent comme inacceptables, à cause de la douleur chronique, de l'invalidité ou du fardeau qu'elles croient représenter pour leurs familles, et elles exigent qu'on les laisse mourir dans la dignité. Selon l'article 11 du Code civil du Québec, le client peut refuser tout traitement, même si celui-ci s'avère nécessaire à sa survie.

Selon l'article 11 du Code civil du Québec, le client peut refuser tout traitement, même si celui-ci s'avère nécessaire à sa survie.

Par contre, l'**euthanasie**, c'est-à-dire l'acte de provoquer la mort pour des raisons de compassion, est illégale au Canada et entraîne de lourdes conséquences pénales. Dans la société d'aujourd'hui, où les ressources en santé s'avèrent de plus en plus limitées et où plusieurs clients demeurent en attente d'un lit aux soins palliatifs, certains craignent que la légalisation de l'euthanasie ne conduise à des abus ; ils recommandent plutôt d'optimiser la gestion de la douleur et d'offrir davantage de soutien aux proches (Mishara, 2007). L'euthanasie est légale aux Pays-Bas, au Luxembourg et en Belgique.

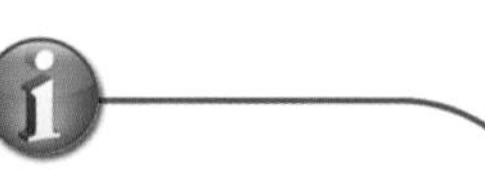

L'euthanasie est un sujet d'actualité auquel les infirmières sont particulièrement sensibles. L'article de Rautureau (2008), paru dans *La Revue de l'infirmière*, pourra alimenter votre réflexion.

7.6.2 Répartition des ressources restreintes

Dans bien des sociétés, les ressources en santé sont souvent inférieures aux besoins. Déterminer quel segment de la population recevra les services et soins dont elle pourrait bénéficier conduit à plusieurs dilemmes éthiques difficiles à résoudre. Comme toujours lorsqu'on parle de dilemme éthique, il n'y a pas de solution parfaite. L'allocation des ressources restreintes s'effectue par le gouvernement, mais aussi à l'échelle des établissements et de chaque professionnel de la santé, y compris les infirmières.

Le concept de ressources restreintes a été utilisé principalement dans les délibérations sur les greffes d'organes, l'expression faisant généralement référence à la situation délicate, et pourtant fréquente, où le nombre de receveurs en attente est beaucoup plus grand que celui d'organes disponibles. Mais il désigne aussi l'attente de plusieurs mois pour les personnes qui doivent subir certaines interventions ultraspécialisées, comme une chirurgie cardiaque, une chirurgie de remplacement ostéoarticulaire, des traitements de radiothérapie ou même une chirurgie non élective. Faut-il axer les ressources sur la prévention ou sur la recherche pour trouver des solutions aux maladies mortelles ? Faut-il accorder plus de valeur à la recherche ou à la prestation des soins ? Si l'on consacre des fonds publics à une intervention très coûteuse, d'autres groupes de la population vont-ils souffrir d'une baisse de l'offre de soins ou de traitements ?

Le manque de ressources humaines entraîne des conditions de travail difficiles et peut diminuer la qualité des soins offerts aux clients.

Pour pallier le manque de ressources, certaines instances suggèrent de privatiser en partie le système de santé. Dans un système de santé privé, les clients ont accès aux soins dont ils ont besoin, mais à condition de pouvoir en assumer les coûts. Au Québec et au Canada, le privé propose certains services considérés comme non essentiels (chirurgies esthétiques, psychanalyse, acupuncture, etc.), mais selon la Loi canadienne sur la santé, les services essentiels doivent être offerts par le système public et demeurer accessibles à tous.

La répartition des ressources restreintes fait aussi allusion au manque d'infirmières sur le marché du travail. Environ 70 000 infirmières détenaient un permis au Québec en 2007. Selon l'OIIQ (2007), ce chiffre devrait demeurer constant pour les 15 prochaines années, et ce, malgré les besoins accrus associés au vieillissement de la population. Ce manque de ressources humaines entraîne des conditions de travail difficiles et peut diminuer la qualité des soins offerts aux clients. Les infirmières peuvent se sentir coincées entre, d'une part, un système de santé s'inspirant de plus en plus des valeurs de gestion plutôt que du bien commun pour distribuer ses ressources et, d'autre part, les besoins criants de la population auxquels les infirmières, avec leurs valeurs humanistes, se doivent de répondre.

Les infirmières affrontent tous les jours le manque de ressources du système de santé. Dans leur pratique, elles doivent partager leur précieux temps de façon équitable entre leurs clients. Cette situation peut les amener à devoir faire des choix difficiles, par exemple lorsque deux clients nécessitent des soins urgents et qu'il faut choisir qui traiter en premier.

7.6.3 Avortement

L'avortement est décriminalisé au Québec depuis 1988, mais les enjeux éthiques et les passions qu'il suscite demeurent toujours d'actualité. Deux camps s'affrontent : celui des prochoix, qui défend le droit des femmes à disposer de leur corps comme elles l'entendent, et celui des provie, qui cherche à défendre les droits du fœtus. Les valeurs d'autonomie et de qualité de la vie sont ici confrontées à la valeur du respect de la vie. Les termes mêmes de *vie* et de *personne* sont remis en question par le dilemme éthique que représente l'avortement. Contrairement aux idées reçues, les femmes consultant pour un avortement sont souvent déjà mères. Dans les pays où cette intervention demeure illégale, les avortements clandestins et les complications qui en découlent représentent une cause importante d'invalidité et de décès chez les femmes (OMS, 2004). ■

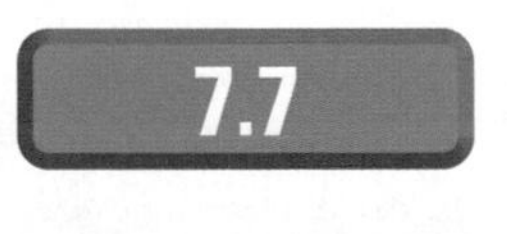

Rôle de l'infirmière

Le courage et l'intelligence d'agir de l'infirmière, à la fois pour défendre les droits des clients et comme membre professionnel de l'équipe de soins, ne peuvent être le fruit que d'un engagement de sa part à apprendre et à comprendre les principes moraux. L'infirmière a un point de vue unique sur les clients, sur le système de santé et sur les établissements qui composent ce système. Elle a le devoir et le privilège d'articuler ce point de vue, et l'apprentissage du langage du discours éthique fait partie des compétences nécessaires pour remplir ce devoir et exercer ce privilège, autant auprès du client que dans l'établissement où elle travaille et au cœur de la société dont elle s'est engagée à soigner les membres.

■ ■ ■ À retenir

Version reproductible
www.cheneliere.ca/potter

- L'éthique désigne l'étude des notions philosophiques de bien et de mal.
- Le Code de déontologie de l'OIIQ est un document légal conçu afin de protéger le public. Il fait état des valeurs et des principes moraux à respecter afin d'offrir des soins de qualité.
- Les principes fondamentaux en éthique des soins de santé sont l'autonomie, la bienfaisance, la non-malfaisance et la justice.
- Les soins infirmiers sous-tendent la défense des intérêts du client, la responsabilité, la confidentialité et la vérité.
- Les valeurs de chaque personne se forment et évoluent tout au cours de sa vie ; elles s'inspirent des expériences personnelles, du milieu familial et des institutions fréquentées (p. ex., l'école), du milieu culturel, de la religion et du milieu de travail.
- Le déontologisme, l'utilitarisme et l'éthique du *caring* sont trois théories éthiques contemporaines présentes dans le système de santé.
- La clarification des valeurs aide l'infirmière à explorer ses valeurs et sentiments afin de rendre le raisonnement éthique et le processus décisionnel plus efficaces.
- Le dilemme éthique désigne un conflit entre deux ou plusieurs principes moraux. Il peut être généré par des divergences de valeurs, les progrès technologiques, l'évolution des rôles professionnels ou les problèmes sociaux qui influent sur la qualité de vie.
- La méthode de résolution de dilemme éthique est un outil précieux. Très semblable à la démarche de soins, il aide à clarifier et à résoudre les dilemmes éthiques.
- Les comités d'éthique aident à élaborer les politiques en matière d'éthique, et à s'assurer qu'elles sont connues et respectées de tous. Il est possible de les consulter lorsqu'une personne est aux prises avec un dilemme éthique difficile à résoudre.
- Les mesures de fin de vie, l'allocation des ressources restreintes et l'avortement sont des enjeux majeurs auxquels font face le système de santé et la société.

Pour en savoir plus

Version complète et détaillée
www.cheneliere.ca/potter

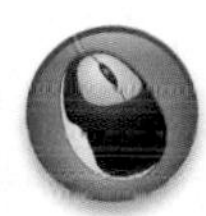

ORGANISMES ET ASSOCIATIONS

OIIQ > Être infirmière au Québec > Déontologie
Ordre des infirmières et infirmiers du Québec
www.oiiq.org

AIIC > Pratique infirmière > Éthique infirmière
Association des infirmières et infirmiers du Canada
www.cna-nurses.ca

RÉFÉRENCES GÉNÉRALES

Centre bioéthique de l'Institut de recherches cliniques de Montréal
www.ircm.qc.ca/bioethique

Infiressources > Carrefour des rubriques > Carrefour des professionnels > Éthique et déontologie
www.infiressources.ca

NursingEthics.ca
www.nursingethics.ca

ORGANISMES GOUVERNEMENTAUX

MSSS > Ministère > Éthique en santé et services sociaux > L'éthique en santé et en services sociaux
www.msss.gouv.qc.ca

Beauchamp, T.L., & Childress, J.F. (2009). ***Principles of Biomedical Ethics.*** **New York : Oxford University Press.**

Saint-Arnaud, J. (2009). ***L'éthique de la santé : guide d'intégration de l'éthique dans les pratiques infirmières.*** **Montréal : Gaëtan Morin.**

Kluge, E.-H.W. (Ed.). (2005). ***Readings in Biomedical Ethics: A Canadian Focus.*** **Toronto : Prentice Hall Canada.**

Rautureau, P. (2008). Entre euthanasie et obstination déraisonnable, quel espace pour la réflexion infirmière ? ***La Revue de l'infirmière, 57*****(142), 36-38.**

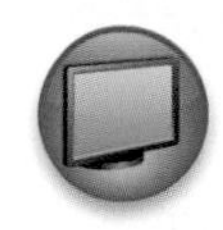

Arcand, P. (Réalisation). (2007). ***Québec sur ordonnance*** **[DVD]. Canada : Alliance Atlantis Vivafilm.**

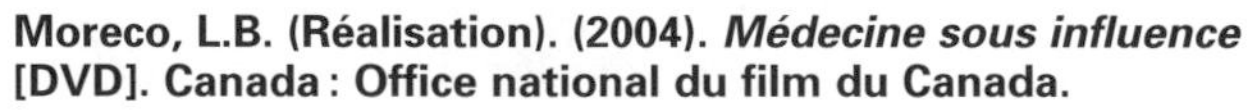

Moreco, L.B. (Réalisation). (2004). ***Médecine sous influence*** **[DVD]. Canada : Office national du film du Canada.**

CHAPITRE

Édition française :
Carole Lemire, inf., Ph. D. (c)

Édition originale :
Janis Waite, RN, MSN, EdD

Connaître les aspects juridiques de la pratique infirmière

Objectifs

Après avoir lu ce chapitre, vous devriez être en mesure :

- de connaître les obligations légales et professionnelles qui régissent la pratique infirmière ;
- d'énumérer les 14 activités réservées à l'infirmière décrites dans la Loi sur les infirmières et les infirmiers ;
- de décrire le rôle des différents comités mis en place par l'Ordre des infirmières et infirmiers du Québec pour régir la pratique professionnelle ;
- de distinguer les principaux outils de référence pouvant guider la pratique professionnelle ;
- de reconnaître ce que constitue un acte de négligence ;
- d'expliquer les règles sous-jacentes à l'obtention d'un consentement ou d'un refus éclairés.

Guide d'études, pages 24 à 27

Mise en contexte

Jugement clinique

Marie-Ève occupe un poste comme infirmière clinicienne dans un service de chirurgie depuis environ un an. Elle travaille de façon rigoureuse et est toujours prête à venir en aide à ses collègues. Tout le personnel l'apprécie, et les clients n'ont que des compliments à son égard. La semaine dernière, son infirmière en chef a été avisée que depuis un mois, à plusieurs reprises des analgésiques opioïdes manquaient lors du décompte de fin de journée. Durant cette période, certains clients se sont plaints de ne pas être soulagés de leur douleur et quelques-uns ont affirmé n'avoir jamais reçu de calmants malgré ce qui a été écrit dans leur dossier. Une enquête interne a mis en évidence le fait que Marie-Ève était toujours de service lors de ces disparitions. Un soir, Marie-Ève a été prise en train de dissimuler des ampoules de chlorydrate de méperidine (Demerol[MD]) et de sulfate de morphine dans son uniforme. Elle avait de plus inscrit de fausses données dans le registre des analgésiques opioïdes et au dossier des clients. Par suite d'une dénonciation à l'Ordre des infirmières et infirmiers du Québec (OIIQ), la syndic a mené une enquête et a jugé qu'elle avait des raisons suffisantes de croire que Marie-Ève avait eu un comportement contraire au code de déontologie (ou qu'elle avait commis un acte dérogatoire). La syndic a porté plainte contre Marie-Ève auprès du Conseil de discipline.

À quelles conséquences professionnelles et judiciaires Marie-Ève peut-elle s'attendre en raison de son comportement ?

Concepts clés

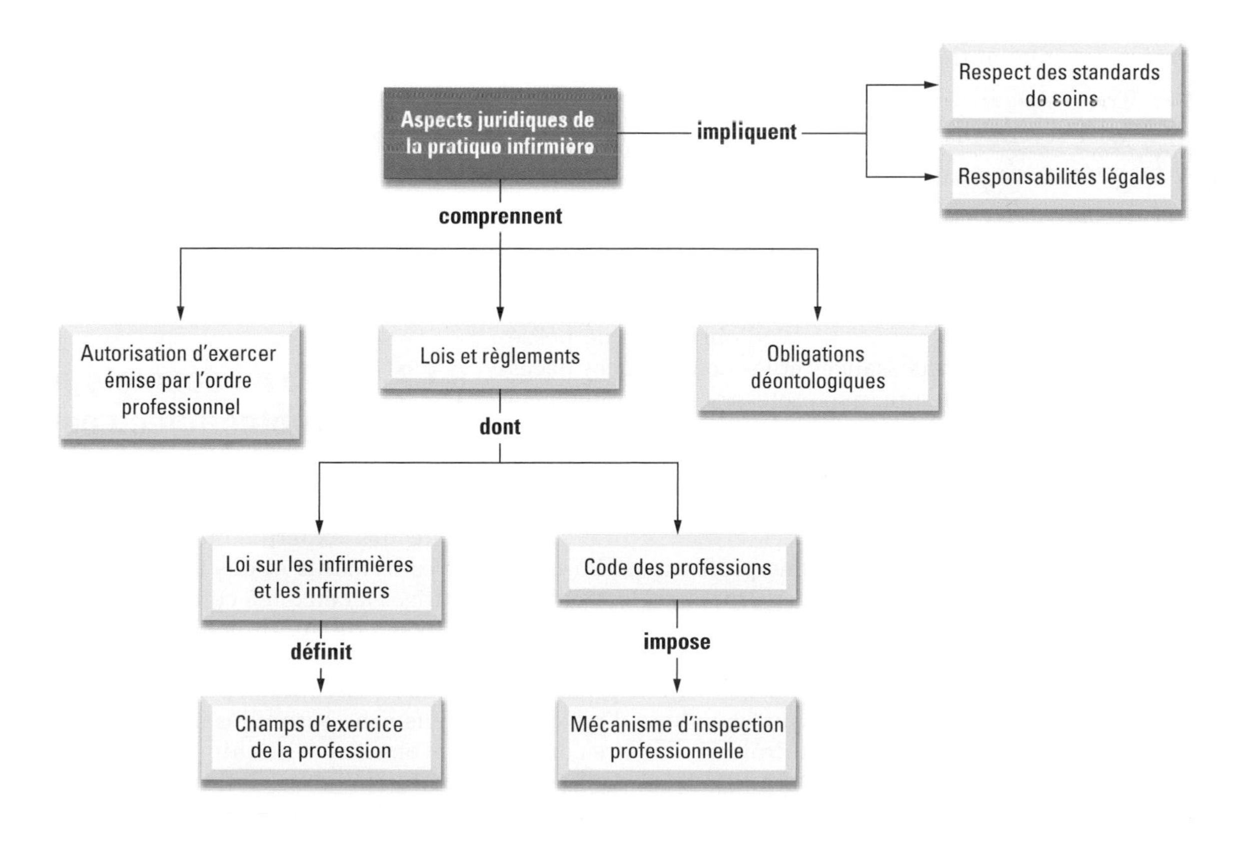

En vertu du statut juridique qui lui est accordé, l'infirmière doit exercer sa profession en se conformant aux dispositions législatives en vigueur dans sa province de travail. Elle doit également observer une pratique sûre, prudente, diligente, et respecter les normes de soins en vigueur dans son établissement. Elle doit de plus respecter la Loi sur les infirmières et les infirmiers, ainsi que son Code de déontologie. L'infirmière ne doit pas craindre la loi, mais plutôt s'y référer pour guider sa pratique et éviter d'éventuelles poursuites. Depuis quelques années, le rôle de l'infirmière s'est grandement modifié : son champ d'exercice s'est élargi, sa pratique s'est spécialisée et est devenue plus complexe, sa charge de travail s'est alourdie. Ces différents facteurs et une plus grande propension des clients à défendre leurs droits et à faire respecter les lois qui les protègent expliquent l'augmentation des poursuites judiciaires relatives aux soins infirmiers depuis les dernières années. Les infirmières doivent connaître le cadre juridique qui régit leur profession et les règlements adoptés par leur ordre provincial.

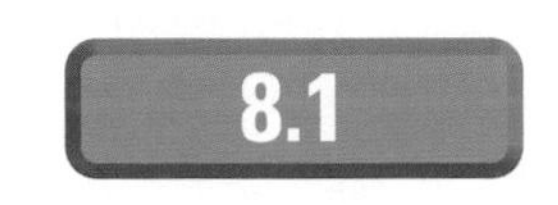

8.1 Cadre législatif québécois de la profession infirmière

À titre de professionnelle de la santé, l'infirmière qui pratique au Québec est encadrée légalement, entre autres, par le Code des professions, la Loi sur les infirmières et les infirmiers, et le Code de déontologie des infirmières et infirmiers. En raison de ses fonctions, elle doit assurer la protection du public, et a l'obligation de posséder les connaissances et les compétences nécessaires à une pratique professionnelle prudente et diligente reconnue par un permis d'exercice.

L'infirmière doit assurer la protection du public, et a l'obligation de posséder les connaissances et les compétences nécessaires à une pratique professionnelle prudente et diligente reconnue par un permis d'exercice.

8.1.1 Code des professions

Au Québec, le Code des professions, loi-cadre qui s'applique à tous les ordres professionnels, stipule que la profession infirmière en est une à exercice exclusif. L'article 26 du Code précise ceci : « Le droit exclusif d'exercer une profession ne peut être conféré aux membres d'un ordre que par une loi ; un tel droit ne doit être conféré que dans les cas où la nature des actes posés par ces personnes et la latitude dont elles disposent en raison de la nature de leur milieu de travail habituel sont telles qu'en vue de la protection du public, ces actes ne peuvent être posés par des personnes ne possédant pas la formation et la qualification requises pour être membre de cet ordre. » (Code des professions, L.R.Q., c. C-26, art. 26) Compte tenu du fait que la pratique infirmière est complexe et que les professionnels en ce domaine sont les mieux placés pour la comprendre et assurer la protection du public, le législateur a délégué à l'OIIQ la responsabilité d'établir les règles, les règlements et les normes de soins la régissant.

8.1.2 Loi sur les infirmières et les infirmiers

La **Loi sur les infirmières et les infirmiers** (L.R.Q., c. I-8) a été structurée de façon à protéger le public. L'article 36 de cette loi, qui définit l'exercice infirmier, a été mis à jour en 2002 par la Loi modifiant le Code des professions et d'autres dispositions législatives dans le domaine de la santé (L.Q., 2002, c. 33, art. 12). Quatorze activités réservées à l'infirmière y ont été ajoutées en vue d'un nouveau partage des champs d'exercice professionnels dans le domaine de la santé. Ces dispositions favorisent le développement de nouvelles compétences et reconnaissent à l'infirmière une plus grande autonomie professionnelle, un rôle élargi et une collaboration interprofessionnelle plus importante. Les responsabilités de l'infirmière quant à la surveillance clinique et au suivi des clients sont davantage mises à contribution.

L'article 36.1 décrit plus précisément le cadre légal de l'exercice et de la pratique avancée **ENCADRÉ 8.1**.

8.1.3 Code de déontologie et protection du public

Les premiers codes de déontologie ont été élaborés après la Deuxième Guerre mondiale, à la suite des expérimentations effectuées sur des êtres humains et des traitements inacceptables infligés à ceux-ci à cette époque. La Déclaration universelle des droits de l'homme a été libellée en 1948, les professionnels de la santé jugeant alors nécessaire de protéger le public des praticiens sans scrupules et incompétents qui contrevenaient à l'éthique. En 1953, le Conseil international des infirmières a rédigé le premier Code d'éthique, qui a été utilisé à plusieurs reprises comme outil de référence dans l'évaluation de la pratique infirmière. L'Association des

CONSIDÉRATION LÉGALE

ENCADRÉ 8.1

Extraits de la Loi sur les infirmières et les infirmiers et du Code des professions

Loi sur les infirmières et les infirmiers

Exercice infirmier

Article 36 L'exercice infirmier consiste à évaluer l'état de santé d'une personne, à déterminer et à assurer la réalisation du plan de soins et de traitements infirmiers, à prodiguer les soins et les traitements infirmiers et médicaux dans le but de maintenir la santé, de la rétablir et de prévenir la maladie ainsi qu'à fournir les soins palliatifs.

Activités réservées

Dans le cadre de l'exercice infirmier, les activités suivantes sont réservées à l'infirmière et à l'infirmier :

1° évaluer la condition physique et mentale d'une personne symptomatique ;

2° exercer une surveillance clinique de la condition des personnes dont l'état de santé présente des risques, incluant le monitorage et les ajustements du plan thérapeutique infirmier ;

3° initier des mesures diagnostiques et thérapeutiques, selon une ordonnance ;

4° amorcer des mesures diagnostiques à des fins de dépistage dans le cadre d'une activité découlant de l'application de la Loi sur la santé publique (c. S-2.2) ;

5° effectuer des examens et des tests diagnostiques invasifs, selon une ordonnance ;

6° effectuer et ajuster les traitements médicaux, selon une ordonnance ;

7° déterminer le plan de traitement relié aux plaies et aux altérations de la peau et des téguments et prodiguer les soins et les traitements qui s'y rattachent ;

8° appliquer des techniques invasives ;

9° contribuer au suivi de la grossesse, à la pratique des accouchements et au suivi postnatal ;

10° effectuer le suivi infirmier des personnes présentant des problèmes de santé complexes ;

11° administrer et ajuster des médicaments ou d'autres substances, lorsqu'ils font l'objet d'une ordonnance ;

12° procéder à la vaccination dans le cadre d'une activité découlant de l'application de la Loi sur la santé publique ;

13° mélanger des substances en vue de compléter la préparation d'un médicament, selon une ordonnance ;

14° décider de l'utilisation des mesures de contention.

Activités permises

Article 36.1 L'infirmière et l'infirmier peuvent, lorsqu'ils y sont habilités par règlements pris en application du paragraphe *b* du premier alinéa de l'article 19 de la Loi médicale (c. M-9) et du paragraphe *f* de l'article 14 de la présente loi, exercer une ou plusieurs des activités suivantes, visées au deuxième alinéa de l'article 31 de la Loi médicale :

1° prescrire des examens diagnostiques ;

2° utiliser des techniques diagnostiques invasives ou présentant des risques de préjudice ;

3° prescrire des médicaments et d'autres substances ;

4° prescrire des traitements médicaux ;

5° utiliser des techniques ou appliquer des traitements médicaux, invasifs ou présentant des risques de préjudice.

Code des professions

Article 39.3 Aux fins de l'article 37.1 du présent code et du deuxième alinéa de l'article 36 de la Loi sur les infirmières et les infirmiers (c. I-8), le terme « ordonnance » signifie une prescription donnée à un professionnel par un médecin, par un dentiste ou par un autre professionnel habilité par la loi, ayant notamment pour objet les médicaments, les traitements, les examens ou les soins à dispenser à une personne ou à un groupe de personnes, les circonstances dans lesquelles ils peuvent l'être de même que les contre-indications possibles. L'ordonnance peut être individuelle ou collective. [...]

Article 39.4 L'information, la promotion de la santé et la prévention de la maladie, des accidents et des problèmes sociaux auprès des individus, des familles et des collectivités sont comprises dans le champ d'exercice du membre d'un ordre dans la mesure où elles sont reliées à ses activités professionnelles.

Sources : Tiré de Québec. *Loi sur les infirmières et les infirmiers.* L.R.Q., c. I-8, art. 36 et 36.1, à jour au 1er décembre 2009. Québec, Qc : Publications du Québec. [En ligne], www2.publicationsduquebec.gouv.qc.ca/dynamicSearch/telecharge.php?type=2&file=/I_8/I8.html ; Québec. *Code des professions.* L.R.Q., c. C-26, art. 39.3 et 39.4, à jour au 1er décembre 2009. Québec, Qc : Publications du Québec. [En ligne], www2.publicationsduquebec.gouv.qc.ca/dynamicSearch/telecharge.php?type=2&file=/C_26/C26.html

infirmières et infirmiers du Canada (AIIC) a quant à elle publié son Code de déontologie des infirmières et infirmiers dès 1980, et elle l'a révisé plusieurs fois depuis ce temps. Ce Code, utilisé par la plupart des associations provinciales d'infirmières, énonce les valeurs éthiques des infirmières et leurs engagements à l'égard des clients. L'OIIQ pour sa part a édicté son

- **Consentement libre et éclairé :** Le consentement du client aux soins est une obligation consécutive au caractère contractuel de la relation médecin-client. Le consentement doit être libre, sans aucune contrainte, et éclairé, c'est-à-dire précédé par une information.

7
Les concepts de base en éthique des soins de santé et en éthique infirmière sont présentés dans le chapitre 7, *Agir de manière conforme à l'éthique.*

propre code de déontologie et mis en place de nombreuses dispositions pour assurer la protection du public **ENCADRÉ 8.2**.

Il faut se rappeler qu'en tant que professionnelles autonomes, les infirmières ont la responsabilité de protéger les intérêts des clients, et ce, tant sur le plan juridique que sur celui de l'éthique. En droit civil, le droit des personnes d'être informées au sujet de leur santé est protégé par l'obligation, pour tous les professionnels de la santé, d'obtenir du client un **consentement libre et éclairé.** Du point de vue de l'éthique, le droit des personnes est protégé par le respect des principes d'autonomie, de respect de l'intégrité de la personne, de bienfaisance, de non-malfaisance et de justice (Beauchamp & Childress, 2008) ▶ 7. Juridiquement, le droit du client à la confidentialité et au refus de traitement va de pair avec celui d'être respecté et avec son droit à la vie privée, tel qu'il est stipulé dans :

- la Charte canadienne des droits et libertés (Loi constitutionnelle de 1982, L.R.C., partie 1) ;
- la Charte des droits et libertés de la personne (L.R.Q., c. C-12) ;
- le Code civil du Québec (L.Q., 1991, c. 64).

Au Québec, les droits des clients en matière de santé sont protégés par différentes lois dont :

- la Loi sur les services de santé et les services sociaux (L.R.Q., c. S-4.2) **ENCADRÉ 8.3** ;
- la Loi sur la santé et la sécurité du travail (L.R.Q., c. S-2.1) ;
- la Loi sur la protection de la jeunesse (L.R.Q., c. P-34.1) ;
- la Loi sur les laboratoires médicaux, la conservation des organes, des tissus, des gamètes et des embryons et la disposition des cadavres (L.R.Q., c. L-0.2) ;

DÉONTOLOGIE

ENCADRÉ 8.2 Dispositions pour assurer la protection du public au Québec

Afin d'assurer la protection du public, chaque ordre professionnel met en place certains mécanismes, dont un code de déontologie, un comité d'inspection professionnelle et un conseil de discipline (Code des professions, L.R.Q., c. C-26, art. 87, 90 et 116).

Code de déontologie

Le Code de déontologie des infirmières et infirmiers (de l'OIIQ ou de l'AIIC) décrit l'ensemble des devoirs et des obligations liés à la pratique infirmière.

Comité d'inspection professionnelle

Chaque association provinciale d'infirmières doit établir une procédure permettant d'évaluer la conduite de ses membres, afin de s'assurer que ces derniers font preuve d'une pratique sécuritaire répondant aux normes déontologiques. Au Québec, le comité d'inspection professionnelle a donc pour mandat de surveiller la qualité de la pratique professionnelle des membres de l'OIIQ, à la fois sur le plan individuel et sur le plan collectif. Le comité doit procéder à une enquête s'il a été avisé par le syndic de l'OIIQ que des motifs raisonnables permettent de croire que la compétence d'un de ses membres peut être mise en doute.

Conseil de discipline

Lorsqu'une plainte est déposée contre une infirmière pour une infraction aux dispositions du Code des professions, de la Loi sur les infirmières et les infirmiers, des règlements adoptés conformément au Code des professions ou au Code de déontologie des infirmières et infirmiers, ou à celles des autres règlements de l'Ordre, le syndic de l'OIIQ mène une enquête afin d'évaluer la nature de la plainte. À la suite de l'enquête, le syndic peut décider de porter plainte et de transmettre le dossier au conseil de discipline de l'OIIQ. À ce moment, l'infirmière concernée est informée des accusations portées contre elle. Le conseil de discipline procède alors à une audition de la plainte. Il entend les deux parties en cause ainsi que les témoins et examine la preuve documentaire produite.

Après délibération, le conseil de discipline rend une décision de culpabilité ou de non-culpabilité. Si l'infirmière est reconnue coupable, le conseil entend ses représentations quant à la sanction. Par la suite, une ou plusieurs des sanctions prévues à l'article 156 du Code des professions sont imposées à l'infirmière, telles qu'une suspension ou une révocation du permis d'exercice pour une période considérée comme raisonnable compte tenu de l'infraction (OIIQ, 2009). La décision du conseil de discipline peut être portée en appel au Tribunal des professions, qui relève de la cour du Québec.

Le conseil de discipline est également saisi de toute plainte formulée contre une personne concernant une infraction que celle-ci aurait commise alors qu'elle était membre de l'OIIQ, même si elle n'en fait plus partie au moment du dépôt de la plainte.

i

Une version complète du Code de déontologie des infirmières et infirmiers du Québec est présentée au www.oiiq.org.

Vous pouvez consulter le Code de déontologie des infirmières et infirmiers du Canada au www.cna-aiic.ca.

CONSIDÉRATION LÉGALE

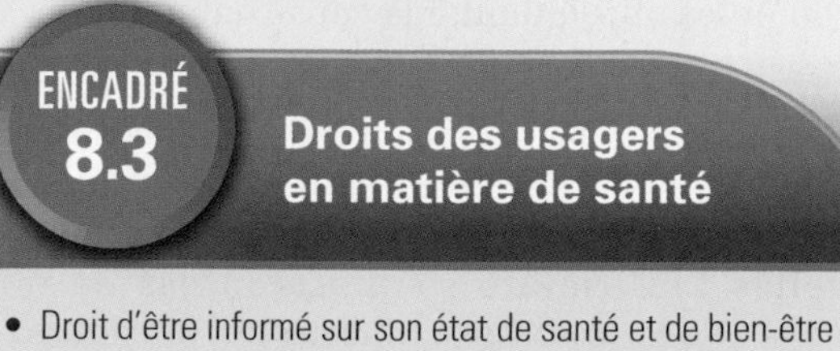

ENCADRÉ 8.3 Droits des usagers en matière de santé

- Droit d'être informé sur son état de santé et de bien-être
- Droit de choisir le professionnel duquel on désire recevoir des services et l'établissement dans lequel on désire être soigné
- Droit de recevoir des soins en situation d'urgence
- Droit de consentir aux soins
- Droit de ne pas être soumis sans son consentement à des soins
- Droit à la confidentialité
- Droit d'accès à son dossier

Source : Tiré de Québec. *Loi sur les services de santé et les services sociaux.* L.R.Q., c. S-4.2, partie I, titre II, Droits des usagers, à jour au 1er décembre 2009. Québec, Qc : Publications du Québec. [En ligne], www2.publicationsduquebec.gouv.qc.ca/dynamicSearch/telecharge.php?type=2&file=/S_4_2/S4_2.html
Reproduction autorisée par les Publications du Québec.

- la Loi sur la protection des personnes dont l'état mental présente un danger pour elles-mêmes ou pour autrui (L.R.Q., c. P-38.001) ;
- la Loi sur le curateur public (L.R.Q., c. C-81).

8.1.4 Normes de la pratique infirmière

Dans un but de protection du public, la loi oblige les associations infirmières à établir des normes réglementant la pratique et faisant office de lignes directrices. Ainsi, les associations provinciales définissent le champ d'action de la pratique infirmière, établissent le niveau de formation scolaire exigé et distinguent la pratique infirmière des autres professions en santé.

Chaque établissement de santé a le devoir de rédiger des normes et des procédures de soins ayant pour but d'encadrer la pratique infirmière dans son milieu. Ces normes et procédures de soins doivent être claires, précises et réalisables par l'ensemble du personnel infirmier. Elles doivent permettre d'évaluer la qualité des soins administrés et servir de standards en matière de pratique. Les normes régissant la pratique infirmière proviennent de plusieurs sources, dont :

- les lois ;
- les règlements ;
- les codes d'éthique des infirmières ;
- les codes de déontologie ;
- les politiques, procédures institutionnelles et protocoles de soins ;
- les pratiques exemplaires basées sur des résultats probants ;
- les témoignages d'experts.

Ces normes et procédures doivent être continuellement mises à jour. Elles doivent rester conformes aux normes juridiques en matière de soins. Elles sont offertes en format papier et classées dans des cartables au sein de chaque unité de soins, ou informatisées et accessibles au moyen d'ordinateurs mis à la disposition du personnel.

Par exemple, la procédure de changement de pansement d'un cathéter central comporte une série de directives indiquant comment cette tâche doit être exécutée. Ces directives tiennent compte des meilleures pratiques en vigueur actuellement et des résultats probants les concernant.

L'exercice de la profession infirmière repose sur ces normes de soins et sur les codes de déontologie adoptés par chacune des associations provinciales. L'infirmière qui ne respecte pas ces normes de soins expose ses clients à des blessures ou à des préjudices, et court le risque de faire l'objet de poursuites judiciaires.

En cas de poursuite pour négligence, les normes et procédures serviront de référence afin de déterminer si une infirmière compétente et diligente aurait agi de la même façon dans les mêmes circonstances. L'infirmière peut être reconnue coupable de négligence s'il est démontré qu'elle n'a pas respecté les normes et les procédures de soins établies par son établissement ou par les lois de la province où elle est en exercice.

Il est à noter que des normes de pratiques particulières s'appliquent aux soins infirmiers spécialisés et servent à la certification des infirmières qui travaillent dans des secteurs précis, comme la salle d'opération, la salle d'urgence ou les soins intensifs. Ces infirmières spécialisées sont tenues de respecter ces normes.

Les infirmières sont toujours responsables des actes qu'elles posent. Elles doivent respecter la loi qui régit la pratique de la province où elles exercent, cette dernière a toujours préséance sur les normes ou les procédures des établissements. L'infirmière qui contrevient à la loi, ou qui ne respecte pas les normes, les procédures ou les politiques de soins établies s'expose à des poursuites.

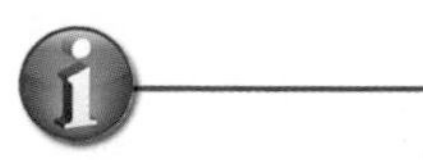

Signification des abréviations en lien avec les lois et règlements :

- L.C. : Lois du Canada
- L.Q. : Lois du Québec
- L.R.C. : Lois révisées du Canada
- L.R.Q. : Lois refondues du Québec
- R.R.Q. : Règlements refondus du Québec
- al. : alinéa
- art. : article
- c. : chapitre
- par. : paragraphe
- r. : règlement correspondant à une loi donnée

Jugement clinique

Quel sera le rôle du conseil de discipline de l'OIIQ relativement à la plainte portée contre Marie-Ève et à ses conséquences ?

8.1.5 Systèmes juridiques

Le système juridique canadien peut être divisé en deux catégories, soit le droit public et le droit privé. Le **droit public** concerne les relations entre les personnes et l'État ; il comprend le droit constitutionnel, le droit fiscal, le droit administratif et le droit pénal (Code criminel du Canada). Le **droit privé,** quant à lui, régit les relations des individus entre eux ; il peut s'agir de succession, de contrat de mariage ou d'autres types d'entente contractuelle, de divorce, etc.

Toutes les provinces canadiennes ont recours à une approche uniforme du droit public. Le droit privé, quant à lui, est traité selon deux systèmes différents, soit le droit civil (d'origine française et inspiré du Code Napoléon), utilisé au Québec, et la *common law* (des règles juridiques d'origine britannique), utilisée dans les autres provinces. Ces deux systèmes se distinguent principalement par leurs procédures.

Le droit civil tire sa principale source du **Code civil du Québec,** lequel est constitué de nombreux articles qui établissent des règles de droit en matière civile. Quant au système de la *common law*, ses références concernent non seulement les lois, mais aussi les décisions rendues par les tribunaux (**jurisprudence**), à l'aide desquelles les juges interprètent les règles de droit et les appliquent à la cause entendue.

Dans l'exercice de ses fonctions, l'infirmière assume trois rôles : elle agit à titre de professionnelle, d'employée d'un établissement de santé et de membre de la société. Les poursuites auxquelles l'infirmière s'expose en cas de non-respect de la loi ou des normes qui encadrent sa pratique touchent les aspects professionnel, civil ou criminel du droit. Les poursuites professionnelles concernent la qualité de la pratique et sont sous la responsabilité de l'ordre professionnel de la province où exerce l'infirmière. Les poursuites au civil concernent les préjudices physiques ou psychologiques que le client aurait pu subir ou dont il a été victime en raison des interventions de l'infirmière. Les poursuites au criminel portent sur les actes menaçant la société et l'ordre social, par exemple la conduite d'une infirmière qui consommerait des stupéfiants ou des médicaments contrôlés dans l'exercice de ses fonctions. La **FIGURE 8.1** illustre les diverses instances qui assurent la protection du public au Québec.

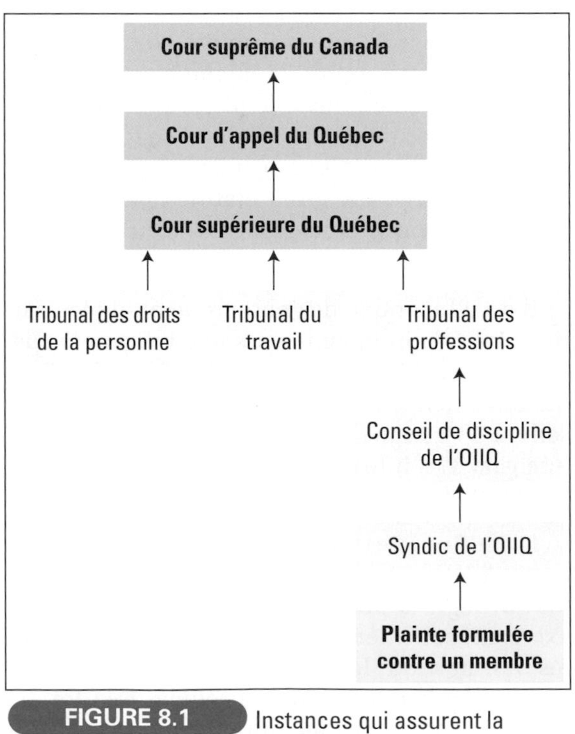

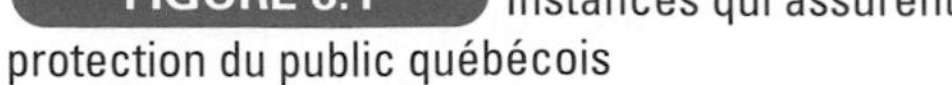
FIGURE 8.1 Instances qui assurent la protection du public québécois

8.1.6 Permis d'exercice de la profession

Les exigences requises pour obtenir un permis d'exercice d'infirmière varient d'une province à l'autre. La majorité des provinces exigent que les candidates à la profession détiennent un diplôme universitaire. Au Québec, les étudiantes peuvent accéder à la profession infirmière en satisfaisant aux exigences du programme de soins infirmiers offert par les cégeps (diplôme d'études collégiales [DEC]), du programme universitaire de premier cycle en sciences infirmières (baccalauréat initial [BAC]) ou du programme DEC-BAC intégré en sciences infirmières ▶ 3.

Les programmes de formation des infirmières et leur évolution au fil des ans sont décrits dans le chapitre 3, *Découvrir les soins infirmiers contemporains*.

Responsabilité professionnelle : Ensemble des responsabilités que le professionnel peut encourir dans l'exercice de sa profession, à savoir la responsabilité disciplinaire, la responsabilité civile et la responsabilité pénale.

Toutes les provinces, à l'exception du Québec, exigent la réussite à l'examen de l'AIIC comme épreuve d'admission à la profession. L'OIIQ a développé son propre examen professionnel. Centré sur la pratique des soins infirmiers, cet examen comporte un volet théorique et un volet pratique. Toute infirmière, pour avoir le droit de pratiquer, doit détenir un permis d'exercice de l'association professionnelle de sa province, payer une cotisation annuelle et détenir une assurance **responsabilité professionnelle** (Règlement sur l'assurance-responsabilité professionnelle des infirmières et infirmiers, R.R.Q., 1981, c. I-8, r. 3, art. 2.01).

Étudiantes

Au Québec, toute étudiante en soins infirmiers doit obtenir un certificat d'immatriculation délivré par l'OIIQ (Loi sur les infirmières et les infirmiers, L.R.Q., c. I-8, art. 33 et 34), et ce, dès le début de sa formation. L'OIIQ peut en tout temps révoquer l'immatriculation d'une étudiante à la suite de son renvoi d'un établissement d'enseignement, d'une conduite jugée contraire à l'éthique ou d'une condamnation criminelle. Le Code des professions indique à ce sujet ce qui suit : « L'immatriculation d'un étudiant en soins infirmiers peut être révoquée par le Bureau pour renvoi d'un établissement d'enseignement, conduite contraire à l'éthique en milieu clinique, condamnation criminelle, narcomanie, alcoolisme, troubles d'ordre physique ou psychologique incompatibles avec l'exercice des soins infirmiers et pour tout acte dérogatoire à la dignité de la profession. » (Règlement sur les conditions et formalités de la révocation de l'immatriculation d'un étudiant en soins infirmiers, R.R.Q., 1981, c. I-8, r. 6, art. 2.01)

Au cours de leurs stages, les étudiantes doivent faire preuve de jugement professionnel, et travailler de façon prudente et diligente **FIGURE 8.2**. Lorsqu'un client subit un préjudice en raison d'un acte posé ou omis par une étudiante, la responsabilité de la faute est généralement partagée entre l'étudiante, le professeur, l'infirmière responsable du client, l'établissement de santé et l'établissement d'enseignement. L'étudiante ne doit jamais exécuter une tâche pour laquelle elle n'a pas reçu la formation ou pour laquelle elle n'a pas la compétence.

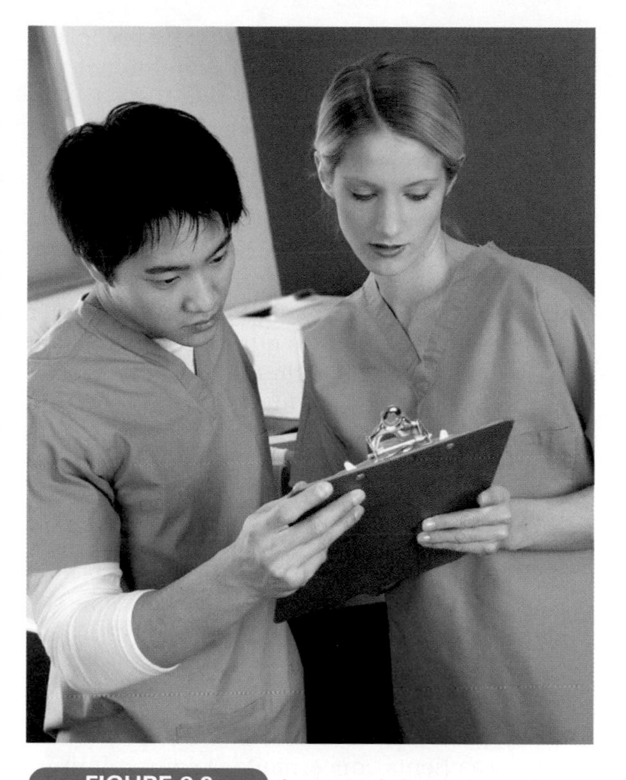

FIGURE 8.2 Au cours de leurs stages, les étudiants doivent assurer des soins de qualité au public. Pour ce faire, l'acquisition des connaissances théoriques et pratiques doit essentiellement se faire avant que les étudiants se rendent en milieu clinique.

L'étudiante doit toujours être supervisée par un professeur ou une infirmière licenciée lorsqu'elle exécute de nouvelles interventions. Il incombe aux professeurs d'encadrer les étudiantes et de les surveiller étroitement. De plus, les infirmières responsables des clients pris en charge par les étudiantes ne peuvent se dégager de leur responsabilité envers ces derniers. Elles doivent s'assurer que les étudiantes qui donnent les soins à leur place le font de façon adéquate, prudente et sûre. Les établissements d'enseignement en soins infirmiers doivent fournir aux responsables des stages des établissements de soins une définition claire des responsabilités du professeur et de l'établissement.

Au Québec, les étudiantes peuvent s'inscrire à un programme d'externat dès qu'elles ont réussi tous les cours de leur deuxième année de formation collégiale ou 60 crédits du baccalauréat en sciences infirmières. Ce programme permet aux étudiantes externes embauchées d'effectuer un stage professionnel rémunéré dans un établissement de santé du 15 mai au 31 août et du 15 décembre au 20 janvier (Règlement sur les actes professionnels qui, suivant certaines conditions et modalités, peuvent être posés par une externe en soins infirmiers, d. 512-2000, ann. 1, art. 3). Toutefois, tant que l'admissibilité d'une externe n'a pas été confirmée par l'OIIQ, celle-ci ne peut poser les actes prévus au règlement des externes même sous supervision, car elle n'est pas couverte par l'assurance responsabilité de l'OIIQ.

L'étudiante ne doit jamais exécuter une tâche pour laquelle elle n'a pas reçu la formation ou pour laquelle elle n'a pas la compétence.

Les étudiantes du programme d'externat en soins infirmiers doivent toujours respecter le règlement sur les actes professionnels qui dicte les conditions et les modalités à respecter dans l'accomplissement des actes qu'elles sont autorisées à accomplir. Il en est de même pour les étudiantes engagées à titre de préposées aux bénéficiaires. Ces dernières ne doivent pas exécuter de tâches autres que celles qui apparaissent dans la définition des tâches du préposé aux bénéficiaires. Par exemple, l'étudiante qui aurait appris à administrer des médicaments par voie intramusculaire ne pourrait exécuter cette tâche à titre de préposée aux bénéficiaires. Toute étudiante employée comme préposée aux bénéficiaires ou comme externe doit refuser d'assumer les tâches pour lesquelles elle ne se sent pas ou n'est pas compétente. Elle doit alors en aviser l'infirmière responsable afin de recevoir l'aide ou l'assistance nécessaire. ■

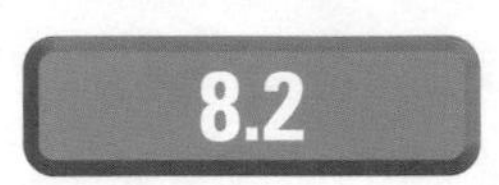

Responsabilité légale en soins infirmiers

Jugement clinique

Dans la situation qui implique Marie-Ève, quelle devrait être l'attitude de l'infirmière qui l'a surprise à voler et à camoufler des analgésiques opioïdes ?

Les obligations professionnelles de l'infirmière envers ses clients concernent les soins administrés ou non, de même que les conséquences qui en découlent, ce qui pourrait entraîner une poursuite pour faute professionnelle ou pour négligence.

8.2.1 Préjudice

Un **préjudice** est une faute perpétrée de façon intentionnelle ou non intentionnelle contre une personne ou ses biens. Les préjudices intentionnels concernent des actes délibérés qui violent les droits d'une personne tels que les voies de fait, la diffamation, l'emprisonnement injustifié et la violation du droit à la vie privée. La négligence et la mauvaise pratique professionnelles sont des types de préjudices non intentionnels.

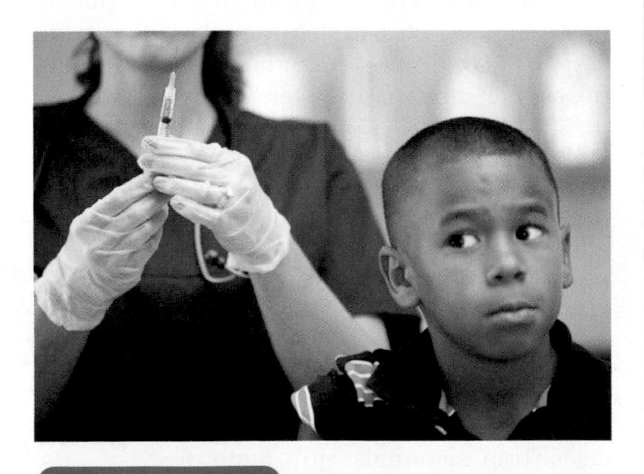

FIGURE 8.3 L'article 45 du Code de déontologie précise que l'infirmière ne doit pas faire preuve de négligence lors de l'administration d'un médicament.

Négligence

L'infirmière peut commettre un acte de négligence de façon non intentionnelle. Par exemple, lorsqu'elle omet de vérifier le bracelet d'identité d'un client et qu'elle lui administre un médicament qui ne lui était pas destiné, ou lorsqu'elle prodigue un traitement pour lequel elle n'a pas reçu de formation **FIGURE 8.3**. Ces actions pourraient causer un préjudice au client et exposer l'infirmière à des poursuites judiciaires **ENCADRÉ 8.4**.

La loi a pour rôle de protéger les personnes qui subissent des préjudices, que ces derniers aient été causés de façon volontaire ou non. Les actes posés par des infirmières et pouvant être assimilés à de la négligence, selon le contexte, sont :

- les erreurs dans l'administration des médicaments ;
- la surveillance inadéquate de l'évolution de l'état de santé d'un client ;

ENCADRÉ 8.4 Pistes pour prévenir la négligence en soins infirmiers

- Tenir à jour sa formation initiale et appliquer les nouvelles pratiques de soins infirmiers en vigueur.
- Consulter et utiliser les ressources disponibles.
- Respecter ses limites professionnelles et son champ de pratique.
- Connaître les politiques, les règlements et les procédures de l'établissement.
- Exiger une orientation adéquate dans les nouvelles unités de soins.
- Demander à suivre de la formation en cours d'emploi et appliquer les connaissances acquises.
- Demander une juste attribution des ressources.
- Libeller les notes d'évolution de façon précise, concise, complète, chronologique et objective.
- Rédiger un plan thérapeutique infirmier (PTI) pour assurer la continuité des soins des clients et le réviser régulièrement.

- la prévention inadéquate des risques de chute pouvant causer des blessures au client ;
- l'utilisation inappropriée de l'équipement médical (p. ex., une utilisation provoquant des brûlures) ;
- l'oubli de retirer des corps étrangers (p. ex., des erreurs dans le dénombrement des compresses, des instruments ou des aiguilles pendant une chirurgie) ;
- le défaut de communiquer une détérioration de l'état de santé du client au médecin ou à un autre professionnel de la santé.

Lorsqu'elles interviennent auprès des clients, les infirmières doivent exercer leur jugement professionnel quant au choix des actes autonomes qui relèvent de leurs compétences et quant à l'exécution des ordonnances médicales. L'infirmière qui ne respecte pas les normes de soins ni les règles de l'art dans l'exécution de ses tâches risque d'être accusée de négligence **ENCADRÉ 8.5**. Une poursuite judiciaire pour négligence peut être intentée contre une infirmière lorsque :

- celle-ci (défenderesse) avait une obligation de soins envers son client (demandeur) ;
- celle-ci n'a pas rempli cette obligation ou n'a pas réussi à la remplir ;
- le client a subi un préjudice (des dommages) ;
- le client a subi ce préjudice parce que l'infirmière n'a pas rempli son obligation, c'est-à-dire qu'on peut établir un lien direct entre la faute qu'elle a commise et le dommage subi par le client.

Lorsqu'il est établi qu'un client a subi un préjudice par suite de l'intervention ou de la non-intervention d'une infirmière, le juge étudie l'ensemble de la situation afin de déterminer si le préjudice aurait pu être évité. Il compare le comportement de l'infirmière mise en cause à celui qu'aurait dû avoir, dans les mêmes circonstances (temps et lieu), une infirmière diligente, consciencieuse, prudente, et d'expérience et de compétence équivalentes. Si un écart important est constaté entre le comportement de l'infirmière en cause et celui de l'infirmière de référence, le juge condamnera l'infirmière fautive à réparer le préjudice découlant de sa négligence. Une action en justice pour négligence doit être intentée par le client dans un certain délai, soit deux ans ou moins après les faits reprochés dans la plupart des provinces canadiennes et trois ans au Québec.

Prenez connaissance des différents facteurs à considérer dans le cadre d'une poursuite judiciaire en consultant l'encadré 8.1W, présenté au www.cheneliere.ca/potter.

8.2.2 Rédaction des notes d'évolution

L'infirmière doit inscrire au dossier du client des notes d'évolution claires, précises, complètes,

ENCADRÉ 8.5 Jurisprudence – un cas de négligence

Dans une cause de 1996 (Granger c. Hôpital général d'Ottawa), deux infirmières (une infirmière soignante et sa chef d'équipe) ont été reconnues coupables de négligence dans les soins prodigués à une femme enceinte. La plaignante, Lorraine Barrette Granger, était déjà en travail lorsqu'elle a été admise à l'hôpital d'Ottawa. La grossesse s'était déroulée normalement, et la femme avait déjà accouché à deux reprises sans problème. Un moniteur cardiaque fœtal a été installé à la suite de la rupture artificielle des membranes. Entre 1 h 02 et 3 h 14, le tracé du moniteur cardiaque enregistrait des décélérations importantes, persistantes et variables du rythme cardiaque, indiquant un manque d'oxygène. L'infirmière responsable des soins de cette cliente n'a pas su évaluer les données enregistrées sur la bande (les signes de détresse fœtale causée par la compression du cordon ombilical) et a omis d'en informer les autres membres de l'équipe obstétricale. Lorsqu'elle les a finalement avertis, le cerveau du fœtus avait déjà manqué sérieusement d'oxygène. L'infirmière chef d'équipe ne s'était pas informée de l'état de la situation. Bébé Joëlle Granger est née avec des dommages importants et permanents au cerveau, qui l'ont laissée gravement handicapée. Lorsque la cause a été entendue, l'enfant était incapable d'effectuer la plupart des activités volontaires normales, y compris s'asseoir et s'alimenter. Elle avait un âge mental équivalent à celui d'un enfant âgé de 6 à 24 mois et nécessitait des soins spécialisés. L'hôpital a dû payer quatre millions de dollars en dommages et intérêts à la famille. Dans cette cause, les infirmières ont manqué à leur devoir d'exercer une surveillance adéquate du moniteur fœtal, d'évaluer et d'interpréter les données recueillies, et de communiquer l'information aux médecins. Étant donné que des dommages ont résulté de la situation, les infirmières ont été reconnues coupables de négligence.

10

Le chapitre 10, *Transmettre l'information clinique*, présente entre autres les caractéristiques d'une documentation pertinente des soins infirmiers.

chronologiques et objectives ▶ 10. En effet, les notes d'évolution permettent une transmission efficace de l'information aux autres membres de l'équipe de soins. Ces derniers sont ainsi en mesure de prendre connaissance des traitements reçus par le client, d'adapter leur plan de traitement en conséquence et d'assurer la continuité des soins.

Tout établissement de santé a l'obligation légale de conserver les notes d'évolution de l'infirmière. Ces dernières doivent contenir suffisamment d'information permettant de poser un jugement sur la qualité des soins donnés au client. Si les notes d'évolution sont incomplètes ou inexistantes, la Cour présumera que les soins non consignés n'ont pas été donnés. Cet état de fait pourra être utilisé comme preuve de négligence ayant pu causer un préjudice au client. Le dossier de soins doit fournir une description continue des interventions infirmières. Il constitue la meilleure preuve contre des allégations de négligence ou de violation des normes de soins infirmiers. En cas d'erreur d'inscription, l'infirmière doit corriger ses notes en respectant les politiques et les procédures en vigueur dans l'établissement. Le fait de masquer, de modifier ou d'effacer une inscription erronée peut semer le doute et laisser croire qu'il s'agit d'une falsification. La crédibilité de l'infirmière sera alors mise en doute.

Jugement clinique

Dans la mise en contexte, on mentionne que Marie-Ève a inscrit de fausses données aux dossiers. Lorsque l'infirmière en chef lui présente les faits, Marie-Ève lui affirme qu'elle s'est trompée et qu'elle va corriger les inscriptions par des notes tardives. De quelle façon l'infirmière en chef devrait-elle réagir ?

8.2.3 Assurance responsabilité professionnelle

En vertu de la Loi sur les infirmiers et les infirmières et du Règlement sur l'assurance-responsabilité professionnelle des infirmières et infirmiers (R.R.Q., 1981, c. I-8, r. 3, section II, art. 2.01 et 2.02), tous les professionnels en soins infirmiers exerçant au Québec doivent détenir une assurance responsabilité professionnelle.

Cette assurance peut être contractée par l'entremise de l'OIIQ ou auprès de différentes compagnies d'assurance. Les étudiantes qui font des stages cliniques dans les établissements de santé sont couvertes par une assurance responsabilité contractée par leur maison d'enseignement.

8.2.4 Obligation de porter secours

Selon la loi, tout citoyen doit porter secours à une personne dont la vie est en péril, sauf si cette intervention comporte des risques pour sa vie ou pour la vie d'autres personnes, ou si un autre motif raisonnable le justifie. Comme les infirmières possèdent les connaissances et les habiletés professionnelles requises pour intervenir en situation d'urgence, la société est en droit de s'attendre à ce qu'elles interviennent de façon plus adéquate qu'un quelconque bon samaritain sans formation.

L'article 1 du Code de déontologie des infirmières et infirmiers du Québec traite de cette obligation : « L'infirmière ou l'infirmier doit porter secours à celui dont la vie est en péril, personnellement ou en obtenant du secours, en lui apportant l'aide nécessaire et immédiate, à moins d'un risque pour l'infirmière ou l'infirmier ou pour les tiers ou d'un autre motif raisonnable. » (R.R.Q., 1981, c. I-8, r. 4.1, art. 1) Ces interventions professionnelles ne sont pas couvertes par la police d'assurance responsabilité professionnelle de l'employeur, car les soins prodigués ne se trouvent pas sous la responsabilité de ce dernier. En cas de poursuite, les circonstances entourant les soins d'urgence administrés par l'infirmière seront analysées afin d'évaluer s'il y a eu faute de la part de cette dernière.

La règle du bon samaritain a été élaborée pour protéger les gens qui viennent en aide aux autres et qui agissent de façon raisonnable sans faire preuve de grossière négligence. Elle prévoit qu'une personne qui porte secours à autrui ne peut être tenue responsable des dommages que son intervention a provoqués sauf s'ils ont été infligés de façon intentionnelle ou s'ils ont été causés par sa faute lourde (insouciance, imprudence ou négligence). La législation concernant les situations d'urgence varie d'une province à l'autre ; il incombe donc aux infirmières de se familiariser avec les lois de la province où elles exercent.

8.2.5 Confidentialité

En raison des nombreux contacts qu'elle établit avec le client, et du lien de confiance qui se tisse entre elle et lui, l'infirmière est susceptible de recevoir certaines confidences de sa part. La nature même de ce lien sous-tend l'obligation professionnelle de l'infirmière de respecter le principe de confidentialité, sauf s'il y a risque de préjudice pour la personne soignée ou pour autrui, ou si la loi exige la divulgation de certains renseignements. Les infirmières ne devraient pas divulguer de renseignements confidentiels aux corps policiers, sauf si l'omission de le faire menace la vie, la sécurité ou la santé du client ou d'une tierce personne, par exemple, si un client confie à l'infirmière qu'il a l'intention de blesser ou de tuer quelqu'un (Loi sur les services de santé et les services sociaux, L.R.Q., c. S-4.2, art. 19.0.1).

Les articles 31 à 36 du Code de déontologie des infirmières et infirmiers du Québec énoncent les dispositions visant à préserver le secret quant aux renseignements de nature confidentielle (R.R.Q., 1981, c. I-8, r. 4.1, art. 31 à 36). Voici ce que précise l'article 32 : « L'infirmière ou l'infirmier ne doit pas révéler qu'une personne a fait appel à ses services, sauf si, dans l'intérêt du client, cette révélation est nécessaire. » Devant une cour civile, l'infirmière peut refuser de répondre à certaines questions du procureur, à moins que le client ne la délie de son secret professionnel. Cependant, devant une cour pénale ou criminelle, l'infirmière doit répondre à chacune des questions qui lui sont adressées, même si cela entraîne une violation du secret professionnel.

Au Québec, la Loi sur la protection de la jeunesse (L.R.Q., c. P-34.1, art. 39) oblige les professionnels de la santé à aviser la direction de la Protection de la jeunesse des mauvais traitements que subissent les personnes mineures.

8.2.6 Consentement libre et éclairé

Les clients doivent signer un formulaire général de consentement aux soins dès leur admission dans un centre hospitalier. Lorsqu'une intervention médicale doit être pratiquée, le client, ou son mandataire, doit signer un formulaire de consentement spécial concernant la chirurgie à être pratiquée et l'anesthésie (Règlement sur l'organisation et l'administration des établissements [R.R.Q., c. S-5, r. 3.01]) **FIGURE 8.5**. La loi exige un consentement pour toute intervention faite sur autrui, respectant ainsi le principe d'inviolabilité de la personne comme énoncé dans la Charte canadienne des droits et libertés (Loi constitutionnelle de 1982, L.R.C., partie 1), dans la Charte des droits et libertés de la personne (L.R.Q., c. C-12) de même que dans le Code civil du Québec (L.Q., 1991, c. 64). Ce droit est reconnu autant en droit civil qu'en droit criminel : « Toute personne est inviolable et a droit à son intégrité. Sauf dans les cas prévus par la loi, nul ne peut lui porter atteinte sans son consentement libre et éclairé. » (Code civil du Québec, L.Q., 1991, c. 64, art. 10)

Pour qu'un consentement soit légalement valide, les critères suivants doivent être respectés :

- La personne doit être mentalement et physiquement apte à prendre une décision au sujet du traitement.
- Le consentement doit être donné de façon volontaire, et aucune mesure incitative ne doit être utilisée pour son obtention.
- La personne qui donne son consentement doit très bien comprendre les procédures, les risques et les bienfaits du traitement auquel elle consent.

Au Québec, toute personne adulte ou mineure âgée de 14 ans et plus, et apte mentalement peut donner son consentement. Le consentement éclairé pour une intervention chirurgicale ou un traitement demande que le client ait une connaissance appropriée des risques, des avantages et des conséquences possibles liés aux interventions proposées. Le client doit être informé des autres possibilités d'intervention ou de traitement, et des conséquences que pourrait engendrer le refus de l'intervention. Le client a le droit d'obtenir des réponses satisfaisantes aux questions qu'il se pose concernant son état de santé. L'infirmière a la responsabilité de vérifier si le client a reçu et compris l'information requise par sa situation **FIGURE 8.4**.

L'obtention d'un consentement éclairé peut s'avérer difficile dans certaines situations, entre autres lorsqu'un client est sourd ou lorsqu'il ne parle pas la même langue que le personnel soignant. Dans ces circonstances, le client doit pouvoir recourir aux services d'un interprète.

Le client ou la personne autorisée à prendre les décisions à sa place ne doit jamais subir de contrainte ou de menace au cours du processus décisionnel. Un médecin peut suggérer à un client de suivre ou non un traitement, mais ne peut décider à sa place. La décision finale appartient toujours au client. Un consentement obtenu sous la contrainte ou la menace est considéré comme nul et non valide selon la loi.

En situation d'urgence, le médecin peut décider d'intervenir sans avoir obtenu au préalable le consentement du client ou d'une personne autorisée si cette intervention peut éviter une détérioration de l'état de santé du client ou lui

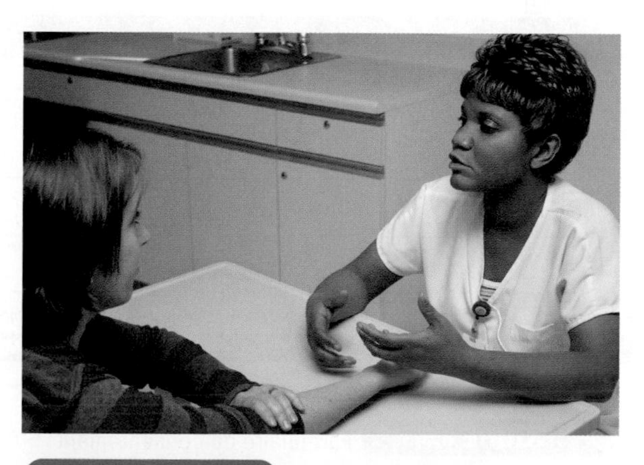

FIGURE 8.4 L'article 40 du Code de déontologie précise que l'infirmière doit fournir à son client toutes les explications nécessaires à la compréhension des soins et des services qu'elle lui prodigue.

FORMULE DE CONSENTEMENT
(C.H.) (C.L.S.C.)

1. Consentement général
2. Consentement à une intervention chirurgicale
3. Consentement à une intervention chirurgicale stérilisante
4. Consentement - l'anesthésie

5A, 5B. Consentement à des examens ou traitements particuliers
6A, 6B. Refus de subir un examen ou un traitement particulier
7. Départ sans congé

N.B.: ***On doit s'assurer que les signataires de cette formule sont autorisés à le faire conformément aux textes législatifs en vigueur. Et le cas échéant, prière de mentionner à quel titre (curateur ou titulaire de l'autorité parentale) la personne est autorisée à signer.***

1- CONSENTEMENT GÉNÉRAL *(à remplir à l'admission)*

Nom de l'établissement: ____________________

J'autorise les médecins, les dentistes et les membres du personnel traitant à me dispenser les soins ou services nécessaires. De plus, j'autorise l'établissement ainsi que les médecins, les dentistes et les membres du personnel traitant à fournir au ministère de la Santé et des Services sociaux les renseignements nécessaires sur la présente hospitalisation, et à la Régie de l'assurance-maladie du Québec, les renseignements nécessaires pour exercer les recours prévus à l'article 10 de la Loi sur l'assurance-hospitalisation ou, à l'article 78 de la Loi sur les services de santé et les services sociaux et modifiants diverses dispositions législatives et à l'article 151 de la Loi sur les services de santé et les services sociaux pour les autochtones, cris et inuits. Les renseignements transmis au MSSS et à la RAMQ sont régis par la Loi sur l'accès aux documents des organismes publics et sur la protection des renseignements personnels et par la Loi sur l'assurance-maladie.

Date (Année / Mois / Jour)	Signataire: usager ou personne autorisée	Témoin à la signature

2- CONSENTEMENT À UNE INTERVENTION CHIRURGICALE

J'autorise le docteur ____________________ à pratiquer l'intervention chirurgicale qui comprend la ou les opérations indiquées ci-après ____________________
Spécifier type d'intervention
____

Je reconnais avoir été informé-e de la nature et des risques ou effets possibles de l'intervention indiquée ci-dessus.
J'autorise toute autre opération non prévisible mais qui s'avérerait nécessaire lors de cette intervention chirurgicale et pour laquelle il serait alors impossible d'obtenir mon consentement.
J'autorise également à disposer des tissus ou organes prélevés.

Date (Année / Mois / Jour)	Signataire: usager ou personne autorisée	Témoin à la signature
Date (Année / Mois / Jour)	*Contresignataire: médecin ou dentiste responsable de l'intervention	Témoin à la signature

3- CONSENTEMENT À UNE INTERVENTION CHIRURGICALE STÉRILISANTE

J'autorise le docteur ____________________ à pratiquer l'intervention chirurgicale qui comprend la ou les opérations indiquées ci-après ____________________
Spécifier type d'intervention
____

Je reconnais avoir été informé-e de la nature et des risques ou effets possibles de l'intervention indiquée ci-dessus.
Je reconnais que la nature de l'intervention proposée et les conséquences qu'elle comporte m'ont été expliquées par le docteur ____________________ et qu'elle est faite dans le but de me rendre stérile. Toutefois j'ai été informé-e que cette intervention n'assure pas la stérilité dans tous les cas et aucune garantie en ce sens ne m'a été donnée. Je reconnais que si cette intervention chirurgicale réussit, il en résultera pour moi une stérilisation permanente et qu'il me sera donc impossible d'engendrer ou de concevoir un enfant.
J'autorise toute autre opération non prévisible mais qui s'avérerait nécessaire lors de cette intervention chirurgicale et pour laquelle il serait alors impossible d'obtenir mon consentement.
J'autorise également à disposer des tissus ou organes prélevés.

Date (Année / Mois / Jour)	Signataire: usager ou personne autorisée	Témoin à la signature
Date (Année / Mois / Jour)	*Contresignataire: médecin ou dentiste responsable de l'intervention	Témoin à la signature

4- CONSENTEMENT À L'ANESTHÉSIE

Je consens à ce que, à l'occasion de ____________________
me soit administrée une anesthésie générale ou ____________________
par le docteur ____________________ ou un autre médecin de l'établissement ayant des privilèges en anesthésie.
Je reconnais avoir été informé-e de la nature et des risques ou effets possibles de cette anesthésie.

Date (Année / Mois / Jour)	Signataire: usager ou personne autorisée	Témoin à la signature
Date (Année / Mois / Jour)	*Contresignataire: médecin ou dentiste responsable de l'intervention	Témoin à la signature

**** Par sa signature, le contresignataire marque son engagement solidaire avec le contenu du document.***

FORMULE DE CONSENTEMENT (C.H.) (C.L.S.C.)

FIGURE 8.5 Formulaire de consentement

5A- CONSENTEMENT À DES EXAMENS OU TRAITEMENTS PARTICULIERS

J'autorise le docteur ______________________ à me faire subir l'examen

ou le traitement suivant: ______________________
Description de l'examen ou du traitement

le nombre de traitements de SISMOTHÉRAPIE autorisé, le cas échéant, est de ____________ à ____________

Je reconnais que le médecin ou dentiste traitant m'a expliqué la nature et les risques ou effets possibles de cet examen.

Date Année Mois Jour	Signataire : usager ou personne autorisée	Témoin à la signature

6A- REFUS DE SUBIR UN EXAMEN OU UN TRAITEMENT PARTICULIER

Je refuse de subir l'examen ou le traitement suivant: ______________________

____
Description de l'examen ou du traitement

Cet examen ou ce traitement m'a été recommandé par: ______________________

Je reconnais avoir été informé des risques ou des conséquences que peut entraîner mon refus de subir l'examen ou le traitement qui m'a été recommandé.

Date Année Mois Jour	Signataire : usager ou personne autorisée	Témoin à la signature

5B- CONSENTEMENT À DES EXAMENS OU TRAITEMENTS PARTICULIERS

J'autorise le docteur ______________________ à me faire subir l'examen

ou le traitement suivant: ______________________
Description de l'examen ou du traitement

le nombre de traitements de SISMOTHÉRAPIE autorisé, le cas échéant, est de ____________ à ____________

Je reconnais que le médecin ou dentiste traitant m'a expliqué la nature et les risques ou effets possibles de cet examen.

Date Année Mois Jour	Signataire : usager ou personne autorisée	Témoin à la signature

6B- REFUS DE SUBIR UN EXAMEN OU UN TRAITEMENT PARTICULIER

Je refuse de subir l'examen ou le traitement suivant: ______________________

____
Description de l'examen ou du traitement

Cet examen ou ce traitement m'a été recommandé par: ______________________

Je reconnais avoir été informé des risques ou des conséquences que peut entraîner mon refus de subir l'examen ou le traitement qui m'a été recommandé.

Date Année Mois Jour	Signataire : usager ou personne autorisée	Témoin à la signature

7- DÉPART SANS CONGÉ

Je déclare quitter cet établissement de ma propre initiative, sur ma demande et contre l'avis des médecins ou dentistes traitants; je déclare donc l'établissement, son personnel et les médecins ou dentistes traitants exempts de toute responsabilité découlant d'un tel départ.

Date Année Mois Jour	Signataire : usager ou personne autorisée	Témoin à la signature

FIGURE 8.5 Formulaire de consentement (*suite*)
Reproduit avec l'autorisation du ministère de la Santé et des Services sociaux.

sauver la vie. Dans ces circonstances, le client est présumé avoir accepté le traitement, l'obligation de porter secours l'emportant sur celle d'obtenir un consentement (Code civil du Québec, L.Q., 1991, c. 64, art. 13).

En ce qui concerne les enfants de moins de 14 ans, les deux parents, en tant que tuteurs légaux, doivent donner leur consentement pour qu'un traitement soit administré à leur enfant. En cas de divorce, c'est au parent qui a obtenu la garde légale de l'enfant que revient le devoir de consentir. Cette autorisation peut être légalement déléguée à une autre personne par une procuration ou par voie de procédure.

Le rôle de l'infirmière au moment de la signature du formulaire de consentement par le client pour des interventions médicales consiste plutôt à agir à titre de témoin du client lorsque ce dernier signe le formulaire. À ce moment, si l'infirmière juge que le client ne comprend pas ou ne connaît pas la nature de l'intervention pour laquelle il donne son consentement, ou qu'il n'a pas reçu suffisamment de renseignements pour une prise de décision éclairée, elle doit absolument le signaler au médecin traitant et à l'infirmière responsable de l'unité.

Un client qui refuse une chirurgie ou d'autres traitements médicaux doit être informé des conséquences négatives liées au fait de ne pas subir ces interventions ou traitements. Si le client maintient son refus, il doit le mettre par écrit et le signer. Un parent ou un tuteur peut refuser un traitement pour un enfant. Par exemple, il peut s'agir de parents membres des Témoins de Jéhovah, qui refusent une transfusion de sang pour un nouveau-né alors qu'un tel traitement est considéré comme médicalement nécessaire par le personnel soignant. Dans de tels cas, la Cour, si elle le juge pertinent, peut intervenir au nom de l'enfant et exiger qu'on lui administre le traitement prescrit **ENCADRÉ 8.6**.

Le client a toujours le droit de consentir au traitement ou aux soins, ou de les refuser.

Le fait qu'un client accepte de signer un formulaire de consentement ne prouve pas hors de tout doute que son consentement soit éclairé. Un grand nombre d'interventions exécutées par les infirmières (p. ex., l'insertion d'un tube nasogastrique ou d'un cathéter intraveineux) ne requièrent pas de consentement écrit. Un consentement tacite est souvent exprimé : par exemple, lorsqu'une infirmière s'approche du client avec une seringue à la main et qu'il se positionne adéquatement pour recevoir l'injection. Si le client exprime son désir de ne pas recevoir d'injection, que ce soit de façon verbale ou non

ENCADRÉ 8.6

Jurisprudence – un cas de consentement non éclairé

En Saskatchewan, une cause de 1999 (Dueck c. Gouvernement de la Saskatchewan) illustre bien un exemple de situation difficile où il y a eu un conflit entre la famille et l'équipe de soins relativement à ce qui constituait « le meilleur intérêt » de l'enfant, un garçon âgé de 13 ans. Une tumeur cancéreuse au genou fut diagnostiquée chez Tyrell à l'automne 1998. Le traitement pour cet ostéosarcome débuta à la mi-décembre. Le garçon compléta les trois cycles de son premier traitement de chimiothérapie et les deux premiers cycles de son second traitement. Quand le temps fut venu de commencer le troisième, le garçon annonça à son oncologue qu'il ne voulait plus subir de chimiothérapie et qu'il refusait de se faire amputer la jambe, comme le recommandait le chirurgien. Il déclara croire « qu'il avait été guéri par Dieu et que d'autres traitements n'étaient pas nécessaires ».

Tyrell avait été élevé dans une famille possédant de fortes valeurs chrétiennes, et sa déclaration était conforme au système de valeurs de sa famille. Tyrell et ses parents préféraient recourir à une thérapie alternative de mégavitamines dans une clinique de Mexico. Les médecins traitants les avisèrent que sans traitement classique (la chimiothérapie et l'amputation), le cancer se propagerait et que Tyrell mourrait au cours de la prochaine année. Une question se posa : Tyrell était-il un enfant qui avait besoin de protection et qui devait être pris en charge par les services sociaux et être forcé de suivre le traitement classique recommandé ? Un juge donna l'ordre de faire une évaluation psychologique de Tyrell pour déterminer s'il pouvait être jugé comme un « mineur apte » du point de vue du droit. Si c'était le cas, Tyrell aurait alors l'autorité légale de prendre des décisions concernant ses traitements médicaux.

Les preuves apportées à la Cour par le psychologue s'étant entretenu avec Tyrell démontrèrent qu'il n'y avait pas d'obstacles à la prise de décisions par l'adolescent. Cependant, ce qui posait problème au juge était que l'information donnée par le père de Tyrell à propos des bienfaits et des risques de la thérapie alternative était inexacte. Ainsi, malgré le fait que Tyrell avait la capacité mentale de prendre ses propres décisions sur le plan médical, il était incapable de donner ou de refuser son consentement éclairé, compte tenu du fait qu'il n'était pas complètement et correctement informé au sujet de tous les risques et bienfaits des différents traitements qui s'offraient à lui.

Le désir de l'adolescent et de ses parents de ne pas avoir recours au traitement classique fut rejeté par la Cour, et le garçon fut amené par ses grands-parents à la clinique d'oncologie de Saskatoon pour y être traité. Toutefois, avant que le traitement puisse commencer, des tests révélèrent que le cancer s'était déjà étendu. Les médecins déclarèrent qu'aucun traitement supplémentaire ne pouvait remédier à son état, et l'adolescent fut remis aux soins de ses parents.

verbale, l'infirmière doit respecter ce choix. Le client a toujours le droit de consentir au traitement ou aux soins, ou de les refuser.

Traiter un client sans son consentement (sauf en situation d'urgence) pourrait donner suite à des poursuites de différentes natures, soit civile, professionnelle ou criminelle.

8.2.7 Interactions entre infirmières, médecins et clients

Les infirmières sont susceptibles de devoir partager la responsabilité d'erreurs commises par des médecins ou d'autres professionnels de la santé dans l'administration des soins aux clients. Le médecin doit prendre en charge le traitement médical du client. Quant aux infirmières, elles doivent respecter les directives du médecin, sauf si, après évaluation, elles les considèrent erronées ou préjudiciables pour le client. Il revient alors au médecin de justifier la pertinence des directives jugées inadéquates ou erronées par l'infirmière. Si le médecin considère que ses directives doivent être suivies, et que l'infirmière les juge toujours inadéquates ou ne correspondant pas à l'état de santé du client, cette dernière doit refuser de les exécuter, et doit en informer le médecin et l'infirmière responsable du client dans les plus brefs délais. Dans cette situation, il est très important que l'infirmière rédige des notes au dossier décrivant l'état de santé du client, et relatant les événements et les raisons qui justifient son refus d'exécuter l'ordonnance médicale. Cette précaution pourra la protéger d'éventuelles sanctions disciplinaires ou autres. Une infirmière qui exécute une ordonnance médicale inadéquate ou erronée peut être tenue légalement responsable du préjudice subi par le client et être accusée de négligence.

L'administration de médicaments en conformité avec une ordonnance médicale constitue une des responsabilités de l'infirmière. Cette dernière doit connaître le but, les effets recherchés, les effets secondaires et les contre-indications de tout médicament administré. Elle doit faire preuve de jugement clinique et de prudence, principalement lorsque survient une modification dans l'état de santé du client, lorsque celui-ci l'avise qu'il a déjà reçu le médicament en question ou lorsque le médecin déclare qu'il met fin à l'ordonnance sans l'inscrire au dossier. L'infirmière a le devoir de surveiller l'évolution de l'état de santé du client et d'informer le médecin dès qu'elle constate que le traitement en cours ne répond pas à ses besoins. Dans le doute, l'infirmière doit s'abstenir d'administrer la médication et doit vérifier rapidement l'exactitude de l'ordonnance afin d'éviter tout risque de préjudice pour le client.

L'infirmière a le devoir de surveiller l'évolution de l'état de santé du client et d'informer le médecin dès qu'elle constate que le traitement en cours ne répond pas aux besoins du client.

Toutefois, si une ordonnance verbale est incontournable, par exemple en situation d'urgence, l'infirmière peut faire écouter l'ordonnance verbale du médecin à une collègue. L'infirmière responsable du client rédigera l'ordonnance au dossier alors que la deuxième infirmière en confirmera l'exactitude en apposant sa signature. Le médecin devra inscrire cette ordonnance au dossier le plus tôt possible, habituellement dans les 24 heures. L'infirmière doit s'informer des procédures à suivre dans son établissement concernant les ordonnances verbales.

8.2.8 Allocation des ressources humaines

Des problèmes d'ordre légal peuvent survenir lorsque les membres du personnel infirmier ne sont pas en nombre suffisant ou que les équipes de soins sont incapables de répondre aux besoins de la clientèle **FIGURE 8.6**. Lorsqu'une infirmière se voit confier la responsabilité d'un trop grand nombre de clients, elle doit avertir l'infirmière responsable de l'unité qu'il lui sera impossible d'accomplir une telle tâche sans mettre en péril la sécurité des clients. Si elle est

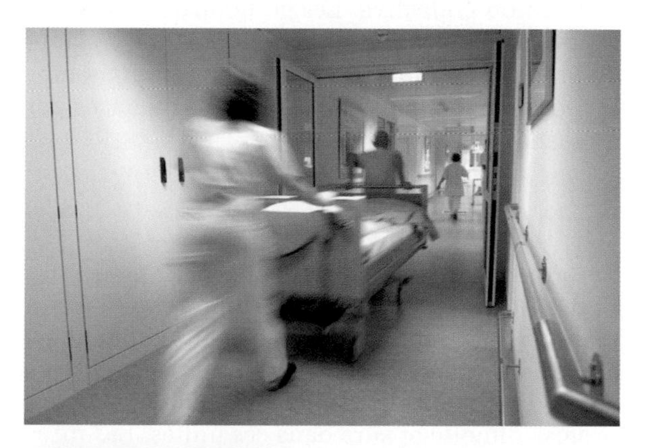

FIGURE 8.6 Les exigences de travail croissantes, et les contraintes temporelles des infirmières et des autres professionnels de la santé contribuent à une apparence de froideur et d'indifférence à l'égard des besoins de la clientèle (Watson, 2006a, 2006b).

obligée d'accepter la tâche, l'infirmière pourra rédiger une lettre de protestation dénonçant la lourdeur de la charge de travail ou le manque de personnel, et la faire parvenir à la responsable de l'unité et à la responsable des soins infirmiers de l'établissement tout en prenant soin d'en garder une copie. L'infirmière pourra ainsi démontrer sa bonne foi au besoin. Cependant, cette lettre ne la déchargera pas de sa responsabilité envers ses clients.

L'article 42 du Code de déontologie des infirmières et infirmiers du Québec confirme ce devoir de l'infirmière : « L'infirmière ou l'infirmier doit, dans le cadre de ses fonctions, prendre les moyens raisonnables pour assurer la sécurité des clients, notamment en avisant les instances appropriées. » (R.R.Q., 1981, c. I-8, r. 4.1, art. 42) La plupart des établissements ont des formulaires de signalement servant à rapporter les charges de travail trop lourdes et les problèmes de personnel.

Lorsqu'il manque du personnel pour assurer la continuité des soins des clients sur un autre quart de travail, les infirmières en place ne peuvent pas quitter l'unité sans s'être assurées au préalable d'une relève compétente. Sinon, elles pourraient être accusées d'abandon du client ou de manquement au devoir, comme le stipulent les articles 43 et 44 du Code de déontologie des infirmières et infirmiers du Québec (R.R.Q., 1981, c. I-8, r. 4.1, art. 43 et 44). Une infirmière qui refuse une affectation peut être considérée comme insubordonnée. Il s'avère donc important de connaître les politiques et les procédures de l'établissement s'appliquant dans cette situation de même que les règles de la convention collective. Les gestionnaires de soins infirmiers ont cependant la responsabilité d'agir et de prendre les moyens raisonnables pour assurer la sécurité et le bien-être des clients menacés par un manque de ressources.

Une infirmière qui délègue les soins d'un de ses clients à une collègue n'est pas responsable des gestes inappropriés ou préjudiciables que cette dernière pourrait poser. Cependant, l'infirmière serait tenue responsable si elle était incapable de prouver que sa collègue avait les compétences requises pour exécuter les soins ou que la tâche qu'elle lui avait confiée faisait partie de son champ d'exercice (Code de déontologie des infirmières et infirmiers du Québec, L.R.Q., 1981, c. I-8, r. 4.1, art. 9).

Équipe volante

Certaines infirmières doivent parfois quitter l'unité où elles travaillent pour combler un manque de personnel dans une autre unité. Il est alors important que ces infirmières aient les compétences requises pour intervenir de façon professionnelle et sûre dans ces unités. Les infirmières volantes doivent informer l'infirmière responsable lorsqu'elles n'ont pas l'expérience ou la formation nécessaires pour prendre en charge les soins des clients qu'on souhaite leur confier. Elles doivent exiger de recevoir l'orientation nécessaire dans chacune des unités où l'on demande qu'elles se rendent. L'établissement peut être reconnu responsable si une infirmière est affectée à une tâche pour laquelle elle ne possède pas les compétences.

Le Code de déontologie des infirmières et infirmiers (AIIC, 2008) résume ces précautions que doivent prendre les infirmières : « Les infirmières pratiquent selon les limites de leur compétence. Lorsque les soins à prodiguer dépassent leur niveau de compétence, elles doivent chercher des renseignements additionnels ou acquérir des connaissances supplémentaires, demander de l'aide à leur superviseure ou à une praticienne compétente, ou encore demander une autre affectation. Entre-temps, elles demeurent auprès des personnes prises en charge jusqu'à ce qu'une autre infirmière soit disponible. »

8.2.9 Contrats et conventions de travail

Au Canada, la majorité des infirmières travaillant en établissement de santé sont membres d'un syndicat. Les conventions collectives entre les employeurs et les membres du syndicat font office de contrats écrits et déterminent les conditions de travail des infirmières (p. ex., le salaire, les heures de travail, les avantages sociaux, les mises à pied et la résiliation du contrat de travail). En acceptant de travailler pour un établissement, l'infirmière établit un contrat avec son employeur et s'engage à s'acquitter de ses tâches professionnelles avec compétence, dans le respect des politiques et des procédures de l'établissement. En retour, l'employeur s'engage à lui verser un salaire pour le travail accompli, et à lui fournir le matériel et l'équipement nécessaires à la prestation de soins de qualité.

L'infirmière en pratique privée, en tant que travailleuse autonome, n'a pas de comptes à rendre à un employeur. Cependant, elle est tenue de respecter les obligations professionnelles qui la lient au client requérant ses services. En ce qui concerne la pratique privée, l'infirmière doit généralement signer un contrat avec le client ou l'entreprise qui requiert ses services, stipulant qu'elle s'engage à fournir des services et des traitements en contrepartie d'une somme d'argent. L'infirmière en pratique privée doit aussi détenir une assurance responsabilité professionnelle pouvant la protéger dans le cas où elle commettrait une faute professionnelle au cours de sa pratique. ■

8.3

Diversité des champs de pratique et considérations légales

Le champ de pratique de l'infirmière étant très diversifié, cette dernière est appelée à travailler auprès de nombreuses clientèles vivant de multiples problèmes de santé. Avant d'accepter d'intervenir dans une situation particulière de soins, l'infirmière doit s'assurer de posséder les compétences, l'expertise et la formation nécessaires pour assurer une pratique professionnelle. Plusieurs situations ou milieux nécessitent d'ailleurs l'intervention des infirmières.

8.3.1 Don d'organes

Depuis plusieurs années, le don d'organes s'impose comme une problématique sociale à laquelle il est difficile de demeurer indifférent. Le phénomène de la mort soulève plusieurs questions, entre autres en ce qui concerne les critères permettant de déclarer une personne cliniquement morte. Au Canada, l'arrêt irréversible de la fonction cérébrale est une norme reconnue dans la pratique médicale pour définir la mort. Cependant, pour être admissible au don d'organes, non seulement un donneur doit être considéré en état de mort cérébrale, mais il doit aussi répondre à d'autres critères, tels qu'avoir des organes en excellent état, un bilan sanguin conforme, une hémodynamie stable, etc. Les causes de décès les plus susceptibles de conduire à la mort neurologique sont les accidents vasculaires cérébraux, les traumatismes crâniens et les polytraumatismes.

Toute personne apte à faire don de son corps et de ses organes à des fins médicales est libre de le faire. Chaque province possède une législation régissant les dons d'organes et les dons de tissus entre vifs (donneurs vivants) et *post mortem* (cadavres). Selon les règles établies au Québec, toute personne qui désire faire don de ses organes doit manifester son consentement explicite, c'est-à-dire qu'elle doit exprimer clairement sa volonté de faire don de ses organes à son décès. Pour cela, il lui suffit d'apposer un autocollant au dos de sa carte d'assurance maladie et de le signer, ou de signer et d'enregistrer son consentement chez un notaire dans le cadre d'un testament ou d'un mandat en cas d'inaptitude. Si les volontés de la personne décédée n'ont pas été libellées, il est possible que l'on communique avec les membres de sa famille pour obtenir leur consentement afin de procéder au prélèvement d'un ou de plusieurs organes. Les infirmières ont à accompagner les proches d'un donneur potentiel dans leur processus décisionnel et à les soutenir tout au long de leur cheminement. Elles doivent en tout temps traiter le donneur potentiel et sa famille avec respect, justice et dignité. Un manquement à un ou à plusieurs de ces principes pourrait être préjudiciable au donneur ou à sa famille.

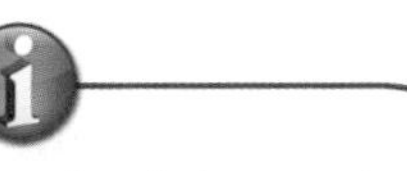

Pour obtenir des renseignements généraux et plus pointus sur le processus de don d'organes, visitez www.quebec-transplant.qc.ca.

8.3.2 Santé communautaire

Les infirmières peuvent exercer leur profession dans des milieux autres que les établissements de santé. Par exemple, en entreprise, les infirmières orientent davantage leurs interventions vers la santé et la sécurité au travail en fournissant des soins préventifs et des soins de santé primaires aux travailleurs. Dans le domaine des soins à domicile, les infirmières assurent le suivi postopératoire des clients ayant subi une chirurgie, les soins reliés à un problème de santé particulier, et le suivi auprès des mères en période de post-partum et de leur nouveau-né. En santé communautaire, les infirmières offrent des formations en milieu scolaire, dans les centres communautaires et dans les cliniques privées, et assurent la vaccination. Sur le plan légal, les infirmières doivent s'assurer, avant de procéder à la vaccination d'un enfant, qu'elles détiennent le consentement éclairé signé des parents de l'enfant ou de son tuteur légal indiquant qu'ils connaissent les avantages et les risques que comporte cette vaccination. Toute infirmière en santé communautaire doit travailler en collaboration avec les autres membres de l'équipe interdisciplinaire afin d'assurer la continuité des soins. Elle doit de plus connaître et respecter les lois provinciales visant à protéger la santé du public. Ces lois concernent entre autres la prévention, le traitement et le contrôle des maladies contagieuses. Au Québec, les infirmières doivent déclarer tout nouveau cas de maladie contagieuse à la Direction de la santé publique et s'assurer que les membres de la communauté qui ont été en contact avec une personne contagieuse reçoivent l'immunisation adéquate. Ces infirmières ont, de plus, l'obligation

Les infirmières doivent déclarer tout nouveau cas de maladie contagieuse à la Direction de la santé publique.

de déclarer tout problème de santé pouvant compromettre la santé du public.

8.3.3 Protection des intérêts du client

L'infirmière doit protéger les intérêts du client et l'aider à faire respecter ses droits, tels que ceux d'être renseigné au sujet de son état de santé, de recevoir l'information nécessaire pour prendre une décision éclairée et de participer aux discussions concernant ses soins. Sa pratique l'amène aussi à s'investir dans l'amélioration continue de la qualité des soins et à s'engager activement sur les plans social, politique et administratif afin d'informer les décideurs sur les problématiques de santé, et sur les besoins d'effectifs et de matériel essentiels à une pratique sécuritaire.

8.3.4 Gestion des risques

L'infirmière peut agir comme gestionnaire de risques afin d'assurer et de maintenir des soins infirmiers de qualité. La gestion des risques comporte certaines étapes, dont la reconnaissance des risques potentiels (p. ex., ceux qui prédisposent les clients aux chutes), l'analyse de ces risques, les mesures prises pour les réduire et l'évaluation de ces mesures. Une gestion adéquate des risques permet à l'établissement de santé d'assurer aux clients un environnement sûr et conforme ▶ 28.

28

La démarche d'évaluation de la sécurité de la personne est expliquée dans le chapitre 28, *Veiller à la sécurité*.

Les comptes rendus d'incident ou d'accident constituent l'un des moyens utilisés pour assurer la qualité des soins et la gestion efficace des risques **FIGURE 8.7**. L'infirmière a l'obligation de déclarer tout incident ou accident résultant de son action ou de son omission en vertu du Code de déontologie des infirmières et infirmiers du Québec (R.R.Q., 1981, c. I-8, r. 4.1, art. 12) et de la Loi sur les services de santé et les services sociaux (L.R.Q., c. S-4.2, art. 233.1). Un incident est un événement sans conséquence, alors que l'accident implique la réalisation d'un risque et de ses conséquences. L'infirmière doit remplir un compte rendu d'incident / accident dès qu'un client a subi ou aurait pu subir un préjudice à la suite de soins inadéquats, par exemple une erreur de médicament. Ce compte rendu doit décrire de façon objective les circonstances entourant l'accident, les faits en cause, les réactions du client, les interventions du personnel. Les noms des témoins de l'événement doivent y être inscrits, même si ceux-ci n'ont pas été impliqués activement dans l'accident. Ces notes pourront ultérieurement servir de preuve pour justifier le fait que l'intervention de l'infirmière était adéquate et conforme.

L'infirmière a l'obligation de déclarer tout incident ou accident résultant de son action ou de son omission en vertu du Code de déontologie des infirmières et infirmiers du Québec.

Les notes d'évolution de l'infirmière sont importantes pour la gestion des risques. Ces notes, une fois analysées par le gestionnaire de risques, permettent d'instaurer de nouvelles pratiques visant à éviter la répétition des mêmes erreurs, de procéder au retrait de matériel inadéquat ou dangereux, et de donner, le cas échéant, la formation requise.

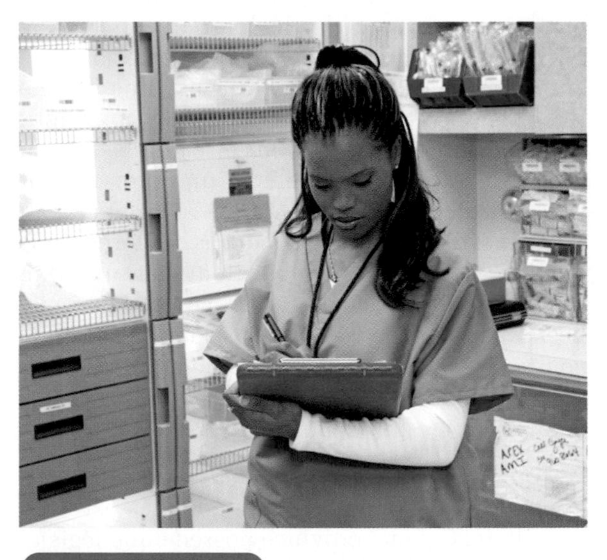

FIGURE 8.7 L'infirmière rédige le compte rendu de tout incident ou accident en vue d'assurer une meilleure qualité des soins.

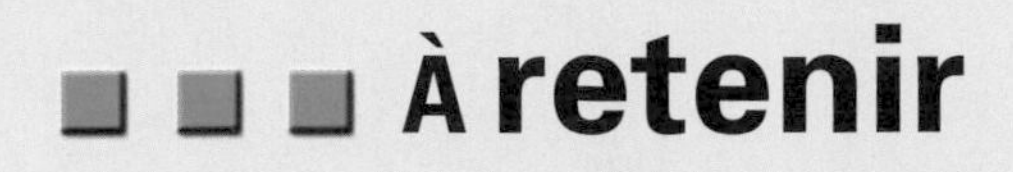

À retenir

Version reproductible
www.cheneliere.ca/potter

- Les infirmières doivent connaître les lois, les obligations et les responsabilités légales qui régissent leur champ de pratique.
- Elles doivent, en vertu de la loi, respecter les lignes directrices émises par l'association ou l'ordre professionnel de la province où elles exercent. Il en est de même pour les politiques, les normes et les procédures de soins en vigueur dans leur établissement.
- Pour obtenir leur droit de pratique, les infirmières doivent remplir les exigences de formation de la province où elles exercent, et réussir l'examen professionnel de leur association ou de leur ordre.
- Dans l'exercice de leurs fonctions, les étudiantes en soins infirmiers doivent toujours respecter les limites de leurs habiletés et de leurs connaissances, et accomplir uniquement les tâches pour lesquelles elles ont reçu de la formation. En tout temps, elles doivent être supervisées de façon rigoureuse.
- Le secret professionnel concernant les clients doit être respecté en tout temps, sauf si ces derniers acceptent que l'information les concernant soit divulguée, s'il y a risque de préjudice pour la personne soignée ou pour autrui, ou si la loi exige la divulgation de certains renseignements.
- Une infirmière peut être reconnue coupable de négligence si les critères suivants sont établis : elle avait une obligation envers un client, elle ne s'est pas acquittée de cette obligation, le client a subi des préjudices parce que l'infirmière ne s'est pas acquittée de son obligation.
- L'infirmière a la responsabilité de vérifier que le client a signé un formulaire de consentement avant toute chirurgie ou toute autre intervention.
- Le rôle de l'infirmière englobe la défense des intérêts des clients.
- Les infirmières ont le devoir d'exercer leur jugement professionnel lorsqu'elles exécutent les ordonnances médicales. Elles ne doivent pas exécuter une ordonnance qu'elles considèrent comme erronée ou qui pourrait porter préjudice au client. Elles doivent alors aviser le médecin ou l'infirmière responsable dans les plus brefs délais.
- Les normes de dotation en personnel déterminent le ratio infirmière / clients ; si l'infirmière considère que le nombre de clients qu'on lui a confiés est trop important, elle peut envoyer une lettre à la responsable de l'unité et à la responsable des soins infirmiers de l'établissement afin de les informer de la situation.
- L'infirmière doit remplir un compte rendu d'incident / accident pour toute situation ayant causé ou ayant pu causer un préjudice à une personne.
- La gestion des risques contribue de manière importante à l'amélioration de la qualité des soins.

8

Pour en savoir plus

Version complète et détaillée
www.cheneliere.ca/potter

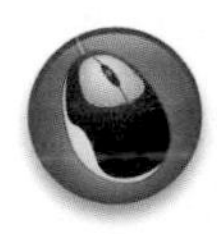

ORGANISMES ET ASSOCIATIONS

OIIQ > Être infirmière au Québec > Lois et règlements
Ordre des infirmières et infirmiers du Québec
www.oiiq.org

AIIC > La profession infirmière au Canada > Réglementation infirmière
Association des infirmières et infirmiers du Canada
www.cna-aiic.ca

SPIIC
La société de protection des infirmières et infirmiers du Canada
www.cnps.ca

ORGANISMES GOUVERNEMENTAUX

Publications du Québec > Lois et règlements
www.publicationsduquebec.gouv.qc.ca

Ministère de la Justice du Canada
http://lois.justice.gc.ca

RÉFÉRENCES GÉNÉRALES

Éducaloi > Santé
www.educaloi.qc.ca

Infiressources > Banques et recherche > Profession infirmière > Aspect légal
www.infiressources.ca

Saint-Arnaud, J. (2009). *L'éthique de la santé : guide d'intégration de l'éthique dans les pratiques infirmières.* Montréal : Gaëtan Morin.

Leprohon, J., & Truchon, S. (2008). *Guide d'auto-apprentissage : les aspects déontologiques, juridiques et éthiques de la pratique infirmière au Québec.* Montréal : Ordre des infirmières et infirmiers du Québec.

CHAPITRE 9

Édition française :
Lucie Lemelin, inf., Ph. D. (c)
Clémence Dallaire, inf., Ph. D.

Édition originale :
Patricia A. Potter, RN, MSN, PhD, FAAN

Mettre en œuvre la démarche de soins

Objectifs

Après avoir lu ce chapitre, vous devriez être en mesure :

- d'expliquer le but de la démarche de soins ;
- de décrire les étapes de la démarche de soins ;
- de décrire les méthodes de collecte des données ;
- de justifier l'étape d'analyse des données recueillies en vue de planifier les interventions infirmières ;
- d'expliquer la notion de constat d'évaluation et de la situer dans le contexte de la démarche de soins ;
- de différencier l'évaluation initiale de l'évaluation en cours d'évolution ;
- de distinguer le plan de soins et de traitements infirmiers du plan thérapeutique infirmier ;
- de situer l'élaboration du plan de soins et de traitements infirmiers et la détermination du plan thérapeutique infirmier par rapport au processus de la démarche de soins.

Guide d'études, pages 28 à 34

Mise en contexte

Jugement clinique

Au début de son quart de travail à 7 h 45, Lisa entre dans la chambre de madame Suzanne Viens, âgée de 52 ans ; celle-ci a fait une chute et s'est blessée au dos. Madame Viens présente une rupture d'un disque intervertébral lombaire, et elle doit subir une discoïdectomie en fin de journée. Quand Lisa l'observe pour la première fois, elle note que la cliente bouge avec difficulté dans le lit, grimace pendant ses mouvements, soupire et regarde vers le plafond en disant : « Je suis heureuse de voir une infirmière. La douleur dans mon dos est insupportable, et je n'arrive pas à être à l'aise ni à m'asseoir. J'ai peur de la chirurgie, mais j'ai bien hâte que ce soit terminé ! » Elle regarde au loin et évite le contact visuel. Lisa lui répond alors : « Vous semblez avoir mal en effet. Sur une échelle de 0 à 10, 10 étant une douleur très intense et 0 étant une absence de douleur, à combien évaluez-vous votre douleur ? Augmente-t-elle lorsque vous bougez ? » Lisa analyse les réponses de la cliente, les autres données médicales connues et revoit ses connaissances relatives à une rupture d'un disque lombaire (douleur sciatique et changement de perception de la sensation dans les jambes).

En vous basant sur les données cliniques pertinentes recueillies par Lisa, quel semble être le problème prioritaire de la cliente ?

Concepts clés

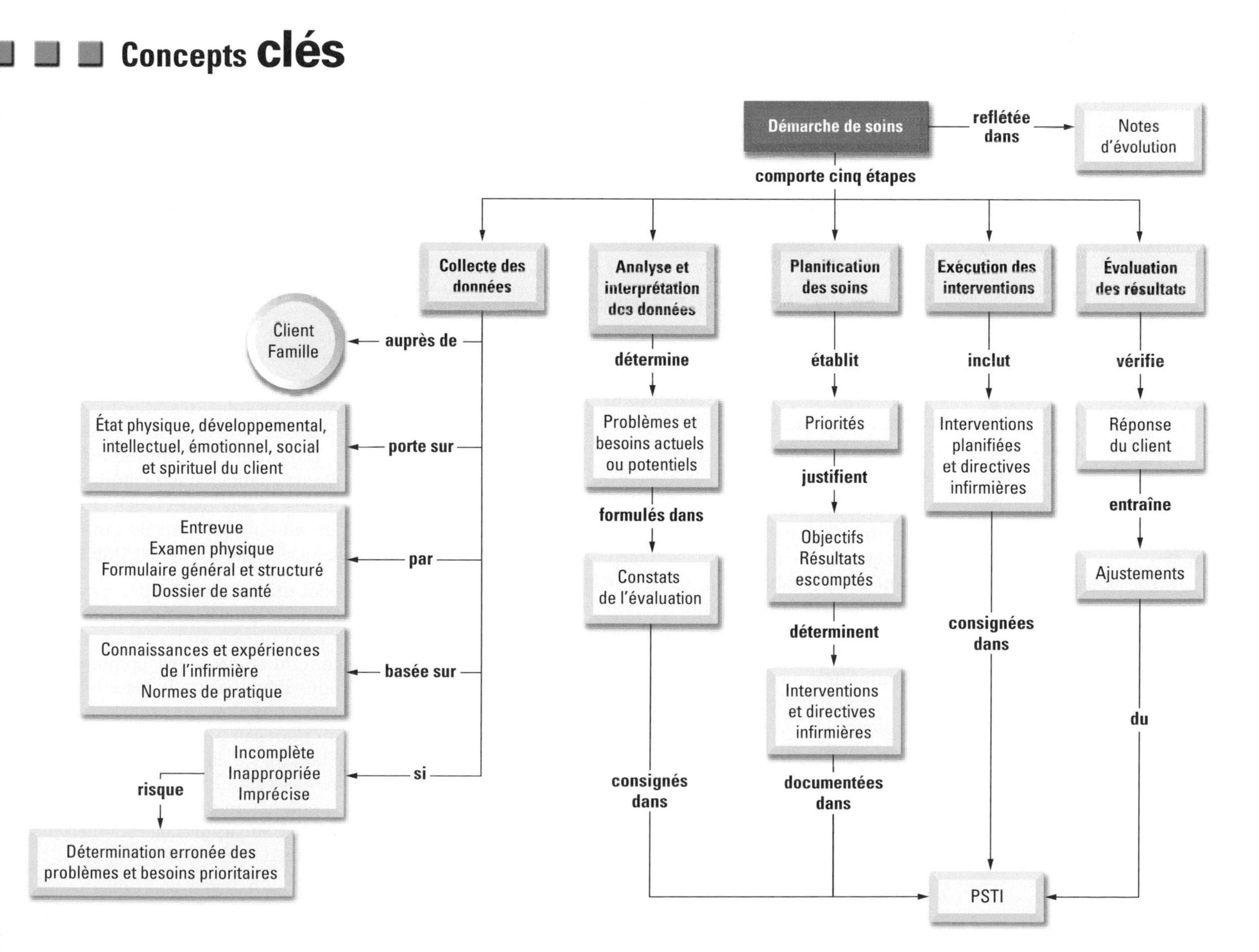

Le système de santé actuel oblige l'infirmière à résoudre des problèmes rapidement, avec précision et exactitude. Elle doit être en mesure de vérifier les renseignements provenant de nombreuses sources et de porter un jugement clinique. Le champ d'exercice de l'infirmière consiste, entre autres, à évaluer l'état de santé d'une personne, ainsi qu'à déterminer et à assurer la réalisation du plan de soins et de traitements infirmiers. Pour réaliser ces activités professionnelles, l'infirmière utilise une démarche systématique de résolution de problème appelée démarche de soins. Celle-ci comporte cinq étapes visant à prodiguer des soins appropriés à la clientèle et bénéfiques pour elle : la collecte des données, l'analyse et l'interprétation des données, la planification des soins infirmiers, l'exécution des interventions et l'évaluation des résultats.

L'apprentissage de la démarche de soins contribue à la capacité de se situer dans la vision adoptée par l'Ordre des infirmières et infirmiers du Québec (OIIQ) dans laquelle le champ d'exercice de la profession repose sur un ensemble de compétences de l'infirmière regroupées en trois composantes : la composante fonctionnelle (connaissances, habiletés et attitudes), la composante professionnelle (évaluation clinique, interventions cliniques et continuité des soins) et la composante contextuelle (situations cliniques) (OIIQ, 2009).

Ce chapitre explique chacune des étapes de la démarche de soins tout en établissant des liens pertinents avec la mosaïque des compétences cliniques de l'infirmière adoptée par l'OIIQ. Cette démonstration rappelle à l'infirmière l'importance d'utiliser son savoir, son savoir-faire et son savoir-être dans ses activités d'évaluation, d'intervention et de surveillance clinique. Le jugement clinique exercé au cours de la démarche de soins se reflète dans des outils de documentation liés à cette démarche, assurant ainsi la communication du suivi clinique et la continuité des soins.

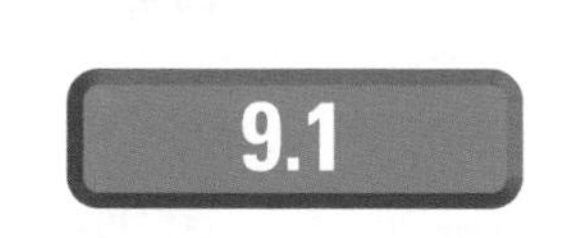

Évaluation clinique

L'évaluation clinique consiste en l'évaluation de l'état de santé du client. Elle comporte trois dimensions relevant de la composante professionnelle de la compétence infirmière (OIIQ, 2009). Ces dimensions sont l'évaluation initiale, l'évaluation en cours d'évolution et les constats de l'évaluation.

L'évaluation initiale et l'évaluation en cours d'évolution consistent à recueillir des données cliniques, à les analyser et à les interpréter en établissant les constats de l'évaluation. L'**évaluation initiale** vise à établir un profil de base de la situation de santé ou d'un aspect particulier de celle-ci (p. ex., dès l'apparition d'un nouveau problème), et l'**évaluation en cours d'évolution** fait suite à l'évaluation initiale, et comprend les activités de surveillance clinique et d'évaluation des résultats obtenus chez le client. Pour leur part, les **constats de l'évaluation** font partie de l'évaluation et représentent la formulation du jugement posé par l'infirmière à partir de son analyse et de son interprétation des données recueillies concernant la situation de santé du client. Les notions portant sur les constats de l'évaluation sont abordées distinctement dans la **SECTION 9.1.3**.

4

Les différents niveaux de conceptualisation en science infirmière et leur utilité pour la pratique sont expliqués dans le chapitre 4, *Se familiariser avec les fondements théoriques des soins infirmiers.*

8

Le chapitre 8, *Connaître les aspects juridiques de la pratique infirmière,* révèle les 14 activités réservées à l'infirmière (encadré 8.1). Notez que les activités 1, 2, 6, 7, 10 et 14 impliquent particulièrement la dimension d'évaluation.

L'infirmière doit pouvoir procéder à l'évaluation de l'état de santé du client en appliquant toutes les étapes de la démarche de soins **FIGURE 9.1**. Lorsqu'elle a une compréhension approfondie du processus de cette démarche clinique, elle en saisit davantage l'utilité et elle est en mesure d'associer à chacune des étapes les taxinomies utiles à l'élaboration du plan de soins et de traitements infirmiers (PSTI). Les notions liées à la planification des soins et des traitements infirmiers sont traitées dans la **SECTION 9.2**.

9.1.1 Collecte des données

La **collecte des données,** première étape de la démarche de soins, doit cibler les éléments qui relèvent du domaine des soins infirmiers et ses principaux concepts, soit la personne, la santé, les soins infirmiers et l'environnement. Pour ce faire, un modèle conceptuel peut servir de guide pour élaborer cette étape, et permettre l'organisation et le classement des données ▶ 4. Aussi, au cours de la collecte des données, l'infirmière a avantage à s'inspirer d'une conception des soins infirmiers ainsi que du mandat social de la profession infirmière qui se trouve précisé par le champ d'exercice des infirmières ▶ 8.

L'infirmière doit également appliquer les principes liés à la pensée critique lorsqu'elle effectue l'évaluation de l'état de santé du client. Elle doit faire la synthèse de ses connaissances, de ses expériences, des normes existantes et des attitudes qu'elle peut adopter, et faire appel à ses connaissances sociales ainsi qu'à celles en sciences physiques et en biologie. Toutes ces connaissances lui permettent de poser les questions appropriées au client, et de recueillir des éléments pertinents au sujet des attentes de ce dernier concernant les soins ou ses besoins en matière de santé. L'aptitude de l'infirmière à communiquer, ses connaissances des techniques de collecte des données et une expérience clinique antérieure lui permettent d'obtenir de l'information complète, précise et pertinente **FIGURE 9.2**.

L'infirmière peut utiliser deux approches pour recueillir des données détaillées. L'une est plus systématique et peut faire appel, entre autres, à un formulaire général et structuré, comme c'est souvent le cas pour l'évaluation initiale réalisée au moment d'une nouvelle admission. L'autre approche cible un nouveau problème décelé dans l'état actuel du client (p. ex., la douleur postchirurgicale), ou encore des paramètres cliniques spécifiques de façon à obtenir un point de départ pour en suivre l'évolution. Cette **approche** est **inhérente** à l'évaluation en cours d'évolution.

Le but de la collecte des données effectuée au cours d'une évaluation initiale est de déterminer

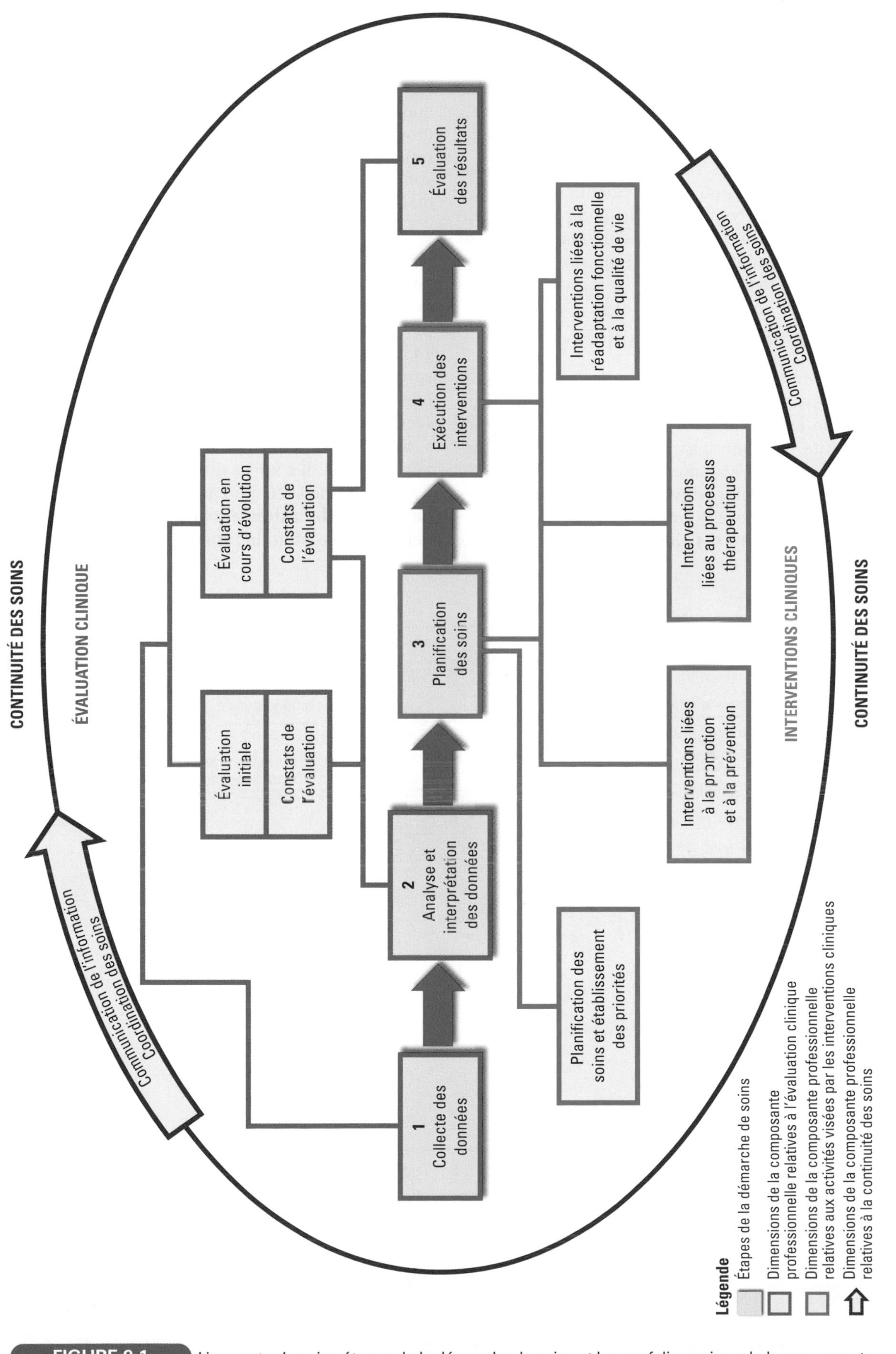

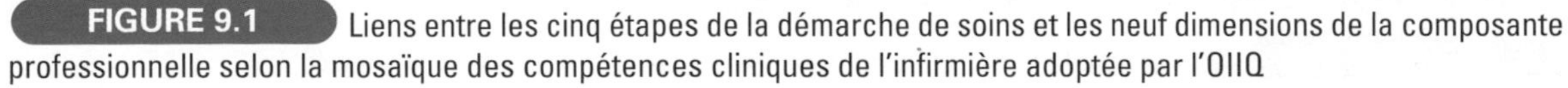

FIGURE 9.1 Liens entre les cinq étapes de la démarche de soins et les neuf dimensions de la composante professionnelle selon la mosaïque des compétences cliniques de l'infirmière adoptée par l'OIIQ

Toute personne qui souhaite exercer la profession infirmière au Québec est encouragée à lire le document *Mosaïque des compétences cliniques de l'infirmière* (OIIQ, 2009).

Consultez également le document *Le champ d'exercice infirmier et les activités réservées aux infirmières* sur le site de l'OIIQ au www.oiiq.org.

un profil de base et de déceler les problèmes, s'il y en a. D'un autre côté, la collecte des données poursuivie au moment de l'évaluation en cours d'évolution vise à déterminer si les problèmes décelés sont réglés ou partiellement réglés, s'ils se sont aggravés ou s'ils ont changé.

Ces deux volets de la collecte des données témoignent d'un processus dynamique et continu qui permet de recueillir, de compléter ou de modifier les données en vue de les analyser et de les interpréter au fur et à mesure qu'évolue l'état de santé du client.

Collecte des données initiale

La collecte des données au moment d'une première évaluation vise à déterminer un profil de base de la situation de santé du client (histoire de santé, examen physique, examens diagnostiques, outils d'évaluation standardisés, etc.). Les données à recueillir peuvent être organisées d'après les 11 modes fonctionnels de santé de Gordon (1994) **ENCADRÉ 9.1**, les 9 modes de réactions humaines : échanges, communication, relations, valeurs, choix, mouvements, perceptions, connaissances, ainsi que sensations et sentiments (Pascal & Frécon Valentin, 2007), ou enfin selon le modèle conceptuel appliqué dans l'établissement. Ces modes correspondent à des catégories larges de réponses humaines, de façons de faire d'une personne ou d'un groupe concernant divers aspects de la santé (Grondin & Phaneuf, 2000).

Dans les milieux cliniques ou d'enseignement, les outils de collecte des données découlent souvent du modèle de soins utilisé. Ainsi, la collecte des données initiale peut être organisée selon l'approche du modèle McGill, du *caring* (Watson), des 14 besoins fondamentaux (Henderson), des autosoins (Orem), etc. Les données sont colligées dans chacune des catégories et sont ensuite révisées pour déceler des problèmes. L'infirmière s'assure aussi de trouver et de recueillir des données au sujet des forces du client et de ses modes dysfonctionnels, ce qui l'aidera à élaborer le **plan de soins et de traitements infirmiers (PSTI)** et à déterminer le **plan thérapeutique infirmier (PTI)**.

Vers un Jugement clinique

Connaissances
- Conception des soins infirmiers et buts des soins
- Processus pathologique sous-jacent
- Étapes du développement
- Normalité de l'état psychologique
- Normalité des observations
- Promotion de la santé
- Techniques de collecte des données
- Habiletés de communication

Expériences
- Expériences antérieures de soins
- Application des techniques de collecte des données

DÉMARCHE DE SOINS
- **Collecte des données**
- Analyse et interprétation des données
- Planification des soins
- Exécution des interventions
- Évaluation des résultats

Normes
- Normes professionnelles
- Normes d'appréciation intellectuelle

Attitudes
- Persévérance
- Impartialité
- Intégrité
- Confiance
- Ouverture à l'autre

FIGURE 9.2 Application de la pensée critique à l'étape de la collecte des données

En somme, l'objectif de la collecte des données initiale est d'établir les données de base concernant les besoins perçus par le client et les difficultés fonctionnelles que lui causent ses problèmes de santé (Carpenito-Moyet, 2008).

Au cours d'une première rencontre avec le client, l'infirmière procède à un bref examen qui vise à déterminer les soins à prodiguer rapidement en réponse à la situation de la personne et à ses besoins prioritaires. Ainsi, dans le cas de madame Viens, la collecte des données faite au moment de l'apparition de sa douleur fournit des données importantes qui permettent d'établir les priorités et d'intervenir immédiatement, le cas échéant. L'infirmière doit se rappeler que l'état du client peut changer à tout moment, et que la collecte des données doit être pertinente et appropriée à l'état de la personne. Par conséquent, Lisa évalue à la fois l'intensité et la qualité de la douleur, qui constitue le problème prioritaire, mais elle tient aussi compte des autres données recueillies auprès de madame Viens (p. ex., la cliente dit redouter la chirurgie).

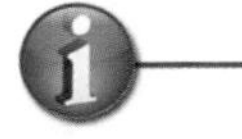

Dans les centres de santé et de services sociaux, le modèle McGill est très courant; les hôpitaux l'adoptent de plus en plus, tout comme le *caring*. Le recours au modèle de Virginia Henderson, quoique toujours présent dans le monde francophone, connaît du recul.

9

ENCADRÉ 9.1 Modes fonctionnels de santé de Gordon

Perception et gestion de la santé
Description par le client de l'autoévaluation de son bien-être et de la façon dont il gère sa santé (fréquence de la consultation des services de santé, suivi des traitements à domicile)

Nutrition et métabolisme
Description par le client de ses habitudes alimentaires (préférences, régime ou diète, restrictions, appétit)

Élimination
Description des habitudes éliminatoires

Activités et exercice
Description de la pratique d'activités physiques (fréquence, endurance)

Sommeil et repos
Description du sommeil, du repos et de la relaxation (durée, fréquence, moyens)

Cognition et perception
Description de la perception sensorielle, du langage, de la mémoire, de l'habileté à prendre des décisions

Perception de soi et concept de soi
Estime de soi, image corporelle

Rôle et relations sociales
Engagement et relations interpersonnelles

Sexualité
Description par le client de la satisfaction et de l'insatisfaction en lien avec sa sexualité

Gestion du stress
Habileté à gérer le stress, la tolérance au stress, les sources de soutien

Croyances et valeurs
Pratiques spirituelles, buts qui guident les décisions du client

Sources : Adapté de Carpenito-Moyet, L.J. (2008). *Nursing diagnosis: Application to clinical practice* (12th ed.). Philadelphia : Lippincott, Williams & Wilkins ; Gordon, M. (1994). *Nursing diagnosis: Process and application* (3rd ed.). St. Louis, Mo. : Mosby.

Collecte des données en cours d'évolution

La collecte des données au moment de l'évaluation en cours d'évolution consiste à recueillir des données permettant d'assurer les activités de surveillance clinique et d'évaluation des résultats obtenus, incluant l'analyse et l'interprétation des données recueillies. Cette évaluation consiste à établir des liens entre les données de l'évaluation initiale et les données des évaluations subséquentes (OIIQ, 2009). Par exemple, au moment de l'évaluation initiale, Lisa recueille les données sur un point problématique pour madame Viens, comme la douleur. Une évaluation approfondie de la douleur commence par une vérification de sa nature, de son intensité, de sa localisation, puis peut porter sur l'influence qu'elle a sur le mode de vie de la cliente, ses relations familiales et ses habitudes de travail. À partir de l'évaluation initiale, l'infirmière formule des constats reflétant son jugement clinique qui, en plus de guider ses interventions, se traduit clairement dans le PSTI. Ainsi, le problème de la douleur sera minutieusement analysé afin de planifier ou d'ajuster des interventions qui sont axées sur le soulagement. Par la suite, l'évaluation en cours d'évolution sera réalisée afin de mesurer l'efficacité des interventions de soulagement de la douleur qui ont été privilégiées.

Une fois qu'elle a posé une question au client ou qu'elle a observé un signe quelconque chez lui, l'infirmière doit s'attendre à ce que les réponses l'aident à anticiper une autre série de questions. Si elle n'arrive pas à anticiper les questions, elle risque de ne pas réussir à déceler les vrais problèmes, ou d'ignorer les problèmes ou les besoins réels de la personne. Avec le temps, l'infirmière perfectionne son habileté à formuler des questions. Elle choisit celles qui sont pertinentes tout en s'assurant que l'évaluation de la condition de santé du client est complète. La

Avec le temps, l'infirmière perfectionne son habileté à formuler des questions.

collecte des données constitue donc un élément fondamental de l'évaluation de l'état de santé physique et mental d'une personne et, par conséquent, de l'exercice infirmier.

9.1.2 Organisation de la collecte des données

Au cours de l'évaluation de l'état de santé et après l'étape de la reconnaissance des besoins prioritaires nécessitant des soins immédiats, l'infirmière complète l'évaluation initiale en organisant la suite du processus de collecte et en déterminant les données supplémentaires devant être recueillies **FIGURE 9.3**. Pour ce faire, elle réalise une entrevue avec son client. Elle peut aussi établir l'histoire de santé, avoir recours à l'examen physique et à la consultation des dossiers. Chaque méthode lui permet de recueillir de l'information sur les niveaux de bien-être antérieur et actuel du client. L'infirmière doit toujours retenir que son but est de recueillir les renseignements permettant de prodiguer des soins infirmiers répondant aux besoins de la personne en vue d'améliorer sa santé ou son expérience de santé (Lunney, 2006).

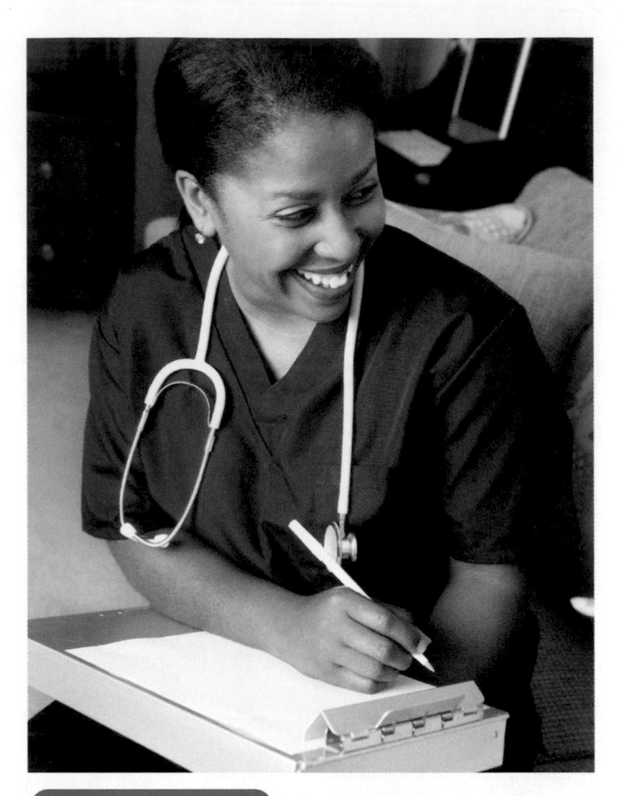

FIGURE 9.3 Afin d'obtenir des données supplémentaires, l'infirmière organise une entrevue avec son client.

Méthode de collecte des données

L'apprentissage des habiletés de communication est indispensable à la réalisation de la collecte des données ▶ 11. Celle-ci débute habituellement par une entrevue pendant laquelle l'histoire de santé du client peut être précisée et qui est suivie d'un examen physique s'il y a lieu.

11

Les attitudes, les habiletés et les techniques essentielles à une bonne communication sont abordées dans le chapitre 11, *Communiquer*.

Au sujet de la confidentialité, consultez le Code de déontologie des infirmières et infirmiers (R.R.Q., 1981, c. I-8, r. 4.1), particulièrement l'article 31, qui précise : « L'infirmière ou l'infirmier doit respecter les règles prévues au Code des professions relativement au secret qu'il doit préserver quant aux renseignements de nature confidentielle qui viennent à sa connaissance dans l'exercice de sa profession et des cas où il peut être relevé de ce secret. »

La première entrevue doit aider l'infirmière à comprendre les besoins du client et à favoriser une relation permettant à celui-ci de jouer un rôle actif dans la prise de décisions concernant les soins qu'il recevra. Le climat de confiance à établir est important, car l'infirmière recueille beaucoup de renseignements personnels et détaillés. Les problèmes de santé qui exigent une consultation sont souvent accompagnés d'angoisse, de détresse, d'une modification des relations familiales et de changements dans la perception que la personne a d'elle-même. Habituellement, les gens partagent ce genre d'information avec leurs amis intimes seulement, car ils leur font confiance et savent que ceux-ci ne divulgueront rien. L'infirmière doit donc assurer au client que l'entrevue demeure confidentielle avant de lui demander de fournir des renseignements personnels.

Pendant la collecte des données, de nombreux échanges (verbaux ou non) ont lieu entre l'infirmière et le client. Les réactions physiologiques comme la posture, les modes de respiration et l'expression corporelle procurent de l'information à l'infirmière. Les sens perçoivent et assimilent des expériences qui sont ensuite classifiées et jugées (Bandman & Bandman, 1995). Ces observations deviennent des sources de connaissances et des indices fiables qui permettent de réaliser des collectes de données de qualité.

À mesure que l'infirmière échange avec le client, elle lui pose des questions pertinentes afin de recueillir le plus de données possible. Dans le cas de madame Viens, Lisa a formulé d'autres questions afin d'obtenir les données nécessaires pour l'évaluation de la douleur qu'éprouve la cliente, dont celle concernant son intensité et ses variations.

Évidemment, la compétence de l'infirmière à réaliser une collecte des données croît avec son expérience. Si l'infirmière cesse prématurément de poser des questions, les données peuvent rester incomplètes, et la reconnaissance du problème sera inexacte. L'infirmière doit recueillir des données descriptives et concises. Elle doit éviter les inférences ou les énonciations interprétatives qui ne sont pas justifiées par des faits.

Les symptômes ressentis par le client, les perceptions et les observations de la famille, les

Mise en contexte (*suite*)

Après avoir reçu la médication pour soulager sa douleur, madame Viens se sent mieux. Lisa décide que le moment est opportun pour en connaître davantage sur sa cliente. Elle passe en revue le processus d'entrevue, dont ses objectifs, la confidentialité des renseignements et la longueur de l'entretien.

Lisa – Je veux mieux comprendre votre mal de dos et ce que vous connaissez à propos de votre chirurgie. Si vous êtes à l'aise, je voudrais passer environ 10 minutes à discuter avec vous. Tout ce que vous partagerez avec moi demeurera confidentiel.

Lisa et madame Viens s'entendent sur le moment de l'entrevue. Lisa commence en expliquant son rôle.

Lisa – Bonjour, je suis Lisa Bérubé. Je suis l'infirmière responsable de vos soins pendant votre séjour hospitalier et pour votre retour à la maison.

Mme Viens – Lisa, vous pouvez m'appeler Suzanne. Donc, c'est vous qui vous occuperez de moi ?

Lisa – Oui, je suis responsable de coordonner vos soins avec les autres infirmières pendant votre séjour à l'hôpital. Je vais également m'assurer que toutes les personnes qui vous soigneront vous donnent les meilleurs soins possible. Après votre congé, je vous appellerai pour vérifier comment se déroule votre retour à la maison et si vous avez des questions.

Mme Viens – Alors, c'est à vous que je pourrai poser les questions concernant mes soins ?

Lisa – Absolument. Maintenant, je veux vous poser quelques questions sur votre santé. Ensuite, nous pourrons planifier vos soins ensemble. Avant que nous débutions, avez-vous des questions pour moi ?

Mme Viens – Oui. Je sais qu'on va enlever un disque dans mon dos. Est-ce qu'il est si endommagé ? Je ne peux même pas me pencher. L'intervention pourrait-elle me paralyser ?

Lisa – Dites-moi ce que votre chirurgien vous a expliqué de l'intervention.

Mme Viens – Il m'a dit que j'ai une hernie discale, que des nerfs sont pincés dans mon dos et qu'il a fait cette opération plusieurs fois auparavant.

Lisa – Une hernie discale est un problème non négligeable. Le disque est normalement situé entre deux vertèbres, mais, dans votre cas, le disque endommagé fait en sorte que vos nerfs sont pincés. Cette situation cause votre douleur. La chirurgie vise à enlever la pression sur les nerfs.

Mme Viens – Il est important que je puisse continuer à faire mon travail après l'intervention. Mon mari et moi possédons notre propre entreprise.

Lisa – J'imagine que c'est effectivement important de continuer votre travail. J'aimerais toutefois que vous me parliez davantage de votre mal de dos.

Mme Viens – Parfois, c'est vraiment aigu, spécialement quand j'essaie de marcher.

Lisa – Sur une échelle de 0 à 10, 0 étant aucune douleur et 10 étant la plus grande douleur imaginable, à combien évalueriez-vous votre douleur quand elle est aiguë ?

Mme Viens – Je l'évaluerais à 8 ou 9.

Lisa – À quel endroit ressentez-vous la douleur ?

Madame Viens pointe la région inférieure sacrée de son dos.

Mme Viens – Je ressens une douleur de brûlure profonde aux fesses.

Lisa – Pouvez-vous me dire si autre chose aggrave la douleur ?

Mme Viens – Ce matin, j'ai éternué et j'ai pensé m'évanouir. Alors, la douleur est descendue dans ma jambe droite.

Lisa – Y a-t-il autre chose qui aggrave la douleur ?

Mme Viens – Tous les déplacements.

Lisa – Tous les mouvements dans le but de vous déplacer ?

Mme Viens – C'est plutôt quand je tourne mon corps.

Lisa – Avez-vous été limitée dans vos activités habituelles en raison de votre mal de dos ?

Mme Viens – Oui, je suis incapable de travailler. Je suis retournée au travail il y a un mois, mais je n'étais malheureusement pas capable de m'asseoir. Je ne pouvais pas tolérer la douleur.

Jugement clinique

Lorsque Lisa a observé madame Viens pour la première fois, elle a noté que la cliente bougeait avec difficulté dans le lit et grimaçait pendant ses mouvements. Qu'est-ce que Lisa peut soupçonner comme problème chez la cliente ?

constatations faites par l'infirmière ou les rapports des autres membres de l'équipe de soins constituent les données descriptives. Il est important d'encourager le client à raconter l'histoire de sa maladie ou de son problème de santé. Par exemple, madame Viens peut décrire sa douleur comme étant « vive et pulsative au dos ». Lisa peut observer que *madame Viens est couchée sur le côté, elle bouge avec difficulté dans le lit et elle grimace.* Elle procède alors à un examen plus précis et enregistre seulement ses observations en évitant d'interpréter les comportements (p. ex., *Madame Viens tolère difficilement la douleur.*). Des données concises décrivent brièvement l'information obtenue. Celle-ci est résumée de façon précise en employant les termes médicaux appropriés (p. ex., *Madame Viens décrit une douleur pulsative aiguë et constante au dos. La douleur est survenue à la suite d'une chute, et elle augmente lorsque la cliente bouge.*).

La liste des renseignements à recueillir au cours de l'entrevue de collecte des données est présentée dans le tableau 9.1W, sur le site www.cheneliere.ca/potter.

■ **Caractéristique déterminante :** Facteur qui constitue l'élément déclencheur d'un phénomène.

Une collecte des données est dite complète lorsque tous les renseignements concernant les problèmes actuels ou potentiels du client, ainsi que ses besoins, ont été relevés **ENCADRÉ 9.2**. Afin de confirmer cela, dans le cas de madame Viens, Lisa peut se demander si elle a obtenu l'information nécessaire pour répondre aux questions suivantes : Quand, comment, où et depuis combien de temps la cliente ressent-elle les douleurs ? Quelles en sont les **caractéristiques déterminantes** ?

Afin de compléter la collecte des données initiale, l'infirmière peut, à l'occasion de l'entrevue, établir l'histoire de santé du client. Par la suite, elle pourra procéder à l'examen physique. L'**histoire de santé** contient les données recueillies à propos du bien-être (passé et actuel) du client, du développement physique et cognitif de celui-ci, de ses antécédents familiaux, de ses changements de mode de vie, de ses antécédents socioculturels, de sa santé spirituelle, et de ses réactions mentales et émotionnelles concernant la maladie **FIGURE 9.4**. L'infirmière obtient les antécédents médicaux au cours de l'entrevue ; ils sont essentiels pour effectuer une évaluation complète.

L'histoire de santé permet de connaître les facteurs de risque liés aux problèmes de santé physiques et comportementaux, ainsi que les ressources dont dispose le client. De nombreux formulaires de collecte des données initiale sont déjà structurés à cette fin, et l'infirmière doit apprendre à utiliser les questions de façon appropriée **FIGURE 9.5**.

ENCADRÉ 9.2 Risques associés à une collecte des données incomplète

Une collecte des données incomplète ou non pertinente peut entraîner une mauvaise évaluation des problèmes de santé actuels ou potentiels du client ainsi que de ses besoins.

Les données seront inexactes ou incomplètes, et les constats seront erronés si l'infirmière :

- ne réussit pas, au cours de l'entrevue, à recueillir l'information concernant, par exemple, une région précise ;
- est désorganisée ;
- ne maîtrise pas les techniques de collecte des données ;
- néglige de recueillir toute l'information concernant une région précise ;
- saute aux conclusions à propos d'un trouble possible ;
- émet des hypothèses sans valider l'information.

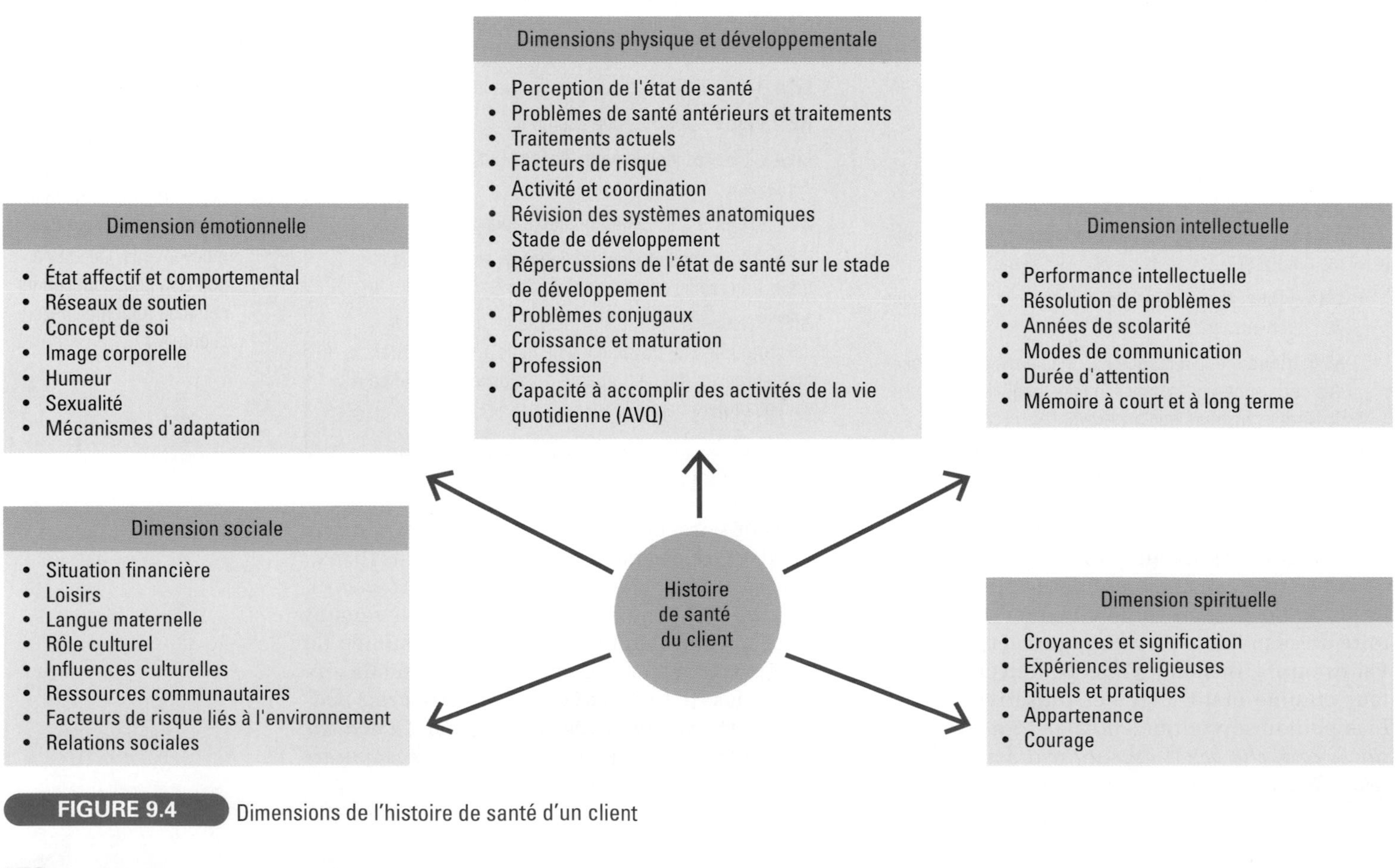

FIGURE 9.4 Dimensions de l'histoire de santé d'un client

CHUM CENTRE HOSPITALIER DE L'UNIVERSITÉ DE MONTRÉAL

Viens, Suzanne
4823, ch. Gomin
Saint-Luc
Québec

RENSEIGNEMENTS SUR L'ÉTAT DE SANTÉ
Formulaire à faire remplir par le patient ou un aidant

Pour admission élective court et long séjour

Demandez l'aide de l'infirmière si vous avez de la difficulté à voir. Autrement, cochez la réponse ou complétez une ligne libre.

Date 2010-03-01 Heure 8 h 15

Quelle est la langue que vous comprenez et que vous parlez? français ☑ anglais ☑

Autre langue ______ interprète disponible ______ tél. : ______

Lors de votre retour à la maison, qui va prendre soin de vous (repas, médication, ménage/lavage, épicerie)?
mon mari

Avec qui habitez-vous? conjoint ☑ enfants ☐ ami, autre ______ ☐ seul ☐

Recevez-vous des soins/services de votre CLSC? ☑ non ☐ oui du CLSC : ______

Quelle est la raison de votre hospitalisation ou opération? chute et blessure au dos

Avez-vous des inquiétudes reliées à votre hospitalisation ou opération? peur de paralyser au moment de l'opération

Souffrez-vous d'une autre maladie? non ☑ diabète ☐ hypertension ☐ maladie cardiaque ☐ épilepsie ☐ asthme ☐ glaucome ☐ autre ☐ ______

Portez-vous l'une de ces prothèses? ☐ *pacemaker* ☐ valve cardiaque

Avez-vous déjà été hospitalisé ou opéré? ☑ non ☐ oui Si oui, pour quelle(s) raison(s)? ______

Avez-vous déjà subi une anesthésie (endormi ou gelé)? ☑ non ☐ oui
Si oui, avez-vous eu des problèmes? ☐ non ☐ oui Lesquels : ______

Avez-vous déjà reçu du sang ou d'autres produits sanguins? non ☑ oui ☐
Si oui, avez-vous mal réagi à la transfusion? non ☐ oui ☐ Réaction : ______

Êtes-vous allergique? non ☐ oui ☑ Si oui, médicaments, aliments, pollen, latex : pénicilline

Cette allergie a déjà eu quel effet sur vous? difficulté à respirer ☐ gonflement dans la gorge ☐ autre ☑
éruption cutanée

Avez-vous plus de difficulté avec votre mémoire ou votre concentration? non ☑ oui ☐ Si oui, depuis quand? ______

Vous arrive-t-il d'avoir de la difficulté à retenir vos urines? ☑ non ☐ oui

Vous arrive-t-il de porter un coussinet pour absorber les égouttements d'urine? ☑ non ☐ oui

Êtes-vous tombé par terre dans la dernière année? ☐ non ☑ oui

Avez-vous un curateur* ou un tuteur*? non ☑ oui ☐ Si oui, nom ______ tél. : ______

* personne reconnue officiellement sur des documents légaux qui prend une décision à votre place concernant vos soins

RÉGIME ALIMENTAIRE

Suivez-vous un régime alimentaire (diète) à la maison? ☑ non ☐ oui Si oui, lequel pas d'appétit depuis trois semaines

TOURNEZ LA PAGE, s'il vous plaît

FIGURE 9.5 Exemple de formulaire de renseignements rempli par madame Viens

MÉDICAMENTS

Inscrivez le nom de tous les médicaments et autres produits que vous prenez, qu'ils soient prescrits ou non. Ce sont aussi des produits « naturels », d'homéopathie ou en vente libre.

NOM et dose	nombre de fois par jour	heure de la dernière dose	NOM et dose	nombre de fois par jour	heure de la dernière dose

Je ne me rappelle pas ☐ Je ne les ai pas avec moi ☑ J'ai ces médicaments avec moi ☐ Je les remets à l'infirmière ☐

HABITUDES

L'arrêt brusque de tabac, d'alcool ou de drogues peut causer des malaises importants lors d'une hospitalisation ou d'une opération.

Fumez-vous la cigarette ? non ☑ oui ☐ Si oui, combien de cigarettes par jour : 1-10 ☐ 11-25 ☐ 26 et plus ☐

Prenez-vous de l'alcool ? non ☑ oui ☐

Si oui, vous prenez combien de consommations en moyenne ? ______ par jour ______ par semaine

Quand avez-vous pris votre dernière consommation ? ______ heure combien ? ______

Consommez-vous des drogues ? non ☑ oui ☐ Si oui, précisez : ______

marijuana, haschich ☐ autre ______

mode de consommation et fréquence ______

Quand avez-vous pris votre dernière consommation ? ______ heure combien ? ______

Lors d'un arrêt brusque d'alcool ou de drogues, avez-vous déjà ressenti ces malaises ?

agitation ☐ hallucinations ☐ tremblements ☐ malaises physiques ______

DOULEUR OU MALAISE

Avez-vous de la douleur ? non ☐ oui ☑

Si oui, elle est à quel endroit ? *au bas du dos*

Décrivez cette douleur dans vos mots *comme une « brûlure »*

Quelle est l'intensité de cette douleur ? (0 = aucune douleur et 10 = douleur insupportable) *8 ou 9*

Depuis combien de temps avez-vous cette douleur ? *depuis ma chute*

À quel moment cette douleur survient-elle ? *tout le temps*

Par quoi est-elle soulagée ? *rien*

Avez-vous un autre malaise (symptôme) ? non ☑ oui ☐ Si oui, précisez ______

À quel moment survient-il ? ______

Par quoi est-il soulagé ? ______

Avez-vous une plaie (blessure non guérie) ? non ☑ oui ☐ Si oui, elle est à quel endroit ? ______

MERCI *de votre participation ! Une infirmière prendra vos signes vitaux et regardera avec vous ces informations.*

Espace réservé à l'infirmière **T°** *37,5* **°C** **Pouls** *78* **batt./min** **Resp.** *20* **/min** **PA** *120/80* **mm Hg**

SpO2 (sat.) *97* **%**

S.N. vérifiés ☐ (cf formulaire « Observations spéciales ») **Poids** *63* **kg** **Taille** *1,70* **m**

Autres :

Suzanne Viens

Signature de la personne qui a complété le questionnaire

Date *2010-03-01* Heure *8 h 30*

Lisa Bérubé

Signature de l'infirmière qui a révisé le questionnaire

Date *2010-03-01* Heure *9 h 00*

FIGURE 9.5 Exemple de formulaire de renseignements rempli par madame Viens (*suite*)

L'histoire de santé contient généralement les renseignements biographiques, des données de type démographique et la raison qui amène la personne à consulter un service de soins de santé. Les affirmations du client sur les raisons qui le poussent à obtenir des soins sont basées sur la perception de ce dernier. La clarification de sa perception sert à reconnaître les domaines qui peuvent nécessiter des interventions d'ordre éducatif, psychologique ou communautaire.

Si une maladie est déjà connue chez le client, l'infirmière recueille des données essentielles et pertinentes à propos des signes et des symptômes qu'il éprouve. Elle détermine le moment où ils ont fait leur apparition, s'ils se sont manifestés soudainement ou graduellement, s'ils sont toujours présents; elle se renseigne également sur leurs caractéristiques.

Les renseignements recueillis à propos des antécédents médicaux fournissent des données sur les expériences de soins de santé du client. L'infirmière vérifie également les habitudes et le mode de vie de celui-ci. La consommation d'alcool, de tabac, de caféine, la prise de médicaments en vente libre ou la prise régulière de médicaments d'ordonnance peuvent entraîner des risques de maladies du foie, des poumons, du cœur, du système nerveux ou affecter le processus de la pensée.

Il est important d'évaluer les habitudes de sommeil, d'exercice et d'alimentation au moment de planifier les soins infirmiers. La planification des soins et des traitements infirmiers devrait correspondre autant que possible au mode de vie du client. Par la suite, l'infirmière recueille l'information concernant les antécédents familiaux: elle recherche des données sur la famille immédiate et sur les parents biologiques du client. Ces données permettent, d'une part, de déterminer s'il risque d'être atteint d'une maladie génétique ou d'une affection héréditaire, et, d'autre part, de déceler les activités relatives à la promotion de la santé et à la prévention de la maladie qui pourraient nécessiter un enseignement au client. Les antécédents familiaux fournissent également de l'information sur la structure et le fonctionnement de la famille du client ▶ 15.

Les données liées au milieu environnant fournissent des renseignements sur le milieu de vie, et sur tout réseau de soutien accessible au client ou à sa famille. Cela peut comprendre la disposition des pièces dans la maison, et la présence d'obstacles quelconques ou de risques pour la sécurité ▶ 28. De plus, cette information permet de déceler les expositions aux polluants qui peuvent être dommageables pour la santé, la criminalité élevée susceptible d'empêcher un client de se promener dans le voisinage et les ressources qui peuvent l'aider à réintégrer la communauté.

Les données psychosociales révéleront le réseau de soutien du client, qui peut se composer du conjoint, des enfants, des autres membres de la famille et des amis intimes. Elles comprennent aussi les renseignements concernant la manière dont le client et sa famille réagissent au stress.

Une autre façon permettant de recueillir des renseignements objectifs et observables est l'**examen physique.** Il consiste en l'évaluation des signes vitaux, la prise d'autres mesures et l'examen de toutes les parties du corps grâce à des techniques d'inspection, de palpation, de percussion et d'auscultation ▶ 23. L'infirmière recherche les anomalies qui pourraient lui procurer de l'information sur les problèmes de santé antérieurs, actuels et futurs. Elle procède à l'examen physique après avoir établi l'histoire de santé pour vérifier certaines données plus subjectives. L'infirmière recueille également de nouvelles données (p. ex., l'apparence de la peau et la force musculaire). Pour compléter l'évaluation de la douleur ressentie par madame Viens, Lisa pourrait effectivement vérifier la force musculaire de la jambe droite puisque la cliente l'informe que la douleur s'étend à cette jambe lorsqu'elle tousse.

Types de données

L'infirmière recueille deux types de données: celles dites subjectives et celles dites objectives. Les **données subjectives** représentent la perception que le client a de ses problèmes de santé et de ses sensations internes. Seul le client peut fournir ce type d'information. Par exemple, la présence de douleur ou la signification d'une maladie sont des observations subjectives. Seule madame Viens est en mesure de fournir de l'information au sujet de la fréquence, de la durée, de la localisation et de l'intensité de sa douleur. Les données subjectives peuvent aussi inclure les sentiments d'anxiété, d'inconfort physique ou de tension psychique. L'infirmière doit savoir que ces troubles peuvent entraîner des changements physiologiques, lesquels sont établis grâce à la collecte des **données objectives,** c'est-à-dire celles qu'observe ou mesure la personne qui effectue la collecte. Les caractéristiques d'une plaie ou la mesure de la dimension d'une éruption localisée sont des exemples de données objectives. Les données objectives sont recueillies selon des normes reconnues, telles que prendre la température en degrés Celsius ou utiliser un ruban à mesurer en centimètres. La glycémie capillaire et la pression artérielle (P.A.) sont d'autres exemples de données objectives mesurables.

Jugement clinique

Lisa pourrait-elle ajouter certains éléments à l'évaluation qu'elle a faite de la douleur de madame Viens? Si oui, lesquels?

23

Le chapitre 23, *Procéder à l'évaluation de la santé et à l'examen physique,* présente les techniques de base liées à l'examen physique d'un client.

15

L'infirmière peut résumer et illustrer l'information obtenue sur la structure interne de la famille par un génogramme et une écocarte. Ces outils visuels sont présentés dans le chapitre 15, *Prendre soin de la famille.*

28

Le chapitre 28, *Veiller à la sécurité,* est consacré aux principales causes de blessures intentionnelles ou non intentionnelles, et aux facteurs de risque de traumatismes.

Les données initiales et pertinentes permettant de cibler les problèmes de santé et les besoins prioritaires de madame Viens sont présentées à l'**ENCADRÉ 9.3**.

Sources des données

Plusieurs sources de données sont disponibles pour que l'infirmière procède à l'évaluation clinique. Parmi elles, il y a le client, la famille et les proches, le dossier de santé, les données obtenues pendant l'examen physique ou celles émanant des résultats des examens diagnostiques. Les expériences antérieures de l'infirmière avec certains clients constituent une source additionnelle de données.

Dans la plupart des cas, le client demeure la meilleure source d'information. Celui qui a l'esprit alerte et qui est en mesure de répondre aux questions peut fournir des renseignements précis en ce qui a trait à ses besoins. Cependant, il est important de prendre en considération le lieu où l'infirmière interagit avec le client. S'il se trouve au service des urgences parce qu'il souffre de symptômes aigus, le client ne pourra fournir autant de renseignements que s'il se présente en consultation externe pour un examen de routine.

Dans la plupart des cas, le client demeure la meilleure source d'information.

Il arrive que la famille et les proches soient interrogés comme source primaire d'information lorsque le client est un nourrisson, un enfant, ou une personne gravement malade, désorientée, inconsciente ou atteinte d'une déficience mentale. Les proches peuvent être l'unique source de données concernant l'état de santé habituel du client, ses antécédents médicaux et chirurgicaux, l'apparition de sa maladie, et les autres renseignements dont ont besoin les infirmières et les médecins. La famille et les proches sont aussi d'importantes sources secondaires d'information. Il est important de les intégrer à la collecte des données lorsque c'est possible.

Étant donné que la collecte des données est un processus continu, l'infirmière doit communiquer avec les autres membres de l'équipe soignante. Chaque membre représente une source possible d'information permettant de recueillir et de communiquer les données ainsi que de vérifier l'information auprès d'autres sources.

Les dossiers actuel et antérieurs du client peuvent servir à vérifier son état de santé, ses antécédents médicaux et chirurgicaux, ou peuvent apporter un complément d'information. En les consultant, l'infirmière peut déceler les problèmes de santé, les réactions antérieures aux traitements et les mécanismes d'adaptation utilisés. Ils permettent aussi de vérifier les résultats d'examens diagnostiques et de laboratoire. Si le client a reçu des soins dans un centre de santé et de services sociaux (CSSS) ou dans un centre de jour, l'infirmière devrait obtenir les données de ces dossiers. Elle peut demander de recevoir un résumé de dossier venant d'autres établissements avec l'autorisation obligatoire du client.

COLLECTE DES DONNÉES

ENCADRÉ 9.3 Situation clinique de madame Viens

Données subjectives

- Qualifie sa douleur d'insupportable
- Évalue l'intensité de la douleur à 8 ou 9 sur 10
- Redoute la chirurgie

Données objectives

- Présente une rupture d'un disque intervertébral au niveau lombaire
- Bouge avec difficulté
- Grimace pendant les mouvements

9.1.3 Analyse et interprétation des données

Afin d'évaluer la situation de santé du client, l'infirmière doit analyser et interpréter les données recueillies pendant la collecte des données et établir le profil clinique évolutif de cette situation. L'analyse et l'interprétation des données constituent la deuxième étape de la démarche de soins. En recherchant les différentes manifestations des problèmes de santé et leur cause, l'infirmière pourra, grâce à son jugement clinique, formuler les constats de son évaluation concernant les problèmes de santé et les besoins du client. Deux grands types de constats permettent d'établir le profil clinique du client : les constats généraux, qui seront consignés au PSTI, et les constats prioritaires pour le suivi clinique du client, consignés au PTI (plan thérapeutique infirmier). De plus, dans le cas des constats généraux, l'infirmière sera en mesure d'établir les **diagnostics infirmiers** pertinents à la situation pour élaborer le PSTI du client. Elle pourra alors fixer les objectifs de soins, préciser les résultats escomptés et les interventions nécessaires à leur atteinte. À la suite de l'exécution des interventions, elle évaluera l'atteinte des objectifs fixés et l'ensemble de sa démarche, si nécessaire.

L'infirmière fait appel à ses connaissances scientifiques et à son expérience pour analyser et interpréter les données recueillies sur le client. Le fait de consulter des publications médicales, pharmacologiques ou de soins infirmiers l'aide à approfondir son analyse des signes et des symptômes, et à mieux comprendre les traitements et les pronostics de maladies précises. De plus, ses lectures constituent une source d'inspiration pour déterminer le suivi clinique et les interventions appropriées.

Le processus de formulation des constats de l'évaluation comporte plusieurs étapes décisionnelles similaires à celles de la démarche de soins menant à l'élaboration du PSTI. Il consiste à recueillir les données, à les analyser, à les interpréter et à établir les besoins prioritaires du client **FIGURE 9.6**. Il s'agit d'un processus dynamique qui demande à l'infirmière de réfléchir aux données recueillies et aux soins dont le client a besoin (OIIQ, 2002).

Pour en arriver aux constats de l'évaluation, l'infirmière, une fois qu'elle a recueilli les données, doit les valider, les regrouper et les mettre en relation entre elles. Elle doit alors les examiner pour déceler une tendance, une orientation en ce qui a trait à la santé du client. Elle compare ensuite les données avec les normes connues de santé pour déterminer les problèmes de santé actuels ou potentiels du client ainsi que ses besoins. Ainsi, pour vérifier si une tendance se dessine, l'infirmière examine les données recueillies en les regroupant. Un groupe est un ensemble de signes ou de symptômes rassemblés dans un ordre logique et duquel émerge une tendance. Considérés séparément, ces signes ou ces symptômes peuvent correspondre à différents besoins ou problèmes de santé actuels ou potentiels. Par contre, en

Diagnostic infirmier : Énoncé d'un jugement clinique sur les réactions aux problèmes de santé présents ou potentiels d'une personne, d'un groupe ou d'une collectivité. Il est complémentaire du diagnostic médical et ne s'y substitue pas. D'une façon générale, il est centré sur les besoins de la personne et non directement sur sa pathologie.

Connaître les éléments de base de la recherche en soins infirmiers et utiliser judicieusement dans sa pratique les résultats probants issus de la recherche sont des savoirs reconnus chez une infirmière compétente (OIIQ, 2009).

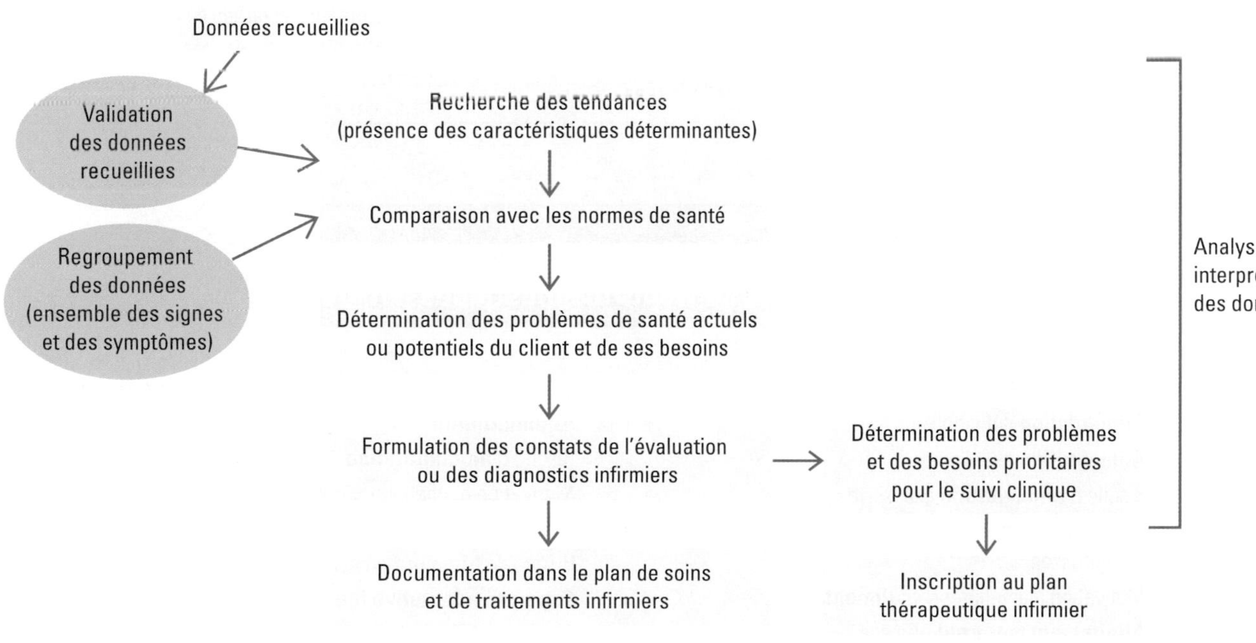

FIGURE 9.6 Analyse et interprétation des données en vue de la formulation des constats de l'évaluation ou des diagnostics infirmiers

■ **Taxinomie :** Classification, suite d'éléments formant des listes qui concernent un domaine, une science. Dans l'usage, le terme *taxonomie* s'est implanté comme synonyme de *taxinomie*.

les analysant et en les regroupant, l'infirmière commence à entrevoir des tendances ayant trait à la santé « fonctionnelle » du client et à l'effet éventuel que le problème peut avoir sur son degré d'autonomie **ENCADRÉ 9.4**. Lorsque l'infirmière reconnaît une tendance et établit une relation entre plusieurs tendances, les constats de son évaluation du client commencent à se préciser. Par exemple, dans la situation de madame Viens, Lisa retient de sa collecte des données que la cliente a beaucoup de douleur, qu'elle verbalise son inconfort et qu'elle grimace lorsqu'elle se tourne. Ainsi, Lisa pourrait établir que la cliente éprouve un inconfort persistant et une diminution de sa mobilité. C'est cette analyse qui permet de formuler les constats de l'évaluation à la deuxième étape de la démarche de soins **FIGURE 9.1**.

Diagnostics infirmiers

Pour les fins du PSTI, les constats de l'évaluation peuvent, notamment, être formulés selon la **taxinomie** des diagnostics infirmiers proposée par la NANDA-International (NANDA-I). Ces libellés de diagnostics infirmiers normalisés et validés peuvent définir clairement les problèmes ou les besoins du client, et donc améliorer la communication entre les membres de l'équipe soignante **ENCADRÉ 9.5**. Contrairement au **diagnostic médical,** ils décrivent la réaction du client à la maladie ou au trouble ; ils établissent une distinction entre le rôle du médecin et celui de l'infirmière, et permettent à cette dernière de se concentrer sur sa propre fonction. Ils peuvent donc se révéler fort utiles pour soutenir l'infirmière dans l'énoncé des problèmes de santé actuels ou potentiels du client ainsi que de ses besoins.

Jugement clinique

À la lumière des données connues au sujet de madame Viens, y aurait-il un autre constat de l'évaluation possible ?

ENCADRÉ 9.4 Regroupements des données cliniques observées chez madame Viens

État physique et développemental
- Rupture d'un disque intervertébral lombaire
- Douleur lombaire
- Grimace lorsqu'elle se tourne

État intellectuel
- Se montre ouverte
- Verbalise son état

État émotionnel
- Est anxieuse
- Fuit le regard quand elle parle de la chirurgie

État social
- Propriétaire d'une entreprise avec son conjoint ; elle y travaille

ENCADRÉ 9.5 Diagnostics infirmiers validés par la NANDA-I, par ordre alphabétique des concepts diagnostiques (en gras)

Risque d'**accident**
Alimentation déficiente
Alimentation excessive
Risque d'**alimentation** excessive
Mode d'**alimentation** inefficace chez le nouveau-né / nourrisson
Motivation à améliorer son **alimentation**
Allaitement maternel efficace
Allaitement maternel inefficace
Allaitement maternel interrompu
Angoisse devant la mort
Anxiété
Risque de perturbation de l'**attachement parent-enfant**
Automutilation
Risque d'**automutilation**
Motivation à améliorer son **bien-être**
Motivation à améliorer son **bien-être spirituel**
Risque de **blessure** en périopératoire
Capacité adaptative intracrânienne diminuée
Chagrin chronique
Champ énergétique perturbé
Risque de **chute**
Communication verbale altérée
Motivation à améliorer sa **communication**

ENCADRÉ 9.5

Diagnostics infirmiers validés par la NANDA-I, par ordre alphabétique des concepts diagnostiques (en gras) (*suite*)

Réceptivité du nouveau-né / nourrisson à progresser dans son organisation **comportementale**
Désorganisation **comportementale chez le nouveau-né / nourrisson**
Risque de désorganisation **comportementale chez le nouveau-né / nourrisson**
Motivation à améliorer le **concept de soi**
Conflit décisionnel
Confusion aiguë
Confusion chronique
Motivation à améliorer ses **connaissances**
Connaissances insuffisantes (préciser)
Constipation
Pseudo-**constipation**
Risque de **constipation**
Contamination
Risque de **contamination**
Retard de la **croissance** et du développement
Risque de **croissance** anormale
Débit cardiaque diminué
Motivation à améliorer sa prise de **décision**
Dégagement inefficace **des voies respiratoires**
Trouble de la **déglutition**
Déni non constructif
Dentition altérée
Détresse morale
Détresse spirituelle
Risque de **détresse spirituelle**
Deuil anticipé
Deuil dysfonctionnel
Risque de **deuil** dysfonctionnel
Risque de retard du **développement**
Diarrhée
Risque d'atteinte à la **dignité humaine**
Douleur aiguë
Douleur chronique
Dynamique familiale dysfonctionnelle : alcoolisme
Dynamique familiale perturbée
Motivation à améliorer la **dynamique familiale**
Risque de **dysfonctionnement neurovasculaire périphérique**
Dysréflexie autonome
Risque de **dysréflexie** autonome
Échanges gazeux perturbés
Perte d'**élan vital**
Élimination urinaire altérée
Motivation à améliorer son **élimination urinaire**
Entretien inefficace **du domicile**
Motivation à améliorer son **équilibre hydrique**
Errance
Motivation à accroître son sentiment d'**espoir**
Perte d'**espoir**
Diminution chronique de l'**estime de soi**
Diminution situationnelle de l'**estime de soi**
Risque de diminution situationnelle de l'**estime de soi**
Fatigue
Risque d'aspiration (**fausse route**)
Risque d'altération de la **fonction hépatique**
Hyperthermie
Hypothermie
Identité personnelle perturbée
Image corporelle perturbée
Risque de syndrome d'**immobilité**
Motivation à améliorer son **immunisation**
Inadaptation à un changement dans l'état de santé
Syndrome d'**inadaptation à un changement** de milieu
Risque de syndrome d'**inadaptation à un changement** de milieu
Incontinence fécale
Incontinence urinaire à l'effort
Incontinence urinaire complète
Incontinence urinaire fonctionnelle
Incontinence urinaire par besoin impérieux
Risque d'**incontinence urinaire** par besoin impérieux
Incontinence urinaire réflexe
Incontinence urinaire par engorgement
Risque d'**infection**
Atteinte à l'**intégrité de la peau**
Risque d'atteinte à l'**intégrité de la peau**
Atteinte à l'**intégrité des tissus**
Interactions sociales perturbées
Syndrome d'**interprétation** erronée **de l'environnement**
Intolérance à l'activité
Risque d'**intolérance à l'activité**
Risque d'**intoxication**
Irrigation tissulaire inefficace
Isolement social
Activités de **loisirs** insuffisantes
Maintien inefficace **de l'état de santé**

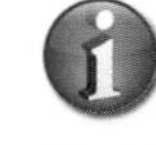

Dès 1973, le recensement et la classification des diagnostics infirmiers ont été réalisés aux États-Unis grâce au travail de centaines d'infirmières. En 1982, la North American Nursing Diagnosis Association (NANDA) voit le jour et donne la première définition du diagnostic infirmier. En 2002, la NANDA change de nom pour devenir NANDA-International afin de mieux refléter l'utilité des diagnostics infirmiers pour la communauté internationale de la santé.

ENCADRÉ 9.5 **Diagnostics infirmiers validés par la NANDA-I, par ordre alphabétique des concepts diagnostiques (en gras) (*suite*)**

Difficulté à la **marche**
Mécanismes de protection inefficaces
Troubles de la **mémoire**
Mobilité physique réduite
Mobilité réduite au lit
Mobilité réduite en fauteuil roulant
Risque de syndrome de **mort subite du nourrisson**
Atteinte de la **muqueuse buccale**
Nausée
Négligence de l'hémicorps
Non-observance
Opérations de la pensée perturbées
Trouble de la **perception sensorielle**
Peur
Syndrome **post-traumatique**
Risque de syndrome **post-traumatique**
Motivation à améliorer son **pouvoir d'action**
Pratique religieuse perturbée
Risque de perturbation dans la **pratique religieuse**
Motivation à améliorer sa **pratique religieuse**
Motivation à améliorer la prise en charge de son **programme thérapeutique**
Prise en charge efficace du **programme thérapeutique**
Prise en charge inefficace du **programme thérapeutique**
Prise en charge inefficace du **programme thérapeutique** par une collectivité
Prise en charge inefficace du **programme thérapeutique** par la famille
Réaction allergique au latex
Risque de **réaction allergique au latex**
Recherche d'un meilleur niveau de santé
Mode de **respiration** inefficace
Respiration spontanée altérée
Rétablissement postopératoire retardé
Rétention urinaire
Exercice inefficace **du rôle**
Tension dans l'**exercice du rôle de l'aidant naturel**
Risque de tension dans l'**exercice du rôle de l'aidant naturel**
Conflit quant au **rôle parental**
Exercice du **rôle parental** perturbé
Motivation à améliorer l'exercice du **rôle parental**
Risque de perturbation dans l'exercice du **rôle parental**
Sentiment d'impuissance
Risque de **sentiment d'impuissance**
Risque de **sentiment de solitude**
Intolérance au **sevrage de la ventilation assistée**
Dysfonctionnement **sexuel**
Habitudes **sexuelles** perturbées
Soins personnels
Déficit de **soins personnels** : s'alimenter
Déficit de **soins personnels** : se laver / effectuer ses soins d'hygiène
Déficit de **soins personnels** : se vêtir ou soigner son apparence
Déficit de **soins personnels** : utiliser les toilettes
Motivation à améliorer ses **soins personnels**
Habitudes de **sommeil** perturbées
Motivation à améliorer son **sommeil**
Privation de **sommeil**
Motivation à améliorer ses **stratégies d'adaptation**
Motivation d'une collectivité à améliorer ses **stratégies d'adaptation**
Stratégies d'adaptation défensives
Motivation d'une famille à améliorer ses **stratégies d'adaptation**
Stratégies d'adaptation familiales compromises
Stratégies d'adaptation familiales invalidantes
Stratégies d'adaptation inefficaces
Stratégies d'adaptation inefficaces d'une collectivité
Risque de **suffocation**
Risque de **suicide**
Risque de **température corporelle** anormale
Thermorégulation inefficace
Difficulté au moment d'un **transfert**
Risque de **trauma**
Mode de **vie sédentaire**
Syndrome du traumatisme de **viol**
Syndrome du traumatisme de **viol** : réaction mixte
Syndrome du traumatisme de **viol** : réaction silencieuse
Risque de **violence** envers les autres
Risque de **violence** envers soi
Déficit de **volume liquidien**
Risque de déficit de **volume liquidien**
Excès de **volume liquidien**
Risque de déséquilibre de **volume liquidien**

Source : Tiré de NANDA International (2008). *Diagnostics infirmiers : définitions et classification, 2007-2008* (9e éd.). Paris : Masson.

Pour formuler un problème ou un besoin sous forme de diagnostic infirmier, l'infirmière sélectionne la description (libellé du diagnostic infirmier) qui convient. Il est important d'examiner les données recueillies pour établir les besoins du client et ne pas se concentrer exclusivement sur ses problèmes de santé. Par exemple, dans le cas de madame Viens, pour un diagnostic infirmier correspondant à « exercice inefficace du rôle (travail) lié au traumatisme physique », la cliente a besoin de trouver des stratégies d'adaptation pour s'assurer que le travail à son entreprise est réalisé durant sa convalescence. En travaillant avec la cliente pour résoudre le problème énoncé, l'infirmière réussira à la rendre plus autonome et à améliorer son degré de bien-être, et elle l'aidera à éviter des problèmes de santé ultérieurs. Lorsqu'elle décèle les besoins prioritaires et les problèmes d'un client, l'infirmière ne doit pas oublier qu'ils ne sont pas uniquement liés aux altérations physiques **TABLEAU 9.1**.

L'infirmière doit aussi déterminer si les problèmes énoncés sont actuels ou potentiels (de type « risque » selon la taxinomie des diagnostics infirmiers). Un problème actuel est perçu ou subi par le client, et se manifeste par des signes évidents, comme une perturbation des habitudes de sommeil liée à un environnement bruyant. Un problème potentiel décrit les réactions du client à des troubles ou à des processus vitaux susceptibles de se manifester chez une personne, une famille ou une collectivité particulièrement vulnérable (NANDA-I, 2007). Ces problèmes avertissent l'infirmière de la nécessité de procéder à des interventions préventives (Gordon, 1994). Par exemple, en phase postopératoire, madame Viens est plus à risque de souffrir de dégagement inefficace des voies respiratoires lié à la douleur de l'incision et à la douleur préopératoire lui ayant causé des restrictions de la mobilité. Si la

Il est important d'examiner les données recueillies pour établir les besoins du client et ne pas se concentrer exclusivement sur ses problèmes de santé.

CONSTAT DE L'ÉVALUATION

TABLEAU 9.1 Problèmes ciblés chez madame Viens

Regroupement des données	Détermination des problèmes ou des besoins	Diagnostics infirmiers retenus
• Rupture d'un disque intervertébral lombaire • Verbalise l'inconfort • Grimace lorsqu'elle se tourne	• Inconfort persistant • Diminution de la mobilité	Douleur aiguë
• Affirme avoir hâte que la chirurgie soit terminée • Fuit le regard	• Questionnement quant à la chirurgie	Anxiété
• Première hospitalisation • Première chirurgie	• Absence de connaissances sur les soins et la routine postopératoires	Manque de connaissances

Mise en contexte (*suite*)

Lisa a procédé à l'évaluation initiale de madame Viens lors de l'entrevue. L'information recueillie fait émerger quatre problèmes différents. Lisa doit passer en revue les données collectées pour déterminer les problèmes de santé actuels ou potentiels de la cliente ainsi que ses besoins prioritaires, et émettre les constats de l'évaluation qui s'appliquent à la situation de madame Viens. Certaines données informent Lisa sur le fait que la cliente possède peu d'information sur la chirurgie et la période postopératoire. Lisa sait, par expérience, que les problèmes communs pendant cette période incluent les infections et la rétention urinaire. Elle travaillera étroitement avec le médecin et d'autres membres de l'équipe soignante dans le but d'éviter ou de réduire au minimum ces problèmes.

cliente souffre d'une lésion chirurgicale qui limite la mobilité, il y a aussi risque d'atteinte à l'intégrité de la peau. Pour ce type de diagnostic ou de problème, il est très important que des données qui confirment la vulnérabilité de la cliente, notamment des données d'ordre physiologique, psychologique et familial, ainsi que des données liées au mode de vie et au milieu, soient considérées.

Validation des constats de l'évaluation

Des erreurs peuvent se glisser au cours de l'évaluation clinique. Ces dernières peuvent avoir des répercussions sur le choix des interventions, sur les résultats de celles-ci et, par conséquent, sur l'état de santé du client. L'infirmière doit donc se donner les moyens de pallier les différentes sources d'erreurs d'analyse et d'interprétation des données **TABLEAU 9.2**.

Une rédaction concise et structurée du constat de l'évaluation facilite la communication avec les autres infirmières et les professionnels de la santé **ENCADRÉ 9.6**. En ce sens, la taxinomie des diagnostics infirmiers peut être un atout pour soutenir la formulation de problèmes et de besoins dans l'élaboration du PSTI. ■

TABLEAU 9.2 Sources d'erreurs au cours de l'évaluation clinique

Sources d'erreurs	Moyens pour pallier les erreurs	Exemples de validation de l'interprétation auprès de madame Viens
Collecte des données • Manque de connaissances ou de compétences chez le client • Données inexactes • Données manquantes • Désorganisation **Regroupement des données** • Indices insuffisants • Regroupement incorrect • Conclusion prématurée ou précoce (sauter aux conclusions trop rapidement lorsque les données sont incomplètes) **Interprétation des données** • Interprétation inexacte des indices • Indices contradictoires non considérés • Utilisation d'un nombre insuffisant d'indices • Utilisation de données non fiables, invalides ou non pertinentes • Influences culturelles ou stade de développement non considérés **Formulation du constat ou du diagnostic infirmier** • Sélection du mauvais libellé de diagnostic infirmier • Considération du trouble en tant que problème qui concerne une collectivité • Énoncé du problème ou diagnostic infirmier non validé avec le client	• Utiliser un instrument qui structure la collecte des données (à partir d'un modèle de soins infirmiers, entre autres). • Rechercher d'autres données si celles qui ont été collectées sont insuffisantes. • Valider le diagnostic ou le constat avec d'autres infirmières, à partir des regroupements de données recueillies. • Valider l'énoncé du problème auprès du client. • Consulter des ouvrages publiés sur le sujet. • Faire appel à des collègues plus expérimentées ou à des infirmières détenant une formation plus poussée, notamment les infirmières praticiennes spécialisées. • Poursuivre sa formation ou tenir ses connaissances théoriques à jour par la formation continue ou par d'autres moyens afin de disposer d'un ensemble de connaissances utiles à la détermination et à la compréhension des problèmes. • Rédiger l'énoncé du problème dans un langage adapté, concis et précis, à l'aide d'une terminologie correcte qui traduit la réaction du client à la maladie ou à l'affection dont il est atteint.	Lisa pourrait faire plusieurs interprétations des renseignements recueillis pendant l'entrevue avec madame Viens, mais elle utilise son jugement clinique pour s'assurer que son évaluation est précise et complète. Elle valide ses interprétations avec la cliente : **Lisa** – Vous semblez préoccupée par l'issue de la chirurgie ; êtes-vous inquiète au regard de ce qui vous attend ? Madame Viens confirme l'évaluation de Lisa : **Mme Viens** – Oui, je suis inquiète. Je n'ai jamais été hospitalisée, je ne sais pas ce que cela implique. Je suis une personne qui aime recevoir de l'information et je veux prendre les bonnes décisions.

ENCADRÉ 9.6 Conseils pour la formulation des constats de l'évaluation

- Faire état de la cause pouvant être traitée
- Énoncer le problème visé par le traitement ou les examens diagnostiques, plutôt que le traitement ou les examens diagnostiques eux-mêmes.
- Décrire la réaction du client à l'équipement et non pas l'équipement lui-même.
- Énoncer les problèmes du client et non pas les problèmes de l'infirmière.
- Décrire le problème du client, et non pas les interventions et les directives de l'infirmière, lesquelles doivent d'ailleurs servir à réduire les problèmes du client.
- Déterminer le problème du client plutôt qu'établir l'objectif de soins, car celui-ci est fixé en fonction du problème.
- Porter des jugements professionnels et non préjudiciables. Les constats de l'évaluation s'appuient sur les données subjectives et objectives concernant le client, et ne doivent pas tenir compte des valeurs et des croyances personnelles de l'infirmière.
- Éviter les énoncés qui peuvent compromettre l'infirmière sur le plan juridique (Carpenito-Moyet, 2008). Les formulations qui suggèrent un blâme, une négligence ou une faute professionnelle peuvent donner lieu à un litige.
- Cerner le problème ainsi que la cause et éviter les énoncés circulaires qui impliquent un retour au point de départ.
- Mentionner un seul problème dans l'énoncé, car les résultats escomptés sont différents pour chaque problème.

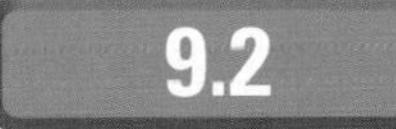

9.2 Planification des soins et interventions cliniques

Après avoir formulé les constats de l'évaluation, l'infirmière établit les priorités parmi les besoins et les problèmes du client, c'est-à-dire qu'elle les classe par ordre d'importance. L'établissement des priorités de soins aide l'infirmière à choisir les interventions et à déterminer leur ordre d'exécution lorsqu'un client présente de multiples problèmes ou perturbations (Hendry & Walker, 2004). Aussi, à partir des problèmes et des besoins identifiés, l'infirmière détermine les priorités de suivi clinique, et inscrit les problèmes ou besoins prioritaires au plan thérapeutique infirmier. Cette phase de priorisation correspond à la troisième étape de la démarche de soins, soit la planification. Selon la mosaïque des compétences cliniques de l'infirmière adoptée par l'OIIQ, elle fait appel aux compétences liées aux interventions cliniques, plus particulièrement à la quatrième dimension professionnelle, soit la planification des soins et l'établissement des priorités **FIGURE 9.1**.

9.2.1 Établissement des priorités et des résultats escomptés

Avant de prodiguer les soins requis selon les besoins ou les problèmes prioritaires, l'infirmière détermine, en collaboration avec le client, les objectifs poursuivis et les résultats escomptés des soins en question. Les énoncés d'objectifs et de résultats escomptés doivent comporter un délai d'exécution au bout duquel ceux-ci sont évalués. Le délai dépend de la nature du problème, de sa cause, de l'état général du client et du milieu de soins. Il faut rappeler que la démarche de soins incorpore, le cas échéant, toute intervention requise de façon immédiate par la condition de la personne.

La démarche de soins incorpore, le cas échéant, toute intervention requise de façon immédiate par la condition de la personne.

Il importe que les objectifs et les résultats escomptés soient centrés sur le client ; ils doivent également être singuliers, observables, mesurables, limités dans le temps, mutuels et réalistes **TABLEAU 9.3**. Consciente des normes de pratique, de la sécurité du client et de ses besoins fondamentaux, l'infirmière peut en outre faire appel à son expérience et à ses connaissances pour orienter certains objectifs et résultats escomptés.

Jugement clinique

En collaboration avec madame Viens, Lisa énonce l'objectif suivant : *Madame Viens ne présentera pas de complications postopératoires d'ici son congé de l'hôpital.*

Quels critères de rédaction sont respectés dans la formulation de cet objectif ?

TABLEAU 9.3 Critères de rédaction d'un énoncé d'objectif ou d'un résultat escompté

CRITÈRE	CARACTÉRISTIQUES	CONDITIONS
Centré sur le client	• Correspond aux comportements du client et aux réactions qu'on attend de lui à la suite des interventions infirmières.	• Ne pas libeller comme une intervention.
Singulier	• Assure plus de précision dans l'évaluation des réactions du client quant aux interventions infirmières.	• Aborder une seule réaction comportementale chez le client.
Observable	• Permet à l'infirmière de noter les changements qui se produisent chez le client. Pour évaluer les résultats, questionner simplement le client ou l'observer à l'aide de méthodes d'évaluation.	• Formuler avec un verbe d'action (p. ex., préparer, marcher, expliquer, énumérer). • Reposer sur des données physiologiques, sur les connaissances du client et sur son comportement.
Mesurable	• Permet de quantifier objectivement les changements dans l'état du client et d'évaluer de façon rigoureuse la réaction de celui-ci aux soins.	• Utiliser des termes qui décrivent spécifiquement la qualité, la quantité, la fréquence et le poids, selon le contexte. • Ne pas utiliser de qualificatifs vagues comme « *normal* », « *stable* », « *acceptable* » ou « *suffisant* », car ils ont une signification différente pour chaque personne.
Limité dans le temps	• Aide l'infirmière et le client à déterminer si le progrès se fait à un rythme raisonnable.	• Indiquer à quel moment la réaction attendue devrait survenir. • Dans l'éventualité où le résultat escompté ne serait pas atteint, mais qu'il convient toujours aux soins du client, fixer une date ultérieure pour une nouvelle évaluation.
Mutuel	• Fait en sorte que le client et l'infirmière s'entendent sur les résultats escomptés. • Peut augmenter la motivation et la coopération du client.	• Ne pas imposer ses valeurs personnelles dans ce processus. L'infirmière peut faire appel à son expérience et à ses connaissances pour orienter certains objectifs et résultats escomptés.
Réaliste	• Peut rapidement donner au client et à l'infirmière un sentiment de satisfaction, et accroître la motivation ainsi que la coopération du client.	• Prévoir un objectif réalisable à court terme. • Connaître les ressources de l'établissement, de la famille et du client, de même que les capacités physiologiques, émotionnelles, cognitives et socioculturelles de la personne soignée.

Pour n'importe quel diagnostic infirmier, des résultats escomptés sont suggérés par la classification des résultats de soins infirmiers de l'Université de l'Iowa (CRSI), ou Nursing Outcomes Classification (NOC). Ces résultats présentent des énoncés pour décrire ce que les soins de l'infirmière permettent d'accomplir et incluent des indicateurs pour mesurer le succès des interventions **TABLEAU 9.4**. La CRSI/NOC contient des résultats pour les personnes soignées, les

TABLEAU 9.4 Exemples de liens entre les diagnostics infirmiers et les résultats escomptés pour la situation clinique de madame Viens

Diagnostic infirmier (suggéré par NANDA-I)	Résultats escomptés (suggérés par CRSI/NOC)	Exemples d'indicateurs de résultats
Douleur aiguë	Soulagement de la douleur	• Exprime verbalement l'intensité de la douleur ressentie. • Adopte une position antalgique.
	Niveau de bien-être	• Exprime un bien-être physique. • Est satisfaite de la gestion de la douleur.
Anxiété	Maîtrise de l'anxiété	• Cherche à obtenir de l'information afin de réduire l'anxiété. • Utilise des techniques de relaxation pour réduire l'anxiété.
	Stratégies d'adaptation	• Verbalise un sentiment de maîtrise. • Trouve les modes d'adaptation efficaces.

Source : Adapté de Moorhead, S., Johnson, M., Mass, M.L., & Swanson, E. (2008). *Nursing outcomes classification (NOC)* (4th ed.). St. Louis, Mo. : Mosby.

proches aidants, la famille et la communauté. Cette classification demeure peu utilisée dans les milieux cliniques québécois, mais ses caractéristiques avantageuses pourraient faciliter l'évaluation de l'efficacité des interventions de soins pour les infirmières qui souhaitent y recourir.

9.2.2 Détermination des interventions infirmières

Les interventions de soins, les stratégies ou les actions sont choisies une fois que les objectifs et les résultats escomptés ont été établis. Les interventions infirmières représentent les actions qui ont pour but d'aider le client à passer de son état de santé immédiat à celui décrit dans l'objectif, lequel peut être mesuré à l'aide des résultats escomptés (Gordon, 1994).

Le choix des interventions qui conviennent est un processus décisionnel qui requiert un jugement clinique (Bulechek, Butcher, & Dochterman, 2008). L'infirmière se base sur l'analyse et l'interprétation de l'information obtenue lors de la collecte des données auprès du client, et elle utilise ses connaissances et son expérience pour choisir les interventions appropriées à la situation de celui-ci **FIGURE 9.7**. Ce processus l'aide aussi à déterminer les interventions qui permettront d'atteindre, avec succès, les objectifs et les résultats escomptés établis pour chaque problème ou besoin **FIGURE 9.8**. De plus, avant de choisir une intervention, l'infirmière doit en connaître les fondements scientifiques et faire preuve de compétences (habiletés, attitudes).

L'infirmière doit faire appel à son habileté à prendre des décisions cliniques pour déterminer les interventions appropriées aux besoins et à la situation d'une personne malade. Pour faire un bon choix, elle révise les plans de soins standardisés, les cheminements cliniques, les guides de politiques et procédures (p. ex., au sujet des ordonnances collectives ou des règles de soins infirmiers), les publications qui ont pour sujet les soins infirmiers, les meilleures pratiques de soins ou les résultats probants, et elle collabore avec les autres professionnels de la santé. À mesure qu'elle acquiert de l'expérience, l'infirmière affine son processus de réflexion et en vient à le fonder sur l'expérience acquise dans des situations similaires (Benner, 1995)

Afin de faciliter le travail de l'infirmière quant à l'énoncé des interventions, la classification des interventions de soins infirmiers de l'Université de l'Iowa (CISI), ou Nursing Interventions Classification (NIC), propose un ensemble d'interventions de soins qui forme une base de données pour favoriser la communication entre les infirmières au moment de la prestation des soins de santé et pour faciliter la comparaison des résultats (Bulechek et al., 2008).

Antalgique : De nature à calmer la douleur.

Jugement clinique

À partir de son évaluation, Lisa serait-elle en mesure d'intervenir adéquatement par rapport au problème prioritaire de la cliente ? Justifiez votre réponse.

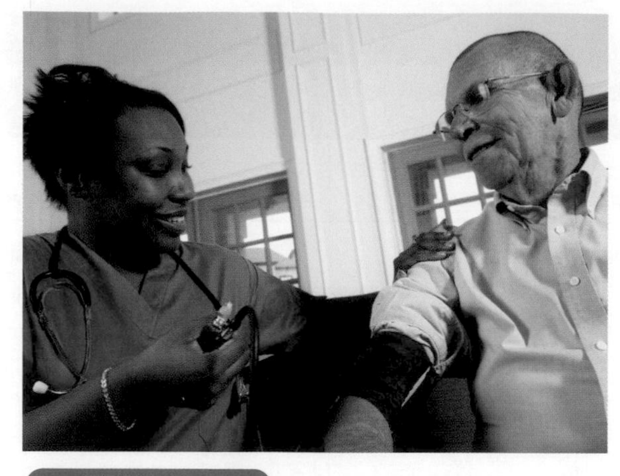

FIGURE 9.7 L'infirmière se base sur sur les différentes sources d'information pour prendre une décision clinique.

La classification des interventions contribue à faire évoluer les connaissances dans le domaine des soins infirmiers (McCloskey & Bulechek, 2000) et aide à différencier la pratique infirmière de celle des autres professionnels de la santé. La taxinomie peut aider l'infirmière à formuler les interventions au moment de la planification en vue d'atteindre les objectifs de soins et les résultats escomptés.

Les interventions classées dans la CISI/NIC sont également liées à des diagnostics infirmiers suggérés par la NANDA-I (2007) pour en faciliter l'utilisation. Par exemple, comme Lisa a établi un diagnostic infirmier de « douleur aiguë » pour madame Viens, de nombreuses interventions sont recommandées, y compris la gestion de la douleur, l'administration d'un analgésique et la réduction de l'anxiété. Chacune de ces interventions comporte une variété d'activités pour soutenir les infirmières dans la planification des soins **ENCADRÉ 9.7**. Cette nomenclature peut ensuite être utilisée par l'infirmière pour faciliter l'élaboration du PSTI.

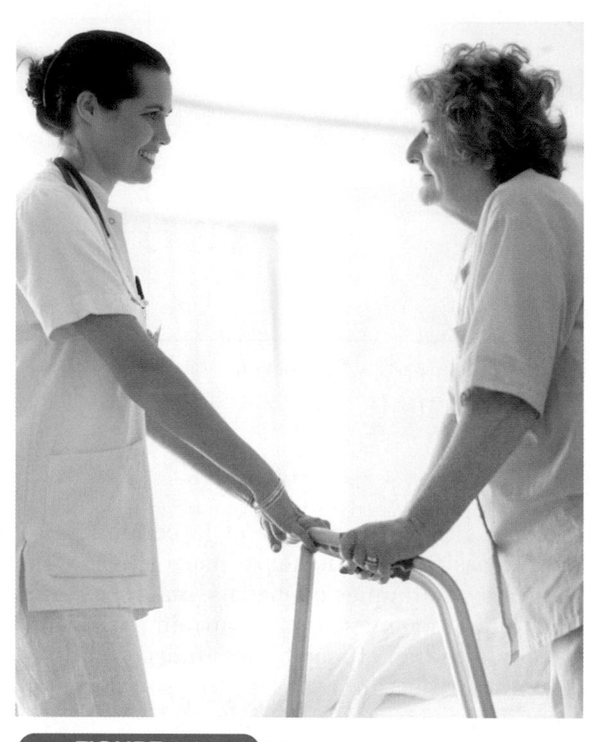

FIGURE 9.8 L'infirmière exerce son jugement clinique pour choisir les interventions appropriées.

ENCADRÉ 9.7 Exemples d'intervention et d'activités de soins infirmiers selon la CISI/NIC liées à la situation clinique de madame Viens

Intervention : Gestion de la douleur

Exemples d'activités :

- Procéder à l'évaluation de la douleur : localisation, caractéristiques, moment de l'apparition, durée, fréquence des épisodes douloureux, qualité, intensité et facteurs déclenchants.
- Observer les indices non verbaux de malaise ou de douleur.
- S'assurer que la cliente reçoit l'analgésique approprié.
- Déterminer l'impact de l'expérience douloureuse sur la qualité de vie (humeur, appétit, activité, sommeil, performances au travail, etc.).
- Donner de l'information à la cliente sur la douleur, ses origines, sa durée prévisible et l'éventuel inconfort lié aux interventions.
- Tenir compte du type et de l'origine de la douleur au moment du choix d'une stratégie pour la soulager.

Source : Adapté de Bulechek, G.M., Butcher, H.K., & Dochterman, J.M. (2008). *Nursing interventions classification (NIC)* (5th ed.). St. Louis, Mo. : Mosby.

9.2.3 Élaboration du plan de soins et de traitements infirmiers

Il existe de nombreux instruments pour communiquer les soins infirmiers d'un client au personnel soignant. L'un d'eux est le PSTI. Cet outil de planification des soins comprend les problèmes ou les besoins ciblés, ou les diagnostics infirmiers, les objectifs et les résultats escomptés, et les interventions infirmières précises. Il est élaboré en partenariat avec le client et sa famille, et avec la collaboration des autres membres de l'équipe soignante concernés.

L'infirmière avisée demeure attentive aux changements dans l'état du client en assurant la surveillance clinique nécessaire et en déterminant l'efficacité des interventions effectuées. Étant donné que l'état de santé du client change continuellement, le PSTI doit être mis à jour régulièrement. Par conséquent, il doit être suffisamment flexible pour que les changements nécessaires puissent y être inclus.

Les **cheminements cliniques** (suivi systématique des clientèles) sont une autre méthode utilisée pour communiquer les soins infirmiers ▶ 10. Ils permettent au personnel de toutes les disciplines (p. ex., en médecine, en soins infirmiers, en pharmacie et en service social) de mettre sur pied des plans d'intervention interdisciplinaire pour la durée du séjour prévue ou de déterminer le nombre de visites nécessaires pour les clients présentant un cas particulier. Lorsqu'ils sont utilisés pour planifier les soins, les cheminements cliniques permettent l'élimination de nombreux autres formulaires (p. ex., le PSTI, les diagrammes) puisque toutes les composantes sont comprises dans le modèle de cheminement clinique.

Au Québec, le plan thérapeutique infirmier, qui fait l'objet d'une norme professionnelle, permet une communication claire du suivi clinique. Il permet également de laisser une trace permanente des décisions cliniques de l'infirmière concernant le suivi prioritaire de la condition du client. « Le plan thérapeutique infirmier n'est pas un outil de planification des soins, mais bien une note évolutive au dossier du client qui fait état de décisions cliniques en amont de la planification des soins. » (OIIQ, 2006) Les détails relatifs à la détermination d'un PTI sont abordés dans la **SECTION 9.4**.

But du plan de soins et de traitements infirmiers

Le plan de soins et de traitements infirmiers est un document écrit orientant ou décrivant les soins infirmiers du client, et documentant ses besoins en matière de soins de santé. De plus, il permet de communiquer aux autres infirmières et professionnels de la santé des données pertinentes recueillies auprès du client, et il présente une liste de problèmes et de traitements concernant ce dernier. Il vise à réduire les risques de prodiguer des soins incomplets, inexacts ou inappropriés.

Il arrive souvent que le client reçoive des soins prodigués par plusieurs infirmières, par des infirmières auxiliaires et par des préposés aux bénéficiaires. Le PSTI est structuré de manière que tous les membres du personnel soignant

10
Une variété de formulaires spécialement conçus pour communiquer les soins infirmiers sont présentés dans le chapitre 10, *Transmettre l'information clinique*.

Mise en contexte (*suite*)

Lisa est sur le point de commencer la rédaction du PSTI de madame Viens. Elle a constaté quatre problèmes chez la cliente :

- la douleur aiguë ;
- l'anxiété ;
- le manque de connaissances ;
- la mobilité physique réduite.

Lisa doit planifier les soins de la journée pour madame Viens jusqu'à son retour de la chirurgie. Comme elle est l'infirmière responsable de la cliente, elle élaborera les interventions infirmières. Pour chacun des problèmes, Lisa détermine, en collaboration avec la cliente, les objectifs de soins et les résultats escomptés. Ensuite, elle précise, dans le PSTI, les interventions infirmières appropriées selon les besoins de la cliente. Elle doit élaborer le PSTI sans tarder, car madame Viens doit aller en salle d'opération tôt dans l'après-midi.

puissent reconnaître les interventions infirmières qui doivent être exécutées **TABLEAU 9.5**. Il permet de coordonner les soins infirmiers tout en favorisant leur continuité. Il peut s'avérer utile pour une infirmière débutante de se demander si les interventions énoncées répondent clairement aux questions suivantes :

- Quelles sont les interventions ?
- Quand chaque intervention doit-elle être exécutée ?
- Comment l'intervention devrait-elle être réalisée ?

Le PSTI offre d'autres avantages : il permet de structurer l'information échangée entre les infirmières dans les rapports de relève de quart de travail et peut aussi préciser les besoins à long terme du client **ENCADRÉ 9.8**. Par exemple, il est particulièrement important d'incorporer les objectifs du PSTI dans le plan de congé de madame Viens puisqu'elle continuera à recevoir des traitements de physiothérapie à domicile ; sa famille et ses proches peuvent ainsi participer davantage aux soins et assumer plus de responsabilités **TABLEAU 9.6**.

Les PSTI des centres hospitaliers sont des documents que l'on retrouve le plus souvent dans un

Un exemple de kardex est présenté dans la figure 9.1W, au www.cheneliere.ca/potter.

ENCADRÉ 9.8 Avantages du PSTI

- Permet de communiquer aux autres infirmières et aux professionnels de la santé des données pertinentes recueillies auprès du client.
- Réduit les risques de soins incomplets, inexacts ou inappropriés.
- Favorise la continuité des soins infirmiers.
- Permet la planification à long terme des interventions (p. ex., le congé).

PLANIFICATION ET INTERVENTIONS

TABLEAU 9.5 Exemples de données dans le PSTI de madame Viens concernant les problèmes ciblés en cours d'hospitalisation

Date	Problèmes/Diagnostics infirmiers	Objectif	Interventions	Évaluation
2010-03-01	*Douleur aiguë*	*Mentionnera que la douleur avant la chirurgie à < 3 sur 10.*	*1. Administrer un analgésique.* *2. Repositionner confortablement la cliente (position couchée, latérale gauche ou droite).*	*2010-03-01 09:45* *Niveau de bien-être important* *2010-03-01 12:00* *Douleur au dos diminuée à 2 sur 10*
2010-03-01	*Anxiété quant à la chirurgie*	*Dira qu'elle se sent moins anxieuse.*	*1. Encourager la cliente à verbaliser ses préoccupations concernant la chirurgie.* *2. Enseigner des méthodes de relaxation (respiration lente, musique calme).*	*2010-03-01 09:45* *Exprime ses interrogations.* *2010-03-01 13:30* *Dit se sentir tendue, mais moins craintive quant à sa chirurgie.*
2010-03-03	*Connaissances insuffisantes (soins postopératoires)*	*Décrira les soins postopératoires.*	*1. Enseigner les soins postopératoires de discoïdectomie.*	*2010-03-03 13:30* *Capable d'expliquer les procédures thérapeutiques*
2010-03-03	*Mobilité physique réduite*	*Acceptera de bouger davantage.*	*1. Aider aux soins personnels (hygiène corporelle, habillement).* *2. Repositionner la cliente toutes les deux heures.* *3. Enseigner des principes de déplacements sécuritaires.*	*2010-03-03 13:30* *Degré de mobilité acceptable, selon elle, avec l'aide d'une personne*

TABLEAU 9.6 Exemple de données dans le PSTI de madame Viens concernant la préparation de son départ de l'hôpital

DATE	PROBLÈME	OBJECTIF	INTERVENTIONS	ÉVALUATION
2010-03-07	Préparation du congé à la suite d'une discoïdectomie	Déterminera ses besoins pour son retour à domicile.	1. Évaluer les besoins de la cliente (connaissance de la gestion de la douleur, connaissance des signes et des symptômes de complications postopératoires). 2. Évaluer les ressources de la famille (soutien). 3. Évaluer les autres besoins particuliers (épicerie, entretien domestique, déplacements pour rendez-vous). 4. Établir la liaison avec le service des soins à domicile (CSSS).	Madame Viens et sa famille expliquent les soins à domicile relatifs à la chirurgie. Madame Viens et sa famille disent se sentir en sécurité et bien outillées pour le retour à domicile.

kardex. Le mot **kardex** est une appellation commerciale qui désigne un système de classement sur fiches permettant de se référer rapidement aux soins infirmiers précis du client. Le PSTI et les renseignements concernant les médicaments, les activités, les autosoins, les habitudes alimentaires, les traitements et les procédures sont habituellement inscrits sur la fiche. Chaque établissement a sa propre présentation de kardex, mais l'information de base que cet outil contient est semblable de l'un à l'autre.

Consultation auprès d'autres professionnels de la santé

La planification des soins infirmiers nécessite également la consultation d'autres membres de l'équipe soignante, par exemple des infirmières stomothérapeutes. Cette consultation peut avoir lieu à n'importe quelle étape de la démarche de soins. Elle constitue un processus au cours duquel l'expertise d'un spécialiste est recherchée pour trouver des moyens de résoudre des problèmes associés à la prise en charge du client, ou à la planification et à l'exécution du PSTI.

En pratique clinique, même les infirmières compétentes et expérimentées affrontent parfois des problèmes qui dépassent leurs connaissances ou leur expérience. La consultation est alors utilisée pour résoudre les problèmes de prestation de soins infirmiers ou pour avoir recours à d'autres ressources. Les infirmières consultent généralement les infirmières praticiennes spécialisées ou les infirmières cadres-conseils, les physiothérapeutes, les nutritionnistes et les travailleurs sociaux pour obtenir de l'aide concernant un problème de soins difficile.

9.2.4 Exécution des interventions

Une fois l'étape de planification des soins complétée, l'infirmière exécute des interventions autonomes, tels les soins et les traitements infirmiers, les interventions qui dépendent d'une ordonnance individuelle ou collective, et celles relevant de la collaboration interdisciplinaire. Par ailleurs, ces interventions peuvent être déterminées en fonction d'outils d'encadrement clinique, tels les plans de soins types, des plans d'enseignement, des méthodes de soins, des ordonnances collectives et des **protocoles.** L'exécution est une étape active au cours de laquelle les interventions planifiées sont appliquées. Cette période correspond à la quatrième étape de la démarche de soins **FIGURE 9.1**.

À mesure que l'infirmière exécute ses interventions, il est possible que l'état du client change ou que celui-ci réagisse aux interventions comme prévu. Afin que l'exécution soit efficace, l'infirmière doit bien connaître les types d'interventions, ainsi que le processus et les méthodes particulières d'exécution.

Types d'interventions infirmières

Les interventions infirmières sont rédigées dans le PSTI, pour assurer les soins requis par la situation de santé du client. Selon le système de

Protocole : Plan écrit qui détaille les procédures à suivre afin de prodiguer des soins particuliers à un client, en présence d'une situation ou d'un état clinique précis, comme les soins postopératoires.

Jugement clinique

Que devrait faire Lisa après être intervenue pour tenter de régler le problème prioritaire de la cliente ?

prestation de soins, certaines interventions peuvent être réalisées par d'autres membres de l'équipe soignante et coordonnées par l'infirmière. Des interventions comme la marche et les mesures d'hygiène peuvent être assignées à un préposé aux bénéficiaires. Lorsque l'infirmière détermine des interventions, elle doit s'assurer que chacune est réalisée en fonction des normes et que les soins sont assurés par le personnel détenant les qualifications requises. Elle ajuste au besoin le PSTI pour tenir compte de l'efficacité des interventions et de l'évolution de la condition du client.

Selon la mosaïque des compétences cliniques de l'infirmière adoptée par l'OIIQ, les interventions cliniques sont catégorisées de la façon suivante : les interventions relatives à la promotion et à la prévention, les interventions relatives au processus thérapeutique, et les interventions relatives à la réadaptation fonctionnelle et à la qualité de vie. Certaines interventions appartenant à l'une ou l'autre de ces trois grandes catégories sont expliquées dans ce qui suit.

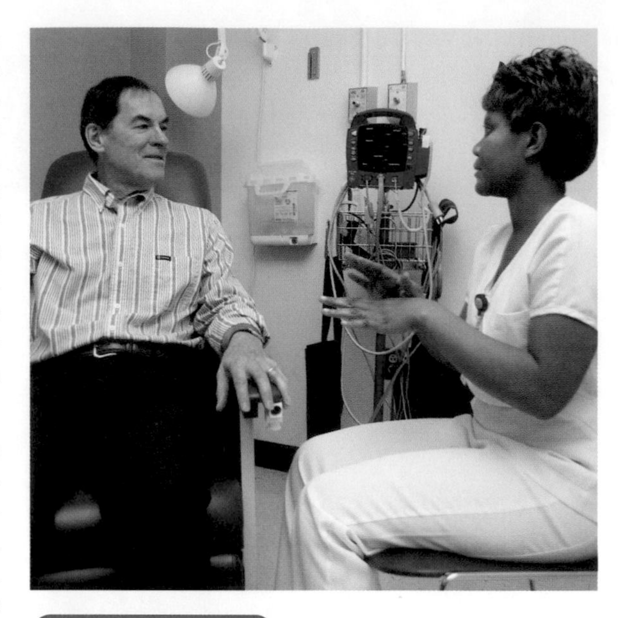

FIGURE 9.9 L'infirmière enseigne au client les procédures à suivre à sa sortie d'hôpital.

Aider à maintenir et à améliorer la santé

Les **soins infirmiers liés à la prévention** visent la promotion de la santé et la prévention des maladies. Les activités qui visent à promouvoir la santé et à prévenir les maladies sont nécessaires dans tous les milieux de soins et pour tous les groupes d'âge.

Enseigner

L'enseignement à la clientèle relève de la responsabilité de l'infirmière et est exécuté dans tous les milieux de soins, que ce soit dans les soins de courte durée, de longue durée, à domicile ou dans les milieux communautaires **FIGURE 9.9**. L'enseignement est utilisé pour présenter aux clients les principes, les procédures et les techniques relatifs à leurs soins de santé, et pour les informer de leur état ▶ 16. Ce type d'intervention entraîne des changements chez le client sur le plan de la croissance intellectuelle, soit l'acquisition de nouvelles connaissances ou d'habiletés psychomotrices (Redman, 2005).

16

Les stratégies pédagogiques à mettre en œuvre en fonction des besoins d'apprentissage d'un client sont présentées dans le chapitre 16, *Enseigner à la clientèle.*

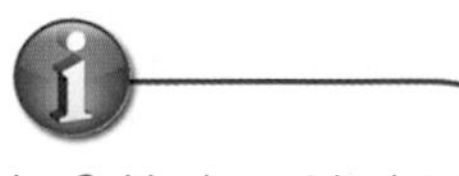

Le *Guide des méthodes de soins,* qui accompagne le présent manuel, est un outil de choix pour l'apprentissage et la pratique sécuritaire des techniques de soins infirmiers.

Appliquer les méthodes de soins

Les **méthodes de soins** peuvent être, par exemple, l'administration des médicaments, les changements de pansements ou un cathétérisme. Ces méthodes ont trait à la protection de l'infirmière et du client contre les blessures et l'infection, à l'utilisation d'une méthode systématique de travail et à la position corporelle du client.

Appliquer les mesures d'urgence

Les **mesures d'urgence** sont exécutées dans le but de rétablir l'équilibre physiologique ou psychologique du client, lorsque cet équilibre est menacé. De telles mesures comprennent l'administration de médicaments d'urgence, la réanimation cardiorespiratoire, l'immobilisation d'un client agressif ou violent, et l'obtention d'une aide psychologique immédiate pour un client souffrant d'anxiété grave.

Remédier aux réactions indésirables

Une **réaction indésirable** est un effet nocif sur la santé qui n'était pas voulu et qui a été provoqué par l'administration d'un médicament, par un examen diagnostique ou par une intervention thérapeutique. L'infirmière peut intervenir pour réduire ou éliminer l'effet indésirable, mais, pour cela, elle doit connaître les réactions indésirables potentielles. En cas de réaction indésirable, l'intervention peut tout aussi bien

ENCADRÉ 9.9 Exemples de stratégies de counseling utilisées par les infirmières

Modification du comportement
- Encouragement à cesser de fumer et à adopter, par exemple, la méditation en vue de gérer le stress
- Encouragement à la pratique d'exercice comme activité de promotion de la santé

Accompagnement en situation de deuil
- Expression des émotions concernant l'être cher
- Encouragement à la distribution des objets personnels de l'être cher

Rétroaction biologique
- Régulation du stress
- Maîtrise des épisodes de compulsion alimentaire (rages)

Exercices de relaxation
- Exercices de relaxation progressive des muscles
- Méditation

Intervention en situation de crise
- Mesures thérapeutiques qui appuient les stratégies d'adaptation
- Exploration des moyens préventifs pour reconnaître et éviter les crises

Visualisation guidée
- Maîtrise de la douleur
- Contrôle de l'anxiété

Thérapie par le jeu
- Adaptation de l'enfant au chagrin et à la perte
- Adaptation de l'enfant à une maladie chronique
- Acquisition par l'enfant d'autonomie en vue de ses autosoins

être une mesure d'urgence, une méthode de soins, une **activité de counseling**, etc. Par exemple, au moment de l'administration d'un médicament, l'infirmière doit connaître les effets potentiels connus du médicament, mais aussi les autres médicaments qui en diminuent les effets secondaires. Après avoir administré le médicament, elle observe le client et le questionne pour savoir s'il éprouve des réactions indésirables.

Assister dans les activités de la vie quotidienne

Les **activités de la vie quotidienne (AVQ)** sont des activités accomplies au cours d'une journée normale, comme marcher, manger, s'habiller, procéder aux soins d'hygiène et éliminer. Une assistance peut être requise pour réaliser les AVQ lorsque le client est atteint d'une maladie aiguë, chronique, temporaire ou permanente, ou s'il est en réadaptation.

Surveiller les activités de la vie domestique

Les **activités de la vie domestique (AVD)** sont associées à l'exercice des rôles sociaux et à la réalisation de tâches comme faire l'épicerie, le ménage, la cuisine, etc. L'infirmière doit s'assurer que le client peut assumer ses rôles ou qu'il obtient le soutien de son entourage.

Soutenir par des activités de counseling

Les **activités de counseling** consistent à aider le client à utiliser le processus de résolution de problèmes pour reconnaître et gérer le stress, et pour faciliter les relations interpersonnelles entre lui et sa famille. Les activités de counseling encouragent les personnes à explorer différentes possibilités, et à discerner les choix utiles et pertinents qui leur sont offerts. Les clients qui sont en mesure d'examiner ces options parviennent à mieux gérer leur stress et à maîtriser davantage les conséquences des événements **ENCADRÉ 9.9**. ■

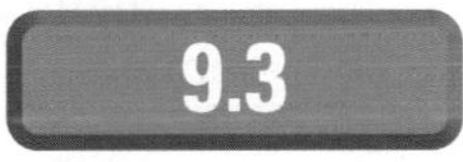

Évaluation des résultats

L'**évaluation des résultats** est la cinquième et dernière étape de la démarche de soins **FIGURE 9.1**. C'est aussi une forme d'évaluation en cours d'évolution. Elle est essentielle pour déterminer si l'état du client s'est amélioré ou détérioré. Cette étape permet d'évaluer les soins dispensés et de déterminer si les objectifs ont été atteints. En procédant régulièrement à une évaluation en cours d'évolution, l'infirmière s'assure que le PSTI est mis à jour au besoin **FIGURE 9.10**.

Cette évaluation exige de l'infirmière qu'elle s'interroge sur les réactions du client aux interventions et qu'elle détermine si ces dernières ont

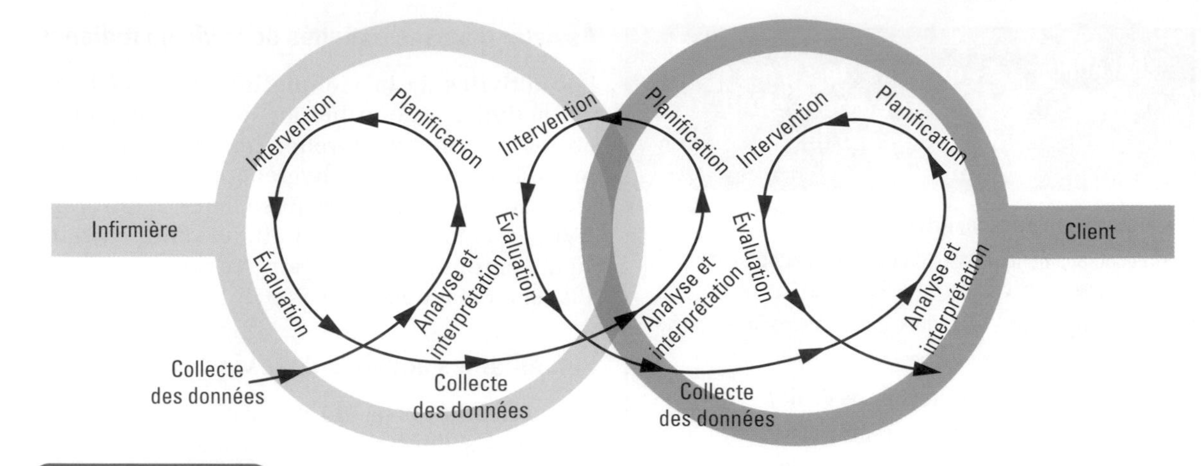

FIGURE 9.10 Schéma du processus de soins infirmiers. Les étapes de la démarche de soins sont interreliées, formant un cercle continu de réflexion et d'action qui est à la fois dynamique et cyclique.
Source : Adapté de Doenges, M., & Moorhouse, M.F. (2008). *Application of nursing process and nursing diagnosis*. Philadelphia : F.A. Davis.

L'évaluation des résultats obtenus permet de réorienter les soins en vue de mieux répondre aux besoins changeants du client.

contribué à l'amélioration de son bien-être. Pour ce faire, elle doit, encore une fois, faire preuve d'habileté en matière de pensée critique pour reconnaître les caractéristiques d'un mieux-être global du client. Les connaissances acquises en cours de pratique, les expériences antérieures de soins, de même que le respect des normes professionnelles et celles de l'établissement lui permettent de bonifier la qualité de l'évaluation clinique qu'elle s'apprête à faire et d'apporter les modifications appropriées au PSTI.

Lorsque l'infirmière prodigue des soins, elle recueille de nouvelles données, qu'elle compare avec celles obtenues initialement. L'évaluation des résultats obtenus permet de réorienter les soins en vue de mieux répondre aux besoins changeants du client.

L'infirmière évalue et révise les interventions tant que les problèmes ne sont pas résolus convenablement. Elle comprend que l'évaluation est un processus dynamique qui dépend des besoins prioritaires du client et de son état ; les résultats escomptés risquent aussi de changer à mesure que les problèmes évoluent. Un client dont l'état de santé change constamment nécessite des évaluations plus fréquentes, puisque ce sont souvent les problèmes prioritaires qui sont évalués en premier. Par exemple, Lisa évaluera l'évolution de la douleur aiguë qu'éprouve madame Viens avant ses besoins d'apprentissage.

L'évaluation des résultats escomptés chez le client détermine si l'objectif a été atteint. Afin d'évaluer concrètement le degré de réussite des interventions, l'infirmière doit suivre les étapes suivantes :

- Examiner les énoncés des objectifs afin de connaître la réaction ou le comportement précis qui est attendu du client.
- Recueillir des données, au moment de l'évaluation en cours d'évolution, pour déceler la présence de ce comportement ou de cette réaction.
- Juger du degré de concordance entre les résultats escomptés et le comportement ou la réaction observée.

Dans l'éventualité où il y a absence de concordance (ou s'il y a seulement une concordance partielle) entre les résultats escomptés et le comportement ou la réaction observée, l'infirmière doit se poser les questions suivantes :

- Quels sont les obstacles à l'atteinte des résultats escomptés ?
- Est-ce que le bon problème a été ciblé ?
- Y avait-il suffisamment de données pour appuyer le constat de l'évaluation établi ?
- Les objectifs fixés étaient-ils réalistes ?
- Les interventions étaient-elles pertinentes et individualisées ?
- Le temps accordé pour atteindre les objectifs était-il suffisant ?
- Le processus de démarche de soins a-t-il été scrupuleusement suivi ?

Il existe différents degrés dans l'atteinte des objectifs. Par exemple, si la réaction du client correspond aux résultats escomptés ou si elle les excède, l'objectif est atteint ; si l'on perçoit un début de changement dans le comportement du

Mise en contexte (suite)

Lisa procède maintenant à la préparation de madame Viens pour la chirurgie. Elle évalue les interventions qu'elle a mises en œuvre dans le but de gérer la douleur de la cliente, de réduire son anxiété, d'améliorer sa mobilité et de parfaire sa connaissance des soins postopératoires. Trente minutes après l'administration d'un analgésique, madame Viens évalue sa douleur à 4 sur 10. Lisa désire la réduire à 3 sur 10. Elle met alors en œuvre de nouvelles interventions non pharmacologiques.

Deux heures plus tard, elle retrouve madame Viens couchée dans le lit, les yeux fermés. La cliente se réveille comme Lisa entre dans la chambre.

Mme Viens – J'ai juste fermé les yeux ; je suis prête pour la chirurgie !

Lisa – Dites-moi comment vous vous sentez.

Mme Viens – Bien, vraiment bien. Je me sens mieux et je ne suis plus inquiète pour la chirurgie.

Lisa – Sur une échelle de 0 à 10, à combien évaluez-vous votre douleur maintenant ?

Mme Viens – Je dirais à 4, c'est toujours là, mais pas aussi aigu.

Lisa – Vous avez dit que vous vous sentiez moins inquiète.

Mme Viens – Oui, je pense que vous m'avez aidée à me sentir moins anxieuse parce que je sais plus à quoi m'attendre.

Lisa observe que Mme Viens est détendue, son visage n'est plus crispé lorsqu'elle se tourne légèrement de côté.

Lisa – Pouvez-vous prendre juste un moment pour revoir avec moi les éléments dont nous avons discuté concernant la période postopératoire ?

Mme Viens – Bien sûr, ce serait excellent.

L'évaluation en cours d'évolution de Lisa a révélé les éléments suivants :

- la cliente affirme se sentir mieux ;
- la douleur est évaluée à 4 sur 10 ;
- la cliente est couchée dans le lit et détendue ;
- la cliente dit qu'elle est moins anxieuse, et son visage n'est plus crispé lorsqu'elle se tourne.

Selon ces résultats, Lisa sait que madame Viens a une mobilité moins limitée parce que la douleur et l'anxiété sont diminuées. Cependant, Lisa sait aussi que la cause de la douleur de la cliente n'est pas corrigée. Elle décide de poursuivre le PSTI, mais de le réviser légèrement en y ajoutant des mesures de confort supplémentaires. Celles-ci aideront la cliente tant pour la douleur que pour l'anxiété et maintiendront sa mobilité.

Mme Viens – Vous avez dit que j'aurais un appareil qui me permet de gérer la médication pour la douleur après l'opération et que je ne devrais pas avoir peur de l'utiliser. Je sais que le chirurgien voudra que je bouge tôt à la suite de l'intervention. Vous avez dit que si la douleur était bien gérée, il serait plus facile pour moi de me lever et de marcher. Ce dont je ne me souviens pas, c'est ce que vous avez dit de la respiration.

Lisa – L'appareil est une pompe d'analgésie contrôlée par la personne, c'est-à-dire que vous pouvez vous administrer vous-même la médication pour soulager votre douleur. Quant à la respiration, pratiquons-la avec le spiromètre.

Lisa en déduit que madame Viens a assimilé son enseignement. Par contre, les connaissances déficientes de la cliente quant aux exercices respiratoires deviennent maintenant la priorité de Lisa jusqu'à ce que madame Viens soit opérée.

Jugement clinique

Qu'est-ce que Lisa devrait évaluer à la suite de la remarque de madame Viens concernant les exercices respiratoires en période postopératoire ?

■ **Spiromètre :** Appareil qui permet de faire des exercices respiratoires favorisant l'expansion de ses poumons.

client, mais qu'il ne répond pas aux critères établis, l'objectif a partiellement été atteint ; si aucun progrès n'est réalisé, l'objectif n'a pas été atteint. La réussite d'un objectif bien défini dont les résultats sont précis est facile à mesurer.

Afin que tous les membres de l'équipe soignante soient informés de l'évolution de l'état de santé du client, l'infirmière doit consigner les données au dossier du client de façon régulière. Au fur et à mesure que les objectifs sont réalisés, elle modifie le PSTI selon les résultats que montre l'évaluation. S'il y a lieu, l'infirmière doit aussi ajuster le PTI en fonction du suivi clinique particulier requis par la situation de santé du client, qui a évolué.

Ainsi, l'évaluation des résultats obtenus doit être centrée sur le client et ses besoins, et fondée sur les connaissances relatives à son comportement, à son état de santé physique et mentale, et à sa réaction aux soins prodigués. L'application des habiletés de la pensée critique favorise une évaluation précise, une révision adéquate des éléments du PSTI qui sont inefficaces et, le cas échéant, la cessation des soins qui ont mené aux résultats escomptés. **FIGURE 9.11.** ■

La réussite d'un objectif bien défini dont les résultats sont précis est facile à mesurer.

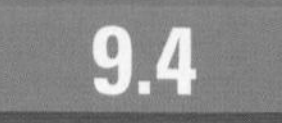

9.4 Continuité des soins et plan thérapeutique infirmier

La continuité des soins est rendue possible par chacune des étapes de la démarche de soins, mais c'est grâce à la communication des problèmes et besoins du client nécessitant un suivi clinique qu'elle se concrétise. En outre, selon la mosaïque des compétences cliniques de l'infirmière adoptée par l'OIIQ, les compétences utiles à la communication de l'information et à la coordination des soins sont également essentielles pour que les soins soient continus. Pour ces raisons, différents outils de communication sont utilisés dans les milieux de soins (p. ex., différents formats de PSTI), mais un seul, le PTI, a fait l'objet d'une norme qui le standardise. C'est pour cette raison qu'il sera le seul outil présenté

Vers un Jugement clinique

Connaissances

- Étapes de la démarche de soins
- Diagnostics infirmiers
- Notions théoriques et pratiques relatives au PSTI et au PTI
- Méthodes de collecte des données
- Techniques d'entrevue
- Processus physiologique de la douleur
- Manifestations de la douleur
- Mesures antalgiques
- Sujets à enseigner en période préopératoire

Expériences

- Soins aux clients présentant de la douleur
- Détermination du PSTI
- Détermination du PTI
- Distribution des soins selon les activités réservées aux autres intervenants
- Supervision d'équipe
- Enseignement à la clientèle

ÉVALUATION (initiale et en cours d'évolution)

- Caractéristiques de la douleur ressentie par madame Viens
- Moyens pris par la cliente pour être moins souffrante
- Réévaluation de la douleur après l'administration d'un analgésique et l'application d'autres mesures antalgiques
- Compréhension de madame Viens des exercices respiratoires et capacité à les exécuter
- Inquiétudes de la cliente quant à la chirurgie, au retour à domicile et au travail
- Ressources personnelles et de l'entourage en vue du retour à domicile

Normes

- Champ d'exercice défini à l'article 36 de la Loi sur les infirmières et les infirmiers (L.R.Q., c. I-8)
- Norme de documentation (PTI)
- Normes de l'établissement concernant le PSTI, incluant l'utilisation des formulaires locaux
- Code de déontologie des infirmières et infirmiers (R.R.Q., 1981, c. I-8, r. 4.1)

Attitudes

- Curiosité et persévérance pour rechercher des données pertinentes et complètes
- Ouverture à l'autre pour demeurer attentive à ce que madame Viens explique
- Impartialité pour assurer une interprétation objective des données recueillies
- Confiance en sa capacité de déterminer judicieusement les problèmes de santé présentés par madame Viens
- Considération de l'expertise personnelle de la cliente et de sa motivation à s'impliquer dans la prise en charge de sa situation de santé

FIGURE 9.11 Application de la pensée critique à la situation clinique de madame Viens

dans le manuel même si plusieurs autres outils contribuent à communiquer l'information en vue d'assurer la continuité des soins.

Comme il a été mentionné précédemment, l'infirmière a, au Québec, la responsabilité de déterminer le PTI pour tout client qui requiert un suivi clinique. Cet outil fait l'objet d'une norme professionnelle. Il contient les décisions de l'infirmière liées aux priorités de suivi clinique d'un client. Ainsi, il diffère du PSTI à plusieurs égards **TABLEAU 9.7**.

Le PTI et la note d'évolution narrative sont le reflet de la pratique clinique de l'infirmière au Québec. Le PTI regroupe les décisions de l'infirmière liées au suivi clinique du client dans un formulaire normalisé. Il met en évidence les problèmes et les besoins prioritaires pour le suivi clinique, constatés par l'infirmière au moment de

TABLEAU 9.7 Différences entre le plan thérapeutique infirmier et le plan de soins et de traitements infirmiers

Éléments de comparaison	Plan thérapeutique infirmier	Plan de soins et de traitements infirmiers
Cadre d'application	Norme professionnelle. Note d'évolution à caractère obligatoire qui regroupe au dossier les décisions de l'infirmière liées au suivi clinique du client.	Outil de planification des soins dont la forme et l'application varient selon les milieux cliniques.
Documentation des activités d'évaluation	Problèmes et besoins prioritaires constatés par l'infirmière et requérant un suivi particulier ou pouvant avoir une incidence sur le suivi clinique du client.	Information variable sur les problèmes ciblés et les résultats escomptés.
Documentation des activités d'intervention	Directives infirmières cruciales pour le suivi clinique des problèmes et des besoins prioritaires du client déterminés en tenant compte des orientations de l'équipe interdisciplinaire.	Ensemble des interventions, y compris les soins et les traitements médicaux prescrits, dont la réalisation est planifiée et assurée par l'infirmière, qui intègre les directives infirmières et tient compte de recommandations de l'équipe interdisciplinaire.
Degré de précision	Succinct → Indication	Détaillé → Description
Cible temporelle	• Un ou plusieurs épisodes de soins • Continuum de soins et de services	• Épisode de soins en cours • Continuum de soins et de services selon le contexte de pratique
Information chronologique	Il fournit un profil clinique évolutif et rend compte du suivi clinique effectué.	Mis à jour périodiquement ou au besoin, il rend compte de la planification en cours.
Trace	Consigné au dossier du client, il fournit la trace des décisions de l'infirmière liées au suivi clinique du client.	Souvent effacé lorsqu'il est mis à jour et détruit au congé du client.

Source : Tiré de Ordre des infirmières et infirmiers du Québec (2006). *L'intégration du plan thérapeutique infirmier à la pratique clinique : application de la loi 90*. Montréal : Ordre des infirmières et infirmiers du Québec.

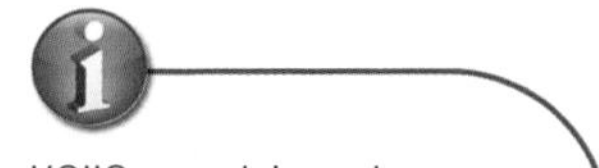

L'OIIQ a produit un document de soutien intitulé *L'intégration du plan thérapeutique infirmier à la pratique clinique*. Pour plus d'information sur le PTI, consultez aussi la section « PTI » sur le site de l'OIIQ, au www.oiiq.org.

l'évaluation, ainsi que des directives infirmières particulières, qui sont cruciales pour le suivi.

9.4.1 Norme de documentation

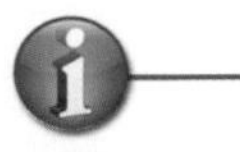

Le PTI étant une norme de documentation obligatoire pour les membres de l'OIIQ, le Bureau de surveillance de l'exercice infirmier a élaboré l'*Instrument de vérification de la norme de documentation*. Ce document constitue aussi une aide à l'implantation et à l'intégration du PTI dans les milieux de soins et d'enseignement. Vous pouvez y avoir accès en ligne au www.oiiq.org.

Le cadre législatif du Québec, dont la Loi modifiant le Code des professions et d'autres dispositions législatives dans le domaine de la santé (L.Q., 2002, c. 33), fait en sorte que le PTI fait partie des activités réservées à l'infirmière. De plus, la documentation est obligatoire depuis le 1er avril 2009 en vertu de la norme suivante adoptée par le conseil d'administration de l'OIIQ : « L'infirmière consigne au dossier de chaque client, dans un outil de documentation distinct, le plan thérapeutique infirmier qu'elle détermine ainsi que les ajustements qu'elle y apporte selon l'évolution clinique du client et l'efficacité des soins et des traitements qu'il reçoit. » (OIIQ, 2006)

Ainsi, le PTI est une note évolutive à caractère obligatoire qui dresse le profil clinique évolutif du client et rend compte du suivi clinique effectué. Le PTI affiche les constats de l'évaluation, soit les problèmes ou les besoins prioritaires du client qui ont un impact sur le suivi clinique, et les directives infirmières relatives aux interventions qui sont cruciales pour ce suivi.

Le PTI fournit ainsi un résumé permettant de retracer les décisions de l'infirmière quant au suivi clinique du client. Il illustre le portrait clinique de celui-ci et constitue un index chronologique qui permet de retrouver facilement l'information clinique dans les notes d'évolution ou dans d'autres outils de documentation **FIGURE 9.12**.

9.4.2 Balises d'utilisation

Le PTI doit être déterminé pour chaque client. De plus, son contenu ne peut être standardisé, car il se rapporte aux problèmes et aux directives qui sont particuliers ou propres au client. L'outil de documentation comprend trois parties : les constats de l'évaluation, le suivi clinique et les signatures. Les constats de l'évaluation regroupent les problèmes et les besoins prioritaires du client pour les fins du suivi clinique. La partie « Constats de l'évaluation » contient aussi la date et l'heure du constat de chaque problème ou de chaque besoin prioritaire, la date de la résolution du problème ou de la satisfaction du besoin. Chaque nouveau problème ou besoin doit être numéroté chronologiquement. Lorsqu'un problème est inscrit au PTI et qu'il subit un changement important qui a une incidence sur le suivi clinique, l'infirmière appose un tiret dans la partie « Résolu / Satisfait » et inscrit ses initiales, ce qui signifie la non-résolution du problème. Par la suite, elle inscrit le nouveau constat du problème en utilisant le même numéro que celui du problème initial. Lorsqu'elles se réfèrent au PTI, les infirmières repèrent les problèmes et les besoins qui font l'objet du suivi en cours par l'absence d'indication dans la partie « Résolu / Satisfait ». Tous les constats de l'évaluation, incluant la résolution d'un problème ou la satisfaction d'un besoin, doivent être accompagnés d'une note d'évolution.

Le PTI doit être déterminé pour chaque client. Son contenu ne peut être standardisé, car il se rapporte aux problèmes et aux directives qui sont particuliers ou propres au client.

La partie « Professionnels / Services concernés » permet à l'infirmière d'indiquer les professionnels de la santé concernés pour chacun des problèmes ou des besoins prioritaires, s'il y a lieu (p. ex., une travailleuse sociale, une infirmière stomothérapeute, une nutritionniste, un ergothérapeute ou un physiothérapeute). Cette inscription permet à l'infirmière de retrouver l'information pertinente au dossier ou de consulter le professionnel concerné, et elle favorise la continuité des soins.

Dans la partie « Suivi clinique » se trouvent les directives infirmières. Le numéro indiqué devant chacune des directives doit correspondre à celui du problème ou du besoin prioritaire auquel elle se rattache. Chaque ligne doit contenir une seule directive de façon à indiquer clairement la cessation ou la réalisation de chacune des directives. Lorsqu'une directive est inscrite au PTI et qu'elle doit être modifiée, l'infirmière confirme la cessation de la première directive et elle en ajoute une nouvelle. Lorsqu'elles consultent le PTI, les infirmières repèrent les directives en vigueur par l'absence d'indication dans la partie « Cessée / Réalisée ».

La signature complète de l'infirmière et ses initiales apparaissent au bas du PTI. La partie « Programme / Service » sert à indiquer à quel programme ou service l'infirmière est rattachée, et peut ainsi, dans certains cas, renseigner sur le cheminement du client (par ex., admission aux soins intensifs puis transfert à l'unité de cardiologie).

PLAN THÉRAPEUTIQUE INFIRMIER (PTI)

CONSTATS DE L'ÉVALUATION

Date	Heure	N°	Problème ou besoin prioritaire	Initiales	RÉSOLU / SATISFAIT			Professionnels / Services concernés
					Date	Heure	Initiales	

Date et heure du constat

Numéro du problème ou du besoin

Énoncé du problème ou du besoin

Initiales de l'infirmière ayant constaté le problème ou le besoin

Date (et heure) de résolution du problème ou de satisfaction du besoin

Initiales de l'infirmière ayant constaté la résolution du problème ou la satisfaction du besoin

Professionnels ou services concernés par la résolution d'un problème ou par la satisfaction d'un besoin inscrit au PTI. Cette information permet de retrouver l'information pertinente au dossier ou de consulter le professionnel concerné.

SUIVI CLINIQUE

Date	Heure	N°	Directive infirmière	Initiales	CESSÉE / RÉALISÉE		
					Date	Heure	Initiales

Date (et heure) de la détermination initiale ou de l'ajustement ultérieur de la directive infirmière

Numéro du problème ou du besoin auquel se rapporte la directive infirmière

Énoncé de la directive infirmière (telle que déterminée initialement ou ajustée par la suite)

Initiales de l'infirmière ayant donné la directive

Date (et heure) de la cessation de l'application de la directive ou de sa réalisation dans le cas d'une intervention ponctuelle

Initiales de l'infirmière ayant mis fin à la directive ou confirmant qu'elle a été réalisée

Signature de l'infirmière	Initiales	Programme / Service	Signature de l'infirmière	Initiales	Programme / Service

Signatures correspondant aux initiales apposées sur le PTI

Programme ou service auquel l'infirmière est rattachée. Cette information permet de situer l'évolution du PTI tout au long du continuum de soins et de services, pour l'épisode de soins en cours ou un épisode subséquent, le cas échéant.

PLAN THÉRAPEUTIQUE INFIRMIER (PTI)

FIGURE 9.12 Formulaire officiel pour le plan thérapeutique infirmier

Source : Tiré de Ordre des infirmières et infirmiers du Québec (2006). *L'intégration du plan thérapeutique infirmier à la pratique clinique : application de la loi 90*. Montréal : Ordre des infirmières et infirmiers du Québec.

Mise en contexte (*suite*)

Deux jours après la chirurgie, la douleur lombaire de madame Viens est totalement soulagée. En après-midi, la cliente est réticente à se lever par crainte que la douleur réapparaisse ; elle a même refusé de marcher dans la chambre en matinée. Elle est tendue et retient sa respiration chaque fois qu'elle se lève. Lisa conclut alors que le premier problème est résolu et en formule un nouveau : *Restriction de la mobilité liée à la crainte d'avoir de la douleur*. Elle révise avec la cliente la bonne façon de se lever du lit sans que ce soit souffrant et constate que madame Viens le fait bien. Cependant, Lisa doit lui rappeler de ne pas retenir sa respiration et de se lever lentement. Elle inscrit cette façon de procéder comme directive au PTI et au plan de travail du préposé aux bénéficiaires.

La cliente a peu d'appétit malgré l'absence de complications postopératoires apparentes. Après avoir soigneusement examiné le problème, Lisa apprend que le conjoint de madame Viens ne lui a pas rendu visite, qu'elle craint de perdre l'entreprise dont elle est propriétaire et qu'elle ne dort pas bien. Malgré que madame Viens ressente encore un peu de douleur lorsqu'elle se lève, un nouveau problème prioritaire pourrait se lire comme suit : *Inquiétude liée à la possibilité de perdre son entreprise*. Pour l'instant, Lisa n'est pas en mesure d'émettre une directive plus explicite que celle de faire préciser davantage les inquiétudes de la cliente quant à cette éventualité.

Ainsi, au Québec, le PTI permet de refléter de façon structurée et uniforme le jugement clinique de l'infirmière dans sa pratique professionnelle. Pour les fins du PTI, les constats de l'évaluation doivent être formulés de manière à démontrer un degré de précision révélateur de l'évaluation personnalisée de la condition clinique actuelle du client.

9.4.3 Ajustement

Lorsqu'une évaluation en cours d'évolution révèle un changement significatif pour le suivi, la résolution d'un problème déjà inscrit ou l'émergence d'un nouveau problème sur le suivi clinique, l'infirmière ajuste le PTI en conséquence. Ainsi, elle inscrira au PTI les nouveaux constats, et les nouvelles directives infirmières qui sont cruciales pour en assurer le suivi **FIGURE 9.13**. Encore une fois, elle fait preuve de jugement clinique en se basant sur son évaluation clinique, sur ses expériences antérieures et sur la réaction réelle du client.

Dans la situation de santé de madame Viens, les constats de l'évaluation inscrits au PTI sont prioritaires, car ils ont une incidence sur le suivi clinique de la cliente. D'autres éléments se retrouveront plutôt dans le PSTI, car ils ne sont pas propres au suivi de cette cliente, mais utiles pour la planification des soins d'une personne qui doit subir une intervention chirurgicale, comme l'enseignement préopératoire et la préparation du congé. Sur le plan du suivi clinique, les directives infirmières reflètent les décisions cliniques de l'infirmière. Par exemple, au regard du problème prioritaire de *douleur lombaire aiguë non soulagée*, une ordonnance médicale présente au dossier peut indiquer l'administration d'un analgésique toutes les quatre heures et au besoin. Mais la directive infirmière de Lisa, à la suite de son évaluation, consiste à administrer

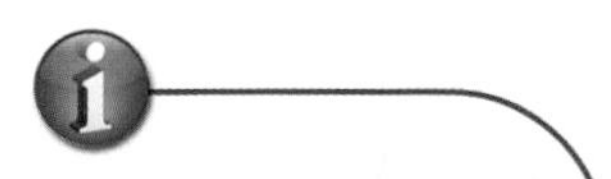

Mise en garde : Les problèmes ou les besoins prioritaires inscrits dans la partie « Constats de l'évaluation » ne sont pas hiérarchisés par ordre de priorité, mais ils sont plutôt inscrits de façon chronologique.

Extrait des notes d'évolution

2010-03-01 08:30
Analgésique administré I.M. bras gauche. Installée en décubitus latéral gauche. Explications sur la technique de visualisation : dit qu'elle va essayer de l'appliquer, mais que c'est difficile pour le moment de se concentrer sur autre chose que sa douleur.

10:00 Sourit en disant qu'elle se sent plus détendue même si elle n'a pas dormi, et que sa douleur est diminuée à 4 sur 10.

12:30 Se plaint de douleur lombaire lancinante à 6 sur 10 sans irradiation. Analgésique I.M. bras droit.

13:30 Dit être soulagée (douleur à 2 sur 10) et se sentir prête à se faire opérer.

2010-03-03 13:30
Vérification de la bonne façon de se lever du lit : se lève lentement en respectant la façon de le faire, mais retient sa respiration. Avisée de continuer à respirer quand elle exécute son déplacement. Marche dans la chambre, mais dit être tendue quand même.

PLAN THÉRAPEUTIQUE INFIRMIER (PTI)

Mme SUZANNE VIENS
52 ans

CONSTATS DE L'ÉVALUATION

Date	Heure	N°	Problème ou besoin prioritaire	Initiales	RÉSOLU / SATISFAIT Date	Heure	Initiales	Professionnels / Services concernés
2010-03-01	08:15	1	Douleur lombaire aiguë non soulagée	L.B.	2010-03-03	13:30	L.B.	Clinique de la douleur
2010-03-03	13:30	2	Restriction de la mobilité liée à la crainte d'avoir de la douleur					
		3	Inquiétude liée à la possibilité de perdre son entreprise	L.B.				

SUIVI CLINIQUE

Date	Heure	N°	Directive infirmière	Initiales	CESSÉE / RÉALISÉE Date	Heure	Initiales
2010-03-01	08:15	1	Administrer analgésique q.4 h régulièrement jusqu'à la chirurgie.		2010-03-01	14:00	L.B.
			Enseigner techniques de relaxation.	L.B.	2010-03-01	08:30	L.B.
2010-03-03	13:30	2	Rappeler de se lever lentement et de ne pas retenir sa respiration lorsqu'elle se mobilise (+ dir. p. trav. PAB).				
		3	Faire préciser ses inquiétudes lorsqu'elle aborde d'elle-même la perte possible de son entreprise.	L.B.			

Signature de l'infirmière	Initiales	Programme / Service	Signature de l'infirmière	Initiales	Programme / Service
Lisa Bérubé	L.B.	Unité de chirurgie			

PLAN THÉRAPEUTIQUE INFIRMIER (PTI)

Extrait des notes d'évolution

- 2010-03-01 08:15
Accuse douleur lombaire sous forme de brûlure profonde à 8 ou 9 sur 10, irradiant au siège et à la jambe droite. Dit que sa douleur est insupportable, et qu'elle est exacerbée par la toux et les déplacements. Ajoute qu'elle n'arrive pas à être à l'aise. Reste couchée parce qu'elle est incapable de s'asseoir. Grimace lorsqu'elle bouge. Dit redouter la chirurgie et avoir peur de rester paralysée. Regarde au loin et évite le contact visuel.
- 2010-03-03 13:30
A refusé de marcher dans la chambre en avant-midi. Dit craindre que la douleur réapparaisse. Tendue, retient sa respiration.
- Verbalise sa crainte quant à la perte possible de son entreprise. Dit qu'elle dort mal et qu'elle a perdu l'appétit depuis qu'elle envisage cette conséquence possible de son opération.

Extrait des notes d'évolution

- 2010-03-03 13:30 Accepte de parler davantage de la crainte de perdre son entreprise, mais demande de la laisser seule lorsqu'elle se met à pleurer.

FIGURE 9.13 Extrait du plan thérapeutique infirmier de madame Viens pour le suivi clinique postopératoire de la discoïdectomie

l'analgésique de manière régulière et non au besoin, jusqu'au départ de la cliente pour la salle d'opération. De plus, une note d'évolution doit expliquer chaque constat et chaque directive infirmière. ■

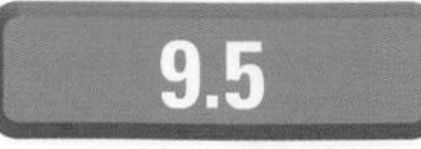

9.5 Avantages d'une démarche de soins rigoureuse

Le recours au processus de la démarche de soins présente des avantages dont bénéficient le client, sa famille, et les professionnels de la santé qui leur prodiguent des soins. Au moyen du PSTI et du PTI, la démarche de soins favorise une meilleure communication des problèmes et des besoins constatés, des décisions prises et des actions à entreprendre dans le suivi. De surcroît, l'établissement des bonnes priorités et leur définition de façon précise par rapport aux résultats escomptés chez le client, la sélection et la mise en œuvre des interventions appropriées et les ajustements établis au moment des évaluations en cours d'évolution représentent un suivi clinique professionnel qui favorise la personnalisation des soins infirmiers **FIGURE 9.14**. Une meilleure communication entre les différents intervenants contribue à une meilleure continuité des soins, élimine les problèmes éventuels, et permet de maintenir une attention sur les objectifs, les problèmes et les besoins propres à chaque client.

Le recours au processus de la démarche de soins présente des avantages dont bénéficient le client, sa famille, et les professionnels de la santé qui leur prodiguent des soins.

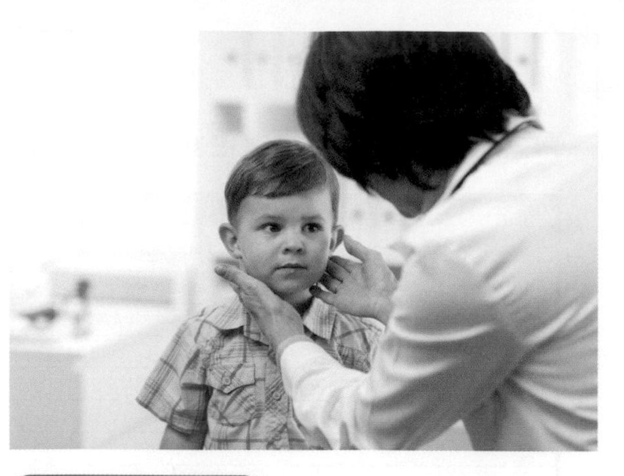

FIGURE 9.14 Les activités d'évaluation sont fondamentales au rôle de l'infirmière. Elles permettent de cerner la situation de santé du client, de déterminer ses besoins et d'intervenir efficacement.

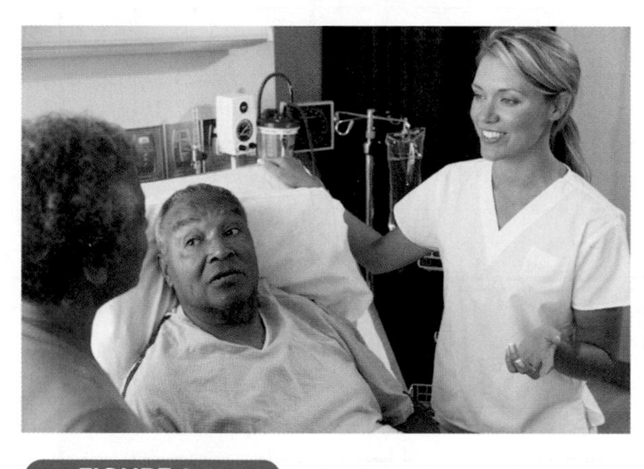

FIGURE 9.15 La famille et les proches représentent des partenaires précieux pouvant être impliqués tout au long du processus de la démarche de soins.

Ainsi, l'amélioration de la communication vise en fin de compte à assurer une meilleure continuité des soins reçus par les clients et leur famille **FIGURE 9.15**.

Enfin, grâce à l'apprentissage du processus de la démarche de soins, aux différentes méthodes qui la concrétisent et aux outils qui en communiquent les extrants, les infirmières disposent de moyens leur permettant de personnaliser les soins qu'elles prodiguent et de démontrer qu'elles ont les compétences cliniques exigées par leur profession.

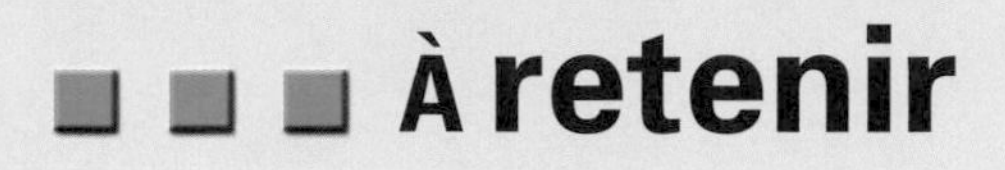

À retenir

» Version reproductible www.cheneliere.ca/potter

- Pour effectuer la collecte des données, l'infirmière utilise ses connaissances et son expérience, qui lui servent à faire les observations appropriées et à prendre les mesures nécessaires.
- Des données imprécises, incomplètes ou inappropriées risquent de mener à la détermination de problèmes et de besoins prioritaires erronés.
- L'entrevue permet d'établir une relation de confiance avec le client, de recueillir des données concernant des problèmes précis ou, plus globalement, concernant l'état de santé d'un client.
- Les constats de l'évaluation peuvent concerner, l'état physique, développemental, intellectuel, mental, social et spirituel du client.
- Les diagnostics infirmiers décrivent les réactions du client à des problèmes de santé actuels ou potentiels, ou à des processus physiologiques.
- À l'étape de la planification, les objectifs et les besoins du client sont déterminés et placés par ordre de priorité, puis le PSTI est rédigé.
- Le PSTI est un outil de planification des soins dont la forme et l'application varient selon les milieux cliniques. Il permet d'orienter les soins du client de façon qu'ils soient prodigués efficacement et qu'ils soient compris par tous les membres de l'équipe soignante.
- Le PTI est une note d'évolution à caractère obligatoire en vertu d'une norme professionnelle, qui permet de refléter les décisions cliniques de l'infirmière liées au suivi clinique du client.
- Après les données cliniques justifiant ses décisions, l'infirmière doit colliger, dans la note d'évolution du client, une description des interventions particulières effectuées et la réaction du client aux soins infirmiers.
- L'évaluation des résultats escomptés détermine la réaction du client aux interventions infirmières et permet de vérifier si les objectifs de soins sont atteints.
- Les priorités de soins et de suivi peuvent changer après une évaluation en cours d'évolution. En fonction des données obtenues grâce à l'évaluation en cours d'évolution, le PTI peut être ajusté et le PSTI peut être modifié.
- La continuité des soins est rendue possible par la communication de l'information pertinente et la coordination des soins infirmiers.

9

Pour en savoir plus

» Version complète et détaillée www.cheneliere.ca/potter

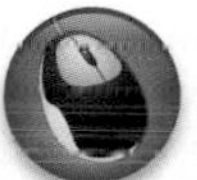

ORGANISMES ET ASSOCIATIONS

AQCSI
Association québécoise des classifications de soins infirmiers
www.aqcsi.org

OIIQ > PTI
Ordre des infirmières et infirmiers du Québec
www.oiiq.org

AFEDI
Association francophone européenne des diagnostics, interventions, résultats infirmiers
www.afedi.com

CII > ICNP®
Conseil international des infirmières
www.icn.ch

University of Iowa College of Nursing > Areas of excellence > Centers > Center for Nursing Classification & Clinical Effectiveness (NIC/NOC)
www.nursing.uiowa.edu

RÉFÉRENCES GÉNÉRALES

Infiressources > Banques et recherche > Processus infirmier
www.infiressources.ca

Infirmiers.com > Ressources > Documentation > Les classifications de la pratique des soins infirmiers
www.infirmiers.com

Carpenito, L.J. (2009). *Manuel de diagnostics infirmiers* (traduction de la 12e éd.). Saint-Laurent, Qc : Éditions du Renouveau Pédagogique.

Bulechek, G.M., Butcher, H.K., & Dochterman, J.M. (2008). *Nursing interventions classification (NIC)* (5th ed.). St. Louis, Mo. : Mosby.

Doenges, M., & Moorhouse, M.F. (2008). *Application of Nursing Process and Nursing Diagnosis.* Philadelphia : F.A. Davis.

Le Neurès, K. (2008). *Réussir la démarche de soins : méthodologie et applications.* Issy-les-Moulineaux, FR : Elsevier Masson.

Moorhead, S., Johnson, M., Maas, M.L., & Swanson, E. (2008). *Nursing outcomes classification (NOC)* (4th ed.). St. Louis, Mo. : Mosby.

NANDA International (2008). *Diagnostics infirmiers : définitions et classification, 2007-2008* (9e éd.). Paris : Masson.

Paquette-Desjardins, D., & Sauvé, J. (2007). *Modèle conceptuel et démarche clinique : outil de soutien aux prises de décision.* Montréal : Beauchemin.

Pascal, A., & Frécon Valentin, É. (2007). *Diagnostics infirmiers, interventions et résultats : langage et pratique* (4e éd.). Issy-les-Moulineaux, FR : Elsevier Masson

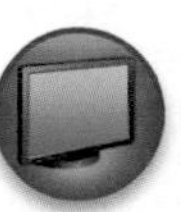

CCDMD > Ressources disciplinaires > SIDSI (Simulation de la démarche de soins infirmiers)
Le Centre collégial de développement de matériel didactique propose le logiciel SIDSI aux étudiantes en soins infirmiers qui désirent mettre à jour leurs connaissances au regard du jugement clinique. La simulation se déroule à l'intérieur d'un centre hospitalier virtuel dans lequel sont hospitalisées trois personnes souffrant de diabète.
www.ccdmd.qc.ca

Édition française :
Yvon Brassard, inf., M. Éd., D.E.

Édition originale :
Barbara Maxwell,
RN, BSN, MS, MSN, CNS

Transmettre l'information clinique

Objectifs

Après avoir lu ce chapitre, vous devriez être en mesure :

- d'expliquer les raisons d'être d'un dossier de soins de santé ;
- d'expliquer les fonctions d'un dossier de santé ;
- d'appliquer les principes et les règles de rédaction des notes d'évolution au dossier ;
- de discuter des avantages des formulaires d'enregistrement systématique et de l'utilité des cheminements cliniques dans la prise de décision interdisciplinaire ;
- d'expliquer le lien entre le plan thérapeutique infirmier (PTI) et les notes d'évolution de l'infirmière ;
- de décrire les buts et le contenu d'un rapport de relève ;
- de discuter des considérations se rapportant à l'utilisation des moyens technologiques et informatiques pour la transmission de l'information dans la pratique infirmière actuelle.

Guide d'études, pages 35 à 39

Mise en contexte

Jugement clinique

Monsieur Louis Bernier, 45 ans, se trouve actuellement à l'urgence. Il est arrivé en ambulance en fin de nuit en se plaignant de douleurs intolérables à l'hypocondre droit. En soirée, en compagnie d'amis, il avait mangé du poulet frit et des pommes de terre frites, un repas bien arrosé de plusieurs bières. Le médecin soupçonne une crise de cholécystite aiguë.

La douleur qu'il ressent demeure constante. Cependant, des épisodes où elle devient insoutenable surviennent aux 15 minutes environ. Quand l'intensité de la douleur est maximale, monsieur Bernier perd connaissance. Après stimulation, il revient à lui, mais manifeste de l'agressivité physique avant de se calmer. Il n'a aucun souvenir de ce qui lui arrive à ce moment-là.

Une partie des notes d'évolution de l'infirmière se lit comme suit:

06:30 Se plaint de douleur intense à 10 sur 10 à l'abdomen, irradiant à l'omoplate droite. Dit ressentir sa douleur comme si on lui écrasait l'estomac. La douleur n'est sans doute pas cardiaque. P.A.: 170/96, P: 92, retient sa respiration. Faciès rouge et crispé, diaphorèse au visage.
06:35 Reçoit sulfate de morphine 25 mg S.C. bras gauche.
06:40 Perte de conscience pendant 30 sec. Devient agressif en gestes quand il revient à lui.
06:50 Vu par Dr Marcil. Celui-ci croit que le client devrait subir une cholécystectomie après confirmation du Dx.

En vous basant uniquement sur ces notes d'évolution, pouvez-vous donner suite à l'évaluation clinique de monsieur Bernier?

Concepts clés

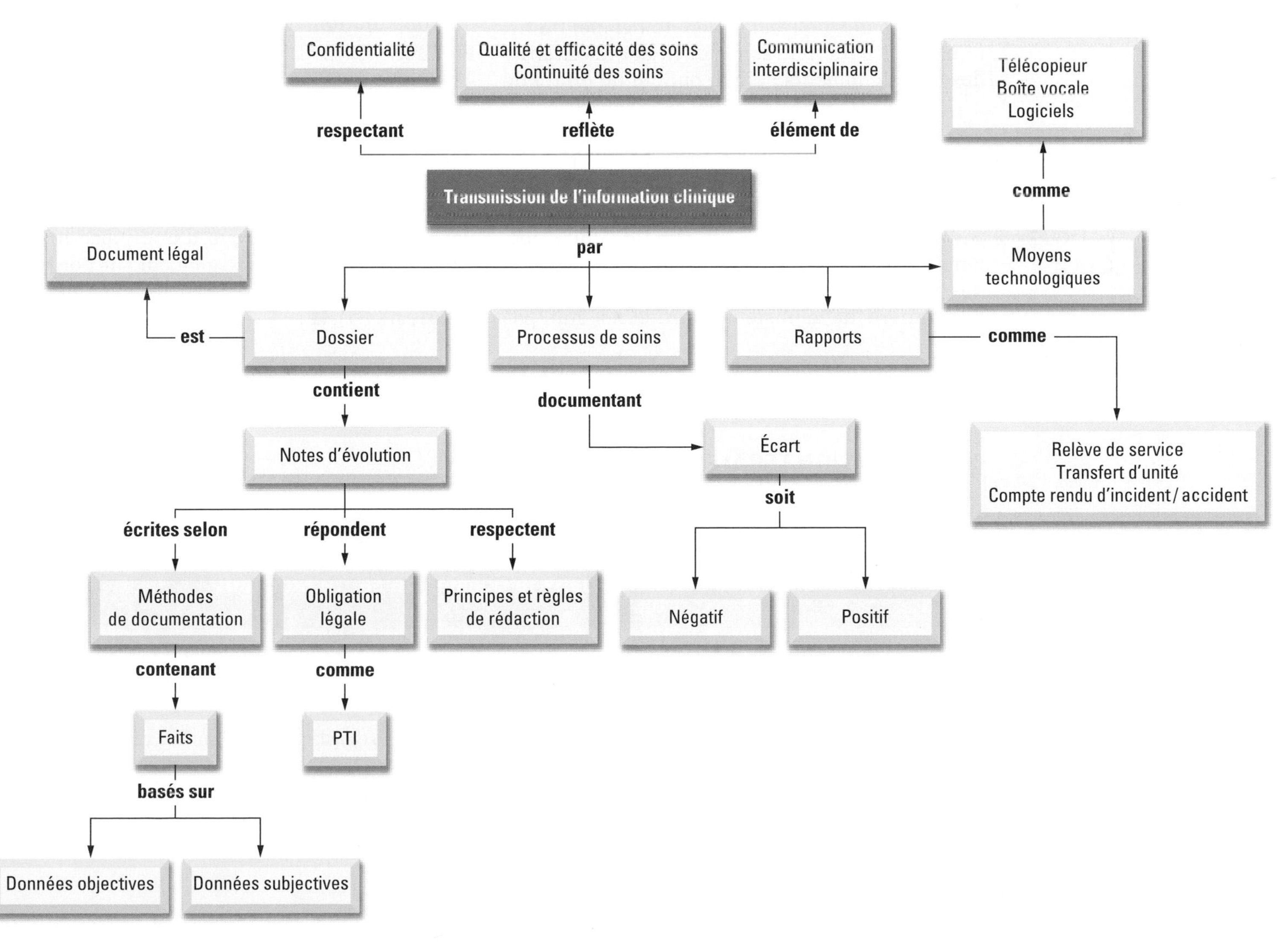

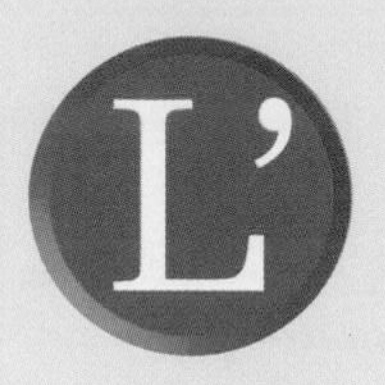

L'information clinique écrite au dossier devrait permettre à l'infirmière de comprendre l'état de santé du client, même si elle n'a pas été témoin des événements. La tenue de dossier est un élément important de la pratique des soins infirmiers. Elle doit être détaillée et contenir des données utiles, démontrer la qualité de la surveillance clinique, assurer la continuité des soins, mettre en évidence les résultats observés chez le client et refléter les normes actuelles de pratique professionnelle. Les infirmières doivent donc transmettre l'information concernant les clients de façon claire, précise, complète et pertinente. La qualité des soins prodigués dépend, entre autres, de la capacité des intervenants à communiquer entre eux. Une mauvaise communication peut entraîner la fragmentation des soins, la répétition des tâches, le retard des traitements ou même l'omission de soins. La qualité des soins requise, les normes professionnelles, et les considérations légales et déontologiques en matière de pratique infirmière confèrent une importance encore plus grande à la documentation des renseignements versés au dossier du client.

10.1

Confidentialité

Des points de vue légal et déontologique, l'infirmière est tenue de respecter la confidentialité des renseignements qu'elle obtient ou dont elle prend connaissance dans l'exercice de ses fonctions **ENCADRÉ 10.1**. Toutefois, il existe des exceptions à cette obligation **ENCADRÉ 10.2**. En dehors de ces situations particulières, l'infirmière doit s'abstenir de discuter de la situation des clients avec des personnes non concernées. Par exemple, l'infirmière de monsieur Bernier ne doit pas révéler de renseignements cliniques sur celui-ci à une amie infirmière qui le connaît, car elle habite près de chez lui.

N'accède pas au dossier du client qui veut.

10.1.1 Accès au dossier

N'accède pas au dossier du client qui veut **ENCADRÉ 10.3**. Cependant, les intervenants directement impliqués dans le traitement global du client peuvent s'enquérir de l'information colligée au dossier. « Le professionnel doit respecter le droit de son client de prendre connaissance des documents qui le concernent dans tout dossier constitué à son sujet et d'obtenir copie de ces documents. » (Code des professions, L.R.Q., c. C-26, art. 60.5) Toutefois, même si la Loi sur les services de santé et les services sociaux reconnaît que tout usager de 14 ans et plus a droit d'accès à son dossier, l'établissement peut refuser momentanément qu'il puisse le consulter s'il y a présomption de préjudice grave à sa santé (Loi sur les services de santé et les services sociaux, L.R.Q., c. S-4.2, art. 17).

Dans tous les cas, les conditions et modalités de consultation de l'information contenue au dossier doivent être déterminées par le directeur général de chaque établissement (Loi sur les services de santé et les services sociaux, L.R.Q., c. S-4.2, art. 19.0.1, al. 4). Le dossier est établi au nom du client, mais c'est l'établissement qui doit en assurer la garde. D'ailleurs, aucun dossier ne peut être sorti d'un établissement, et aucun original ou exemplaire unique d'une pièce ne peut être retiré d'un dossier (Règlement sur l'organisation et l'administration des établissements, S-5, r. 3.01, art. 61). ■

CONSIDÉRATION LÉGALE

ENCADRÉ 10.1 Obligations concernant la confidentialité des renseignements cliniques contenus dans le dossier de santé du client

- « Le dossier d'un usager est confidentiel et nul ne peut y avoir accès, si ce n'est avec le consentement de l'usager ou de la personne pouvant donner un consentement en son nom. [...] » (Loi sur les services de santé et les services sociaux, L.R.Q., c. S-4.2, art. 19)
- « Le professionnel doit respecter le secret de tout renseignement de nature confidentielle qui vient à sa connaissance dans l'exercice de sa profession. Il ne peut être relevé du secret professionnel qu'avec l'autorisation de son client ou lorsque la loi l'ordonne ou l'autorise par une disposition expresse. » (Code des professions, L.R.Q., c. C-26, art. 60.4)

CONSIDÉRATION LÉGALE

ENCADRÉ 10.2 Exceptions à l'obligation de respecter la confidentialité

« Un renseignement contenu au dossier d'un usager peut toutefois être communiqué sans son consentement :

- sur l'ordre d'un tribunal ou d'un coroner dans l'exercice de ses fonctions ;
- à la demande du commissaire local [...], d'un médecin examinateur [...], d'un comité de révision [...], d'un commissaire régional aux plaintes et à la qualité des services [...], d'un conseil des médecins, dentistes et pharmaciens ou d'un expert externe à l'établissement [...] ;
- au ministre [...] pour l'exercice de ses fonctions [...] ;
- à une personne autorisée à faire une inspection [...] ;
- dans le cas où le renseignement est communiqué pour l'application de la Loi sur la santé publique [...]. »

Loi sur les services de santé et les services sociaux, L.R.Q., c. S-4.2, art. 19)

CONSIDÉRATION LÉGALE

ENCADRÉ 10.3 Accès au dossier de santé d'un client

- « Un établissement doit permettre aux représentants d'un ordre professionnel, dans l'exercice de leur mandat, d'avoir accès au dossier d'un bénéficiaire. » (Règlement sur l'organisation et l'administration des établissements, c. S-5, r. 3.01, art. 62)
- « Le consentement de l'usager à une demande d'accès à son dossier à des fins d'étude, d'enseignement ou de recherche doit être donné par écrit ; il doit être libre et éclairé, et accordé pour une activité précise. À défaut, il est sans effet. » (Loi sur les services de santé et les services sociaux, L.R.Q., c. S-4.2, art. 19.1)
- « Le titulaire de l'autorité parentale a droit d'accès au dossier d'un usager mineur. » Certaines restrictions peuvent s'appliquer (Loi sur les services de santé et les services sociaux, L.R.Q., c. S-4.2, art. 21).
- « Le tuteur, le curateur, le mandataire ou la personne qui peut consentir aux soins d'un usager a droit d'accès aux renseignements contenus au dossier de l'usager dans la mesure où cette communication est nécessaire pour l'exercice de ce pouvoir. » (Loi sur les services de santé et les services sociaux, L.R.Q., c. S-4.2, art. 22)

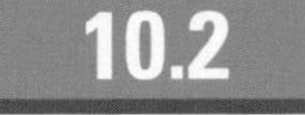

10.2 Communication interdisciplinaire dans l'équipe de soins

Les soins prodigués au client exigent une communication efficace entre les membres de l'équipe soignante. Le terme **rapport** fait référence à l'échange d'information entre les intervenants, tant orale qu'écrite, sur la situation clinique du client **FIGURE 10.1**. Les renseignements transmis portent d'abord sur l'aspect clinique, mais peuvent également comprendre l'application d'une procédure ou d'une méthode de soins, ou une donnée administrative (p. ex., les détails à considérer pour le client au cours d'un changement de pansement, ou les demandes d'examen ou de consultation faites pour lui).

Dans les centres hospitaliers ou les autres établissements qui assurent des soins jour et nuit, les infirmières qui finissent leur quart de travail font un rapport verbal, écrit ou sur dictaphone à celles qui commencent le leur. Les membres d'une équipe interdisciplinaire peuvent également communiquer de l'information en discutant entre eux dans le but de déceler des problèmes et

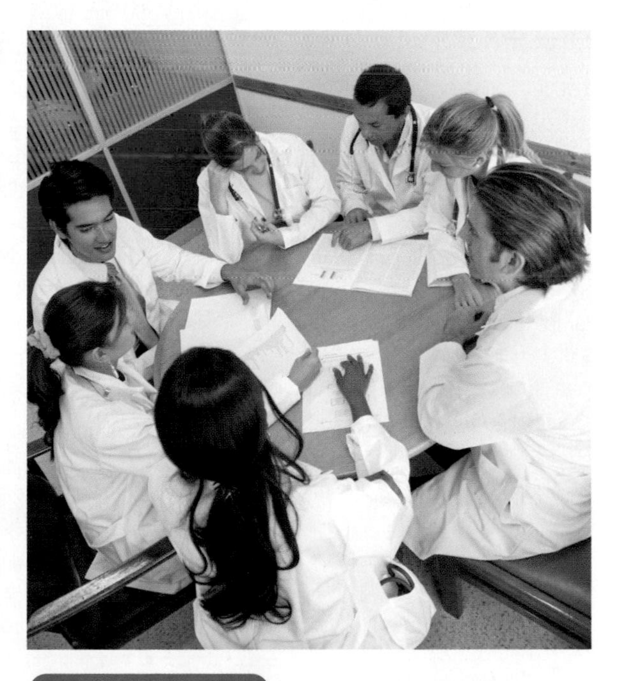

FIGURE 10.1 Des professionnels de la santé discutent des clients au cours d'une réunion interdisciplinaire.

de rechercher des solutions, comme à l'occasion de la planification du congé d'un client du centre hospitalier, où l'on détermine les services pouvant être requis à domicile.

Les **consultations** sont une autre forme de discussion au cours de laquelle un professionnel de la santé donne formellement son avis concernant les soins prodigués à un client à un autre intervenant (p. ex., lorsque l'infirmière de monsieur Bernier échange avec une nutritionniste à propos du régime alimentaire qu'il devra suivre après sa **cholécystectomie**) ou lorsque le médecin traitant demande l'opinion d'un autre médecin spécialiste.

Le **dossier** est un document légal qui contient tous les renseignements se rapportant à l'ensemble des soins de santé dont un client a besoin. En outre, on y trouve des données cliniques servant à établir les diagnostics médicaux et à en suivre l'évolution, l'approche thérapeutique appliquée ainsi que ses résultats. Tous les professionnels intervenant dans la situation du client, y compris les stagiaires en soins infirmiers, sont tenus d'y inscrire des **notes d'évolution** qui témoignent de leur évaluation et de leurs interventions. ■

■ **Notes d'évolution :** Information indiquant l'évolution de l'état de santé du client, expliquant les décisions cliniques de l'infirmière et décrivant les interventions effectuées, les réactions du client et les résultats obtenus.

10.3 Tenue de dossier

On définit la **tenue de dossier** comme tout matériel manuscrit ou imprimé permettant de constituer un dossier faisant état des services cliniques professionnels rendus. Une tenue de dossier pertinente reflète la qualité des soins de santé prodigués et fait état de la contribution de chaque membre de l'équipe dans la prestation de ces soins **ENCADRÉ 10.4**.

10.3.1 Raisons d'être du dossier

Le dossier est une importante source de renseignements utilisables par tous les professionnels offrant un service spécialisé au client. Il sert à la communication, il contribue à assurer la continuité des soins et l'amélioration de leur qualité, il constitue un document légal, et il facilite la formation et la recherche **TABLEAU 10.1**. Il est organisé de façon que chaque intervenant professionnel dispose d'un espace ou d'une feuille spéciale pour y inscrire ses observations et interventions **TABLEAU 10.2**.

CONSIDÉRATION LÉGALE

ENCADRÉ 10.4 Contenu du dossier de santé en centre hospitalier

En plus de l'identification du client et des données démographiques sur celui-ci, le dossier tenu par un centre hospitalier comprend notamment :

- le rapport des services rendus en externe ;
- l'observation médicale, l'examen physique, le diagnostic provisoire et l'examen dentaire ;
- les ordonnances ;
- l'enregistrement des étapes de préparation et d'administration des médicaments ;
- les notes d'évolution rédigées par les médecins, les dentistes, les pharmaciens et les membres du personnel clinique ;
- le rapport sur la nécessité de la cure fermée et le rapport sur la capacité d'une personne d'administrer ses biens, faits en vertu de la Loi sur la protection du malade mental (L.R.Q., c. P-41), ainsi que les rapports de révision ;
- les demandes et les rapports de consultation ;
- les demandes et les rapports de traitement ;
- le résumé des entrevues par des professionnels ;
- les éléments ayant servi à l'établissement d'un diagnostic ou d'un traitement, tels les documents photographiques, ultrasonographiques et radiologiques ainsi que les parties des tracés d'électrocardiographie et d'électro-encéphalographie, et les autres pièces pertinentes ;
- les rapports d'examens diagnostiques ;
- le consentement d'un client ou de son représentant légal à une anesthésie ou à une intervention chirurgicale ;
- le document attestant l'obtention du consentement d'un bénéficiaire pour des soins ou des services dispensés par le centre hospitalier ;
- le protocole d'anesthésie ;
- le diagnostic préopératoire, la nature de l'intervention projetée, le protocole opératoire indiquant la nature des interventions, les constatations, les techniques opératoires utilisées et la description des pièces prélevées ;
- le rapport d'anatomopathologie et de cytologie ;
- les rapports d'infection nosocomiale ;
- les demandes de transfert ;
- un rapport sur tout accident subi par un bénéficiaire dans l'établissement ;
- la feuille sommaire, comportant le diagnostic principal, les autres diagnostics et problèmes, les complications, le traitement médical, chirurgical ou obstétrical, les examens spéciaux et l'authentification du médecin traitant ;
- une note de départ ;
- l'avis de congé du médecin ou du dentiste traitant, et la mention de départ du bénéficiaire ;
- le document attestant le consentement du bénéficiaire à la prise, par l'établissement, de photographies, films ou enregistrements le concernant ;
- une copie de la déclaration de décès ;
- le rapport d'autopsie.

Source : Tiré de Québec. Règlement sur l'organisation et l'administration des établissements, L.R.Q., c. S-5, r. 3.01, art. 53, à jour au 1er février 2010, Québec, Qc : Publications du Québec. Reproduction autorisée par les Publications du Québec.

TABLEAU 10.1 Fonctions du dossier de santé

FONCTION	JUSTIFICATIONS
Communication	• Description de l'évaluation clinique et des soins prodigués par tous les intervenants du domaine de la santé impliqués dans la situation globale du client.
Continuité des soins	• Suivi de l'évaluation initiale et en cours d'évolution de la condition du client.
Amélioration continue de la qualité des soins	• Reflet de la qualité des soins prodigués et du respect des normes de pratique professionnelle. Les renseignements indiqués doivent également mettre en évidence les éléments à la base des décisions cliniques.
Document juridique	• Obligation légale pour les centres de santé de tenir un dossier pour chaque client et, pour tous les intervenants impliqués, d'y faire des entrées. • Documentation pertinente, complète et précise qui constitue la meilleure protection en cas de litige.
Formation et recherche	• Ressource éducative pour les stagiaires en soins infirmiers et d'autres disciplines afin de comprendre la situation du client et de développer leur jugement clinique. • Utilité statistique ou dans le cadre d'une recherche structurée.

TABLEAU 10.2 Organisation d'un dossier de santé

SECTION	CONTENU
Formulaire d'admission	• Données démographiques ou autres propres au client : nom légal, sexe, âge, date de naissance, état civil, emploi et employeur, numéro d'assurance maladie, personne à avertir en cas d'urgence, appartenance religieuse, nom du médecin traitant, date et heure de l'admission, numéro de dossier.
Feuille d'ordonnances médicales	• Ordonnances du médecin pour les traitements et les médicaments avec la date et l'heure de celles-ci, et la signature du médecin.
Évaluation à l'admission par l'infirmière	• Données recueillies à l'admission et pendant l'examen clinique initial.
Feuille de graphiques et diagrammes	• Observations et paramètres vérifiés fréquemment, comme les signes vitaux et la saturation en O_2, les pesées quotidiennes, les liquides ingérés et excrétés.
Antécédents médicaux (anamnèse) et examens diagnostiques	• Résultats de l'examen médical, incluant les observations, les antécédents familiaux et les diagnostics confirmés, de même que les résultats des épreuves de laboratoire et d'imagerie médicale.
Notes d'évolution de l'infirmière	• Contenu narratif reflétant la démarche clinique à la base des décisions infirmières et du plan thérapeutique infirmier. • Formulaire de PTI rempli.
Feuille d'administration des médicaments ou profil pharmacologique	• Documentation précise de tous les médicaments administrés au client : date, heure, dose, voie d'administration et signature de l'infirmière.
Notes d'évolution du médecin	• Rapport continu de l'évolution de la condition clinique du client par rapport à son problème de santé et de ses réactions aux traitements médicaux.

■ **Anamnèse :** Ensemble des renseignements fournis au médecin par le client ou par son entourage sur l'histoire d'une maladie ou les circonstances qui l'ont précédée.

TABLEAU 10.2 Organisation d'un dossier de santé (*suite*)

SECTION	CONTENU
Feuilles connexes	• Observations des autres professionnels de la santé directement impliqués dans la situation globale du client : travailleur social, nutritionniste, physiothérapeute, ergothérapeute, inhalothérapeute, etc.
Résumé du plan de congé	• Résumé de l'état du client, du pronostic de sa maladie, de la réadaptation et des besoins d'enseignement au moment de son congé du centre hospitalier.

10.3.2 Tenue de dossier et comptes rendus de qualité

Des comptes rendus et une tenue de dossier de qualité sont nécessaires afin de montrer que les soins prodigués au client ont été efficaces et personnalisés. Pour cela, ils doivent présenter six caractéristiques importantes : être pertinents, factuels, précis, complets, à jour et structurés **TABLEAU 10.3**. Ils doivent également respecter certaines règles pour bénéficier de plus de crédibilité sur le plan juridique **TABLEAU 10.4**.

TABLEAU 10.3 Qualités de l'information inscrite au dossier et dans les notes d'évolution de l'infirmière

QUALITÉ	POINTS À CONSIDÉRER
Information pertinente	• Se poser les questions suivantes pour déterminer la pertinence des inscriptions au dossier : Qui doit-on décrire ? Qu'est-ce qui est observé ? Qu'est-ce qui a été fait ? Qu'est-ce que les interventions ont donné ? Y a-t-il eu des changements ? (Brassard, 2008)
Information factuelle	• Rapporter les données objectives et subjectives uniquement. • Ne pas faire de suppositions. • Éviter d'utiliser des expressions comme « *apparemment* » ou « *le client paraît* ».
Information précise	• S'abstenir d'écrire des données superflues. • Utiliser les termes scientifiques connus sans poser de diagnostics médicaux. • Utiliser les abréviations et symboles reconnus et acceptés dans l'établissement, et respecter l'orthographe. • Recourir à des mesures précises, si possible, plutôt qu'à des approximations. • Préciser la localisation exacte d'une manifestation clinique.
Information complète	• Utiliser une méthode mnémotechnique pour s'assurer de ne rien oublier : P/D (problème/donnée), I (intervention), R (résultat). • Se poser les questions suivantes : Qui fait quoi ? Qu'est-ce que j'ai observé avec mes sens ? De quoi le client se plaint-il ? Où a-t-il mal exactement ? À quelle heure ai-je fait telle observation ou intervention ? Comment est le client après mes interventions ? Pourquoi sa condition change-t-elle ? (Brassard, 2008)
Information à jour	• Rédiger les notes au fur et à mesure pour s'assurer de ne rien oublier. • Respecter les règles du système international basé sur 24 heures pour préciser la date et l'heure. • Toujours respecter la chronologie des événements à rapporter. • Utiliser judicieusement la « note tardive ».
Information structurée	• Respecter la méthode de documentation utilisée dans l'établissement.

TABLEAU 10.4 Règles à suivre concernant la tenue des dossiers de santé

RÈGLE	JUSTIFICATIONS
Ne pas effacer ce qui est écrit.	• Le dossier étant un document légal, on ne doit jamais faire disparaître de renseignements.
Ne pas appliquer de correcteur liquide et ne pas raturer les erreurs qui ont pu se glisser dans le dossier.	• Il est facile de penser que l'infirmière essaie de cacher de l'information ou de falsifier le dossier.
Ne pas corriger les fautes d'orthographe.	• L'article 14 du Code de déontologie des infirmières et infirmiers précise que l'infirmière ne doit pas altérer des notes déjà inscrites.
Ne pas écrire de commentaires vengeurs ou désobligeants, de critiques ou de jugements de valeur à propos du client, de ses proches ou de l'opinion des autres professionnels, ou sur les soins prodigués par ceux-ci.	• Ces commentaires présentent une image négative du client, démontrent un comportement non professionnel et une attitude condescendante, et peuvent même laisser supposer des soins de mauvaise qualité.
Corriger toute erreur rapidement et de façon acceptable : tirer un trait sur la note erronée ou la placer entre parenthèses, écrire les expressions « fausse note » ou « erreur de dossier » au-dessus ou à côté, apposer ses initiales, puis inscrire la correction à la suite de l'erreur ou dans le bon dossier.	• Les notes erronées peuvent laisser croire qu'il y a eu erreur de traitement ou d'observation. • Un nombre élevé d'erreurs, même corrigées, fait perdre de la crédibilité à ce qui est écrit.
Noter tous les faits (données objectives et subjectives) et les observations objectives du comportement du client, et rapporter ses propos textuellement s'ils sont jugés pertinents.	• L'état du client et les soins prodigués doivent être décrits de façon complète et précise. • Les mots interprétables doivent être évités. • Les suppositions ou opinions personnelles ne sont pas des faits. • L'utilisation des termes médicaux est recommandée pour décrire précisément une situation clinique
Noter les renseignements ligne par ligne et tirer un trait sur les espaces vides.	• Une personne malveillante pourrait ajouter des données incorrectes dans les espaces vides.
Écrire lisiblement et ne jamais utiliser un crayon à mine de plomb, un stylo à pointe en feutre ou un stylo-plume.	• Les notes illisibles peuvent être mal interprétées, entraînant des difficultés de compréhension et même une perte de crédibilité. • L'encre doit être indélébile puisque le dossier est un document légal.
N'écrire des notes à la place de quelqu'un d'autre que si cette personne a quitté le lieu de travail pour la journée et qu'elle téléphone pour donner des renseignements. Il faut alors spécifier la source d'information, relire ce qui est noté à la personne pour s'assurer du contenu et signer la note de la façon suivante : *Information fournie par L. Auger, inf. et notée par B. Cantin, inf.*	• L'infirmière, la stagiaire en soins infirmiers, l'externe et la candidate à l'exercice de la profession infirmière (CEPI) sont responsables de l'information qu'elles notent dans les dossiers, et elles sont liées au contenu qu'elles écrivent.
Ne pas laisser de lignes vides pour qu'une collègue y inscrive ses notes.	• On ne peut prévoir l'espace dont elle aura besoin.
Éviter l'emploi de termes ou de phrases générales ou vides de sens comme « *installation confortable* », « *a passé une bonne journée* », « *en service* » ou « *visiteurs au chevet* ».	• Si l'information est trop générale, il devient difficile de se faire une idée exacte et personnalisée de la condition du client. • Des phrases toutes faites, comme celles de la colonne de gauche, ne fournissent aucune information clinique sur le client.
Ne pas attendre la fin du quart de travail pour noter des changements importants qui se sont produits plusieurs heures auparavant.	• Il risque alors d'y avoir des oublis.

TABLEAU 10.4 Règles à suivre concernant la tenue des dossiers de santé (*suite*)

RÈGLE	JUSTIFICATIONS
Commencer chaque sujet de note avec l'heure et terminer la consignation des notes avec la signature (initiale du prénom ou prénom au complet, nom de famille et abréviation du titre professionnel) à la fin du quart de travail **ENCADRÉ 10.5**.	• Cette consigne assure que les événements sont notés de façon chronologique. • La signature indique la personne qui a prodigué les soins ou fait l'observation.
Ne pas noter « *Le docteur a fait une erreur* ». Inscrire plutôt « *Appel au Dr Smith pour clarifier son ordonnance d'analgésique* ». En cas de doute au sujet d'une ordonnance, noter qu'on a tenté de clarifier la situation.	• L'infirmière qui exécute une ordonnance qu'elle sait incorrecte peut être responsable au même titre que le médecin.

Information pertinente

Une note pertinente est toujours relative au client et appropriée à sa condition. Elle informe les intervenants des soins prodigués et des réactions du client à ceux-ci. Elle apporte des éléments nouveaux et utiles pour mieux le connaître (Brassard, 2008).

Jugement clinique

Quelles données subjectives et objectives retrouve-t-on dans les notes d'évolution de monsieur Bernier ?

Information factuelle

Un dossier contient des renseignements descriptifs et objectifs se rapportant à ce que l'infirmière voit, entend, touche et sent. Une description objective est soutenue par des faits, qui résultent des observations et de l'administration des soins directs. Lorsque l'infirmière recueille des données subjectives, il est parfois préférable, dans la mesure du possible, qu'elle rapporte les paroles exactes du client entre guillemets. Pour étoffer la description d'une donnée subjective, elle peut également ajouter toute observation objective qui a un lien avec celle-ci.

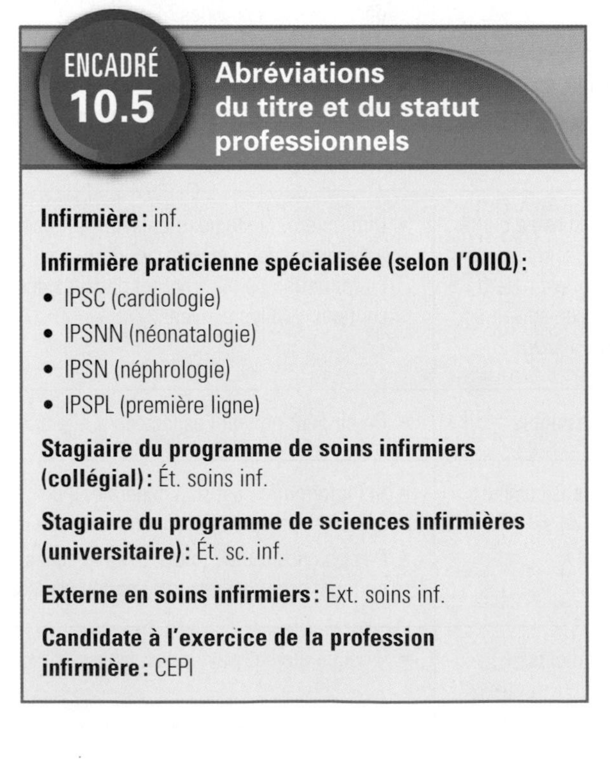

ENCADRÉ 10.5 Abréviations du titre et du statut professionnels

Infirmière : inf.

Infirmière praticienne spécialisée (selon l'OIIQ) :

- IPSC (cardiologie)
- IPSNN (néonatalogie)
- IPSN (néphrologie)
- IPSPL (première ligne)

Stagiaire du programme de soins infirmiers (collégial) : Ét. soins inf.

Stagiaire du programme de sciences infirmières (universitaire) : Ét. sc. inf.

Externe en soins infirmiers : Ext. soins inf.

Candidate à l'exercice de la profession infirmière : CEPI

Information précise

Une information précise facilite la projection d'une image mentale de la situation du client. L'infirmière prêtera donc une attention spéciale à la documentation de l'heure, de la localisation d'une manifestation et de la description des quantités (p. ex., pour l'urine et les vomissements). Il est très difficile d'interpréter ce qui est précis.

Information complète

Une note complète contient tous les éléments requis pour s'assurer qu'elle est bien comprise : description d'une situation, interventions effectuées et réaction du client aux soins. Elle peut être concise, mais demeurer riche en contenu **ENCADRÉ 10.6**.

Information à jour

Il est important d'écrire des notes au fur et à mesure qu'une évaluation clinique est faite. Parmi les observations ou les activités qu'il faut documenter dès qu'elles se produisent, on compte :

- les signes vitaux ;
- l'administration de médicaments et de traitements ;
- les dosages ;
- les signes de complications et les interventions effectuées à ce moment.

ENCADRÉ 10.6 Exemple de note d'évolution complète pour monsieur Bernier

2010-02-15

06:30 Se plaint de douleur intense à 10 sur 10 à l'hypocondre droit, irradiant à l'omoplate droite. Dit ressentir sa douleur comme si on lui écrasait l'estomac. P.A.: 170/96; P: 92; retient sa respiration. Faciès rouge et crispé, diaphorèse au visage.

06:35 Reçoit sulfate de morphine 25 mg S.C. bras gauche. Installé en décubitus latéral gauche.

06:40 Perte de conscience pendant 30 sec. Revient à lui après stimulation douloureuse aux trapèzes. Frappe les ridelles de la civière avec ses poings, donne des coups de pieds dans le matelas. Vu par Dr Marcil à 06:50.

07:10 Dit que la douleur est constante, mais tolérable à 6 sur 10.

B. Langelier, inf.

Certains de ces renseignements sont souvent compris dans des diagrammes. L'évaluation de l'état de santé du client peut exiger des réévaluations subséquentes (Keatings & Smith, 2000). Par ailleurs, un dossier mis à jour fréquemment montre une réelle continuité de surveillance.

Information structurée

L'infirmière communique l'information écrite dans un ordre logique. Pour que ses notes soient structurées, elle doit penser à la situation et réfléchir aux éléments à détailler avant de commencer à les consigner au dossier. Plusieurs méthodes permettent d'organiser la documentation des observations au dossier. ■

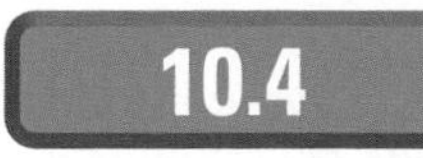

Méthodes de documentation

Chaque établissement de santé choisit une méthode de documentation pour la rédaction des notes d'évolution de l'infirmière **TABLEAU 10.5**.

Les données sont recueillies afin d'offrir à tous les membres de l'équipe soignante les renseignements à partir desquels ils pourront tirer des conclusions à propos des problèmes du client, ce qui les aidera ensuite à élaborer un plan de soins et de traitements infirmiers individualisé ou un plan thérapeutique infirmier.

10.4.1 Documentation narrative chronologique

La documentation narrative chronologique est la méthode habituelle, voire traditionnelle, de noter les soins infirmiers prodigués. Elle consiste à rapporter la condition du client et les soins infirmiers qui lui sont prodigués de façon narrative en respectant l'ordre de leur déroulement dans le temps. Cependant, ce type de documentation comporte de nombreux désavantages, comme la tendance à répéter l'information, un long temps de rédaction et la nécessité pour le lecteur de prendre connaissance d'une grande quantité de renseignements pour trouver les données recherchées.

10.4.2 Méthodes SOAP et PIE

Dans l'acronyme de la **méthode SOAP** :

- « S » représente les données subjectives (celles rapportées par le client) ;
- « O » signifie les données objectives (celles mesurées et observées par l'infirmière) ;
- « A » veut dire l'analyse et l'interprétation (le diagnostic infirmier ou le problème identifié d'après les données) ;
- « P » symbolise le plan d'interventions (ce que l'infirmière pense faire).

On peut y ajouter les lettres « I » désignant les interventions effectuées, « E » signifiant l'évaluation de l'efficacité de ces interventions, et « R » pour la révision du plan d'interventions selon les changements observés.

Dans l'acronyme PIE :

- « P » signifie problème ;
- « I » veut dire intervention ;
- « E » représente l'évaluation.

Dans la **méthode PIE,** les notes sont numérotées ou marquées selon les problèmes du client. On retire les problèmes qui sont résolus de la documentation quotidienne après la révision par l'infirmière. Les problèmes qui persistent sont documentés quotidiennement.

TABLEAU 10.5 **Exemples de notes d'évolution pour monsieur Bernier rédigées selon différentes méthodes**

MÉTHODE	SIGNIFICATION DE L'ACRONYME	EXEMPLES
Narrative chronologique		06:30 *Se plaint de douleur intense à 10 sur 10 à l'hypocondre droit, irradiant à l'omoplate droite. Dit ressentir sa douleur comme si on lui écrasait l'estomac. P.A. : 170/96 ; P : 92 ; retient sa respiration. Faciès rouge et crispé, diaphorèse au visage. Refuse qu'on le touche à l'abdomen, gémit quand il bouge sur la civière.* 06:35 *Reçoit sulfate de morphine 25 mg S.C. bras gauche. Installé en décubitus latéral gauche. Accepte d'être évalué par Dr Marcil. Ne manifeste pas d'agressivité.* 06:40 *Perte de conscience pendant 30 sec. Quand il reprend connaissance, il frappe la civière avec ses poings, veut arracher son soluté, donne des coups de pieds sur le matelas. Vu par Dr Marcil à 06:50.* 07:10 *Dit que la douleur est constante, mais diminuée à 6 sur 10.*
SOAP	Données **S**ubjectives	06:30 *Se plaint de douleur intense à 10 sur 10 à l'hypocondre droit, irradiant à l'omoplate droite. Dit ressentir sa douleur comme si on lui écrasait l'estomac.*
	Données **O**bjectives	*P.A. : 170/96 ; P : 92 ; retient sa respiration. Faciès rouge et crispé, diaphorèse au visage. Refuse qu'on le touche à l'abdomen, gémit quand il bouge sur la civière.* 06:40 *Perte de conscience pendant 30 sec. Quand il reprend connaissance, il frappe la civière avec ses poings, veut arracher son soluté, donne des coups de pieds sur le matelas.*
	Analyse et interprétation	*Douleur intolérable exacerbée par les mouvements. Peur d'avoir plus mal si on le touche.*
	Planification	*Donner les analgésiques prescrits régulièrement. L'approcher doucement.*
PIE	**P**roblème	06:30 *Douleur intolérable exacerbée par les mouvements. Peur d'avoir plus mal si on le touche.*
	Intervention	06:35 *Reçoit sulfate de morphine 25 mg S.C. bras gauche. Installé en décubitus latéral gauche. Vu par Dr Marcil à 06:50.*
	Évaluation	*Accepte d'être évalué par Dr Marcil. Ne manifeste pas d'agressivité.* 07:10 *Dit que la douleur est constante, mais diminuée à 6 sur 10.*
Focus (méthode des notes ciblées) Également appelée notes DAR ou DIR	**D**onnées objectives et subjectives	06:30 *Se plaint de douleur intense à 10 sur 10 à l'hypocondre droit, irradiant à l'omoplate droite. Dit ressentir sa douleur comme si on lui écrasait l'estomac. P.A. : 170/96 ; P : 92 ; retient sa respiration. Faciès rouge et crispé, diaphorèse au visage. Refuse qu'on le touche à l'abdomen, gémit quand il bouge sur la civière.* 06:40 *Perte de conscience pendant 30 sec. Quand il reprend connaissance, il frappe la civière avec ses poings, veut arracher son soluté, donne des coups de pieds sur le matelas.*
	Action ou **I**ntervention	06:35 *Reçoit sulfate de morphine 25 mg S.C. bras gauche. Installé en décubitus latéral gauche.*
	Réaction	07:10 *Dit que la douleur est constante, mais diminuée à 6 sur 10.*

10.4.3 Méthode Focus (méthode des notes ciblées)

Également appelée notes DAR ou DIR, cette méthode met l'accent sur :

- les données objectives et subjectives, « D » ;
- l'action, « A », ou l'intervention infirmière, « I » ;
- la réaction du client, « R », c'est-à-dire l'évaluation des résultats.

Cette approche favorise la rédaction de notes d'évolution complètes et met en évidence l'**évaluation initiale** et l'**évaluation en cours d'évolution** de la condition du client.

10.4.4 Documentation par exception

La **documentation par exception** est un moyen d'abréger les observations en établissant des normes de pratique clairement définies et des critères prédéterminés pour les évaluations et les interventions infirmières. Elle fournit un cadre de référence pour les soins de routine prodigués aux clients. Lorsque les normes sont intégrées dans les formulaires d'enregistrement systématique, l'infirmière n'a besoin que de documenter les observations importantes ou les exceptions à ces normes. En d'autres termes, elle écrit seulement une note d'évolution lorsque les déclarations normalisées du formulaire ne coïncident pas avec la réalité, ce qui réduit les répétitions et le temps de rédaction. On suppose que tout est normal à moins qu'une note n'indique le contraire. Lorsqu'une infirmière voit des notes écrites, elle sait que quelque chose d'anormal s'est produit ou a été observé. Il est donc facile de suivre les changements dans l'état d'un client.

Cette méthode comporte cependant des risques juridiques si les infirmières ne sont pas entraînées à documenter les exceptions, notamment lorsque l'état d'un client change. Il est donc essentiel de rédiger des descriptions précises et exhaustives des problèmes du client et des actions entreprises.

10.4.5 Gestion de cas et cheminement critique

Le modèle de prestation des soins basé sur le suivi systématique des clientèles intègre une approche interdisciplinaire ▶ 3. Dans plusieurs établissements, le plan de soins normalisé est résumé dans les cheminements critiques s'appliquant à une pathologie ou à un état précis.

Le **processus de soins** est un plan qui comprend des interventions de première importance et les résultats escomptés pour une période de temps prédéterminée. L'infirmière et les autres membres de l'équipe soignante, comme les médecins, les nutritionnistes, les travailleurs sociaux, les physiothérapeutes et les inhalothérapeutes, utilisent le même cheminement critique pour surveiller l'évolution du client pendant son hospitalisation ou, dans le cas de soins à domicile, à chaque visite. D'après le processus de soins, les notes d'évolution devraient porter uniquement sur les éléments à évaluer (Brassard, 2006) puisqu'on y retrouve les résultats attendus pour chaque jour d'hospitalisation **FIGURE 10.2**.

On appelle **écart** une situation inattendue, un objectif qui n'a pas été atteint ou une intervention qui n'est pas spécifiée dans le cadre temporel du processus de soins : il s'agit donc de l'observation de *ce qui est* par rapport à *ce qui doit être*. Un écart négatif se produit lorsque les activités du cheminement critique ne sont pas complétées telles que planifiées ou lorsqu'un client n'obtient pas les résultats escomptés, comme dans le cas d'une complication. On parle d'un écart positif lorsqu'un client récupère plus rapidement que prévu (p. ex., le retrait d'une sonde à ballonnet avant le moment déterminé). La documentation des écarts permet de réviser les données et de détecter des tendances afin d'élaborer et d'appliquer un plan d'action qui répond mieux aux besoins du client. ■

Évaluation initiale : Collecte des données cliniques requises pour établir un profil de base de la situation de santé ou d'un aspect particulier de celle-ci.

Évaluation en cours d'évolution : Évaluation subséquente se référant au profil clinique évolutif établi à partir de l'évaluation initiale du client. Comprend les activités de surveillance clinique et d'évaluation des résultats obtenus.

Mise en contexte (*suite*)

Monsieur Bernier se trouve maintenant à l'unité de soins chirurgicaux après avoir subi une cholécystectomie. Sa température commence à monter, il y a diminution des murmures vésiculaires dans les lobes inférieurs des deux poumons, et il tient des propos légèrement confus. Normalement, il devrait être alerte et orienté, apyrétique, et ses poumons devraient être clairs.

Voici un exemple de la documentation des écarts négatifs pour ce client :

2010-02-16

10:00 Diminution des murmures vésiculaires à la base des deux poumons. T° : 38,6 ; P : 92 ; R : 24 ; SaO_2 : 84 %. Sa conjointe affirme qu'il est « confus » et qu'il ne l'a pas reconnue lorsqu'elle est arrivée il y a quelques minutes. Oxygène à 2 L par lunette nasale.

10:10 Dr Labadie averti du changement de l'état du client.

3 La pratique clinique en interdisciplinarité est décrite dans le chapitre 3, *Découvrir les soins infirmiers contemporains*.

PLAN DE SOINS INTERDISCIPLINAIRE
PROTHÈSE TOTALE DE HANCHE
R.O.F.I. AVEC CLOU ET/OU PLAQUE

DURÉE DE SÉJOUR : 12 JOURS
ALLERGIES : ______
DIAGNOSTIC : FX HANCHE GCHE ☐ DRTE ☐
CHIRURGIE : ______
PROVENANCE : DOMICILE ☐ AUTRES ______

PERSONNE À AVERTIR AU BESOIN : ______
PARTICULARITÉS : ______

	DATE : ___ JOUR 1 ADMISSION	DATE : ___ JOUR 2 OPÉRATION	DATE : ___ JOUR 3 POST-OP1	DATE : ___ JOUR 4 POST-OP2	DATE : ___ JOUR 5 POST-OP3	DATE : ___ JOUR 6 POST-OP4
PARAMÈTRES FONDAMENTAUX	S.V. 08 14 18 22 Glucomètre ___ Orienté N J S Désorienté N J S	S.V. q15 min x 4 q30 min x 2; q1h x 4; q4h Glucomètre ___ Orienté N J S Désorienté N J S	S.V. 02 06 10 14 18 22 Glucomètre ___ Orienté N J S Désorienté N J S	S.V. 02 06 10 14 18 22 Glucomètre ___ Orienté ☐☐☐ Désorienté ☐☐☐	S.V. 08 14 18 22 Glucomètre ___ Orienté ☐☐☐ Désorienté ☐☐☐	S.V. 08 14 18 22 Glucomètre ___ Orienté ☐☐☐ Désorienté ☐☐☐
RESPIRATION	O_2 ___ % ___ VM ___ LN Saturomètre ___	O_2 ___ % ___ VM ___ LN ___ % Tente faciale Saturomètre ___	O_2 ___ % ___ VM ___ LN ___ % Tente faciale Saturomètre ___	O_2 ___ % ___ VM ___ LN ___ % Tente faciale Saturomètre ___	O_2 ___ % ___ VM ___ LN Saturomètre ___	O_2 ___ % ___ VM ___ LN Saturomètre ___
NUTRITION	DIÈTE ___ Aide part. ☐ Comp. ☐ Déj. ___ Dîner ___ Souper ___ À JEUN À MINUIT	NPO PRÉ-OP Diète légère post-op Aide part. ☐ Compl. ☐ Dosage ING. EXC.	Diète ▲ Prot. et Énergie Aide part. ☐ Compl. ☐ Déj. ___ Dîner ___ Souper ___ Dosage ING. EXC.	Diète ▲ Prot. et Énergie Aide part. ☐ Compl. ☐ Supplément ___ Déj. ___ Dîner ___ Souper ___ Dosage ING. EXC.	Diète ▲ Prot. et Énergie Aide part. ☐ Compl. ☐ Supplément ___ Déj. ___ Dîner ___ Souper ___ Cesser dosage	Diète ▲ Prot. et Énergie Aide part. ☐ Compl. ☐ Supplément ___ Déj. ___ Dîner ___ Souper ___
ÉLIMINATION	Sonde vésicale à installer à l'arrivée # ___ ☐	Sonde vésicale Selles ☐ ☐ ☐	Sonde vésicale Selles ☐ ☐ ☐	Cesser sonde ☐ hre ___ Bladder scan PRN Cathétérisme q 6 hres PRN Mictions ☐☐☐ Culotte ☐ Selles ☐☐☐	Bladder scan PRN Cathétérisme q 6 hres PRN Mictions ☐☐☐ Culotte ☐ Selles ☐☐☐	Chaise aisance ☐ Mictions ☐☐☐ Selles ☐☐☐ Culottes ☐
TRAITEMENTS	Site I/V ___ Vérifié N J S Changé ☐ À changer ☐ # ___ Site ___ Traction cutanée 5 lb MI ___ Vérifier CCSM MI ___ N J S Intégrité de la peau Plaie ___ Tx ___	Site I/V ___ Vérifié N J S Changé ☐ À changer ☐ # ___ Site ___ Doser Hémovac q 8hres Renforcer pansement PRN Vérifier CCSM MI ___ N J S Intégrité de la peau Plaie ___ Tx ___	Site I/V ___ Vérifié N J S Changé ☐ À changer ☐ # ___ Site ___ Doser Hémovac q 8hres Renforcer pansement PRN Vérifier CCSM MI ___ N J S Hb ___ si < 8,5 Transfuser ___ culots Intégrité de la peau Plaie ___ Tx ___	Site I/V ___ Vérifié ☐☐☐ Changé ☐ À changer ☐ # ___ Site ___ Doser Hémovac ☐ Cesser Homovac ☐ Hre ☐ Changer pansement hanche DIE Hb ___ si < 8,5 ___ culots Intégrité de la peau Plaie ___ Tx ___ Bilan septique si T° > 38,5° ☐	Site I/V ___ Vérifié ☐☐☐ Changé ☐ À changer ☐ # ___ Site ___ Changer pansement hanche DIE Bilan septique si T° > 38,5° ☐ Intégrité de la peau Plaie ___ Tx ___	Site I/V ___ Vérifié ☐☐☐ Changé ☐ À changer ☐ # ___ Site ___ Changer pansement DIE Bilan septique si T° > 38,5° ☐ Intégrité de la peau Plaie ___ Tx ___

FIGURE 10.2 Exemple d'un plan de soins normalisé en cas d'arthroplastie de la hanche

CONSIGNES DE MOBILISATION

APPROCHE ANT :	_COUSSIN ABDUCTION _ROTATION EXTERNE _ABDUCTION _FLEXION > 60° x 3 SEMAINES	APPROCHE POST :	_COUSSIN ABDUCTION AU LIT POUR 10 JOURS _ROTATION INTERNE _FLEXION > 60° _OREILLERS ENTRE LES JAMBES POSITION ASSISE	R.O.F.I. AVEC CLOU : ∅ MEC POUR 6-8 SEM. SELON MD TRAITANT R.O.F.I. AVEC CLOU-PLAQUE : MEC SELON MD TRAITANT POSITION LATÉRALE PERMISE AVEC OREILLER ENTRE LES JAMBES TABOURET PERMIS, LES JAMBES ALLONGÉES

Fx hanche ______ Allergie : ______ Particularités : ______

	DATE : ______ JOUR 1 ADMISSION	DATE : ______ JOUR 2 OPÉRATION	DATE : ______ JOUR 3 POST-OP1	DATE : ______ JOUR 4 POST-OP2	DATE : ______ JOUR 5 POST-OP3	DATE : ______ JOUR 6 POST-OP4
HYGIÈNE	Autonome ☐ Aide partielle ☐ Bain complet ☐	Autonome ☐ Aide partielle ☐ Bain complet ☐	Autonome ☐ Aide partielle ☐ Bain complet ☐	Autonome ☐ Aide partielle ☐ Bain complet ☐	Autonome ☐ Aide partielle ☐ Bain complet ☐ Lavabo ☐	Autonome ☐ Aide partielle ☐ Bain complet ☐ Lavabo ☐
ACTIVITÉS MOBILITÉ	Installation du trapèze ☐ Repos au lit Vérifier et masser les talons N J S Calme N J S Agité N J S	Repos au lit Positionnement q 2 hres ∅ croiser les jambes Coussin abducteur ☐ Vérifier et masser les talons N J S Calme N J S Agité N J S	Repos au lit Lever au fauteuil X ☐ MEC ____% MI ____ Positionnement q 2 hres Coussin abducteur ☐ Vérifier et masser les talons N J S Calme N J S Agité N J S	Lever au fauteuil X 1 ☐ Positionnement q 2 hres MEC ____% MI ____ Coussin abducteur au lit ☐ Utilise marchette ☐ Effectue transfert ☐ Circule ds chambre ☐ Vérifier et masser les talons ☐☐☐ Calme N J S Agité N J S	Lever au fauteuil X 2 ☐☐ Positionnement q 2 hres MEC ____% MI ____ Coussin abducteur au lit ☐ Utilise marchette ☐ Effectue transfert ☐ Circule ds chambre ☐ Vérifier et masser les talons ☐☐☐ Calme N J S Agité N J S	Lever au fauteuil X 2 ☐☐ Physio MEC ____% MI ____ Coussin abducteur au lit ☐ Utilise marchette ☐ Effectue transfert ☐ Circule ds chambre ☐ Vérifier et masser les talons ☐☐☐ Calme N J S Agité N J S
INTERVENTIONS NURSING	Enseignement pré-op Spirométrie ☐ Premier levé ☐ Soulagement de la douleur • périmédullaire ☐ • épidural ☐ • ACP ☐ • analg. ☐ Consentement ☐ Consult. méd. interne ☐	Départ sop dans son lit ______ Retour sop ______ Soulager la douleur Prévenir troubles resp. Spirométrie q heure	Consult. physio. ☐ Consult. serv. social ☐ Feuille positionnement au chevet ☐ Soulager la douleur Spirométrie q hre Faire voir méd. interne avisé ☐	Surveiller signes d'infection Surveiller CCSM MI ____ ☐☐☐ Soulager la douleur Prévenir troubles resp. Spirométrie q hre Enseigner mobilisation	Surveiller signes d'infection Surveiller CCSM MI ____ ☐☐☐ Soulager la douleur Enseigner mobilisation Spirométrie	Surveiller signes d'infection Surveiller CCSM MI ____ ☐☐☐ Soulager la douleur Enseigner mobilisation Spirométrie
RÉSULTATS ATTENDUS	Compréhension de la chirurgie ↓ Anxiété Soulagement de la douleur N ☐ J ☐ S ☐	Soulagement de la douleur Cocher si notes supplémentaires au dossier N ☐ J ☐ S ☐	Soulagement de la douleur Coopération de l'usager Cocher si notes supplémentaires au dossier N ☐ J ☐ S ☐	Soulagement de la douleur Coopération de l'usager Cocher si notes supplémentaires au dossier N ☐ J ☐ S ☐	Soulagement de la douleur Coopération de l'usager Mode intestinal normal Cocher si notes supplémentaires au dossier N ☐ J ☐ S ☐	Soulagement de la douleur Coopération de l'usager Mode intestinal normal Cocher si notes supplémentaires au dossier N ☐ J ☐ S ☐

FIGURE 10.2 Exemple d'un plan de soins normalisé en cas d'arthroplastie de la hanche (*suite*)

N.B. Cette figure ne présente qu'une partie du formulaire. Il est possible d'obtenir une version intégrale du formulaire en s'adressant au Centre hospitalier Anna-Laberge.

Source : Centre de santé et de services sociaux du Sud-Ouest -Verdun.

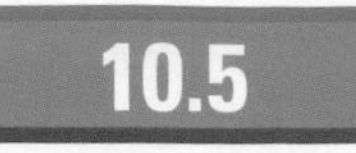

Instruments de documentation

Il existe une variété de formulaires spécialement conçus pour le type de renseignements que les infirmières documentent souvent.

10.5.1 Collecte des données à l'admission

Lorsqu'un client est admis dans une unité de soins, l'infirmière procède à une collecte générale de données lui permettant de réaliser une évaluation initiale de l'état du client, de dresser son profil global, et d'établir les diagnostics infirmiers ou de déceler les problèmes pertinents ▶ 9. Les renseignements obtenus constituent les données de référence si des changements surviennent dans l'état du client.

9

Le chapitre 9, *Mettre en œuvre la démarche de soins*, explique en détail les cinq étapes de la démarche clinique de l'infirmière.

10.5.2 Formulaires d'enregistrement systématique

Les **formulaires d'enregistrement systématique** permettent aux infirmières d'évaluer le client, et d'enregistrer rapidement et efficacement les signes vitaux et les soins de routine (les bains, les repas, les pesées, et la vérification des dispositifs de sécurité et de contention, entre autres). Si quelque chose qui figure sur le formulaire est inhabituel ou change de façon importante, l'infirmière doit inscrire une note détaillée. Par exemple, si la pression artérielle d'un client devient dangereusement élevée, l'infirmière procède à une évaluation plus approfondie et l'indique dans ses notes d'évolution en inscrivant aussi les actions entreprises et leurs résultats.

Les formulaires d'enregistrement systématique représentent une source de référence facile et rapide à utiliser.

Les formulaires d'enregistrement systématique représentent une source de référence facile et rapide à utiliser par tous les membres de l'équipe soignante. Les services de soins intensifs et les services de soins de courte durée utilisent généralement ces formulaires pour tout type de données physiologiques **ENCADRÉ 10.7**, et **FIGURES 10.3** et **10.4**.

10.5.3 Kardex infirmier

Dans certains milieux, l'information requise pour les soins quotidiens des clients est facilement accessible dans le kardex infirmier. On appelle **kardex** une sorte de classeur portatif composé de cartes contenant des renseignements cliniques sur un groupe de clients. La plupart des formulaires de kardex sont constitués de deux parties : l'une comprend les soins infirmiers généraux et les traitements prescrits, et l'autre, un plan de soins individualisé. Un kardex mis à jour régulièrement permet de ne pas se reporter constamment au dossier pour obtenir de l'information pratique au cours de la journée. Dans plusieurs établissements, les fiches sont écrites au crayon de plomb en raison des révisions fréquentes à apporter à mesure que les besoins du client changent, ce qui ne laisse aucune trace des informations cliniques. Dans un établissement où les kardex font partie intégrante du dossier, les cartes sont remplies à l'encre.

10.5.4 Plan de soins standardisé

Les **plans de soins standardisés** contiennent les lignes directrices préliminaires suivies dans un établissement pour prendre soin des clients qui présentent des problèmes de santé semblables. Ayant procédé à l'évaluation du client, l'infirmière choisit les plans de soins standardisés qui lui conviennent et les place dans son dossier. Des modifications peuvent être écrites à l'encre afin de personnaliser les traitements. La plupart des plans de soins standardisés permettent également à l'infirmière d'inscrire des objectifs précis ou des résultats escomptés relativement aux soins prodigués, ainsi que les dates auxquelles ces résultats devraient être obtenus.

Des normes de soins judicieuses sur le plan clinique doivent être déterminées pour des groupes de clients similaires. Ces normes peuvent d'ailleurs se révéler utiles au moment des vérifications portant sur l'amélioration de la qualité des soins. Les plans de soins standardisés assurent également la continuité et la coordination des soins donnés par les différentes infirmières. Toutefois, l'infirmière risque de ne pas pouvoir établir des traitements uniques et personnalisés pour les clients. Elle doit quand même s'assurer d'adopter une approche individualisée parce que ces plans ne peuvent pas remplacer le jugement clinique et la prise de décision qui en découle.

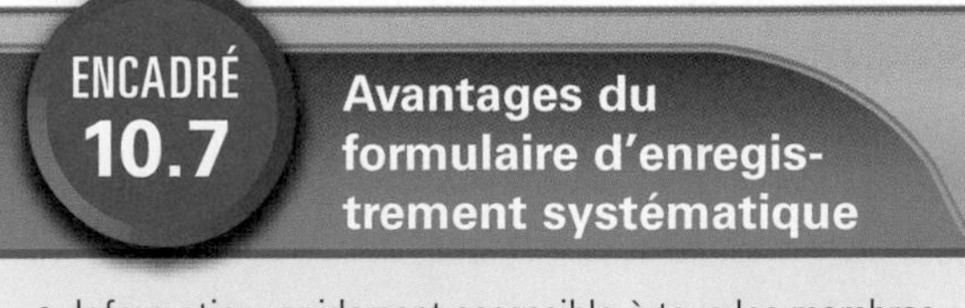

ENCADRÉ 10.7 Avantages du formulaire d'enregistrement systématique

- Information rapidement accessible à tous les membres de l'équipe soignante
- Réduction du temps passé à la rédaction d'une note narrative
- Information à jour
- Diminution des erreurs entraînées par la duplication des renseignements
- Évolution de la situation clinique du client facilement perceptible

Centre de santé et de services sociaux
du Sud-Ouest–Verdun

FEUILLE D'ADMINISTRATION

2S
2344-1

NOM, PRÉNOM : Suzanne Thibodeau — Dossier : 0001761-0 — MÉDECIN SOIGNANT : Alain Louis
DIAGNOSTIC : DÉFAILLANCE VG R/O EMBOLIE PULMONAIRE — NAISSANCE : 1930-01-22 80 ans
COMMENTAIRE : Lecaquin per os NAF sugg. Avelox 400 mg die x 7 jrs — Poids (Taille) : 53 kg (145 cm) (2010-02-28)
ALLERGIE : CIPROFLOXACINE ORALE, SULFAMIDES, TÉTRACYCLINE — Cicr. : 34 ml/min (2010-02-28)
INTOLÉRANCE :

Médicament	NUIT 24:00 à 08:00			JOUR 08:00 à 16:00			SOIR 16:00 à 24:00		
METOPROLOL 24:24.00.00 BLOQUANTS BÊTA-ADRÉNERGIQUES Co. 50 mg **LOPRESOR** 1 ½ comprimé (75 mg) par la bouche 2 fois par jour D : 2010-02-28 F : 2010-08-01 ALAIN LOUIS FATIGUE, G.I.				09:00			21:00		
AMLODIPINE 24:28.00.00 BLOQUANTS DU CANAL CALCIQUE Co. 5 mg **NORVASC** 1 comprimé (5 mg) par la bouche 1 fois par jour *ÉVITER JUS DE PAMPLEMOUSSE* D : 2010-02-25 F : 2010-07-30 CÉPHALÉES, ŒDÈME				09:00					
AAS 28:08.04.00 ANTI-INFLAMMATOIRES NON STÉROÏDIENS Co. 81 mg **ASPIRIN 81 ENTÉRIQUE** 1 comprimé (81 mg) par la bouche 1 fois par jour *SI OBLIGÉ D'ÉCRASER, UTILISER ASPIRINE* NE PAS MASTIQUER OU FRACTIONNER LES COMPRIMÉS D : 2010-02-25 F : 2010-07-30 ALAIN LOUIS IRRIT. GAST. INTEST.				09:00					
ACÉTAMINOPHÈNE 28:08.92.00 DIVERS Co. 325 mg **TYLENOL** **PRN** 2 comprimés (650 mg) par la bouche 4 fois par jour au besoin *MAXIMUM 4 G/JOUR* D : 2010-02-24 F : 2010-07-29									

SIGNATURES	Init.	SIGNATURES	Init.	SIGNATURES	Init.

Validé du : 2010-03-02 00:00
au : 2010-03-02 23:59

Vérifié par ____________________

2010-03-01 10:33:00 AM — Page : 1 de 4 — **MV2** / NURSING / FA01

FIGURE 10.3 Exemple de feuille d'administration des médicaments destinée à la formation
Source : Centre de santé et de services sociaux du Sud-Ouest–Verdun.

Centre de santé et de services sociaux
du Sud-Ouest–Verdun

page 1 Émis le 2010-02-27 à 14:31

Verdun (Formation)
PLAN DE SOINS

H 0001761-0

Diagnostic : Dx Insuffisance cardiaque gauche (Dx d'admission)
Chirurgies :
Renseignements cliniques : **HTA**
Allergies : Aspirine
Code d'évacuation : Jaune
Code de réanimation : Oui
Type de séjour : Courte durée
Soins spécialisés A
Jour # : 6478

Poids : 53 kg
Taille : 1,45 m
Surface corp. : 1,510 m^2

1991-09-04
THIBODEAU
SUZANNE
1930-01-22 Âge : 80 F
454, rue Sicard, app. 3
VERDUN
LESAGE, DOMINIQUE

LANDRY
ALFRED
514-767-3264

123 456 789
PHYSIOTHÉRAPIE, CONSULTATION
Téléphone(s) d'urgence : 514 688-2967

9913-1 Unité 9 Nord

2010-02-28 au 2010-02-28
Jour

Autonomie fonctionnelle	**Interventions**	**Fréquence**	
Particularité Alimentation	1) Alimentation : aide partielle (ouvrir les contenants)	aux repas	08:30 ☐ 12:00 ☐
Bain au lavabo	2) Bain au lavabo : aide partielle	die	10:00 ☐
Mobilité au lit	3) Mobilité au lit : avec l'aide de 1 personne	perm	☐ ☐ ☐ ☐
Élimination à la toilette	4) Élimination à la toilette : autonome	prn	☐ ☐ ☐ ☐

Ordonnance	**Interventions**	**Fréquence**	
Indicateurs de l'état de santé Signes vitaux	5) T.A., pouls, respiration, température	qid	10:00 ☐ 14:00 ☐
Évaluation de la douleur	6) Évaluation de la douleur (intensité, site, sensation, durée)	2X quart	10:00 ☐ 14:00 ☐
Évaluation de la douleur	7) Évaluer le soulagement de la douleur (1 h après l'administration d'analgésique)	perm	☐ ☐ ☐ ☐
Mesures	8) Peser (avec balance régulière)	ac-dejeun.	08:00 ☐
Dosages	9) Restriction liquidienne (1200 ml/24 h soit jour : 600 ml, soir : 500 ml, nuit : 100 ml)	perm	☐ ☐ ☐ ☐
Dosages	10) Dosage (des ingesta/excreta)	q quart 8	15:30 ☐
Régimes alimentaires Régime alimentaire	11) Régime alimentaire (hyposodé)	prescrit	☐ ☐ ☐ ☐

Date et heure	**Observation, interventions et évolution de l'état de l'usager**

☐ ____________ Signature ☐ ____________ Signature ☐ ____________ Signature

..IFD2/
Page ☐

THIBODEAU, SUZANNE **2010-02-28 au 2010-02-28** **Jour**

FIGURE 10.4 Exemple de plan de soins infirmiers informatisé destiné à la formation combinant une partie de formulaire d'enregistrement systématique et une section réservée aux notes d'évolution de l'infirmière

Source : Centre de santé et de services sociaux du Sud-Ouest -Verdun.

10.5.5 Plan thérapeutique infirmier

À la suite de l'entrée en vigueur de la Loi modifiant le Code des professions et d'autres dispositions législatives dans le domaine de la santé en 2003, l'infirmière a vu son champ d'exercice élargi et l'accent mis sur l'évaluation de la condition clinique du client (évaluation initiale et évaluation en cours d'évolution), laquelle doit se reconnaître de façon évidente dans le plan thérapeutique infirmier **FIGURE 10.5**.

Déterminé et ajusté par l'infirmière à partir de son évaluation clinique et consigné au dossier, le **plan thérapeutique infirmier (PTI)** dresse le profil clinique évolutif des problèmes et des besoins prioritaires du client ▶ 9. Il fait également état des directives infirmières données en vue d'assurer le suivi clinique du client, et qui portent notamment sur la surveillance clinique, les soins et les traitements (OIIQ, 2006).

Le plan thérapeutique infirmier constitue une note d'évolution en soi et doit obligatoirement faire partie du dossier pour répondre à la norme de documentation adoptée par le Bureau de l'Ordre des infirmières et infirmiers du Québec. L'infirmière consigne au dossier de chaque

9

Le processus de détermination du PTI est expliqué dans le chapitre 9, *Mettre en œuvre la démarche de soins.*

PLAN THÉRAPEUTIQUE INFIRMIER (PTI)

M. LOUIS BERNIER
45 ans

CONSTATS DE L'ÉVALUATION

Date	Heure	N°	Problème ou besoin prioritaire	Initiales	RÉSOLU / SATISFAIT			Professionnels / Services concernés
					Date	Heure	Initiales	
2010-02-15	*06:30*	*1*	*Douleur à l'hypocondre droit*	*S.P.*				
	06:40	*2*	*Perte de conscience après épisode douloureux*					
		3	*Manifestations d'agressivité (coups de poings et*					
			de pieds) à la reprise de conscience	*S.P.*				

SUIVI CLINIQUE

Date	Heure	N°	Directive infirmière	Initiales	CESSÉE / RÉALISÉE		
					Date	Heure	Initiales
2010-02-15	*06:30*	*1*	*Administrer analgésiques régulièrement q.4 h, si la douleur est > 4 sur 10*				
			même si elle est tolérable.	*S.P.*			
	06:40	*2*	*Le stimuler en lui parlant fort, en frappant des mains ou en le pinçant aux trapèzes.*				
		3	*Ne pas chercher à retenir ses mouvements.*	*S.P.*			

Signature de l'infirmière	Initiales	Programme / Service	Signature de l'infirmière	Initiales	Programme / Service
Sarah Pierre	*S.P.*	*Urgence*			

PLAN THÉRAPEUTIQUE INFIRMIER (PTI)

FIGURE 10.5 Extrait du plan thérapeutique infirmier de monsieur Bernier pour le suivi clinique de sa douleur

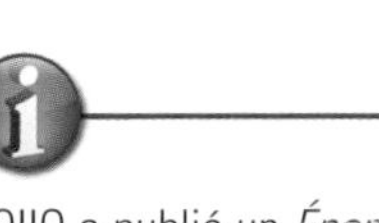

L'OIIQ a publié un *Énoncé de principes sur la documentation des soins infirmiers* et explique très bien sur son site Internet l'intégration du PTI à la pratique clinique. Consultez le www.oiiq.org.

client, dans un outil de documentation distinct, le plan thérapeutique infirmier qu'elle détermine ainsi que les ajustements qu'elle y apporte selon l'évolution clinique du client, et l'efficacité des soins et des traitements qu'il reçoit (OIIQ, 2006). ■

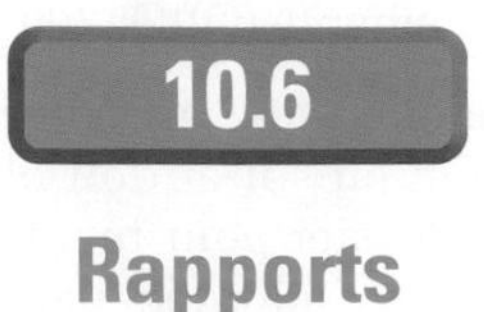

10.6 Rapports

Les infirmières communiquent les renseignements cliniques pertinents à propos des clients afin que tous les membres de l'équipe puissent prendre les bonnes décisions se rapportant aux soins qu'ils prodiguent et assurer une continuité de surveillance clinique.

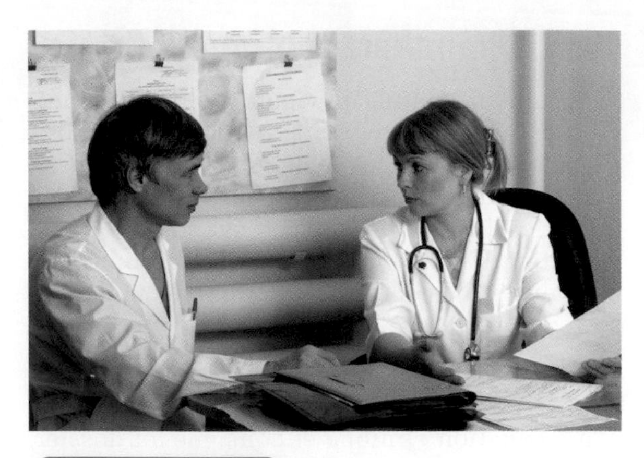

FIGURE 10.6 Une infirmière transmet des renseignements cliniques sur les clients sous sa responsabilité au cours du rapport de relève.

10.6.1 Rapport de relève

À la fin de chaque quart de travail, les infirmières doivent faire un **rapport de relève** portant sur les clients dont elles s'occupaient aux infirmières du service suivant; celles-ci devraient donc être capables de comprendre les situations cliniques survenues pendant le service précédent. L'objectif de ce rapport est d'assurer une continuité dans les soins prodigués. En peu de temps et de mots, il doit informer les infirmières d'une situation problématique ou d'une nouvelle situation **ENCADRÉS 10.8** et **10.9**, **TABLEAUX 10.6** et **10.7**. Les rapports verbaux sont habituellement transmis dans le poste des infirmières, où les membres du personnel des deux quarts participent à l'échange, ou encore d'infirmière à infirmière **FIGURE 10.6**.

Le rapport de relève devrait permettre aux infirmières de comprendre les situations cliniques survenues pendant le service précédent.

ENCADRÉ 10.8 Fonctions du rapport de relève

- Sert à transmettre de l'information pertinente, précise et concise.
- Aide à établir rapidement des priorités de soins.
- Assure une continuité de surveillance.
- Permet de suivre l'évolution d'une situation clinique.
- Fait connaître les soins particuliers à prodiguer.
- Peut être verbal, écrit ou dicté sur un appareil enregistreur.
- Permet de poser des questions ou de clarifier des explications quand il est fait verbalement.
- Ne présente pas de jugements de valeurs ou de potins.
- Informe des clients qui quittent l'unité de soins et de ceux qui sont nouvellement admis.

ENCADRÉ 10.9 Exemple de rapport de relève verbal pour monsieur Bernier

Monsieur Louis Bernier, 45 ans, est arrivé en ambulance à 6 h 30. Il se plaignait de douleur intolérable à 10 sur 10 à l'hypocondre droit. Son frère, qui l'accompagnait, nous a informés que la douleur a commencé vers 2 h et que le client aurait perdu connaissance au moins cinq fois depuis ce temps. Quand monsieur Bernier revient à lui, il cherche à frapper avec ses poings et ne se souvient pas de ce qui est arrivé.

Actuellement, il ressent toujours de la douleur à l'hypocondre droit irradiant à l'omoplate droite. Il n'a pas de douleur thoracique. Il a reçu une dose de sulfate de morphine 25 mg S.C. à 6 h 35, et sa douleur serait à 6 sur 10. La prochaine dose est prévue à 10 h 35. Ses derniers signes vitaux de 7 h 30 sont: P.A.: 152/84; P: 88; R: 26; SpO_2: 90 %. Il refuse de prendre l'oxygène par lunette nasale. Il a été vu par le Dr Marcil.

Monsieur Bernier a perdu connaissance une fois depuis son arrivée pendant environ 30 secondes. Il cherchait à nous frapper et à arracher son soluté quand il est revenu à lui. Autrement, il est calme et répond adéquatement à nos questions. Une échographie de la vésicule biliaire est prévue en avant-midi. Le client est à jeun. Il dit qu'il a eu très peur de mourir. Sa conjointe est à son chevet.

TABLEAU 10.6 Qualités d'un bon rapport de relève

Qualité	Explication	Exemples pour monsieur Bernier
Pertinence	La pertinence de l'information s'appuie sur les faits importants, c'est-à-dire ceux qui contribuent à se faire une image rapide de la situation clinique actuelle du client.	*Douleur intolérable à 10 sur 10 à l'hypocondre droit irradiant à l'omoplate droite. A reçu sulfate de morphine à 06:35. La douleur est maintenant à 6 sur 10.*
Précision	La précision de l'information élimine la possibilité de mal interpréter une situation. On s'assure de transmettre des données objectives et subjectives.	*P.A. : 152/84* plutôt que *pression artérielle élevée.* *Perte de conscience pendant 30 sec.* plutôt que *courte perte de conscience.*
Concision	Les données transmises doivent être brèves tout en étant informatives. On expose vite la situation problématique en peu de mots.	*Cherchait à nous frapper et à arracher son soluté quand il a repris connaissance* plutôt que *après avoir repris connaissance, il est devenu vraiment très agressif en gestes. Il voulait nous donner des coups de poing et a tenté d'arracher son soluté au bras gauche. Heureusement, il ne l'a pas fait, car j'ai réussi à le retenir. Je lui ai expliqué de ne pas faire cela, que le soluté était nécessaire, que le médecin l'avait prescrit et que c'était pour son bien qu'on s'occupait de lui.*

TABLEAU 10.7 Renseignements à transmettre dans un rapport de relève

Façon correcte	Façon incorrecte
• Fournir uniquement les renseignements essentiels à l'identification du client (le nom, le sexe, l'âge, le diagnostic médical).	• Réviser toutes les procédures ou toutes les tâches de routine (p. ex., les soins d'hygiène).
• Décrire les mesures ou les observations objectives se rapportant à l'état du client et à sa réaction aux problèmes de santé : insister sur les changements récents.	• Réviser toute l'information biographique déjà disponible dans le kardex.
• Partager les données importantes à propos des membres de la famille du client si elles sont liées aux problèmes de celui-ci.	• Formuler des commentaires critiques et émettre des jugements de valeur à propos du comportement d'un client (p. ex., Monsieur Bernier est stupide de refuser l'oxygène par lunette nasale. Ça l'aiderait à mieux respirer.).
• Préciser le plan de congé (p. ex., le besoin de ressources à domicile, l'enseignement spécifique et la préparation pour le retour à la maison).	• Faire des suppositions sur la relation qui existe entre les membres de la famille.
• Transmettre au personnel tout changement important dans la façon d'administrer les traitements (p. ex., une position différente pour atténuer la douleur ou un nouveau médicament).	• Potiner.
• Faire le point sur le plan d'enseignement et la réaction du client (p. ex., l'enseignement à un client diabétique).	• Décrire les étapes d'une procédure.
• Évaluer les résultats des mesures de soins infirmiers ou médicaux (p. ex., l'état respiratoire à la suite de l'administration d'oxygène ou d'un analgésique).	• Expliquer le contenu enseigné en détail à moins que les membres du personnel demandent des clarifications.
• Énoncer clairement les priorités qui doivent être respectées.	• Décrire les résultats comme simplement « *bons* » ou « *mauvais* ».
	• Employer des termes flous comme « *moyen* » ou « *abondant* ».
	• Obliger le personnel du nouveau quart de travail à deviner ce qu'il faut faire en premier lieu.

10.6.2 Rapport par téléphone

Les infirmières peuvent se servir du téléphone ou du télécopieur pour informer les médecins des changements dans l'état d'un client ou pour communiquer aux infirmières des autres unités de soins des renseignements se rapportant au transfert d'un client. Pour documenter un appel téléphonique, l'infirmière consigne l'heure de l'appel, le nom de la personne qui l'a fait (si ce n'est pas la même qui écrit l'information), le nom de la personne qui a été appelée, le nom de celle à qui l'information a été donnée, l'information qui a été transmise et l'information qui a été reçue **ENCADRÉ 10.10**.

10.6.3 Ordonnance téléphonique

Une ordonnance téléphonique (OT) a lieu lorsqu'un médecin (ou un dentiste) prescrit un traitement par téléphone à une infirmière. On y recourt plus fréquemment le soir ou la nuit, ou s'il y a urgence. Elle ne doit être utilisée qu'en cas d'absolue nécessité **ENCADRÉ 10.11**. La clarification des messages est importante lorsqu'une infirmière accepte les ordonnances d'un médecin par téléphone. L'ordonnance doit être vérifiée en la répétant clairement et précisément.

Le Collège des médecins du Québec a élaboré le guide d'exercice *Les ordonnances faites par un médecin* afin de bien informer les médecins ainsi que tous les professionnels concernés par les ordonnances, dont les infirmières. Visitez le www.cmq.org pour accéder à ce document et obtenir plus d'information sur les ordonnances médicales.

Puis, l'infirmière écrit la prescription sur la feuille d'ordonnances médicales dans le dossier du client, et elle la signe. Voici un exemple: *2010-02-15 19:20 Propoxyphène 50 mg P.O. 1 comprimé maintenant et q.4 h p.r.n. OT du Dr Rouleau, C. Toupin, inf.*

Il est essentiel que les ordonnances verbales ou téléphoniques soient conformes aux modalités adoptées dans l'établissement. Le médecin n'est pas tenu de contresigner son ordonnance transmise par téléphone, à moins qu'un règlement interne de l'établissement l'oblige à le faire.

10.6.4 Rapport de transfert d'unité de soins

Pour favoriser la continuité des soins lorsqu'un client est transféré à une autre unité, on peut fournir un **rapport de transfert** par téléphone ou en personne **ENCADRÉ 10.12**, dans lequel on trouvera les renseignements suivants:

- le nom du client, son âge, le médecin traitant et le diagnostic médical;
- un résumé de son évolution jusqu'au moment du transfert;
- l'état de santé du client au moment du transfert;

ENCADRÉ 10.10 Exemple de documentation d'un rapport téléphonique pour monsieur Bernier

Appel au Dr Landry à 09:30. Avisé que le résultat de la lipase sérique de monsieur Bernier est à 366 U/L et qu'une cholécystectomie est demandée pour aujourd'hui par Dr Marcil.

A. Farah, inf.

ENCADRÉ 10.11 Règles à suivre concernant les ordonnances téléphoniques

- Demander des précisions pour éviter les malentendus, même si le médecin semble pressé au téléphone.
- Déterminer clairement le nom du client, son numéro de chambre et son diagnostic médical.
- Répéter au médecin toute ordonnance qu'il a prescrite.
- Inscrire la prescription téléphonique au dossier du client en précisant la date et l'heure où elle a été donnée, l'ordonnance complète, le nom du médecin qui a fait la prescription et la signature de l'infirmière qui a noté l'ordonnance. Spécifier également que c'est une ordonnance téléphonique.
  Exemple pour monsieur Bernier: *2010-02-15 08:30 Contrôler de nouveau lipase sérique dans une heure et aviser le Dr Landry du résultat. Ordonnance téléphonique du Dr Landry par H. Caron, inf.*
- Suivre les politiques de l'établissement; certains milieux exigent que les ordonnances par téléphone (et verbales) soient révisées et signées par deux infirmières.
- Faire contresigner l'ordonnance par le médecin dans le délai établi par l'établissement, s'il y a lieu.

ENCADRÉ 10.12 **Exemple d'un rapport de transfert d'unité de soins pour monsieur Bernier**

Monsieur Bernier est transféré à l'unité de soins chirurgicaux à 11 h 30. Il devra subir une cholécystectomie. L'infirmière de l'urgence qui s'occupait du client transmet les renseignements pertinents à celle qui prendra soin de monsieur Bernier pendant la journée :

Monsieur Louis Bernier a 45 ans, et il est arrivé à l'urgence vers 6 h 30. Il se plaignait de fortes douleurs à l'hypocondre droit irradiant à l'omoplate. Depuis son arrivée, il a perdu connaissance une fois pendant 30 secondes alors que la douleur était intolérable. Quand il est revenu à lui, il a manifesté de l'agressivité ; autrement, il est calme et collabore à ce qu'on lui demande. Une échographie biliaire a confirmé la présence de cholélithiase. Il est à jeun, car il doit être opéré en fin d'après-midi pour une cholécystectomie par le Dr Landry. Le permis opératoire n'est pas signé, et l'enseignement préopératoire n'a pas été fait.

Actuellement, il ressent de la douleur sous forme de serrement à 5 sur 10. Selon lui, c'est tolérable. Il a reçu une injection de sulfate de morphine 25 mg S.C. à 10 h 30 et il a réussi à dormir. Il refuse l'oxygène par lunette nasale, mais il est eupnéique, et la SpO_2 est à 93 %. Sa dernière pression artérielle est de 144/84, et son pouls à 88.

Jugement clinique

Dans l'exemple de rapport ci-contre, trois éléments devraient être plus précis. Lesquels ?

- le plan de soins ou le plan thérapeutique infirmier au moment du transfert ;
- toute donnée ou toute intervention d'une importance capitale à être effectuée rapidement après le transfert (cela aide l'infirmière qui reçoit le client à établir les priorités de soins) ;
- toute considération spéciale, comme l'état d'isolement ou de réanimation ;
- tout besoin d'équipement spécial.

10.6.5 Compte rendu d'incident ou d'accident

On définit un incident comme « une action ou une situation qui n'entraîne pas de conséquence sur l'état de santé ou le bien-être d'un usager, du personnel, d'un professionnel concerné ou d'un tiers mais dont le résultat est inhabituel et qui, en d'autres occasions, pourrait entraîner des conséquences » (Loi sur les services de santé et les services sociaux, L.R.Q., c. S-4.2, art.183.2).

Un accident est une « action ou situation où le risque se réalise et est, ou pourrait être, à l'origine des conséquences sur l'état de santé ou le bien-être de l'usager, du personnel, d'un professionnel concerné ou d'un tiers » (Loi sur les services de santé et services sociaux, L.R.Q., c. S-4.2, art. 8). L'**ENCADRÉ 10.13** énumère quelques exemples d'incidents et d'accidents. Même si le client n'affiche pas de blessure ou qu'il ne semble pas en avoir, il faut tout de même remplir un **compte rendu d'incident / accident** ▶ 8. Il s'agit d'un élément important de la gestion des risques qui permet de démontrer qu'une situation accidentelle n'a pas été négligée, et qui, de ce fait, contribue à protéger le client, le centre hospitalier et le personnel concerné. Le formulaire de compte rendu d'incident / accident AH-223 est certainement le plus utilisé **ENCADRÉS 10.14** et **10.15**. ■

8 Le chapitre 8, *Connaître les aspects juridiques de la pratique infirmière,* explique l'obligation pour l'infirmière de déclarer tout incident ou accident résultant de son action ou de son omission.

ENCADRÉ 10.13 **Quelques exemples d'incidents ou d'accidents nécessitant de remplir un formulaire de compte rendu**

- Les chutes.
- Les blessures causées par des aiguilles.
- Les erreurs de médicaments.
- L'omission accidentelle de traitements prescrits.
- Les circonstances qui ont mené à des blessures ou à un risque de blessures (p. ex., un plancher mouillé).
- Les situations suivantes sont exclues :
  - les événements indésirables qui sont inhérents à la condition clinique ou au traitement (complications prévisibles) ;
  - les accidents de travail ;
  - les infections nosocomiales.

ENCADRÉ 10.14 Exemple de compte rendu d'incident / accident pour monsieur Bernier

2010-02-15 A reçu une dose de sulfate de morphine 25 mg S.C. à midi alors qu'elle était due à 14 h 30. Erreur constatée à 12 h 30. P.A. : 140/78 ; P : 88 ; R : 20 ; SpO_2 : 92 %. Se plaint de douleur tolérable à 3 sur 10, à l'hypocondre droit sans irradiation. S'endort facilement, mais se réveille tout de suite aux stimuli verbaux et répond correctement aux questions. Dr Landry averti à 12 h 40.

ENCADRÉ 10.15 Règles à suivre pour remplir un compte rendu d'incident / accident

Par ordre de priorité, la personne qui est à l'origine de l'événement (incident ou accident), qui en est le témoin direct, qui l'a découvert en premier ou qui en est la première informée remplit le compte rendu (formulaire AH-223).

- Décrire ce qui est arrivé dans des termes concis et objectifs en se limitant aux faits.
- Éviter toute interprétation ou tentative d'explication.
- Rapporter les mesures prises au moment de l'événement.
- Identifier les personnes averties de la situation dans le compte rendu.
- Si d'autres clients sont impliqués dans l'événement, y faire référence uniquement par leurs initiales ou par leur numéro de chambre afin de préserver la confidentialité.
- Conserver une copie au dossier du client.
- Acheminer le compte rendu dès que possible au gestionnaire concerné.

L'Association québécoise d'établissements de santé et de services sociaux propose une formation sur les formulaires AH-223. Consultez le www.aqesss.qc.ca.

10.7 Utilisation des moyens technologiques

La transmission de l'information clinique ne se fait plus uniquement par les moyens traditionnels que sont le dossier papier, le rapport verbal ou le téléphone. D'autres moyens technologiques et informatiques s'imposent de plus en plus dans le quotidien professionnel de l'infirmière. Malgré leur utilité indéniable, ces moyens soulèvent des préoccupations réelles comme le respect de la confidentialité, la sécurité et la validité légale de l'information **ENCADRÉS 10.16** et **10.17**. Sur ce dernier plan, rien n'exclut l'utilisation de l'informatique ou de toute autre technique pour la constitution et la tenue des dossiers (Règlement sur l'organisation et l'administration des établissements, c. S-5, r. 3.01, art. 50).

ENCADRÉ 10.16 Points à considérer pour préserver la confidentialité des renseignements avec l'utilisation d'un logiciel

- Ne pas divulguer son mot de passe ou confier sa clé à une collègue.
- Faire une double vérification des données avant de les confirmer.
- Fermer la session de travail si l'on doit interrompre l'entrée des données.
- S'assurer que l'écran ne peut être vu par une personne non autorisée lorsqu'on entre des données.
- Installer les postes de travail dans un endroit où le va-et-vient est limité.

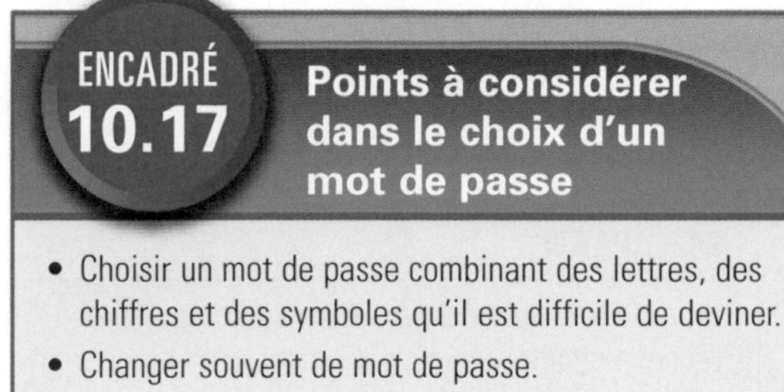

- Choisir un mot de passe combinant des lettres, des chiffres et des symboles qu'il est difficile de deviner.
- Changer souvent de mot de passe.

10.7.1 Tenue de dossier informatisée

Depuis longtemps, les infirmières utilisent des systèmes informatisés pour l'approvisionnement, l'équipement, les réserves de médicaments et les tests de diagnostic, ou encore pour noter certains soins. Des logiciels permettant de saisir rapidement les données d'évaluation spécifiques peuvent aider à générer des plans de soins infirmiers et à documenter tous les éléments des soins prodigués aux clients **FIGURES 10.3** et **10.4**, **ENCADRÉS 10.18** et **10.19**. Avec un ordinateur, on peut facilement accéder à l'information clinique à l'aide du clavier, d'une souris ou d'un crayon optique, ou en touchant l'écran. Il existe aussi un ordinateur de la taille d'un carnet de notes qui permet aux infirmières de documenter leurs soins avec facilité et flexibilité. Il ne faut jamais perdre de vue que la protection de l'information est prioritaire.

Les logiciels constituent des outils très utiles, entre autres pour les infirmières travaillant au centre de triage à l'urgence, et en centre d'hébergement et de soins de longue durée **TABLEAU 10.8**.

ENCADRÉ 10.18 Avantages des systèmes informatiques pour consigner les observations infirmières

- Texte facilement lisible
- Réduction de la duplication d'information
- Diminution du travail d'écriture et augmentation du temps disponible auprès des clients
- Erreurs d'inscription moins fréquentes
- Accès aux renseignements protégé et facile
- Organisation et efficacité du travail accrues

ENCADRÉ 10.19 Exemples de renseignements que l'infirmière peut documenter au dossier informatisé

À partir d'un menu présenté à l'écran, l'infirmière peut sélectionner les éléments d'information l'aidant à compléter l'évaluation d'un client :

- médication ;
- état nutritionnel ;
- données psychosociales ;
- revue des systèmes.

Après avoir entré les données d'évaluation initiale, l'infirmière peut accéder à un autre menu pour choisir les diagnostics infirmiers ou les problèmes relevés, les interventions infirmières et les résultats escomptés chez le client.

TABLEAU 10.8 Exemples de logiciels utilisés en soins infirmiers

SICHELD	SIURGE	MEDIPLAN
Logiciel de gestion de l'ouverture des dossiers et du suivi des épisodes de soins et services aux clients en centres d'hébergement qui peut rassembler : • des données nominatives et sociodémographiques ; • des rapports statistiques (admission, transfert, accident / incident) ; • un profil et un plan d'interventions supportés par une banque de données élaborée à partir des diagnostics infirmiers de la NANDA-I ; • des interventions à effectuer pour le client selon un modèle en soins infirmiers ; • la documentation sur des soins et services tels que médication, besoins nutritionnels, analyses de laboratoire, examens, consultations, surveillance particulière, services médicaux et professionnels.	Progiciel pour la gestion des services d'urgence. Il supporte les activités de soins infirmiers, cliniques et administratives en temps réel, permettant l'accès immédiat au suivi des clients : • triage, kardex ; • prise en charge médicale, prescriptions, consultation ; • inscription, dossier temporaire. Il donne une information rapide et précise. Il intègre et valide des données sur les épisodes de soins et de services à l'urgence ainsi que sur les épisodes antérieurs.	Progiciel permettant entre autres de détailler les renseignements cliniques du client, d'élaborer un plan d'interventions individualisé, de préciser les tâches à effectuer auprès du client (p. ex., les prélèvements), de déterminer un horaire d'intervention, d'imprimer une feuille d'administration des médicaments (FADM), un plan de soins ou une feuille de route **FIGURES 10.3** et **10.4**. En plus, il permet de déterminer des objectifs et interventions spécifiques au moment du congé du client, et peut être relié à différents modèles conceptuels de soins infirmiers.

10.7.2 Utilisation d'un télécopieur, d'une boîte vocale et d'un téléavertisseur

Le recours au télécopieur, à la boîte vocale et au téléavertisseur à l'intérieur d'un établissement de santé ne pose pas vraiment de problèmes quand on doit transmettre des renseignements à d'autres services (la pharmacie ou le laboratoire, entre autres). Comme la confidentialité demeure une préoccupation constante, il faut prendre certaines précautions si une partie du dossier du client doit être communiquée à l'extérieur de l'établissement. L'infirmière doit faire preuve de prudence pour respecter la confidentialité lorsqu'elle tente de joindre un médecin par téléavertisseur, ou qu'elle désire l'aviser d'une situation inquiétante ou anormale en laissant un message dans sa boîte vocale **TABLEAU 10.9**.

TABLEAU 10.9 Règles à suivre pour l'utilisation d'un télécopieur, d'une boîte vocale et d'un téléavertisseur pour la transmission d'information clinique hors de l'établissement de santé

TÉLÉCOPIEUR	BOÎTE VOCALE ET TÉLÉAVERTISSEUR
• Aviser par téléphone la personne qui recevra l'information avant d'envoyer un document. • Demander un message de confirmation de réception du document. • Spécifier sur la page d'envoi que le document transmis est confidentiel. • Faire une triple vérification du numéro de télécopieur avant d'envoyer le document, comme pour la préparation de médicaments. • Envoyer un message demandant de détruire le document reçu si l'on s'aperçoit qu'il a été transmis au mauvais endroit ou à la mauvaise personne.	• Ne pas nommer le client. On ignore qui peut prendre connaissance de l'information laissée dans la boîte vocale. • Noter au dossier qu'un message a été laissé dans la boîte vocale ou qu'on a essayé de joindre la personne concernée par son téléavertisseur. • Noter l'heure du retour d'appel lorsque la personne qu'on désirait contacter rappelle.

Source : Tiré de Brassard, Y. (2008). *Apprendre à rédiger des notes d'évolution au dossier, volume 1*. Longueuil, Qc : Loze-Dion.

À retenir

Version reproductible
www.cheneliere.ca/potter

- Le dossier est un document légal exigeant que l'information qu'on y trouve décrive pertinemment la situation clinique du client.
- Toute information se rapportant à la situation de santé du client est confidentielle.
- Dans la documentation de l'évaluation clinique du client et des soins infirmiers prodigués, il faut rapporter des données objectives et subjectives, utiliser des mesures précises, respecter l'orthographe, et employer des abréviations et symboles connus de tous.
- La signature d'une infirmière, d'une stagiaire en soins infirmiers et en sciences infirmières, d'une externe en soins infirmiers et d'une candidate à l'exercice de la profession infirmière concernant une note d'évolution signifie qu'elles sont liées au contenu de cette note.
- Tout changement dans l'état d'un client doit être documenté au fur et à mesure afin de maintenir le dossier à jour.
- Le but des méthodes SOAP, PIE, DAR (ou DIR) est de structurer les notes d'évolution.
- La gestion du processus de soins permet aux membres de l'équipe soignante de documenter leur contribution au plan de soins global du client.
- Les notes d'évolution de l'infirmière doivent démontrer le jugement clinique à la base des constats d'évaluation et des directives infirmières qui figurent dans le plan thérapeutique infirmier.
- Le principal objectif du rapport de relève est d'assurer la continuité des soins.
- Les considérations professionnelles s'appliquant au dossier valent également pour l'utilisation des supports technologiques et informatiques.
- Les comptes rendus d'incident/accident décrivent de façon objective tout événement inopiné concernant le client, un membre du personnel, un visiteur ou un problème avec le matériel médical.
- Les systèmes informatisés de tenue de dossier permettent de rendre une information clinique facilement et rapidement accessible.

Pour en savoir plus

Version complète et détaillée
www.cheneliere.ca/potter

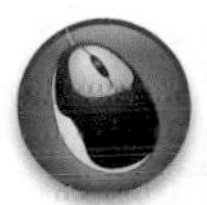

ORGANISMES ET ASSOCIATIONS

AQESSS > Libre-service/I-documentation > Gestion de la qualité et des risques > À partir de l'année (2008) > Formation sur les formulaires AH-223
Association québécoise d'établissements de santé et de services sociaux
www.aqesss.qc.ca

CMQ > Médecins membres > Activités partageables > Ordonnances
Collège des médecins du Québec
www.cmq.org

OIIQ > PTI
Ordre des infirmières et infirmiers du Québec
www.oiiq.org

AIIC > Pratique infirmière > Informatique infirmière
www.cna-nurses.ca

Brassard, Y. (2008). ***Apprendre à rédiger des notes d'évolution au dossier, volume 1*** **(4e éd.). Longueuil, Qc : Loze-Dion.**

Brassard, Y. (2006). ***Apprendre à rédiger des notes d'évolution au dossier, volume 2*** **(4e éd.). Longueuil, Qc : Loze-Dion.**

Ordre des infirmières et infirmiers du Québec (2006). ***L'intégration du plan thérapeutique infirmier à la pratique clinique : document de soutien à la formation et à l'implantation. Application de la Loi 90.*** **Montréal : OIIQ.**

Ordre des infirmières et infirmiers de l'Ontario (2008). ***Normes d'exercice : la tenue de dossiers*** **(édition révisée de 2008). Toronto : OIIO.**

PARTIE

II

L'interaction avec les personnes et les familles

CHAPITRE

Édition française :
Karine Philibert, inf., B. Sc.

Édition originale :
Jeri Burger, RN, PhD

Communiquer

Objectifs

Après avoir lu ce chapitre, vous devriez être en mesure :

- d'expliquer l'importance d'une bonne communication en soins infirmiers ;
- de décrire les éléments de base de la communication ;
- de nommer les conditions essentielles à une bonne communication thérapeutique infirmière-client ;
- de reconnaître les phases de la démarche de communication thérapeutique ;
- d'adopter les attitudes essentielles à une bonne communication thérapeutique dans la relation infirmière-client ;
- de développer les habiletés de communication requises en utilisant les techniques appropriées ;
- de déterminer les obstacles possibles à la communication thérapeutique et des stratégies pour les pallier.

Guide d'études, pages 40 à 42

Mise en contexte

Jugement clinique

Monsieur Rachid Belouchi, 54 ans et d'origine marocaine, est hospitalisé dans votre unité pour un diabète mal maîtrisé. Il est bien connu de l'équipe pour son caractère changeant et colérique. Vous entrez dans sa chambre ce matin pour mesurer sa glycémie. Vous remarquez que monsieur Belouchi a les sourcils froncés, les bras croisés et qu'il évite votre regard. Il vous crie : « Allez-vous-en ! Je ne veux pas voir d'infirmières aujourd'hui ! » Et cela, avant même que vous ayez pu vous présenter.

Comment interpréter l'attitude de monsieur Belouchi ?

11

Concepts clés

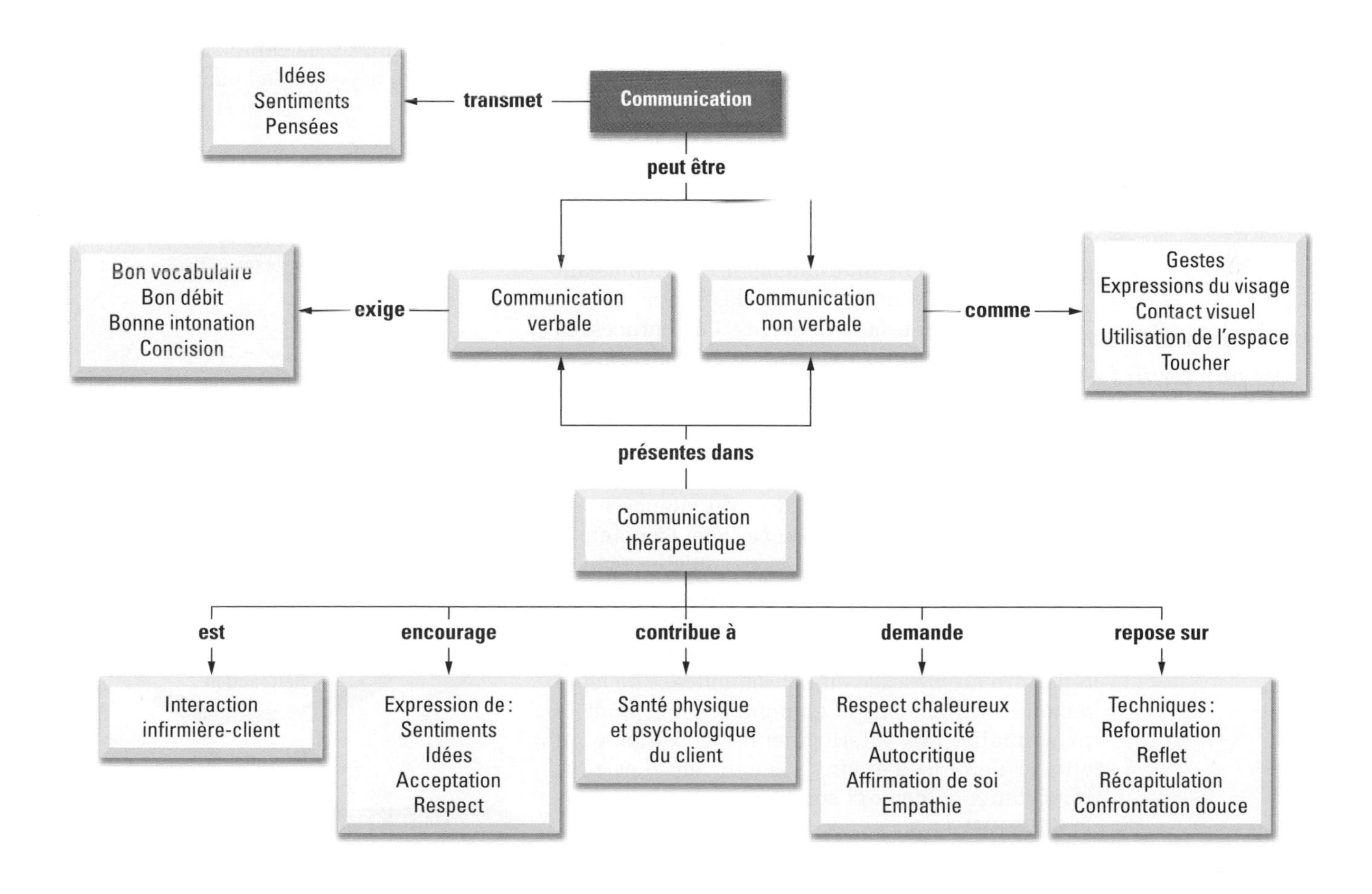

La relation infirmière-client est au cœur de la profession infirmière (Peplau, 1952 ; Stickley, 2002), et la communication est le moyen d'établir cette relation. Une bonne communication est essentielle à toutes les étapes de la démarche de soins infirmiers, qu'il s'agisse d'évaluer l'état d'un client, de discuter avec lui afin d'établir un plan de soins, de lui expliquer une intervention, de le rassurer, de lui prodiguer un enseignement, de l'aider à prendre une décision, de l'inciter à se confier, de l'aider à défendre ses droits ou d'évaluer le résultat d'une intervention. Ainsi, meilleure est la communication, et meilleurs seront les soins. Des études ont démontré que le fait d'établir une bonne relation avec le client permet à l'infirmière de mieux cerner les besoins de ce dernier, ce qui faciliterait le processus de guérison (Tavernier, 2006). À l'inverse, une mauvaise communication serait l'une des principales causes des erreurs médicales (The Joint Commission, 2006).

Ce chapitre expose, dans un premier temps, les concepts de base de toute communication, puis, dans un deuxième temps, se concentre sur les éléments essentiels que l'étudiante doit acquérir pour que sa relation avec le client soit thérapeutique. Le terme *client* désigne la personne qui nécessite des soins, mais peut aussi faire référence à un proche ou à toute autre personne que l'infirmière est amenée à assister au cours de sa pratique.

11.1 Éléments du processus de communication

La communication est le processus par lequel les gens s'influencent mutuellement en échangeant de l'information, des idées et des émotions. Il s'agit d'un processus continu, dynamique et multidimensionnel. Le processus est continu parce qu'il est impossible de ne pas communiquer. Refuser de communiquer, c'est tout de même envoyer un message au moyen du silence et de son attitude non verbale. La communication est dynamique parce qu'elle évolue sans cesse ; chaque geste ou chaque parole de l'interlocuteur modifie la situation, et pousse les autres personnes présentes à s'adapter et à répondre au message en conséquence. Plusieurs facteurs influencent la communication, dont la personnalité des interlocuteurs, le contexte où elle se déroule, l'environnement, etc. Les plus importants de ceux-ci seront vus plus loin dans la **SECTION 11.3**.

La communication est le processus par lequel les gens s'influencent mutuellement en échangeant de l'information, des idées et des émotions.

La communication peut se faire en contexte interpersonnel, c'est-à-dire entre deux personnes ou en petit groupe, comme au cours d'une rencontre interdisciplinaire, ou auprès d'un grand groupe, comme au cours d'une conférence.

Les éléments fondamentaux de la communication sont présentés dans la **FIGURE 11.1**.

Le **référent** est l'élément qui motive la personne à communiquer avec l'autre, c'est-à-dire le sujet de l'échange. Il peut s'agir d'une idée à partager, d'une information à transmettre, d'une émotion, d'une sensation comme la douleur ou un inconfort, etc. L'**émetteur** est la personne qui s'exprime, donc qui transmet le message. Le **récepteur** est la personne qui reçoit le **message** transmis par l'émetteur. Dans une conversation, les rôles alternent, le récepteur devenant l'émetteur lorsqu'il répond. Le **canal** est le moyen utilisé par l'émetteur pour transmettre son message. En général, le message est mieux compris si l'émetteur utilise plusieurs canaux de transmission. Par exemple, lorsque l'infirmière montre à un client comment s'administrer de l'insuline, elle lui explique la technique, lui fait une démonstration, lui remet de la documentation, et l'invite à s'exercer avec la fiole et la seringue. La **rétroaction** est la réponse du récepteur ; elle indique si le message de l'émetteur a été compris.

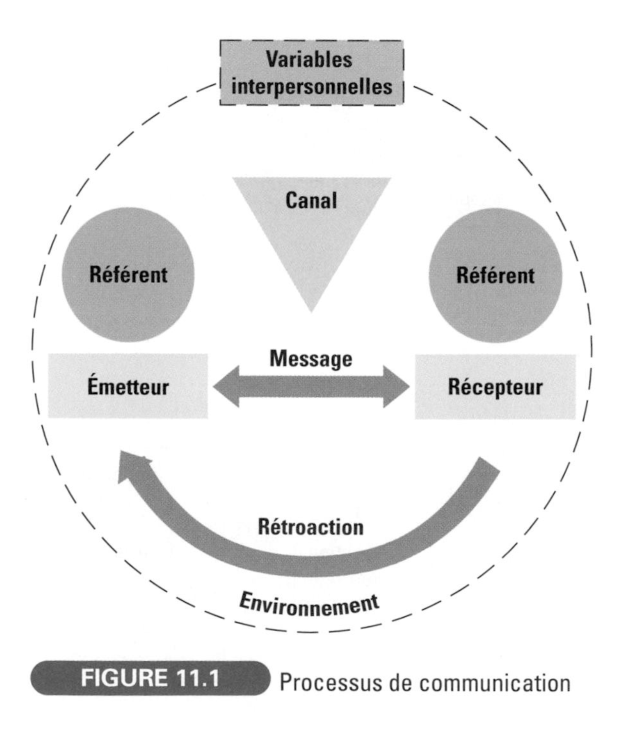

FIGURE 11.1 Processus de communication

Dans une relation sociale, chaque personne assume sa part de responsabilité pour s'assurer que le message est bien compris ; toutefois, dans la relation infirmière-client, c'est l'infirmière qui se charge de la plus grande part de responsabilité.

Dans la mise en contexte, monsieur Belouchi est l'émetteur, l'infirmière est la réceptrice, et le désir de monsieur Belouchi de ne voir personne est le référent. Il transmet son message à l'infirmière par des canaux verbaux et non verbaux. La réponse de l'infirmière à ce message constitue la rétroaction. ■

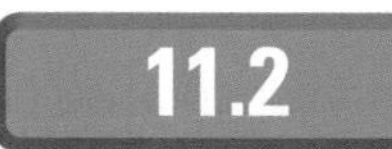

Formes de communication

Une personne transmet des messages verbalement et non verbalement. Elle s'exprime au moyen de mots, de mouvements, d'inflexions de la voix, d'expressions faciales et de gestes.

La **communication verbale** comprend l'oral et l'écrit. Quand elle produit une communication verbale, la personne doit considérer plusieurs éléments afin de s'assurer que celle-ci est optimale. Même lorsque deux personnes parlent la même langue, il est possible de mal se comprendre. Par exemple, le mot *dîner* signifie le repas du midi pour certains, et le repas du soir pour d'autres. L'infirmière tâche de bien se faire comprendre en choisissant un vocabulaire adapté à son client, qui tienne compte de son âge, de sa culture et de son niveau d'instruction. La terminologie médicale n'étant pas comprise de la plupart des clients, elle prend soin d'utiliser des termes plus courants ou d'expliquer ceux qu'elle doit utiliser. Par exemple, une cliente peut être anxieuse d'apprendre qu'elle souffre de « céphalées » si elle ne sait pas ce que cela veut dire ; l'infirmière peut la rassurer en lui expliquant qu'il s'agit tout simplement de maux de tête.

Le débit du discours est aussi important. L'infirmière ne doit parler ni trop vite, par exemple parce qu'elle est nerveuse ou pressée, ni trop lentement. Elle est attentive aux intonations de sa voix et à celles du client, lesquelles peuvent à elles seules modifier considérablement le sens du message. Par exemple, un client qui proteste en affirmant : « Je ne prendrai *aucun* des médicaments que vous m'apportez » cherche à dire qu'il refuse catégoriquement les médicaments. Par contre, « Je ne prendrai aucun des médicaments que *vous* m'apportez » signifie qu'il refuse les médicaments venant de cette infirmière en particulier.

Dans une relation sociale, chaque personne assume sa part de responsabilité pour s'assurer que le message est bien compris ; toutefois, dans la relation infirmière-client, c'est l'infirmière qui se charge de la plus grande part de responsabilité.

Un message concis est un message clair et bref à la fois. L'infirmière s'assure en tout temps d'être concise lorsqu'elle s'adresse au client, à sa famille ou à l'équipe de soins.

La **communication non verbale** comprend tout ce qui peut être saisi par les cinq sens, mis à part la parole et l'écrit, c'est-à-dire les gestes, les expressions du visage, le contact visuel, la posture, le toucher, l'utilisation de l'espace et l'apparence physique. La communication non verbale est plus difficile à maîtriser. Pourtant, elle transmettrait davantage d'information que la communication verbale et s'avérerait souvent plus fiable, étant en grande partie inconsciente **FIGURE 11.2**. L'infirmière experte en communication prête donc une attention toute particulière aux messages non verbaux du client **ENCADRÉ 11.1**. Lorsqu'un message verbal et un message non verbal se contredisent, elle privilégiera souvent le message non verbal. Par exemple, un enfant peut insister pour dire qu'il n'est pas fatigué, mais se frotter les yeux et bâiller. L'infirmière comprendra alors qu'il combat la fatigue et tentera de le convaincre de se reposer.

Jugement clinique

Quelles interventions verbales et non verbales seraient les plus appropriées, selon vous, pour entrer en relation avec monsieur Belouchi ? Pourquoi ?

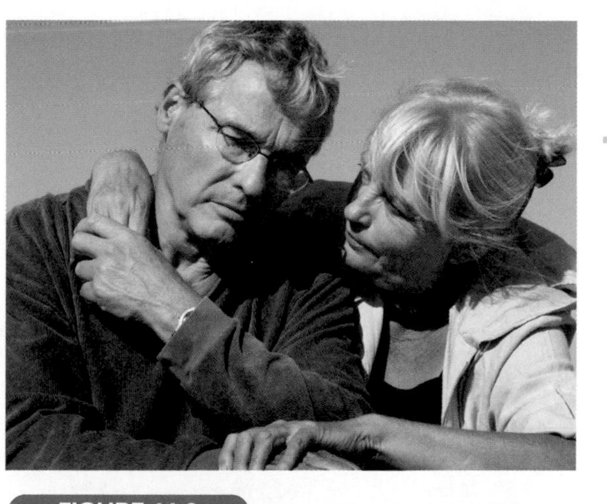

FIGURE 11.2 L'expression du visage et la posture traduisent le non-dit.

Jugement clinique

Quels sont les éléments non verbaux du message de monsieur Belouchi ?

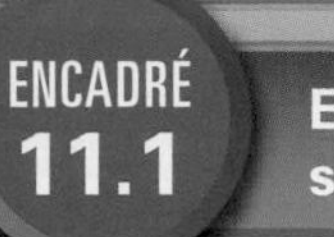

ENCADRÉ 11.1 Exemples d'expressions non verbales

Gestes
Gestes calmes, posés, saccadés, lents ou rapides, torsion des mains, tics nerveux, agitation

Expressions du visage
Traits tendus, visage inexpressif ou souriant, froncement de sourcils, moue, grimace de douleur

Contact visuel
Regard fuyant, fixe, rieur, inquiet ou interrogatif, bon contact visuel

Posture
Posture ouverte, fermée, droite, recroquevillée, assise ou debout, dos courbé

Réactions physiologiques
Respiration saccadée ou calme, rougissement, tremblements, sudation

Utilisation de l'espace
Établissement ou maintien d'une proximité ou d'une grande distance, appropriée ou envahissante

Apparence physique
Teint, prothèses ou orthèses, taille, poids, apparence soignée ou non, habillement

Source : Adapté de Patenaude, O. (2008). *Au cœur des soins infirmiers : guide d'apprentissage de la relation d'aide* (2e éd.). Anjou, Qc : Éditions Saint-Martin.

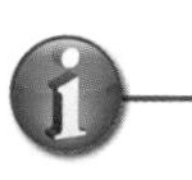

Quelle est l'importance de l'image qu'une personne projette ? Comment la personne est-elle perçue ? Comment veut-elle être perçue ? On évalue les gens et on les classe dans des catégories en fonction, entre autres, de leurs propos et de leur façon de les tenir, de leurs activités et de leur apparence. Aussi, porter au travail une tenue vestimentaire qui répond aux exigences de la profession est une responsabilité individuelle de l'infirmière (OIIQ, 2006).

L'infirmière prend aussi garde aux messages non verbaux qu'elle transmet au client. Les signes non verbaux sont très difficiles à maîtriser : ils reflètent les sentiments et les pensées d'une personne, parfois malgré elle. Ainsi, l'anxiété ou les préoccupations de l'infirmière, même si celle-ci tente de les dissimuler au client, risquent de transparaître dans ses gestes, ses expressions et le ton de sa voix. Pour éviter que cela ne se produise, l'infirmière prend soin de demeurer à l'écoute de ses propres inconforts et inquiétudes.

L'infirmière s'assure de maintenir une posture ouverte et un bon contact visuel. Elle est souriante, ses gestes sont calmes, et son apparence personnelle demeure soignée en tout temps. Elle conserve une distance appropriée avec le client **FIGURE 11.3**. Par exemple, l'infirmière peut se rapprocher du client pour l'encourager à se confier, mais en faisant attention à ne pas envahir son espace personnel. Elle utilise le toucher thérapeutique avec délicatesse.

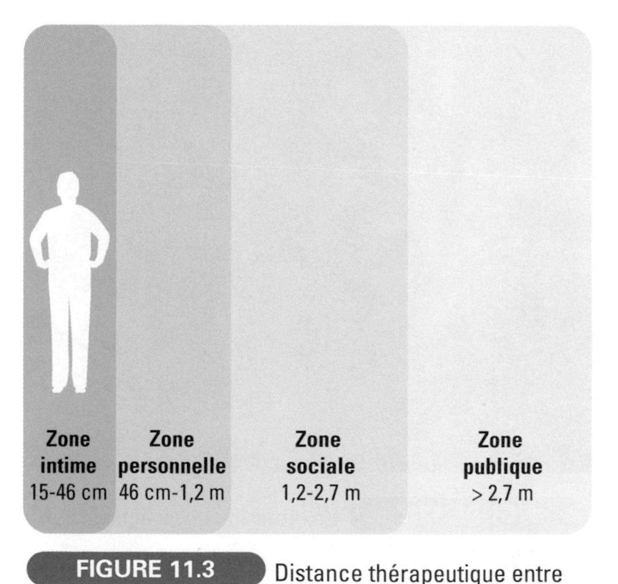

FIGURE 11.3 Distance thérapeutique entre les personnes

Source : Adapté de Boyd, M.A. (2005). *Psychiatric Nursing: Contemporary Practice* (3rd ed.). Philadelphia : Lippincott, Williams & Wilkins.

FOPYD est une méthode mnémotechnique qui peut aider l'infirmière à se rappeler quelques-uns des principaux éléments d'une attitude non verbale efficace :

- « **F** », l'infirmière se place Face au client.
- « **O** », elle conserve une posture Ouverte, c'est-à-dire les jambes et les bras décroisés, les épaules vers l'arrière, la tête haute.
- « **P** » , elle se Penche légèrement vers l'avant pour montrer son intérêt.
- « **Y** », elle regarde le client dans les Yeux.
- « **D** », elle conserve une Distance thérapeutique, c'est-à-dire qu'elle ne se tient ni trop près ni trop loin du client. ■

11.3 Facteurs influençant la communication

Dans toute interaction, les attributs de l'émetteur et du récepteur influencent grandement la façon dont la transmission et la réception du message se font. En effet, l'âge, le sexe, la culture, et les caractéristiques physiques et psychologiques des interlocuteurs ont un impact sur sa compréhension. Le contexte de l'interaction et l'environnement où l'interaction se déroule agissent aussi sur la manière dont l'infirmière transmet son message et sur la façon dont le client le perçoit. L'infirmière tient compte de tous ces facteurs lorsqu'elle communique et elle adapte ses interventions en conséquence. Par exemple, une communication délicate et attentionnée mettant l'accent sur les activités est nécessaire auprès des clients de l'urgence dont l'état est instable et des familles ébranlées. Dans le cas de soins de longue durée, un autre type de communication pourrait s'avérer plus adéquat.

11.3.1 Facteurs physiques et affectifs

L'infirmière doit tenir compte des facteurs biopsychosocioculturels qui influencent ou limitent la communication **ENCADRÉ 11.2**. Les personnes souffrant de déficience auditive ou visuelle disposent de moins de canaux pour recevoir les messages. D'autres ont de la difficulté à parler ou n'en ont pas envie ; il peut s'agir d'une personne qui a un cancer du larynx ou une intubation endotrachéale, d'une personne qui reçoit de l'oxygène pour mieux respirer, ou encore d'une personne aphasique ou souffrant d'Alzheimer.

De plus, certaines maladies mentales, comme la psychose ou la dépression, ne facilitent pas la communication : elles peuvent causer une défaillance de la mémoire, une répétition constante des

ENCADRÉ 11.2 Communication avec les clients ayant des besoins particuliers

Client qui est incapable de parler clairement
(aphasie, dysarthrie, mutisme)

- Écouter attentivement le client, être patient et ne pas l'interrompre, afin qu'il sente que l'infirmière est disponible pour écouter ce qu'il essaie de dire.
- Poser des questions simples qui appellent une réponse par « oui » ou par « non ». Les réponses fermées permettent au client de donner une réponse claire sans trop d'effort.
- Laisser au client le temps de comprendre et de répondre pour s'assurer qu'il a bien assimilé l'information et qu'il s'exprime à son aise.
- Faire appel à des signes visuels (p. ex., mots, images et objets) lorsque cela est possible, pour renforcer le message verbal.
- Ne permettre qu'à une seule personne à la fois de parler pour ne pas créer de confusion.
- Ne pas crier ou parler trop fort pour ne pas intimider le client.
- Encourager le client à converser.
- Informer le client lorsqu'on ne le comprend pas afin d'éviter les malentendus.
- Collaborer avec l'orthophoniste, s'il y a lieu.
- Proposer des aides à la communication :
  - bloc-notes et stylo-feutre ou ardoise d'écolier, si le client s'exprime mieux par écrit ;
  - tableau de communication comprenant les mots, lettres ou images qui s'appliquent aux besoins fondamentaux (le client qui ne peut pas parler peut pointer les mots ou images pour se faire comprendre rapidement) ;
  - sonnettes d'appel ou alarmes, pour encourager le client à demander de l'aide au besoin ;
  - langage gestuel, pour que le client puisse associer les mots aux gestes, ce qui peut l'aider à comprendre ;
  - usage du clin d'œil ou du mouvement des doigts, pour des réponses simples (« oui » ou « non »).

Client qui a un déficit cognitif

- Diminuer les distractions ambiantes pendant la conversation afin d'aider le client à se concentrer.
- Obtenir l'attention du client avant de parler.
- Utiliser des phrases simples et éviter les longues explications pour ne pas confondre le client.
- Éviter les changements de sujet.
- Poser une question à la fois et attendre la réponse.
- Laisser au client le temps de répondre. Il faut du temps au client pour organiser ses idées et les exprimer clairement.
- Être à l'écoute de façon attentive.
- Inclure la famille et les amis dans les conversations, particulièrement lorsque les sujets de discussion sont connus du client.

Client qui ne réagit pas

- Appeler le client par son nom au cours des interactions afin d'attirer son attention et de personnaliser les soins.
- Communiquer à la fois verbalement et par le toucher.
- Parler au client comme s'il entendait afin de lui montrer qu'on le respecte.
- Expliquer tous les procédés et toutes les sensations afin de rassurer le client.
- Orienter la personne dans l'espace et dans le temps.
- Éviter de parler du client aux autres en sa présence. Il peut être insultant pour le client de parler de lui comme s'il était absent.
- Éviter de dire des choses que le client ne devrait pas entendre.

Client qui ne parle pas la langue d'usage

- Parler au client sur un ton de voix normal. Parler fort peut être interprété comme de la colère.
- Décider, avec le client, d'un moyen afin qu'il puisse signaler son désir de communiquer (lampe ou sonnette d'appel).
- Faire appel à un interprète (traducteur) au besoin.
- Éviter le recours aux membres de la famille, particulièrement aux enfants, comme interprètes.
- Créer un tableau, des images ou des cartes de communication.
- Traduire une liste des mots de la langue d'origine en français pour les demandes courantes du client.
- Mettre un dictionnaire bilingue à la disposition du client si celui-ci sait lire.

mêmes mots ou énoncés, ou un discours désorganisé ou ralenti. Les personnes souffrant d'une anxiété grave peuvent être incapables d'entendre les explications. Les personnes apathiques ou recevant de fortes doses de sédatifs peuvent difficilement émettre ou recevoir des messages verbaux.

11.3.2 Facteurs liés à l'âge

Le développement du client influence également la communication. L'expression corporelle d'un nourrisson se limite aux pleurs, aux mouvements du corps et à l'expression faciale, tandis que l'enfant plus âgé exprime ses besoins plus directement. De nouveaux facteurs influencent l'habileté à communiquer de la personne à mesure qu'elle vieillit. Mandel et Schulman (1997) déclarent que deux personnes âgées sur dix sont aux prises avec des troubles comme la dépression et la démence, lesquelles limitent leur faculté d'expression et leur compréhension. La baisse de l'ouïe et de la vision ainsi que la diminution de la force et de l'endurance sont des changements normaux qui font partie du vieillissement. En raison de problèmes de mémoire à court terme, certaines personnes âgées peuvent avoir besoin de plus de temps pour donner les renseignements demandés au cours de l'évaluation clinique ou pour apprendre. Il leur arrive de se répéter ou de raconter les mêmes histoires sans s'en rendre compte.

Jugement clinique

Dans la situation de monsieur Belouchi, quels sont les facteurs qui pourraient influencer la communication et comment ?

11.3.3 Facteurs socioculturels

C'est en grande partie à travers sa culture que chacun apprend à communiquer, aussi l'infirmière doit-elle être consciente que les modes d'interaction entre les personnes peuvent grandement varier selon l'origine culturelle. Par exemple, en Occident, il est habituellement bien vu de regarder son interlocuteur dans les yeux. Il s'agit d'un signe de respect, de franchise et d'attention. Pourtant, dans d'autres cultures, le contact visuel direct est interprété comme une volonté d'affrontement ou comme un manque de respect, par exemple pour s'adresser à un aîné. L'infirmière au fait de ces différences évite d'interpréter les messages selon ses propres schèmes culturels ▶ 14. Cependant, bien que certains traits puissent être étendus à un groupe donné, il faut se garder de faire des généralisations hâtives.

14

Les notions portant sur les soins infirmiers transculturels, c'est-à-dire des soins qui correspondent aux valeurs et aux croyances du client, sont abordés dans le chapitre 14, *S'adapter à la culture et à l'ethnicité*.

Il est possible que les personnes nées à l'étranger ne parlent ni ne comprennent la langue de leur pays d'accueil. S'il s'agit pour elles d'une langue seconde, elles éprouvent parfois des difficultés d'expression ou de compréhension. Lorsqu'elle le juge nécessaire, l'infirmière fait appel à un interprète professionnel pour l'aider à communiquer avec le client.

11.3.4 Facteurs liés au sexe

Dans chaque culture, les hommes et les femmes apprennent à communiquer de manière différente selon les rôles attribués à leur sexe. Traditionnellement, les femmes ont pris la responsabilité des tâches de la sphère domestique, comme l'éducation des enfants, tandis que les hommes se sont chargés des rôles de la sphère publique, comme celui de pourvoyeur. En Amérique du Nord, ces rôles sexuels tendent à s'estomper, et des comportements autrefois perçus comme « masculins » ou « féminins » sont maintenant acceptables chez les deux sexes. Malgré tout, les mœurs prennent du temps à changer. Ainsi, des études démontrent que les hommes demeurent plus à l'aise pour s'exprimer en public, donner des ordres, exprimer directement leur désaccord, mettre en relief leurs réalisations ou faire valoir leurs droits. Les femmes expriment par contre plus facilement leurs émotions ; elles font plus aisément preuve d'**empathie** et de tendresse, et pratiquent davantage l'**écoute active.**

11.3.5 Facteurs liés à l'environnement et au contexte

L'**environnement** est le milieu où se déroule l'interaction. Il doit être confortable et sûr, tant physiquement qu'affectivement. Le bruit, les températures extrêmes et le manque d'intimité peuvent provoquer de la confusion, de la tension et de l'inconfort. Le client hésitera à exprimer ses sentiments ou à donner des renseignements confidentiels si son intimité n'est pas respectée, par exemple si l'entrevue se déroule à l'urgence. Les distractions provenant du milieu sont courantes et elles nuisent à la communication. Par conséquent, l'infirmière doit s'assurer de créer des conditions favorables à une communication efficace.

Le **contexte** est constitué de l'endroit où se déroule la rencontre, du moment où elle a lieu, de la raison de la rencontre et de ceux qui y participent. Quel est le lien entre les participants ? L'infirmière et le client se connaissent-ils bien ou se rencontrent-ils pour la première fois ? Quelle est la raison de l'interaction ? S'agit-il d'une première évaluation à l'urgence ou de réconforter un client aux soins palliatifs ? Les politiques de l'établissement, le moment de la journée, l'humeur et les préoccupations des participants font également partie des circonstances qui peuvent influer sur l'interaction. ■

11.4 Communication thérapeutique

La communication thérapeutique a pour objectif de contribuer à la santé physique et psychologique des clients (Ordre des infirmières et infirmiers de l'Ontario [OIIO], 2006). L'infirmière l'utilise pour créer un lien de confiance avec son client. Ce lien permet l'élaboration d'une relation thérapeutique, soit un partenariat entre l'infirmière et le client, qui cherchent ensemble à trouver des solutions aux problèmes de santé de celui-ci **FIGURE 11.4**. La relation ne sera thérapeutique que si la communication et le climat psychologique facilitent un changement de comportement positif et la croissance personnelle.

La relation thérapeutique s'apparente à la démarche de soins infirmiers et comporte quatre phases : la phase de travail préparatoire à l'entretien, la phase d'orientation, la phase de travail et la phase de terminaison (ou de conclusion). C'est pour aider son client à comprendre et à modifier son comportement que l'infirmière établit avec lui cette relation thérapeutique, en faisant appel à diverses habiletés, attitudes et stratégies, lesquelles sont exposées un peu plus loin dans le présent chapitre.

11.4.1 Différences entre la communication personnelle et professionnelle

Les étudiantes possèdent toutes déjà une certaine expérience et des compétences en communication thérapeutique, qu'elles ont développées en écoutant et en soutenant leurs amis et famille lors de situations difficiles, étant souvent particulièrement enclines à aider leurs proches. Bien que la communication thérapeutique professionnelle emploie les mêmes stratégies et habiletés, elle comporte aussi certaines différences. Par exemple, pour être efficace, la communication professionnelle doit toujours viser un but précis, qu'il s'agisse d'établir un premier contact avec le client, de discuter avec lui du plan de soins ou d'évaluer son niveau d'anxiété. La relation professionnelle doit aussi être structurée. L'infirmière prépare donc son premier entretien avant de rencontrer le client ; elle discute ensuite avec ce dernier du plan de soins et des objectifs à établir. Ils travaillent ensemble tout au long de la période de soins. Plus tard, l'infirmière et le client évaluent ensemble les résultats et mettent fin à la relation. En effet, contrairement aux relations personnelles, la relation thérapeutique professionnelle est limitée dans le temps.

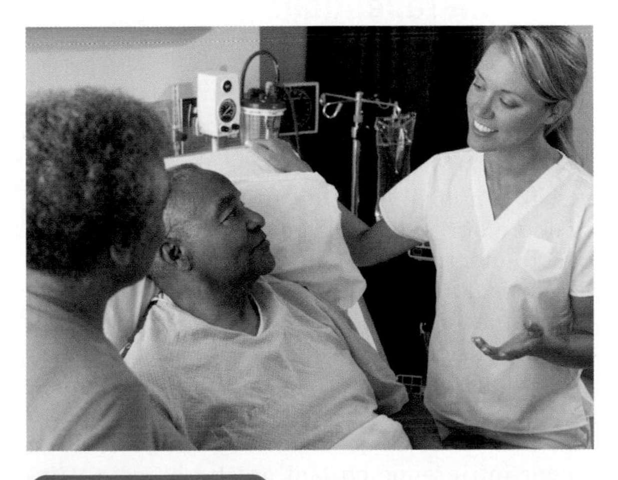

FIGURE 11.4 La relation thérapeutique se déroule chaque fois que l'infirmière entre en relation avec un client.

Jugement clinique

Quel serait le but premier de la communication avec monsieur Belouchi ?

Dans la communication thérapeutique professionnelle, l'infirmière établit et dirige l'interaction, et elle en prend la responsabilité. Elle s'assure de travailler en partenariat avec le client, c'est-à-dire d'égal à égal avec lui, et de manière à favoriser l'autonomie de celui-ci. Contrairement aux relations personnelles où chacun des interlocuteurs peut répondre aux besoins de l'autre, la relation thérapeutique est toujours centrée sur le client, et l'infirmière s'assure de faire preuve d'empathie, de respect chaleureux et de *caring* ▶ 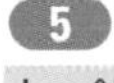. Enfin, l'infirmière ne discute jamais du cas de ses clients à l'extérieur de son milieu de travail, la confidentialité étant une autre particularité de la relation thérapeutique professionnelle, que l'infirmière est tenue de respecter en tout temps.

L'infirmière s'assure de travailler en partenariat avec le client, c'est-à-dire d'égal à égal avec lui, et de manière à favoriser l'autonomie de celui-ci.

5

Le rôle qu'une approche de *caring* peut jouer dans la relation entre l'infirmière et la personne soignée est approfondi dans le chapitre 5, *Explorer les fondements théoriques du* caring *dans la pratique infirmière.*

11.4.2 Phases de la relation thérapeutique

Le travail préparatoire à la relation thérapeutique s'apparente à la collecte des données de la démarche de soins. L'infirmière se prépare à rencontrer son client ; elle prend connaissance des données disponibles, y compris le dossier médical et les antécédents. Elle s'informe auprès des autres personnes soignantes et des proches qui pourraient posséder des renseignements supplémentaires pertinents, et prévoit les problèmes ou questions qui pourraient surgir. Elle explore les sentiments que suscite chez elle la perspective de travailler avec son nouveau client et cherche à être aidée au besoin (p. ex., devant le refus de monsieur Belouchi de voir des infirmières, une étudiante pourrait se sentir rejetée parce qu'elle est stagiaire et croire que c'est pour cette raison que le client lui tient de tels propos). Elle choisit un lieu confortable et intime pour la rencontre. Enfin, elle planifie suffisamment de temps pour l'interaction afin de ne pas être dérangée ou préoccupée par ses autres tâches.

Jugement clinique

À quelle phase de la relation thérapeutique se situe l'infirmière par rapport à monsieur Belouchi ? Justifiez votre réponse.

La phase d'orientation s'apparente à l'analyse et à l'interprétation des données ainsi qu'à la planification. Durant cette phase, l'infirmière et le client se rencontrent et apprennent à se connaître. Au début, l'infirmière et le client s'observent attentivement. Il est possible que la relation paraisse alors superficielle, ou même que le client mette les compétences et l'engagement de l'infirmière à l'épreuve, le temps que se crée le lien de confiance. L'infirmière donne le ton de la relation en adoptant une attitude chaleureuse, sensible et empathique afin d'encourager la création de ce lien de confiance. Ensuite, elle commence à formuler des hypothèses sur les messages que lui transmet le client et les comportements observés chez lui. Elle évalue l'état de santé de celui-ci et établit des priorités, toujours avec sa collaboration. Dès la phase d'orientation, l'infirmière prépare le client au fait que leur relation connaîtra une conclusion.

Durant la phase de travail, l'infirmière et le client s'efforcent ensemble de résoudre les problèmes qu'ils ont définis et d'atteindre les objectifs qu'ils se sont fixés. L'infirmière utilise alors les techniques de relation d'aide pour amener le client à explorer et à exprimer ses sentiments ainsi qu'à chercher des solutions. Elle lui donne l'information nécessaire pour qu'il comprenne la situation et modifie ses comportements au besoin. Elle l'encourage et prend toutes les mesures nécessaires pour le seconder dans l'atteinte des objectifs fixés.

Lorsque vient le moment de mettre fin à la relation, l'infirmière rappelle au client que leur collaboration est sur le point de se conclure. C'est la phase de terminaison. Cette phase s'apparente à l'évaluation des résultats. L'infirmière revient sur l'entretien initial et évalue l'atteinte des objectifs avec le client. Elle s'assure que la fin de la relation se déroule de manière satisfaisante. Elle prend soin de procurer au client une transition en douceur s'il doit recevoir des soins d'autres personnes soignantes et elle convient avec lui de la manière dont sera assurée la continuité du plan de soins.

Ces phases se déroulent chaque fois que l'infirmière entre en relation avec un client, ne serait-ce que pour une courte interaction. Par exemple, l'infirmière qui veut refaire le pansement de son client prépare d'abord son matériel et révise le dossier (travail préparatoire à l'entretien). Elle se présente ensuite au client et lui explique le but de son intervention, évalue son état et s'assure qu'il accepte l'intervention (phase d'orientation). Elle procède ensuite à la réfection du pansement tout en demeurant attentive aux besoins de son client (phase de travail). Avant de le quitter, elle s'assure que le client est à l'aise (phase de terminaison).

Ces phases s'échelonnent aussi sur l'ensemble des rencontres entre l'infirmière et son client. Par exemple, l'infirmière étudie le dossier du client avant de le rencontrer et vérifie les résultats des glycémies antérieures (phase de travail préparatoire). Au cours des premières rencontres, l'infirmière effectue la collecte des données, établit un lien de confiance avec le client, et décide avec lui des diagnostics prioritaires et des objectifs à poursuivre (phase d'orientation). Puis, l'infirmière et le client cherchent ensemble à atteindre ces objectifs et à vérifier comment appliquer le traitement de son diabète (phase de travail). La relation se termine lorsque le client ne nécessite plus les soins de l'infirmière. Cette dernière et le client réévaluent alors la qualité de leur relation et l'atteinte des objectifs avant de se quitter. Au besoin, l'infirmière assure le suivi et avise le client qu'elle reviendra compléter son enseignement plus tard (phase de terminaison).

11.4.3 Attitudes et habiletés essentielles à une bonne communication thérapeutique

Respect chaleureux

L'attitude fait partie du savoir-être de l'infirmière. Ce savoir-être se reflète dans son comportement verbal et non verbal. Une attitude thérapeutique se doit d'être empreinte de respect et d'authenticité. L'autocritique et l'affirmation de soi sont des habiletés que l'infirmière développe à travers sa relation avec elle-même. En acquérant ces habiletés, l'infirmière s'assure de toujours améliorer sa pratique et de se respecter elle-même en respectant les autres. Le respect s'exprime par la reconnaissance de la dignité de l'autre et de sa valeur intrinsèque en tant qu'être humain. L'infirmière qui fait preuve de respect chaleureux considère le client comme une personne libre, capable et ayant le droit de prendre ses propres décisions. Respecter une personne signifie plus que d'être polie avec elle. Respecter une personne signifie l'accepter dans son unicité, même si elle est très différente de soi, et que l'on n'est pas toujours d'accord avec ses comportements ou ses choix de vie.

Par exemple, une infirmière découvre que son client lui ment. Plutôt que de porter un jugement sur lui, elle lui expose doucement ce qu'elle sait et tente avec lui de comprendre les raisons qui l'ont poussé à agir comme il l'a fait afin de mieux lui venir en aide.

Authenticité

Être authentique signifie être fidèle à soi-même. Pour établir une relation significative avec le client, l'infirmière doit pouvoir être fidèle à ce qu'elle est, et agir avec spontanéité et naturel, tout en faisant preuve de professionnalisme. L'infirmière authentique est en accord avec elle-même, c'est-à-dire qu'il existe une cohérence entre ses paroles, ses comportements, ses attitudes, ses sentiments et ses pensées. Pour parvenir à être authentique dans sa relation avec les clients, l'infirmière doit d'abord être sincère envers elle-même.

Par exemple, plutôt que de donner une réponse vague ou erronée, l'infirmière avouera au client : « Je ne connais pas la réponse à votre question, mais je vais me renseigner et je reviendrai vous la donner. »

Autocritique

Posséder un bon sens de l'autocritique signifie être capable de définir et de comprendre ses propres motivations, idées, sentiments, préjugés et limites. La personne qui s'autocritique se connaît bien et a le courage et la franchise nécessaires pour se percevoir et s'évaluer de manière réaliste, forces et faiblesses comprises. Faire preuve d'autocritique ne signifie pas se juger durement ; au contraire, l'infirmière qui possède cette habileté sait évaluer à leur juste valeur ses bons coups autant que les éléments qui nécessitent des progrès. Une critique de sa propre attitude et de ses comportements est essentielle pour qui veut s'améliorer.

Par exemple, l'étudiante peut se rendre compte qu'elle utilise souvent l'humour avec ses clients, parfois à bon escient, mais parfois pour éviter de parler de sujets plus délicats. Elle décide alors d'explorer d'autres techniques qui pourraient l'aider à aborder ces sujets.

Affirmation de soi

L'**affirmation de soi** consiste à exprimer ses droits sans violer ceux des autres (Stanhope & Lancaster, 2004). Elle est basée sur l'authenticité et le respect de soi-même. Les déclarations affirmatives sont des observations ou des demandes précises et réalistes. Elles contiennent souvent des messages au « je », l'infirmière prenant soin d'exprimer ses sentiments, attentes et besoins plutôt que de critiquer l'autre.

Par exemple, l'infirmière de monsieur Belouchi s'affirme en lui disant : « Je me sens très mal à l'aise et j'ai l'impression de vous déranger quand vous levez le ton ainsi. Pouvez-vous parler moins fort, s'il vous plaît ? »

11.4.4 Stratégies de communication thérapeutique

Les **stratégies de communication thérapeutique** sont des façons de s'exprimer de l'infirmière qui encouragent l'expression de sentiments et d'idées et transmettent l'acceptation et le respect. Ces façons de s'exprimer viennent naturellement lorsque l'infirmière adopte une attitude aidante envers la personne qui se confie à elle **TABLEAU 11.1**. Aussi, toute personne utilise déjà certaines de ces approches intuitivement lorsqu'elle aide un proche à se confier. Pour acquérir une expertise, l'infirmière prend conscience de l'éventail de stratégies à sa disposition, se familiarise avec chacune d'elles et apprend à les utiliser de manière judicieuse. Il est normal de se sentir plus à l'aise avec certaines stratégies qu'avec d'autres. Ces préférences, alliées à l'autocritique, permettent à l'infirmière de déterminer son style personnel d'intervention, à le parfaire en y intégrant les techniques qui lui sont moins familières et à utiliser chaque stratégie au moment le plus opportun **FIGURE 11.5**.

La personne qui s'autocritique se connaît bien et a le courage et la franchise nécessaires pour se percevoir et s'évaluer de manière réaliste, forces et faiblesses comprises.

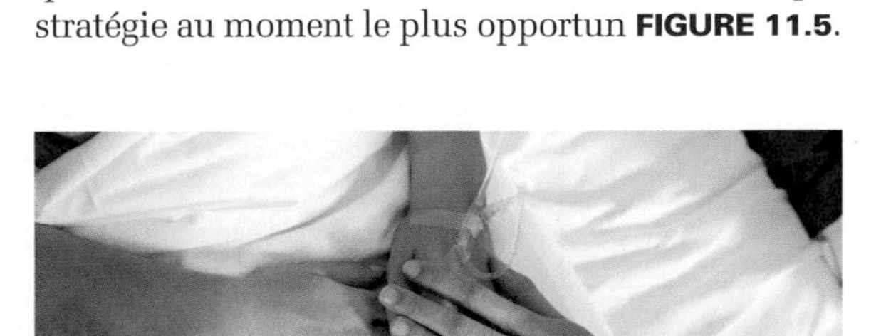

FIGURE 11.5 Le toucher thérapeutique est une forme de communication très puissante de sollicitude.

11

TABLEAU 11.1 Stratégies de communication thérapeutique

Stratégie thérapeutique	Explications	Exemples
Écoute active	L'écoute active est fondamentale dans toute relation d'aide. Il s'agit d'une écoute centrée sur la personne. L'infirmière est attentive à ce qui est dit et à l'attitude non verbale, ainsi qu'aux émotions et aux idées que le client exprime. L'écoute active se traduit par une rétroaction verbale et non verbale de l'intervenante, par exemple par le contact visuel, des hochements de tête ou des paroles qui encouragent le client à poursuivre la discussion.	L'infirmière se penche vers le client, le regarde dans les yeux et lui dit : « Ce que vous dites m'intéresse. S'il vous plaît, continuez. »
Empathie	Montrer de l'empathie est une autre technique essentielle dans le domaine de la relation d'aide. Elle consiste à communiquer à l'autre que l'on perçoit et comprend ses sentiments avec précision. Une telle compréhension exige de la sensibilité et de la maturité, particulièrement si l'infirmière n'a pas eu l'occasion de vivre des expériences semblables à celles du client. Les réponses empathiques ne comportent pas de jugements de valeur et aident le client qui vit une situation difficile à se sentir compris et accompagné.	« J'imagine à quel point vous avez été affecté. Ce doit être très frustrant de savoir ce que vous voulez, mais de ne pas pouvoir le faire. »
Communication des observations	Pendant l'entretien, l'infirmière fait part au client de ses observations quant à son apparence, son ton de voix et ses comportements. Elle doit éviter les remarques qui risquent d'embarrasser ou d'irriter le client. Elle prend soin d'éviter les interprétations et les conclusions hâtives. Le partage des observations permet d'entamer la conversation, de démontrer son empathie pour le client et de l'encourager à se confier davantage.	« Vous avez les traits tirés ce matin. Avez-vous bien dormi ? » « Chaque fois que nous parlons de votre opération de demain, vous soupirez et haussez les épaules. Voulez-vous en discuter ? »
Transmission de l'espoir	L'espoir est essentiel à la guérison. Le partage d'une vision positive mais réaliste de l'avenir et le rappel à l'autre de ses forces et de ses ressources renforcent l'espoir. L'infirmière peut potentialiser ses interventions par des encouragements et de la rétroaction positive. Ceux-ci entretiennent l'espoir, cultivent la confiance en soi et aident les clients à développer leur potentiel et à atteindre leurs buts.	« Je crois que vous allez être capable d'affronter votre situation, parce que j'ai déjà constaté votre courage et votre créativité. »
Humour	L'humour est une ressource importante et efficace lorsqu'il est utilisé adéquatement. L'humour peut détendre l'atmosphère, et créer un sentiment de complicité entre l'infirmière et le client. Selon Stuart (2005), l'humour peut favoriser le bien-être en modifiant la perspective, en libérant la tension et en donnant un sentiment de maîtrise de soi. Il aide également à soulager les malaises et la douleur liés au stress en diminuant le taux de cortisol sérique, en stimulant le système immunitaire et la libération d'endorphine. Évidemment, les plaisanteries ne doivent pas servir à se moquer du client, d'une autre personne ou d'un groupe de personnes.	Alors qu'elle s'apprête à pratiquer une ponction veineuse, l'infirmière plaisante avec le client afin de réduire son anxiété.
Toucher thérapeutique	Malgré la progression de la technologie en milieu clinique, l'infirmière s'efforce toujours d'humaniser ses rapports avec les clients. Le toucher thérapeutique est une forme de communication très puissante, pouvant transmettre efficacement un message de sollicitude, de tendresse ou d'encouragement. Comme une grande partie de l'approche infirmière fait appel au toucher, l'infirmière doit apprendre à être sensible à la réaction de l'autre au toucher et y recourir avec prudence. Dans certaines situations, le toucher thérapeutique n'est pas recommandé, par exemple lorsque le client est méfiant ou en colère. D'autres personnes n'aiment tout simplement pas être touchées.	L'infirmière pose doucement sa main sur l'épaule et la main du client qui pleure pour le réconforter.

Selon Morse et Doberneck (Dallaire, 2008), pour qu'il y ait espoir, la personne doit faire une évaluation réaliste de la difficulté ou de la menace, se préparer à une issue malheureuse, mais, en même temps, se fixer un but différent, planifier l'atteinte de ce but, et évaluer, sélectionner et utiliser les ressources internes et externes, de même que le soutien qui peuvent l'aider à réaliser son objectif.

TABLEAU 11.1 Stratégies de communication thérapeutique (*suite*)

Stratégie thérapeutique	Explications	Exemples
Silence	Le silence peut exprimer beaucoup dans une conversation. Il peut signifier de la désapprobation, ou au contraire le respect et l'acceptation. Il peut offrir un temps de réflexion pour mettre de l'ordre dans ses sentiments ou ses pensées. Les personnes nerveuses se sentent souvent mal à l'aise dans le silence.	Après lui avoir posé une question difficile, l'infirmière ne dit rien, mais reste assise auprès du client et maintient le contact visuel. Elle lui laisse le temps de mettre de l'ordre dans ses émotions et ses pensées, et attend sa réponse patiemment.
Formulation de questions	Les questions pertinentes permettent de recueillir l'information qui aide l'infirmière dans sa prise de décision. L'infirmière pose une seule question à la fois et procède par ordre logique, en passant du général au particulier. Les questions ouvertes permettent au client de diriger la conversation et d'entrer dans les détails. Les questions fermées permettent d'obtenir des réponses concises rapidement. La relation ne consiste pas uniquement en une collecte des données. Poser trop de questions peut parfois nuire à la relation thérapeutique.	« Comment vous êtes-vous senti lorsque le médecin a confirmé votre diagnostic de cancer ? » est une question ouverte. « Quels médicaments prenez-vous ? » est une question fermée.
Communication de l'information	Lorsque l'infirmière fournit de l'information pertinente au client, elle l'aide à se prendre davantage en charge, elle facilite son processus décisionnel et elle diminue son anxiété. Le client est en droit de connaître son état de santé et ce qui se passe dans son environnement. L'information de nature éprouvante doit être communiquée avec tact, à un rythme permettant son assimilation.	« Je vais vous expliquer le déroulement de l'opération. N'hésitez pas à m'interrompre si vous avez des questions. » « Je peux vous proposer différents moyens de diminuer votre anxiété. Vous me direz ceux qui vous conviennent le mieux. »
Reformulation	Lorsqu'on reformule, on répète dans ses propres mots ce qui vient d'être dit. En reformulant, l'infirmière fait savoir au client qu'elle est à son écoute et qu'il a été bien compris.	« Vous me dites que vous n'êtes pas convaincu de devoir suivre un régime parce que vous avez toujours été en bonne santé. »
Demande de clarification	L'infirmière n'hésite pas à demander au client de clarifier une information si elle ne l'a pas bien comprise. Ce faisant, elle montre au client son intérêt et son désir de bien comprendre ce qu'il lui dit.	« Je ne suis pas certaine de comprendre ce que vous voulez dire par "plus malade que d'habitude". Qu'y a-t-il de différent maintenant ? »
Focalisation	La focalisation permet de se concentrer sur les éléments ou les concepts clés d'un message. Si la conversation est vague ou décousue, ou si le client commence à se répéter, la focalisation est une technique utile. L'infirmière utilise la focalisation pour orienter la conversation vers des sujets importants.	« Nous avons déjà beaucoup parlé de vos médicaments, mais voyons de plus près pourquoi il vous est si difficile de les prendre à l'heure. »

TABLEAU 11.1 Stratégies de communication thérapeutique (*suite*)		
STRATÉGIE THÉRAPEUTIQUE	**EXPLICATIONS**	**EXEMPLES**
Confrontation douce	La confrontation douce est une invitation à examiner un comportement qui semble soit inefficace, soit nuisible aux autres (Egan, 2005). Il ne s'agit pas de prendre le client en défaut. En présentant avec tact les faits au client, l'infirmière aide celui-ci à devenir plus conscient des incohérences entre ses sentiments, ses attitudes, ses croyances et ses comportements (Stuart & Laraia, 2005). Cette technique accroît la conscience de soi du client et permet d'aborder des questions importantes. L'infirmière ne doit confronter ainsi le client à ses paroles ou à ses actes qu'après avoir établi un bon lien de confiance avec lui, et elle doit le faire avec bienveillance et délicatesse.	« Vous dites que vous avez déjà décidé de ce que vous allez faire, mais vous parlez encore beaucoup de vos options. »
Révélation de soi	La révélation de soi consiste à révéler des expériences personnelles, des pensées, des idées, des valeurs ou des sentiments dans le cadre de la relation avec le client, dans le but de l'aider. Il ne s'agit pas d'une thérapie pour l'infirmière, mais plutôt d'une façon de montrer au client que ses expériences peuvent être comprises par quelqu'un d'autre ayant vécu quelque chose de similaire. De telles déclarations personnelles servent d'exemple et d'enseignement aux fins de cultiver une alliance thérapeutique, de valider la réalité et d'encourager l'autonomie du client (Stuart & Laraia, 2005). Elles sont faites avec modération de façon que le client demeure au centre de l'interaction.	« Cela m'est déjà arrivé aussi. C'était accablant, et je devais affronter certaines choses de moi que je n'aimais pas. J'ai eu recours à de l'aide psychologique, et cela m'a beaucoup aidée. Que pensez-vous de l'idée de consulter un psychologue ? »
Récapitulation	La récapitulation est une révision concise des éléments clés d'un entretien. La récapitulation procure de la satisfaction et elle est particulièrement utile au cours de la phase de terminaison d'un entretien. Au moment de la révision, les participants se concentrent sur les éléments clés et peuvent ajouter de l'information pertinente au besoin. De plus, lorsque l'infirmière commence une nouvelle interaction en revenant sur les points essentiels de la précédente, elle aide le client à se souvenir des sujets dont il a été question et lui indique qu'elle a analysé la communication.	« Vous m'avez fait part de plusieurs raisons pour lesquelles vous n'aimiez pas votre travail et m'avez dit combien vous étiez malheureux. Aussi, nous avons proposé diverses façons possibles d'améliorer les choses, et vous étiez d'accord pour en essayer certaines et m'informer si l'une ou l'autre vous aidait. »

Jugement clinique

Quelle serait la stratégie de communication thérapeutique la plus appropriée dans le cas de monsieur Belouchi ?

D'autres interventions n'ont aucune vertu thérapeutique et peuvent entraver la relation entre l'infirmière et son client. Elles entraînent un blocage et des réactions de défense, et elles nuisent à l'expression des sentiments et des idées. Le **TABLEAU 11.2** présente les principales interventions à éviter.

11.4.5 Analyse d'interaction

L'analyse d'interaction est un outil qui permet à l'infirmière d'évaluer l'efficacité de sa communication au moyen d'un relevé écrit de ses interactions verbales et non verbales avec le client. Après avoir noté les échanges qu'elle a eus avec son client, l'infirmière vérifie ensuite si ses interventions ont freiné ou encouragé les efforts du client à communiquer, ou si des sujets de conversation n'ont pas été soulevés à temps. Elle détermine si ses réponses ont soutenu le client, ou si elles ont été négatives et fondées sur un jugement hâtif. Elle examine le nombre et la pertinence des questions posées, et détermine les stratégies thérapeutiques employées et celles qui auraient pu l'être. Une interaction n'a pas à être parfaite pour que son analyse soit efficace. Au contraire, c'est en indiquant les occasions manquées et en remarquant les attitudes, habiletés et techniques qui auraient pu être utiles, mais qui n'ont pas été employées que l'étudiante développera son autocritique et parviendra à améliorer ses habiletés de communicatrice.

TABLEAU 11.2 Stratégies de communication non thérapeutique

Stratégie non thérapeutique	Explications	Exemples et suggestions de remplacement
Emploi de questions personnelles	Les questions personnelles qui ne servent ni à connaître les soins à donner, ni à comprendre la situation de la personne ou à cerner ses besoins satisfont la curiosité de l'infirmière, mais elles sont indiscrètes, envahissantes et inutiles. Si le client désire partager de l'information personnelle, il le fera de lui-même.	« Pourquoi ne vous mariez-vous pas avec monsieur Martin ? » Si l'infirmière a besoin d'en savoir davantage sur les rôles et les relations interpersonnelles du client, elle peut poser une question du type : « Comment décririez-vous votre relation avec monsieur Martin ? »
Formulation d'avis personnels	Lorsque l'infirmière exprime une opinion personnelle, cela peut nuire à l'autonomie du client. L'opinion personnelle exprime les valeurs et préférences de l'infirmière. Il arrive parfois que le client ait besoin de suggestions et d'aide pour faire des choix. Dans ce cas, les avis doivent être présentés au client comme des options puisqu'il lui appartient de prendre la décision finale. Il ne faut pas oublier qu'il s'agit du problème et de la solution du client, et non de ceux de l'infirmière.	« Si j'étais vous, je placerais votre mère dans un centre d'accueil. » Une bien meilleure chose à dire serait : « Voyons quelles options sont possibles pour les soins de votre mère. »
Changement de sujet inopportun	Changer de sujet au moment où une personne essaie de communiquer est impoli et indique un manque d'empathie. Les pensées et la spontanéité sont interrompues, les idées deviennent confuses, et l'information fournie par le client peut se révéler fausse. Dans certains cas, changer de sujet sert uniquement, pour l'infirmière, à sauver la face ou à éviter de discuter d'un sujet qui la rend mal à l'aise. Cependant, dans certaines circonstances, le changement de sujet peut être nécessaire. Si cela se produit, l'infirmière rassurera simplement le client en lui affirmant qu'il pourra revenir sur le sujet qui l'intéresse.	« Ne parlons pas de vos problèmes avec votre compagnie d'assurance. C'est l'heure de votre marche. » Dire plutôt : « Après votre marche, nous reparlerons de ce qui se passe avec votre compagnie d'assurance. »
Réponse stéréotypée	Les stéréotypes sont des généralisations, des jugements que l'on porte sur des gens. Les remarques stéréotypées au sujet des autres reflètent un mauvais jugement clinique et peuvent menacer la qualité de la relation infirmière-client. Une réponse toute faite comme « on ne peut pas toujours avoir son paradis ici-bas » dénigre les sentiments de l'autre parce qu'elle montre que l'infirmière ne prend pas les commentaires du client au sérieux. Un autre type de réaction stéréotypée consiste à répéter ce que son vis-à-vis a dit mot pour mot, tel un perroquet. Cette forme de réponse automatique est trop facilement utilisée et n'est pas aussi efficace que la paraphrase.	« L'administration ne se soucie pas du personnel. » « Les personnes âgées sont toujours désorientées. » Dire plutôt : « Madame Lemaire semblait désorientée aujourd'hui. Ce n'est pas son habitude, bien qu'elle ait 95 ans. Il faudrait chercher ce qui ne va pas. »
Faux réconfort	Lorsqu'un client est gravement malade ou en détresse, l'infirmière peut être tentée d'offrir de l'espoir avec des déclarations du genre « ça va aller » ou « il n'y a aucune raison de s'inquiéter ». Bien que l'intention puisse être bonne au départ et que ce genre de remarque permette à l'infirmière d'éviter la détresse de l'autre, le faux réconfort tend à faire dévier la conversation, à minimiser l'expérience du client et à le décourager d'exprimer ses sentiments par la suite.	« Ne vous inquiétez pas, tout va bien aller. » Voici une réponse qui aiderait davantage le client : « Ça doit être difficile de ne pas savoir ce que le chirurgien va trouver. Que puis-je faire pour vous aider ? »

TABLEAU 11.2 **Stratégies de communication non thérapeutique (*suite*)**

Stratégie non thérapeutique	Explications	Exemples et suggestions de remplacement
Sympathie	La sympathie consiste en la peine, la préoccupation ou la pitié que ressent l'infirmière pour le client, par exemple, et elle est générée par l'identification personnelle de l'infirmière aux besoins de ce dernier. La sympathie découle d'un regard subjectif sur l'univers d'une personne qui empêche l'infirmière de voir clairement les questions auxquelles le client est confronté. Bien que la sympathie constitue une réponse pleine de bienveillance, elle n'aide pas autant qu'une réponse empathique.	« Je suis vraiment désolée pour votre amputation, ce doit être terrible de perdre une jambe. » Une approche plus empathique serait par exemple : « Pour vous, la perte de votre jambe a changé toute votre vie. »
Utilisation du *pourquoi*	L'infirmière peut être tentée de demander à son interlocuteur d'expliquer pourquoi il croit, ressent ou agit de telle manière. Souvent, le client interprète une telle question comme une accusation, ou pense que l'infirmière connaît déjà la réponse et qu'elle ne fait que le tester. Les questions qui commencent par *pourquoi* peuvent entraîner du ressentiment, de l'insécurité et de la méfiance. Lorsqu'on a besoin d'une information supplémentaire, la meilleure façon de poser la question est d'éviter le mot *pourquoi*.	« Pourquoi êtes-vous si anxieux ? » Une question comme « Vous semblez triste, qu'est-ce qui vous préoccupe ? » a davantage de chances d'aider le client anxieux à communiquer.
Approbation ou désapprobation	L'infirmière ne doit pas imposer ses valeurs, ses croyances ou son code moral lorsqu'elle exerce son rôle d'aidante professionnelle. Le client a le droit d'être fidèle à lui-même et de faire ses propres choix. Or, les stratégies d'approbation et de désapprobation prennent la forme de jugements de valeur ; elles contiennent souvent des mots comme *devriez, devez, bon, mauvais, correct* ou *incorrect*. En fait, l'infirmière doit plutôt aider le client à explorer ses propres croyances et à prendre des décisions personnelles.	« Vous ne devriez même pas penser à l'avortement, ce n'est pas correct. » Une réponse du type : « Cela me surprend que vous considériez l'avortement : parlez-m'en davantage » permet à la cliente d'exprimer des idées ou des sentiments sans crainte d'être jugée.
Réaction défensive	Réagir à la critique par la défensive signifie que son interlocuteur n'a pas droit à ses opinions. L'infirmière concentrée à se défendre ou à défendre l'équipe soignante peut se trouver à ignorer les préoccupations du client. Lorsque ce dernier exprime une critique, l'infirmière devrait écouter ce qu'il a à dire afin de connaître les raisons de sa colère ou de son insatisfaction. Cependant, cela ne veut pas dire que lorsque l'infirmière écoute un client, elle doit être d'accord avec lui. En évitant de se tenir sur la défensive, l'infirmière peut désamorcer la colère du client et découvrir ses préoccupations plus profondes.	« Personne dans cet établissement ne vous mentirait. » Demander plutôt : « Vous croyez que ces personnes n'ont pas été honnêtes avec vous ? »
Réaction passive ou agressive	Les réactions passives servent à éviter les conflits ou à esquiver les problèmes. Elles reflètent des sentiments de tristesse, de dépression, d'anxiété, d'impuissance et de désespoir. Les réactions agressives permettent d'affronter ses problèmes aux dépens de l'autre personne. L'infirmière qui ne s'affirme pas suffisamment peut également avoir recours à une relation triangulaire en se plaignant à une tierce personne plutôt que d'affronter son problème. Cette attitude affecte le moral de l'équipe et place les autres dans la situation conflictuelle. La communication affirmative est de loin une approche plus professionnelle pour l'infirmière.	« Ça va mal, et je n'y peux rien. » « Ça va mal, et tout cela est votre faute. » Une personne affirmative dirait plutôt : « Je me sens débordée aujourd'hui, je trouve que ma tâche est trop lourde. À notre rencontre de vendredi, j'aimerais que l'on rediscute de la division des tâches dans le service ; j'aurais quelques suggestions à formuler. »

TABLEAU 11.2 Stratégies de communication non thérapeutique (*suite*)

STRATÉGIE NON THÉRAPEUTIQUE	EXPLICATIONS	EXEMPLES ET SUGGESTIONS DE REMPLACEMENT
Argumentation	Lorsque l'infirmière argumente contre les perceptions d'une personne ou qu'elle les met en doute, elle nie qu'elles sont vraies et valables. Cette réaction laisse croire que la personne ment, qu'elle est mal informée ou ignorante. L'infirmière compétente peut donner de l'information ou présenter la réalité de manière à éviter les confrontations stériles.	« Comment pouvez-vous dire que vous n'avez pas fermé l'œil, alors que je vous ai entendu ronfler toute la nuit ? » Dire plutôt : « Vous avez l'impression de ne pas vous être reposé du tout la nuit dernière, mais j'ai cru que vous aviez bien dormi du fait que je vous ai entendu ronfler. »

Le **TABLEAU 11.3** propose un exemple de grille d'interaction conçue à partir de la situation de monsieur Belouchi, présentée en début de chapitre. Dans la première colonne, l'infirmière relate les propos du client et les observations qu'elle a pu faire sur son attitude non verbale. Dans la deuxième colonne, elle inscrit ses réponses aux propos du client et tente de se rappeler son propre comportement non verbal. Dans la troisième colonne, l'infirmière détermine les techniques auxquelles correspondent ses paroles et son attitude inscrites dans la colonne précédente. Elle justifie ensuite leur utilisation ou, si elle croit avoir utilisé une technique non thérapeutique, indique quelle stratégie ou attitude aurait été préférable et pourquoi.

TABLEAU 11.3 Exemple d'analyse d'interaction entre l'infirmière et monsieur Belouchi

ATTITUDE VERBALE ET NON VERBALE		STRATÉGIES DE COMMUNICATION ET JUSTIFICATIONS
Du client	**De l'infirmière**	
	L'infirmière entre dans la chambre du client, après avoir cogné à la porte. « Bonjour, Monsieur Belouchi. » Elle sourit et s'approche du lit.	Démontre du respect envers l'intimité du client en cognant avant d'entrer. Salue le client par son nom pour attirer son attention et lancer la conversation.
« Allez-vous-en ! Je ne veux pas voir d'infirmières aujourd'hui ! » Bras croisés sur la poitrine, il fronce les sourcils et évite le regard de l'infirmière.	« Vous n'avez pas l'air content. » Tire la chaise et s'assoit près du lit.	Partage des observations afin de refléter au client son comportement et amorcer la discussion à ce sujet. Communication non verbale de disponibilité pour encourager le client à s'exprimer.
« Vous seriez également en colère si personne ne répondait à vos questions ! » Ton fâché, sourcils froncés.	« Êtes-vous en train de dire que vous avez besoin d'information que vous n'avez pas réussi à obtenir ? »	Reformule, clarifie ce qui a été dit par le client afin de s'assurer d'avoir bien compris et d'encourager le client à poursuivre.
« Bon, j'ai essayé d'en obtenir, mais je ne réussis pas. » Baisse les bras et hausse les épaules en signe d'impuissance.	« J'aimerais en savoir davantage là-dessus. » Se penche légèrement vers l'avant et pose le dossier sur la table.	Montre au client sa disponibilité, l'encourage à poursuivre et supprime les obstacles à l'écoute active.
« Vous êtes probablement comme tous les autres incompétents de cet hôpital. Pourquoi faudrait-il que je vous parle ? »	« Cet hôpital a un bon personnel, Monsieur Belouchi. Je suis persuadée que personne ne vous cacherait intentionnellement de l'information. »	L'infirmière se sent menacée, elle est sur la défensive. Ce n'est pas thérapeutique.

TABLEAU 11.3 Exemple d'analyse d'interaction entre l'infirmière et monsieur Belouchi (*suite*)

Attitude verbale et non verbale		Stratégies de communication et justifications
Du client	**De l'infirmière**	
« Très bien, alors, pourquoi cette fille ne m'a-t-elle pas dit quel était mon taux de glycémie ? »	« Je l'ignore… Mais si j'étais vous, j'oublierais tout cela et je repartirais à zéro. »	Donne un conseil à l'aide d'un cliché, ce qui n'est pas thérapeutique. Il aurait été préférable de reconnaître que le client a le droit d'obtenir l'information.
« … ! »	« Si vous voulez, je vais vérifier votre glycémie et je vous donnerai le résultat. » Fait le test. « Votre taux de glycémie s'élève à 18. »	Donne l'information, montre au client qu'elle est digne de confiance.
« Oh là là ! C'est pas mal haut, hein ? » Écarquille les yeux, se tord les mains.	Fait un signe de tête affirmatif. Silence.	Affirmation non verbale pour exprimer au client qu'elle l'a entendu et qu'effectivement, sa glycémie est élevée. Usage du silence pour laisser au client le temps d'assimiler l'information.
« Je ne serai plus jamais normal… » Voix tremblante, larmes aux yeux.	« Cette maladie a changé beaucoup de choses dans votre vie, n'est-ce pas ? »	Fait preuve d'empathie, reconnaît les sentiments exprimés. Termine par une question pour s'assurer d'avoir bien compris ce que vit le client et l'encourager à poursuivre l'interaction.
« Je suis désolé. Je ne devrais pas pleurer, j'agis en bébé. »	« Je ne dirais pas que vous agissez en bébé. Je crois que réussir à exprimer ses sentiments est important et sain. » Lui passe la boîte de mouchoirs.	Partage sa perception, donne une opinion professionnelle. Fait du renforcement positif pour encourager le client à exprimer ses sentiments et lui indique qu'elle ne le juge pas. Satisfait les besoins de confort du client.
« J'ai tellement peur que des complications se produisent. » Fixe la fenêtre.	« Qu'est-ce qui vous rend inquiet ? »	Question ouverte pour aller chercher l'information. Les questions ouvertes permettent au client d'élaborer davantage.
« Je pourrais perdre une jambe, comme ça a été le cas de ma mère. Ou devenir aveugle… J'en deviendrais fou ! » Lève les bras au ciel, hausse légèrement la voix.	« "Devenir fou". Je ne suis pas certaine de comprendre ce que vous voulez dire. »	Est préoccupée du sens, tente de clarifier afin de bien saisir ce que le client essaie d'exprimer.
« Devenir fou d'inquiétude, je suppose ! » Rit.	Rit avec le client. « Vous pensez à toutes sortes de choses qui peuvent aller mal et cela ajoute à votre inquiétude de ne pas être informé de votre résultat de glycémie. »	L'usage de l'humour désamorce la tension. Récapitule afin que le client « entende » ce qu'il a communiqué.
« J'imagine toujours le pire. » Secoue la tête et soupire.	« Je vais mentionner à mes collègues que c'est correct de vous dire votre taux de glycémie. Et plus tard cet après-midi, j'aimerais que nous parlions des choses que vous pouvez faire pour éviter ces complications et que nous établissions des objectifs pour que vous maîtrisiez mieux votre glycémie. » Se tient debout en regardant le client.	Procure de l'information, encourage la collaboration et l'établissement d'objectifs. Indique par un signe non verbal que la conversation tire à sa fin. Regarde le client dans les yeux pour lui montrer son respect et sa disponibilité.
« Ça va, si vous êtes capable de supporter un vieux pessimiste comme moi. » Sourit, paraît détendu.	« Les vieux pessimistes sont mes préférés ! Sérieusement, je suis contente que vous m'ayez dit ce qui s'est passé et je tiens à vous aider. »	Usage de l'humour. Renforcement positif de la volonté du client de communiquer. Affiche à nouveau sa disponibilité en exprimant son désir d'aider le client.

À retenir

Version reproductible
www.cheneliere.ca/potter

- La communication sert à transmettre des idées, des sentiments et des pensées. Il s'agit d'un outil puissant qui permet d'influencer les autres et d'atteindre des résultats de santé positifs.
- Les éléments de base de la communication sont le référent, l'émetteur et le récepteur, le message, le canal et la rétroaction.
- Une bonne communication verbale suppose le choix du vocabulaire approprié, l'adoption du débit et de l'intonation adéquats, et la concision.
- La communication non verbale dévoile davantage que la communication verbale. Elle comprend les gestes, les expressions du visage, le contact visuel, la posture, l'utilisation de l'espace, le toucher et l'apparence physique.
- Les principaux facteurs qui influencent la communication sont les facteurs physiques et affectifs, les facteurs liés à l'âge, les facteurs socioculturels, les facteurs liés au sexe, et les facteurs liés à l'environnement et au contexte.
- Le respect chaleureux, l'authenticité, l'autocritique et l'affirmation de soi sont essentiels à une bonne communication thérapeutique.
- La communication thérapeutique a pour objectif de contribuer à la santé physique et psychologique des clients. La relation thérapeutique facilite un changement de comportement positif et la croissance personnelle.
- Les phases de la relation thérapeutique se retrouvent dans toute interaction entre l'infirmière et le client. Elles comprennent le travail préparatoire à l'entretien, la phase d'orientation, la phase de travail et la phase de terminaison.
- Les stratégies de communication thérapeutique sont des façons de s'exprimer de l'infirmière qui encouragent l'expression de sentiments et d'idées, et transmettent l'acceptation et le respect. Ces façons de s'exprimer viennent naturellement lorsque l'infirmière adopte une attitude aidante envers la personne qui se confie à elle.

Pour en savoir plus

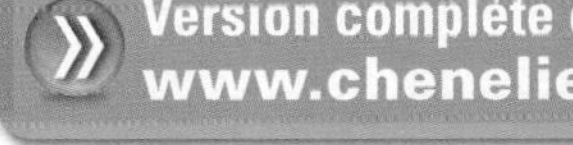

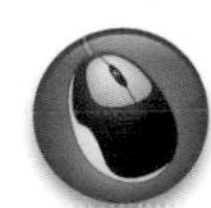

RÉFÉRENCES GÉNÉRALES

Infiressources > Banques et recherche > Processus infirmier > Communication > Relation d'aide
www.infiressources.ca

Balzer-Riley, J. (2008). *Communication in nursing* (6th ed.). St. Louis, Mo. : Mosby Elsevier.

Manoukian, A. (2008). *La relation soignant-soigné* (3e éd.). Rueil-Malmaison, FR : Lamarre.

Patenaude, O. (2008). *Au cœur des soins infirmiers : guide d'apprentissage de la relation d'aide* (2e éd.). Anjou, Qc : Les Éditions Saint-Martin.

Hétu, J.L. (2007). *La relation d'aide : éléments de base et guide de perfectionnement* (4e éd.). Montréal : Gaëtan Morin.

Egan, G. (2005). *Communication dans la relation d'aide* (2e éd.). Laval, Qc : Beauchemin.

Sheldon, L.K. (2005). *Communication for nurses: Talking with patients.* Sudbury, Mass. : Jones and Bartlett.

Sully, P., & Dallas, J. (2005). *Essential Communication Skills for Nursing Practice.* Edinburgh, N.Y. : Elsevier Mosby.

Kayser, J.W., Assad, J.-M., Zozula, L.J., Roll, C., Caoussias, J., Rowen, J.P., et al. (2008). Le changement par l'écoute. *Perspective infirmière, 5*(5), 23-25.
www.oiiq.org

Lefebvre, H. (2008). Les rouages de la communication. *Perspective infirmière, 5*(6), 27-31.
www.oiiq.org

L'Association des infirmières et infirmiers autorisés de l'Ontario (2006). *Ligne directrice sur les pratiques exemplaires en soins infirmiers : établissement de la relation thérapeutique.* [Supplément]. Toronto : RNAO.
www.rnao.org

Ordre des infirmières et infirmiers de l'Ontario (2006). *Norme d'exercice : la relation thérapeutique, édition 2006.* Toronto : OIIO.
www.cno.org

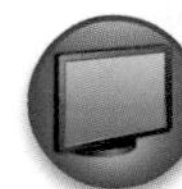

Samuelson, J. (Réalisateur) (2008). *Oncle Bob à l'hôpital* [Film d'animation, 14 min 11 s]. Montréal : Office national du film du Canada.

Trépanier, L. (2006). *SECRA 3.0 : simulation d'un exercice de communication en relation d'aide* [CD-ROM]. Montréal : Cégep de Maisonneuve.

CHAPITRE

Édition française :
Jocelyne Tourigny, inf., Ph. D.

Édition originale :
Karen Balakas, RN, PhD, CNE
Patsy Ruchala, RN, DNSc

Décrire le développement de la personne

Objectifs

Après avoir lu ce chapitre, vous devriez être en mesure :

- d'énoncer les diverses théories du développement de la personne, notamment les théories biophysiologiques et celles appartenant aux domaines cognitif, psychosocial et moral ;
- de reconnaître les impacts des théories du développement dans la pratique des soins infirmiers ;
- de distinguer les trois types de tempérament chez le jeune enfant ;
- de décrire les principales caractéristiques du développement et les étapes de croissance, de la période du nourrisson à celle de l'adulte d'âge moyen ;
- de planifier des activités de promotion de la santé appropriées à ces périodes.

Guide d'études, pages 43 à 47

Mise en contexte

Jugement clinique

Vous travaillez dans un centre de santé et de services sociaux (CSSS) et vous rencontrez la famille Paré. Celle-ci comprend le père, âgé de 38 ans, la mère de 35 ans et leurs trois enfants, soit un adolescent de 15 ans, une fillette de 8 ans et un petit garçon de 2 ½ ans. Vous procédez à l'évaluation physique des parents et recueillez leur histoire de santé ; vous effectuez également une évaluation physique et développementale des enfants et de l'adolescent. Les deux parents travaillent et disent avoir peu de temps à consacrer aux loisirs. Ils vivent avec la mère de madame Paré, âgée de 63 ans, qui présente un diabète de type 2 et de l'hypertension, liés à un surplus de poids.

Les deux parents affichent aussi un surplus de poids de 10 kg. L'adolescent souffre d'acné et affirme avoir des relations sexuelles assez fréquemment. Il pèse 70 kg et mesure 1,65 m. La fillette dit ne pas aimer déjeuner et part quelquefois pour l'école sans avoir mangé ; selon les parents, elle ne porte pas toujours son casque de sécurité lorsqu'elle circule à bicyclette. Son poids est de 36 kg et sa taille, de 1,25 m . Le petit garçon mesure 95 cm et pèse 17 kg. Il n'est pas encore propre, fait souvent des crises de colère et a généralement peur des étrangers. Il aime jouer avec ses camions en compagnie d'un enfant voisin. Son immunisation n'est pas à jour.

Relevez au moins un problème de santé commun à plusieurs membres de cette famille.

Concepts clés

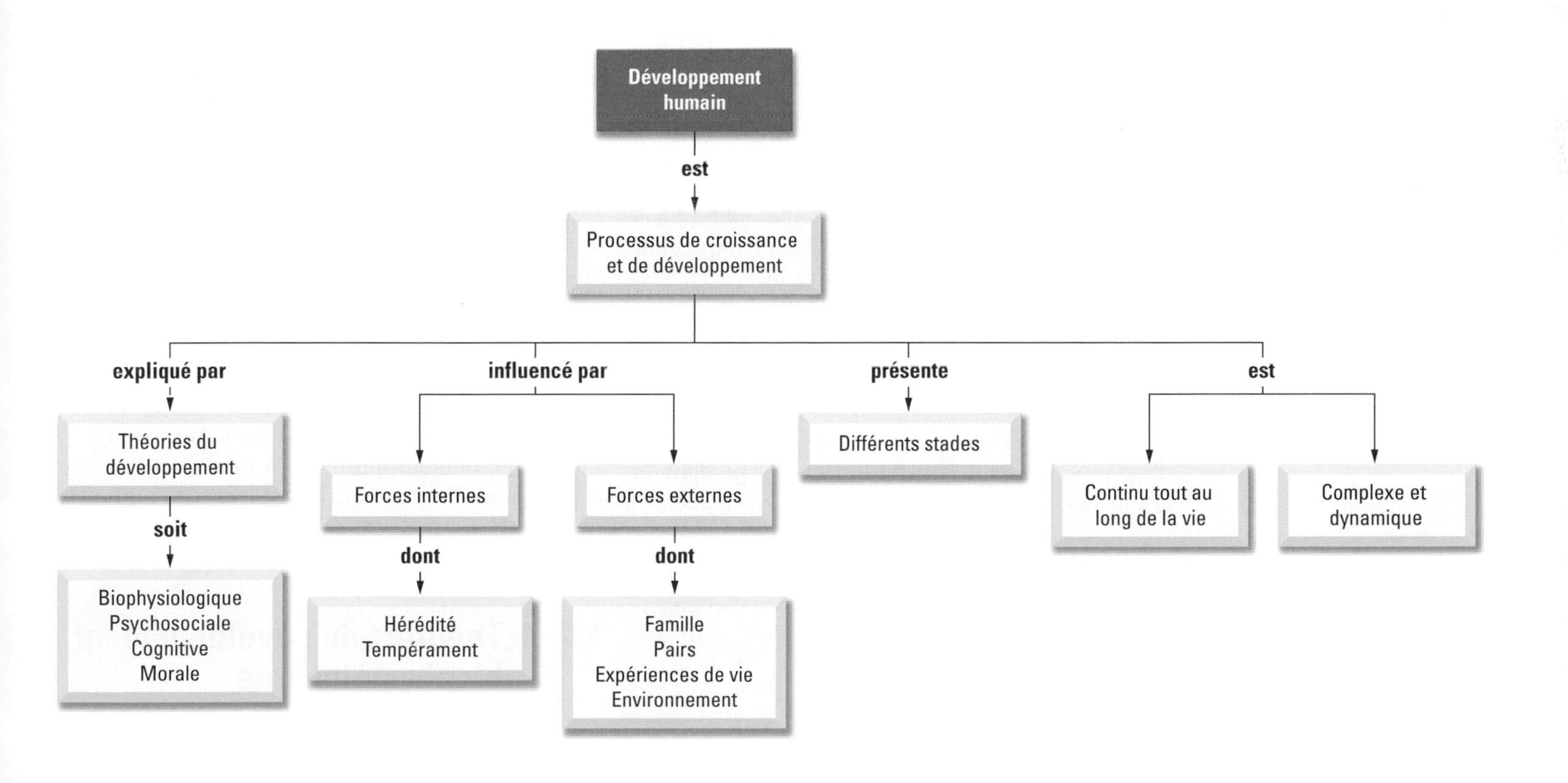

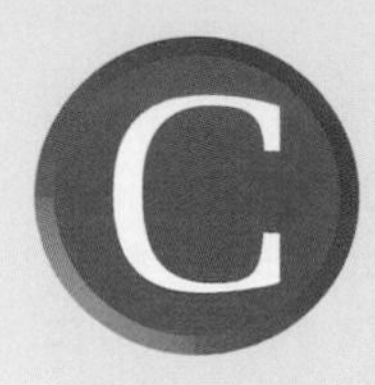

Comment l'être humain se développe-t-il, et comment devient-il une personne entière, complexe et responsable de sa santé ? Les théories du développement de la personne aident l'infirmière à comprendre les réactions complexes de ses clients devant les événements de la vie et au regard des tâches développementales associées à chaque période. La pratique des soins infirmiers s'appuie aussi sur les principes de la croissance et du développement biopsychosocial de l'être humain afin d'aider les enfants et les adultes à s'adapter aux variations des conditions internes et externes. Ce chapitre résume donc les principes et les concepts de croissance et de développement de la personne ainsi que leur application dans la promotion de la santé à partir de la période du nourrisson jusqu'à celle de l'adulte d'âge moyen.

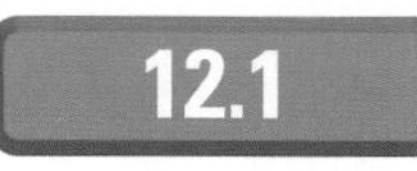

12.1 Croissance et développement : un aperçu

Il est important que l'infirmière fasse la distinction entre les termes *développement* et *croissance* afin de mieux prédire, prévenir et détecter toute déviation du processus attendu. Le **développement** désigne les modèles de changement, y compris les changements biologiques, cognitifs et socioémotionnels, survenant au cours de la vie de chaque personne, et suivant un processus graduel et continu (Santrock, 2007). Par exemple, un enfant qui ne marche pas seul à l'âge de 20 mois présente un retard de développement en ce qui concerne la motricité globale.

Le développement moral de la personne l'amène à faire la distinction entre le bien et le mal, et à construire les valeurs éthiques qui guident ses actes.

La **croissance** comprend les changements d'ordre physique qui ont lieu de la période prénatale jusqu'à celle de l'âge adulte avancé et qui suivent un modèle déterminé. Par exemple, les adolescents grandissent plus vite que les enfants d'âge préscolaire, et les personnes âgées perdent de la substance osseuse en vieillissant (Berger, 2005).

La compréhension des processus de croissance et de développement aidera l'infirmière à compléter l'histoire de santé, et à adapter son enseignement à l'âge du client, et à son contexte culturel et social. ■

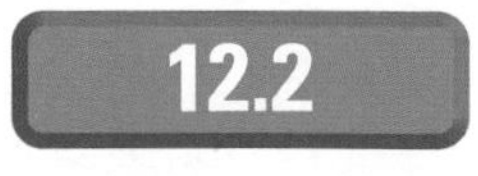

12.2 Théories du développement

Les théories du développement procurent un cadre qui permet d'examiner, de décrire et de suivre le développement des êtres humains. Par exemple, la connaissance de la théorie du développement psychosocial d'Erikson aide les infirmières à comprendre l'importance d'établir la confiance chez le nourrisson et de favoriser ainsi ses relations futures avec les autres personnes. Le développement humain est un processus complexe et dynamique qu'une seule théorie ne peut expliquer. Pour en faciliter la compréhension, les nombreuses théories du développement présentées ici sont classées selon quatre domaines principaux : le développement biophysiologique, le développement psychosocial, le développement cognitif et le développement moral.

Les théories du **développement biophysiologique** décrivent la croissance du corps et les changements physiques qui le touchent. Ces changements sont quantifiés et peuvent être comparés à des normes établies. Ces théories s'intéressent au processus de maturation biologique du corps humain.

Les théories du **développement psychosocial** expliquent le développement de la personnalité et celui du comportement humain. On pense que ce développement subit, à divers degrés, les influences de forces internes et de forces externes issues de la culture ou de l'environnement social.

Les théories du **développement cognitif** s'intéressent aux processus de pensée rationnelle, notamment aux changements observés dans le mode de fonctionnement intellectuel, c'est-à-dire la manière dont la personne apprend à connaître le monde qui l'entoure.

Les théories du **développement moral** décrivent le raisonnement moral, c'est-à-dire la façon dont la personne aborde les règles de conduite éthique ou morale, mais elles ne prédisent pas son comportement dans une situation donnée. Le développement moral de la personne l'amène à faire la distinction entre le bien et le mal, et à construire les valeurs éthiques qui guident ses actes (Berk, 2003).

12.2.1 Théories du développement biophysiologique

Le développement biophysiologique correspond à la croissance et à l'évolution physiques du corps humain. Par exemple, les infirmières peuvent quantifier les changements qui surviennent chez un nourrisson et les comparer aux normes établies. Comment le corps humain vieillit-il ? Quels sont les facteurs qui le font évoluer de l'enfance à l'adolescence et ensuite à l'âge adulte ? Voilà des questions auxquelles les théories du développement biophysiologique tentent de répondre. Gesell (1948), entre autres, a élaboré une théorie à partir des observations qu'il avait faites sur des enfants et sur leur croissance physique. En voici une brève description.

Psychologue et médecin, Arnold Gesell (1880-1961) s'est servi de ses études en médecine pour expliquer les processus physiologiques ayant un impact sur le comportement des enfants. Les nombreuses observations qu'il a effectuées dans les années 1940 l'ont amené à établir les normes de comportement que l'on utilise encore aujourd'hui. La version actuelle du test de Gesell est composée de quatre catégories de conduites : motricité, langage, adaptation et personnel-social. Les infirmières s'en servent pour établir une échelle de développement distinguant les enfants qui se trouvent ou non dans la normalité (Santrock, 2007). Cette échelle a été adaptée plus tard par Frankenburg, Dodds et Fandal (1970).

La théorie du développement de Gesell se base sur l'idée fondamentale que le processus de croissance d'un enfant est déterminé par l'activité des gènes et qu'il est propre à chacun. Les facteurs liés au milieu environnant peuvent favoriser ou perturber le déroulement du processus, mais ils n'engendrent pas les phases de progression du développement (Gesell, 1948). Pour Gesell, le processus de maturation est une séquence du développement déterminée chez tous les êtres humains. Ce type de croissance des divers systèmes organiques qui obéit à un ordre déterminé est observé chez le fœtus (Crain, 1992). Après la naissance, chaque enfant se développe en fonction de son empreinte génétique ; il acquiert des aptitudes dans un ordre donné, mais à son propre rythme. Par exemple, la plupart des enfants apprennent à ramper avant d'apprendre à marcher, mais ces étapes ne surviennent pas au même âge chez tous les enfants. Gesell a insisté sur le fait que le milieu environnant joue effectivement un rôle dans le développement de l'enfant, mais qu'il n'intervient absolument pas dans la séquence du développement. À son avis, on ne peut pas pousser un enfant à se développer plus rapidement que ne lui permet son propre rythme.

12.2.2 Autres théories du développement

Les trois autres grandes théories servant à comprendre le développement humain ont été élaborées par divers auteurs. Elles sont regroupées dans le **TABLEAU 12.1**.

12.2.3 Théories relatives au tempérament

Le tempérament est un style de conduite qui influe sur les interactions d'ordre émotionnel d'une personne avec les autres (Santrock, 2007). La personnalité et le tempérament sont intimement liés, et les recherches démontrent que les nourrissons possèdent des caractéristiques qui perdurent jusqu'à l'âge adulte. Les différentes réponses de chaque enfant à son environnement influencent de manière importante la façon dont les autres répondent à ses besoins. Par exemple, la mère d'un enfant qui pleure beaucoup aura tendance à le prendre souvent, mais elle se sentira en même temps frustrée s'il continue de pleurer. La connaissance du tempérament de leur enfant aide les parents à comprendre ses réactions et permet aux infirmières de mieux les guider (Hockenberry & Wilson, 2007).

Les psychiatres Stella Chess et Alexander Thomas ont publié, en 1986, une étude longitudinale sur 20 ans auprès d'enfants appartenant à des populations très diverses. La grande variété des données leur a permis d'examiner, de l'enfance au début de l'âge adulte, les comportements des sujets dans leurs interactions avec le milieu environnant. Leurs travaux ont introduit le concept de tempérament, qui serait établi dès l'âge de deux ou trois mois (Berger, 2005). Chez l'enfant, il existe trois types de tempérament (ou personnalité) :

- L'enfant facile a un bon caractère, ses habitudes sont régulières et prédictibles, il est ouvert aux changements et s'adapte de façon positive aux nouveaux stimuli.
- L'enfant difficile est très actif, irritable et irrégulier dans ses habitudes ; il se montre négatif, se retire à l'approche d'autres personnes et a besoin d'un environnement structuré. Un enfant difficile s'adapte lentement à de nouvelles routines et situations de même qu'à des personnes étrangères. Ses réactions sont intenses et initialement négatives.
- L'enfant lent, de façon typique, réagit négativement et avec une intensité modérée à de nouveaux stimuli. Il s'adapte lentement et a besoin, pour ce faire, d'avoir des contacts répétés ou de ressentir la pression d'autrui ; il répond de façon passive aux nouveautés ou aux changements dans sa routine.

Les chercheurs Chess et Thomas ont déterminé qu'approximativement 50 % des enfants étaient « faciles », que presque 15 % étaient « lents » et que seulement 10 % étaient « difficiles ». Les enfants restants (25 %) ne faisaient partie d'aucune catégorie (Berger, 2005).

Jugement clinique

À quel type de tempérament pourrait-on associer le dernier enfant de la famille Paré ? Quelles données de la mise en contexte permettraient d'établir ce lien ?

D'innombrables transformations physiques, cognitives, affectives et sociales ont lieu durant l'enfance et l'adolescence. Pour une présentation particulièrement intéressante de la synthèse des connaissances scientifiques dans le domaine de la psychologie du développement, consultez *Psychologie du développement humain* (Olds et al., 2010); *Psychologie du développement de l'enfant* (Papalia et al., 2010); *Psychologie de l'adolescence* (Cloutier & Drapeau, 2008).

TABLEAU 12.1 Résumé des théories du développement psychosocial, du développement cognitif et du développement moral

STADE/ÂGE	THÉORIES DU DÉVELOPPEMENT PSYCHOSOCIAL		THÉORIE DU DÉVELOPPEMENT COGNITIF	THÉORIE DU DÉVELOPPEMENT MORAL
	Stades psychosexuels (Freud)	**Stades psychosociaux (Erikson)**	**Stades cognitifs (Piaget)**	**Stades de jugement moral (Kohlberg)**
I Nourrisson Naissance à 1 an	Stade oral	Confiance vs méfiance	Stade sensorimoteur (de la naissance à deux ans)	–
II Trottineur 1 an à 3 ans	Stade anal	Autonomie vs honte et doute	Stade préopératoire, phase préconceptuelle (utilisation de symboles)	• Niveau préconventionnel (niveau de la prémorale) • Orientation de punition et d'obéissance
III Enfant d'âge préscolaire 3 à 6 ans	Stade phallique	Initiative vs culpabilité	• Stade préopératoire, phase intuitive (raisonnement transductif) • Obéissance aux règles établies par des personnes en autorité	• Niveau préconventionnel (niveau de la prémorale) • Orientation fondée sur le relativisme instrumental (naïveté)
IV Enfant d'âge scolaire 6 à 12 ans	Stade de latence	Travail vs infériorité	Stade des opérations concrètes (raisonnement inductif et début de la logique)	• Niveau préconventionnel puis conventionnel • Orientation du bon garçon, de la gentille fille
V Adolescent 12 à 18 ans	Stade génital	Identité vs confusion au sujet du rôle	• Stade des opérations formelles (raisonnement déductif et en termes abstraits) • Moralité autonome	• Niveau conventionnel • Orientation du respect de la loi et du maintien de l'ordre
VI à VIII Adulte Vers l'âge de 19 ans	–	• VI 19-40 ans Intimité vs isolement • VII 40-65 ans Générativité vs stagnation • VIII 65 ans Intégrité personnelle vs désespoir	• Activités formelles • Vérification des hypothèses déductives	• Niveau postconventionnel ou des principes moraux • Orientation du contrat social • Orientation des principes d'éthique universels (ce stade ne fait plus partie de la théorie révisée)

L'un des facteurs qui contribueraient à l'apparition de problèmes de comportement chez l'enfant est la non-flexibilité des parents ou du milieu environnant ainsi que l'incapacité de tous ceux qui gravitent autour de l'enfant à comprendre ses besoins, compte tenu de son type de personnalité. Par exemple, une mère, frustrée par les pleurs constants de son enfant, peut y réagir de manière négative et vouloir se retirer de la situation, ou peut devenir elle-même irritable. Selon certains auteurs, le tempérament de l'enfant serait une résultante non seulement de l'ajustement parent-enfant, mais aussi de la qualité des interactions entre les deux (Wilson, White, Cobb, Curry, Greene, & Popovich, 2000) **ENCADRÉ 12.1**.

La connaissance du tempérament de l'enfant et de son impact sur la relation parent-enfant est primordiale pour mener les interventions éducatives avec les parents. Ceux-ci s'aperçoivent souvent que les stratégies qui avaient du succès avec un premier enfant ne fonctionnent pas du tout avec le suivant. Les infirmières doivent donc fournir aux parents une approche individualisée afin d'améliorer la qualité des interactions entre eux et leurs enfants (Hockenberry & Wilson, 2008). ■

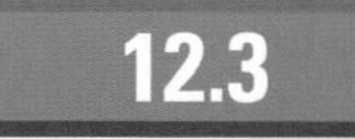

12.3 Croissance et développement

Cette section du chapitre présente certains éléments faisant partie de la croissance et du développement de la personne, comme les processus de maturation et de différenciation, ainsi que la description de leurs principales caractéristiques, de la naissance jusqu'à l'âge adulte.

On appelle croissance physique les changements quantitatifs ou mesurables qui se produisent dans les dimensions physiques d'une personne. Parmi les indicateurs de croissance mesurables, on compte les changements relatifs à la taille, à la masse, à la dentition, à l'ossature et au développement de certaines caractéristiques sexuelles. Par exemple, le cerveau atteint 50 % de son développement à l'âge de un an, et le tronc est la partie la plus volumineuse du corps chez le nourrisson (Hockenberry & Wilson, 2007).

RÉSULTATS PROBANTS

ENCADRÉ 12.1 Évaluation du tempérament du nourrisson

Une étude sur le développement des enfants du Québec effectuée de 1998 à 2002 et menée auprès de 2 223 nourrissons âgés en moyenne de cinq mois a montré que les mères, comparativement aux pères, percevaient leur enfant comme étant plus facile. La qualité du sommeil de l'enfant et le sentiment d'efficacité de la mère sont des facteurs qui ont une influence sur l'évaluation du tempérament du nourrisson par les parents.

Source : Tiré de Japel, C., Tremblay, R.E., McDuff, P., & Boivin, M. (2007). Le tempérament. In *Étude longitudinale du développement des enfants du Québec (ELDEQ, 1998-2002)* (vol. 1, n° 7). Québec, Qc : Institut de la statistique du Québec.

Le développement se poursuit graduellement pendant une période de temps déterminée. Les capacités de la personne progressent durant la croissance, l'apprentissage et la maturation. Avec le temps, la personne accroît ses capacités globales par la maîtrise de plusieurs compétences mineures. Le développement suit principalement deux modèles, soit le modèle directionnel, c'est-à-dire de la tête vers les pieds, et le modèle séquentiel, c'est-à-dire selon chaque domaine, comme le langage ou les habiletés motrices (Hockenberry & Wilson, 2007).

L'**ENCADRÉ 12.2** présente les divers stades de croissance et de développement, de la période prénatale à la fin de l'adolescence, ainsi que les tâches développementales associées à chacun.

ENCADRÉ 12.2 Stades de croissance et de développement

Période prénatale : de la conception à la naissance (0 à 40 semaines)
Une des périodes les plus cruciales du processus de développement, caractérisée par une croissance rapide et une totale dépendance à la condition physique de la mère.

Période du nouveau-né et du nourrisson : de la naissance à 12 mois
Caractérisée par un développement rapide d'ordre moteur, cognitif et social. Il s'établit une relation de confiance entre l'enfant et les parents. Le premier mois de vie en est un d'ajustement physique à la vie extra-utérine et d'ajustement psychologique à la relation parent-enfant.

Période du début de l'enfance : de 1 an à 6 ans, qui concerne le trottineur (1 an à 3 ans) et l'enfant d'âge préscolaire (3 à 6 ans).
Période de changements physiques marqués et du développement de la personnalité. L'enfant développe ses habiletés motrices, langagières et sociales. Il acquiert une certaine maîtrise de soi et commence à développer le concept de soi.

Période du milieu de l'enfance : de 6 à 11 ou 12 ans
Période dite de l'âge scolaire, où l'enfant s'éloigne du groupe familial et établit des relations avec ses pairs. Il poursuit son développement physique, et acquiert des compétences sociales et morales.

Période de la fin de l'enfance : de 11 à 19 ans, qui comprend la puberté (11 à 13 ans) et l'adolescence (13 à 19 ans approximativement).
Période de transition durant laquelle d'importants changements physiques et émotionnels surviennent, et où il y a une internalisation des valeurs et l'établissement de l'individualité.

Source : Adapté de Hockenberry, M.J., & Wilson, D. (2007). *Wong's nursing care of infants and children* (8th ed.). St. Louis, Mo. : Mosby.

12.3.1 Maturation et différenciation

La **maturation** désigne le processus de vieillissement. La personne commence à s'adapter à son environnement et à démontrer des compétences dans de nouvelles situations. On peut décrire la maturation comme un type de changement d'ordre qualitatif. Elle fait appel à une condition physiologique et à un désir d'apprendre un comportement plus mature. Afin d'acquérir de la maturité, la personne doit parfois renoncer à des comportements qu'elle avait adoptés et à des connaissances qu'elle avait emmagasinées, ou intégrer de nouvelles habitudes concernant des comportements existants. La maturation influence l'ordre dans lequel les changements associés à la croissance et au développement se produiront, ainsi que leur chronologie. Par exemple, l'enfant cesse de ramper pour marcher, car la marche lui permet une exploration plus approfondie de son milieu et un plus vaste apprentissage. Cependant, il est incapable de marcher tant qu'il n'a pas développé une capacité biologique essentielle à ce processus, soit l'augmentation du nombre de cellules musculaires et la tonicité.

Les figures 12.1W à 12.4W montrant les courbes de croissance (0-36 mois et 2-20 ans), et la figure 12.5W montrant l'échelle d'évaluation développementale et sensorielle Denver II sont présentées au www.cheneliere.ca/potter.

La **différenciation** est le processus par lequel les cellules et les structures se modifient et créent des caractéristiques plus raffinées. Il s'agit d'un perfectionnement des activités et des fonctions, qui passent du simple au complexe. Au début, les cellules embryonnaires sont indifférenciées, puis elles s'organisent en cellules, en tissus et en organes complexes et hautement diversifiés.

12.3.2 Facteurs influençant la croissance et le développement

Certains facteurs influencent la croissance et le développement, entre autres l'hérédité, le sexe et les facteurs environnementaux, comme la pollution, la nutrition et le niveau socioéconomique (Hockenberry & Wilson, 2007) **TABLEAU 12.2**.

Par exemple, dans le cadre de l'*Étude longitudinale du développement des enfants du Québec* (Japel, Tremblay, McDuff, & Boivin, 2007), 1 929 mères ont répondu à une question portant sur les difficultés financières liées aux besoins de base, comme le logement et l'habillement, et l'on a mesuré la taille de leurs enfants. Les résultats ont montré que les enfants âgés de quatre ans dont la famille avait vécu des épisodes de pauvreté étaient plus à risque de présenter un retard de développement que ceux n'ayant pas vécu ce type d'épisodes (Séguin et al., 2001).

12.3.3 Évaluation de la croissance et du développement

Les infirmières doivent savoir reconnaître les stades de croissance et de développement chez leurs clients, surtout pendant les périodes cruciales, comme l'enfance, afin de mieux adapter leurs interventions, que ce soit dans les domaines de la promotion de la santé ou de la prévention de la maladie. Certains outils peuvent les aider, comme les courbes de croissance et le test Denver II. ■

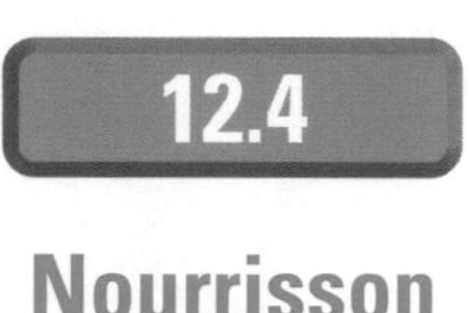

Nourrisson

La période du **nourrisson,** qui commence à l'âge de un mois pour se terminer à un an, est caractérisée par une croissance et des changements physiques rapides. Le développement psychosocial se poursuit, et le passage des comportements réflexes aux comportements plus volontaires s'effectue. Au fil de cette période, les échanges entre le nourrisson et le milieu sont plus importants et prennent une plus grande signification. Pendant cette première année de leur vie, l'infirmière peut facilement observer le potentiel adaptatif des nourrissons, car les changements qualitatifs et quantitatifs dans la croissance et le développement se produisent très rapidement.

12.4.1 Changements d'ordre physique

La masse du bébé augmente rapidement pendant la première année de la vie ; à partir de la naissance, elle double après environ 5 mois et elle triple après 12 mois. Le nourrisson grandit en moyenne de 2,5 cm par mois pendant les 6 premiers mois de vie et d'environ 1 cm durant les 6 autres mois jusqu'à l'âge de 12 mois (Hockenberry & Wilson, 2007). Tout au long de la première année, des sens comme la vue et l'ouïe se développent. Certains nourrissons aussi jeunes que trois mois et demi sont capables d'associer des stimuli visuels et auditifs (Santrock, 2007). Les modèles de fonctions corporelles se stabilisent également, comme en témoignent les habitudes de sommeil, l'élimination et l'alimentation, qui deviennent prévisibles. Le développement moteur se fait de façon céphalocaudale c'est-à-dire de la tête aux pieds et de façon proximodistale, c'est-à-dire du milieu du corps vers les extrémités. Par exemple, le nourrisson

TABLEAU 12.2 Principaux facteurs influençant la croissance et le développement

Facteurs	Causes d'influence
Forces internes	
• Hérédité	• Le patrimoine génétique détermine le sexe, la race, la couleur des yeux et des cheveux, la croissance physique, la stature et, jusqu'à un certain point, l'unicité psychologique.
• Tempérament	• Le tempérament est une humeur psychologique caractéristique avec laquelle l'enfant est né et qui détermine son comportement. On distingue trois types de tempérament ou de personnalité : facile, difficile et lent.
Forces externes	
• Famille	• Le but de la famille est de protéger ses membres et de favoriser leur croissance. • Les fonctions de la famille incluent les moyens de survie, la sécurité, l'aide dans le développement social et émotionnel, le soutien dans l'entretien des relations, l'éducation au sujet de la société et du monde, et l'aide dans l'apprentissage des rôles et des comportements. • La famille exerce une influence par ses valeurs, ses croyances, ses coutumes et ses modèles d'interaction et de communication particuliers. • Le sexe ainsi que le rang dans la famille influencent l'interaction et la communication au sein de celle-ci.
• Groupe de pairs	• Le groupe de pairs offre un milieu d'apprentissage nouveau et différent de celui de la famille. • Le groupe de pairs suggère divers modèles et structures d'interaction et de communication qui nécessitent un comportement différent. • Le groupe de pairs a pour fonctions d'offrir à la personne des occasions de connaître le succès et l'échec, de défendre des idées, des opinions et des concepts, ou de les contester. Le groupe permet à l'enfant de se faire accepter et soutenir en tant que personne unique en dehors du cadre familial, ou il lui livre un message de rejet. L'enfant y apprend également à répondre aux exigences, aux pressions et aux attentes de ses pairs pour la poursuite d'objectifs communs.
• Expériences de vie	• Les expériences de vie et les processus d'apprentissage permettent à la personne de se développer en lui donnant l'occasion de mettre en pratique ce qu'elle a appris ou en lui dictant ce qu'elle doit apprendre. • Le processus d'apprentissage comprend une série d'étapes : la reconnaissance du besoin de connaître la tâche ; la maîtrise des habiletés requises pour l'accomplir ; l'acquisition d'expérience dans la réalisation, qui améliore les capacités ; l'intégration des acquis dans la pratique afin de perfectionner le savoir-faire.
• Milieu environnant	• L'état de santé influence la sensibilité de la personne à l'égard de son environnement et la sensibilité des autres en rapport avec cette personne.
État de santé	
• Santé prénatale	• Des facteurs préconceptuels concernant les parents (p. ex., des facteurs génétiques ou chromosomiques, l'âge et l'état de santé de la mère) et postconceptuels concernant la mère (p. ex., l'alimentation, la prise de poids, la consommation de tabac, d'alcool et de drogues, des problèmes médicaux et le recours aux services prénataux) influent sur la croissance et le développement de l'embryon et du fœtus.
• Nutrition	• La croissance est sous l'influence de facteurs diététiques. La qualité de l'alimentation a un impact sur l'efficacité des réponses aux exigences physiologiques et aux besoins de croissance et de développement qui suivent.
• Repos, sommeil et exercice	• Un équilibre entre repos ou sommeil et exercice est essentiel pour le maintien de la forme physique et le bien-être de la personne. Des manques à ce sujet diminuent la croissance, alors qu'un équilibre renforce la santé physiologique et psychologique.
• État de santé et de bien-être	• La maladie ou une blessure peut retarder la croissance et le développement de l'enfant. Les conséquences d'une maladie dépendent de la nature et de la durée du problème de santé. Une blessure ou une maladie qui durerait trop longtemps peut entraîner une inaptitude à répondre aux demandes et aux tâches correspondant aux stades de développement.
Lieu d'habitation	
• Milieu de vie	• Les facteurs ayant un impact sur la croissance et le développement sont la saison, le climat, la vie domestique et le statut socioéconomique.

va maîtriser les mouvements de sa tête avant ceux de ses mains **FIGURE 12.1**.

12.4.2 Changements d'ordre cognitif

Le nourrisson apprend en faisant l'expérience de son milieu et en manipulant des objets. Ses capacités motrices en développement et sa mobilité croissante élargissent son milieu environnant, et comme ses capacités auditives et visuelles se développent à ce stade, son développement cognitif s'améliore. Pour ces raisons, Piaget (1952) a nommé le premier stade du développement cognitif, qui dure jusqu'au troisième anniversaire, stade sensorimoteur. Les chercheurs ont maintenant à leur disposition plusieurs méthodes pour étudier le développement cognitif des nourrissons, et ils croient que ces derniers sont de loin plus compétents que ne l'a montré Piaget par simple observation (Santrock, 2007).

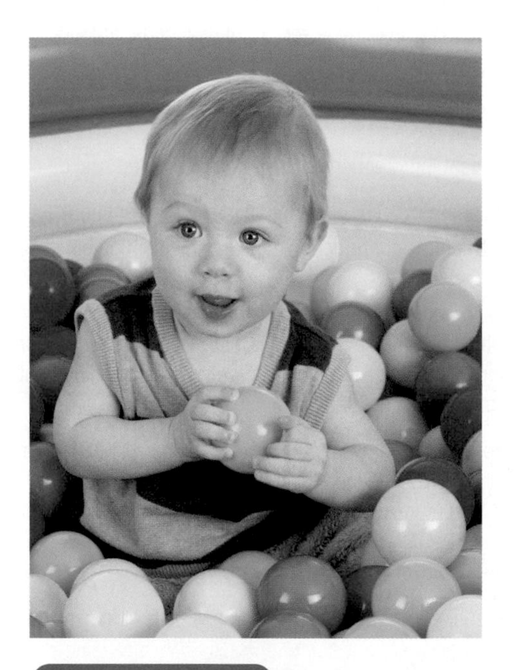

FIGURE 12.1 Le nourrisson entre 7 et 10 mois commence à s'asseoir et présente la pince pouce-doigt.

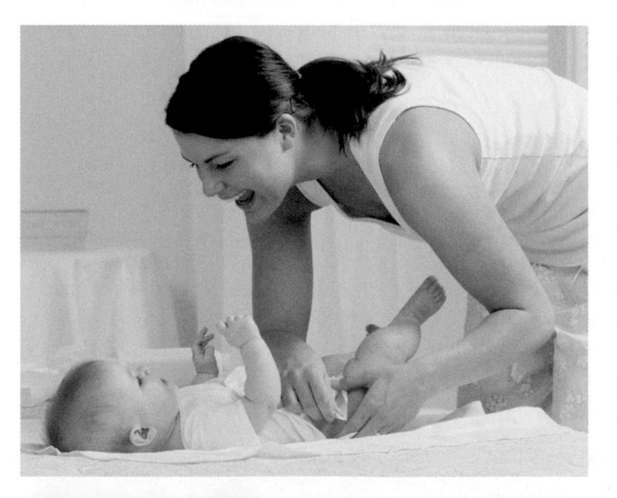

FIGURE 12.2 Parler à un enfant et lui sourire l'encourage à répondre, ce qui augmente le lien de confiance qu'il entretient avec le parent ou l'infirmière.

Les nourrissons ont besoin d'occasions pour aiguiser et éprouver leurs sens. Les infirmières doivent évaluer la pertinence et l'à-propos de celles-ci. Par exemple, il est possible que des enfants malades ou hospitalisés manquent d'énergie pour interagir avec leur milieu, ce qui ralentit leur développement cognitif. L'infirmière qui emploie des stratégies de stimulation maximise le développement des enfants en focalisant leur énergie et leur concentration. Par exemple, celle qui parle à un nourrisson et qui l'encourage à sucer pendant l'alimentation par un tube nasogastrique maximise son développement en favorisant son interaction avec l'environnement.

Langage

Au cours de la première année, les nourrissons passent d'une période de pleurs, de gazouillements et de rires à l'imitation de sons, à la compréhension de la signification de commandes simples, puis à la répétition de mots dont ils connaissent le sens. À l'âge de un an, les enfants font plus que reconnaître leur propre nom, ils possèdent également un vocabulaire de deux ou trois mots qui comprend *pa-pa, ma-man* et *non*. L'infirmière peut faciliter l'acquisition du langage en encourageant le parent à nommer les objets sur lesquels son enfant concentre son attention.

12.4.3 Changements d'ordre psychosocial

Séparation

Pendant leur première année, les enfants commencent à se différencier des autres et se perçoivent donc comme des êtres distincts, capables d'agir par eux-mêmes. Au départ, les enfants n'ont pas conscience des limites de leur être, mais ils sont capables, au moyen d'expériences répétées avec le milieu, de comprendre où leur être finit et où le monde extérieur commence. Au fur et à mesure que les nourrissons définissent leurs frontières physiques, ils commencent à répondre aux autres **FIGURE 12.2**.

Des enfants âgés de deux ou trois mois commencent à sourire par réponse plutôt que par réflexe. De la même façon, ils peuvent reconnaître les différences entre les gens lorsque leurs capacités sensorielles et cognitives s'améliorent. À l'âge de huit mois, la plupart d'entre eux peuvent distinguer une personne connue d'un étranger et réagir différemment aux deux. Un attachement profond s'est généralement formé avec les personnes de leur environnement. Les nourrissons cherchent leur présence pour obtenir soutien et réconfort pendant des périodes de stress. La capacité de se distinguer des autres leur permet de fréquenter des gens dans leur milieu et d'échanger avec eux. À l'âge de neuf mois, par exemple, les enfants jouent à des jeux sociaux simples comme celui du « coucou ». Des jeux interactifs plus complexes comme la cachette d'objets deviennent possibles à l'âge de un an. L'enfant en est alors au stade de la confiance ou de la méfiance (Erikson, 1963), c'est-à-dire qu'il apprend à se faire confiance, à faire confiance aux autres et au monde extérieur à travers sa relation avec ses parents et les soins reçus (Hockenberry & Wilson, 2007). L'infirmière doit donc encourager la présence des parents pendant une hospitalisation de l'enfant et soutenir ceux-ci au cours des soins.

Le jeu donne à l'enfant la chance de développer ses capacités motrices. Certaines activités, comme se mettre les orteils dans la bouche, leur procurent du plaisir et de l'information à propos de leur propre corps, et les aident à se former un premier concept de soi. Les enfants ont besoin qu'on joue avec eux et qu'on les stimule par des échanges avec les autres.

12.4.4 Risques pour la santé

Les principales causes de décès au Québec chez les jeunes âgés de moins de un an sont la suffocation, les agressions et les traumatismes chez les occupants de véhicule à moteur (OVM). Les blessures les plus fréquentes nécessitant une hospitalisation à cet âge sont liées à des événements comme les chutes, les agressions et les effets indésirables de médicaments. Ces blessures surviennent généralement à la maison – dans 81 % des cas (Institut canadien de la santé infantile [ICSI], 2000) **FIGURE 12.3**.

Les mauvais traitements sont une autre cause d'atteinte à la santé des enfants ; ils peuvent prendre la forme de violence ou de négligence physique intentionnelle, de négligence émotionnelle ou de violence sexuelle (Hockenberry & Wilson, 2007). Les signes et symptômes de sévices peuvent varier d'un enfant à l'autre **ENCADRÉ 12.3**.

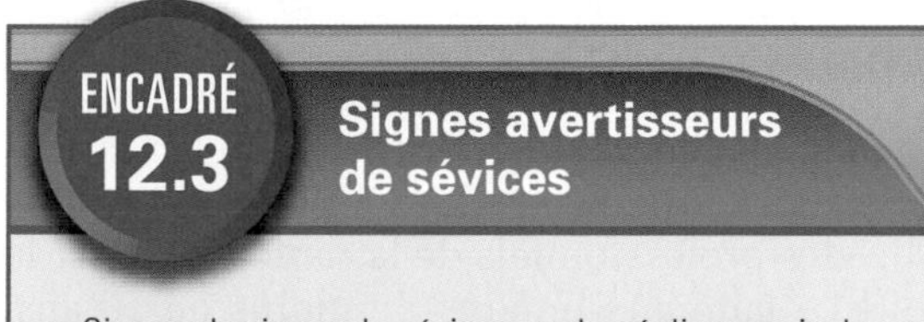

- Signes physiques de sévices ou de négligence, incluant des blessures précédentes
- Renseignements contradictoires des deux parents ou de la gardienne à propos de l'accident ou de la blessure
- Blâme mis sur la fratrie ou sur une autre personne
- Blessure inconsistante avec les renseignements fournis ou avec l'âge développemental de l'enfant, par exemple, une commotion cérébrale ou une fracture du bras causée par une chute hors du lit
- Rapport inconsistant avec l'âge développemental de l'enfant, par exemple, un enfant de six mois qui se brûle en tournant le robinet d'eau chaude
- Demande de soins initiale non associée aux signes et symptômes présents, par exemple, un enfant amené à la clinique pour un rhume lorsqu'il y a évidence de traumatisme physique
- Réponse inappropriée de l'enfant, surtout d'un enfant plus âgé, comme refuser d'être touché et regarder le parent avant de répondre aux questions
- Antécédents de sévices dans la famille
- Visites fréquentes à l'urgence ou à la clinique

Source : Adapté de Hockenberry, M.J., & Wilson, D. (2007). *Wong's nursing care of infants and children* (8th ed.). St. Louis, Mo.: Mosby.

Consultez www.cheneliere.ca/potter pour avoir la liste des principaux types de blessures qui se produisent chez le nouveau-né et le nourrisson, et les stratégies de prévention possibles présentées au tableau 12.1W, de même qu'une description plus détaillée des signes et symptômes suggérant de mauvais traitements chez l'enfant, fournie au tableau 12.2W.

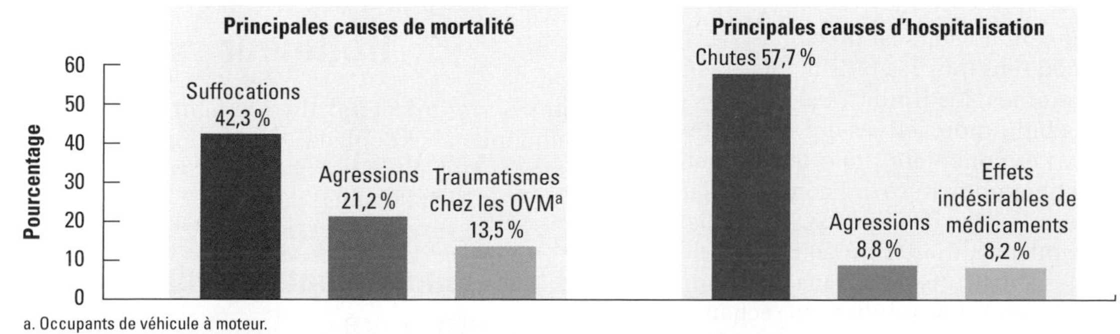

a. Occupants de véhicule à moteur.

FIGURE 12.3 Principales causes de mortalité et d'hospitalisation par traumatisme chez les enfants de moins de un an au Québec, 2000-2005

Source : Tiré de Institut national de santé publique (2009). *Les traumatismes chez les enfants et les jeunes Québécois âgés de 18 ans et moins : état de situation.* [En ligne]. www.inspq.qc.ca/pdf/publications/934_TraumaEnfants.pdf (page consultée le 5 août 2009).

En 2006, les enfants et les jeunes comptaient pour 19 % des victimes de voies de fait et pour 60 % des victimes d'agressions sexuelles au Canada. En fait, ce sont 39 256 voies de fait et 12 720 agressions sexuelles qui ont été rapportées pour ce groupe durant cette même année. Les enfants de moins de quatre ans étaient les plus susceptibles d'être hospitalisés à la suite d'agressions et de mauvais traitements (Fitzgerald, 2008).

Les organismes de protection de l'enfance s'occupent de faire respecter les lois sur la protection des enfants victimes d'agressions sexuelles ou soumis à de mauvais traitements physiques par suite d'excès ou de négligence. La Loi sur la protection de la jeunesse (L.R.Q., c. P-34.1, 2001) oblige les professionnels de la santé à signaler la violence faite aux enfants de moins de 18 ans, même si elle n'est que soupçonnée.

12.4.5 Promotion de la santé

L'Agence de la santé publique du Canada suggère des calendriers de vaccination pour les nourrissons et les enfants ainsi que les lignes directrices relatives à l'immunisation. Visitez le www.phac-aspc.gc.ca.

L'infirmière a la responsabilité d'informer les parents et les autres membres de l'équipe soignante des comportements et des habitudes de vie qui favorisent une bonne santé, et qui ont un effet bénéfique sur la perception de la santé et sur le concept de soi. L'alimentation, l'immunisation et le sommeil sont les aspects importants chez le nourrisson.

Alimentation

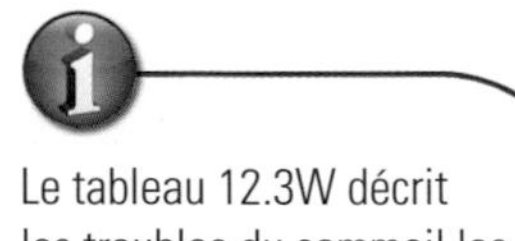

Le tableau 12.3W décrit les troubles du sommeil les plus courants chez le nourrisson ainsi que leurs solutions. Consultez-le au www.cheneliere.ca/potter.

La qualité de l'alimentation a une influence sur la croissance et le développement de l'enfant. L'infirmière aide les parents à choisir un régime alimentaire qui répond aux besoins de leur enfant. Elle doit comprendre que l'alimentation est soumise à de nombreuses variables (p. ex., la culture familiale, l'appartenance ethnique et religieuse, les préférences alimentaires, le fait de manger lentement, les allergies alimentaires) et qu'aucun régime n'est efficace pour tous les enfants ou pour tous les membres d'un groupe d'âge particulier.

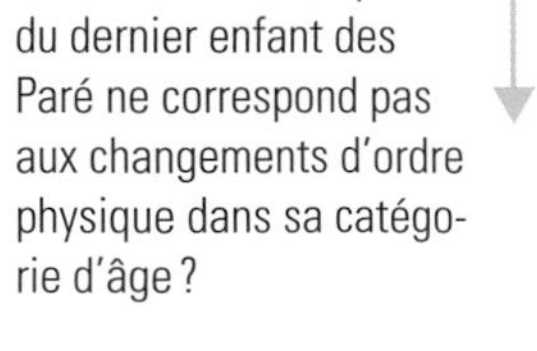

Jugement clinique

Quelle caractéristique du dernier enfant des Paré ne correspond pas aux changements d'ordre physique dans sa catégorie d'âge ?

L'allaitement au sein est préconisé, car le lait maternel contient tous les nutriments essentiels, soit les protéines, les lipides, les glucides et les substances immunoréactives qui combattent les infections. On considère donc le lait maternel comme étant la nourriture qui convient le mieux au bébé jusqu'à l'âge de six mois. Toutefois, si la mère ne peut pas allaiter au sein ou si elle ne veut pas, les substituts de lait maternel enrichis de fer constituent une solution de rechange tout à fait acceptable. La quantité de lait à offrir et le nombre de biberons ou de mises au sein varient d'un nourrisson à l'autre ; l'infirmière doit discuter avec les parents des différents horaires possibles. L'introduction d'aliments solides dans le régime du nourrisson est déconseillée avant le sixième mois, car sa production de salive est insuffisante, et sa coordination neuromusculaire est peu développée. Le besoin de vitamines et de suppléments alimentaires dépend du régime du nourrisson. Étant donné que l'organisme absorbe moins rapidement le fer ajouté dans les formules lactées que celui contenu dans le lait maternel, les nourrissons nourris avec ce type de lait doivent recevoir une préparation enrichie de fer durant leur première année de vie.

Immunisation

L'immunisation généralisée a entraîné la baisse importante de cas de maladies infectieuses qu'on a connue ces 50 dernières années. C'est l'outil le plus précieux de promotion de la santé pendant l'enfance. L'infirmière doit vérifier avec les parents le calendrier d'immunisation de l'enfant, surtout s'ils viennent de pays étrangers ou en voie de développement, où l'immunisation est déficiente ou inexistante. De manière générale, aucun vaccin ne doit être administré si l'enfant a déjà eu des réactions graves lors de vaccinations antérieures et s'il présente de fortes fièvres (température rectale au-dessus de 38,5 °C).

Sommeil

Le sommeil varie d'un enfant à l'autre ; en général, un enfant de six mois dort de 9 à 11 heures par nuit. Plusieurs parents sont inquiets quand leur enfant refuse d'aller dormir, pleure et s'éveille fréquemment pendant la nuit. Lorsqu'on la consulte pour ce type de problèmes, l'infirmière doit évaluer soigneusement la situation et suggérer les interventions appropriées. ■

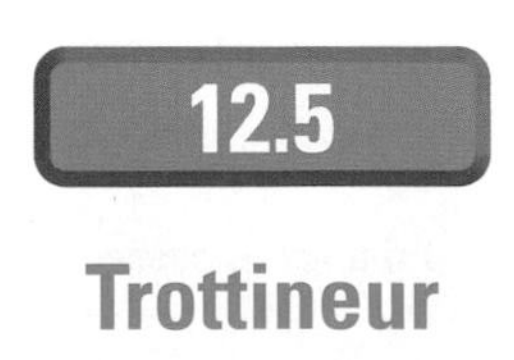

Trottineur

Cette période s'étend du moment où l'enfant commence à se déplacer de manière autonome jusqu'à celui où il marche et court facilement, soit entre 12 et 36 mois.

12.5.1 Changements d'ordre physique

Au cours de cette période, la prise de poids et l'augmentation de la taille ralentissent pour représenter de 2 à 3 kg/année et 7,5 cm/année. Vers l'âge de deux ans et demi, l'enfant pèse quatre fois plus qu'à la naissance. Le tronc est large, l'abdomen est protubérant, et les jambes sont courtes et incurvées. Le tractus respiratoire s'accroît, et l'enfant commence à contrôler ses sphincters. Bientôt, il pourra courir, sauter et se tenir sur un pied pendant plusieurs secondes. L'enfant de trois ans dessine des bonshommes simples, et il peut habituellement empiler des cubes.

12.5.2 Changements d'ordre cognitif

Vers l'âge de deux ans, les trottineurs atteignent, dans leur développement cognitif, la dernière phase, appelée **permanence de l'objet.** Leur aptitude à se souvenir des événements et leurs premières tentatives pour combiner les mots annoncent leur passage du **stade sensorimoteur,** selon la terminologie du développement cognitif de Piaget (1952), au **stade préopératoire.** L'enfant de 18 mois emploie environ 10 mots. Celui de 24 mois a un vocabulaire de plus de 300 mots et formule de courtes phrases.

Étant donné que le développement moral des enfants est intimement lié à leur développement cognitif, c'est le début, à cet âge, du développement moral, qui se manifeste par de l'égocentrisme. Les enfants à ce stade ne comprennent pas la notion du bien et du mal. Toutefois, ils s'aperçoivent que certains comportements procurent d'agréables résultats (renforcement positif) et que d'autres provoquent des résultats désagréables (renforcement négatif).

12.5.3 Changements d'ordre psychosocial

Selon Erikson (1963), le sens de l'autonomie apparaît à ce stade ; l'enfant fait souvent des crises de colère et se montre négatif. Socialement, le trottineur demeure encore très attaché à ses parents, et il craint la séparation. Pendant cette période, l'enfant continue de jouer seul, mais il commence aussi à participer au jeu parallèle, c'est-à-dire à jouer à côté d'un autre enfant et non avec lui.

12.5.4 Risques pour la santé

Les nouvelles aptitudes locomotrices et la curiosité insatiable des trottineurs risquent de mettre leur vie en danger. Il n'est pas rare que des enfants s'empoisonnent parce que, vers l'âge de deux ans, ils cherchent à mettre des objets ou des substances dans leur bouche. L'empoisonnement par le plomb est possible (Hockenberry & Wilson, 2007). Les trottineurs ne connaissent pas encore les risques associés à l'eau, et leurs nouvelles aptitudes à la marche font en sorte que la noyade est une cause majeure de mort accidentelle dans ce groupe d'âge. Les accidents d'automobile comptent aussi pour la moitié des décès chez les enfants âgés de un à quatre ans (Hockenberry & Wilson, 2007). Pour leur sécurité, il est donc important d'imposer des limites aux trottineurs **FIGURE 12.4**.

12.5.5 Promotion de la santé

À ce stade, les enfants acquièrent des habitudes qui dureront toute leur vie ; cela se reflète dans leur alimentation et la gestion de leur stress. Les activités de promotion de la santé doivent également porter sur la santé dentaire et la prévention des blessures.

L'obésité chez l'enfant et les maladies chroniques qui y sont associées inquiètent la plupart des intervenants en santé.

Le nouveau *Guide alimentaire canadien* recommande un apport équilibré de pain et de céréales, de fruits et de légumes, de produits laitiers et de protéines. On recommande de limiter la quantité de lait à deux ou trois tasses par jour (Hockenberry & Wilson, 2007). L'infirmière encourage les parents à offrir une nourriture variée, tout en limitant les aliments sucrés, et elle leur indique les portions recommandées.

Tout comme l'adulte, le trottineur éprouve du stress dans sa vie quotidienne. Dans le cas d'événements comme un déménagement, le divorce des parents ou une maladie grave, l'infirmière doit encourager les parents à ignorer les conduites de régression de l'enfant et à le féliciter pour des comportements appropriés à son âge.

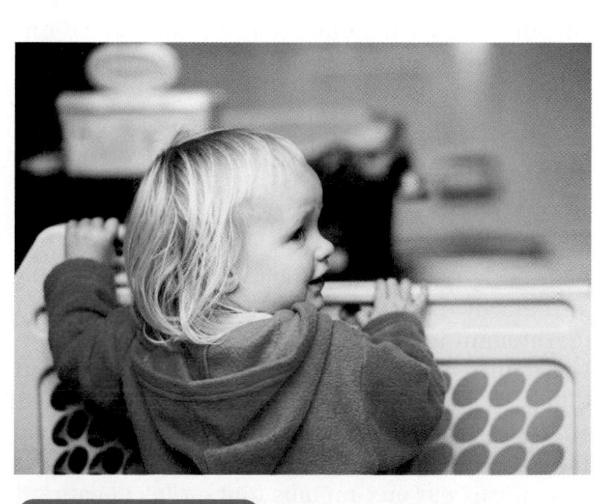

FIGURE 12.4 Des mesures de sécurité doivent être mises en place pour éviter les blessures chez les trottineurs.

12

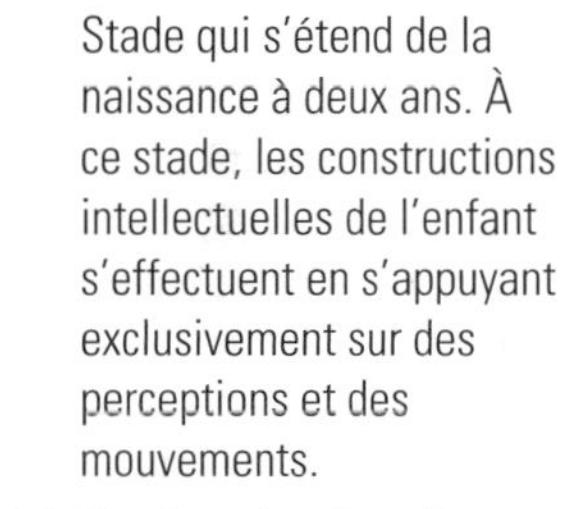

- **Stade sensorimoteur :** Stade qui s'étend de la naissance à deux ans. À ce stade, les constructions intellectuelles de l'enfant s'effectuent en s'appuyant exclusivement sur des perceptions et des mouvements.
- **Stade préopératoire :** Stade qui s'étend de l'âge de deux à six ans et dont la principale caractéristique est l'égocentrisme.

Jugement clinique

Quel comportement lié au développement de l'autonomie reconnaît-on chez le plus jeune enfant des Paré ?

L'infirmière recommande aux parents le brossage des dents dès leur apparition et une première visite chez le dentiste **FIGURE 12.5**. Elle leur indique aussi les dangers associés aux capacités physiques de l'enfant et leur suggère des moyens pour prévenir les blessures. ■

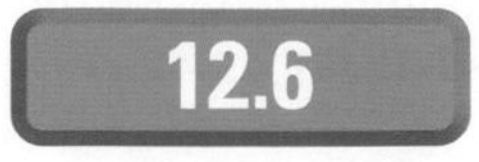

12.6 Enfant d'âge préscolaire

À la **période préscolaire,** l'enfant est âgé de trois à cinq ans. Son développement physique continue de ralentir, alors que le développement cognitif et psychosocial évolue rapidement.

12.6.1 Changements d'ordre physique

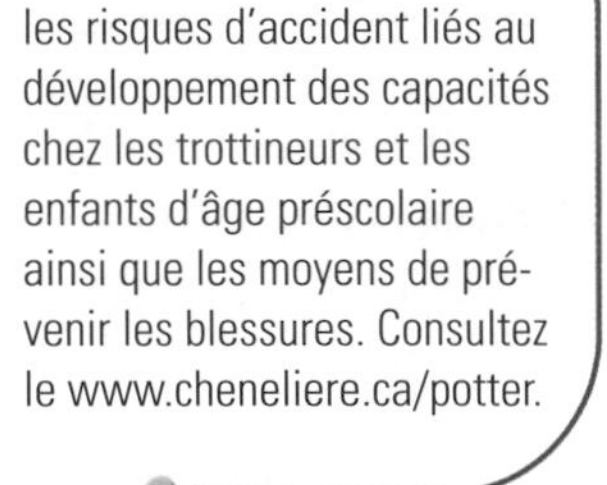

Le tableau 12.4W présente les risques d'accident liés au développement des capacités chez les trottineurs et les enfants d'âge préscolaire ainsi que les moyens de prévenir les blessures. Consultez le www.cheneliere.ca/potter.

Les enfants d'âge préscolaire prennent environ 2 kg et grandissent de 6 cm par année. Leurs jambes s'allongent, et ils paraissent minces ; on remarque peu de différence entre les filles et les garçons, ces derniers ayant cependant plus de masse musculaire et moins de tissu adipeux. La motricité globale et la motricité fine s'améliorent **FIGURE 12.6.**

12.6.2 Changements d'ordre cognitif

- **Centration :** Surestimation d'une perception.
- **Artificialisme :** Fausse idée selon laquelle tout a été créé par l'être humain.
- **Animisme :** Attitude qui consiste à attribuer la vie aux objets inanimés.

Selon Piaget (1952), les enfants d'âge préscolaire maîtrisent le stade préopératoire de cognition. Ils manifestent de la **centration,** de l'**artificialisme** et de l'**animisme.** Les enfants prennent conscience des rapports de cause à effet, et leur plus grande peur semble être celle des blessures corporelles. Ils commencent à étiqueter ce qui est bien et ce qui est mal, et leur vocabulaire s'enrichit rapidement.

12.6.3 Changements d'ordre psychosocial

Le monde des enfants d'âge préscolaire s'étend au-delà de la famille. Leur univers comprend maintenant le voisinage, où ils peuvent rencontrer d'autres enfants et d'autres adultes. Erikson (1963) conseille aux parents d'aider leurs enfants à trouver le point d'équilibre entre l'initiative et la culpabilité en les laissant accomplir des choses par eux-mêmes tout en les encadrant à l'aide de directives et de limites fermes. Le jeu est également un bon moyen pour les enfants d'âge préscolaire de se défouler, et c'est une façon socialement reconnue de gérer le stress. Les enfants de cet âge socialisent avec les pairs à compter de leur troisième anniversaire ; ils passent du jeu parallèle au jeu associatif. On recommande de limiter le temps alloué à la télévision et aux jeux vidéo afin que les enfants puissent se livrer à d'autres activités comme la lecture, l'activité physique et les rencontres sociales (Hockenberry & Wilson, 2007).

12.6.4 Risques pour la santé

À mesure que la motricité fine et la motricité globale se développent, que les gestes de l'enfant sont plus coordonnés et qu'il a un meilleur équi-

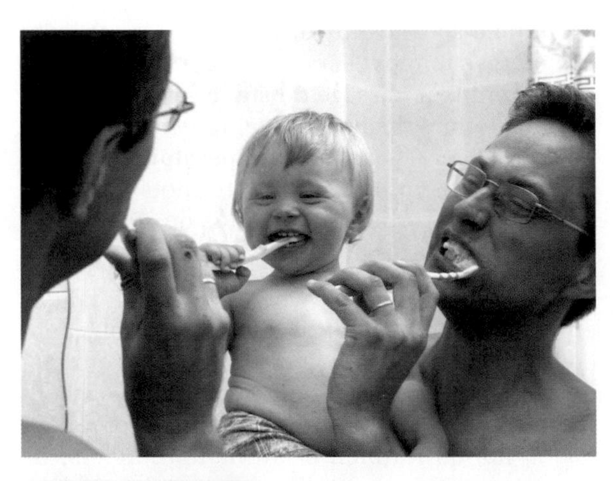

FIGURE 12.5 Les jeunes enfants peuvent participer au brossage de leurs dents, mais les parents doivent brosser toutes les dents de façon méticuleuse.

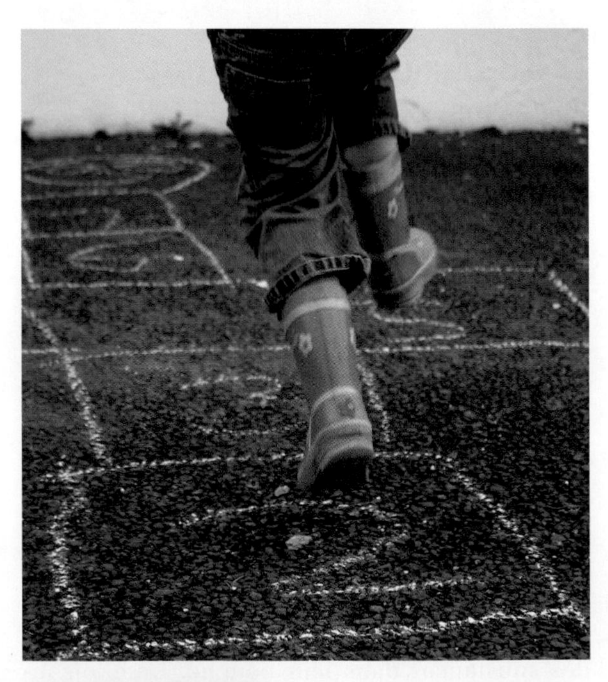

FIGURE 12.6 Un enfant de quatre ans a suffisamment d'équilibre pour marcher ou sautiller sur un pied.

libre, les chutes deviennent moins fréquentes. À cet âge, les accidents et les traumatismes sont la première cause de mortalité, et le port du casque de sécurité est hautement recommandé pendant la pratique d'activités comme la bicyclette.

12.6.5 Promotion de la santé

La promotion de la santé porte sur certains aspects comme l'alimentation, le sommeil et l'évaluation de l'acuité visuelle.

Les besoins nutritionnels d'un enfant d'âge préscolaire sont presque les mêmes que ceux d'un trottineur. L'apport quotidien est en moyenne de 7,5 kJ. Les enfants d'âge préscolaire consomment environ la moitié de la portion moyenne d'un adulte. Les caprices alimentaires sont caractéristiques des enfants de quatre ans, alors que ceux de cinq ans sont beaucoup plus ouverts à l'idée d'essayer de nouveaux aliments. L'infirmière peut rassurer les parents sur la quantité et la variété des aliments consommés par leur enfant, et leur suggérer de remplir un journal quotidien afin de vérifier l'apport nutritionnel.

Les enfants d'âge préscolaire dorment en moyenne 12 heures par nuit et font rarement la sieste. Les troubles du sommeil sont courants à cet âge, comme la difficulté à s'endormir et les cauchemars. L'infirmière peut recommander aux parents d'établir une routine au coucher, par exemple, de lire une histoire afin de relaxer l'enfant avant d'aller au lit.

Les tests d'acuité visuelle commencent habituellement à cet âge et doivent se poursuivre à intervalles réguliers. Une détection et un traitement précoces de problèmes comme le strabisme sont essentiels avant l'âge de quatre à six ans afin de prévenir l'amblyopie, soit la diminution de l'acuité visuelle en l'absence de cause oculaire décelable (Hockenberry & Wilson, 2007). ■

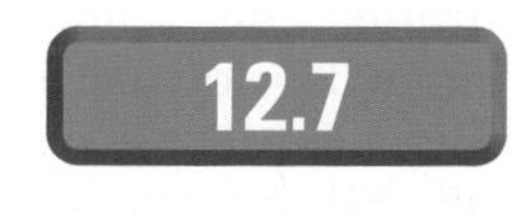

12.7 Enfant d'âge scolaire

La période dite d'**âge scolaire** commence quand l'enfant entre à l'école primaire, vers l'âge de 6 ans, et se termine à la **puberté,** vers l'âge de 12 ans. Pendant ces années, les enfants connaissent une forte poussée de croissance, et développent leurs capacités physiques, cognitives et psychosociales. L'école et la maison influencent le développement et la croissance, et requièrent des ajustements à la fois pour les parents et pour les enfants.

12.7.1 Changements d'ordre physique

Les enfants prennent en moyenne de 1,5 à 3 kg et grandissent en général de 5 cm par année. Comme les filles atteignent la puberté avant les garçons, elles sont, pendant quelques années, plus grandes et plus lourdes qu'eux (Hockenberry & Wilson, 2007). Les fonctions respiratoire et cardiovasculaire se stabilisent. La croissance du tronc et des extrémités s'arrête. L'ossification des os courts et des os longs se poursuit ; elle ne sera pas complétée avant l'âge de 12 ans. L'éruption dentaire prédomine durant l'âge scolaire. Les premières dents permanentes (deuxième dentition) apparaissent vers l'âge de six ans, mais elles se développaient déjà depuis un certain temps. À mesure que le squelette se développe, l'apparence physique change, et l'enfant adopte une posture plus droite. La motricité fine et la motricité globale continuent de progresser.

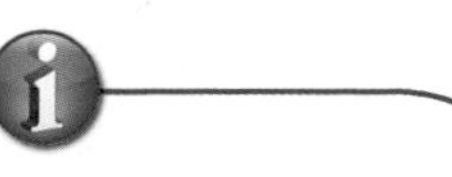

Les différences dans les aptitudes motrices des enfants sont attribuables aux activités et aux jeux auxquels ils s'adonnent ainsi qu'à leurs habiletés innées. Le tableau 12.5W présente le développement moteur des enfants d'âge scolaire. Consultez le www.cheneliere.ca/potter.

12.7.2 Changements d'ordre cognitif

Vers l'âge de sept ans, les enfants atteignent le troisième stade du développement cognitif de Piaget, appelé **stade des opérations concrètes,** au cours duquel ils peuvent utiliser des notions et des symboles pour effectuer des opérations de la pensée (activités mentales). Ils commencent à comprendre le point de vue de l'autre, et sont capables de classer les objets selon leur apparence et dans un ordre croissant ou décroissant. À cet âge, les enfants collectionnent fréquemment des objets, comme des cartes de baseball ou des animaux en peluche.

■ **Stade des opérations concrètes :** Stade qui s'étend de l'âge de 7 à 11 ans. Pendant cette période, l'enfant construit une structure intellectuelle lui permettant de manipuler des opérations mentales de façon logique.

Les enfants d'âge scolaire améliorent leur usage de la langue et élargissent leurs connaissances. Ils reconnaissent la langue comme un moyen subjectif de se représenter le monde, et réalisent que les mots ont une signification arbitraire et non absolue. Ils peuvent utiliser différents mots pour désigner un même objet ou concept, et ils comprennent qu'un mot peut avoir plusieurs significations. Le développement du vocabulaire est étroitement associé à la lecture. Les études ont d'ailleurs établi que les enfants qui entrent à l'école et qui ont un vocabulaire pauvre éprouvent plus de difficulté à apprendre à lire (Santrock, 2007).

12.7.3 Changements d'ordre psychosocial

Selon Erikson (1963), la tâche développementale des enfants d'âge scolaire oppose le travail et l'infériorité. Ils essaient d'acquérir les compétences

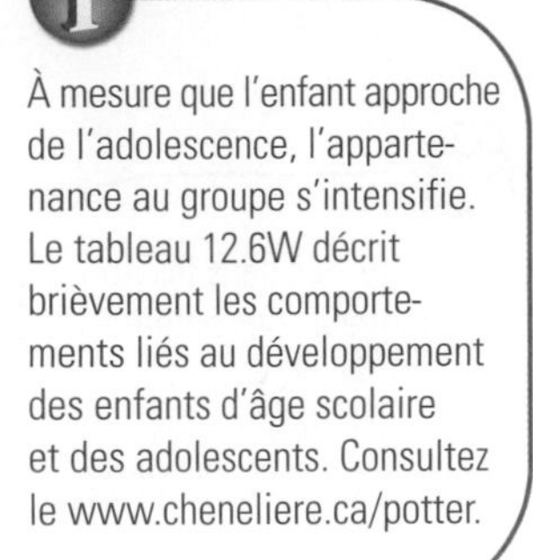

À mesure que l'enfant approche de l'adolescence, l'appartenance au groupe s'intensifie. Le tableau 12.6W décrit brièvement les comportements liés au développement des enfants d'âge scolaire et des adolescents. Consultez le www.cheneliere.ca/potter.

et les aptitudes qui leur seront nécessaires pour fonctionner une fois adultes. Ils persévèrent en dépit du fait qu'ils peuvent éprouver un sentiment d'infériorité à cause des échecs qui surviennent lorsqu'ils tentent certaines expériences pour la première fois.

Le besoin d'être encadrés par un code moral et des règles se fait davantage sentir au fur et à mesure que les aptitudes cognitives des enfants d'âge scolaire augmentent et qu'ils multiplient les expériences sociales. Ils perçoivent les règles comme des principes fondamentaux de la vie et non comme des ordres qui viennent des autorités.

Le jeu implique les pairs et la poursuite d'objectifs collectifs. Bien que les activités solitaires ne soient pas complètement exclues, elles sont éclipsées par les activités de groupe **FIGURE 12.7**. Les enfants d'âge scolaire préfèrent des pairs du même sexe qu'eux, et aiment faire partie de groupes ou de clubs **FIGURE 12.8**.

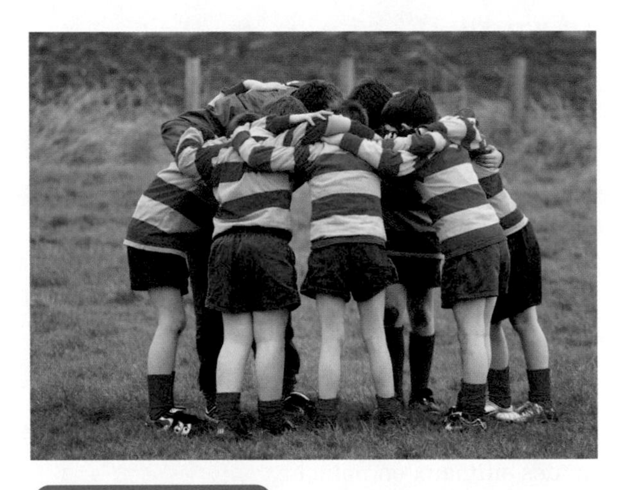

FIGURE 12.7 Les enfants d'âge scolaire ont le sentiment de réussir quand ils travaillent ou jouent en équipe.

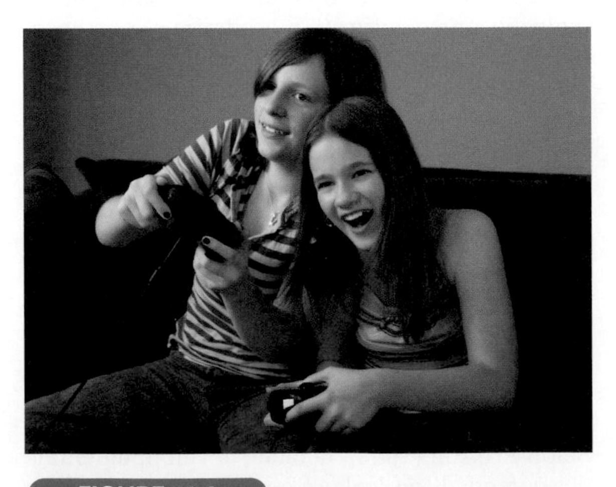

FIGURE 12.8 Les enfants d'âge scolaire aiment s'adonner à des activités avec leur meilleur ami.

Les enfants sont très curieux de leur sexualité pendant cette période. C'est le temps pour eux de recevoir de l'éducation sexuelle, incluant les aspects physiques et les relations intimes (Hockenberry & Wilson, 2007).

Les enfants d'aujourd'hui vivent plus de pression que ceux des générations précédentes. Ce stress provient des attentes des parents ou des pairs, ou de l'environnement comme la famille, l'école ou une communauté où règne la violence.

12.7.4 Risques pour la santé

Les accidents et les blessures constituent les problèmes majeurs de santé chez l'enfant d'âge scolaire, notamment les blessures liées aux accidents de véhicules à moteur et de bicyclettes. Les blessures accidentelles entraînent près de la moitié des décès chez ces enfants.

La plupart des maladies infantiles sont des infections, les plus courantes étant les infections respiratoires et surtout le rhume. Certains groupes d'enfants sont plus susceptibles d'être atteints de maladies ou de déficiences parce qu'ils ne peuvent pas toujours, pour quelque raison, avoir accès aux soins de santé. La pauvreté et le taux de prévalence des maladies sont fortement interreliés. Chez les enfants pauvres, le retard mental, les troubles d'apprentissage, les perturbations sensorielles et la malnutrition sont plus fréquents que chez les enfants de milieux plus favorisés.

12.7.5 Promotion de la santé

Les activités infirmières relatives à la promotion de la santé touchent l'éducation à la santé, la sécurité et la nutrition.

La **période scolaire** est cruciale pour l'acquisition de comportements et de pratiques de santé que l'enfant conservera une fois adulte. Des programmes d'hygiène sont souvent mis sur pied et offerts à l'école. Dans le cadre de ces programmes, l'infirmière en santé scolaire doit mettre l'accent sur le développement des comportements qui influencent favorablement l'état de santé de l'enfant. Elle recommande aussi aux parents des activités de maintien et de surveillance de la santé, comme un examen médical annuel, l'immunisation et des soins dentaires. De plus, lorsque l'enfant atteint la puberté, elle doit fournir de la documentation écrite aux parents afin de les aider à aborder certains sujets, comme les menstruations, les relations sexuelles et la reproduction, en tenant compte de l'âge de leur enfant.

Étant donné que les accidents figurent parmi les principales causes de décès et de blessures au cours de la période d'âge scolaire, la sécurité est un thème de première importance dans les campagnes de promotion de la santé. Les infirmières peuvent contribuer au bien-être général des enfants en leur enseignant des mesures préventives et en leur inculquant le souci de leur propre sécurité **FIGURES 12.9** et **12.10**.

Les infirmières peuvent utiliser le *Guide alimentaire canadien* pour promouvoir de saines habitudes de vie et une bonne alimentation. Les enfants d'âge scolaire devraient prendre part à des programmes d'éducation qui leur enseigneraient comment planifier, choisir et préparer des collations et des repas sains **FIGURE 12.11**.

L'obésité chez l'enfant est devenue un problème de santé majeur, qui augmente le risque d'hypertension et de maladie cardiaque, de diabète, de problèmes musculosquelettiques et psychologiques. Les études démontrent d'ailleurs que les enfants qui ont un surplus de poids se font taquiner plus fréquemment, qu'ils sont moins souvent choisis comme amis et que leurs pairs les perçoivent souvent comme des paresseux (Hockenberry & Wilson, 2007).

En 2004, près de 16 % des jeunes Québécois et 20 % des jeunes Canadiens souffraient d'embonpoint; 1 garçon sur 10 au Québec comme au Canada était obèse; le pourcentage d'obésité chez les filles se situait à 7 % (Statistique Canada, 2004).

L'infirmière peut aider les parents et les enfants à prévenir l'obésité grâce à une bonne alimentation et surtout à la pratique régulière d'activités physiques.

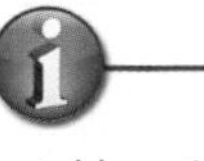

Le tableau 12.7W présente les risques d'accident liés au développement des capacités chez l'enfant d'âge scolaire ainsi que les moyens de prévenir les blessures. Consultez le www.cheneliere.ca/potter.

Jugement clinique

Qu'est-ce qui rend la fillette de huit ans de la famille Paré à risque de blessures ?

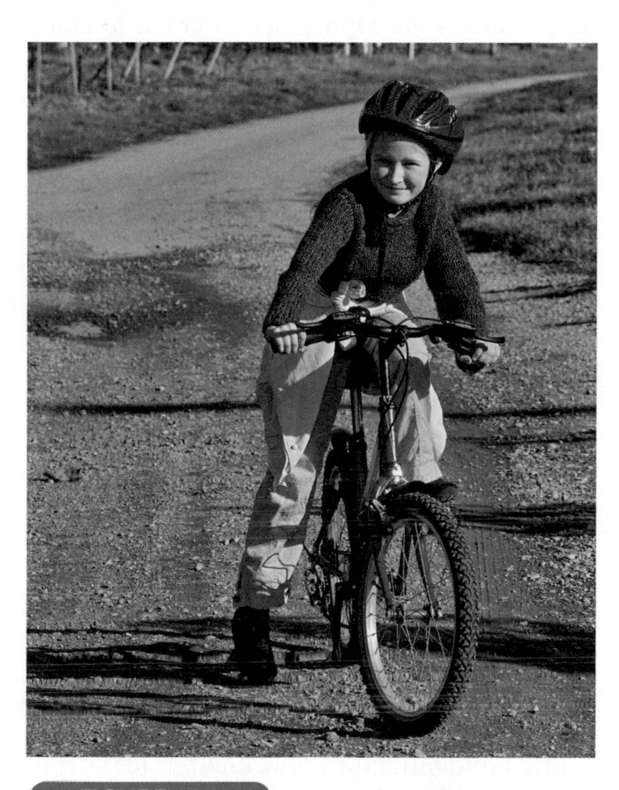

FIGURE 12.9 Il est important de choisir une bicyclette de la bonne taille, et le port d'un casque de sécurité est fortement conseillé.

Âge	Cyclistes (%)				Patineurs (%)			
	2000	2002	2004	2006	2000	2002	2004	2006
5 à 9 ans	52,9	53,6	55,7	61,4	32,0	54,3	59,0	38,1
10 à 15 ans	20,3	23,1	25,2	28,9	21,4	15,4	27,3	15,2

FIGURE 12.10 Estimations du taux de port du casque de sécurité selon le type d'utilisateur chez les enfants âgés de 5 à 15 ans, 2000 à 2006

Source : Tiré de Société de l'assurance automobile du Québec (2006). *Enquête 2006 sur le port du casque de sécurité.* [En ligne]. www.saaq.gouv.qc.ca/publications/dossiers_etudes/rapp_velo_2006.pdf (page consultée le 5 août 2009).

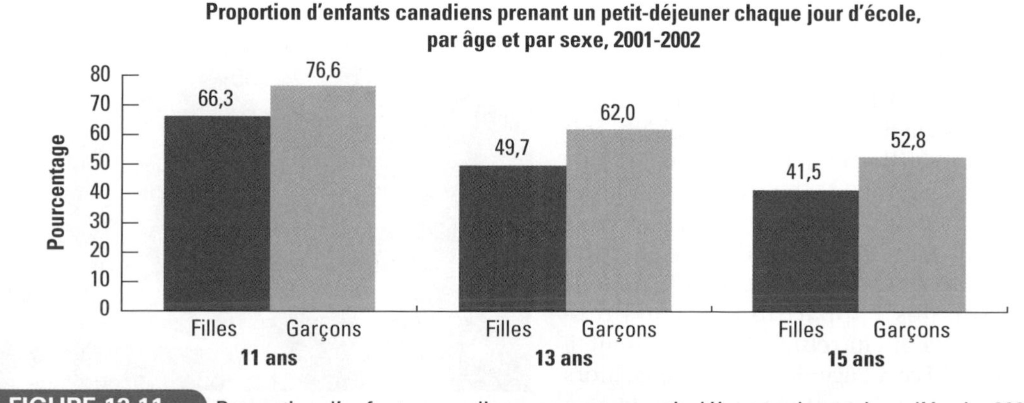

FIGURE 12.11 Proportion d'enfants canadiens prenant un petit-déjeuner chaque jour d'école, 2001-2002

Source : Adapté de Organisation mondiale de la santé (2004). Young people's health in context–Health Behaviour in School-aged Children (HBSC) study: International report from the 2001/2002 survey. In C. Currie, et al. (Eds). *Health Policy for Children and Adolescents, n° 4.* Copenhague, DK : Organisation mondiale de la santé, division Europe.

Jugement clinique

Qu'est-ce qui constitue un exemple de mauvaise habitude de santé chez la fillette de la famille Paré ?

La plupart des programmes d'intervention destinés à prévenir l'obésité et le diabète de type 2 chez les enfants d'âge scolaire portent sur la réduction de l'obésité et le changement des comportements, comme réduire l'apport de gras dans l'alimentation et augmenter l'activité physique. Toutefois, ces interventions n'ont pas toujours du succès ; il faudrait donc trouver de nouveaux moyens pour donner aux jeunes un accès aux aliments sains et pour faciliter leur pratique de sports (Ng, Anderson, McQuillen, & Yu, 2005). ■

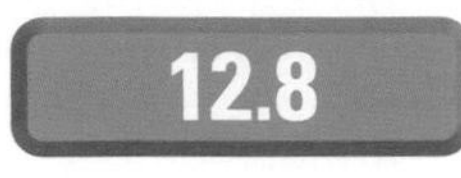

12.8 Adolescent

■ **Stade opérationnel formel :** Stade au cours duquel l'adolescent améliore son aptitude à résoudre des problèmes à l'aide d'opérations logiques. Il peut réfléchir de façon abstraite et formuler des hypothèses.

L'**adolescence** correspond à la période de développement durant laquelle la personne passe de l'enfance à l'âge adulte, généralement autour de 12 ans à 18 ans. Elle comporte trois phases : le début, ou la **préadolescence** (de 11 à 14 ans, approximativement), la phase intermédiaire (de 15 à 17 ans) et la fin (de 18 à 19 ans). Le terme *adolescence* renvoie à la maturation psychologique de la personne, tandis que le terme *puberté* se rapporte à la maturation de la fonction de reproduction.

12.8.1 Changements d'ordre physique

Pendant l'adolescence, les changements physiques se produisent rapidement. La maturation sexuelle se fait par le développement des caractères sexuels primaires et secondaires. Les principaux changements sont :

- l'augmentation de la croissance du squelette, des muscles et des viscères ;
- des changements propres au sexe, comme des modifications dans la largeur des épaules et des hanches ;
- une distribution différente des graisses et de la masse musculaire.

En général, la taille et la masse augmentent pendant la poussée de croissance prépubère, soit à 12 ans chez les filles et à 14 ans chez les garçons. Les filles prennent alors de 6 à 20 kg et grandissent environ de 5 à 20 cm. Les garçons prennent de 6 à 29 kg et grandissent de 10 à 30 cm. Les filles ont atteint 90 % à 95 % de leur taille d'adulte dès l'apparition de leurs premières règles (la **ménarche**) et parviennent à leur taille définitive à l'âge de 16 ou 17 ans, alors que les garçons grandissent jusqu'à l'âge de 18 à 20 ans. Les extrémités du corps se développent en premier, donnant l'impression que les mains et les pieds sont très larges, et que les jambes sont très longues. Les courbes de croissance physique permettent à l'infirmière d'évaluer le développement de chaque adolescent.

Les changements qui se produisent au cours de l'adolescence sur le plan physique, cognitif et psychosocial varient considérablement. Le tableau 12.8W résume la croissance et le développement à cette période de la vie. Consultez le www.cheneliere.ca/potter.

12.8.2 Changements d'ordre cognitif

Selon la chronologie du développement de l'intelligence proposée par Piaget, l'adolescent accède au dernier stade du processus de formation de la pensée conceptualisée, nommé le **stade opérationnel formel.** L'adolescent améliore son aptitude à résoudre des problèmes à l'aide d'opérations logiques. Il peut réfléchir de façon abstraite et formuler des hypothèses. Il développe également l'habileté de comprendre comment les idées ou les actions d'une personne influencent les autres personnes. Le développement du langage est presque terminé, quoique le vocabulaire continue à s'enrichir.

12.8.3 Changements d'ordre psychosocial

La principale tâche de l'adolescent dans son développement psychosocial est la recherche d'une **identité personnelle.** Erikson (1963) considère le conflit d'identité (ou de rôle) comme l'écueil le plus difficile à éviter à ce stade, et avance que l'esprit de groupe et l'intolérance à l'égard des divergences que l'on peut observer dans le comportement des adolescents sont en réalité des mécanismes de défense contre les conflits d'identité (Erikson, 1968). L'adolescent établit son identité sexuelle à travers les changements physiques qu'il subit ; il définit également son identité au sein de sa famille, de ses pairs et de son groupe culturel **FIGURE 12.12**. Il acquiert une identité professionnelle et morale et s'inquiète pour sa santé.

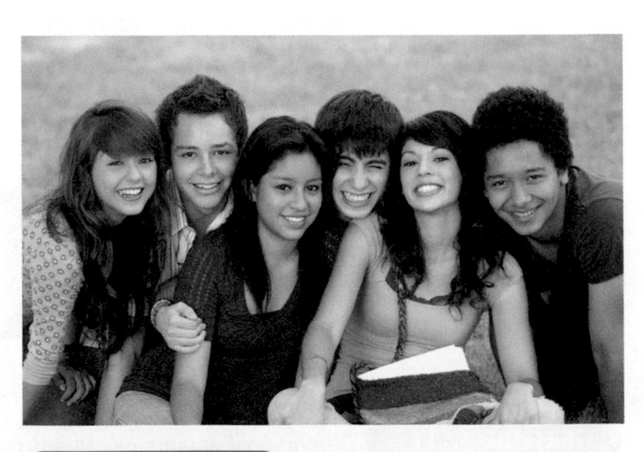

FIGURE 12.12 Les adolescents ont besoin d'entretenir des liens très étroits avec leurs pairs.

12.8.4 Risques pour la santé

Les principaux risques pour la santé de l'adolescent sont de divers ordres :

- Les accidents d'automobile, souvent associés à la vitesse et à la consommation d'alcool ou de drogue, les accidents de bicyclette et les agressions sont les principales causes de mortalité chez les jeunes de 10 à 18 ans. Les autres causes de mort accidentelle chez les adolescents sont la noyade et les blessures par arme à feu.
- Le suicide est la principale cause de mortalité à l'adolescence au Québec **FIGURE 12.13**. Alors que le taux de suicide est stable ou en régression dans le reste du Canada, il ne cesse d'augmenter au Québec depuis 25 ans (Dongeois, 2003).

  Les signes indicateurs de suicide sont le retrait, la perte d'initiative, de la tristesse ou des pleurs, des changements dans l'appétit et le sommeil, une diminution de la performance scolaire et la verbalisation de pensées suicidaires.
- La toxicomanie est causée par l'abus de substances comme l'alcool, les drogues douces et dures, les médicaments et l'ecstasy. En 2006, environ 60 % des élèves du secondaire au Québec (soit plus de 285 000 élèves) ont consommé de l'alcool au moins une fois au cours d'une période de 12 mois, et 15 % en ont consommé à une fréquence élevée, c'est-à-dire de façon régulière ou quotidienne. Cette consommation augmente à chaque année d'études. Durant la même année, environ 30 % de ces élèves ont consommé de la drogue au moins une fois ; l'âge moyen de la première prise de drogue était de 13,2 ans (Dubé & Fournier, 2008).

Une enquête canadienne effectuée en 1998-1999 auprès de 4 296 jeunes âgés de 12 à 15 ans a montré qu'en général, se soûler et consommer de la drogue sont des situations plus courantes chez les jeunes de 14 et 15 ans que chez ceux de 12 et 13 ans. Les amis qui consomment

Le suicide est la principale cause de mortalité à l'adolescence au Québec.

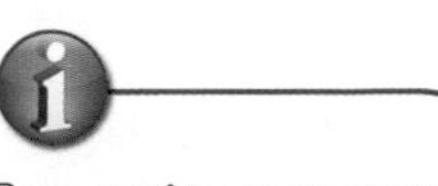

Des enquêtes portant sur la consommation de tabac, d'alcool et de drogue ainsi que sur les habitudes de jeu des élèves du secondaire sont présentées sur le site de l'Institut de la statistique du Québec au www.stat.gouv.qc.ca, sous la rubrique « Tabagisme ».

12

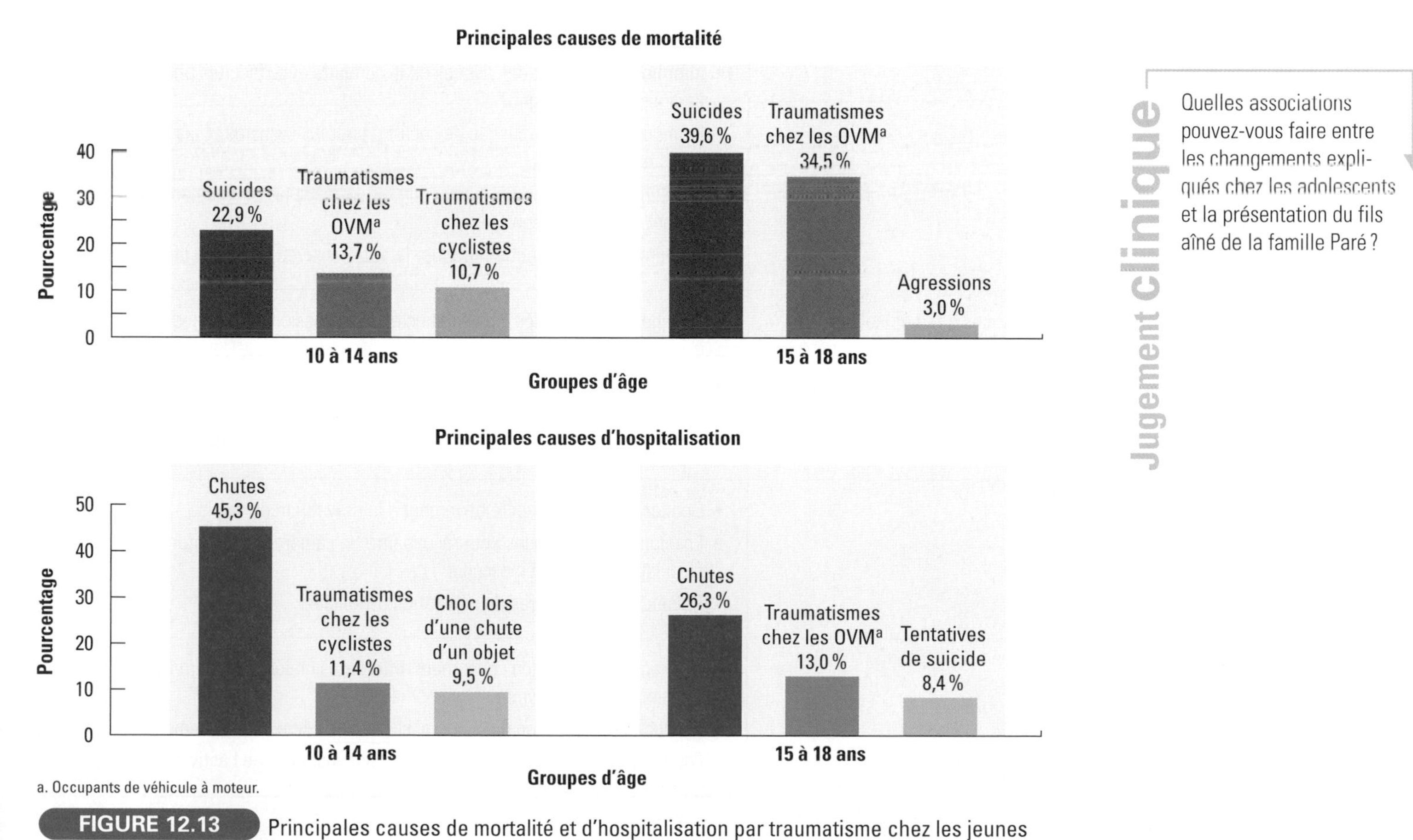

Jugement clinique

Quelles associations pouvez-vous faire entre les changements expliqués chez les adolescents et la présentation du fils aîné de la famille Paré ?

FIGURE 12.13 Principales causes de mortalité et d'hospitalisation par traumatisme chez les jeunes de 10 à 18 ans, Québec, 2000-2005

Source : Tiré de Institut national de santé publique (2009). *Les traumatismes chez les enfants et les jeunes québécois âgés de 18 ans et moins : état de situation.* [En ligne]. www.inspq.qc.ca/pdf/publications/934_TraumaEnfants.pdf (page consultée le 5 août 2009).

18

Le chapitre 18, *Améliorer la santé sexuelle,* traite des questions liées aux ITSS.

de l'alcool ou de la drogue, et des parents ayant des méthodes d'éducation inefficaces sont des facteurs qui favorisent la consommation (Hotton & Haans, 2004).

- L'usage du tabac représente aussi un problème important de santé chez les jeunes.
- Les troubles de l'alimentation, comme l'**anorexie mentale** et la **boulimie,** sont en hausse, surtout chez les adolescentes. Les attentes de la société concernant la minceur ont une grande influence sur elles. S'ils ne sont pas traités, ces troubles mènent à des taux importants de morbidité et de mortalité (Hockenberry & Wilson, 2007).
- Les infections transmissibles sexuellement et par le sang (ITSS) et la grossesse sont deux conséquences néfastes liées à l'expérimentation sexuelle ▶ 18. Les infections comprennent la gonorrhée, la syphilis, le virus du papillome humain (VPH) et la chlamydia. Le virus de l'immunodéficience humaine (VIH), qui cause le syndrome d'immunodéficience acquise (sida), est transmis surtout par des rapports sexuels non protégés et le partage de seringues. En effet, au moins 51 % des jeunes filles canadiennes âgées de 15 à 19 ans et sexuellement actives ont dit ne pas avoir utilisé de condom au cours de rapports sexuels durant l'année précédant l'enquête (Dryburg, 2001).
- Les grossesses non désirées peuvent mener à certains problèmes comme la prématurité ou l'**hypertension gravidique** avec protéinurie, et ont fait augmenter le nombre d'avortements au cours des années. Depuis 2000, le taux de grossesses au Québec a légèrement diminué,

Un graphique sur le taux de grossesse chez les adolescentes âgées de 15 à 17 ans selon chaque province canadienne est présenté sur le site de l'Institut national de santé publique au www.inspq.qc.ca.

TABLEAU 12.3 Promotion de la santé pendant l'adolescence

Problèmes de santé de l'adolescent	Interventions pour la promotion de la santé
Blessures involontaires	• Conseiller à l'adolescent de suivre des cours de conduite automobile et de porter la ceinture de sécurité. • Informer l'adolescent des risques de la conduite avec facultés affaiblies par l'alcool ou la drogue. • Promouvoir le port du casque de sécurité pour les cyclistes et les motocyclistes adolescents. • S'assurer que l'adolescent a reçu une formation convenable quant à l'usage de tout équipement sportif. • Encourager l'adolescent à pratiquer la natation avec un copain plutôt que seul.
Usage d'armes à feu et violence	• Enseigner des habiletés de médiation et de discussion pour résoudre les conflits.
Consommation de tabac, d'alcool ou de drogue	• Préciser et reconnaître l'usage de tabac (y compris le fumeur passif ou les risques de la fumée secondaire), d'alcool et de drogues, et donner de l'information quant aux risques associés à cette consommation.
Suicide	• Donner de l'information relativement à la prévention du suicide. • Enseigner des méthodes pour reconnaître un camarade présentant des idées suicidaires et pour s'en occuper. • Promouvoir les mesures de prévention du suicide.
ITSS	• Donner de l'information concernant différentes maladies, leur mode de transmission et les symptômes apparentés. • Encourager l'utilisation du condom, si l'adolescent est sexuellement actif. • Fournir de l'information précise sur les conséquences de l'activité sexuelle.

chez les jeunes mais il demeure élevé dans les régions du Nunavik et de la Baie-James.

12.8.5 Promotion de la santé

Les programmes de santé communautaires ou scolaires pour les adolescents sont axés sur la promotion de la santé et la prévention de la maladie. Les infirmières s'impliquent en santé communautaire en faisant du dépistage et en offrant des plans d'enseignement. Les thèmes appropriés pour les adolescents sont énumérés dans le **TABLEAU 12.3**. L'infirmière peut jouer un rôle important dans la prévention de blessures et de morts accidentelles. Elle doit prodiguer de l'enseignement sur la sexualité et fournir une aide psychologique en jouant un rôle clé dans la prévention des grossesses. Elle doit aussi prêter une attention particulière aux adolescents de groupes minoritaires et à ceux vivant en milieu rural. ■

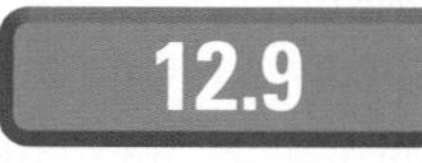

12.9 Jeune adulte (de 18 à 40 ans)

La période de vie qui va de **jeune adulte** à **adulte d'âge moyen** est semée d'embûches et ponctuée de crises ; c'est aussi une étape riche en gratifications. Par exemple, le fait de bâtir une famille et de répondre aux exigences d'un emploi représente un défi de taille, d'autant plus quand il faut composer avec les conditions incertaines du marché du travail. En plus d'assurer le confort et l'épanouissement de sa famille immédiate, l'adulte devra bientôt se préoccuper du bien-être de ses parents vieillissants, parfois dans un climat de crise et de conflit. L'infirmière se sert des théories du développement pour comprendre les événements de la vie et les tâches développementales du jeune adulte et de l'adulte d'âge moyen. Cependant, chaque personne, selon son âge, a des besoins uniques. L'infirmière doit s'assurer de reconnaître ces besoins chez ses clients, même si elle ne fait pas face aux mêmes enjeux et aux mêmes événements que ces derniers.

12.9.1 Changements d'ordre physique

Habituellement, le jeune adulte a terminé sa croissance physique à l'âge de 20 ans. Ses caractéristiques physiques commencent à changer à mesure qu'il approche de l'âge moyen (40 ans et plus). À moins qu'il ne soit atteint de maladie, les résultats de son bilan de santé se situent généralement dans les limites normales.

12.9.2 Changements d'ordre cognitif

Les expériences de formation structurée et non structurée, les expériences de vie et les activités professionnelles aident grandement à perfectionner les habiletés conceptuelles et motrices d'une personne ainsi que son aptitude à résoudre les problèmes. Étant donné que les jeunes adultes sont en constante évolution et qu'ils ne cessent de s'adapter aux changements qui surviennent au foyer, au travail et dans leur vie personnelle, leur processus décisionnel doit être souple.

12.9.3 Changements d'ordre psychosocial

Les changements d'ordre psychosocial se situent principalement dans le style de vie, et sur le plan de la carrière et de la sexualité. Le jeune adulte est souvent ambivalent : sa volonté de prolonger le caractère plus irresponsable de l'adolescence entre en concurrence avec celle d'assumer des responsabilités d'adulte **FIGURE 12.14**.

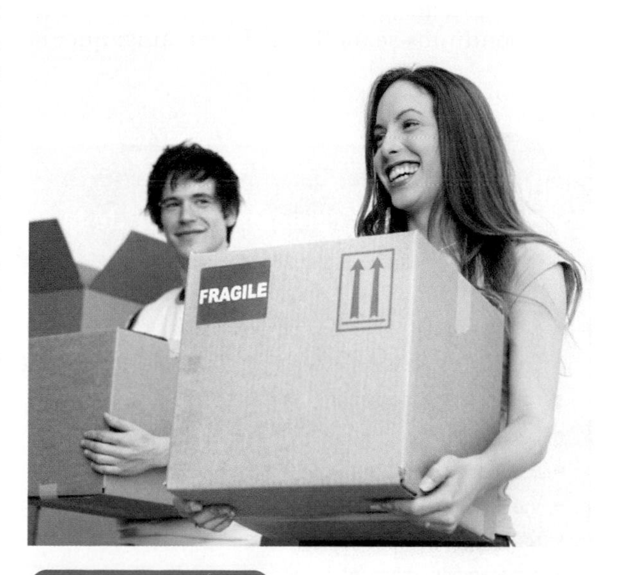

FIGURE 12.14 Commencer une vie commune est une étape décisive dans la vie d'un couple adulte.

12

Normalement, pendant la période de jeune adulte, les gens accordent plus d'importance aux activités professionnelles et sociales, et ils essaient d'améliorer leur situation socioéconomique. Les facteurs liés à l'ethnie et au sexe exercent une influence sur la vie d'un adulte sur les plans sociologique et psychologique. Les nombreuses femmes qui travaillent pendant qu'elles élèvent leurs enfants doivent concilier trois rôles : conjointe, mère et employée. Depuis quelques années, de plus en plus de femmes se retrouvent chef de famille monoparentale. Tout cela représente une source de stress pour la femme adulte qui travaille. Quant aux hommes, ils sont davantage conscients des responsabilités parentales et domestiques ; ils doivent composer avec plus de responsabilités à la maison au moment où ils atteignent leurs propres objectifs de carrière (Fortinash & Holoday Worret, 2004). La période de jeune adulte est celle où la personne développe des comportements sexuels matures et établit une certaine intimité avec son partenaire, dans le cadre du célibat ou d'une famille. Sa santé émotionnelle se traduit par certains signes, indiqués à l'**ENCADRÉ 12.4**.

12.9.4 Risques pour la santé

Les facteurs de risque pour la santé du jeune adulte émanent des antécédents familiaux, comme la présence de maladie chronique dans la famille, du mode de vie, incluant les habitudes d'hygiène personnelle, l'exposition répétée à la violence, l'abus de substances toxiques et les conduites sexuelles à risque, ainsi que de certains facteurs environnementaux ou professionnels, comme l'exposition aux pesticides ou à des métaux.

12.9.5 Promotion de la santé

Les activités relatives à la promotion de la santé s'effectuent dans les domaines de la sexualité et de la reproduction, de l'exercice, des examens de dépistage, et de l'évaluation du stress lié à l'emploi ou à la famille.

Dans le cas d'infertilité chez les couples, l'infirmière peut être la première ressource consultée. L'examen clinique doit comprendre tous les antécédents des deux partenaires afin de déterminer les facteurs qui peuvent compromettre la fertilité (Lowdermilk & Perry, 2005). De plus, l'infirmière doit envisager la possibilité d'une ITSS lorsque les clients consultent pour des problèmes urologiques ou gynécologiques, et encourager ces personnes à s'informer des antécédents sexuels et des pratiques sexuelles de leur partenaire.

Afin de déterminer les bienfaits de l'exercice physique, l'infirmière doit effectuer un examen approfondi de l'appareil locomoteur en tenant compte de la mobilité articulaire et du tonus musculaire. De plus, elle doit procéder à une évaluation psychosociale afin de vérifier si l'exercice améliore ou non la tolérance au stress.

En ce qui concerne le dépistage, l'infirmière joue un rôle extrêmement important dans l'éducation des clientes au sujet de l'importance pour elles de connaître l'état normal de leurs seins et dans les recommandations qu'elle fait au

ENCADRÉ 12.4 Dix caractéristiques de la santé émotionnelle du jeune adulte

- Possession d'un sens et d'une direction dans la vie
- Capacité de réussir la négociation pendant les moments de transition
- Absence de la sensation d'être trompé ou déçu par la vie
- Capacité d'atteindre plusieurs objectifs à long terme
- Satisfaction de son développement et de sa croissance personnelle
- Vie en couple : sensation d'amour mutuel ; célibat : satisfaction quant à ses interactions sociales
- Satisfaction en ce qui a trait à l'amitié
- Attitude généralement joviale
- Aucune perte d'estime de soi devant la critique
- Aucune crainte irréaliste

moment des tests. De plus, il faut encourager l'examen routinier de la peau chez l'adulte afin de détecter les anomalies récentes quant à la couleur, à l'apparence ou à la présence de lésions, et inciter le client à consulter au besoin.

Lorsqu'un client est à la recherche de soins de santé et qu'il présente des symptômes liés au stress, l'infirmière vérifie si un bouleversement s'est produit dans sa vie. Elle doit évaluer les facteurs environnementaux ou familiaux, entre autres le réseau de soutien et les mécanismes d'adaptation usuels des membres de la famille. Si le stress semble lié au travail, elle doit, durant la collecte des données, inclure une description de l'emploi normalement effectué et des tâches actuelles, si elles sont différentes. L'évaluation du travail doit également tenir compte des conditions et des heures de travail, de la durée de l'emploi, des changements dans le sommeil ou dans les habitudes alimentaires, et des signes démontrant une plus grande irritabilité ou nervosité.

Si le jeune adulte a besoin de recevoir un traitement de courte durée, l'équipe soignante doit le renseigner sur les méthodes complémentaires de soins, le tenir informé sur son état et l'impliquer dans les décisions à prendre quant aux soins qui lui sont proposés. S'il est aux prises avec une maladie chronique ou une invalidité, l'infirmière doit tenir compte dans son intervention des problèmes de développement futurs liés au sentiment d'identité, à l'acquisition de l'indépendance, à la réorganisation des relations intimes et de la structure familiale ainsi qu'au projet d'une nouvelle carrière (Santacroce & Lee, 2006). ■

12.10 Adulte d'âge moyen (de 40 à 65 ans)

Les hommes et les femmes d'âge moyen doivent s'adapter, comme ils ont dû le faire à l'adolescence, aux changements biologiques qui se produisent inévitablement, ce qui constitue une source de stress à cette période de leur vie.

12.10.1 Changements d'ordre physique

Des changements physiologiques importants se produisent de 40 à 65 ans, comme une diminution lente et progressive de l'élasticité de la peau, une perte de cheveux, une diminution du volume des seins en raison de la réduction de la masse musculaire, une diminution de la force des muscles abdominaux, un changement du cycle menstruel, entre autres.

Les changements les plus importants pendant la période de l'âge moyen sont la **ménopause** chez la femme et l'**andropause** chez l'homme, liées à une baisse de sécrétion d'hormones.

- **Ménopause :** État physiologique propre à la femme, consistant dans la cessation définitive de l'activité ovarienne et des règles.
- **Andropause :** État qui se manifeste chez l'homme vers la fin de la quarantaine ou au début de la cinquantaine, causé par une diminution du taux d'androgènes.

12.10.2 Changements d'ordre cognitif

Il n'y a pas de modifications dans les fonctions cognitives chez l'adulte d'âge moyen, excepté dans les cas de maladies ou de traumatismes. Plusieurs adultes de cet âge acquièrent de nouvelles connaissances et habiletés afin de se préparer à un changement de travail.

12.10.3 Changements d'ordre psychosocial

Selon la théorie du développement d'Erikson, la principale tâche développementale de l'adulte d'âge moyen est d'assurer la pérennité (Erikson, 1968, 1982). Le souci de pérennité se définit comme la volonté d'aider les plus jeunes et de les guider. Les changements se situent sur le plan de la famille, comme un nouvel état matrimonial, le départ des enfants ou l'obligation de prendre soin des parents âgés **FIGURE 12.15**. Des

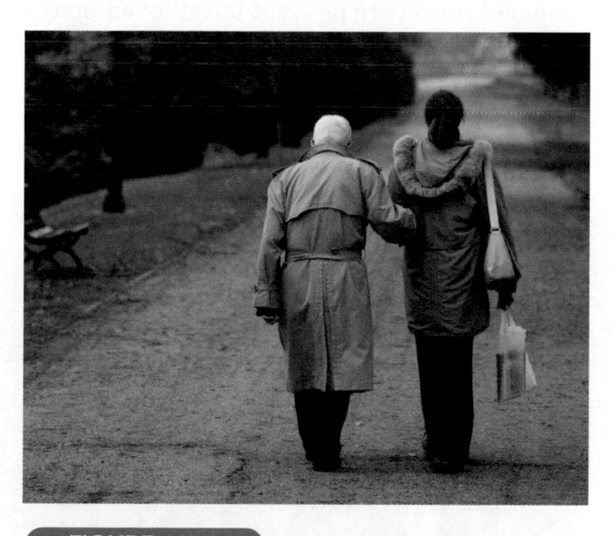

FIGURE 12.15 Il est fréquent que les adultes d'âge moyen doivent fournir des soins à une personne âgée, à domicile ou en établissement.

changements se manifestent aussi dans la vie sexuelle et la vie professionnelle.

12.10.4 Risques pour la santé

L'obésité liée aux habitudes de vie et le stress occasionné par les demandes complexes de la vie moderne sont des risques de nature physiologique. Des problèmes psychosociaux comme l'anxiété et la dépression sont également associés à la santé de l'adulte d'âge moyen.

12.10.5 Promotion de la santé

Les activités de promotion de la santé ont trait au contrôle du poids, à la réduction du stress et à l'adoption de saines habitudes de vie **FIGURE 12.16**.

La prévalence de l'obésité augmente dans la population de cet âge et a comme conséquences une augmentation de la pression artérielle et du cholestérol sanguin, des maladies cardiaques, du diabète de type 2 et de l'ostéoarthrite (Tjepkema, 2007). En effet, entre l'âge de 50 et de 65 ans, la prévalence de l'obésité est passée de 20,6 % en 1990 à 28,6 % en 2004. Les données sont similaires au Québec et au Canada (Audet, 2007).

Les activités de promotion de la santé ont trait au contrôle du poids, à la réduction du stress et à l'adoption de saines habitudes de vie.

L'infirmière doit donc aider les clients à évaluer leurs conduites de santé et planifier avec eux un programme d'alimentation combiné à l'exercice.

Après avoir reconnu les agents stressants, le client et l'infirmière peuvent travailler ensemble pour intervenir sur la réaction au stress et la modifier, en évitant certaines situations ou en changeant l'environnement, en augmentant la résistance au stress, et en utilisant des techniques de relaxation ou d'imagerie mentale. L'infirmière peut également utiliser des techniques d'intervention en situation de crise ou de gestion du stress afin d'aider le client à s'adapter aux changements ou aux événements de la période d'âge moyen qui peuvent provoquer une extrême anxiété ou une dépression.

Au cours de l'examen clinique, l'infirmière recueille des données sur les habitudes de vie des clients. Tout en jouant un rôle d'enseignante et d'agente de motivation, elle leur recommande de meilleures habitudes de vie ; par exemple, elle informe un client des bienfaits de l'exercice et lui montre comment calculer sa fréquence cardiaque. Elle utilise aussi le renforcement positif (comme des éloges et des félicitations) à la suite des changements qu'il a effectués et des décisions qu'il a prises pour favoriser sa santé. Afin de diminuer les risques pour la santé, l'infirmière peut aider les adultes d'âge moyen à reconsidérer certains facteurs de risque, en abordant la prévention des ITSS, l'usage abusif de drogues, les habitudes de vie et la prévention d'accidents.

Toutes ces interventions peuvent se faire par des programmes de dépistage ou des plans d'enseignement offerts dans les centres de santé et de services sociaux.

Comme les blessures ou les maladies sont susceptibles de devenir chroniques chez l'adulte d'âge moyen, l'infirmière doit, en plus d'évaluer l'état de santé actuel du client, vérifier les connaissances de celui-ci et celles de sa famille. Cette évaluation comprendra l'évolution de la maladie, les mécanismes d'adaptation, la conformité au traitement et à la réadaptation, le besoin de services communautaires et sociaux, la perception au regard du pronostic de même que les demandes de consultation appropriées.

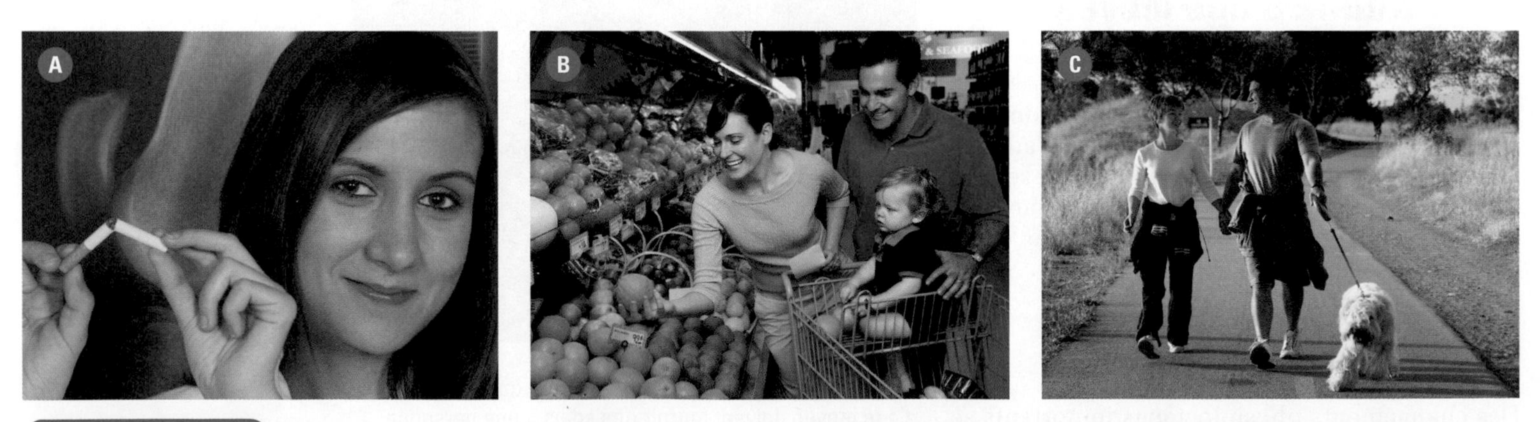

FIGURE 12.16 Au Québec, les infirmières contribuent à la promotion du programme 0-5-30 Combinaison Prévention, qui vise de saines habitudes de vie destinées à la prévention des maladies chroniques. A. Zéro tabagisme. B. Cinq fruits et légumes par jour. C. Trente minutes d'activité physique par jour.

À retenir

Version reproductible
www.cheneliere.ca/potter

- Les connaissances de l'infirmière sur les théories du développement de l'être humain peuvent l'aider à comprendre les variations normales entre les personnes à chaque étape de leur vie et à faire la promotion de la santé de manière efficace.
- Les processus de croissance et de développement sont ordonnés, directionnels, prévisibles, interdépendants et complexes, et ils se poursuivent tout le long de la vie.
- La croissance et le développement sont influencés par des forces internes, soit l'hérédité et le tempérament, et par des forces externes, soit la famille, les pairs, les expériences de vie et les éléments environnementaux.
- La croissance physique est rapide chez le nourrisson, et elle ralentit chez l'enfant d'âge préscolaire et scolaire.
- La poussée de croissance prépubertaire survient plus tôt chez les filles que chez les garçons.
- L'adolescence débute à la puberté, lorsque les caractères sexuels primaires commencent à se développer et que les caractères sexuels secondaires poursuivent leur épanouissement.
- Les accidents et les suicides sont la principale cause de mortalité chez les enfants et les adolescents.
- Le développement de l'adulte implique des changements ordonnés et séquentiels au fil des ans, dans les traits de caractère et dans les attitudes.
- Les jeunes adultes vivent une période stable en ce qui concerne leur développement physique, et leur santé émotionnelle est liée à leur capacité d'aborder leurs problèmes personnels et sociaux, et de les résoudre.
- La ménopause, chez la femme, et l'andropause, chez l'homme, sont deux états de changements physiologiques importants chez les adultes d'âge moyen.
- Les activités de promotion de la santé sont importantes chez toutes les personnes, de la période du nourrisson jusqu'à celle de l'adulte d'âge moyen, et portent surtout sur la prévention des accidents et l'adoption de saines habitudes de vie.

Pour en savoir plus

Version complète et détaillée
www.cheneliere.ca/potter

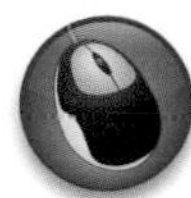

RÉFÉRENCES GÉNÉRALES

Encyclopédie sur le développement des jeunes enfants
www.enfant-encyclopedie.com

Fondation Lucie et André Chagnon
www.fondationchagnon.org

Infiressources > Banques et recherche > Santé > Étapes de la vie
www.infiressources.ca

ORGANISMES ET ASSOCIATIONS

SCP > Publications et ressources
Société canadienne de pédiatrie
www.cps.ca

Soins de nos enfants
www.soinsdenosenfants.cps.ca

ORGANISMES GOUVERNEMENTAUX

ASPC > Enfants > Centres d'excellence pour le bien-être des enfants
Agence de la santé publique du Canada
www.phac-aspc.gc.ca

Papalia, D.E., Olds, S.W., Feldman, R.D., Bève, A., Laquerre, N., & Thibault, M. (2010). *Psychologie du développement de l'enfant* (7e éd). Montréal : Chenelière McGraw-Hill.

Papalia, D.E., Olds, S.W., Feldman, R.D., Bève, A., Laquerre, N., Thibault, M., et al. (2010). *Psychologie du développement humain* (7e éd). Montréal : Chenelière McGraw-Hill.

Cloutier, R., & Drapeau, S. (2008). *Psychologie de l'adolescence* (3e éd.). Montréal : Gaëtan Morin.

Hockenberry, M., & Wilson, D. (2008). *Wong's Essential of Pediatric Nursing* (8th ed.). St. Louis, Mo. : Mosby.

Lowdermilk, D.L., & Perry, S. (2006). *Maternity Nursing* (7th ed.). St. Louis, Mo. : Mosby.

Cloutier, R., Gosselin, P., & Drapeau, S. (2005). *Psychologie de l'enfant* (2e éd.). Montréal : Gaëtan Morin.

Association des centres jeunesse du Québec (2009). *Depuis 30 ans, des générations d'enfants protégés. Bilan des directeurs de la protection de la jeunesse 2009.* Montréal : ACJQ.
www.acjq.qc.ca

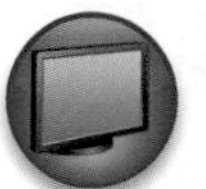

CCDMD > Ressources disciplinaires > Développement de l'enfant
Centre collégial de développement de matériel didactique.
Ce site contient une banque de séquences vidéo illustrant des comportements d'enfants de 0 à 6 ans.
www.ccdmd.qc.ca

CHAPITRE

Édition française :
Marjolaine Landry, inf., Ph. D. (c)

Édition originale :
Annette Lueckenotte, RN, MS, BC, GNP, GCNS

Reconnaître les besoins de la personne âgée

Objectifs

Après avoir lu ce chapitre, vous devriez être en mesure :

- de discuter des tendances démographiques du vieillissement au Québec et au Canada ;
- de décrire les mythes et stéréotypes les plus communs au sujet des personnes âgées ;
- d'expliquer les types de ressources qu'offrent la communauté et les différents établissements aux personnes âgées ;
- d'expliquer certaines théories biologiques et psychosociales du vieillissement, ainsi que les changements physiologiques et psychosociaux liés au processus de vieillissement normal ;
- de discuter des tâches développementales des personnes âgées et de leurs préoccupations liées à la santé ;
- de distinguer les notions de délirium, de démence et de dépression ;
- de nommer des interventions infirmières visant les changements physiologiques, cognitifs et psychosociaux liés au vieillissement.

Guide d'études, pages 48 à 54

Mise en contexte

Jugement clinique

Madame Jeanne Beaulieu, âgée de 80 ans, a fait une chute à son domicile et se trouve hospitalisée à la suite d'une chirurgie de remplacement de la hanche droite. Elle présente de l'hypertension de même qu'un trouble anxieux pour lesquels elle prend un diurétique (furosémide [Lasix MD]) et une benzodiazépine (lorazépam [Ativan MD]). Enseignante retraitée, elle habite avec son conjoint et est habituellement très active. Elle conduit son automobile, aime jouer au bridge avec ses amies et participe deux jours par semaine à diverses activités offertes par un centre pour personnes âgées. Elle porte des appareils auditifs et des verres correcteurs.

On vous confie la tâche de prendre soin de madame Beaulieu pendant son premier jour postopératoire. À la lecture de son dossier, vous remarquez qu'elle a reçu des opioïdes pour soulager ses douleurs et des solutés au cours des 24 premières heures après sa chirurgie. Elle porte une sonde urinaire. Vous apprenez aussi qu'elle a été agitée la nuit dernière, tentant même de sortir du lit, et qu'elle a très peu dormi. En entrant dans sa chambre, vous remarquez qu'elle parle seule et qu'elle tente d'attraper quelque chose devant elle alors qu'il n'y a rien. Vous constatez toutefois qu'elle vous reconnaît.

Quelle hypothèse de problème de santé les données postopératoires vous permettent-elles d'envisager pour madame Beaulieu ?

Concepts clés

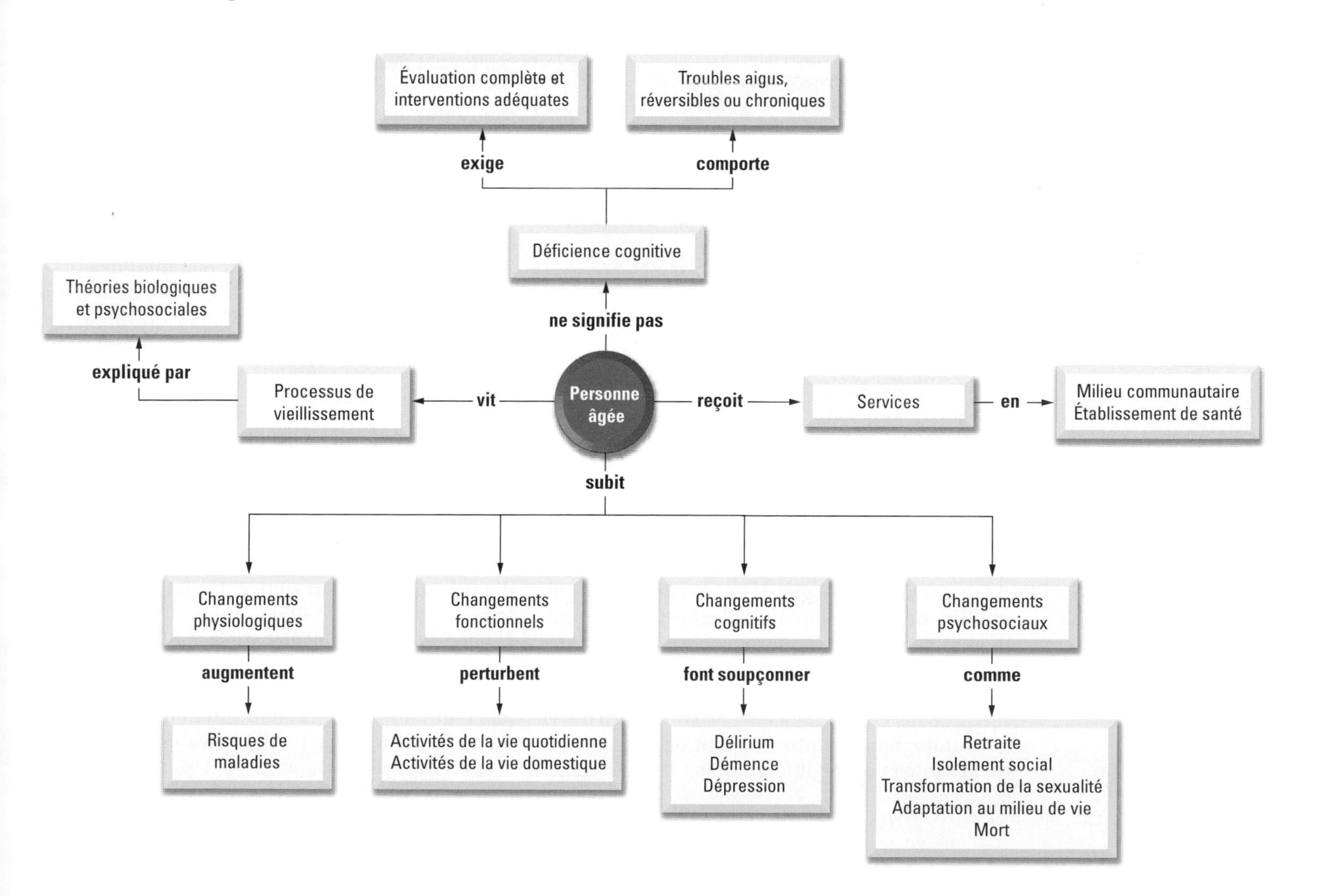

Traditionnellement, on considère que le troisième âge débute après la retraite, c'est-à-dire entre 65 et 75 ans, bien que les retraités d'aujourd'hui n'aient parfois que la cinquantaine. Le nombre de personnes qui composent le groupe du troisième âge augmente à un rythme effréné. Les démographes prévoient un accroissement constant du nombre de personnes âgées pendant une bonne partie du prochain siècle. Le vieillissement de la population québécoise est déjà bien perceptible. En effet, au 1er juillet 2009, le Québec comptait 1 170 411 personnes âgées de 65 ans et plus, ce qui représentait 14,9 % de sa population. Cette proportion dépassait celle observée dans l'ensemble du Canada, qui était alors de 13,9 % (Statistique Canada, 2009). Le nombre de personnes âgées de 65 ans et plus au Québec augmentera au cours des prochaines années et sera environ deux fois plus élevé en 2031 que maintenant. Le Québec vieillit rapidement, et les causes principales de l'accroissement du nombre absolu de personnes âgées sont la présence du nombre élevé de personnes issues des générations antérieures et une augmentation de l'espérance de vie. Il faut aussi souligner le faible taux de fécondité (Kergoat & Légaré, 2007). Les infirmières et les autres professionnels de la santé auront fort probablement à travailler auprès de personnes âgées, et ce, peu importe le milieu de soins. Les personnes âgées, leurs proches et les professionnels de la santé doivent travailler en collaboration afin d'établir des objectifs qui sauront répondre aux besoins réels de cette clientèle dans le but de favoriser leur qualité de vie à domicile ou en établissement.

13.1

Gériatrie, gérontologie, et soins infirmiers à la personne âgée

À mesure que le nombre d'adultes âgés augmente, les soins infirmiers à la personne âgée prennent de l'importance, non seulement en centre d'hébergement de soins de longue durée (CHSLD), mais aussi en centres hospitaliers de courte durée (CHCD) ainsi que dans le cadre des soins et services offerts à domicile (par les centres de santé et de services sociaux [CSSS]). Plusieurs termes sont utilisés, parfois de façon interchangeable, pour décrire cette spécialité. La **gériatrie** est la branche de la médecine qui traite des aspects physiologiques et psychologiques du vieillissement ainsi que du diagnostic et du traitement des maladies qui touchent les personnes âgées. La **gérontologie** est l'étude de tous les aspects qui touchent le processus du vieillissement et ses conséquences. Les **soins infirmiers gérontologiques** se préoccupent de l'évaluation de la santé et de l'état fonctionnel des personnes âgées, du diagnostic infirmier, de la planification et de la mise en œuvre de soins et de services de santé afin de répondre à leurs besoins spécifiques et d'évaluer l'efficacité des soins qui leur sont prodigués. Les **soins infirmiers gériatriques,** expression plus rarement employée, considèrent les soins prodigués comme l'art et la pratique de nourrir, de soigner et de réconforter plutôt que le simple traitement des maladies (Lueckenotte, 2000). ■

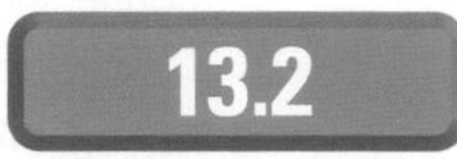

Mode de vie des personnes âgées

Plus que dans toute autre tranche d'âge, l'état de santé physiologique, cognitif et psychosocial des personnes âgées varie grandement d'une personne à l'autre. Prodiguer des soins infirmiers efficaces à cette clientèle requiert donc une compréhension éclairée de ces variations.

Le niveau d'autonomie fonctionnelle varie également beaucoup d'un adulte âgé à un autre. Les personnes âgées poursuivent leur implication, selon leurs capacités, au sein de leur communauté. Une minorité d'entre eux ont perdu la capacité de prendre soin d'eux-mêmes. L'espérance de vie au Québec est aujourd'hui de 83,2 ans chez les femmes et de 78,3 ans chez les hommes (Institut de la statistique du Québec, 2008). En 2006, la répartition selon leur état civil des personnes de 65 ans et plus au Québec indiquait que 39,5 % des femmes et 67,6 % des hommes étaient mariés, et que 2,6 % de femmes et 8,2 % d'hommes vivaient en union libre (Statistique Canada, 2006).

Par des préjugés sur les modes de vie des personnes âgées, on colporte des notions erronées sur leurs conditions de logement et leurs finances. Selon L'Institut national de santé publique du Québec (INSPQ), 90 % des personnes âgées vivent à leur domicile. Le tiers d'entre elles résident seules. Un faible pourcentage se trouve en établissement (Kergoat & Légaré, 2007). Parmi les aînés, 27 % se situent sous le seuil de faible revenu (INSPQ, 2003). On note toutefois des différences selon le sexe en ce qui a trait au revenu. En 2007, 9,0 % des femmes de 65 ans et plus avaient un faible revenu après impôt, contre 3,3 % des hommes.

Entre 2003 et 2007, le pourcentage de ménages de personnes âgées à faible revenu après impôt a légèrement diminué, passant de 2,2 % à 1,7 % (Statistique Canada, 2009). ■

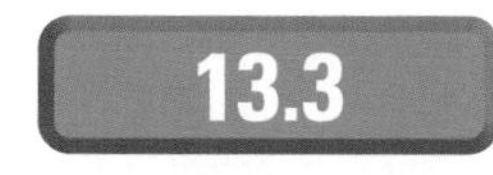

13.3 Maladies chroniques

Même si la plupart des personnes âgées au Québec déclarent que dans l'ensemble leur santé est relativement bonne, bon nombre d'entre elles (73,5 % des 65 à 79 ans et 81,4 % des 80 ans et plus) souffrent d'au moins une maladie chronique (Institut de la statistique du Québec, 2005). D'ailleurs, madame Beaulieu est traitée pour un problème d'hypertension artérielle. Le **TABLEAU 13.1** présente les problèmes de santé et les maladies les plus courantes ainsi que les principales causes de décès chez les personnes âgées de plus de 65 ans au Québec.

Le vieillissement ne conduit pas nécessairement à la maladie et à l'incapacité. La plupart des gens âgés demeurent indépendants dans l'accomplissement des activités de la vie quotidienne ou domestique, et ce, malgré une perte progressive sur le plan de leur autonomie fonctionnelle. Les facteurs associés à la perte d'autonomie sont l'âge, le fait de ne pas vivre seul, le fait de devoir interrompre ses activités régulières, les incapacités préalables, l'affect dépressif et, surtout, la déficience cognitive. D'autre part, certains aspects de la vie comme le revenu, le niveau de scolarité, le réseau social et les événements stressants sont sans lien avec la perte d'autonomie. En plus de la déficience cognitive et de l'affect dépressif, seuls les maladies pulmonaires et les troubles de la vision et de l'audition sont associés à la perte d'autonomie (Hébert, 2007). ■

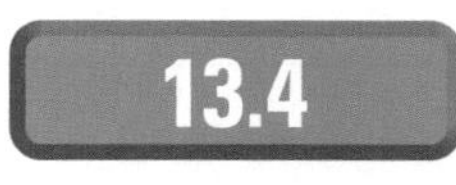

13.4 Mythes et stéréotypes

En dépit de la recherche continue dans le domaine de la gérontologie, bon nombre d'idées fausses et de stéréotypes persistent au sujet des personnes âgées, dont des croyances sur les caractéristiques physiques et psychosociales, et sur le mode de vie. Le fait de figer les personnes âgées dans des stéréotypes a un effet néfaste sur l'attitude des professionnels de la santé et sur la qualité des soins prodigués. Contrairement à ce que l'on pourrait croire, madame Beaulieu était très active et pouvait encore conduire sa voiture avant son opération. Le **TABLEAU 13.2** expose quelques-unes de ces perceptions erronées au sujet des personnes âgées.

Le vieillissement ne conduit pas nécessairement à la maladie et à l'incapacité.

Dans une société qui valorise l'esthétique, l'énergie et la jeunesse, ces mythes et ces stéréotypes conduisent à la sous-estimation des adultes âgés. Certaines personnes croient qu'elles perdent

TABLEAU 13.1 Problèmes de santé et causes de décès les plus courants chez les personnes âgées

PROBLÈMES DE SANTÉ ET MALADIES	CAUSES DE DÉCÈS
• Arthrite et rhumatisme (47,3 %) • Hypertension (42,8 %) • Maux de dos (24,1 %) • Allergies (22,3 %) • Cataractes (20,7 %)	• Cancer (28,8 %) • Cardiopathies (19,8 %) • Accidents vasculaires cérébraux (8,0 %) • Maladies chroniques des voies respiratoires (6,0 %)

Source : Tiré de Turcotte, M., & Schellenberg, G. (2007). *Un portrait des aînés au Canada : 2006*. Ottawa, Ont. : Ministère de l'Industrie. www.statcan.gc.ca/pub/89-519-x/89-519-x2006001-fra.pdf

TABLEAU 13.2 Mythes et stéréotypes au sujet des personnes âgées

MYTHE OU STÉRÉOTYPE	RÉALITÉ
Les personnes âgées sont malades et invalides.	Bien que bon nombre d'entre elles souffrent de maladies chroniques ou présentent des incapacités qui les limitent dans leurs activités quotidiennes, peu de personnes âgées qualifient leur santé de mauvaise ou même de passable.
Les personnes âgées ne sont pas intéressées par le sexe.	Les personnes âgées continuent d'éprouver du plaisir dans leurs relations sexuelles. Même si la fréquence des rapports diminue, la libido demeure.
Les personnes âgées sont distraites, confuses, rigides, hostiles et elles s'ennuient.	Même des centenaires sont décrits comme ayant une vision optimiste de la vie, de bons souvenirs, des intérêts et des contacts sociaux variés, ainsi qu'une tolérance à l'égard des autres.
Les personnes âgées sont incapables de comprendre ou d'acquérir de nouvelles connaissances.	Bien que des changements liés à l'âge aient altéré leur vision ou leur audition, ou qu'une réduction d'énergie ou d'endurance puisse influer sur le processus d'apprentissage, les personnes âgées continuent d'apprendre.

toute valeur lorsqu'elles quittent le marché du travail. D'autres considèrent les connaissances et l'expérience des personnes âgées comme trop « vieux jeu » pour avoir quelque valeur que ce soit à l'heure actuelle. Ces préconceptions relèvent de l'**âgisme,** qui est une forme de discrimination envers les gens en raison de leur âge. S'il n'est pas contré, l'âgisme risque de miner la confiance des personnes âgées en elles-mêmes, de limiter leur accès aux soins et de déformer la compréhension qu'ont les soignants de leur caractère unique (Cutillo-Schmitter, 1996).

Aujourd'hui, il existe des lois qui interdisent toute discrimination fondée sur l'âge. Le pouvoir économique et politique des personnes âgées agit également contre l'âgisme. Celles-ci participent en effet dans une proportion importante à l'économie de la consommation. À titre d'électrices et de membres de groupes de pression divers, elles influencent l'élaboration de la politique gouvernementale. Leur participation ouvre une perspective unique sur les questions d'ordre social, économique et technologique parce qu'elles ont connu plus d'une génération de développement. Les cent dernières années ont vu des voitures tirées par des chevaux aux vols de navettes spatiales. L'éclairage au gaz et la vapeur ont fait place à l'électricité et à l'énergie nucléaire. Les ordinateurs et les photocopieurs ont remplacé les machines à écrire et le papier carbone. De nombreuses personnes âgées ont traversé la crise de 1929 et connu la Seconde Guerre mondiale. Elles ont assisté à des changements dans les soins de santé, l'époque du médecin de famille ayant fait place à l'ère de la spécialisation. Après avoir été témoins des initiatives gouvernementales qui ont mis sur pied le système de sécurité sociale et le régime d'assurance maladie, les personnes âgées vivent actuellement avec les changements imposés par la réforme des soins de santé. Comme elles ont traversé tous ces événements et vécu tous ces changements, elles ont des histoires et des exemples à partager, entre autres sur l'adaptation aux changements. ■

Jugement clinique — Est-il normal que madame Beaulieu ait de tels comportements en période postopératoire, vu son âge ?

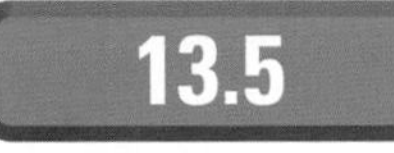

13.5 Attitudes de l'infirmière envers les personnes âgées

Il est important pour les infirmières d'évaluer leurs attitudes personnelles envers les personnes âgées et envers leur propre vieillissement, celui des membres de leur famille, de leurs amis et de leurs clients, car ces attitudes influent sur les soins qu'elles dispensent. Les attitudes positives sont fondées en partie sur un portrait réaliste des caractéristiques et des besoins des personnes âgées en matière de soins de santé. Dans le passé, les attitudes négatives à l'égard du vieillissement et des gens âgés ont contribué à entretenir les stéréotypes selon lesquels ils sont dépendants et moins agréables en tant que clients que les plus jeunes. Aujourd'hui, les personnes âgées sont invitées à participer aux décisions et au choix des objectifs, ce qui contribue à augmenter leur satisfaction à l'égard de la qualité des soins. Des soins personnalisés, où la personne âgée passe avant les tâches, exigent que le soignant la connaisse, qu'il établisse avec elle une relation, qu'il l'encourage à faire des choix quant aux soins et qu'il facilite sa participation aux activités de soins (Happ, Williams, Strumpf, & Burger, 1996). Les personnes âgées s'attendent à ce que leur infirmière ou leur soignant soit attentif, plein d'empathie, et bien informé (Santo-Novak, 1997).

L'attitude de l'infirmière vient en partie de ses expériences personnelles et professionnelles avec les personnes âgées, de ses études, ainsi que de l'attitude de ses collègues et de ses employeurs. L'âge de l'infirmière peut également influencer son attitude, car il a un effet sur son expérience et sur son propre vieillissement. Compte tenu du nombre croissant de personnes âgées qui se trouvent dans les milieux hospitaliers et de la diversité ethnique qui les caractérise, il est primordial que les infirmières soient prédisposées favorablement envers elles, et qu'elles connaissent le processus de vieillissement et les besoins pertinents en matière de soins de santé. Il s'avère donc crucial que l'infirmière prenne conscience de sa propre attitude à l'égard des personnes âgées. En outre, à mesure qu'elle apprend à connaître d'autres cultures, elle reconnaît comment les valeurs influencent la façon dont la personne âgée envisage la santé et la maladie. ■

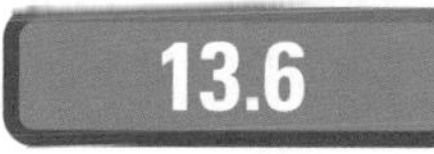

Théories du vieillissement

Divers théoriciens ont tenté de décrire le processus biopsychosocial complexe du vieillissement. Cependant, il n'existe pas de théorie du vieillissement universelle, qui prédirait et expliquerait toute la complexité de ce processus normal. Bien que les théories du vieillissement soient à divers stades d'élaboration et qu'elles n'expliquent pas tout, les infirmières peuvent s'y référer pour mieux comprendre les phénomènes qui affectent la santé et le bien-être des adultes âgés **FIGURE 13.1**.

13.6.1 Théories biologiques

Il existe deux types de théories biologiques du vieillissement : les théories stochastiques et les théories non stochastiques. Les **théories stochastiques** (non génétiques) soutiennent que le vieillissement est attribuable à un dommage cellulaire aléatoire qui s'accumule avec le temps. Les **théories non stochastiques** soutiennent que des mécanismes physiologiques programmés génétiquement dans l'organisme sont responsables du processus de vieillissement.

13.6.2 Théories psychosociales

Les théories psychosociales du vieillissement concernent les changements qui surviennent dans le comportement, les rôles et les relations humaines à mesure que les personnes vieillissent. Tout comme dans le domaine biologique, il n'existe pas de théorie unique universellement reconnue. Ces théories reflètent également les valeurs que prônaient le théoricien et la société à l'époque de l'élaboration de chacune d'entre elles. Il existe trois théories psychosociales classiques : la théorie du désengagement, la théorie de l'activité, et la théorie de la continuité (Ebersole & Hess, 1998).

Les personnes âgées s'attendent à ce que leur infirmière ou leur soignant soit attentif, plein d'empathie, et bien informé.

Théorie du désengagement

La théorie du désengagement de Cummings et Henry (1961) soutient que les personnes vieillissantes se retirent de leur rôle habituel et s'engagent dans des activités plus introspectives, axées sur elles-mêmes. Après une période de transition pendant laquelle les rôles au travail et dans la collectivité changent, la personne âgée est centrée sur elle-même plutôt que sur les autres.

Théorie de l'activité

Contrairement à la théorie du désengagement, la théorie de l'activité soutient que la poursuite des activités pratiquées pendant l'âge moyen est essentielle à la réussite du vieillissement (Havighurst,

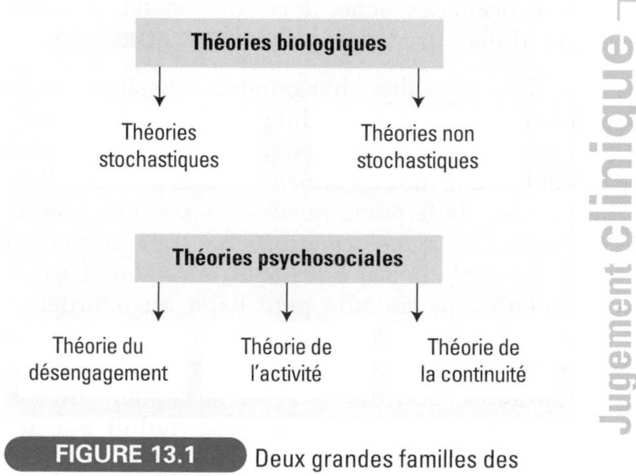

FIGURE 13.1 Deux grandes familles des théories du vieillissement

Jugement clinique

L'infirmière aurait-elle avantage à consulter le conjoint de madame Beaulieu pour déterminer la meilleure approche à adopter, compte tenu des comportements que la cliente présente actuellement et de son âge avancé ?

Neugarten, & Tobin, 1963). Si une personne est incapable de maintenir une activité particulière en raison de circonstances qui lui sont propres, il est important qu'elle la remplace. Les personnes âgées actives sur le plan social sont plus susceptibles de bien s'adapter au vieillissement. C'est ce qu'on pourrait croire de madame Beaulieu, car elle joue au bridge et participe à des activités offertes par un centre pour personnes âgées.

Théorie de la continuité

La théorie de la continuité ou du développement (Neugarten, 1964) soutient que la personnalité demeure la même et que les comportements deviennent plus prévisibles à mesure que les gens vieillissent. La personnalité et les types de comportements développés pendant toute une vie déterminent le degré d'engagement et d'activité au troisième âge. Pour madame Beaulieu, le fait de continuer certaines activités sociales et d'être autonome dans ses déplacements en automobile contribue sans doute à lui procurer des moments satisfaisants.

Accepter de vieillir ne veut pas dire s'abstenir de toute activité, mais exige un examen réaliste de ses forces et de ses limites.

De l'avis de certains spécialistes, les trois théories sur l'aspect psychosocial ne tiennent pas suffisamment compte des nombreux facteurs qui influent sur la réaction des personnes au processus de vieillissement ou elles présentent une vue simpliste de ces facteurs. Chaque personne vieillit à sa façon, tant sur le plan biologique que sur le plan psychosocial. ■

ENCADRÉ 13.1 Tâches développementales de la personne âgée

- S'adapter à la fragilité de la santé et à la diminution de la force physique.
- S'adapter à la retraite, et à un revenu réduit ou fixe.
- S'adapter au décès du conjoint.
- S'accepter comme personne vieillissante.
- Maintenir des conditions de logement satisfaisantes.
- Redéfinir les rapports avec ses enfants adultes.
- Trouver des moyens de maintenir sa qualité de vie.

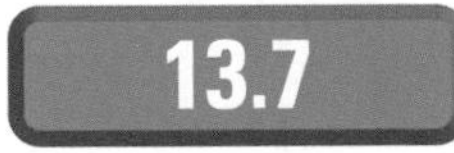

Tâches développementales

Les théories du vieillissement sont étroitement liées au concept des tâches développementales propres aux différents stades de la vie **ENCADRÉ 13.1**.

L'étendue des changements physiques et le moment où ils se produisent varient d'un individu à un autre, mais, à mesure que l'organisme vieillit, des modifications surviennent dans l'apparence de la personne et dans son fonctionnement. Ces transformations ne sont pas l'effet d'une maladie, et elles sont normales. La présence de la maladie peut hâter ou retarder le moment où elles se produisent, et amplifier ou réduire leur incidence sur la vie quotidienne. Certaines personnes âgées acceptent difficilement de vieillir. Ce refus se traduit par des comportements qui se rencontrent autant chez les hommes que chez les femmes. Ainsi, certaines personnes se rajeunissent lorsqu'on leur demande leur âge, et d'autres s'habillent dans un style trop jeune ou se dissimulent sous un masque de produits de beauté. Celles qui nient leur propre vieillissement sont susceptibles de présenter des problèmes. Par exemple, niant le déclin de leurs capacités, elles refusent parfois de demander de l'aide pour l'exécution de tâches, ce qui peut mettre leur sécurité en danger. D'autres évitent les activités conçues à leur intention, comme les activités organisées par les centres et les initiatives de promotion de la santé; elles n'en tirent donc pas les bienfaits. Ce n'est visiblement pas le cas de madame Beaulieu. Accepter de vieillir ne veut pas dire s'abstenir de toute activité, mais exige un examen réaliste de ses forces et de ses limites.

Devant les changements qui accompagnent le vieillissement, les personnes âgées doivent trouver des moyens de maintenir leur qualité de vie **FIGURE 13.2**.

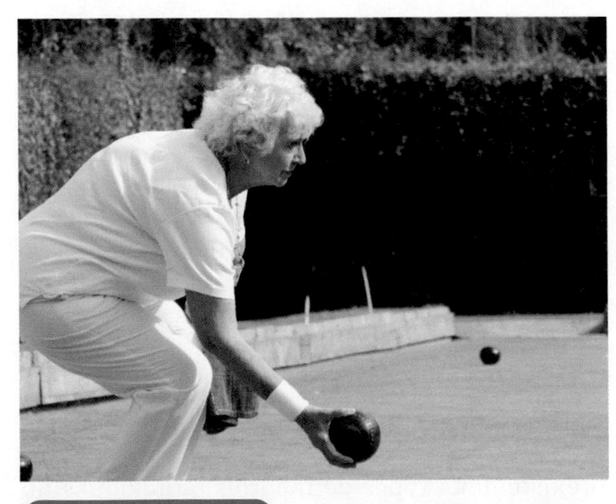

FIGURE 13.2 C'est en participant à diverses activités que les personnes âgées accèdent à une bonne qualité de vie.

Bon nombre des tâches développementales sont associées, à des degrés divers, aux pertes que les personnes âgées subissent. Pour certains aînés, l'adaptation est relativement facile. D'autres peuvent avoir besoin de l'aide de leur famille, de leurs amis ou de professionnels de la santé pour s'adapter à ces changements. Les pertes les plus fréquentes sont la santé, des êtres chers, le sentiment d'être utile, les rapports sociaux, le revenu et l'autonomie. ■

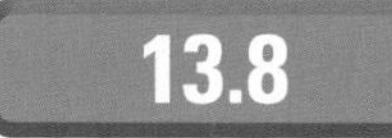

13.8 Services offerts à la personne âgée et à ses proches

Les personnes âgées et leurs proches ont recours à divers types de services en milieu communautaire et en établissement de santé ▶3 **TABLEAU 13.3**. En outre, de plus en plus de personnes en perte d'autonomie vivent à domicile, ce qui entraîne de nouvelles responsabilités pour la famille et les proches. Les personnes âgées peuvent bénéficier à domicile de soins ou de services d'aide, ou elles peuvent se rendre dans un centre de jour. Quant aux proches, des services de soutien leur sont essentiels pour prévenir la fatigue, le stress et l'épuisement. Le virage ambulatoire a changé la face de la clientèle traditionnelle des CHCD en augmentant le nombre de personnes âgées hospitalisées pour des soins de courte durée. Des unités spécialisées (unités de courte durée gériatriques [UCDG]) ont été mises en place afin d'abréger le séjour hospitalier et de faciliter le retour à domicile. Par ailleurs, certaines personnes âgées encore autonomes choisissent de déménager dans des résidences privées qui leur offrent différents services tout en leur enlevant la nécessité d'en faire l'entretien, alors que d'autres peuvent être obligées d'emménager dans un établissement tel qu'un CHSLD en raison d'une santé chancelante, d'une diminution de la force physique, d'un déficit cognitif, d'une dépendance accrue ou d'un nombre restreint de proches aidants disponibles. La période entourant la prise de décision de recourir à un hébergement définitif, en résidence pour personnes âgées ou en CHSLD, est une période difficile et

3 Les services de santé généraux sont décrits dans le chapitre 3, *Découvrir les soins infirmiers contemporains.*

TABLEAU 13.3 Services en milieu communautaire et en établissement de santé

TYPE DE SOINS OU D'ÉTABLISSEMENT	CARACTÉRISTIQUE	SERVICES OFFERTS
Soins à domicile offerts par les CSSS, les CHSLD et les services ménagers à domicile	Prévient ou retarde le placement en établissement pour les personnes âgées qui ont besoin d'aide dans leurs activités de la vie quotidienne (AVQ) et leurs activités de la vie domestique (AVD).	• Aide pour les soins personnels • Services de soins infirmiers professionnels • Supervision de soins médicaux prescrits • Services psychosociaux et de réadaptation • Services de sécurité (des systèmes de surveillance téléphonique et électronique peuvent être installés à domicile)
Hôpital de jour ou centre de jour pour personnes âgées dans certains CSSS et CHSLD	Est destiné aux personnes âgées qui ne sont pas gravement malades – bien qu'elles puissent souffrir d'affections chroniques, de handicaps ou de déficits cognitifs qui limitent leur autonomie.	• Services et soins visant à réduire les conséquences de leurs problèmes de santé • Interventions visant à développer leurs habiletés compensatrices et à adapter leur environnement dans le but de préserver leur autonomie • Services, soins et surveillance continue auprès de la personne âgée pendant toute la journée de façon à accorder un répit aux proches aidants

TABLEAU 13.3 Services en milieu communautaire et en établissement de santé (*suite*)

Type de soins ou d'établissement	Caractéristique	Services offerts
Aide aux proches	Vise la famille et les proches des personnes âgées, afin de prévenir la fatigue, le stress et l'épuisement.	• Accompagnement ou gardiennage • Surveillance continue de jour à domicile ou en centre de jour • Groupes de soutien pour proches aidants (p. ex., la Société Alzheimer du Canada) • Service de relève planifiée les fins de semaine ou durant les vacances (en CHSLD ou à domicile) • Service de relève d'urgence en situation de crise • Service de répit et d'accompagnement Baluchon Alzheimer pour des périodes plus longues (Gendron, 2008)
Résidences pour personnes âgées avec une approche de milieu de vie	Constitue une solution de rechange à la vie dans un logement ou dans un appartement privé (certaines sont composées d'unités semblables à des appartements, et conçues de manière à favoriser à la fois l'autonomie et les services de soutien).	• Préparation des repas • Entretien ménager • Transport • Systèmes d'intervention d'urgence • Planification d'activités sociales • Programmes de conditionnement physique (certaines résidences seulement) • Activités de promotion de la santé (certaines résidences seulement)
Maison de soins infirmiers	Convient aux personnes âgées relativement autonomes qui peuvent habituellement y choisir le type de services qu'elles désirent et l'aide qui leur convient. (Le degré d'aide fourni est inférieur à celui offert dans un centre de soins de longue durée. Les personnes âgées peuvent poursuivre leurs propres activités, s'engager dans des activités sociales ou participer aux activités organisées par l'établissement.)	• Supervision • Aide • Services de santé de base • Environnement familial
Unités de courte durée gériatriques (UCDG) dans des centres hospitaliers de courte durée (CHCD)	Visent à diminuer le séjour de la personne âgée en milieu hospitalier et à faciliter son retour dans sa propre résidence, avec le soutien d'un proche aidant, ou son transfert dans un établissement de réadaptation. (On trouve souvent dans ces unités des personnes très âgées qui peuvent présenter des déficits cognitifs graves de même qu'une grande perte d'autonomie fonctionnelle.)	• Services et soins d'évaluation • Traitement et orientation des personnes âgées fragiles • Soins globaux intégrés à une prise en charge systématique par une équipe interdisciplinaire • Services de réadaptation fonctionnelle
Centre d'hébergement et de soins de longue durée (CHSLD)	Est destiné aux personnes âgées en perte d'autonomie ne pouvant plus vivre seules à la maison, ne pouvant subvenir à leurs besoins de base et nécessitant au moins trois heures de soins quotidiens.	• Soins infirmiers et surveillance continue • Services psychosociaux et de réadaptation • Services variables selon les centres de loisirs et d'activités

déchirante tant pour la personne malade que pour son proche aidant principal et les autres membres de la famille au sens large, dont font aussi partie les amis. Certains critères de qualité peuvent aider à orienter le choix de l'endroit où sera hébergée la personne âgée **ENCADRÉ 13.2**.

13.8.1 Centre hospitalier de courte durée

Les personnes âgées en milieu de soins de courte durée ont besoin d'une attention particulière pour s'y adapter et pour satisfaire leurs besoins fondamentaux relativement au confort, à la sécurité, à la nutrition et à l'hydratation ainsi qu'à l'intégrité de la peau. Elles courent un risque élevé de complications telles que le délirium, la déshydratation, la malnutrition, les infections nosocomiales, l'incontinence urinaire, l'immobilité et les chutes, et les complications qui augmentent le risque d'atteinte à l'intégrité de la peau.

Le risque lié au délirium augmente lorsque la personne âgée hospitalisée souffre d'immobilisation, de privation de sommeil, d'infections, de déshydratation, de douleur, de déficits sensoriels et d'hypoxie **ENCADRÉ 13.3**. Certains types de médicaments, comme ceux renfermant des agents psychoactifs ou possédant des propriétés anticholinergiques, prédisposent aussi à des épisodes de délirium (Flaherty, Fulmer, & Mezey, 2003).

L'augmentation du risque d'infection nosocomiale chez la personne âgée est due à un affaiblissement du système immunitaire. Soixante-cinq pour cent des infections de ce type se produisent chez des clients hospitalisés âgés de plus de 60 ans ; les bactériuries liées aux sondes vésicales constituent le type le plus fréquent d'infection (Beers, 2000). Les autres types d'infections nosocomiales sont l'infection du champ opératoire, la pneumonie et l'infection hématogène. La prévention commence par la propreté des mains et par les mesures visant à réduire le risque d'infection lié aux interventions ▶ 24.

24
Les moyens de prévention de la transmission des infections nosocomiales sont présentés en détail dans le chapitre 24, *Agir pour la prévention et le contrôle des infections.*

REGARD SUR LA PERSONNE ÂGÉE

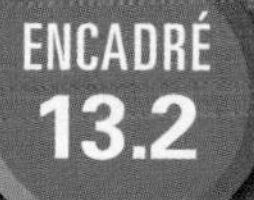

ENCADRÉ 13.2 Résidences pour personnes âgées : critères de qualité à considérer

Une des étapes importantes du choix d'une maison de soins infirmiers est la visite des lieux. Pendant l'examen de l'environnement, il est recommandé de penser aux aspects suivants :

- **Résidence :** Elle ne devrait pas ressembler à un hôpital mais à un lieu où vivent des gens. On devrait encourager les pensionnaires à aménager leur chambre à leur goût. Le respect de la vie privée s'impose.
- **Soins :** Outre l'aide fournie pour la réalisation des activités de base de la vie quotidienne comme le bain, l'habillement, l'alimentation, l'hygiène buccale ainsi que l'élimination et la propreté, le personnel devrait proposer aux pensionnaires des activités sociales et récréatives. Les pensionnaires devraient se lever à l'heure qu'ils souhaitent et s'habiller selon leurs goûts. Les visiteurs devraient pouvoir voir le personnel à l'œuvre auprès des pensionnaires et en interrelation avec eux.
- **Participation de la famille :** Le personnel devrait faire bon accueil aux familles lorsqu'elles visitent les lieux. Il devrait également favoriser la participation de la famille, que celle-ci désire donner des renseignements, poser des questions, exprimer son opinion au sujet de la planification des soins, aider à la réalisation des activités sociale ou donner des soins physiques.
- **Communication :** Des soins de qualité exigent une bonne communication entre les pensionnaires, les familles et le personnel. Une bonne communication implique respect et prévenance.
- **Personnel :** Les membres du personnel d'une résidence de soins infirmiers doivent se montrer attentifs aux demandes des pensionnaires et les aider activement. Ils doivent se concentrer sur la personne, et non sur la tâche. L'aide fournie comprend aussi bien le soutien à la réalisation d'activités sociales et récréatives que la prestation de soins infirmiers.
- **Autres aspects à considérer :** Les pensionnaires, leurs vêtements, leurs effets personnels et leur environnement matériel devraient être propres. Le personnel devrait être vêtu convenablement et bien coiffé. Il ne devrait pas y avoir d'odeur désagréable. Un éclairage abondant mais non éblouissant, l'atténuation du bruit, la présence de plantes et d'animaux domestiques et un ameublement confortable sont tous des éléments qui aident à créer un milieu de vie plus naturel et familier pour les pensionnaires.

Source : Adapté de Rantz, M., Popejoy, L., & Zwygart-Stauffacher, M. (2001). *The new nursing homes: A 20-minute way to find great long-term care.* Minneapolis, Minn. : Fairview Press.

Jugement clinique

Le conjoint de madame Beaulieu vous demande pourquoi cette dernière est si confuse et comment il pourrait l'aider. Que lui répondez-vous ?

RÉSULTATS PROBANTS

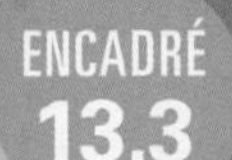

Reconnaissance des besoins des personnes âgées atteintes d'une déficience cognitive, durant et après l'hospitalisation

Résumé de l'étude

Les déficiences cognitives chez les personnes âgées hospitalisées pour un traitement médical ou un traitement chirurgical ajoutent à la complexité des soins et augmentent le risque de résultats médiocres. Cependant, il existe peu de résultats probants sur les pratiques exemplaires concernant le traitement de ces personnes et les lignes de conduite que doivent adopter les proches aidants. Les chercheurs ont d'abord voulu connaître la prévalence de la déficience cognitive chez les personnes âgées hospitalisées. Leurs résultats indiquent que, souvent, les membres de la famille ainsi que le personnel hospitalier ne reconnaissent pas les symptômes de la déficience cognitive. Les chercheurs ont également voulu cerner les besoins des clients âgés atteints d'une déficience cognitive ainsi que ceux des proches aidants au moment d'une maladie aiguë, puis à certains moments durant et après l'hospitalisation. Les chercheurs ont rencontré les clients âgés atteints d'une déficience cognitive et les proches aidants, ensemble, quatre fois ; et chaque aidant, seul, une fois. Les trois domaines d'activité qui se révèlent les plus préoccupants pour les clients âgés et les proches aidants sont le fait de devoir gérer les soins avec de multiples intervenants, la gestion de la maladie ainsi que le soutien psychosocial pour faire face à la situation.

Application à la pratique des soins infirmiers

- Comme les personnes âgées hospitalisées sont souvent atteintes d'une déficience cognitive non reconnue ou non diagnostiquée, évaluer régulièrement leur état, au moment de l'hospitalisation et durant leur séjour, à l'aide d'outils de dépistage comme le mini-examen de l'état mental (MEEM).
- Connaître les principaux facteurs de risque de déficience cognitive chez les personnes âgées hospitalisées (p. ex., chirurgie majeure, infection, effets indésirables de médicaments, polypharmacie) et mettre en œuvre des interventions préventives ou précoces.
- Parce que la déficience cognitive a de fortes répercussions sur l'évolution d'une maladie ou d'un état pathologique aigu, porter une attention particulière à la capacité des clients âgés de bien comprendre et d'appliquer les instructions données au moment du congé.
- Comme la déficience cognitive alourdit les soins aux personnes âgées, établir des liens de collaboration avec les proches aidants afin de cerner les besoins de ces derniers et d'y répondre.
- Orienter les personnes concernées vers les bonnes ressources communautaires pour la prestation de soins après l'hospitalisation s'avère essentiel.

Source : Adapté de Naylor, M.D., Stephens, C., Bowles, K.H., & Bixby, M.B. (2005). Cognitively impaired older adults: From hospital to home. *Am. J. Nurs., 105*(2), 52-61.

Incontinence urinaire passagère : Incontinence ayant pour cause la gêne à demander de l'assistance et le temps d'attente pour l'obtenir, ou le délirium, les infections urinaires non traitées, la polyurie, l'effet des médicaments, la mobilité réduite, la constipation ou l'occlusion intestinale.

35

L'incontinence urinaire est abordée dans le chapitre 35, *Traiter les problèmes d'élimination urinaire.*

Les personnes en milieu de soins de courte durée risquent aussi de souffrir d'**incontinence urinaire passagère.** Le délirium, les infections urinaires non traitées, la production abondante d'urine, les médicaments, la dépression, la mobilité réduite, la constipation et les fécalomes figurent parmi les causes d'incontinence passagère (Dowling-Castronovo & Bradway, 2003). Les interventions pour traiter ce type d'incontinence visent à corriger les facteurs qui entraînent ce trouble ▶ 35.

Enfin, certains CHCD ont une **unité de courte durée gériatrique (UCDG).** Les personnes âgées vulnérables qui nécessitent une hospitalisation et des soins de santé globaux et intégrés y sont pris en charge par une équipe interdisciplinaire dans un environnement physique adapté (Kergoat et al., 2008). Composée notamment de gériatres et d'infirmières, cette équipe répond aux demandes de consultation, procède à l'évaluation des symptômes comportementaux ou des comportements perturbateurs, ou encore procure les services nécessaires à domicile ou l'orientation vers un autre milieu de vie après l'hospitalisation.

13.8.2 Soins de réadaptation

Les soins de réadaptation s'appliquent à deux types de soins continus. Le premier a trait à la convalescence à la suite d'une maladie aiguë ou d'une chirurgie. Le deuxième concerne les maladies chroniques qui ont une incidence sur le fonctionnement quotidien. Ces deux types de soins sont offerts à domicile et dans les milieux de soins de longue durée. Au cours de la convalescence, les interventions visent à rétablir ou à améliorer le degré d'autonomie dans les AVQ. Dans une perspective de continuité des soins, l'**infirmière de liaison** doit assurer la transition entre le milieu de soins de courte durée et le centre de réadaptation, de convalescence ou de soins de longue durée. Les renseignements inscrits au plan de congé doivent comprendre les détails sur les interventions à poursuivre, comme les programmes d'exercices, le soin des plaies, l'horaire de prise de médicaments, la surveillance des signes vitaux et de la glycémie. Dans le cas de madame Beaulieu, il faudra entre autres prévoir des activités visant à maintenir son autonomie dans ses AVQ malgré une restriction de sa mobilité et à éviter qu'elle fasse une nouvelle chute. ■

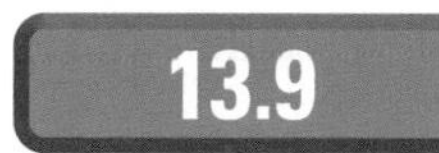

Évaluation clinique de la personne âgée

Une bonne connaissance des spécificités gériatriques est nécessaire pour reconnaître les manifestations cliniques des maladies – souvent atypiques et accompagnées de symptômes multiples – chez les personnes âgées (Lacombe, Hébert, & Carrier, 2007). Par exemple, l'adulte âgé ayant une infection des voies urinaires peut présenter de la confusion, une perte d'appétit, de la faiblesse, des étourdissements ou de la fatigue plutôt que les symptômes classiques de fièvre, de dysurie, d'augmentation de la fréquence des mictions ou d'urgence mictionnelle. Celui qui est atteint de pneumonie peut présenter de la **tachycardie**, de la **tachypnée** et de la confusion sans montrer les symptômes plus fréquents de fièvre et de toux productive. Au lieu de ressentir une douleur **rétrosternale** (DRS) et d'être en **diaphorèse,** il est possible que la personne âgée qui souffre d'un infarctus du myocarde n'éprouve pas de douleur, ni de malaise **épigastrique,** aucune irradiation, pas d'hypotension, ni d'agitation et de confusion : il s'agit alors d'un infarctus « silencieux ».

L'examen clinique débute pendant la première rencontre entre l'infirmière et le client. Il comprend un examen physique complet, qui est à la fois rapide et minutieux. Pendant l'évaluation initiale, l'infirmière peut relever, par exemple, le type de contact visuel, l'expression du visage, les rides faciales, les cheveux gris, la perte de masse corporelle aux membres et l'augmentation de la masse corporelle sur le tronc. Lacombe, Hébert et Carrier (2007) proposent certains principes pouvant guider les professionnels de la santé dans leur évaluation clinique de la personne âgée **ENCADRÉ 13.4**.

PISTES D'ÉVALUATION CLINIQUE

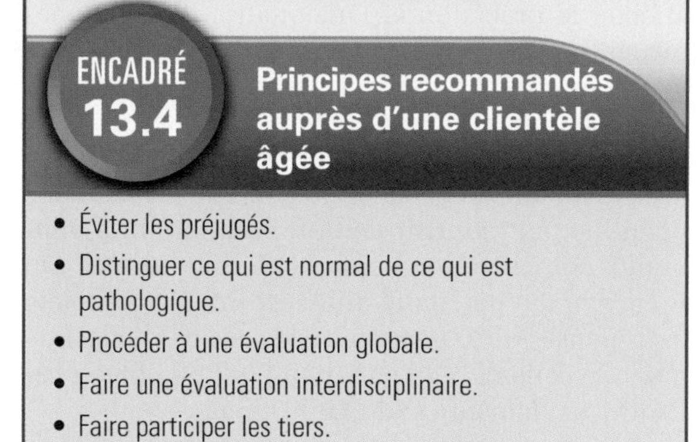

- Éviter les préjugés.
- Distinguer ce qui est normal de ce qui est pathologique.
- Procéder à une évaluation globale.
- Faire une évaluation interdisciplinaire.
- Faire participer les tiers.
- Préciser le but de l'évaluation.
- Créer des conditions optimales d'évaluation.
- Connaître les grands syndromes gériatriques.
- Voir la perte d'autonomie comme une manifestation clinique.
- Penser aux manifestations cliniques atypiques.
- Utiliser des outils d'évaluation standardisés.
- Se soucier de la fragilité du client.
- Privilégier rapidité et précocité d'évaluation.

Source : Tiré de Lacombe, B., Hébert, R., & Carrier, R. (2007). Évaluation clinique de la personne âgée. In M. Arcand, & R. Hébert, *Précis pratique de gériatrie* (3e éd., pp. 93-113). Acton Vale, Qc : Edisem ; Paris : Maloine.

Les soins infirmiers à la personne âgée recourent à des méthodes innovatrices pour maximiser le potentiel du client. En cas d'évaluation approfondie, l'infirmière suscite sa participation active et lui donne suffisamment de temps pour qu'il puisse transmettre les renseignements importants sur sa santé. Au moment de l'examen clinique, elle cherche aussi à déterminer si des changements sont survenus dans le développement physiologique ou cognitif, ou dans le comportement psychosocial. Aussi, dans son évaluation, l'infirmière devra aborder la personne âgée avec une attitude positive et éviter de faire preuve d'âgisme, par exemple (Lacombe, Hébert, & Carrier, 2007). Pendant l'entrevue, l'infirmière peut juger nécessaire d'accorder des périodes de repos au client ou de prévoir plusieurs séances en raison de son énergie réduite ou de son endurance limitée.

La plupart des experts s'entendent pour dire que l'on doit considérer et traiter les personnes âgées de manière personnalisée pour compenser l'absence de normes définitives. L'infirmière devra donc déterminer les capacités fonctionnelles et l'état des fonctions cognitives de la personne âgée, et les comparer avec sa situation antérieure afin de poser son jugement clinique et de déterminer la planification globale des soins.

- **Rétrosternal :** Qui est localisé derrière le sternum.
- **Épigastrique :** Relatif à l'épigastre : partie supérieure et médiane de l'abdomen, entre l'ombilic et le sternum.

Enfin, des déficiences de mémoire peuvent affecter la précision et l'adéquation des données recueillies. Il est parfois nécessaire de questionner le proche aidant ou un autre membre de la famille pour obtenir des renseignements sur le passé médical du client, ou sur ses allergies et sa situation vaccinale. À ce sujet, le conjoint de madame Beaulieu peut fournir de l'information utile pour mieux connaître la cliente et comprendre ce qui lui arrive. La personne qui y est invitée complète les réponses de la personne âgée, avec le consentement de celle-ci ; elle ne répond pas à sa place, car l'entrevue demeure axée sur le client.

De plus, pendant l'évaluation de la personne âgée et dans l'enseignement qu'elle lui prodigue, l'infirmière doit tenir compte non seulement des changements physiologiques, tels que la déficience visuelle ou auditive, mais aussi des changements fonctionnels, cognitifs et psychosociaux. Si la personne âgée n'arrive pas à comprendre les signaux visuels ou auditifs de l'infirmière, il est possible que les données recueillies soient inexactes ou trompeuses. Par exemple, si madame Beaulieu a de la difficulté à entendre les questions malgré ses appareils auditifs, des réponses inappropriées peuvent amener l'infirmière à croire qu'elle est confuse alors que ce n'est pas le cas.

L'ouvrage *Le vieillissement perturbé : la maladie d'Alzheimer* (Phaneuf, 2007) explique les techniques de communication avec les personnes âgées.

13.9.1 Changements physiologiques

Il existe des changements physiologiques normaux que l'on peut prévoir chez les personnes âgées, et le **TABLEAU 13.4** les présente par système. Ces changements ne constituent pas des processus pathologiques, mais ils peuvent rendre ces personnes plus vulnérables vis-à-vis de certains problèmes de santé courants. L'organisme se modifie constamment avec l'âge, mais l'effet de ces changements dépend de la santé, du mode de vie, des agents stressants et des conditions environnementales.

Téguments

Avec le temps, la peau perd de sa résistance et de son hydratation. La couche épithéliale s'amincit, et les fibres collagènes élastiques rétrécissent et deviennent rigides. Les rides du visage et du cou reflètent la perte d'élasticité des tissus ainsi que le type d'activité musculaire et les expressions faciales de toute une vie.

Des taches et des lésions peuvent également être observées sur la peau. Des taches brunes, irrégulières (taches de vieillesse) apparaissent d'abord au dos des mains et sur les avant-bras **FIGURE 13.3**.

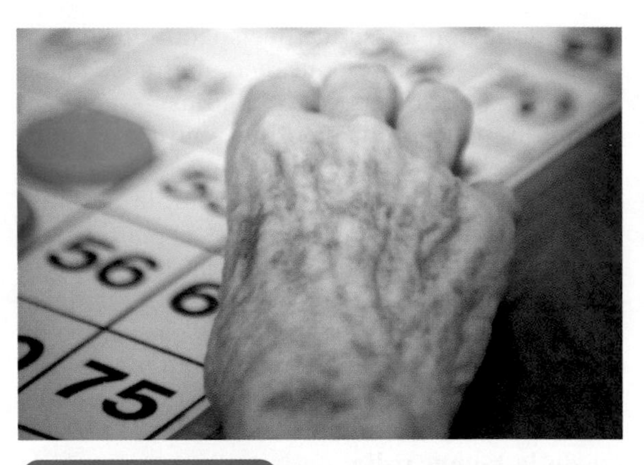

FIGURE 13.3 Taches de vieillesse sur le dos de la main d'une personne âgée

TABLEAU 13.4 Principaux changements liés au vieillissement, par système physiologique

Système	Changements
Tégumentaire	Perte de l'élasticité de la peau (rides, affaissement, sécheresse, lacérations faciles) ; changements de pigmentation ; atrophie des glandes (sébum, humidité, glandes sudoripares) ; raréfaction des cheveux (poils faciaux : diminution chez les hommes, augmentation chez les femmes) ; ralentissement de la croissance des ongles ; atrophie des artérioles épidermiques
Respiratoire	Diminution du réflexe de la toux ; diminution de l'expulsion du mucus, de la poussière et des substances irritantes logés dans les voies aériennes (diminution des cils bronchiques) ; diminution de la capacité vitale (augmentation du diamètre antéropostérieur de la poitrine) ; augmentation de la rigidité thoracique ; diminution du nombre d'alvéoles, augmentation de la résistance des voies aériennes ; augmentation du risque d'infection respiratoire

TABLEAU 13.4 **Principaux changements liés au vieillissement, par système physiologique (*suite*)**

Système	Changements
Cardiovasculaire	Épaississement de la paroi des vaisseaux sanguins ; diminution de la lumière des vaisseaux sanguins ; perte de l'élasticité des vaisseaux sanguins ; diminution du débit cardiaque ; diminution du nombre de fibres cardiaques ; diminution de l'élasticité et calcification des valves cardiaques ; diminution de la sensibilité des barorécepteurs ; diminution de l'efficacité des valvules veineuses ; augmentation de la pression vasculaire pulmonaire ; augmentation de la pression artérielle systolique ; diminution de la circulation périphérique
Digestif	Maladie parodontale ; diminution de la sécrétion de salive, de sucs gastriques et d'enzymes pancréatiques ; changements structuraux des muscles lisses, accompagnés d'une diminution du péristaltisme œsophagien et de la motilité de l'intestin grêle
Musculosquelettique	Diminution de la masse et de la force musculaires ; décalcification des os ; dégénérescence articulaire ; déshydratation des disques intervertébraux (diminution de la taille)
Nerveux	Dégénérescence des cellules nerveuses ; diminution des neurotransmetteurs ; ralentissement de la conduction des influx nerveux
Sensoriel	
• Yeux	• Diminution du pouvoir d'accommodation : de près/de loin (presbytie/myopie) ; difficulté d'adaptation au passage de la lumière à l'obscurité ; jaunissement du cristallin ; altération de la perception des couleurs ; sensibilité accrue à l'éblouissement ; contraction des pupilles
• Oreilles	• Perte de l'acuité auditive à l'égard des sons aigus (presbyacousie) ; épaississement du tympan ; sclérose de l'oreille interne ; accumulation de cérumen
• Goût	• Diminution du goût ; diminution du nombre de bourgeons gustatifs
• Nez	• Diminution de l'odorat
• Toucher	• Réduction du nombre de récepteurs cutanés
• Proprioception	• Diminution de la perception de la position du corps dans l'espace
Génito-urinaire	Diminution du nombre de néphrons ; réduction de 50 % du débit sanguin rénal à l'âge de 80 ans ; réduction de la capacité de la vessie
• Hommes	• Hypertrophie de la prostate
• Femmes	• Diminution du tonus des sphincters
Reproducteur	
• Hommes	• Réduction du nombre de spermatozoïdes ; diminution de la grosseur des testicules ; diminution et lenteur de l'érection
• Femmes	• Diminution de la production d'œstrogènes ; dégénérescence des ovaires ; atrophie du vagin, de l'utérus et des seins
Endocrinien	
• Organisme en général	• Altération de la production d'hormones et diminution de la capacité de réaction au stress
• Glande thyroïde	• Diminution de la sécrétion d'hormones
• Thymus	• Involution du thymus
• Cortisol, glucocorticoïdes	• Augmentation de la production d'hormones anti-inflammatoires
• Pancréas	• Augmentation de la fibrose ; diminution de la sécrétion d'enzymes et d'hormones

Source : Adapté de Ebersole, P., Hess, P., Touhy, T.A., & Jett, K. (2005). *Gerontological nursing and healthy aging* (2nd ed.). St. Louis, Mo. : Mosby.

37
Les facteurs de risque contribuant à la formation de lésions de pression sont présentés dans le chapitre 37, *Préserver l'intégrité de la peau et soigner les plaies.*

De petites taches rondes rubis, brunes ou rouges peuvent apparaître sur le tronc. Des années d'exposition au soleil contribuent au vieillissement de la peau, et peuvent entraîner des lésions précancéreuses ou malignes. Les lésions de pression constituent un risque particulier pour les personnes âgées ▶ 37.

Tête et cou

Les traits faciaux de la personne âgée deviennent plus prononcés en raison de la perte de tissu adipeux sous-cutané et de la diminution de l'élasticité de la peau. Ils peuvent sembler asymétriques en raison de dents manquantes ou de prothèses dentaires mal ajustées. De plus, la voix perd de sa puissance et de sa portée.

L'acuité visuelle baisse. Cette diminution peut être due à un dommage rétinien, à une réduction de la taille de la pupille, à l'opacification du cristallin ou à la diminution de son élasticité. La **presbytie,** réduction progressive de la capacité de voir de façon détaillée les objets rapprochés, est courante. Il y a diminution de la capacité visuelle dans l'obscurité et de l'adaptation rapide aux changements d'éclairage. Les modifications dans la perception des couleurs et la décoloration du cristallin rendent difficile la différenciation des bleus, des verts et des teintes pastel.

Bien que l'hypertension artérielle soit courante, elle ne constitue pas une évolution normale du vieillissement.

Les changements auditifs sont souvent subtils. On peut passer outre aux premières pertes d'acuité auditive, jusqu'à ce que les amis et les membres de la famille remarquent les tentatives de compensation telles que le fait d'augmenter le volume sonore de la télévision ou de la radio. La **presbyacousie,** trouble affectant la capacité d'entendre les sons aigus et certaines consonnes comme les *s,* les *c* et les *ch,* est fréquente. Avant de soupçonner ce trouble, il est important d'inspecter le canal auditif externe pour voir s'il ne contient pas un bouchon de cérumen, une cause courante de la réduction d'acuité auditive.

Les papilles gustatives s'atrophient et perdent de leur sensibilité. La personne âgée éprouve plus de difficulté à distinguer les goûts salé, sucré, amer et sur. L'odorat est également diminué, ce qui altère encore davantage le goût. Les sécrétions salivaires sont réduites, ce qui cause un problème de sécheresse buccale (xérostomie) ▶ 38.

38
Les facteurs visant à évaluer l'état sensoriel sont abordés dans le chapitre 38, *Soigner les altérations sensorielles.*

Thorax et poumons

Parfois, en raison de changements à l'appareil locomoteur, la configuration du thorax se modifie. Après 55 ans, la résistance des muscles respiratoires commence à diminuer (Beers & Berkow, 2000). Le diamètre antéropostérieur du thorax augmente. Les changements vertébraux dus à l'ostéoporose entraînent souvent une cyphose dorsale, courbure exagérée de la colonne vertébrale. La calcification du cartilage costal peut entraîner une réduction de la mobilité des côtes. La paroi de la cage thoracique devient graduellement plus rigide, et l'expansion pulmonaire diminue.

Système cardiovasculaire

La force contractile réduite du myocarde entraîne une baisse du débit cardiaque. Cette réduction est plus significative lorsque la personne âgée vit de l'anxiété, de l'agitation, lorsqu'elle souffre de maladie ou qu'elle a diminué ses activités. L'organisme essaie de compenser la réduction du débit en augmentant la fréquence cardiaque pendant l'exercice. Cependant, après l'exercice, il faut plus de temps de repos pour que cette fréquence revienne à la normale.

Il est possible que les pressions artérielles systolique et diastolique soient anormalement élevées. Plus de 50 % des personnes âgées souffrent d'hypertension artérielle (HTA), comme madame Beaulieu. Bien que cette affection soit courante, elle ne constitue pas une évolution normale du vieillissement, et elle prédispose à une défaillance cardiaque ou rénale, à un accident vasculaire cérébral (AVC), à une coronaropathie ou à une maladie vasculaire périphérique (Beers & Berkow, 2000).

Les pouls périphériques sont souvent plus faibles, bien que normalement palpables, tant aux extrémités inférieures qu'aux extrémités supérieures.

Seins

La réduction de la masse, de la tonicité et de l'élasticité musculaires entraîne une réduction des seins chez la femme âgée, causant leur affaissement. L'atrophie du tissu glandulaire, alliée à d'autres dépôts de gras, donne un sein légèrement plus petit, moins dense et moins nodulaire. La survenue de **gynécomastie** (développement des seins chez l'homme) peut être due aux effets secondaires de médicaments, à des changements hormonaux ou à l'obésité. Le cancer du sein est le type de cancer le plus fréquent chez la femme. Une femme sur neuf risque d'avoir un cancer du sein au cours de sa vie ; une femme sur 28 en mourra. Les hommes peuvent aussi développer ce type de cancer (Société canadienne du cancer, 2009).

Système gastro-intestinal et abdomen

Le vieillissement entraîne une augmentation de la quantité de tissu adipeux au tronc. Par conséquent, l'abdomen grossit. Étant donné que la tonicité et l'élasticité musculaires diminuent, il devient également plus protubérant. Les changements dans la fonction gastro-intestinale incluent un ralentissement du péristaltisme et des modifications des sécrétions. La personne âgée peut vivre ces changements sous forme d'intolérance à certains aliments et de malaise dû au retard de vidange gastrique. De plus, des modifications du tractus gastro-intestinal inférieur peuvent entraîner de la constipation, de la flatulence ou de la diarrhée.

Système reproducteur

Les changements dans la structure et la fonction de l'appareil reproducteur surviennent à la suite de modifications hormonales. La ménopause chez la femme est liée à une activité réduite des ovaires, et à une diminution des taux d'œstrogène et de progestérone. Chez l'homme, il n'y a pas de cessation nette de la fertilité. La spermatogénèse commence à diminuer vers la quarantaine, mais se poursuit au-delà de 90 ans. Par contre, les changements sur le plan de la structure et de la fonction reproductrice n'affectent pas la libido. Une activité sexuelle moins fréquente peut résulter d'une maladie, du décès d'un partenaire sexuel, d'une socialisation réduite ou de la perte de l'intérêt sexuel.

Système urinaire

L'hypertrophie de la prostate apparaît parfois chez les hommes âgés, ce qui a pour effet d'augmenter le volume de la glande et de déplacer la pression sur le col de la vessie. Il en résulte donc une rétention urinaire, une augmentation de la fréquence des mictions, de l'incontinence et des infections urinaires. De plus, l'hypertrophie de la prostate entraîne une difficulté à amorcer la miction et à maintenir le jet urinaire ▶ 35. L'hypertrophie bénigne de la prostate est différente du cancer de la prostate ; celui-ci est la deuxième cause de mortalité chez les hommes âgés de plus de 50 ans. Environ 77 % des cancers de la prostate sont diagnostiqués chez les hommes âgés de plus de 60 ans, et 96 % des décès causés par le cancer de la prostate se produisent dans cette tranche d'âge (Société canadienne du cancer, 2009).

L'incontinence urinaire n'est un phénomène normal ni chez les femmes ni chez les hommes âgés, mais il est vrai qu'elle touche plus les femmes que les hommes (dans un ratio 2:1) jusqu'à l'âge de 80 ans, après quoi le trouble affecte les deux sexes également (Flaherty, Fulmer, & Mezey, 2003). Par ailleurs, les femmes âgées, tout particulièrement celles qui ont déjà accouché, peuvent être frappées d'incontinence à l'effort, c'est-à-dire d'une émission involontaire d'urine lorsqu'elles toussent, éternuent ou soulèvent un objet. Le trouble résulte d'un affaiblissement des muscles vésicaux et périnéaux. Les facteurs de risque d'incontinence urinaire comprennent l'âge, la ménopause, le diabète, l'hystérectomie, l'accident vasculaire cérébral et l'obésité.

Système locomoteur

Avec le vieillissement, la taille des fibres musculaires diminue. La force musculaire baisse proportionnellement à la réduction de la masse musculaire. La masse osseuse diminue également. Les personnes âgées qui pratiquent une activité physique régulière ne perdent pas autant de masse musculaire et osseuse ou de tonicité que celles qui sont inactives. Les femmes au stade postménopausique ont un taux plus élevé de déminéralisation osseuse que les hommes âgés, bien que l'ostéoporose touche également ces derniers (Thorndyke, 2001). Les femmes qui maintiennent un apport calcique toute leur vie et pendant la ménopause ont une déminéralisation osseuse inférieure à celles qui ne le font pas. Les hommes âgés qui ont une mauvaise alimentation et une mobilité réduite sont également vulnérables à ce phénomène.

Système nerveux

Le nombre de neurones du système nerveux commence à diminuer progressivement à l'approche de la vingtaine. Des changements fonctionnels surviendront avec l'âge en raison de cette perte neuronale. De plus, la personne âgée peut voir son équilibre diminuer ou ses réactions motrices perdre en coordination. Des modifications de la durée et de la qualité du sommeil sont souvent signalées, entre autres une difficulté à s'endormir, à rester endormi et à se rendormir après s'être réveillé la nuit ▶ 32. Le réveil pendant la nuit, ou trop tôt le matin, et le besoin excessif de siestes pendant le jour peuvent entraîner l'insomnie le soir venu.

En résumé, tel qu'il a été mentionné précédemment, les signes et les symptômes classiques de maladie peuvent parfois être absents, atténués ou atypiques chez la personne âgée (Meiner & Lueckenotte, 2006). Cela peut s'expliquer par des changements organiques et homéostatiques liés au vieillissement, par la perte graduelle des réserves physiologiques et fonctionnelles, ou par la coexistence de maladies aiguës et chroniques.

35

Plus de détails sur l'hypertrophie de la prostate sont donnés dans le chapitre 35, *Traiter les problèmes d'élimination urinaire.*

32

Les besoins normaux de sommeil chez les personnes âgées sont abordés dans le chapitre 32, *Favoriser le repos et le sommeil.*

L'**ENCADRÉ 13.5** expose les changements physiologiques que l'on peut observer chez les personnes âgées dans différents milieux de même que quelques pistes d'évaluation infirmière.

Enfin, en ce qui concerne l'évaluation de la personne âgée quant aux changements physiologiques, il faut faire preuve de prudence dans l'interprétation des signes et symptômes de maladie ainsi que des résultats de tests de laboratoire. En effet, les chercheurs ont, de tout temps, établi les signes et symptômes courants des maladies et les valeurs normales de diverses analyses à partir de populations jeunes ou d'âge moyen. Certaines valeurs des tests de laboratoire se modifient en raison du vieillissement. La phosphatase alcaline, la cholestérolémie, les triglycérides, la glycémie postprandiale et l'acide urique sanguin augmentent, alors que la calcémie, la créatine kinase sérique et la clairance à la créatinine diminuent.

13.9.2 Changements fonctionnels

L'état fonctionnel, chez la personne âgée, comprend les domaines physique, psychologique,

Dyspnée : Difficulté à respirer, s'accompagnant d'une sensation de gêne ou d'oppression ; essoufflement.

Jugement clinique

Quels problèmes de santé devraient être considérés comme explication possible de la confusion et de la désorientation de madame Beaulieu ?

ENCADRÉ 13.5 Exemples de modifications du tableau clinique des maladies chez la personne âgée dans différents milieux

Hôpital

- La personne âgée peut être confuse, mais il n'est pas dans sa nature de l'être, il faut donc se renseigner sur la survenue d'événements neurologiques, la prise de nouveaux médicaments ou la présence de facteurs de risque de délirium.
- Beaucoup de personnes âgées hospitalisées sont en état de déshydratation chronique, état aggravé par les maladies aiguës.
- L'infection ne s'accompagne pas toujours de fièvre chez la personne âgée et peut se manifester plutôt par des symptômes comme une augmentation de la fréquence respiratoire, une chute, de l'incontinence ou de la confusion.

Résidence pour personnes âgées

- Les professionnels de la santé, dans bien des cas, ne traitent pas assez la douleur chez les personnes âgées, surtout chez celles qui sont atteintes de démence ; il faut donc être attentif à la présence de signes non verbaux comme les grimaces ou la résistance aux soins.
- Une diminution de la capacité fonctionnelle, même légère, comme l'incapacité de se tenir droit sur une chaise, est un signe de nouvelle maladie.
- Les résidents chez qui la masse musculaire est diminuée, tant les personnes frêles que les personnes obèses, sont fortement prédisposées à la toxicité des médicaments comme la phénytoïne (Dilantin^MD) et la warfarine (Coumadin^MD), qui se fixent aux protéines.
- L'incontinence urinaire ou fécale, ou les deux, est souvent un signe d'apparition d'une nouvelle maladie.
- Les troubles gastro-intestinaux graves chez les personnes âgées ne s'accompagnent pas toujours des mêmes symptômes aigus que chez les autres clients. Il faut donc demander aux personnes âgées si elles sont constipées, si elles ont des crampes abdominales ou si elles ont observé un changement de leur fonctionnement intestinal.
- Les personnes âgées qui présentent une dyspnée accrue ou de la confusion, surtout celles qui ont des antécédents de troubles cardiaques, doivent être conduites au service des urgences ; ce sont là les manifestations les plus fréquentes d'un infarctus du myocarde dans ce segment particulier de la population.
- La dépression est une maladie fréquente chez les personnes âgées souffrant d'une maladie chronique, il faut ainsi être attentif à la perte d'intérêt pour des activités autrefois prisées, aux pertes personnelles importantes, aux changements de rôles ou aux changements dans la vie de famille.

Domicile

- La personne âgée court de plus grands risques de chute ; il faut donc s'attarder à l'équilibre, à la démarche et aux troubles neurologiques.
- Il faut surveiller les personnes âgées souffrant d'une maladie cardiaque en phase terminale : la perte d'appétit est un symptôme précoce d'insuffisance imminente.
- Il est également important de surveiller les signes d'interaction médicamenteuse chez les personnes âgées qui sont suivies par plusieurs professionnels de la santé et qui prennent de multiples médicaments.
- La fatigue et une capacité moindre à vaquer à des activités courantes sont des signes d'anémie, de troubles de la thyroïde, de dépression, ou de troubles neurologiques ou cardiaques.

Source : Adapté de Amella, E.J. (2004). Presentation of illness in older adults. *Am. J. Nurs.*, *104*(10), 40-51.

cognitif et social, mais la diminution de la capacité fonctionnelle associée au vieillissement est généralement liée aux maladies et à leur degré de chronicité. Cependant, ce sont les liens complexes qui unissent ces différents aspects qui influent en fin de compte sur la capacité fonctionnelle et le bien-être général de la personne âgée.

Il faut se rappeler qu'il n'est pas facile pour les personnes âgées d'accepter les changements qui se produisent dans tous les domaines de la vie et qui se répercutent sur leur état fonctionnel (leur capacité de réaliser les AVQ et les AVD). Certaines nient ces changements et espèrent obtenir d'aussi bons résultats qu'avant, quel que soit leur âge ; d'autres, au contraire, s'apitoient sur leur sort, et, ce faisant, limitent prématurément leurs activités et s'isolent. De plus, l'une des plus grosses craintes de la personne âgée qui connaît une diminution de sa capacité fonctionnelle par suite du vieillissement est la perte d'indépendance. Les facteurs qui favorisent le maintien d'un degré élevé de fonctionnement dans tous les domaines comprennent une alimentation saine et équilibrée, un degré approprié d'activité physique, des consultations régulières auprès d'un professionnel de la santé, la participation fréquente à des activités intéressantes, l'application de techniques de soulagement du stress, et la non-consommation d'alcool, de tabac ou de drogues illicites.

L'état fonctionnel fait habituellement référence à la capacité de réalisation, en toute sécurité, des AVQ et des AVD. Elle est un indicateur sensible de l'état de santé ou de l'évolution d'une maladie. En fait, un changement subit dans le fonctionnement, comme une diminution de la capacité de réalisation d'une ou de plusieurs AVQ, est souvent un signe d'apparition d'une maladie aiguë ou d'aggravation d'un problème chronique (Kresevic & Mezey, 2003). Une pneumonie, une infection urinaire, la déshydratation, les troubles électrolytiques et le délirium sont des exemples de maladies aiguës qui peuvent entraîner une diminution des capacités fonctionnelles, tout comme l'aggravation du diabète, les maladies cardiovasculaires et les pneumopathies chroniques.

Il existe plusieurs outils normalisés d'évaluation fonctionnelle, comme le système de mesure de l'autonomie fonctionnelle (SMAF) (Hébert, Carrier, & Bilodeau, 1988), largement utilisé dans le système de santé au Québec, et éventuellement en France, pour l'évaluation de l'autonomie de la personne âgée mais aussi dans la planification des soins infirmiers. Lorsqu'une diminution des capacités fonctionnelles est notée, par exemple à l'aide de la grille d'évaluation du SMAF, les interventions infirmières doivent viser à maintenir, à rétablir ou à maximiser l'état fonctionnel en vue de préserver l'autonomie et la dignité de la personne.

Le SMAF, l'outil officiel du ministère de la Santé et des Services sociaux [MSSS] au Québec pour l'évaluation des besoins des personnes âgées ou handicapées vivant à domicile ou en établissement, peut être consulté sur le site du Réseau québécois de recherche sur le vieillissement, au www.rqrv.com, ou dans l'ouvrage *L'essentiel en soins infirmiers gérontologiques* (Miller, 2007).

13.9.3 Changements cognitifs

Les personnes âgées craignent, trop souvent, de souffrir, dans leur situation courante ou dans un futur rapproché, d'un déficit cognitif. Bien qu'il soit exact que des changements structuraux et physiologiques à l'intérieur du cerveau, comme la réduction du nombre de cellules, le dépôt de **lipofuscine** et d'**amyloïdes** dans les cellules et les modifications des neurotransmetteurs, surviennent chez toutes les personnes âgées – autant celles qui ont des déficits cognitifs que celles qui n'en ont pas –, la désorientation, la perte des habilités du langage et de l'aptitude à calculer, et un mauvais jugement ne constituent pas des changements normaux dans le processus du vieillissement. Trois affections particulières peuvent toucher la cognition : le délirium, la démence et la dépression. La distinction entre ces trois états est complexe, mais essentielle (Foreman, Fletcher, Mion, & Trygstad, 2003). Le **TABLEAU 13.5** compare les caractéristiques cliniques de chacun d'entre eux. Pour choisir des interventions pertinentes, l'infirmière doit pouvoir faire la distinction entre les trois. Le recours à l'orientation vers la réalité, à la thérapie par la validation et par la réminiscence dépend de la nature du déficit cognitif.

- **Lipofuscine :** Pigment cellulaire composé de débris de molécules qui apparaît dans les cellules des personnes âgées.
- **Amyloïde :** Substance glycoprotéique anormale qui infiltre électivement le tissu conjonctif au cours de l'amylose.

Délirium

Le **délirium,** ou état confusionnel aigu, est un déficit cognitif potentiellement réversible qui est souvent dû à une cause physiologique **ENCADRÉ 13.6**. Les causes physiologiques du délirium comprennent entre autres le déséquilibre électrolytique, l'**anoxie cérébrale,** l'hypoglycémie, les médicaments et leurs effets, les tumeurs, les hématomes sous-duraux, les accidents vasculaires cérébraux et les hémorragies. Le délirium chez la personne âgée peut être accompagné d'une infection systémique et est une manifestation symptomatique fréquente d'une pneumonie ou encore d'une infection du tractus urinaire. Le délirium peut également être dû à des facteurs environnementaux, comme la privation sensorielle ou l'immersion dans un milieu inconnu, ou encore à des facteurs psychosociaux tels que la détresse émotionnelle et la douleur. Bien que le délirium

- **Anoxie cérébrale :** Réduction du taux d'oxygène au cerveau.

TABLEAU 13.5 Comparaison des caractéristiques cliniques du délirium, de la démence et de la dépression

Caractéristique clinique	Délirium	Démence	Dépression
Apparition	Survenue aiguë ou subaiguë selon la cause, souvent au crépuscule ou dans l'obscurité	Survenue généralement insidieuse, selon la cause	Survenue qui coïncide avec les principaux changements de la vie et est souvent abrupte
Évolution	De courte durée, fluctuation des symptômes d'un jour à l'autre ; symptômes plus marqués la nuit, dans l'obscurité et au réveil	De longue durée, sans effets diurnes ; symptômes progressifs quoique relativement stables au bout d'un certain temps (La démence de type Alzheimer [DTA] présente trois stades : léger, modéré et grave.)	Effets diurnes, symptômes habituellement plus marqués le matin ; fluctuation en fonction des situations, mais moins que dans le cas du délirium
Progression	Abrupte	Lente, mais inégale	Variable : rapide ou lente, mais uniforme
Durée	Des heures à moins d'un mois, rarement plus	Des mois à des années	Au moins six semaines, parfois plusieurs mois à des années
État de conscience	Conscience réduite	Aucune altération	Aucune altération
État de vigilance	Fluctuant ; client léthargique ou hypervigilant	Généralement normal	Normal
Attention	Perturbée, fluctuante	Généralement normale	Déficience minime, mais client facilement distrait
Orientation	Généralement perturbée ; la gravité varie	Généralement normale	Désorientation sélective
Mémoire	Perturbation de la mémoire à court terme et immédiate	Perturbation de la mémoire à court et à long terme	Déficience parcellaire ou sélective, « îlots » de mémoire intacts ; évaluation de la mémoire du client difficile à faire en raison de son manque de motivation
Pensée	Pensée désorganisée, déformée, fragmentaire ; discours incohérent, soit lent, soit accéléré	Difficulté avec les abstractions, pensées pauvres, jugement perturbé, difficulté à trouver ses mots	Intacte, mais avec des thèmes de désespoir, d'impuissance ou de dévalorisation de soi
Perception	Déformée : illusions, délires et hallucinations ; difficulté à faire la différence entre la réalité et les perceptions erronées	Perceptions erronées habituellement absentes	Intacte, délires et hallucinations absents, sauf dans les cas graves

Jugement clinique

Diriez-vous que madame Beaulieu présente actuellement du délirium, de la démence ou de la dépression ?

TABLEAU 13.5 Comparaison des caractéristiques cliniques du délirium, de la démence et de la dépression (*suite*)

Caractéristique clinique	Délirium	Démence	Dépression
Comportement psychomoteur	Variable : hypokinétique, hyperkinétique et mixte	Normal ; possibilité d'apraxie	Variable, retard ou agitation d'ordre psychomoteur
Cycle veille-sommeil	Perturbé ; cycle inversé	Éclaté	Perturbé ; réveil se produisant habituellement tôt le matin
Affect	Changements affectifs variables ; symptômes d'hyperexcitation ; exagération du type de personnalité ; état associé à une maladie physique aiguë	Affect qui a tendance à être superficiel, inapproprié et instable ; tentatives de cacher les déficits intellectuels ; présence potentielle de changements de personnalité, d'aphasie ou d'agnosie, manque de discernement	Affect déprimé ; vague à l'âme ; plaintes exagérées et détaillées ; absorption dans ses propres pensées ; capacité de discernement ; expression verbale détaillée ; plaintes somatiques, mauvaise hygiène et négligence de sa personne ; pensées négatives, difficulté à prendre des décisions, élocution lente et fuite des idées
Évaluation	Client facilement distrait de sa tâche, nombreuses erreurs	Défaillances mises en évidence par la famille, réponses ratées et peu fréquentes ; difficulté avec les tests ; grands efforts nécessaires pour trouver des réponses appropriées ; demandes fréquentes de rétroaction sur son rendement	Défaillances mises en évidence par la personne, réponse « je ne sais pas » fréquente ; peu d'efforts ; abandon rapide ; indifférence à l'égard des tests ; absence d'intérêt et de tentatives de trouver les réponses

Source : Adapté de Foreman, M., Fletcher, K., Mion, L.C., & Trygstad, L. (2003). Assessing cognitive function. In M. Mezey, T. Fulmer, & I. Abraham (Eds), *Geriatric nursing protocols for best practice* (2nd ed.). New York : Springer.
Reproduction autorisée par Springer Publishing Company, LLC, New York, 10036.

- **Hyperkinétique :** Se dit d'un syndrome qui se caractérise par un trouble associant une activité motrice exagérée à un comportement impulsif. Antonyme : Hypokinétique.
- **Apraxie :** Incapacité à effectuer un mouvement ou une série de mouvements sur consigne. Ce ou ces mouvements sont par ailleurs bien exécutés spontanément.

puisse se manifester dans n'importe quel contexte, il représente la complication la plus fréquente chez les personnes âgées hospitalisées (Inouye, Foreman, Mion, Katz, & Connery, 2001).

La déshydratation est aussi un problème fréquent chez les personnes atteintes de délirium. Elle peut être reliée à une réduction de l'apport hydrique par voie orale, elle-même liée à une diminution de la soif et de la quantité d'eau dans le corps, résultat d'une baisse de la masse musculaire. Les vomissements et les diarrhées qui peuvent accompagner l'apparition d'une maladie aiguë accroissent le risque de déshydratation. D'autres symptômes sont également à surveiller chez ces personnes qui ne peuvent exprimer avec des mots ou des phrases leur état, et qui peuvent alors manifester leur inconfort ou leurs besoins par divers comportements perturbateurs. Parmi les symptômes à surveiller, il faut noter une diminution de l'appétit, par exemple, qui est un symptôme fréquent de début de pneumonie, d'insuffisance cardiaque ou d'infection urinaire. Les troubles de la glande thyroïde, une infection, une maladie cardiaque ou pulmonaire, des

Jugement clinique

En vous référant à la mise en contexte, déterminez les facteurs qui pourraient expliquer le délirium de madame Beaulieu.

ENCADRÉ 13.6

Facteurs prédisposants et précipitants du délirium

Facteurs prédisposants du délirium[a]

Facteurs démographiques
- *Âge avancé*
- Genre masculin
- Fragilité
- Milieu institutionnel
- Isolement social

Facteurs sensoriels spéciaux
- *Déficience visuelle*
- *Déficience auditive*

Facteur cognitif
- *Démence*

Facteur psychiatrique
- Dépression

Facteurs fonctionnels
- *Déficience physique*
- *Immobilité préopératoire et postopératoire*

Facteurs liés à l'alimentation
- *Malnutrition*
- *Taux d'albumine sérique bas*
- *Taux d'urée sanguine élevé*
- *Rapport azote/créatinine*

Facteurs de comorbidité
- *Fardeau de comorbidité*
- *Accident vasculaire cérébral précédent*
- *Maladie de Parkinson*
- *Dysfonction rénale*

Alcoolisme

Facteurs précipitants du délirium

Facteurs médicamenteux
- *Nombre de médicaments*
- Période de sevrage
- *Médicaments psychoactifs*
- Benzodiazépines
- Analgésiques opioïdes
- Anticholinergiques
- Neuroleptiques
- Antiparkinsoniens
- *Antagonistes des récepteurs bêta*

Facteurs de maladies aiguës
- *Maladie aiguë grave*
- *Instabilité à l'admission*

Facteurs infectieux
- *Infection symptomatique*
- *Infection à un site précis*
- *Infection non respiratoire*
- *Fièvre*
- *Infection des voies urinaires et leucocytose*

Facteurs métaboliques
- *Déshydratation*
- *Hypernatrémie et hyponatrémie*
- *Hypokaliémie*
- Anomalies acidobasiques
- Hyperglycémie et hypoglycémie
- Hypercalcémie et hypocalcémie
- Myxœdème et thyrotoxicose
- Insuffisance surrénale

Facteurs cardiopulmonaires
- *Examen pulmonaire anormal*
- *Hypoxémie*
- *Anévrisme aortique abdominal avec hypertension artérielle*
- *Hématrocite postopératoire < 30 %*
- *Choc et hypotension*
- Insuffisance cardiaque
- Exacerbation d'une bronchopneumopathie chronique obstructive (BPCO)

Facteurs neurologiques
- Hématome sous-dural
- Accident vasculaire cérébral
- Hémorragie cérébrale
- Tumeur cérébrale primaire
- Métastases cérébrales
- Abcès cérébral
- Méningite
- Encéphalite
- Convulsions

a. Les facteurs en italique s'appuient sur des données empiriques.
Source : Adapté de Rolfson, D.B. (2002). Prise en charge pratique du délirium. *La revue canadienne de la maladie d'Alzheimer, (5)2*, 12-16. www.stacommunications.com/customcomm/Back-issue_pages/AD_Review/adPDFs/october2002f/12.pdf

troubles métaboliques et l'anémie sont des causes fréquentes d'une diminution de l'état fonctionnel. Les étourdissements sont un signe fréquent de plusieurs maladies aiguës, dont l'anémie, l'arythmie, l'infection, l'infarctus du myocarde, l'accident vasculaire cérébral et les tumeurs au cerveau. Enfin, l'incontinence urinaire d'apparition récente est souvent associée à une infection urinaire, mais elle est également un signe de déséquilibre électrolytique ou d'un effet médicamenteux indésirable.

La présence du délirium exige une évaluation et une intervention précoces. Le déficit cognitif associé au délirium est généralement inversé une fois que la cause a été trouvée et que le traitement est commencé, à moins que le cerveau n'ait subi des dommages permanents. L'une des caractéristiques qui distingue le délirium de la démence est le fait que le délirium est potentiellement réversible.

Démence

La **démence** est une déficience généralisée du fonctionnement intellectuel qui touche la personnalité, et nuit au fonctionnement social et professionnel. La détérioration des fonctions cérébrales entraîne une diminution de la capacité à accomplir les AVQ et les AVD. Contrairement au délirium, la démence se caractérise par un dysfonctionnement cérébral graduel, progressif et presque toujours irréversible. Compte tenu de l'étroite ressemblance entre le délirium et la démence, il faut prendre soin de ne pas les confondre. Bolla, Fille et Palmer (2000) décrivent quatre principales formes de démence : la démence de type Alzheimer, la démence à corps de Lewy, la démence frontotemporale et la démence vasculaire.

La forme de démence la plus fréquente (70 % des cas de démence selon Miller, [2007]) et la plus étudiée est la **démence de type Alzheimer (DTA)**, nommée d'après le docteur Alois Alzheimer, qui en a publié la première description. Elle se caractérise par une atrophie du cerveau, et le développement de plaques séniles et de dégénérescence neurofibrillaires dans les hémisphères cérébraux. La cause de la maladie n'est pas connue, et, bien que plusieurs théories fassent actuellement l'objet d'études, aucune n'apporte d'explication définitive. Parmi les symptômes indicatifs de la DTA se trouvent la difficulté d'acquérir ou de retenir de nouveaux renseignements, et l'inaptitude à accomplir des tâches complexes qui s'exécutent en une série d'étapes (Agency for Health Care Policy and Research, 1996). Quand la capacité de raisonnement est atteinte, l'habileté à trouver une solution appropriée à un problème est altérée. Les changements dans la capacité de s'orienter dans l'espace peuvent rendre dangereuse la conduite automobile ou rendre difficile la tâche de trouver son chemin à partir de lieux familiers pour se rendre à son domicile. Les habiletés liées au langage peuvent être touchées, ce qui peut entraîner une difficulté à trouver les mots justes, que ce soit dans une conversation ou par écrit. Certaines personnes atteintes de la DTA semblent plus passives et moins agitées, tandis que d'autres montrent des troubles comportementaux comme de l'agitation ou de l'errance. La détection précoce de la DTA est très importante, car certains médicaments offrent un espoir de ralentir la progression de la maladie.

La DTA évolue en trois stades : précoce, modéré et avancé. Le progrès de la maladie varie selon la personne qui en est atteinte.

Au stade précoce, le symptôme primaire est la perte de mémoire. En plus de subir une perte de mémoire à court terme, la personne âgée peut avoir de la difficulté à se concentrer, éprouver moins d'intérêt pour ses activités habituelles et présenter une désorientation spatiotemporelle. Des signes de dépression peuvent être présents.

Au stade modéré, étant donné que les repères qui permettent à la personne âgée de comprendre son environnement sont déjà fuyants, la confusion de celle-ci ne fait qu'augmenter. Ses aptitudes à la communication, tant verbale qu'écrite, sont altérées **FIGURE 13.4**. Le comportement lié à l'habillement, à l'hygiène, à l'alimentation et à l'élimination peut changer. La supervision et l'aide dans les AVQ et les AVD deviennent nécessaires. La personne est aussi désorientée dans le

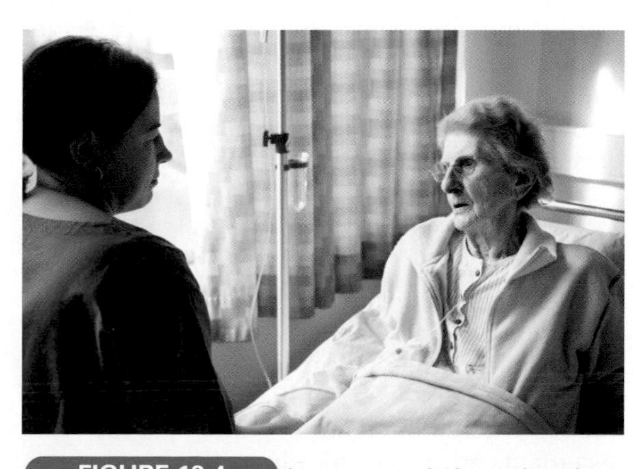

FIGURE 13.4 La personne âgée atteinte de démence parvient difficilement à exprimer ses besoins.

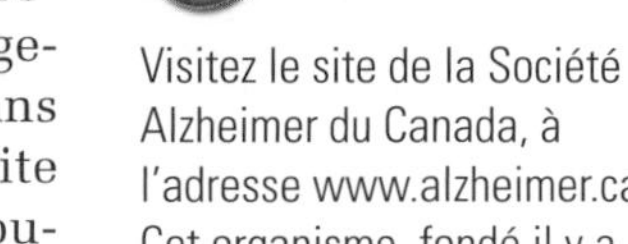

Visitez le site de la Société Alzheimer du Canada, à l'adresse www.alzheimer.ca. Cet organisme, fondé il y a plus de 30 ans, a pour mission d'aider les personnes affectées par la maladie d'Alzheimer et offre une panoplie de renseignements sur la DTA.

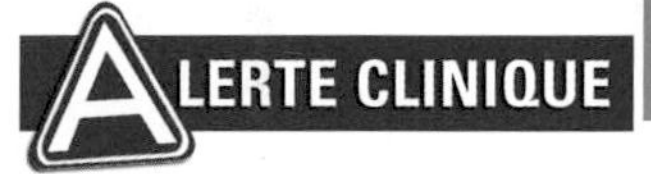

Les premiers symptômes de la DTA peuvent être très subtils et être vite écartés, car jugés non significatifs par la famille de la personne âgée. De plus, celle-ci peut tenter de dissimuler les effets de la perte de mémoire, de les compenser ou de les nier.

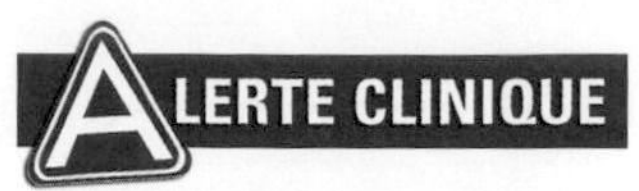

Chez la personne atteinte de DTA, l'errance, à l'intérieur et à l'extérieur de la maison, est courante. L'errance nocturne peut se produire à mesure que les structures du sommeil changent. Aussi, l'immobilité, l'incontinence et la perte de poids favorisent l'apparition de lésions de la peau, ce qui réduit la résistance à l'infection de cette clientèle particulière.

temps et dans l'espace, et peut ne pas être en mesure de suivre des instructions simples. Sa sécurité devient une préoccupation constante et nécessite une supervision quasi continue.

Au stade avancé de la DTA, la mémoire à long terme et la mémoire à court terme sont atteintes. L'identité personnelle semble perdue. La personne peut ne pas reconnaître les membres de sa famille. Elle a besoin de plus en plus d'aide pour l'accomplissement de ses AVQ et des AVD, jusqu'à ce qu'elle devienne complètement dépendante d'un soignant. Sa mobilité diminue, jusqu'à ce que l'alitement soit requis. Malgré un bon régime comprenant des suppléments et en dépit de l'aide qu'on lui offre pour s'alimenter, la personne âgée perd du poids.

Dépression

La **dépression** se caractérise par des émotions comme le découragement, la tristesse ou l'irritabilité, et aussi par l'impression de ne pas avoir de valeur comme personne (PasseportSanté.net, 2008). Le délirium et la dépression, qui sont tous deux des troubles réversibles, sont souvent pris pour de la démence irréversible chez la personne âgée parce qu'ils s'accompagnent d'un dysfonctionnement cérébral et d'un déficit cognitif. Par conséquent, il est possible que les personnes âgées atteintes de ces troubles ne soient ni bien évaluées ni bien soignées, et qu'à la longue, un trouble réversible devienne un trouble irréversible.

Le délirium et la dépression, qui sont tous deux des troubles réversibles, sont souvent pris pour de la démence irréversible chez la personne âgée.

Quelque 20 % des personnes âgées traversent une dépression à la fin de leur vie (Butler & Lewis, 1995), ce qui altère la sensation de bonheur et de bien-être, amène des limites physiques et sociales, complique le traitement des troubles médicaux concomitants et accroît le risque de suicide. De 20 à 25 % des adultes qui souffrent de DTA traversent également une dépression (Butler & Lewis, 1995; Tueth, 1995). Lorsque la démence et la dépression se manifestent ensemble, la détresse de la personne âgée et de sa famille augmente.

13.9.4 Changements psychosociaux

Parmi les changements psychosociaux qui accompagnent le vieillissement se trouvent les changements dans les rôles et les rapports. Les rôles et les relations au sein de la famille changent à mesure que les parents deviennent grands-parents, que les enfants adultes se font les soignants de leurs parents vieillissants ou que les personnes âgées perdent leur conjoint. Les rôles qui sont liés à l'appartenance à un groupe changent quand la personne prend sa retraite, quand elle déménage et quitte un quartier familier, ou lorsqu'elle cesse de participer à des activités sociales en raison de son état de santé déclinant.

L'infirmière évalue la nature des changements psychosociaux auxquels est confrontée une personne âgée et l'adaptation de cette dernière à ces changements. Au moment de l'évaluation clinique, elle demande à la personne comment elle se perçoit par rapport aux autres et comment elle se sent en tant que personne vieillissante. Les points à aborder au cours de cette entrevue sont, entre autres, la famille, les relations intimes, l'emploi antérieur et actuel, les finances, le logement, le réseau social, les activités et la spiritualité. Parmi les sujets particuliers liés à ces domaines, on trouve la retraite, l'isolement social, la transformation de la sexualité, l'adaptation au milieu de vie et la mort.

Retraite

Cette étape de la vie est caractérisée par des transitions et des changements de rôles. Les stress psychosociaux vécus à la retraite peuvent être liés à l'échange des rôles entre les conjoints ou à leur modification à l'intérieur de la famille, ou encore à la perte de certains rôles. Des problèmes liés à l'isolement social et à la situation financière peuvent également apparaître. L'âge de la retraite varie. Les réformes sociales du XIXe siècle en Allemagne sont à l'origine de la retraite fixée à l'âge de 65 ans, seuil de la vieillesse. D'abord choisi pour déterminer l'admissibilité aux prestations de sécurité sociale, l'âge de 65 ans a ensuite été associé à la retraite, ce qui n'était pas l'objectif de départ. Celle-ci, qui peut être obligatoire ou volontaire, se produit à des âges divers, mais que ce soit à 55 ans, à 65 ans ou à 75 ans, elle constitue un des plus importants tournants de la vie.

La planification préalable à la retraite est une tâche importante qui est recommandée aux personnes d'âge moyen. Celles qui planifient en avance leur retraite vivent généralement une transition plus facile. Bien que la planification financière soit importante, la planification préparatoire à la retraite inclut bien plus que cet aspect. Elle commence par le choix du « style » de retraite souhaitée, et par l'inventaire des intérêts, des compétences et de l'état de santé général. Une bonne planification de la retraite est essentielle, car celle-ci peut durer plus de 30 ans. Lorsque le conjoint occupe toujours un emploi, la personne retraitée se retrouve seule. Le conflit entre les projets de la personne retraitée et les responsabilités professionnelles de celle qui travaille peut entraîner des désaccords.

La qualité de leurs échanges interpersonnels, leur processus de prise de décision sur des sujets comme les finances et les activités, leur respect des rôles traditionnels ou partagés, et leur degré d'affection et d'intimité influent sur l'adaptation du couple à la retraite (Ebersole, Hess, Touhy, & Jett, 2005). Les enfants d'âge adulte s'attendent souvent à ce que la personne retraitée devienne automatiquement la gardienne des petits-enfants.

La perte du rôle professionnel a des conséquences importantes sur certaines personnes retraitées. Lorsque le travail et les relations interpersonnelles au travail ont été au centre d'une grande partie de l'existence, la perte du rôle professionnel peut être accablante. L'identité personnelle se définit souvent à partir du rôle professionnel ; la retraite engendre alors nécessairement la construction d'une nouvelle identité. La structure imposée à la vie quotidienne par l'horaire de travail se perd également avec la retraite, tout comme les échanges sociaux et le soutien interpersonnel au travail. Au cours de l'adaptation à la retraite, la personne âgée devrait adopter un horaire qui soit riche à ses yeux et se tisser un réseau social qui puisse la soutenir. C'est d'ailleurs ce que madame Beaulieu a fait en jouant au bridge chaque semaine avec ses amies et en participant à des activités organisées par un centre pour personnes âgées deux fois par semaine.

L'état de santé, la possibilité de continuer à travailler et un revenu suffisant sont les facteurs qui influencent le plus la satisfaction de la personne retraitée (Ebersole et al., 2005). Des attentes positives à la préretraite contribuent aussi à la satisfaction pendant la retraite. L'infirmière peut aider la personne âgée et sa famille à s'y préparer en discutant avec elles de certains aspects clés, dont les relations avec le conjoint et avec les enfants, les activités importantes pour remplacer le rôle professionnel, et l'adaptation ou la reconstruction du réseau social. Elle peut également aborder les sujets liés au revenu ainsi qu'à la promotion et au maintien de la santé, de même qu'à la planification à long terme d'éléments comme le testament et les dernières volontés.

Les retraités sont confrontés au défi de s'adapter à la perte de leur rôle professionnel. Les personnes qui travaillaient à domicile et les conjoints de celles qui travaillaient à l'extérieur de la maison sont également confrontées à des changements de rôles, à mesure qu'elles vieillissent. Étant donné que les personnes âgées prévoient habituellement leur retraite, elles peuvent planifier leurs finances et envisager des activités de remplacement. Bon nombre de retraités considèrent cette nouvelle période de leur vie comme le moment d'explorer de nouveaux centres d'intérêt ou de nouveaux passe-temps, de participer à des activités bénévoles, de poursuivre leurs études ou de se lancer dans une nouvelle carrière.

Isolement social

Un grand nombre de personnes âgées connaissent l'isolement social, lequel peut augmenter avec l'âge. Il existe deux formes d'isolement. D'abord, il y a l'isolement par choix, qui est engendré par le désir de la personne retraitée de ne pas interagir avec les autres. Puis, il y a l'isolement qui découle de la perte de la capacité ou de la possibilité d'interagir avec les autres (Ebersole et al., 2005).

La vulnérabilité des personnes âgées face à l'isolement augmente en l'absence de soutien, comme dans le cas de la perte du rôle professionnel ou du déménagement dans un nouveau milieu de vie. Une déficience auditive ou visuelle ainsi que la mobilité réduite contribuent également à restreindre leur interaction avec les autres et à les isoler. Malgré ses déficits sensoriels, madame Beaulieu, quant à elle, ne semble pas souffrir d'isolement.

Les valeurs véhiculées par la société à propos de ce qui est attirant – le vieillissement étant considéré comme peu séduisant – entraînent un sentiment de rejet chez certaines personnes âgées. Elles se voient comme étant peu attrayantes et se sentent rejetées en raison de changements dans leur apparence physique, causés soit par le vieillissement normal, soit par suite d'une maladie ou d'une chirurgie. Les personnes âgées confuses ou incontinentes, celles qui sont incapables de communiquer, celles qui sont placées dans un établissement de soins, et celles qui sont pauvres ou sans abri sont des exemples de personnes potentiellement isolées. De plus, dans notre société, la tendance à la dispersion géographique de la famille réduit les occasions d'interaction entre ses membres. Certaines personnes âgées interprètent cette réduction du nombre de contacts familiaux comme un rejet.

L'infirmière peut aider les personnes âgées solitaires à se construire un réseau social et à inverser la tendance à l'isolement (Ebersole et al., 2005). Un grand nombre de municipalités offrent des programmes d'action communautaire, régis par les CSSS, qui sont conçus pour les personnes âgées isolées. Certains de ces programmes visent à satisfaire les besoins nutritifs, comme les « popotes roulantes » ; les besoins de socialisation, comme les contacts téléphoniques quotidiens avec des bénévoles ; ou les besoins d'activités, comme les sorties organisées. Dans la plupart des municipalités, les personnes âgées sont invitées à faire du bénévolat. D'autres organismes communautaires, tels que les églises, les clubs et les bibliothèques, mettent sur pied divers programmes permettant aux personnes âgées de rencontrer des gens qui ont des activités, des intérêts et des besoins semblables aux leurs.

Transformation de la sexualité

Que leur santé soit bonne ou fragile, les personnes âgées ont besoin d'exprimer leur sexualité. Celle-ci englobe non seulement les rapports sexuels, mais également l'amour, la chaleur, le partage des émotions, la tendresse et le toucher. Elle est liée à l'identité et confirme que la personne âgée peut donner aux autres et que ce cadeau est apprécié.

Maintenir une santé sexuelle nécessite l'intégration des aspects somatique, émotionnel, intellectuel et social de la personne. Pour aider les personnes âgées à atteindre et à maintenir une santé sexuelle, l'infirmière doit comprendre les changements physiques dans la réaction sexuelle ▶ 18. Elle doit favoriser un climat d'intimité facilitant les discussions sur la sexualité et elle ne doit pas porter de jugement. Des questions ouvertes qui invitent la personne âgée à expliquer ses activités sexuelles ou ses inquiétudes concernant sa sexualité peuvent fournir plus d'information qu'une liste de questions fermées sur des activités ou des symptômes particuliers. Les personnes âgées peuvent apprécier recevoir de l'enseignement sur les changements sexuels liés à l'âge. Des renseignements sur la prévention des infections transmissibles sexuellement et par le sang doivent être donnés au moment opportun.

18

Les changements physiques et la réaction sexuelle de la personne âgée sont abordés dans le chapitre 18, *Améliorer la santé sexuelle.*

La libido de la personne âgée ne diminue pas, même si la fréquence des activités sexuelles peut être moindre. Une femme qui ne comprend pas les changements physiques qui ont des effets sur ses activités sexuelles peut craindre la fin de sa vie sexuelle dès le début de sa ménopause. L'homme âgé peut avoir des craintes semblables lorsqu'il constate qu'il y a un changement dans la fermeté de son érection, que son besoin d'éjaculer à chaque orgasme diminue et que la période réfractaire entre les rapports sexuels est plus longue.

De plus en plus de personnes âgées prennent des médicaments qui réduisent l'activité sexuelle, comme les antihypertenseurs, les antidépresseurs, les sédatifs ou les hypnotiques. Par contre, certains médicaments augmentent la libido, comme la chlorpromazine (ingrédient du Largactil^MD^, qui n'est plus en vente), qui accroît le désir sexuel chez la femme, et la lévodopa combinée avec la carbidopa (Sinemet^MD^), qui a le même effet chez l'homme.

L'infirmière ne doit pas oublier le besoin tout aussi important dans la sexualité des personnes âgées de toucher et d'être touché. Le toucher constitue une partie importante de la sexualité. Il peut être une autre forme d'expression sexuelle lorsque les rapports sexuels ne sont pas désirés ou possibles, et ainsi constituer un excellent moyen d'avoir une relation intime (Atkinson, 2006).

Les personnes âgées ne diffèrent pas du reste de la population quant à l'orientation sexuelle. Il va de soi qu'elles ne sont pas toutes hétérosexuelles, mais il existe peu d'information sur les homosexuels âgés et sur leurs besoins particuliers en matière de santé. Kanapaux (2003) a fait état des obstacles à surmonter et des défis à relever pour les infirmières lorsqu'elles soignent des lesbiennes ou des homosexuels âgés. Ces dernières et ces derniers craignent d'avoir à dépendre, pour leurs soins de santé, de réseaux et d'institutions sociales qui n'éprouvent pas de sympathie à leur endroit, ce qui est particulièrement difficile pour les personnes âgées. La discrimination que ressentent les personnes homosexuelles les empêche de dévoiler leur orientation sexuelle aux professionnels de la santé. Afin d'assurer une prestation de qualité aux personnes âgées homosexuelles, il est primordial de prendre conscience de ses propres opinions sur la sexualité et de leur incidence possible sur la capacité de fournir des soins. Il est nécessaire d'améliorer la communication et de faire preuve d'un esprit ouvert, exempt de préjugés pour permettre à ce segment sans cesse croissant de la population de bien vieillir sur le plan de la santé.

Pour le maintien de la santé sexuelle chez la personne âgée, il est possible que l'infirmière doive faire appel à un autre professionnel qui expliquera à la personne, ou aux deux partenaires, des moyens pour atteindre une satisfaction sexuelle. Ce ne sont pas toutes les infirmières qui se sentent à l'aise de conseiller les personnes âgées à propos de leur santé sexuelle. L'infirmière ne doit pas se sentir obligée de le faire, mais elle doit être en mesure de reconnaître le besoin de soutien.

Adaptation au milieu de vie

La capacité de la personne âgée à vivre de façon autonome détermine fortement ses choix de logement. Des changements dans son rôle social, ses responsabilités familiales et son état de santé influencent les conditions de logement qu'elle adopte. Certaines personnes choisissent de vivre avec des membres de leur famille, alors que d'autres préfèrent vivre dans leur propre maison ou dans un logement situé à proximité de ceux-ci. Les résidences de retraités offrent la possibilité de vivre et de fréquenter des gens dans un milieu qui regroupe des personnes de même génération.

Pour certains, les plans de retraite comportent un changement de résidence. D'autres raisons que la retraite peuvent également motiver ce changement. Des troubles physiques peuvent par exemple nécessiter le déménagement dans une plus petite maison de plain-pied. Lorsqu'elle a de graves problèmes de santé, la personne âgée peut être obligée de vivre avec des parents ou des amis. Ce changement dans ses conditions de logement peut nécessiter une plus longue période d'adaptation.

Afin d'aider les personnes âgées à satisfaire leurs besoins de logement, l'infirmière doit évaluer leur degré d'activité, leur situation financière, l'accessibilité des transports en commun et des activités communautaires, s'il y a lieu, les risques de l'environnement et les systèmes de soutien. Le choix du logement doit également prévoir, dans la mesure du possible, les besoins à venir. Le logement et le milieu sont deux facteurs importants, car ils ont une grande incidence sur la santé des personnes âgées. Le milieu peut aider ou nuire au fonctionnement physique et social de celles-ci, accroître leur confort ou épuiser leur énergie, et faciliter ou gêner la vie des personnes qui subissent une perte d'acuité visuelle ou auditive. Le mobilier doit être confortable, conçu en fonction des changements musculosquelettiques et d'accès facile.

La sécurité est une préoccupation fondamentale. Il faut évaluer les risques liés à l'environnement, et la capacité de la personne âgée à reconnaître ces risques et à les prévenir ▶ 28. Il faut relever tout ce qui peut causer des blessures à domicile, comme un chauffe-eau réglé à une température trop élevée, des carpettes qui peuvent causer des chutes et tout ce qui peut occasionner des blessures à l'extérieur du domicile, comme les trottoirs et les marches en mauvais état.

Mort

Les personnes âgées ont des attitudes et croyances variées à l'égard de la mort, mais il est rare qu'elles appréhendent leur propre mort (Friedman, 2006). Elles sont plutôt préoccupées par la crainte de devenir un fardeau, la souffrance, la solitude et les mesures de prolongation de la vie. L'expérience de la mort de membres de la famille et d'amis fait partie de la vie des personnes âgées ▶ 20. Cette expérience comprend la perte de parents de générations antérieures, du conjoint (deuil que vivent davantage de femmes que d'hommes âgés), d'amis et, malheureusement, parfois la perte d'un enfant. Malgré ces expériences répétées, il serait erroné de penser que les personnes âgées se sentent à l'aise avec l'idée de la mort. Même à l'approche de la mort, de nombreuses personnes âgées ont encore des projets à mener à terme et ne sont pas prêtes à mourir. Leur famille et leurs amis ne sont pas non plus prêts à les laisser partir. Dans ce domaine, un des principaux rôles de l'infirmière consiste donc à aider la personne âgée et les membres de sa famille à affronter les pertes tout comme à faciliter leur adaptation aux changements de vie qu'elles imposent. ■

20

Les notions de deuil et de mort sont traitées dans le chapitre 20, *Offrir du soutien au cours d'un processus de deuil.*

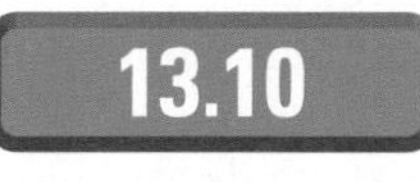

Interventions cliniques auprès de la personne âgée

Face aux principales causes de décès chez les personnes âgées, il existe des mesures préventives qui peuvent en réduire la fréquence, et retarder l'invalidité ou la mort (Rubenstein & Nahas, 1998). À mesure que la population vieillit et que l'espérance de vie augmente, on insiste de plus en plus sur la promotion de la santé et la prévention des maladies ▶ 2. En outre, le nombre de personnes âgées qui se montrent intéressées et motivées par ces aspects des soins est à la hausse. D'ailleurs, de nombreux programmes et projets nationaux, sur des questions aussi diverses que les chutes, les médicaments, la perte d'autonomie, etc., portent justement sur les pratiques de prévention auprès des personnes âgées.

Les expériences passées de soins de santé, la motivation personnelle, les croyances en matière de santé et la culture, de même que des facteurs comme le transport et les ressources pécuniaires peuvent créer des obstacles à la participation sociale des personnes âgées. Du côté des professionnels de la santé, ce sont les croyances et les attitudes à l'égard des services et des programmes offerts et de leur efficacité ainsi que l'absence de lignes directrices uniformes et d'une approche coordonnée qui font obstacle (Resnick, 2006).

2

Les notions d'introduction à la promotion de la santé et à la prévention de la maladie sont présentées dans le chapitre 2, *Promouvoir la santé et le bien-être.*

28

La question de la sécurité et de la prévention chez les personnes âgées est approfondie dans le chapitre 28, *Veiller à la sécurité.*

Jugement clinique

En considérant l'état actuel de madame Beaulieu, quelle serait la priorité de soins ?

Les interventions infirmières, y compris l'enseignement auprès des personnes âgées, visent donc essentiellement la réduction des problèmes de santé, l'autonomie et l'autogestion de la santé. De plus, ces interventions doivent cibler les problèmes autant physiologiques que psychosociaux **ENCADRÉ 13.7**.

13.10.1 Considérations physiologiques

Les personnes âgées tiennent à être en bonne santé. Les facteurs qui influent sur la santé à un âge avancé ne sont pas encore entièrement connus, mais les quatre plus importants semblent être la génétique, les événements de la vie, les habitudes de santé et les mesures préventives (Rubenstein & Nahas, 1998). L'infirmière n'a aucun pouvoir sur le bagage génétique ou les événements de la vie de son client. Cependant, des mesures préventives primaires, secondaires et tertiaires permettent d'établir des programmes de prévention de la maladie, de maintien de la santé, et de dépistage des maladies ou des complications liées aux affections chroniques.

Environ 90 % des adultes âgés de 65 ans et plus présentent au moins un problème de santé chronique, un taux quatre fois plus élevé que chez tout autre groupe d'âge (Eliopoulos, 1999). Les conséquences de ces problèmes chroniques varient énormément. En général, ces problèmes diminuent le bien-être des personnes et menacent leur autonomie. Le but des mesures préventives primaires est d'éviter l'apparition de la maladie. Des exemples de ces mesures sont, entre autres, l'abandon du tabagisme, dans le but de prévenir les cardiopathies et le cancer du poumon, et l'immunisation contre la grippe, la pneumonie pneumococcique et le tétanos.

Les mesures préventives secondaires tentent de déceler la maladie dès le stade présymptomatique en vue de procéder à un traitement précoce. Des exemples de ces mesures comprennent le dépistage précoce du cancer et de la dépression.

La plupart des personnes âgées s'intéressent à leur santé et sont en mesure de prendre leur vie en main. Elles veulent demeurer autonomes le plus longtemps possible, continuer d'habiter leur domicile et prévenir l'incapacité. L'infirmière peut les renseigner sur la nutrition, l'exercice,

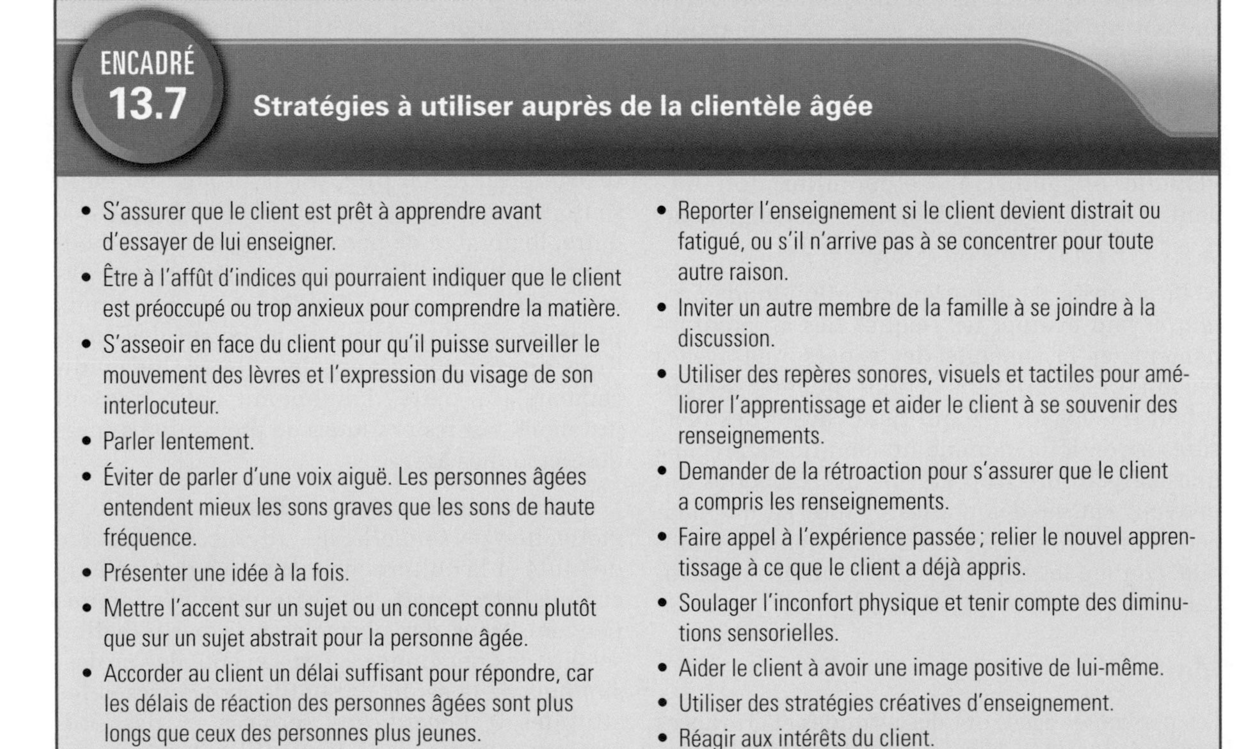

ENSEIGNEMENT AU CLIENT

ENCADRÉ 13.7 Stratégies à utiliser auprès de la clientèle âgée

- S'assurer que le client est prêt à apprendre avant d'essayer de lui enseigner.
- Être à l'affût d'indices qui pourraient indiquer que le client est préoccupé ou trop anxieux pour comprendre la matière.
- S'asseoir en face du client pour qu'il puisse surveiller le mouvement des lèvres et l'expression du visage de son interlocuteur.
- Parler lentement.
- Éviter de parler d'une voix aiguë. Les personnes âgées entendent mieux les sons graves que les sons de haute fréquence.
- Présenter une idée à la fois.
- Mettre l'accent sur un sujet ou un concept connu plutôt que sur un sujet abstrait pour la personne âgée.
- Accorder au client un délai suffisant pour répondre, car les délais de réaction des personnes âgées sont plus longs que ceux des personnes plus jeunes.
- Réduire autant que possible les distractions du milieu environnant.
- Reporter l'enseignement si le client devient distrait ou fatigué, ou s'il n'arrive pas à se concentrer pour toute autre raison.
- Inviter un autre membre de la famille à se joindre à la discussion.
- Utiliser des repères sonores, visuels et tactiles pour améliorer l'apprentissage et aider le client à se souvenir des renseignements.
- Demander de la rétroaction pour s'assurer que le client a compris les renseignements.
- Faire appel à l'expérience passée ; relier le nouvel apprentissage à ce que le client a déjà appris.
- Soulager l'inconfort physique et tenir compte des diminutions sensorielles.
- Aider le client à avoir une image positive de lui-même.
- Utiliser des stratégies créatives d'enseignement.
- Réagir aux intérêts du client.
- Insister sur les valeurs émotives et personnelles dans l'acquisition de compétences et d'idées, et les intégrer à l'enseignement.

Source : Adapté de Ebersole, P., Hess, P., Touhy, T.A., & Jett, K. (2005). *Gerontological nursing and healthy aging* (2nd ed.). St. Louis, Mo. : Mosby.

les médicaments et les mesures de sécurité qui leur conviennent. Elle peut également fournir de l'information au moyen d'ateliers qui traitent, par exemple, d'hypertension artérielle, d'arthrite ou des méthodes d'autogestion de la santé, comme le soin des pieds et de la peau. Les mesures de prévention tertiaire concernent principalement les maladies chroniques comme le diabète, pour lequel l'enseignement portera sur le maintien de l'intégrité de la peau. Ces mesures visent également la réadaptation dans le but de rendre la personne le plus autonome possible malgré les séquelles ou les limites de la maladie, par exemple lorsque l'infirmière apprend au client hémiplégique à se déplacer avec une canne tétrapode ou à s'alimenter seul en utilisant des ustensiles adaptés.

Cardiopathie

La cardiopathie est la principale cause de décès chez les personnes âgées. Les troubles cardiovasculaires les plus fréquents sont l'hypertension et les coronaropathies. L'hypertension est diagnostiquée lorsqu'il y a présence répétée d'une pression artérielle diastolique supérieure à 90 mm Hg ou systolique supérieure à 140 mm Hg ▶ 22. Dans le cas de la coronaropathie, l'obstruction partielle ou complète d'une ou de plusieurs artères coronaires entraîne une ischémie myocardique ou un infarctus du myocarde. Les facteurs de risque associés à l'hypertension et à la coronaropathie comprennent le tabagisme, l'obésité, le manque d'exercice et le stress. L'hypertension, l'hyperlipidémie et le diabète sont par ailleurs associés à la coronaropathie.

Les interventions infirmières doivent traiter de la perte de poids, de l'exercice, d'une alimentation réduite en sel et en gras, de la gestion du stress, et, s'il y a lieu, de l'abandon du tabagisme et de l'alcool. L'enseignement au client doit comprendre de l'information sur ses médicaments, la surveillance de sa pression artérielle, l'alimentation, les techniques de gestion du stress et la reconnaissance des symptômes qui indiquent le besoin de soins d'urgence.

Cancer

Les tumeurs malignes sont la deuxième cause de décès en importance chez les personnes âgées. Les infirmières doivent participer aux programmes d'éducation axés sur le dépistage précoce du cancer, sur son traitement et sur les facteurs de risque. Les séances d'enseignement peuvent par exemple porter sur l'abandon du tabagisme, l'autoexamen des seins ou l'analyse visuelle de traces de sang dans les selles ▶ 23. Il est également important de renseigner les personnes âgées sur les signes de cancer et de les encourager à signaler rapidement une lésion de la peau qui ne guérit pas, des saignements inhabituels, un changement dans les habitudes d'élimination ou une perte de poids inexpliquée (Rubenstein & Nahas, 1998). Le dépistage se complique lorsque les symptômes sont faussement interprétés comme des signes normaux du processus de vieillissement.

Accident vasculaire cérébral

Les AVC, la troisième cause de décès chez les personnes âgées, se produisent sous forme d'ischémies ou d'hémorragies cérébrales. Dans le cas de l'ischémie cérébrale transitoire (ICT), l'approvisionnement inadéquat de sang à certaines régions du cerveau est causé par l'obstruction des vaisseaux sanguins ou par une défaillance dans la circulation générale. L'hémorragie cérébrale, qu'elle soit sous-arachnoïdienne ou intracérébrale, est moins fréquente que l'ICT. Les facteurs de risque associés aux AVC comprennent l'hypertension, l'hyperlipidémie, le diabète, un passé d'ICT et des antécédents familiaux de maladies cardiovasculaires. Un AVC peut entraîner une diminution des capacités fonctionnelles de la personne âgée et l'empêcher de vivre seule.

Tabagisme

L'usage de la cigarette a été reconnu comme un facteur de risque pour les quatre principales causes de décès chez les personnes âgées : cardiopathie, cancer, AVC et maladies pulmonaires. Les fumeurs âgés peuvent grandement bénéficier de l'abandon du tabagisme (Boyd, 1996), tout comme les jeunes adultes. En plus de réduire le risque de maladies telles que la bronchopneumopathie chronique obstructive, il peut stabiliser l'état des personnes déjà atteintes. Cesser de fumer peut contribuer à prolonger la vie et à vivre de façon plus autonome.

Consommation d'alcool

De 11 à 14 % des aînés canadiens dépassent le seuil recommandé par les Directives de consommation d'alcool à faible risque (Éduc'alcool, 2009). Les études qui portent sur l'éthylisme chez la personne âgée font état de deux types de consommation : celui du buveur invétéré qui a bu toute sa vie et qui continue à le faire, et celui de la personne âgée qui a commencé à boire tardivement de façon abusive. Les causes souvent invoquées pour la consommation abusive d'alcool sont la dépression, la solitude et le manque de soutien social. Beaucoup croient que la fréquence de l'éthylisme est sous-estimée chez les

Jugement clinique

Si, avant son hospitalisation, madame Beaulieu avait reçu de l'enseignement au sujet des moyens d'éviter les chutes à domicile, cela aurait-il constitué un exemple de prévention primaire, secondaire ou tertiaire ?

13

22
Les notions de pression artérielle et d'hypertension sont détaillées dans le chapitre 22, *Mesurer et évaluer les signes vitaux*.

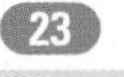

La promotion de saines habitudes de vie est abordée dans le chapitre 23, *Procéder à l'évaluation de la santé et à l'examen physique*.

personnes âgées (Ebersole et al., 2005). Les indices de l'éthylisme sont discrets, et la coexistence de la démence ou de la dépression complique parfois l'évaluation de l'abus d'alcool. Toutefois, certains indices portent à croire à la présence d'alcoolisme : chutes et accidents à répétition, isolement social, récidives de perte de mémoire et de confusion, non-respect des obligations familiales et professionnelles, prise de repas et de médicaments à des heures irrégulières, et difficulté à s'occuper des tâches domestiques et des finances personnelles et familiales.

Nutrition

Les habitudes alimentaires de toute une vie et les facteurs situationnels influencent la façon dont les personnes âgées satisfont leurs besoins nutritifs. Ces habitudes sont fondées sur la tradition, l'origine ethnique et la religion, lesquelles orientent le choix des aliments et la façon de les apprêter. Les facteurs situationnels qui influencent l'alimentation comprennent l'accessibilité aux épiceries, le budget, les capacités physique et cognitive liées à la préparation des aliments, et le lieu qui sert à ranger les aliments ou à préparer les repas.

Le degré d'activité et la condition clinique de la personne âgée ont une incidence sur ses besoins nutritifs. Étant donné leur activité réduite, les personnes âgées sédentaires nécessitent généralement un apport calorique inférieur à celui des aînés plus actifs. Toutefois, les besoins en calories ne sont pas uniquement déterminés en fonction des activités. Un apport calorique supplémentaire peut être nécessaire dans certaines situations cliniques, comme la période de rétablissement après une chirurgie, ce qui pourrait vraisemblablement s'appliquer à madame Beaulieu ; à l'inverse, l'apport peut être réduit lorsqu'une personne souffre de diabète ou d'obésité.

Pour les personnes âgées, une bonne alimentation comprend un apport calorique adéquat, restreint en lipides, en sel, en sucre raffiné et en alcool. Il n'est pas rare de voir une personne âgée malnutrie en raison de son problème d'alcoolisme. Bien que les normes présentées dans le *Guide alimentaire canadien* répondent aux besoins fondamentaux des adultes âgés, certaines personnes n'en tiennent pas compte ▶ 34.

34

Le contenu du *Guide alimentaire canadien* est expliqué dans le chapitre 34, *Promouvoir une alimentation adéquate*.

Les personnes âgées souffrant de démence ont des besoins particuliers en matière d'alimentation. Étant donné que leur mémoire et leurs capacités fonctionnelles déclinent avec l'évolution de la maladie, elles perdent la faculté de se souvenir de l'heure des repas, de la façon de préparer les aliments et même de se nourrir. Leurs besoins en apport calorique peuvent aussi augmenter en raison de l'énergie dépensée en cas d'agitation ou d'errance, alors que les personnes âgées peuvent marcher longtemps et sans arrêt. Les infirmières et le personnel soignant doivent régulièrement surveiller le poids et les rations alimentaires de ces personnes, leur servir de la nourriture facile à manger, les aider à manger et leur offrir des suppléments alimentaires au besoin afin de maintenir leur poids (Yen, 1997).

Problèmes dentaires

Les problèmes dentaires sont fréquents chez les personnes âgées, et touchent les dents naturelles et les prothèses dentaires. Les caries dentaires, la gingivite, les dents cassées ou manquantes, et les prothèses mal ajustées peuvent avoir une incidence sur la qualité de l'alimentation, et entraîner des douleurs et des infections.

Activité physique

Les personnes âgées doivent être encouragées à faire de l'activité physique et à poursuivre d'autres activités de loisir. L'activité physique favorise le maintien et le renforcement des capacités fonctionnelles, et accroît le sentiment de bien-être. La marche accroît l'endurance, augmente le tonus musculaire, améliore la flexibilité des articulations, renforce les os, réduit le stress et contribue à la perte de poids (Butler, 1998). Les bienfaits supplémentaires d'un programme d'exercices comprennent l'amélioration de la capacité cardiovasculaire, l'amélioration des profils de lipoprotéine plasmatique, l'accroissement de la vitesse du métabolisme, la diminution du temps de transit gastro-intestinal et l'amélioration de la qualité du sommeil (Butler et al., 1998b). Les personnes âgées fragiles qui font de l'activité physique ressentent une amélioration en matière de fluidité de la démarche, de stabilité ou d'équilibre à la marche, et d'endurance à l'activité. Sur le plan de la mobilité, par exemple, elles éprouvent moins de difficulté à se lever d'une chaise et à monter les escaliers. L'activité physique peut également avoir un effet favorable sur l'anxiété et la dépression.

En ce qui concerne l'activité physique, la personne âgée doit porter des chaussures et des vêtements adéquats, boire de l'eau avant et après l'exercice, éviter l'exercice à l'extérieur lorsque le temps est très chaud ou très froid, et le pratiquer avec un partenaire. Elle doit freiner son activité physique et chercher de l'aide si elle ressent une douleur à la poitrine ou une oppression thoracique, un essoufflement, un étourdissement, un vertige ou des palpitations (Gunnarsson & Judge, 1997).

Maladies rhumatismales

L'arthrite et l'arthrose sont des affections courantes chez les personnes âgées, notamment chez les femmes. La mobilité est plus ou moins restreinte selon le stade de la maladie et selon les articulations atteintes. L'arthrite a un effet sur la stabilité et l'amplitude des mouvements. La douleur qu'elle cause varie d'une personne à l'autre. De nouveaux agents pharmacologiques permettent d'atténuer la douleur et les gonflements, et d'accroître la mobilité articulaire.

Chutes

Les chutes constituent un risque pour de nombreuses personnes âgées. Elles peuvent entraîner la crainte d'autres chutes, l'arrêt des activités habituelles et une perte d'autonomie. L'hospitalisation ou l'hébergement en vue de la réadaptation ou d'un séjour à long terme sont parfois nécessaires. Environ 30 % des personnes âgées vivant de façon autonome dans leur domicile font au moins une chute par année (Tibbitts, 1996). Il y a fracture dans 5 % de ces cas et fracture de la hanche dans 1 % des cas. Les chutes sont plus fréquentes et plus graves chez les personnes âgées de plus de 85 ans. Les facteurs de risque sont les problèmes de santé et les dangers dans l'environnement (Tideiksaar, 1996).

Parmi les problèmes de santé qui peuvent occasionner des chutes, notons la vision réduite ; le déficit cognitif ; les affections cardiovasculaires comme l'hypotension orthostatique ou la syncope cardiaque ; tout ce qui entrave la mobilité, par exemple l'arthrite, la faiblesse musculaire, les problèmes aux pieds et le manque d'équilibre ; les changements dans la fonction urinaire qui occasionnent des déplacements répétés, tels que la fréquence urinaire et l'incontinence ; les effets secondaires des médicaments. Les risques liés à l'environnement comprennent l'éclairage inadéquat, les planchers glissants et mouillés, les escaliers et les trottoirs inappropriés, les chaussures en piteux état ou munies de semelles glissantes, et les articles ménagers qui peuvent faire trébucher comme les carpettes, les tabourets et les rallonges électriques.

Les personnes âgées qui prennent des médicaments provoquant des effets secondaires comme l'hypotension orthostatique, les étourdissements ou la somnolence doivent être informées des précautions à prendre pour éviter les chutes, comme changer de position lentement ou s'agripper à un meuble si nécessaire. De simples interventions à domicile, telles que l'utilisation d'une veilleuse la nuit, la disposition du mobilier de manière à libérer le passage jusqu'à la salle de bains, ou l'installation d'une rampe ou d'une barre au mur pour le bain et la toilette, peuvent réduire les chutes au moment des déplacements. Afin de prévenir les glissements et les faux pas, il est préférable d'enlever les carpettes et les autres articles sur le plancher, et d'utiliser des souliers et des pantoufles antidérapants.

Les personnes âgées hospitalisées et celles résidant dans les autres milieux de vie sont sujettes aux chutes et aux blessures. À l'hôpital, par exemple, bon nombre de chutes se produisent lorsque les clients essaient de se lever seuls, le plus souvent pour aller aux toilettes. Les chutes sont généralement plurifactorielles et sont attribuables à des facteurs de risque intrinsèques (p. ex., problèmes de démarche et d'équilibre, faiblesse, déficit cognitif) ou à des causes extrinsèques (p. ex., faible éclairage, plancher glissant ou encombré, utilisation inadéquate ou non-utilisation d'un accessoire d'aide à la marche, chaussures ou pantoufles glissantes, baignoire glissante). Les médicaments qui causent une hypotension orthostatique ou de la somnolence (les sédatifs) augmentent le risque de chute. Les diurétiques contribuent également aux risques de chute du simple fait qu'ils obligent la personne âgée à se lever plusieurs fois pour aller aux toilettes. Par ailleurs, les divers moyens physiques de contention peuvent parfois être la cause de blessures lorsque la personne âgée essaie de se lever et s'empêtre dans les sangles. De plus, le matériel, comme les fils des moniteurs, les tubulures pour l'administration intraveineuse des solutés, les sondes vésicales et les autres dispositifs médicaux, peut faire obstacle à des déplacements sûrs ▶ 28.

Jugement clinique

En considérant les manifestations de madame Beaulieu, comment devrait-on s'y prendre pour évaluer la douleur qu'elle ressent ?

28

Les causes de blessures accidentelles sont abordées dans le chapitre 28, *Veiller à la sécurité*.

Douleur

S'appuyant sur des études controversées sur les changements dans la perception de la douleur liés à l'âge, certains professionnels de la santé ainsi que des non-spécialistes estiment que la douleur fait partie du vieillissement normal et de la maladie (Ferrell & Rivera, 1996). Cette fausse perception entraîne une sous-évaluation de la douleur et limite les personnes âgées dans l'utilisation des moyens de soulagement appropriés. De nombreux facteurs influencent la gestion de la douleur, dont les croyances culturelles sur la signification de la douleur chez la personne âgée et sur la manière dont celle-ci l'exprime, la crainte liée à l'utilisation d'analgésiques et la difficulté à évaluer la douleur chez les adultes atteints d'un déficit cognitif.

Certains professionnels de la santé estiment que la douleur fait partie du vieillissement normal. Cette fausse perception entraîne une sous-estimation de la douleur chez la personne âgée.

Prise de médicaments

Les adultes de plus de 65 ans sont les plus grands consommateurs de médicaments. Environ 66 % d'entre eux prennent des médicaments sur ordonnance, en plus des médicaments en vente libre (Beers & Berkow, 2000). Les personnes âgées consomment environ 33 % de tous les médicaments vendus sur ordonnance (Beers & Berkow, 2000). La plupart de ces personnes prennent au moins un médicament par jour, et beaucoup en prennent plusieurs quotidiennement. La **polypharmacie,** soit l'utilisation concomitante de nombreux médicaments, augmente le risque d'effets indésirables. Bien que la polypharmacie puisse refléter une prescription inadéquate, elle peut, par contre, s'avérer nécessaire dans le cas de personnes âgées atteintes de multiples affections chroniques ou aiguës.

Les adultes de plus de 65 ans sont les plus grands consommateurs de médicaments.

Jugement clinique

Parmi les médicaments que madame Beaulieu prenait avant sa chirurgie, lequel peut exacerber sa confusion ?

En raison de leur âge, les aînés sont plus exposés à ressentir des effets indésirables au cours des différentes étapes de la transformation des médicaments dans leur organisme. Les médicaments peuvent également interagir entre eux, soit en potentialisant ou en entravant l'action d'autres médicaments. Certains entraînent parfois de la confusion, des étourdissements, de la constipation, de la pollakiurie ou de l'incontinence ; d'autres affectent l'équilibre et la mobilité, ou causent des nausées ou des vomissements. En raison de ces effets, nombreux sont ceux qui refusent de prendre des médicaments. Par ailleurs, on estime qu'environ 50 % des personnes âgées qui prennent des médicaments ne respectent pas la posologie parce qu'elles ne comprennent pas les indications fournies avec le médicament à prendre (Hayes, 1998) **ENCADRÉ 13.8**.

Lorsque des médicaments sont prescrits dans le but de gérer la confusion, des soins particuliers s'imposent. Certains médicaments, comme les sédatifs et les tranquillisants, peuvent exacerber la confusion du client. De plus, lorsque l'état découle d'un désordre physiologique, on devrait traiter ce dernier spécifiquement au lieu de traiter le comportement confus. L'état confusionnel peut varier en fonction de l'heure ou de l'environnement.

Au troisième âge, la gestion des médicaments est une composante importante de la promotion

ENSEIGNEMENT AU CLIENT

ENCADRÉ 13.8 Pharmacothérapie

Objectifs

- Le client sera informé des médicaments prescrits.
- Le client aura peu de risques de ressentir des effets indésirables.

Stratégies d'enseignement

- Utiliser des stratégies d'enseignement qui tiennent compte des caractéristiques et des besoins personnels du client.
- Adapter les stratégies aux déficiences physiques, sensorielles et cognitives du client.
- Traiter les questions relatives à la douleur et à l'anxiété et tout autre sujet relatif au confort avant de commencer l'enseignement.
- Fournir un environnement bien éclairé, tranquille et confortable.
- Demander au client s'il désire être accompagné d'un membre de sa famille ou d'un ami.
- Parler lentement, en utilisant un langage clair et précis.
- Fournir de la documentation imprimée en gros caractères pour renforcer l'information verbale.

  La documentation doit être adaptée, écrite en caractères foncés, de taille 14 points, imprimée sur du papier blanc ou crème peu lustré, et être facile à lire.

  La documentation doit comprendre les éléments suivants :
  - des renseignements généraux sur les médicaments (le but) ;
  - la façon de prendre les médicaments (dose, horaire, méthode) ;
  - les résultats (effets escomptés, effets secondaires, information d'urgence).

Évaluation

- Demander au client :
  - de répéter le nom du médicament et la raison de son utilisation ;
  - d'expliquer quand il doit le prendre, la quantité à prendre et la façon de le faire ;
  - de nommer les effets recherchés du médicament ;
  - de décrire quand il serait nécessaire d'appeler le médecin ou l'infirmière.

Source : Adapté de Clark, C. (1998). Wellness self-care by healthy older adults. *Image – J. Nurs. Sch., 30*(4), 351-355.

et du maintien de la santé. L'infirmière doit travailler de concert avec la personne âgée afin qu'elle prenne ses médicaments de façon sûre et adéquate.

L'utilisation d'un pilulier (aussi appelé dosette) préparé en pharmacie peut s'avérer d'une grande utilité pour la sécurité de la personne qui doit prendre de nombreux médicaments **FIGURE 13.5**.

13.10.2 Considérations psychosociales

Les interventions sur le plan de la santé psychosociale auprès de personnes âgées sont semblables à celles utilisées dans les autres groupes d'âge. Cependant, certaines interventions sont plus cruciales en cas d'isolement social, de déficience cognitive, ou de stress causé par la retraite, le déménagement ou l'approche de la mort. Ces interventions incluent la communication thérapeutique, le toucher, l'orientation vers la réalité, la thérapie par la validation, la thérapie par la réminiscence et les interventions pour améliorer l'image corporelle.

Communication thérapeutique

Grâce à la communication thérapeutique, l'infirmière est en mesure de percevoir et de respecter l'individualité de chaque personne âgée. Si elle exprime un intérêt réel pour l'aîné, celui-ci la verra comme quelqu'un qui se préoccupe sincèrement de son bien-être. Elle ne peut toutefois pas simplement pénétrer dans le monde de la personne âgée et établir immédiatement une relation thérapeutique si elle ne maîtrise pas les stratégies de communication appropriées ▶ 11.

Toucher

Un toucher doux est un signe d'affection et d'amabilité. Une poignée de main donnée avec fermeté peut transmettre un sentiment de sécurité. Les personnes âgées se trouvent parfois privées de toucher lorsqu'elles sont séparées de leur famille et de leurs amis. Une personne qui est isolée, dépendante ou malade, ou encore qui a peur de la mort ou qui a une faible estime de soi a un besoin plus grand de toucher.

L'infirmière doit savoir reconnaître quand une personne âgée souffre d'un manque de toucher. Certaines montreront leur besoin en cherchant à toucher la main de l'infirmière. Malheureusement, les hommes âgés sont parfois faussement accusés d'avances sexuelles lorsqu'ils tentent de toucher les autres. Lorsque l'infirmière touche une personne, elle ne doit pas le faire de façon condescendante, par exemple en caressant la tête. Le toucher doit communiquer du respect et de la sensibilité **FIGURE 13.6**.

Le toucher est un outil thérapeutique que l'infirmière peut utiliser afin de réconforter une personne. Il peut fournir une stimulation sensorielle, inciter à la relaxation, fournir un bien-être physique et émotionnel, orienter la personne vers la réalité, transmettre de la chaleur et communiquer de l'intérêt.

Orientation vers la réalité

L'**orientation vers la réalité** est une technique utilisée pour faire prendre conscience à la personne âgée du temps, du lieu et de la personne. Le but

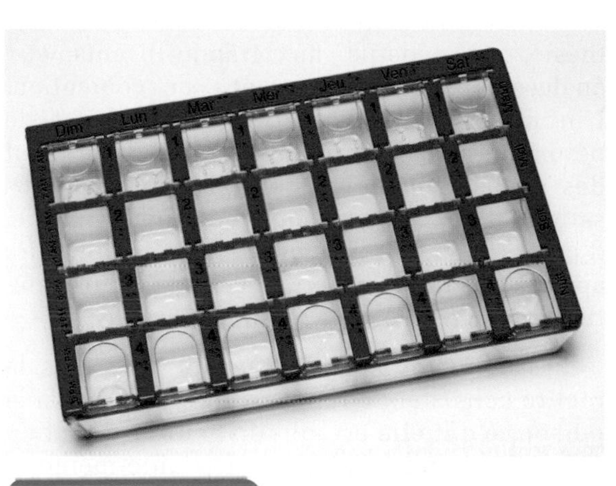

FIGURE 13.5 Exemple de pilulier qui facilite la prise quotidienne des doses de médicaments

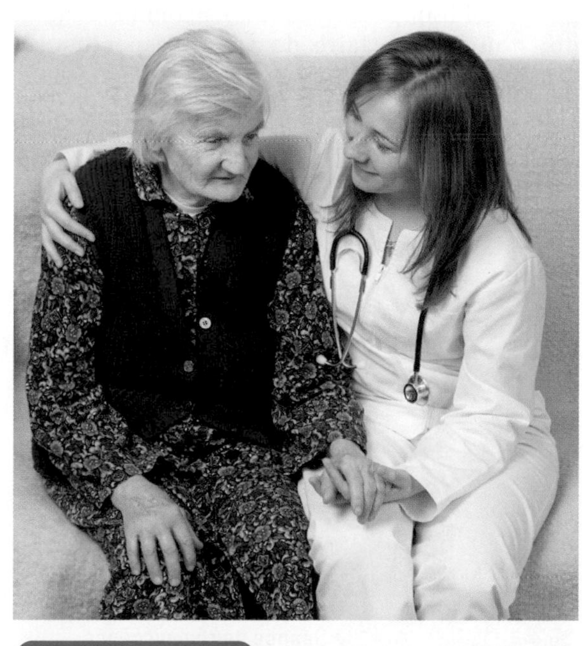

FIGURE 13.6 Le toucher doit communiquer du respect et de la sensibilité.

11 Les stratégies de communication thérapeutique sont abordées dans le chapitre 11, *Communiquer*.

est de rétablir le sens de la réalité, d'améliorer le niveau de conscience, de faire la promotion de la socialisation, d'accroître le fonctionnement autonome ainsi que de réduire la confusion, la désorientation et la détérioration physique.

La personne âgée qui change de milieu, subit une chirurgie, souffre d'une maladie ou vit un stress émotionnel court un risque de présenter de la désorientation. Les changements environnementaux tels que l'éclairage éblouissant, les bruits inconnus et le manque de lumière du jour dans les unités spécialisées des centres hospitaliers entraînent souvent de la désorientation et de la confusion. L'absence de personnes familières contribue aussi à l'apparition de ce phénomène. De plus, la désorientation croît en cas de recours à l'anesthésie, aux sédatifs, aux tranquillisants, aux analgésiques ou aux moyens de contention. L'infirmière doit prévoir et surveiller les états de désorientation et de confusion, car ces états sont des conséquences possibles d'une hospitalisation, d'un déménagement, d'une chirurgie, d'une perte ou d'une maladie, et elle doit faire appel à des interventions fondées sur l'orientation vers la réalité dans son plan de soins.

Valider ou respecter ce que la personne confuse perçoit comme lieu et comme temps réels est plus important que d'insister sur le temps et le lieu exacts.

Les éléments clés de l'orientation vers la réalité consistent à rappeler fréquemment à la personne qui elle est, quelle heure il est et où elle se trouve ; à utiliser des aide-mémoire dans le milieu, tels qu'une horloge, un calendrier et des objets personnels ; et à stabiliser l'environnement, la routine quotidienne et le personnel (Eliopoulos, 1999). La communication doit toujours se faire de façon respectueuse, avec patience et calme, et être empreinte d'honnêteté et d'empathie.

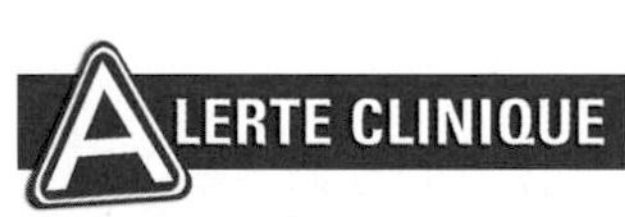

Il est important d'éviter d'insister sur l'orientation vers la réalité auprès d'une personne présentant des déficits cognitifs, car ceci risque de générer de l'anxiété chez elle.

Thérapie par la validation

La **thérapie par la validation** est une autre stratégie de communication utilisée avec la personne âgée confuse. Les affirmations et comportements de celle-ci ne sont pas remis en cause, mais plutôt acceptés comme le résultat d'un besoin ou d'un sentiment intérieur. La validation ne consiste pas à renforcer la fausse perception de la personne âgée, mais plutôt à être sensible au sens qui se cache derrière les affirmations et les comportements. Valider ou respecter ce que la personne confuse perçoit comme lieu et comme temps réels est plus important que d'insister sur le temps et le lieu exacts (Day, 1997).

Thérapie par la réminiscence

La **réminiscence** est le rappel du passé. Un grand nombre de personnes âgées aiment partager leurs expériences passées. En tant que thérapie, la réminiscence fait appel au passé afin d'apporter un sens au présent, de susciter une compréhension de celui-ci et d'en résoudre les conflits (Eliopoulos, 1999). En revoyant les résolutions positives de problèmes, la personne âgée peut se souvenir de stratégies d'adaptation utilisées avec succès dans le passé. La réminiscence est également une façon d'exprimer son identité personnelle. Le rappel des accomplissements passés renforce l'estime de soi.

Pendant le processus d'évaluation et les soins directs, l'infirmière peut utiliser la réminiscence pour évaluer l'estime de soi, la fonction cognitive, la stabilité émotionnelle, les conflits non réglés, la capacité d'adaptation et les attentes (Eliopoulos, 1999) **FIGURE 13.7**.■

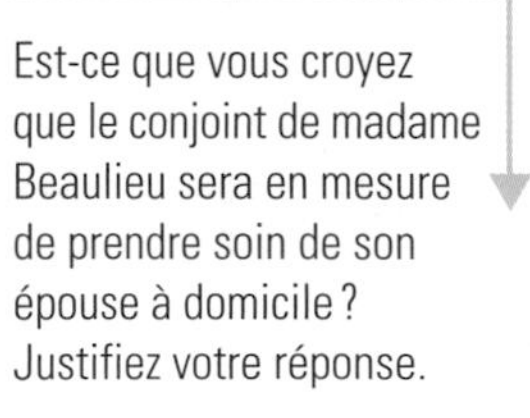

Est-ce que vous croyez que le conjoint de madame Beaulieu sera en mesure de prendre soin de son épouse à domicile ? Justifiez votre réponse.

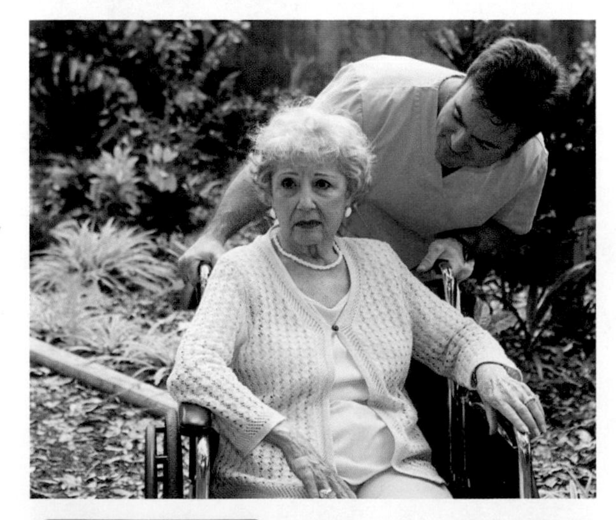

FIGURE 13.7 Séance de réminiscence. L'infirmier demande à la personne âgée ce que le paysage lui rappelle.

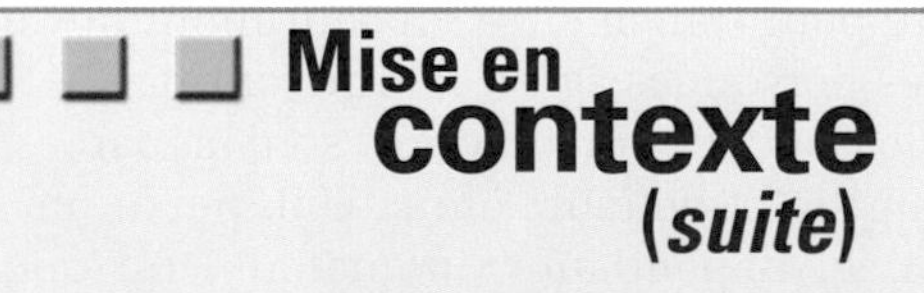

Le médecin vient de signer le congé de madame Beaulieu. La cliente est orientée dans les trois sphères (temps, lieu, personne) et circule maintenant avec un déambulateur, mais elle ressent encore de la douleur dans ses déplacements. Elle a aussi besoin d'aide pour ses soins d'hygiène, pour l'habillement et elle devra être assistée pour la préparation des repas. Son conjoint souhaite qu'elle revienne à la maison. Cependant, vous remarquez qu'il utilise lui aussi un déambulateur, que sa démarche est précaire et qu'il devient dyspnéique à l'effort.

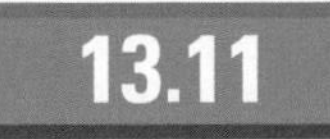

13.11 Exemple de suivi clinique particulier auprès d'une personne âgée

L'évaluation initiale de madame Beaulieu montre d'abord un suivi régulier de la chirurgie qu'elle a subie ; c'est donc ce qui apparaît comme premier constat dans son plan thérapeutique infirmier. Compte tenu des autres problèmes prioritaires constatés chez cette cliente, l'infirmière émet des directives qui permettront d'assurer un suivi clinique adéquat et particulier. Compte tenu des problèmes prioritaires constatés chez madame Beaulieu, l'infirmière émet des directives infirmières qui permettront d'assurer un suivi clinique adéquat et particulier. La douleur et le

Mme JEANNE BEAULIEU
80 ans

PLAN THÉRAPEUTIQUE INFIRMIER (PTI)

CONSTATS DE L'ÉVALUATION

Date	Heure	N°	Problème ou besoin prioritaire	Initiales	RÉSOLU / SATISFAIT Date	Heure	Initiales	Professionnels / Services concernés
2010-02-14	*15:00*	*1*	*Arthroplastie de la hanche droite*	*M.L.*				
2010-02-15	*08:45*	*2*	*Délirium post-opératoire*		*2010-02-16*	*11:00*	*M.L.*	
		3	*Douleur reliée à la chirurgie de la hanche*	*M.L.*				

SUIVI CLINIQUE

Date	Heure	N°	Directive infirmière	Initiales	CESSÉE / RÉALISÉE Date	Heure	Initiales
2010-02-14	*15:00*	*1*	*Assurer le suivi systématique pour arthroplastie de la hanche.*	*M.L.*			
2010-02-15	*08:45*	*2*	*Aviser le médecin par inf. si exacerbatiton des signes de délirium (confusion, agitation).*		*2010-02-16*	*11:00*	*M.L.*
		3	*Donner des analgésiques de façon régulière pendant les 24 premières heures.*	*M.L.*	*2010-02-16*	*08:30*	*M.L.*

Signature de l'infirmière	Initiales	Programme / Service	Signature de l'infirmière	Initiales	Programme / Service
Madeleine Langlois	*M.L.*	*Unité de chirurgie*			

PLAN THÉRAPEUTIQUE INFIRMIER (PTI)

Extrait des notes d'évolution

- *2010-02-15 08:45*
  Désorientée dans le temps et l'espace, mais reconnaît son mari. Parle seule et tente d'attraper quelque chose devant elle alors qu'il n'y a rien. Propos confus : « J'ai besoin d'une marmite pour laver mes draps. » Cherche à tirer sur sa sonde et à enlever son soluté.
- *2010-02-15 09:30*
  A reçu analgésique I.M. bras droit. Semble dormir vers 9 h 45.
- *2010-02-16 11:00*
  Réveillée. Son conjoint avise qu'elle est plus calme, qu'elle le reconnaît, qu'elle sait qu'elle est à l'hôpital, mais qu'elle voit des mouches alors qu'il n'y en a pas. Respiration à 20/min.

FIGURE 13.8 Extrait du plan thérapeutique infirmier de madame Beaulieu pour son suivi clinique postopératoire

délirium postopératoires ayant une incidence certaine sur l'évolution de l'état de madame Beaulieu, une surveillance assidue renforcée par des interventions encore plus précises devrait contribuer à la disparition des signes et symptômes de douleur et de délirium postopératoires **FIGURE 13.8**.

Pendant tout le temps que l'infirmière prodigue des soins à madame Beaulieu, elle exerce son jugement clinique et elle utilise sa pensée critique pour procéder à une évaluation clinique de la cliente **FIGURE 13.9**.

Dans l'exercice de son rôle et tout au long du processus de la démarche de soins, l'infirmière suit l'évolution de la condition postopératoire de madame Beaulieu. L'analyse des premières données recueillies met en lumière un premier constat de délirium à la suite de la chirurgie. Même si la douleur est l'objet d'une évaluation habituelle après une opération, comme dans toute situation clinique, cette préoccupation revêt ici une importance capitale en raison de l'impact que la douleur peut avoir sur l'intensité, la durée et les manifestations du délirium.

Vers un Jugement clinique

Connaissances
- Changements physiologiques et psychologiques spécifiques de la personne âgée
- Effets indésirables des médicaments et interactions possibles
- Caractéristiques du délirium postopératoire et différences avec la démence
- Moyens d'évaluation des fonctions neurologiques et mentales

Expériences
- Soins aux personnes âgées
- Soulagement de la douleur postopératoire
- Approche de la personne présentant des troubles cognitifs
- Soins aux clients opérés pour une fracture de la hanche

ÉVALUATION
- Manifestations de délirium présentées par madame Beaulieu
- Orientation dans les trois sphères
- Exacerbation de la douleur
- Effets des analgésiques ; risques de blessures
- Réactions de la cliente en présence de son conjoint
- Consultation du conjoint au sujet des comportements de la cliente avant sa chirurgie

Normes
- Sécurité
- Articles du code de déontologie relatifs au processus thérapeutique

Attitudes
- Respect
- Absence de préjugés

FIGURE 13.9 Application de la pensée critique à la situation clinique de madame Beaulieu

À retenir

Version reproductible
www.cheneliere.ca/potter

- Le nombre de personnes âgées augmente, particulièrement celui des personnes de plus de 85 ans.
- Étant donné que l'attitude des infirmières influence la qualité de leurs soins, celles-ci doivent fonder leurs croyances concernant les personnes âgées sur de l'information exacte plutôt que sur des mythes ou des stéréotypes.
- Les théories biologiques et psychosociales du vieillissement offrent des explications relativement aux changements qui se produisent au cours du vieillissement et peuvent favoriser la compréhension de l'infirmière.
- Tous les systèmes de l'organisme s'adaptent au vieillissement.
- Les personnes âgées et leurs enfants d'âge adulte redéfinissent leur relation.
- Les changements physiques qui accompagnent le vieillissement sont considérés comme normaux, et non comme pathologiques, même s'ils prédisposent la personne âgée à la maladie.
- La déficience cognitive n'est pas un état normal chez la personne âgée, et elle requiert une évaluation complète et une intervention adéquate.
- La déficience cognitive comporte les troubles aigus, les troubles possiblement réversibles, et les troubles chroniques, irréversibles et progressifs.
- Les changements psychosociaux auxquels est confrontée la personne âgée concernent la retraite, l'isolement social, la transformation de la sexualité et la mort.
- Les interventions infirmières liées aux problèmes psychosociaux comprennent la communication thérapeutique, la thérapie par la validation, le toucher, l'orientation vers la réalité, la thérapie par la réminiscence et les interventions visant à améliorer l'image corporelle.
- Les principales causes de décès chez la population âgée sont les maladies cardiovasculaires, le cancer, les AVC, les maladies pulmonaires, les accidents et les chutes, le diabète, les maladies rénales et les maladies du foie.
- Les personnes âgées en milieu de soins de courte durée risquent d'être atteintes de délirium, de déshydratation, de malnutrition, d'infections nosocomiales, d'incontinence urinaire et de lésions, en plus d'être exposées aux chutes.

13

Pour en savoir plus

Version complète et détaillée
www.cheneliere.ca/potter

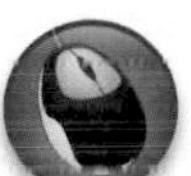

ORGANISMES ET ASSOCIATIONS

Chaire Desjardins en soins infirmiers à la personne âgée et à la famille
www.chairedesjardins.umontreal.ca

IUGM
Institut universitaire de gériatrie de Montréal
www.iugm.qc.ca

CDRV
Centre de recherche sur le vieillissement du CSSS – Institut universitaire de gériatrie de Sherbrooke
www.cdrv.ca

AQIIG
Association québécoise des infirmières et infirmiers en gérontologie
www.aqiig.org

SQG
Société québécoise de gériatrie
www.sqgeriatrie.org

RÉFÉRENCES GÉNÉRALES

Infiressources > Carrefour des rubriques > Carrefour clinique > Soins en géronto-gériatrie

Infiressources > Banques et recherche > Santé > Étapes de la vie > Aîné
www.infiressources.ca

Arcand, M., & Hébert, R. (Éds) (2007). *Précis pratique de gériatrie* (3e éd.) Acton Vale, Qc : Edisem ; Paris : Maloine.

Michaud, A. (2007). *La réalité des aînés québécois* (3e éd.). Sainte-Foy, Qc : Publications du Québec.

Miller, C.A. (2007). *L'essentiel en soins infirmiers gérontologiques.* Montréal : Beauchemin.

Phaneuf, M. (2007). *Le vieillissement perturbé : la maladie d'Alzheimer* (2e éd.). Montréal : Chenelière Éducation.

Ducharme, F. (2006). *Famille et soins aux personnes âgées : enjeux, défis et stratégies.* Montréal : Beauchemin.

Voyer, P. (2006). *Soins infirmiers aux aînés en perte d'autonomie : une approche adaptée aux CHSLD.* Saint-Laurent, Qc : Éditions du Renouveau Pédagogique.

La Gérontoise
Revue officielle de l'Association québécoise des infirmières et infirmiers en gérontologie.

Revue canadienne du vieillissement
Organe de diffusion de l'Association canadienne de gérontologie

Vie et vieillissement
Revue scientifique publiée par l'Association québécoise de gérontologie

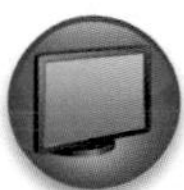

Bourget, C. (2006). *Introduction à la psychiatrie gériatrique* [DVD]. Beauport, Qc : Centre hospitalier Robert-Giffard.
Outil pédagogique proposant une revue globale des principaux syndromes psychiatriques chez les personnes âgées

CHAPITRE

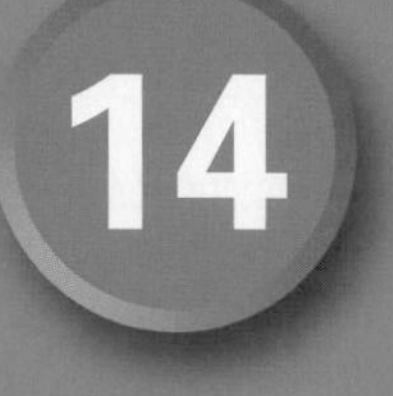

Édition française :
Karine Philibert, inf., B. Sc.

Édition originale :
Anahid Kulwicki, RN, DNS, FAAN

S'adapter à la culture et à l'ethnicité

Objectifs

Après avoir lu ce chapitre, vous devriez être en mesure :

- d'expliquer ce que signifie la culture ;
- de décrire l'influence de la culture sur la santé, la maladie et les soins ;
- d'expliquer en quoi la culture de l'infirmière peut influencer les soins prodigués au client ;
- de faire une évaluation exhaustive du client en tenant compte de tous les aspects importants de sa culture.

Guide d'études, pages 55 à 57

Mise en contexte

Jugement clinique

Madame Sahadia Zaoui, 27 ans, est d'origine algérienne, de confession musulmane et elle porte le voile. Elle vient d'accoucher de son premier enfant il y a trois jours. L'accouchement s'est bien déroulé, et madame Zaoui semble très heureuse de son petit garçon. Cependant, elle collabore difficilement aux soins. Elle sort à peine du lit, et insiste pour que les infirmières l'aident à se laver et à s'habiller. Elle refuse de donner elle-même le bain à son bébé et demande à ce qu'il dorme à la pouponnière plutôt qu'à ses côtés. Le mari de Sahadia, monsieur Zaoui, a refusé d'assister à l'accouchement. Il se montre affectueux envers sa femme et son fils, mais peu enclin à s'impliquer dans les soins.

Selon vous, pourquoi monsieur et madame Zaoui agissent-ils de cette façon ?

14

Concepts clés

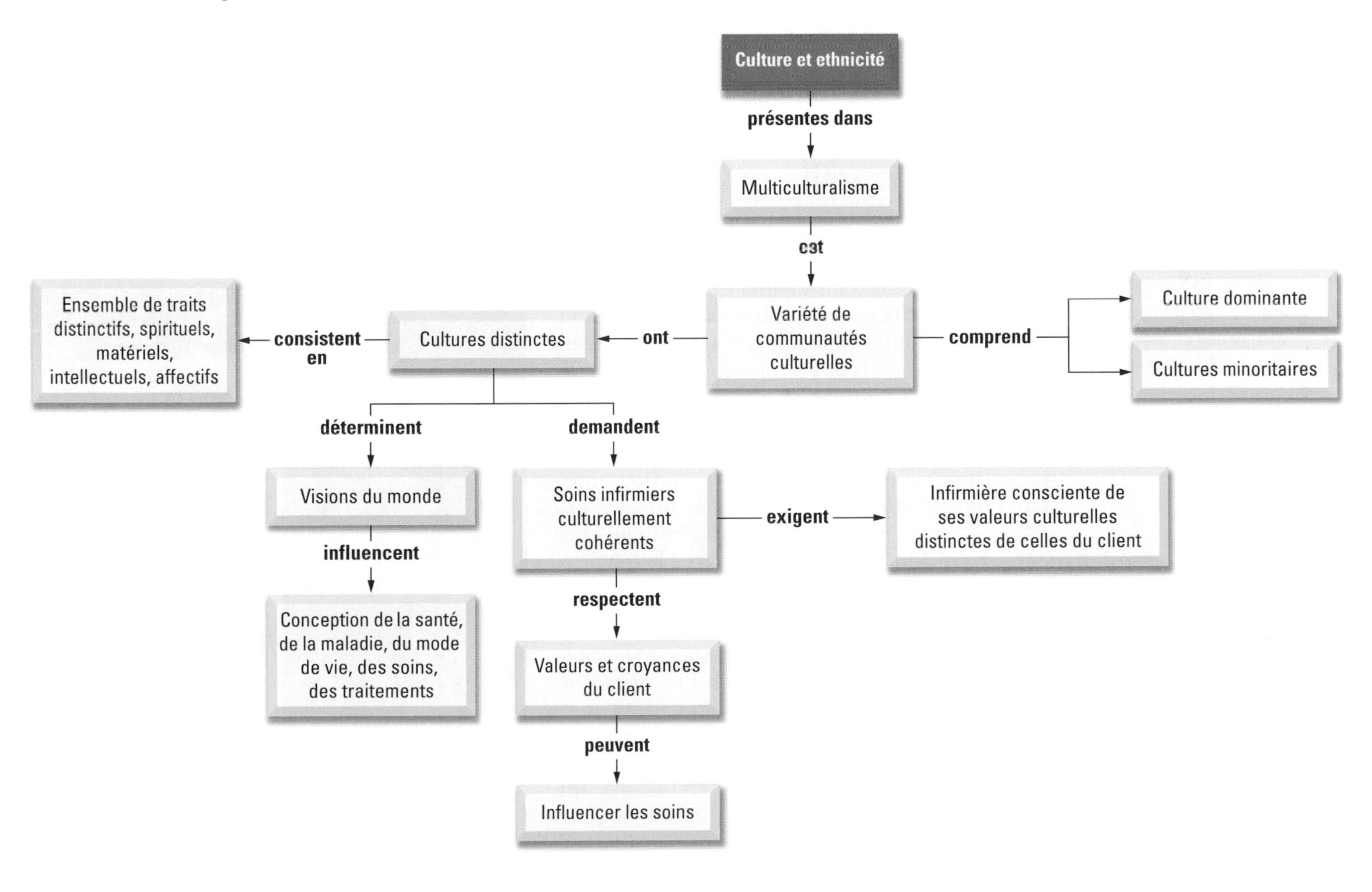

En cette ère de mondialisation, la société québécoise devient de plus en plus hétérogène et multiculturelle. Cette situation se reflète dans les soins de santé, car les clients et le personnel sont issus de toutes les communautés culturelles. Or, la conception de l'infirmière de ce que signifient une bonne santé, être malade, un mode de vie sain, des soins adéquats ou des traitements efficaces est très influencée par sa vision du monde. Cette vision elle-même est le produit de la ou des cultures auxquelles chaque personne appartient. Comment, malgré ces différences, parvenir à prodiguer des soins qui répondent aux attentes et aux besoins de chaque client ? Cela n'est pas toujours chose facile. Les gens issus de groupes culturels minoritaires font souvent l'objet de discrimination, et ils peuvent parfois recevoir des soins qui ne répondent pas adéquatement à leurs besoins et à ceux de leur culture (Beiser, 2005 ; Saha, 2003). Au Canada, par exemple, les hommes autochtones vivent en moyenne sept ans de moins que les hommes non autochtones, et les femmes autochtones, cinq ans de moins que leurs pairs non autochtones. Ces années perdues sont le résultat des violences et de la longue discrimination qu'ont subies les peuples des Premières Nations au Canada (Statistique Canada, 2008). L'infirmière doit donc s'informer, être consciente de ces questions et apprendre à tenir compte de l'importance de la culture dans les soins de santé. Elle pourra ainsi aborder ses clients avec plus de confiance, et les traiter de façon plus appropriée et personnalisée.

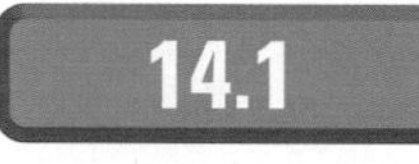

14.1 Définitions importantes liées à la diversité culturelle

- **Ethnocentrisme :** Comportement social et attitude inconsciemment motivée qui conduisent à privilégier et à surestimer le groupe racial, géographique ou national auquel on appartient, aboutissant parfois à des préjugés en ce qui concerne les autres peuples.

La culture, dans son sens le plus large, signifie l'ensemble des traits distinctifs, spirituels et matériels, intellectuels et affectifs, qui caractérisent une société ou un groupe social (UNESCO, 1983). Le groupe transmet ce savoir à travers ses comportements et pratiques, ses valeurs, ses croyances, ses normes et son style de vie. Ce savoir est à la base de sa vision du monde et guide ses décisions (Purnell & Paulanka, 2003). La culture est un processus en évolution constante, c'est-à-dire que les cultures ne sont pas statiques, mais évoluent et se transforment avec le temps et les échanges.

La culture est un processus en évolution constante, c'est-à-dire que les cultures ne sont pas statiques, mais évoluent et se transforment avec le temps et les échanges.

Les cultures possèdent toutes une composante visible (les coutumes, l'habillement, les rites, etc.) et une autre invisible (les valeurs, les croyances, etc.) **FIGURE 14.1**. Il est important de comprendre que les composantes visibles d'une culture sont la manifestation de ses composantes invisibles. Par exemple, la religion de madame Zaoui est facilement identifiable par le voile qu'elle porte. Mais s'agit-il pour elle d'un signe de modestie, le porte-t-elle parce qu'elle est fière d'être musulmane, ou se contente-t-elle de respecter les normes de sa communauté sans y attacher trop d'importance ? Seule une bonne évaluation de l'infirmière lui permettra d'aller au-delà des signes visibles de la culture de sa cliente pour mieux comprendre cette dernière.

Dans chaque société, il y a une **culture dominante** et des **cultures minoritaires** (Purnell, 2003). Au Québec, la culture canadienne-française domine. Il est à noter qu'il est impossible de ne pas avoir de culture. Le processus d'**enculturation** est le processus par lequel une personne naît et grandit à l'intérieur d'une culture particulière. Les caractéristiques de celle-ci lui semblent alors aller de soi – ce qui peut parfois conduire à l'**ethnocentrisme.**

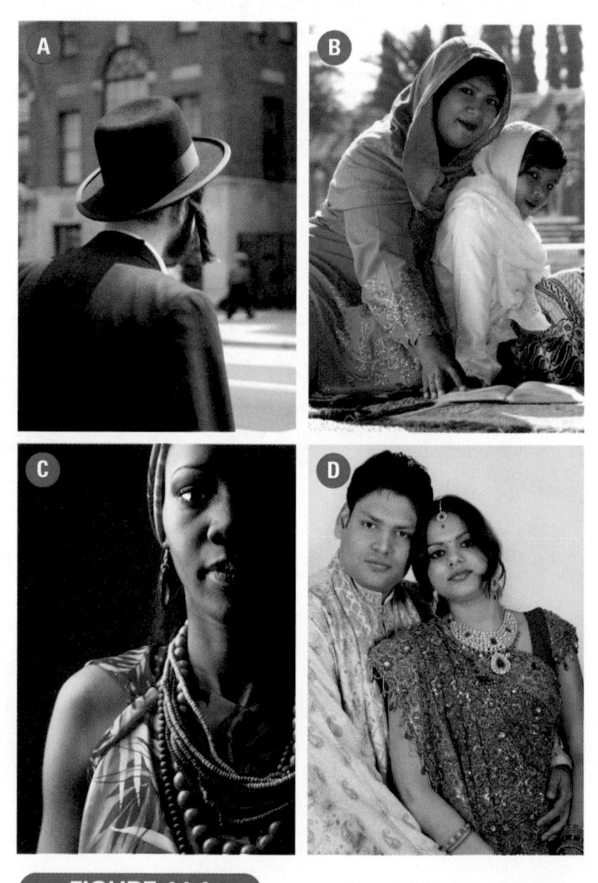

FIGURE 14.1 Expression visible des cultures. A. Juif hassidique. B. Musulmanes portant le hidjab. C. Africaine en vêtements traditionnels. D. Couple indien.

Si, une fois le processus d'enculturation accompli, la personne découvre une autre culture et décide d'en adopter certaines caractéristiques, on parle d'**acculturation** (Barron, Hunter, Mayo, & Willoughby, 2004 ; Cowan & Norman, 2006). L'acculturation peut générer un sentiment d'appartenance plus ou moins grand envers chacune des deux cultures. Par ailleurs, un enfant né au Québec de parents chinois peut grandir en adoptant des valeurs et coutumes propres aux cultures chinoise et québécoise. On dit alors qu'il est **biculturel.** Il y a **assimilation** lorsqu'une personne ou un groupe abandonne le mode de vie et les valeurs de sa culture d'origine pour adopter ceux de la culture dominante.

Une **communauté ethnique** ou culturelle est un groupe de gens partageant un héritage social et culturel particulier pouvant comprendre une **ethnohistoire,** des valeurs, un mode de vie, un langage, un lieu d'appartenance géographique, etc. Le terme *race* est souvent employé à tort pour parler des différentes communautés ethniques. En fait, d'un point de vue tant biologique qu'anthropologique, il n'existe qu'une seule race, la race humaine. Les variations génétiques entre les membres d'un même groupe ethnique s'avèrent en effet plus importantes que les variations génétiques entre les groupes (Lee et al., 2008).

Les **préjugés** sont des clichés ou des idées fausses par lesquels on présuppose que toutes les personnes appartenant à un groupe culturel particulier sont semblables, et partagent les mêmes traits et valeurs. Par exemple, il y aurait préjugé si l'infirmière supposait que madame Zaoui est soumise parce qu'elle est musulmane et porte le voile. ■

14.2 Contexte québécois

Au Québec, la majorité de la population d'origine française cohabite avec une minorité d'origine britannique, 11 nations autochtones, et des gens de diverses origines et cultures venus d'ailleurs **FIGURE 14.2**. Le Québec accueille chaque année plus de 45 000 immigrants, qui proviennent d'une centaine de pays. La principale religion au Québec demeure le catholicisme, le deuxième groupe le plus important est celui des gens qui affirment n'avoir aucune appartenance religieuse, et le nombre de personnes appartenant à des religions non chrétiennes est en croissance (Gouvernement du Québec, 2006).

14.2.1 Paysages autochtones

Les Autochtones au Canada se divisent en trois groupes distincts : les Amérindiens, les Inuits et les Métis. Les Amérindiens et les Inuits sont issus de deux vagues d'immigration différentes, avec des origines ethniques distinctes. Les Métis sont d'origine en partie amérindienne ou inuite, et en partie européenne. Les Autochtones représentent 3,8 % de la population canadienne. Selon le recensement de 2006, leur nombre augmente près de six fois plus rapidement que celui du reste de la population. Leur arrivée sur le continent nord-américain remonte à plusieurs milliers d'années. Ces peuples ont une longue histoire, une culture d'une grande richesse et des besoins en santé différents de ceux du reste de la population. Pourtant, les Autochtones sont très peu connus au Québec. Ce manque de connaissances

D'un point de vue tant biologique qu'anthropologique, il n'existe qu'une seule race, la race humaine.

Jugement clinique

En vous référant aux comportements de monsieur et madame Zaoui à la suite de l'accouchement, diriez-vous qu'ils sont totalement assimilés à leur nouveau milieu culturel ? Expliquez votre réponse.

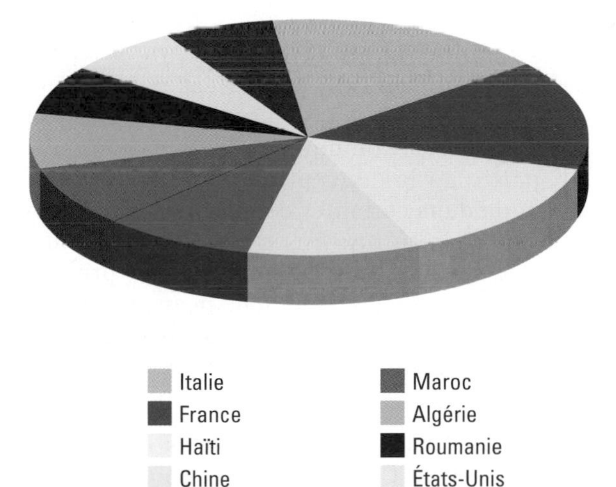

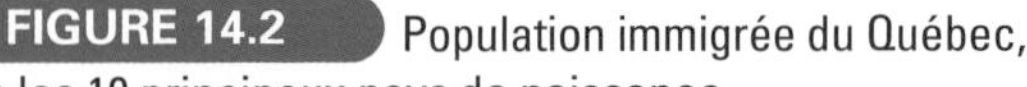

FIGURE 14.2 Population immigrée du Québec, selon les 10 principaux pays de naissance

Source : Adapté de Ministère de l'Immigration et des Communautés culturelles (2009). *Population immigrée recensée au Québec et dans les régions en 2006 : caractéristiques générales.* Québec, Qc : Publications du Québec. www.micc.gouv.qc.ca/publications/fr/recherches-statistiques/Population-immigree-recensee-Quebec-regions-2006.pdf

entretient les nombreux préjugés à leur égard et rend la tâche plus difficile à l'infirmière qui cherche à prodiguer à ses clients autochtones des soins culturellement cohérents.

Il existe actuellement 11 nations autochtones (10 amérindiennes et 1 inuite) reconnues sur le territoire québécois. Les nations amérindiennes se divisent en deux grandes familles linguistiques : les algonquins et les iroquoiens. Chaque nation possède sa propre histoire et sa propre culture. Aussi, l'infirmière prend soin de ne pas généraliser lorsqu'elle soigne ses clients. De plus, certains clients autochtones connaissent moins bien leur propre héritage culturel. Par exemple, les clients ayant fréquenté les pensionnats connaissent parfois très peu leur propre culture, et ceux vivant près des grands centres urbains ne parlent pas toujours une langue amérindienne.

Quelques indicateurs culturels et sociaux

Malgré la grande diversité des cultures, certaines caractéristiques demeurent communes à la majorité d'entre elles.

Cultures collectivistes

Traditionnellement, dans les cultures collectivistes, la famille constitue le centre de l'organisation sociale. Elle comprend les membres de la famille élargie et peut inclure d'autres personnes qui ne sont pas reliées par le sang. Le fait de vivre de façon harmonieuse avec sa famille, avec sa communauté et dans son pays fait partie de la conception de la santé de la personne dans certaines communautés autochtones, dont la culture est en grande partie tournée vers le passé ou ancrée dans le présent (Roy, 2002). Ainsi, elle attache beaucoup d'importance aux traditions, et ses ancêtres font l'objet d'un grand respect pour leur expérience et leur sagesse.

Plus de 50 langues autochtones différentes sont parlées au Canada, et 29 % de la communauté autochtone canadienne peut s'exprimer dans au moins l'une de ces langues (Statistique Canada, 2008). Les Autochtones sont souvent plus à l'aise avec les silences que les non-Autochtones, et certains préfèrent limiter leurs conversations aux sujets importants.

Bien que plusieurs membres des communautés se soient convertis au christianisme, les traditions spirituelles des Autochtones continuent de se transmettre oralement de génération en génération. Il n'y a pas de clergé organisé dans leurs pratiques spirituelles, mais des chamans ou des anciens peuvent présider aux rituels. Les Autochtones croient en un être supérieur, au respect des ancêtres, et à l'importance d'une harmonie entre l'humain et la nature. Le cercle est un symbole spirituel important dans de nombreuses communautés. Il représente le cycle de la vie, des saisons, des jours et des nuits, ainsi que l'harmonie du corps et de l'esprit. La santé et la spiritualité ne peuvent pas être dissociées, et les rituels spirituels sont aussi thérapeutiques. Par exemple, les anciens rituels de la tente tremblante ou de la suerie, les danses traditionnelles et les cercles de réconciliation sont des pratiques comportant une dimension tant thérapeutique que spirituelle.

> **i**
>
> Dans le rituel de la tente tremblante, plusieurs participants pénétraient dans une tente, dont le *ka. kwuha. pa. tak* (plus communément appelé chaman). Les participants croyaient que la tente tremblait sous l'effet de la présence d'esprits qui y venaient à leur rencontre, comme les esprits-maîtres des animaux (Wikipédia, 2009).
>
> La suerie, sorte de sauna artisanal mis en place dans une hutte, était un élément important de certains rites purificatoires de pratique courante chez la plupart des tribus autochtones d'Amérique du Nord (L'Encyclopédie canadienne, 2009).

Conception holistique du bien-être

La médecine autochtone est **holistique,** c'est-à-dire qu'elle ne soigne pas seulement le corps, mais toutes les dimensions de l'être humain. La roue de médecine, une image commune à plusieurs nations, illustre bien ce concept **FIGURE 14.3**. La

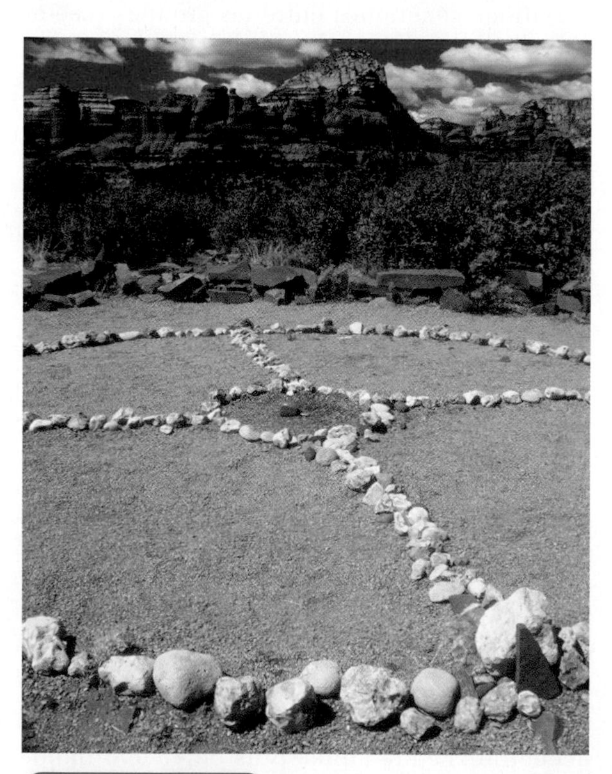

FIGURE 14.3 Réplique en pierre de la roue de médecine : symbole de la vie, de la santé et des valeurs amérindiennes

roue se divise en quatre directions ou quadrants représentant le corps, l'esprit, les sentiments et la spiritualité. Les quatre éléments de la roue doivent être en harmonie pour que la personne soit en santé. Chaque culture autochtone possède ses propres rites et pratiques de soins. Le chaman complète parfois la médecine traditionnelle d'éléments de la médecine non autochtone, afin d'augmenter les chances de guérison.

Conditions précaires

Il est important de comprendre que les problèmes sociaux et de santé qui affligent les communautés autochtones sont les conséquences directes des violences qu'ont subies ces peuples depuis l'arrivée des Européens sur le continent **ENCADRÉ 14.1**. Aujourd'hui, nombre de ces communautés vivent dans des conditions sociosanitaires similaires à celles des pays en développement. On y trouve des taux d'alcoolisme, de toxicomanie, de violence, de maladies infectieuses, de suicide, de maladies cardiovasculaires et de diabète de type II beaucoup plus élevés que dans le reste de la collectivité. Malgré ces difficultés, les membres des Premières Nations ne sont pas devenus fatalistes. Les conditions de vie s'améliorent lentement, à mesure que les peuples renouent avec leurs traditions et leur culture, et qu'ils reconquièrent une part de leur autonomie perdue. Aujourd'hui, les peuples autochtones revendiquent l'autonomie politique afin de pouvoir s'autodéterminer, et vivre selon leurs valeurs et croyances. La guérison est lente parce que les blessures sont profondes, mais les Premières Nations reprennent doucement leur destinée en main. ■

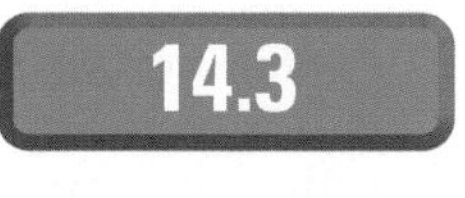

14.3 Soins infirmiers transculturels

Le but des **soins infirmiers transculturels** est de dispenser des soins culturellement cohérents, c'est-à-dire des soins qui correspondent aux valeurs et croyances du client. Bien que l'on perçoive les soins comme étant naturellement axés sur le client, il est important pour l'infirmière de se rappeler que sa propre culture peut avoir une influence sur la façon dont elle perçoit les clients, sur la façon dont les clients la perçoivent et sur les soins qu'elle leur prodigue (Ramsden, 2002). Elle doit faire preuve de prudence pour éviter de projeter ses traits culturels particuliers et sa vision du monde sur les clients si elle veut leur donner des soins adéquats sur le plan culturel. Elle doit définir ses croyances et ses valeurs culturelles, puis les distinguer de celles du client.

Afin d'offrir des soins culturellement adaptés, l'infirmière doit se rappeler que chaque personne est unique et qu'elle est le produit de ses propres expériences, autant que de croyances et de valeurs transmises de génération en génération. Selon Ramsden (2002), la pratique des soins infirmiers n'est pas culturellement libre,

ENCADRÉ 14.1 **Capsule historique sur les Autochtones**

Dès 1780, le gouvernement canadien commence à convoiter les riches terres des Autochtones. Les communautés sont alors déplacées ou sédentarisées dans des sections de leurs territoires de plus en plus étroites, les réserves. En 1876, la première Loi sur les Indiens relègue la personne autochtone au statut de mineur ou de citoyen de second ordre. Pour mieux assimiler cette population, le gouvernement l'encourage à abandonner sa culture. Puis en 1892, on ouvre les premiers pensionnats : les enfants autochtones, enlevés à leurs familles, y sont amenés pour être « civilisés ». Là, il leur est interdit de parler leur langue ou de respecter leurs traditions sous peine de réprimandes sévères, et les sévices physiques et sexuels sont fréquents. Selon Chrisjohn et Young (1997), le système des pensionnats « indiens » est une offensive concertée pour effriter les mœurs, les coutumes, les croyances, les traditions culturelles et les langues des différentes nations, ainsi que les associations qui les unissent. Le dernier pensionnat québécois accueillant des Autochtones a fermé ses portes en 1980.

Source : Adapté de Legault, G., & Rachédi, L. (2008). *L'intervention interculturelle* (2e éd.). Montréal : Gaëtan Morin.

mais au contraire culturellement déterminée. L'infirmière doit reconnaître et comprendre ce fait afin d'éviter de faire preuve d'un ethnocentrisme exagéré. Andrews (1999) précise que l'infirmière doit être consciente de ses tendances ethnocentriques et élaborer des stratégies pour éviter toute contrainte culturelle, décrite comme le fait pour une infirmière d'imposer ses propres pratiques et ses propres croyances aux clients tout en banalisant ou en négligeant les leurs. Les infirmières doivent sans cesse évaluer les réactions de chaque client et ne jamais présumer que toutes les personnes au sein d'un groupe culturel donné penseront et agiront de façon semblable.

Les infirmières doivent sans cesse évaluer les réactions de chaque client et ne jamais présumer que toutes les personnes au sein d'un groupe culturel donné penseront et agiront de façon semblable.

14.3.1 Facteurs historiques influençant l'intégration des immigrants

L'infirmière s'assure de posséder quelques connaissances de base sur l'ethnohistoire des communautés culturelles qu'elle soigne le plus souvent. Par exemple, elle sait que ses clients haïtiens possèdent une langue et une culture distinctes de celles des Jamaïcains, même si ces deux peuples viennent des Caraïbes et partagent un passé commun teinté par l'esclavage. Les différences culturelles entre les deux communautés proviennent en partie de leur histoire coloniale et de la façon dont les colons se sont liés avec les communautés autochtones.

L'histoire d'une communauté se poursuit avec sa trajectoire migratoire. S'agit-il d'une immigration voulue ou forcée ? Par exemple, la plupart des Français installés au Québec ont immigré par choix. Par contre, beaucoup de Colombiens, de Pakistanais ou de Mexicains arrivés récemment au pays l'ont fait en tant que réfugiés. Les réfugiés ne choisissent pas toujours le pays où ils sont réinstallés à la suite d'événements traumatisants dans leur pays d'origine, ce qui est la source potentielle de difficultés d'adaptation ou de problèmes de santé. Enfin, la communauté culturelle est-elle au pays depuis plusieurs générations ou commence-t-elle tout juste à s'y implanter ? Par exemple, les premiers Italiens à immigrer au Québec l'ont fait dès le XVIIe siècle, bien que la principale vague d'immigration soit arrivée après la Seconde Guerre mondiale. Après les Canadiens français et les Canadiens anglais, les Italiens représentent la plus importante communauté culturelle du Québec avec 7,7 % de la population.

14.3.2 Facteurs politiques et socioéconomiques

Les politiques d'un pays, plus particulièrement celles touchant les soins, influencent grandement l'état de santé et le bien-être de sa population. Par exemple, la Loi canadienne sur la santé exige que tous les Canadiens aient accès aux services de santé considérés comme essentiels gratuitement (Loi canadienne sur la santé, L.R.C., 1985, c. C-6, art. 10). La Charte canadienne des droits et libertés stipule quant à elle que tous ont droit aux mêmes traitements, quels que soient la race, l'origine nationale ou ethnique, la couleur, la religion, le sexe, l'âge, l'orientation sexuelle, ou les déficiences mentales ou physiques (Loi constitutionnelle de 1982, L.R.C., partie 1, art. 15). Aussi, selon le Code des professions, « Nul professionnel ne peut refuser de fournir des services à une personne pour des raisons de race, de couleur, de sexe, d'âge, de religion, d'ascendance nationale ou d'origine sociale de cette personne. » (L.R.Q., c. C-26, art. 57)

Les facteurs économiques influencent la qualité et l'espérance de vie. Dans les classes sociales les moins biens nanties, l'espérance de vie est moindre que dans les classes plus aisées (Pampalon, Hamel, & Gamache, 2008). Selon une étude de l'UNICEF (2009), le taux de mortalité des enfants autochtones est de trois à sept fois plus élevé que celui des autres enfants canadiens. Ces différences sont le résultat des conditions socioéconomiques difficiles dans lesquelles vit une bonne partie de la communauté autochtone et du manque de ressources en soins de santé. En effet, au Canada, un enfant autochtone sur quatre vit dans la pauvreté contre un sur neuf chez les autres enfants canadiens. L'infirmière peut s'informer auprès du client de sa capacité à payer ses médicaments, à bien se nourrir, à s'absenter de son travail pour se rendre à ses rendez-vous, etc. Ainsi, il aurait été souhaitable pour madame Zaoui d'être entourée de sa mère et de ses tantes pour l'aider auprès de son fils, mais il est possible que sa famille n'ait pas les moyens de venir lui rendre visite au Québec.

Le niveau d'éducation moyen dans plusieurs communautés ethniques est égal ou supérieur à celui des Québécois d'origine canadienne-française ou canadienne-anglaise, mais les diplômes obtenus à l'étranger ne sont pas toujours reconnus au Québec. Avec tous ses clients, l'infirmière prend le temps d'expliquer les mots qu'elle utilise et qui relèvent du jargon biomédical, et elle demande au client de lui répéter l'information à la fin de la discussion pour s'assurer d'avoir été bien comprise.

14.3.3 Distinctions culturelles face à la santé et à la maladie

En Occident, les causes de la maladie sont biomédicales. Ces causes sont diagnostiquées grâce aux sciences et aux technologies médicales. Les professionnels de la santé sont pour la plupart hautement spécialisés, selon le type de pathologie traitée ou la partie du corps soignée. Par exemple, un oncologue traite les cancers, et un optométriste, les yeux. Les professionnels de la santé suivent une formation précise très réglementée, et leur pratique est également rigoureusement encadrée. Les traitements de prédilection sont les médicaments et la chirurgie. Étant donné qu'il s'agit d'une société individualiste, l'autonomie du client est primordiale. Le client est seul à décider des soins qu'il reçoit ou non, et les soins qui lui sont prodigués visent autant que possible à ce qu'il recouvre son autonomie.

On dit que la médecine traditionnelle est davantage holistique, c'est-à-dire qu'elle traite la personne « dans son ensemble », en tenant compte de son corps, mais aussi de son esprit, de ses émotions et de son environnement. L'explication de la maladie se trouve souvent dans un déséquilibre entre la personne et son environnement. Dans les médecines traditionnelles des sociétés non occidentales collectivistes, les maladies se voient aussi attribuer des causes d'origine magique ou surnaturelle **TABLEAU 14.1**.

14.3.4 Évaluation en situation transculturelle

Une bonne évaluation du client est essentielle si l'on veut lui prodiguer des soins qui répondront aux attentes et aux besoins de sa culture. Pour ce, Collière (2001) suggère à l'infirmière de faire de son client sa première source de connaissances, c'est-à-dire de laisser le client définir dans ses propres mots sa conception de la santé, de la maladie, des bons soins et des traitements efficaces de son problème de santé. Pour s'assurer de traiter tous les aspects importants de la culture du client, l'infirmière peut consulter le modèle *Sunrise* de Leininger **FIGURE 14.4**. Ce modèle illustré par le demi-cercle du soleil représente la vision du monde du client. On y énumère les aspects sociaux et culturels importants influençant cette vision du monde ▶ 5.

5
Le *caring* transculturel est abordé dans le chapitre 5, *Explorer les fondements théoriques du* caring *dans la pratique infirmière*.

TABLEAU 14.1 Différences culturelles entre les soins occidentaux et non occidentaux

	CULTURES OCCIDENTALES	CULTURES NON OCCIDENTALES
Causes des maladies	• Causes biomédicales	• Déséquilibre entre l'humain et la nature • Causes surnaturelles ou « magico-religieuses »
Méthodes diagnostiques	• Sciences et techniques • Manifestations spécifiques d'un organe	• Méthodes holistiques, magie, religion ou ensemble de ces méthodes ; méthodes globales, symptomatologie non spécifique
Traitements	• Traitements par spécialité • Traitements pharmacologiques • Chirurgies	• Traitements holistiques ou mixtes (par la magie, la religion, le surnaturel, l'approche biomédicale, etc.)
Soignants et guérisseurs	• Professionnels dont les normes de pratique sont uniformes	• Guérisseurs dont l'apprentissage se fait par mentorat et dont les critères de pratique ne sont pas uniformes • Réputation établie dans la communauté

Sources : Adapté de Foster, G.M. (1976). Disease etiologies in non-Western medical systems. *Am. Anthropol., 78*(4), 773-782 ; Kleinman, A. (1979). *Patients and healers in the context of culture.* Berkeley, Calif. : University of California Press ; Leininger, M.M., & McFarland, M.R. (2002). *Transcultural nursing: Concepts, theories, research and practice* (3rd ed.). New York : McGraw-Hill.

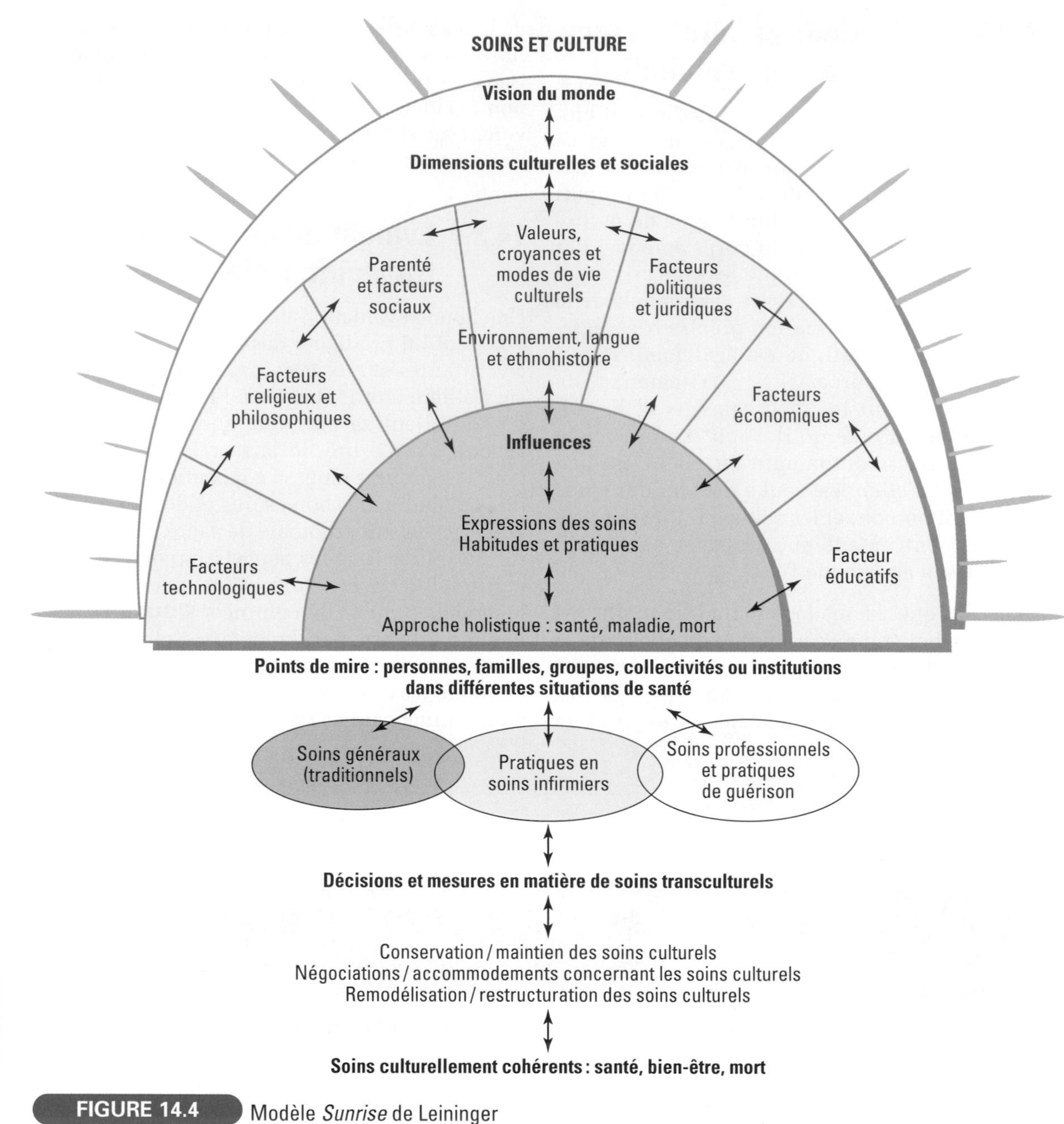

FIGURE 14.4 Modèle *Sunrise* de Leininger

Source : Leininger, M.M., & McFarland, M.R. (2002). *Transcultural nursing: Concepts, theories, research and practice* (3rd ed.). New York : McGraw-Hill.

C'est en soignant des enfants que Madeleine Leininger, pionnière du *caring* transculturel, s'est aperçue que leurs comportements étaient étroitement liés à leur culture.

L'infirmière s'informe de chacun d'eux au cours de son évaluation, et cherche à comprendre leur impact sur la santé et les soins du client **ENCADRÉ 14.2**.

Organisation sociale

Les cultures occidentales sont souvent dites « individualistes » à cause de l'importance qu'y prennent la personne et son autonomie. Les cultures non occidentales sont plus « collectivistes », parce que le bien de la collectivité passe souvent avant celui des individus qui en font partie. Les décisions, même lorsqu'elles concernent une seule personne, se prennent souvent en groupe, par les aînés ou d'autres figures d'autorité.

Dans les sociétés collectivistes, et contrairement à ce qui a cours dans les sociétés individualistes, chacun détient une position particulière dans la structure de la communauté, déterminée selon le sexe, l'âge et le rang dans la fratrie. Par exemple, dans la société algérienne, la sphère domestique est le domaine des femmes, et la sphère publique, celle des hommes. Ainsi, c'est à madame Zaoui et aux femmes de sa famille que reviendrait la responsabilité de s'occuper

PISTES D'ÉVALUATION CLINIQUE

ENCADRÉ 14.2 Exemples de questions pour l'évaluation en contexte de soins transculturels

Questions ouvertes
- Selon vous, quelle est la cause de votre maladie ?
- Comment pouvons-nous vous aider avec votre problème de santé ?

Questions fermées
- Avez-vous déjà eu ce problème de santé ?
- Y a-t-il quelqu'un avec qui vous voulez discuter de vos soins ?

Questions de comparaison
- En quoi ce problème est-il différent de ceux que vous avez rencontrés par le passé ?
- En quoi les soins que nous vous prodiguons sont-ils différents des soins que vous aimeriez recevoir ?

Questions d'ethnohistoire
- Depuis quand votre famille et vous résidez-vous au pays ?
- Quelles sont vos origines ethniques ?
- Dans quelle mesure votre culture vous influence-t-elle ?
- Racontez-moi pourquoi vous avez quitté votre pays.

Questions concernant l'organisation sociale
- Qui considérez-vous comme les membres de votre famille ?
- Qui habite avec vous ?
- Où vivent les autres membres de votre famille ?
- Qui prend les décisions vous concernant ou concernant votre famille ?
- Vers qui vous tournez-vous pour du soutien, en dehors de votre famille ?
- Quelles sont vos attentes envers les hommes, les femmes, les jeunes ou les personnes âgées de votre famille ?

Questions concernant le statut économique
- Comment gagnez-vous votre vie ?
- En quoi votre vie ici diffère-t-elle de votre vie avant l'immigration ?

Questions concernant les risques pour la santé
- Quels sont les causes de votre problème ?
- De quelle manière êtes-vous touché par votre problème, et comment celui-ci touche-t-il votre famille ?
- Comment gérez-vous ce problème à la maison ?
- Quels autres problèmes avez-vous ?

Questions concernant la langue et la communication
- Quelle langue parlez-vous à la maison ?
- Quelle langue avez-vous l'habitude de lire et d'écrire ?
- Comment devrions-nous nous adresser à vous ?
- Y a-t-il des sujets de conversation avec lesquels vous n'êtes pas à l'aise ?

Questions concernant les croyances et pratiques de soins
- Que faites-vous pour demeurer en santé ?
- Comment prenez-vous soin des gens que vous aimez ?
- Comment soignez-vous vos proches lorsqu'ils sont malades ?
- Vers qui vous tournez-vous pour demander des soins lorsque vous êtes malade ?
- En quoi nos soins sont-ils différents des soins pratiqués dans votre famille ?

du nouveau-né. Une infirmière voulant offrir des soins culturellement cohérents s'abstiendrait donc de juger le mari qui a refusé d'assister à l'accouchement.

Aux fins de l'évaluation, l'infirmière doit s'informer du contexte environnemental du client en l'interrogeant, notamment, sur les points suivants :

- Habite-t-il seul ou avec sa famille élargie, au sein de sa communauté ou dans un quartier isolé ?
- Son quartier offre-t-il tous les services dont il a besoin ou est-il plus défavorisé ?

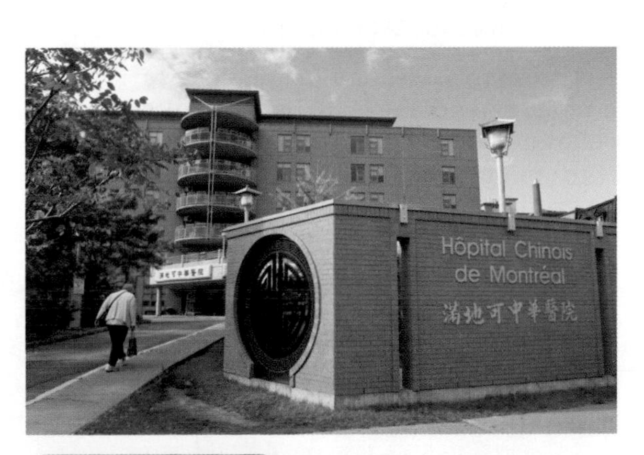

FIGURE 14.5 Hôpital chinois de Montréal

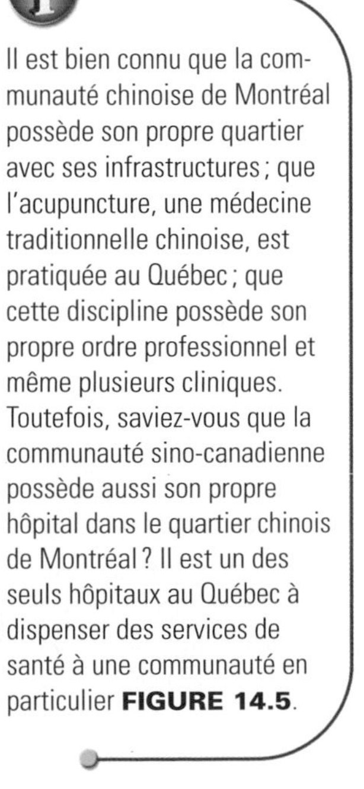

Il est bien connu que la communauté chinoise de Montréal possède son propre quartier avec ses infrastructures ; que l'acupuncture, une médecine traditionnelle chinoise, est pratiquée au Québec ; que cette discipline possède son propre ordre professionnel et même plusieurs cliniques. Toutefois, saviez-vous que la communauté sino-canadienne possède aussi son propre hôpital dans le quartier chinois de Montréal ? Il est un des seuls hôpitaux au Québec à dispenser des services de santé à une communauté en particulier **FIGURE 14.5**.

Communication

La plupart des communautés culturelles possèdent leur propre langue ou dialecte. L'infirmière ne doit pas présumer que les gens d'un même pays parlent nécessairement la même langue. Par exemple, aux Philippines, on parle plus de 160 langues. Les dialectes des immigrants d'origine africaine sont également nombreux. Dans le cas d'une cliente algérienne comme madame Zaoui, il est possible qu'elle parle un arabe qui ne serait pas bien compris par une Égyptienne.

La culture influence aussi la communication non verbale ▶ 11. La posture, le regard, les gestes, la distance à respecter entre deux personnes varient beaucoup d'une culture à l'autre. L'infirmière reste aux aguets des signes d'inconfort chez le client et prend garde de ne pas interpréter les signaux non verbaux du client selon les référents de sa propre culture. Par exemple, dans plusieurs cultures asiatiques, il est impoli de soutenir le regard. Un client asiatique peut aussi hocher la tête et dire « oui » à une directive de l'infirmière sans l'avoir bien comprise ou être d'accord avec elle. Ces signes, qu'elle peut prendre pour une approbation, signifient simplement que le client a entendu ce que l'infirmière disait et qu'il la respecte. L'infirmière fait aussi usage du toucher avec délicatesse. Dans les sociétés occidentales, une poignée de main ferme est un signe de politesse. Dans certaines cultures autochtones, par contre, le même geste peut être perçu comme une agression. Si le client ne parle ni le français ni l'anglais, l'infirmière fait appel aux services d'un interprète pour communiquer avec lui. Afin de préserver la confidentialité de son client, l'infirmière choisit un interprète professionnel plutôt qu'un membre de la famille, sauf en cas d'urgence, où un membre de la famille immédiate est encore la meilleure ressource **ENCADRÉ 14.3**.

11
Les facteurs socioculturels de la communication sont abordés dans le chapitre 11, *Communiquer.*

Afin de préserver la confidentialité de son client, l'infirmière choisit un interprète professionnel plutôt qu'un membre de la famille.

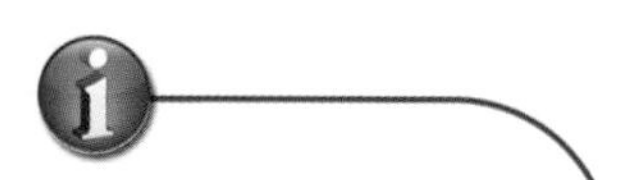

La majorité des établissements de santé au Québec possède une liste de personnes capables d'intervenir comme interprètes dans une situation de santé.

Saviez-vous que l'Hôpital de Montréal pour enfants a créé un programme unique de multiculturalisme, le premier du genre au Canada, il y a déjà 20 ans ? Ce programme propose aux différentes communautés ethnoculturelles des services de consultation et d'interprétation afin que leurs enfants reçoivent des soins de santé adaptés à leurs spécificités culturelles et linguistiques. Le programme offre des services dans plus de 50 langues.

Rapport avec les technologies

Les ressources technologiques et les rapports d'un membre d'une communauté culturelle avec celles-ci peuvent aussi influencer sa santé et sa conception des soins. Par exemple, le système de santé occidental dépend grandement des sciences et des hautes technologies pour diagnostiquer les maladies et soigner les clients. Ces technologies offrent des avantages évidents, mais elles peuvent aussi conduire à une certaine déshumanisation des soins. L'infirmière veille à expliquer ses interventions au client et s'enquiert des habitudes de son groupe culturel en matière de ressources techniques.

SOINS INFIRMIERS INTERCULTURELS

ENCADRÉ 14.3 Éléments à respecter pour un entretien culturellement cohérent

- S'adresser au client et à ses visiteurs dans leur propre langue, lorsque c'est possible.
- Se présenter au client.
- Recevoir les visiteurs chaleureusement, leur demander de se présenter et d'indiquer leur lien avec le client.
- Les remercier de leur visite.
- Avant d'entamer la discussion avec le client, suggérer d'accompagner les visiteurs dans la salle d'attente.
- Leur promettre de revenir les chercher après la discussion.
- Expliquer au client le but de l'intervention.
- Lui demander s'il voudrait qu'une autre personne soit présente durant la discussion, par exemple un membre de sa famille.
- Éviter de poser des questions embarrassantes au client devant son conjoint ou un membre de sa famille.
- Si les services d'un interprète s'avèrent nécessaires :
  - Se présenter à l'interprète.
  - S'assurer de ses qualifications et du fait qu'il parle la langue ou le dialecte du client.
  - S'assurer que le sexe, l'âge ou l'origine ethnique de l'interprète ne risquent pas d'embarrasser le client lorsqu'il lui faudra répondre aux questions.
  - Tenir compte des différences de niveau d'éducation ou de statut économique entre le client et l'interprète.
  - Expliquer à l'interprète le but et les attentes de l'intervention (p. ex., évaluer le niveau de douleur du client, expliquer une procédure au client).
  - Présenter l'interprète au client.
  - S'assurer que le client et l'interprète s'entendent bien, que l'interprète est compétent et qu'il comprend bien les attentes avant de débuter.
  - Parler lentement et laisser à l'interprète le temps de traduire.
  - S'adresser directement au client.
  - Demander régulièrement à l'interprète de rappeler au client qu'il peut poser des questions ou demander des clarifications au besoin.
  - Observer le langage verbal et non verbal du client.
  - Remercier ensuite le client et l'interprète.
- Demander au client à qui il faut s'adresser pour les décisions importantes le concernant et comment contacter cette personne.
- Observer le langage non verbal du client et respecter la distance qu'il installe entre lui et vous.

Conception du temps

La conception du temps varie selon les cultures. En Occident, les gens sont plutôt tournés vers le futur. Le progrès est une valeur importante, et les gens planifient leur avenir. À l'opposé, certaines cultures non occidentales sont davantage tournées vers le passé ou ancrées dans le présent. Les communautés orientées vers le passé accordent beaucoup d'importance aux traditions. Les gens des cultures axées sur le présent aiment prendre le temps de terminer ce qu'ils ont entrepris et profiter du moment avant de passer à leur obligation suivante. L'infirmière doit être consciente que les clients de ce type peuvent trouver difficile de respecter un rendez-vous à heure fixe. Pour les clients ancrés dans le présent, il est aussi important de créer un lien de confiance avant d'aborder des sujets sérieux. Ils peuvent s'offusquer si l'infirmière semble trop pressée ou n'a que peu de temps à leur consacrer.

Valeurs et croyances

Le **mode de vie** d'une personne correspond à son comportement au quotidien et à sa façon de vivre selon ses **valeurs** et ses **croyances.** Il est le reflet de sa culture. Le mode de vie comprend les habitudes, les passe-temps, le régime alimentaire, et la façon de socialiser, de s'habiller, etc. Il a une influence certaine sur la santé. Par exemple, le mode de vie nord-américain privilégiant la compétitivité et la performance augmente les risques de maladies cardiovasculaires. L'anorexie est une maladie en partie culturelle, le résultat des valeurs de performance et du culte de la minceur de la société occidentale (Bordo, 1993). Ailleurs, où d'autres valeurs ont cours, la représentation d'un corps en santé est souvent un corps bien en chair. D'ailleurs, on a observé que lorsqu'une communauté était exposée à la culture occidentale, les cas d'anorexie augmentaient au sein de celle-ci. (Greenberg, Cwikel, & Mirsky, 2007)

L'infirmière s'assure de s'informer auprès du client de ses croyances ou pratiques religieuses, car celles-ci peuvent influencer les soins ▶ 19. L'infirmière s'informe des fêtes religieuses importantes, ainsi que des prescriptions et des restrictions relatives au corps et à la santé dans chaque religion. Par exemple, pendant le mois du ramadan, les musulmans pratiquants ne mangent ni ne boivent entre le lever et le coucher du soleil, mais des raisons de santé peuvent justifier le report de ce jeûne. Du coucher du soleil le vendredi soir au coucher du soleil le samedi soir, les juifs pratiquants respectent le sabbat. Durant cette période ils ne doivent rien produire, et doivent s'abstenir de travailler et de cuisiner. Ils ne peuvent ni allumer de feu, pas même l'étincelle pour démarrer leur voiture, ni allumer de lumière. Il s'agit d'une journée réservée à l'étude et à la prière. De plus, les femmes juives doivent se purifier après leurs menstruations. Les Témoins de Jéhovah, quant à eux, ne peuvent ni donner du sang, ni en accepter, même lorsque leur vie est en danger. En cas de doute, l'infirmière s'informe auprès du reste de l'équipe soignante avant de se trouver dans une situation délicate.

La conception du temps varie selon les cultures.

Les croyances religieuses et spirituelles ont une influence majeure sur l'idée que le client se fait du monde, de la santé et de la maladie, de la naissance et de la vie, de la souffrance et de la mort. Par exemple, madame Zaoui et son mari sont musulmans pratiquants. Monsieur Zaoui prie cinq fois par jour et doit procéder à des **ablutions** avant ses prières. L'infirmière peut l'aider à se sentir plus à l'aise à l'hôpital en lui trouvant un endroit discret où prier. Les musulmans et les juifs pratiquants respectent un régime alimentaire particulier. Des menus halal pour les musulmans et casher pour les juifs sont offerts dans la plupart des hôpitaux. Certains clients bouddhistes ou hindouistes peuvent être végétariens **ENCADRÉ 14.4**.

- **Ablutions :** Purification rituelle, à l'aide d'une certaine quantité d'eau, du corps ou d'une partie du corps avant certains actes religieux.
- **Croyance :** Fait de tenir quelque chose pour vrai, et ceci, indépendamment des preuves éventuelles de son existence, réalité, ou possibilité.

ENSEIGNEMENT AU CLIENT

ENCADRÉ 14.4 Considérations culturelles dans le choix d'une alimentation saine

Objectif

- Permettre au client d'exprimer des préférences alimentaires saines qui correspondent à sa culture.

Stratégies d'enseignement

- Adresser le client à une nutritionniste au fait des menus propres à chaque culture.
- Élaborer un menu qui respecte les préférences culturelles du client.
- Offrir au client des brochures qui promeuvent des choix alimentaires sains qui correspondent à sa culture.
- Inclure dans la planification les membres de la famille du client qui achètent et préparent la nourriture.

Évaluation

- Demander au client de tenir un journal alimentaire durant une semaine.
- Demander au client de décrire comment des choix alimentaires sains qui correspondent à sa culture peuvent être intégrés à son régime alimentaire.

19
Le rôle de l'infirmière dans la reconnaissance de la spiritualité du client et dans l'accompagnement spirituel de celui-ci est défini dans le chapitre 19, *Favoriser le bien-être spirituel.*

14.3.5 Interventions en contexte transculturel

Jugement clinique

Parmi les trois types d'intervention infirmière que suggère le modèle de soins transculturels de Leininger, lequel vous semble le plus approprié dans le cas de la famille Zaoui ?

Leininger et McFarland (2006) appellent **soins génériques** les soins propres aux pratiques culturelles populaires et aux médecines traditionnelles, et **soins professionnels** les soins qui relèvent de la médecine occidentale. Le rôle de l'infirmière consiste à réconcilier les soins génériques et les soins professionnels afin d'offrir au client des soins infirmiers culturellement cohérents.

Il peut arriver que l'infirmière se retrouve dans une situation où les pratiques culturelles du client diffèrent des pratiques de la médecine occidentale. Autant que possible, elle tente d'adapter sa pratique à la culture du client, ou s'abstient d'intervenir lorsque les soins génériques parviennent à préserver ou rétablir la santé. On dit alors que l'infirmière dispense des **soins transculturels de préservation** ou de maintien. Par exemple, dans la médecine traditionnelle chinoise, la nourriture est divisée entre les aliments « froids » (*yin*) et les aliments « chauds » (*yang*). Une mère qui allaite un enfant grippé peut décider de manger seulement des aliments considérés comme « chauds », le temps que son enfant qui a « attrapé froid » guérisse (Purnell & Paulanka, 2003). L'infirmière prodigue des soins de préservation dans la mesure où elle respecte le régime de la mère, afin d'encourager le lien mère-enfant, l'allaitement et les pratiques culturelles de la famille.

Parfois, un compromis doit être trouvé entre les soins génériques et les soins professionnels. L'infirmière discute alors avec le client, sa famille et l'équipe de soins de la meilleure manière de concilier les deux. Elle offre ainsi des **soins transculturels d'adaptation** ou de négociation. Par exemple, une cliente d'origine philippine et catholique refuse tout médicament malgré une douleur intense. Dans sa culture, la douleur permet de « gagner son ciel », et le fait d'exprimer ouvertement son désarroi est mal perçu. L'infirmière doit respecter le point de vue de la cliente, lui donner de l'information sur les analgésiques et chercher avec elle des moyens de remplacement pour gérer sa douleur, comme la relaxation ou l'imagerie mentale.

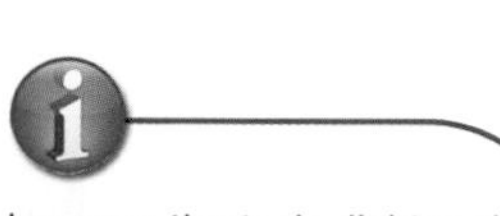

Les taux élevés de diabète chez les populations autochtones peuvent être attribués à une combinaison de facteurs, soit les mêmes que chez la population non autochtone : prédisposition génétique ; passage d'un mode de vie actif à un mode de vif sédentaire ; régime à teneur élevée en sucre, en matière grasse et en sel ; consommation abusive d'alcool.

Enfin, il arrive que les soins génériques, tels qu'ils sont pratiqués, nuisent à la santé du client. L'infirmière encourage alors le client à abandonner la pratique malsaine et l'aide à s'adapter aux soins professionnels requis. Cette pratique s'inscrit dans les **soins transculturels de restructuration.** Par exemple, le diabète de type II est très fréquent dans les communautés autochtones. L'infirmière peut aider le client et sa famille à s'adapter en leur enseignant à manger plus sainement. Elle peut aussi encourager le client à devenir plus actif. Ce faisant, elle lui demande de remplacer ses habitudes de vie pour des habitudes plus saines.

Transitions de la vie

Selon Collière (2001), les infirmières sont des « passeurs », c'est-à-dire qu'elles accompagnent les gens et les aident à traverser de manière saine les étapes de transition de la vie, par exemple la naissance, la maladie ou la mort. La culture, elle aussi, aide les gens à traverser ces périodes de transition par ses **rituels** particuliers. Un rituel est un acte répétitif, c'est-à-dire toujours pratiqué dans les mêmes circonstances, et qui n'a pas d'utilité technique immédiate, mais une signification symbolique. Par exemple, envoyer des fleurs ou des cartes de rétablissement sont des rituels en Occident pour aider quelqu'un à traverser l'épreuve de la maladie ou pour féliciter la famille après un accouchement. Dans les cultures collectivistes hispanophones, la famille peut demeurer au chevet du client durant sa maladie pour lui montrer son soutien.

Grossesse et naissance

La grossesse et la naissance sont des périodes de transition importantes auxquelles chaque culture associe des soins et des rites particuliers. Il s'agit d'un rituel de passage important, où la femme devient mère et où un nouvel être fait le « passage » vers la vie **FIGURE 14.6**.

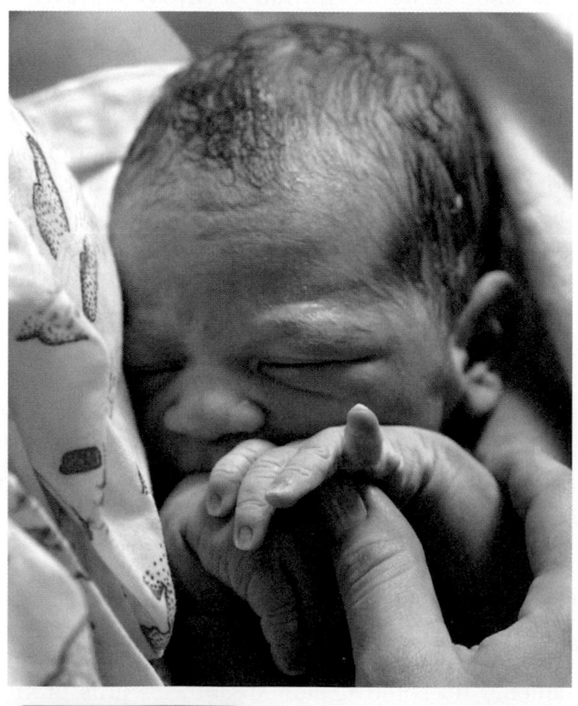

FIGURE 14.6 Bébé naissant dans les bras de sa mère

En Occident, on dit que les périodes de la grossesse et de l'accouchement sont surmédicalisées, c'est-à-dire que, même lorsque tout se passe normalement, elles sont traitées avec un maximum de soins médicaux pour éviter toute complication éventuelle. À l'opposé, dans certaines cultures arabes, on considère que, la grossesse n'étant pas une maladie, il n'y a pas de raison de consulter un professionnel de la santé avant la naissance de l'enfant. L'infirmière doit donc chercher à joindre les familles issues de ces cultures pour s'assurer qu'elles reçoivent tous les soins prénataux nécessaires comme c'est le cas pour le suivi d'accouchement de madame Zaoui **FIGURE 14.7**.

MME SAHADIA ZAOUI
27 ans

PLAN THÉRAPEUTIQUE INFIRMIER (PTI)

CONSTATS DE L'ÉVALUATION

Date	Heure	N°	Problème ou besoin prioritaire	Initiales	RÉSOLU / SATISFAIT			Professionnels / Services concernés
					Date	Heure	Initiales	
2010-03-31	22:45	1	Accouchement vaginal à 40 semaines de grossesse	C.G.				
2010-04-01	11:00	2	Refus de participer aux AVQ					
		3	Manque de ressources familiales pour prendre soin du bébé	M.L.				

SUIVI CLINIQUE

Date	Heure	N°	Directive infirmière	Initiales	CESSÉE / RÉALISÉE		
					Date	Heure	Initiales
2010-03-31	22:45	1	Assurer le suivi postpartum.	C.G.			
2010-04-01	11:00	2	Stimuler la cliente pour les levers, l'hygiène, l'autonomie (+ dir. p. trav. PAB). Aviser inf. si la cliente n'est pas levée, lavée et habillée à 13:00 (+ dir. p. trav. PAB).				
		3	Aviser travailleuse sociale par inf.	M.L.	2010-04-01	11:30	M.L.

Signature de l'infirmière	Initiales	Programme / Service	Signature de l'infirmière	Initiales	Programme / Service
Caroline Gendron	C.G.	Unité des naissances			
Mélinda Lafontaine	M.L.	Unité des naissances			

PLAN THÉRAPEUTIQUE INFIRMIER (PTI)

Extrait des notes d'évolution

- 2010-04-01 10:00
  Demande à ce qu'on lui amène le bébé pour l'allaiter, se dit trop faible pour se lever.

  2010-04-01 11:00
- Demande de changer le bébé et de le remettre dans son berceau. Reste couchée.
- Encouragée à se lever, à se laver et à s'habiller.
- Informée qu'elle aura son congé demain. Se met à pleurer, dit : « Je suis trop faible, je ne peux pas tout faire. Personne ne m'aide. »
- Avisée de l'importance de se lever.

  Informée de l'aide qu'elle peut avoir à la maison par le CSSS. Accepte de voir la travailleuse sociale avec son mari.
- 11:30 Travailleuse sociale avisée.

FIGURE 14.7 Extrait du plan thérapeutique infirmier de madame Zaoui pour son suivi clinique *pospartum*

Au Québec, la plupart des accouchements se font encore à l'hôpital, mais de plus en plus de femmes optent pour les services d'une sage-femme. Cette solution offre davantage de flexibilité quant à la possibilité de vivre la grossesse et l'accouchement selon les valeurs et pratiques culturelles de la famille. Par exemple, dans de nombreuses cultures, les femmes préfèrent accoucher en position accroupie plutôt qu'étendues sur le dos. La position dorsale serait en effet beaucoup moins confortable pour la femme, mais plus pratique pour le médecin.

Nouveau-né

Les soins aux nouveau-nés diffèrent aussi beaucoup d'une culture à l'autre. Dans de nombreuses cultures, les femmes de la famille prennent en charge la mère et le nouveau-né pour une période de temps qui varie habituellement de 20 à 40 jours. Dans la religion juive, le nouveau-né mâle est circoncis huit jours après la naissance. Dans la religion musulmane, la circoncision est aussi souvent pratiquée, mais la date de l'opération n'est pas fixe.

Souffrance et fin de vie

La culture influence la manière dont la souffrance est comprise et vécue. Dans les cultures catholiques, la souffrance peut être perçue comme une épreuve à traverser afin de mieux « gagner son ciel ». Les clients peuvent alors être réticents à accepter les analgésiques et à exprimer leur inconfort.

Enfin, d'autres pratiques culturelles se mettent en place lorsqu'il n'est plus possible d'éviter la mort **ENCADRÉ 14.5**. Elles permettent d'accompagner la personne mourante dans ce dernier passage et aident ceux qui restent à traverser la période de deuil. La mort se conçoit différemment dans chaque culture. En Occident, elle est souvent perçue comme un échec, une tragédie ou une bataille perdue. Dans les cultures hindouistes et bouddhistes, où l'on croit en la réincarnation, la mort est envisagée comme un passage vers un autre état à l'intérieur des cycles de la vie. Les soins du corps après la mort varient selon les religions. Par exemple, la crémation est préférable dans la religion hindouiste, mais strictement interdite chez les juifs et les musulmans.

RÉSULTATS PROBANTS

ENCADRÉ 14.5 Croyances et rituels entourant la mort

Résumé de l'étude

Les pratiques entourant la mort varient selon les cultures et les religions. À l'aide de groupes de discussion, une étude s'est penchée sur les similarités et les différences entre les croyances de diverses cultures, leurs cérémonies et leurs rituels entourant la mort. Dans de nombreuses communautés culturelles, les croyances entourant la mort permettent de prier et de se souvenir de la personne décédée. Divers rituels au cours des cérémonies peuvent servir à retarder le moment du décès, à chasser le mal, puis à s'assurer que la personne décédée n'est pas oubliée et à aider la famille à vivre son deuil. Le respect des membres de la famille du mourant et la protection de leur âme sont des aspects des rituels qui se sont avérés importants pour tous les participants de l'étude. Les croyances des participants de culture hispanophone ou latine se sont souvent révélées influencées par le catholicisme. Les participants issus de cultures africaines ou des Caraïbes ont parlé de l'importance de la foi, de l'espoir et de la prière. Des similarités ont été remarquées entre les arrangements funéraires, les croyances entourant la vie après la mort, les coutumes familiales, et le karma chez les participants hindouistes et bouddhistes.

Application dans la pratique infirmière

- Se renseigner sur les préférences religieuses et culturelles des clients et de la famille en ce qui concerne la mort.
- S'enquérir auprès des familles des rituels et des cérémonies pouvant les aider à surmonter leur chagrin.
- Permettre aux clients et à leur famille de participer à la planification des rituels à mettre en place au chevet du client.
- Être attentif aux croyances concernant le don d'organes, l'exposition du corps et sa préparation.

Source : Adapté de Lobar, S.L., Youngblut, J.M., & Brooten, D. (2006). Cross-cultural beliefs, ceremonies, and rituals surrounding death of a loved one. *Pediatric Nursing, 32*(1), 44-50.

À retenir

Version reproductible
www.cheneliere.ca/potter

- Le multiculturalisme se reflète dans les soins de santé, où les clients et le personnel du système de santé sont issus de toutes les communautés culturelles.
- La conception qu'a une personne de la santé, de la maladie, d'un mode de vie sain, des soins adéquats ou des traitements efficaces est influencée par sa vision du monde, qui est elle-même le produit de la ou des cultures auxquelles elle appartient.
- La culture, au sens large, représente l'ensemble des traits distinctifs, spirituels et matériels, intellectuels et affectifs qui caractérisent une société ou un groupe social.
- Les soins infirmiers culturellement cohérents sont ceux qui correspondent aux valeurs et aux croyances du client.
- L'infirmière doit apprendre à tenir compte de l'importance de la culture dans les soins de santé.
- Les croyances et pratiques religieuses du client peuvent influencer les soins.
- Le mode de vie d'une personne est le reflet de sa culture.
- La façon dont la culture influence les comportements, les attitudes et les valeurs dépend de nombreux facteurs, et ceux-ci peuvent varier selon les membres d'un même groupe culturel.

14

Pour en savoir plus

Version complète et détaillée
www.cheneliere.ca/potter

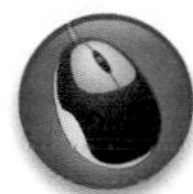

RÉFÉRENCES GÉNÉRALES

Infiressources > Carrefour des rubriques > Carrefour clinique > Soins interculturels
Infiressources > Banques et recherche > Santé > Multiculturalisme
www.infiressources.ca

ORGANISMES ET ASSOCIATIONS

IIM
Institut interculturel de Montréal
www.iim.qc.ca

RIIH
Ralliement des infirmiers et infirmières haïtiennes
www.riih.ca

ONSA
Organisation nationale de la santé autochtone
www.naho.ca

Cultural Diversity in Healthcare
www.ggalanti.com

TCNS
Transcultural Nursing Society
www.tcns.org

Transcultural nursing
www.culturediversity.org

ORGANISMES GOUVERNEMENTAUX

INSPQ > Santé des Autochtones
Institut national de santé publique du Québec
www.inspq.qc.ca

ASPC > Autochtones
Agence de la santé publique du Canada
www.phac-aspc.gc.ca

Galanti, G.-A. (2008). *Caring for Patients from Different Cultures* (4th ed.). Philadelphia : University of Pennsylvania Press.

Giger, J.N., & Davidhizar, R.E. (2008). *Transcultural Nursing* (5th ed.). St. Louis, Mo. : Mosby.

Legault, G. & Rachédi, L. (Éds) (2008). *L'intervention interculturelle* (2e éd.). Montréal : Gaëtan Morin.

Purnell, L.D., & Paulanka, B.J. (2008). *Transcultural Health Care: A Culturally Competent Approach* (3rd ed.). Philadelphia : F.A. Davis.

Tison, B. (2007). *Soins et cultures : formation des soignants à l'approche interculturelle.* Paris : Masson.

Lévy, I. (2006). *Mémento pratique des rites et des religions à l'usage des soignants* (3e éd.). Issy-les-Moulineaux, FR : Estem.

Gaudet, É. (2005). *Relations interculturelles : comprendre pour mieux agir.* Mont-Royal, Qc : Modulo.

Monoz, M. (Éd.). (2007). La médecine en contexte multiculturel – I, *Le médecin du Québec, 42*(2), 31-79.
www.fmoq.org

Monoz, M. (Éd.). (2007). La médecine en contexte multiculturel – II, *Le médecin du Québec, 42*(3), 31-76.
www.fmoq.org

Vissandjée, B., Hemlin, I., Gravel, S., Roy, S., & Dupéré, S. (2005). La diversité culturelle montréalaise : une diversité de défis pour la santé publique. *Société française de santé publique, 17*(3), 417-428.

Journal of Transcultural Nursing
Revue officielle de la Transcultural Nursing Society, basée aux États-Unis.

Nanhou, V., & Audet, N. (2008). Caractéristiques de santé des immigrants du Québec : comparaison avec les Canadiens de naissance. Série Enquête sur la santé dans les collectivités canadiennes. *Zoom santé.* Québec : Institut de la statistique du Québec.
www.stat.gouv.qc.ca

Ordre des infirmières et infirmiers de l'Ontario (2006). *Directive professionnelle : la prestation de soins adaptés à la culture.* Toronto : OIIO.
www.cno.org

CHAPITRE

Édition française :
Fabie Duhamel, inf., Ph. D.
Caroline Mathieu, inf., M. Sc.

Édition originale :
Anne G. Perry, RN, EdD, FAAN

Prendre soin de la famille

Objectifs

Après avoir lu ce chapitre, vous devriez être en mesure :

- de décrire le concept de famille en tenant compte des tendances nord-américaines actuelles ;
- d'expliquer comment le système familial et la santé de chacun de ses membres s'influencent mutuellement ;
- de préciser l'importance du rôle de l'infirmière auprès des familles ;
- de décrire une approche théorique pour analyser la famille dans une perspective systémique ;
- d'expliquer les dimensions essentielles à explorer pour analyser un système familial ;
- de privilégier les conversations à but thérapeutique pour répondre aux besoins de la famille en matière de santé.

Guide d'études, pages 58 à 62

Mise en contexte

Jugement clinique

Madame Marguerite Dupré, 75 ans, a subi une arthroplastie de la hanche droite. Elle est mariée à Robert, âgé de 80 ans. Une infirmière a rencontré le couple afin de préparer la convalescence de madame Dupré à domicile. Le mari de celle-ci a alors mentionné qu'il avait déjà organisé le retour de sa femme. Il a rapporté qu'ils ont six enfants, tous mariés sauf l'aînée, Michèle, qui vit seule et qui se préoccupe de leur bien-être. Stéphanie Tremblay est l'infirmière qui rencontre le couple et leur fille Michèle pour les aviser du congé prévu pour le lendemain. Madame Dupré se dit très heureuse de retourner chez elle. L'infirmière quitte la chambre avec Michèle, qui l'aborde en mentionnant qu'elle s'oppose au congé, car son père n'est pas en mesure de s'occuper de sa mère et que le moment du retour à domicile est inapproprié. Elle veut rencontrer le médecin et annuler le congé.

Comment Stéphanie devrait-elle réagir à la demande de Michèle ?

Concepts clés

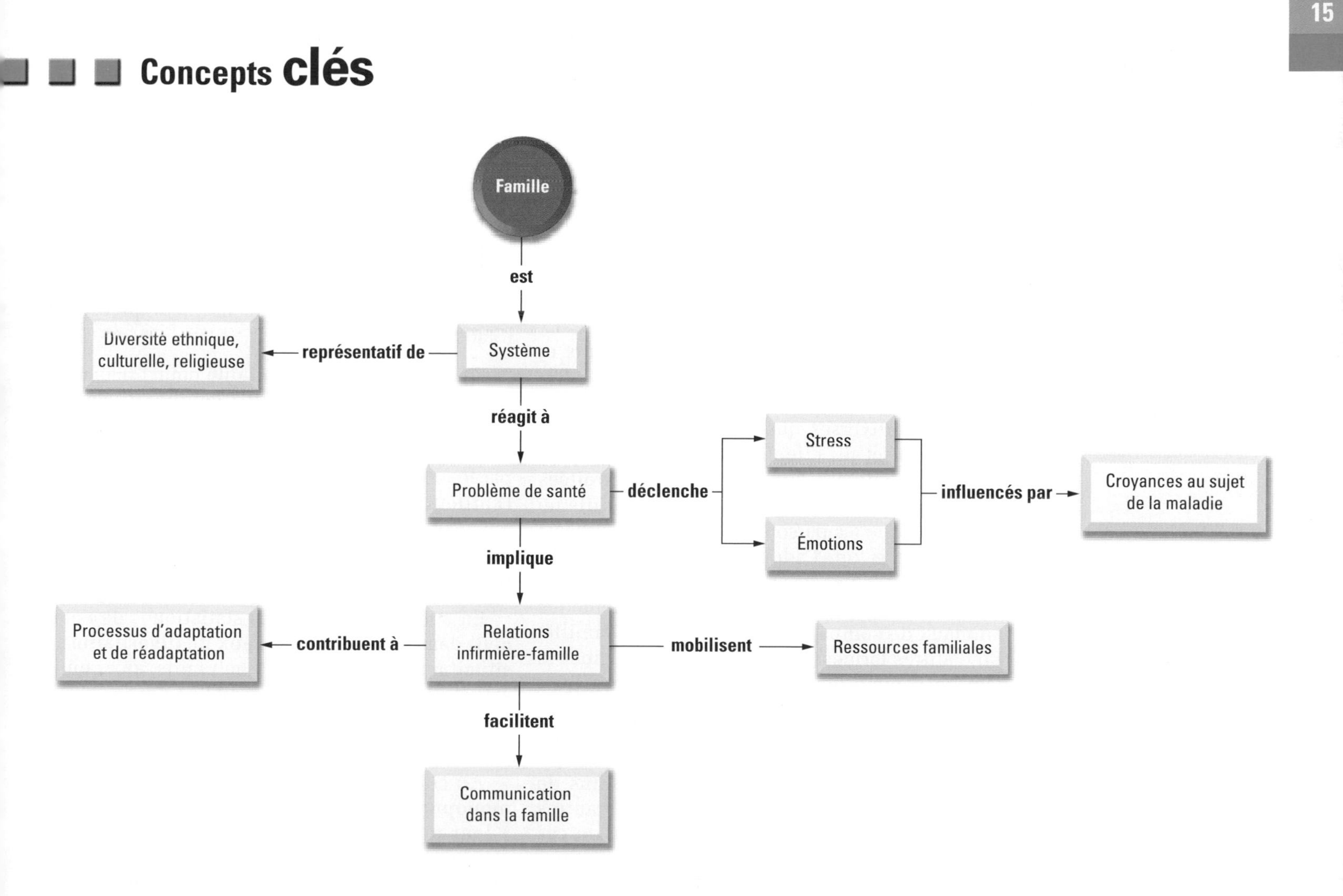

La famille est un élément fondamental et central de la santé humaine. En effet, la cellule familiale demeure le contexte le plus important dans lequel évolue la santé d'une personne. Ainsi, deux personnes aux prises avec une maladie comme le diabète, qui, sur le plan physiopathologique, se manifeste de façon semblable d'une personne à l'autre, vont cependant y faire face de manière unique. La façon de vivre et de gérer les conséquences de la maladie demeure propre à chaque personne et est fortement influencée par les caractéristiques de celui-ci ainsi que par son environnement familial et social. La famille peut représenter une source importante de soutien, mais aussi de stress pour chacun de ses membres, qui, à leur tour, influencent la dynamique familiale. On reconnaît ainsi de plus en plus que l'état de santé d'une personne est intimement lié à la dynamique de sa famille.

L'infirmière occupe une place stratégique dans l'équipe de soins pour offrir du soutien au client et à sa famille, puis pour les impliquer de façon pertinente dans la gestion des soins (p. ex., la planification du congé, l'information sur l'état de santé, sur les soins et sur les ressources offertes). Dans la majorité des situations cliniques, son rôle est indispensable pour diminuer les sources de stress et mobiliser les ressources familiales. Par ailleurs, la relation de l'infirmière avec la famille joue un rôle déterminant dans le processus d'adaptation et de réadaptation du client et de ses proches devant un problème de santé. Ainsi, l'infirmière se doit de mieux comprendre le concept de la famille, mais aussi la relation entre celle-ci et les problèmes de santé de ses membres. Cette conscientisation lui permettra d'inclure la famille dans ses soins au client.

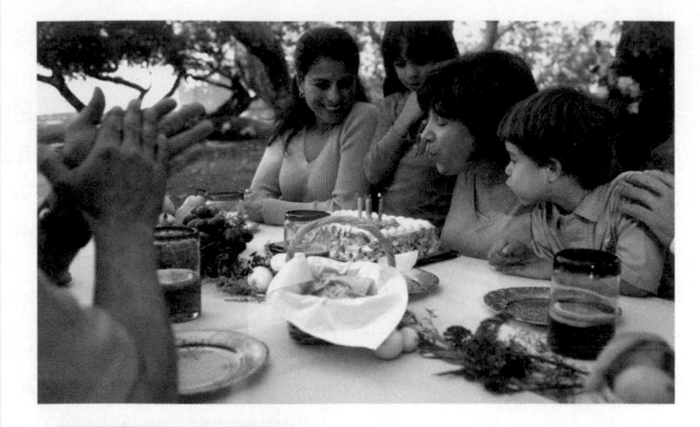

FIGURE 15.1 Les célébrations et les traditions familiales consolident le rôle de la famille.

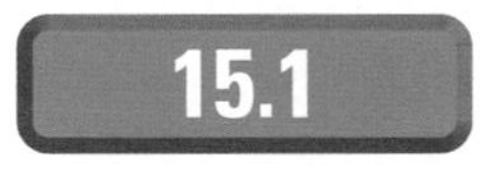

Définition de la famille

Le terme **famille** évoque l'image de parents et d'enfants vivant ensemble d'une façon satisfaisante et harmonieuse. Cependant, les familles sont aussi diverses que les personnes qui les composent, et les clients ont des valeurs familiales bien ancrées qui méritent d'être traitées avec respect. Pour certains clients, la famille ne comprend que les personnes liées par le mariage, la naissance ou l'adoption, alors que pour d'autres, les tantes, les oncles, les amis proches, les personnes qui vivent ensemble et même les animaux de compagnie font partie de la famille. En d'autres termes, l'infirmière peut imaginer la famille comme l'ensemble des personnes liées par un attachement profond et que le client considère comme sa famille. Cela peut même inclure le personnel infirmier pour les clients qui vivent en centre d'hébergement et de soins de longue durée (CHSLD) et qui n'ont pas d'autres proches. La famille est donc composée de ces personnes engagées dans un processus relationnel complexe dans lequel des expériences, des émotions, des contextes et des aspects économiques sont interreliés et s'influencent mutuellement (Doane & Varcoe, 2006) **FIGURE 15.1**. ■

■ **Taux de nuptialité :** Rapport des mariages d'une année à la population moyenne durant cette année.

■ **Taux de divortialité :** Nombre de divorces prononcés pendant une année, par rapport à la population totale dans la société.

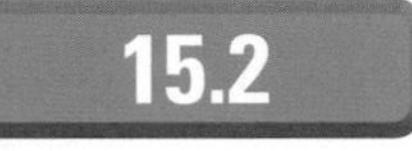

Tendances actuelles et nouvelles formes de famille

Le recensement canadien de 2006 révèle que 84 % de la population canadienne demeurait au sein de familles, tandis que 11 % des personnes habitaient seules et que 5 % des Canadiens logeaient avec d'autres personnes (p. ex., avec des colocataires, dans une résidence étudiante). En outre, la proportion de couples vivant en union libre, celle des familles monoparentales et celle des couples mariés ont crû respectivement de 19 %, de 8 % et de 4 % par rapport au recensement précédent (Statistique Canada, 2007).

En 2006, le **taux de nuptialité** pour 1 000 habitants au Canada était de 4,7 comparativement à 2,8 pour le Québec. Le faible taux de nuptialité dans cette province s'explique en partie par le fort taux de cohabitation que l'on y trouve. D'ailleurs, au Québec, le nombre de familles formées de couples en union libre est l'un des principaux signes distinctifs des structures familiales depuis plusieurs années.

En 2005, au Canada, les statistiques de l'état civil démontraient que le **taux de divortialité** se situait à 220 pour 100 000 habitants, alors qu'il était de 203 au Québec (Statistique Canada, 2006). Le nombre important de couples québécois vivant en union libre explique en partie cet écart.

Au cours des dernières années, les **familles monoparentales** canadiennes ayant un homme à leur tête ont connu une augmentation plus rapide (augmentation de 15 %) que celles ayant à leur tête une femme (augmentation de 6 %) par rapport au recensement précédent. En 2006, 80 % des familles monoparentales canadiennes avaient encore une femme à leur tête. Finalement, 18 % des enfants canadiens âgés de moins de 15 ans vivaient au sein d'une famille monoparentale. Au Québec, la même tendance s'observe, et les pères sont de plus en plus présents au sein de ce modèle de famille.

En 2006, pour la première fois au Canada, les couples sans enfants (43 %) étaient plus nombreux que les couples avec enfants (41 %). Cette première témoigne d'un profond changement social. Aujourd'hui, on observe que non seulement moins de couples ont des enfants, mais les conjoints qui ont choisi d'en avoir en ont moins, et ils les conçoivent plus tard (Statistique Canada, 2007). Par ailleurs, pour la première fois, en 2006, les couples mariés de même sexe ont été dénombrés. Au Canada, le nombre de couples de même sexe a bondi de près de 33 % entre 2001 et 2006, soit cinq fois le taux de croissance des couples de sexe opposé (6 %) (Statistique Canada, 2007).

Un autre phénomène a pris de l'ampleur : les jeunes adultes sont plus nombreux à demeurer chez leurs parents. Parmi les jeunes âgés de 20 à 24 ans, 60 % demeuraient au domicile parental en 2006 comparativement à 49 % en 1986. Chez les personnes de 25 à 29 ans, 26 % se trouvaient dans cette situation en 2006 comparativement à environ 16 % deux décennies plus tôt.

De façon plus globale, les faibles taux de fécondité, l'espérance de vie plus longue et les effets de la génération du *baby-boom* (personnes nées entre 1946 et 1964) sont parmi les facteurs contribuant au vieillissement de la population canadienne. Les tendances démographiques continueront de varier considérablement dans les années à venir. Au Canada, dans les deux prochaines décennies, le nombre de personnes âgées de 65 à 74 ans va presque doubler, passant de 2,3 à 4,5 millions. Le nombre de Canadiens âgés de 85 ans et plus doublera pour passer d'environ 500 000 à 900 000 en 2026 (Statistique Canada, 2007). Enfin, l'immigration soutenue au Canada au cours des dernières années a contribué à accroître le nombre de personnes nées à l'étranger et la proportion de celles qu'elle représente. Si les tendances se maintiennent, la proportion d'immigrants pourrait atteindre un peu plus de 22 % en 2017, soit une personne sur cinq (Statistique Canada, 2007).

15.2.1 Formes de la structure familiale

La structure de la famille évolue continuellement **ENCADRÉ 15.1**. La famille « typique », ou **famille nucléaire,** n'est plus la norme, à cause, entre autres, des mariages tardifs et du choix des couples de ne pas avoir d'enfant. Souvent, les conjoints divorcés se remarient et forment une **famille reconstituée,** ce qui engendre un ensemble complexe de rapports entre un conjoint, ses enfants et ceux de l'autre conjoint, et entre les membres de la **famille élargie.** Les rôles conjugaux se complexifient en raison de l'augmentation du nombre de familles où les deux parents travaillent. La majorité des femmes travaillant hors du domicile doivent concilier leur carrière et la vie familiale. Les pères sont maintenant appelés à participer activement aux responsabilités parentales quotidiennes, même si la plupart des tâches ménagères demeurent en majorité accomplies par la femme.

Au Canada, dans les deux prochaines décennies, le nombre de personnes âgées de 65 à 74 ans va presque doubler, passant de 2,3 à 4,5 millions.

Le vieillissement de la population a des répercussions sur le cycle de vie familiale de la génération d'âge moyen. Les personnes de cette même génération doivent établir un équilibre, parfois à leur détriment, entre les besoins de leur progéniture et ceux de leurs parents vieillissants, d'où leur nom de « génération sandwich » (Schwartz, 1979). La génération des *baby-boomers*

ENCADRÉ 15.1 Formes de familles

Famille nucléaire

La famille nucléaire correspond à un ménage regroupant deux parents mariés ou non ainsi que leurs enfants.

Famille élargie

La famille élargie comprend la parenté (tantes, oncles, grands-parents et cousins) en plus de la famille nucléaire.

Famille monoparentale

La famille monoparentale est formée lorsqu'un des parents décède ou quitte la famille nucléaire pour des raisons de divorce ou d'abandon, ou lorsqu'une personne célibataire décide d'avoir ou d'adopter un enfant.

Famille reconstituée

La famille reconstituée se forme lorsque des parents séparés recréent un couple et rassemblent des enfants qui n'ont pas de liens de parenté.

Autres types de familles

D'autres formes de familles comprennent les ménages à plusieurs adultes, les familles multigénérationnelles (les grands-parents prennent soin des petits-enfants), les « communes » familiales, les personnes hors famille (les adultes vivant seuls), les partenaires qui vivent en union libre et les familles homoparentales (couples de même sexe avec enfants).

Le site Internet du Conseil de la famille et de l'enfance du Québec (CFE) regorge d'information portant sur la famille. Le CFE offre également la possibilité à tous de consulter son centre de documentation spécialisé et d'y emprunter gratuitement des documents. Visitez www.cfe.gouv.qc.ca.

Jugement clinique

Que pourrait signifier la demande de la fille de madame Dupré concernant le congé de sa mère?

13

Le concept des tâches développementales est abordé dans le chapitre 13, *Reconnaître les besoins de la personne âgée*.

REGARD SUR LA PERSONNE ÂGÉE

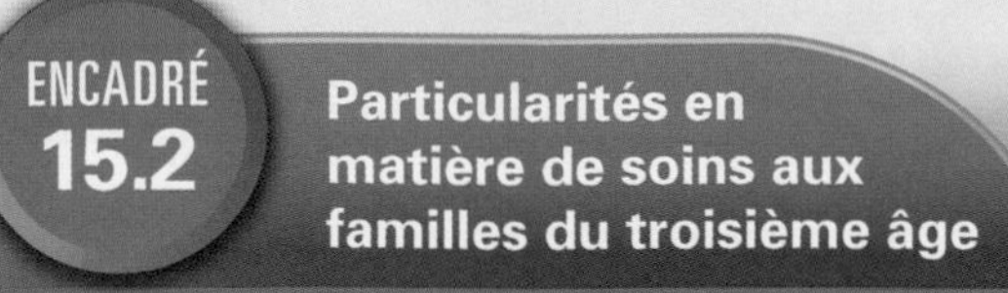

Particularités en matière de soins aux familles du troisième âge

- L'infirmière doit tenir compte des efforts du proche aidant. Cette personne est souvent le conjoint ou la conjointe, qui peut aussi être une personne âgée ayant peu d'endurance, ou un enfant d'âge moyen, qui a souvent d'autres responsabilités.
- Les familles du troisième âge n'ont pas le même réseau social que les plus jeunes parce que les amis et les membres de la famille de la même génération sont possiblement décédés ou malades eux-mêmes. L'infirmière devra peut-être envisager un soutien social auprès de la communauté.
- Une importante détérioration de la santé physique augmente les risques de dépression chez les personnes âgées.
- Comme c'est le cas dans les autres étapes de la vie, les membres de la famille des personnes âgées doivent concentrer leurs efforts sur des tâches développementales ▶ 13.
- La violence faite aux personnes âgées se produit dans toutes les couches sociales. Le conjoint est généralement l'agresseur. Des contusions et des traumatismes cutanés inexpliqués ne doivent pas être passés sous silence, et l'infirmière doit en aviser les organismes de protection gouvernementaux.

entre maintenant dans le troisième âge. Les infirmières seront de plus en plus appelées à soigner des personnes âgées. L'**ENCADRÉ 15.2** présente une liste de précautions et de mesures gérontologiques destinées à l'infirmière en matière de soins à la famille. ■

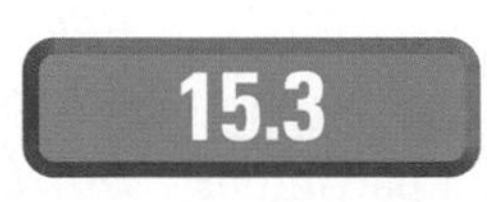

Réciprocité entre santé / maladie et famille

Campbell (2003) ainsi que Weihs, Fisher et Baird (2002) ont recensé les études portant sur la relation entre la santé et la famille. Par exemple, la famille détermine de façon importante les attitudes et les comportements liés à la santé et à la gestion de la maladie de ses membres (Weihs, Fisher et Baird, 2002). Les habitudes de santé, telles que le régime alimentaire (Rimal, 2003 ; Seibold, Knafl, & Grey, 2003), l'usage du tabac et de l'alcool, l'exercice physique et la maîtrise du stress, se développent dans le contexte familial (Peterson et al., 2006). Par ailleurs, plusieurs études soutiennent que pour une personne, s'adapter à un problème de santé résulte non seulement de ses traits personnels, mais aussi de ses interactions familiales (Campbell, 2003 ; Weihs et al., 2002). Il est démontré que le soutien familial favorise la santé : parmi les types de soutien que procure la famille (p. ex., un soutien instrumental, des soins de santé, la recherche d'information médicale), c'est le soutien émotif (oreille attentive, empathie, sentiment d'être aimé) qui influence le plus les indicateurs de santé chez une personne (Kiecolt-Glazer & Newton, 2001).

Par ailleurs, un problème de santé peut engendrer du stress autant pour la famille que pour le client. Ce stress varie d'une famille à l'autre et même d'un membre à l'autre au sein d'une seule famille. Selon la revue des études de Weihs et ses collègues. (2002), la nature et l'intensité du stress causé par une maladie chronique sont déterminées par plusieurs facteurs : l'ampleur des changements imposés au client et à sa famille sur le plan des activités quotidiennes et des relations familiales ; la capacité du client et des autres membres de sa famille d'effectuer ces changements et de répondre aux besoins de chacun pour optimiser leur bien-être ; l'accessibilité à des ressources médicales et communautaires pour soutenir la personne malade. Aussi, la maladie engendre, autant chez le client que chez les membres de sa famille, des sentiments d'inquiétude devant l'avenir, et de peur à l'égard de la douleur, de la dépendance, d'une récidive ou de la mort.

Le stress causé par un problème de santé peut s'avérer néfaste pour une famille qui a de la difficulté à mobiliser les ressources nécessaires pour y faire face. Pour une autre famille, les ressources existantes suffiront à assurer une bonne adaptation au problème, favorisant parfois une meilleure cohésion entre ses membres (Svavarsdottir & Rayens, 2005). En dépit de l'expérience positive et des sentiments de fierté et d'attachement qui peuvent en découler (Sassine, 2005), le rôle de proche aidant ne s'accomplit pas sans heurts et peut représenter une menace à la santé physique et mentale de la personne qui l'assume. Plusieurs études (Pasacreta, Barg, Nuamah, & McCorkle, 2000 ; Schultz & Martire, 2004 ; Weitzner, Jacobsen, Wagner, Friedland, & Cox, 1999) décrivent que les proches aidants manifestent des symptômes pouvant être liés à une fatigue importante, à des problèmes de sommeil et à la dépression. C'est pourquoi de nombreux chercheurs, dont Ducharme (2006) et Payne et Ellis-Hill (2001), ont reconnu l'importance de cerner et de comprendre davantage les besoins de ces familles ou proches aidants pour mieux y répondre et pour promouvoir autant leur bien-être que celui de la personne atteinte de maladie. ■

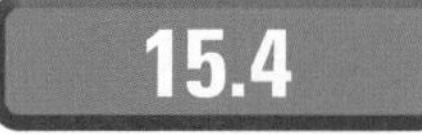

15.4 Approche théorique applicable à la pratique infirmière

Dans leur pratique, les infirmières font face à la complexité des problèmes des clients et à celle des soins de santé, mais aussi à l'évolution constante de la famille. Reconnaissant les liens existant entre la dynamique familiale et le processus de santé de la personne, elles réalisent que les soins infirmiers à dispenser à la famille sont devenus incontournables. Elles se doivent donc d'acquérir des connaissances et des habiletés pour répondre aux besoins croissants des familles et pour assurer la qualité de leur pratique. L'utilisation d'un modèle d'analyse du système familial est essentielle à l'infirmière. Il la guidera dans la collecte et l'analyse des données sur la famille et, grâce à un vocabulaire approprié, il facilitera la communication des résultats de son analyse de la situation familiale aux autres membres de l'équipe de soins. Le Modèle d'analyse et d'intervention familiale de Calgary (MAIFC) (Wright & Leahey, 2005), basé sur la théorie générale des systèmes, est un modèle pertinent et très utile pour guider les conversations thérapeutiques que les infirmières engageront avec les familles afin de les accompagner dans leurs expériences de santé.

15.4.1 Famille : un système social ouvert

La famille est considérée comme un système social ouvert qui existe et interagit au sein de systèmes plus grands (suprasystèmes) dans la communauté (p. ex., les systèmes politiques, religieux, scolaires et de santé). Le système familial comporte également des sous-systèmes interdépendants (membres de la famille), qui forment des modes d'interactions variés. Comme c'est le cas avec tous les systèmes, le système familial poursuit des objectifs explicites et implicites qui varient en fonction du cycle de la vie familiale, des valeurs familiales et des préoccupations propres aux membres de la famille.

15.4.2 Modèle d'analyse et d'intervention familiale de Calgary

Le modèle d'analyse et d'intervention familiale de Calgary (MAIFC) permet d'analyser trois dimensions du système familial : la structure familiale, les étapes du cycle de la vie familiale et le fonctionnement familial. Il est important de considérer les éléments de chacune des dimensions du modèle, car les problèmes de santé influenceront ces dimensions, tout comme ces dernières influeront sur l'évolution du problème de santé. Il revient à l'infirmière de juger, d'après le contexte clinique constaté, lesquelles de ces dimensions méritent une exploration plus approfondie et feront l'objet de ses entretiens avec les familles, que Wright et Leahey (2005) nomment conversations thérapeutiques.

Structure familiale

La structure familiale se divise en trois parties : structures interne, externe et contextuelle. La structure interne se définit par la composition de la famille. La structure externe comprend la famille étendue (la parenté) et les suprasystèmes, c'est-à-dire ceux qui sont en relation avec le système familial, comme le système des soins de santé, le système scolaire ou la communauté culturelle. La structure contextuelle comprend cinq sous-catégories : l'ethnie, la race, la classe sociale, la spiritualité ou religion, et l'environnement. Le bagage culturel de la famille représente une variable importante dans l'évaluation de celle-ci, étant donné que la race et l'origine ethnique peuvent modifier la structure, le fonctionnement, les croyances relatives à la santé, les valeurs et la façon dont les événements sont perçus **ENCADRÉ 15.3**.

La population du Canada est de plus en plus diversifiée, car chaque jour, quantité d'immigrants sont accueillis, ce qui accroît le nombre des groupes ethniques qui la composent. Les activités des établissements de santé canadiens sont orientées vers une clientèle blanche de classe moyenne ; donc, les immigrants ont souvent des difficultés à comprendre le système de soins et à se sentir compris au regard de leurs besoins particuliers ▶ 14.

De plus, pour que l'infirmière soit en mesure de tirer des conclusions fondées sur le bagage culturel, il lui faut exercer sa pensée critique et approfondir son évaluation ▶ 1. La façon dont des familles issues d'une même culture se comportent dans une situation donnée peut varier grandement non seulement d'une famille à l'autre, mais aussi entre les membres d'une même famille. Ne pas se donner la peine de relever les traits culturels communs peut conduire à des allégations inexactes et à des stéréotypes.

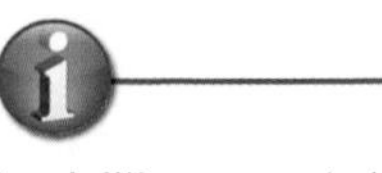

Le vieillissement de la population et les responsabilités croissantes dévolues aux familles font en sorte que chacun devra probablement prendre soin d'un parent âgé, tôt ou tard. L'ouvrage *Familles et soins aux personnes âgées : enjeux, défis et stratégies* (Ducharme, 2006) révèle les enjeux et les défis des familles ainsi que le soutien possible qui s'offre à elles dans leur trajectoire de soins.

15

14
Les soins infirmiers transculturels sont présentés dans le chapitre 14, *S'adapter à la culture et à l'ethnicité*.

1
Le concept de la pensée critique dans la pratique des soins infirmiers est détaillé dans le chapitre 1, *Développer sa pensée critique et exercer son jugement clinique*.

Jugement clinique

Quelles croyances pourraient expliquer la confiance de monsieur et de madame Dupré quant au retour à la maison de celle-ci ?

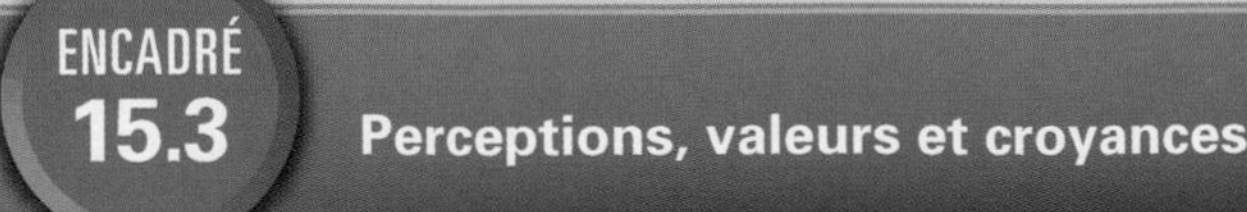

SOINS INFIRMIERS INTERCULTURELS

ENCADRÉ 15.3 Perceptions, valeurs et croyances

- La perception de certains événements peut varier au sein des différents groupes culturels. Cette différence dans les perceptions a des répercussions particulières sur les familles. Par exemple, la mort d'un des grands-parents peut revêtir plus d'importance dans les familles dont la culture vénère les aïeuls. Des agents stressants, un viol par exemple, peuvent avoir des répercussions catastrophiques pour les femmes hispaniques et leurs familles, puisque cette ethnie accorde une grande importance à la virginité de la femme.
- L'appui qui se transmet d'une génération à une autre et les modalités de vie peuvent être liés au bagage culturel. Par exemple, les personnes âgées d'origines chinoise, afro-américaine, japonaise et hispanique sont plus susceptibles de vivre dans des familles élargies que les personnes âgées de race blanche.
- Les croyances relatives à la santé diffèrent d'une culture à l'autre, ce qui peut influencer la décision de la famille et de ses membres à demander de l'aide. Par exemple, il est rare que les Asiatiques tiennent compte des symptômes de nature psychologique, et il est peu probable qu'ils se fassent soigner pour un problème touchant la santé mentale.

Sources : Adapté de Cox, C., & Monk, A. (1996). Strain among caregivers: Comparing the experiences of African-American and Hispanic caregivers of Alzheimer's relatives. *Int. J. Aging Hum. Dev., 43*(2), 93-105 ; Feeley, N., & Gottlieb, L.N. (2000). Nursing approaches for working with family strengths and resources. *J. Fam. Nurs., 6*(1), 9-24 ; Kamo, Y., & Zhou, M. (1994). Living arrangements of elderly Chinese and Japanese in the United States. *J. Marriage Fam., 56*(3), 544-558.

Cycle de la vie familiale

La famille évolue au cours d'un processus de développement qu'on appelle le cycle de la vie familiale. Carter et McGoldrick (1999) proposent six stades dans ce cycle : le jeune adulte seul, la formation du couple, la famille avec de jeunes enfants, la famille avec des adolescents, la famille au départ des enfants, les parents à la période de la retraite. À chacun de ces stades sont proposées des tâches ou des responsabilités familiales afin de favoriser la croissance de l'unité familiale **TABLEAU 15.1**. Ces stades ne sont pas les seuls facteurs qui contribuent à la croissance de la famille. Des événements marquants agissent aussi sur le processus de développement de la vie et de la santé individuelle et familiale : un divorce, une maladie chronique, le développement personnel au travail et dans d'autres occupations à l'extérieur de la famille, des déménagements, l'adoption d'un enfant, l'infertilité, un décès accidentel (Campbell, 2003 ; Weihs, Fisher & Baird, 2002). Ainsi, l'infirmière vise à promouvoir des comportements qui permettent d'atteindre des objectifs essentiels sur le plan de la situation des familles et qui aident celles-ci à se préparer aux transitions à venir.

Le degré de stress causé par un événement est déterminé non seulement par la nature de celui-ci, mais aussi par la perception qu'une personne ou sa famille en ont.

Fonctionnement familial

Le fonctionnement familial correspond à la façon dont les membres de la famille interagissent. Il comprend le fonctionnement instrumental (les activités quotidiennes) et le fonctionnement expressif. Le fonctionnement instrumental regroupe les activités physiques, telles que les tâches domestiques, les soins au malade (comme les injections, les bains et les pansements), la préparation des repas, le transport et la routine de la vie quotidienne. Le fonctionnement expressif englobe les styles de communication (communications émotionnelle, verbale et non verbale), les modèles de communication entre les membres, l'habileté à résoudre les problèmes, les rôles, les croyances, les règles, les stratégies d'influence (l'influence psychologique – comme un compliment – , corporelle – comme une caresse – ou matérielle – comme des fleurs) et les alliances entre certains membres de la famille. Parmi les composantes du fonctionnement, les croyances liées aux problèmes de santé et aux ressources internes et externes disponibles sont parmi celles qui peuvent le plus influer sur l'expérience des membres de la famille, leur souffrance et leur dynamique.

Le degré de stress causé par un événement est déterminé non seulement par la nature de celui-ci, mais aussi par la perception qu'une personne ou sa famille en ont (Boss, 2002). Ce sont les croyances qui détermineront la perception qu'une personne a de sa situation de santé et qui guideront ensuite ses comportements à l'égard de celle-ci. Ces croyances peuvent émerger spontanément des discours des familles ou en réponse aux questions posées par l'infirmière.

TABLEAU 15.1 Stades du cycle de la vie familiale nord-américaine de la classe moyenne

Stade du cycle de vie familial	Processus émotionnel de transition : principes fondamentaux	Changements requis sur le plan de la situation de famille afin d'évoluer
Jeune adulte seul	Acceptation de la séparation parents-enfant	• Se différencier par rapport à la famille d'origine. • Établir des relations intimes avec ses pairs. • Affirmer son identité au travail.
Formation du couple	Engagement à l'égard d'un nouveau système	• Établir un état matrimonial. • Restructurer les relations auprès des familles élargies et des amis afin d'intégrer le conjoint ou la conjointe.
Famille avec de jeunes enfants	Acceptation d'une nouvelle génération de membres dans le système	• Adopter l'état matrimonial en vue de fonder une famille. • Prendre en charge les rôles parentaux. • Restructurer les relations avec la famille élargie pour inclure les rôles de parents et de grands-parents.
Famille avec des adolescents	Augmentation de la souplesse des limites de la famille pour favoriser l'indépendance des enfants	• Modifier les relations parents-enfants pour permettre aux adolescents d'entrer dans le système familial et d'en sortir. • Réévaluer les questions portant sur la situation financière et la carrière à l'âge moyen. • Prendre conscience des préoccupations à l'égard de la génération du troisième âge.
Famille au départ des enfants	Acceptation d'une multitude de possibilités pour sortir du système familial ou y entrer	• Renégocier l'état matrimonial comme dyade. • Établir des relations adultes entre les enfants devenus adultes et leurs parents. • Restructurer les relations pour inclure les conjoints des enfants et les petits-enfants. • Faire face à l'invalidité ou à la mort des parents (grands-parents).
Parents à la période de la retraite	Acceptation du transfert des rôles à la génération suivante	• Maintenir le fonctionnement et les champs d'intérêt personnels ou du couple devant l'affaiblissement physiologique ; explorer de nouvelles options quant aux rôles familiaux et sociaux. • Appuyer la génération moyenne pour qu'elle puisse remplir son rôle fondamental. • Faire une place dans le système à la sagesse et à l'expérience des personnes âgées ; soutenir les personnes du troisième âge sans les accabler. • Faire face à la perte du conjoint ou de la conjointe, des frères et sœurs et d'autres pairs, et préparer sa propre mort ; passer sa vie en revue et intégrer différents éléments.

Sources : Adapté de McGoldrick, M., & Carter, E. (1985). The stages of the family life cycle. In J. Henslin (Ed.), *Marriage and family in a changing society*. New York : Free Press ; Walsh, F. (1982). *Normal family processes*. New York : Guilford Press.

Selon Wright et Bell (1996), pour susciter un changement profond et durable, il est important de créer un contexte pour modifier les croyances : l'exploration des croyances est une étape fondamentale de la démarche de soins. Dans la mise en contexte, la fille aînée de madame Dupré semble avoir la croyance qu'une personne ayant l'âge ou la condition de santé de son père n'est pas en mesure de prendre soin de son épouse une fois retournée à la maison après une chirurgie à la hanche. C'est cette croyance qui contribue à son anxiété et qui l'incite à décourager le retour de sa mère à domicile.

Par ailleurs, le degré de stress que provoque un événement tel qu'une maladie grave dépend non seulement de la perception et des croyances de la famille à l'égard de cet événement, mais également de sa perception de l'efficacité des ressources qu'elle possède ou qui lui sont accessibles (Boss, 2002). Les théories portant sur le stress dans la famille (Boss, 2002 ; Hill, 1958 ; McCubbin & McCubbin, 1996) considèrent les ressources psychologiques, sociales et financières comme étant des stratégies d'adaptation au stress. Les familles peuvent faire appel à ces ressources pour composer avec un problème de santé. ■

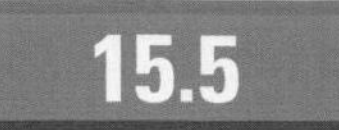

15.5 Famille « en santé » ou famille « qui vit des difficultés »

Dire d'une famille qu'elle est en santé ou dysfonctionnelle constitue un jugement lourd de conséquences. La perception d'une infirmière sur la dynamique d'une famille ne correspond pas nécessairement à celle d'une collègue qui examine la famille à un moment différent, sous un autre angle et d'après un autre modèle d'évaluation. Les membres de la famille peuvent être souffrants ou vivre des difficultés dans certains domaines de leur vie, et atteindre un moment où les exigences d'une situation problématique dépassent l'efficacité des ressources internes et externes mises à leur disposition. Il serait alors plus approprié de parler de familles « qui vivent des difficultés » ou « qui éprouvent des problèmes » à l'égard d'une situation donnée, au lieu d'étiqueter ces familles comme étant « difficiles » ou « dysfonctionnelles », des termes qui dénigrent l'identité de la famille, et qui discréditent ses forces et ses ressources. Généraliser la problématique de la famille à toutes les dimensions de celle-ci et lui accoler des étiquettes péjoratives ouvre la porte aux préjugés ; cela peut mener au déclenchement d'une série d'actions et d'attitudes de la part des autres intervenants qui ne répondront peut-être pas aux besoins de la famille, nuisant ainsi à la relation thérapeutique. De plus, lorsqu'une infirmière et les autres membres de l'équipe de soins perçoivent une famille comme étant « difficile », ils doivent se demander si la « difficulté » ne réside pas plutôt dans leur relation avec la famille et dans leurs conversations, qui demeurent stériles au lieu d'être thérapeutiques. ■

Jugement clinique

Quelle question l'infirmière pourrait-elle poser à Michèle Dupré pour clarifier ses perceptions sur le retour à domicile de sa mère ?

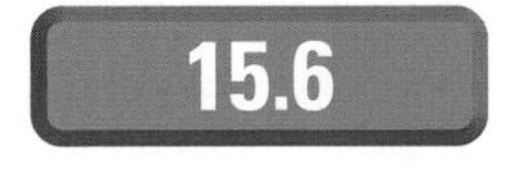

15.6 Soins axés sur la famille

Les soins offerts aux familles se donnent au moyen de conversations thérapeutiques. Quel que soit le contexte de travail, il est important de reconnaître que l'infirmière a la responsabilité d'engager des conversations à but thérapeutique (Wright & Leahey, 2005) avec le client et les membres de sa famille au cours desquelles elle pourra explorer leurs principales préoccupations et leurs besoins en plus de mobiliser les ressources à leur disposition. Les conversations sont dites thérapeutiques lorsqu'elles peuvent engendrer une information qui éclairera autant la famille que l'infirmière sur les liens existant entre certaines dimensions du système familial et le problème de santé. Par ces conversations, l'infirmière vise à aider la famille à atteindre un niveau de fonctionnement optimal en ce qui concerne les expériences de santé de ses membres.

L'infirmière peut poser des questions qui ont pour but d'encourager les membres de la famille à partager leur expérience de la situation, leurs sentiments et leurs opinions **ENCADRÉ 15.4**. Il est important d'explorer les ressources qu'ils détiennent afin de les mettre à contribution dans la recherche de solutions à leurs défis et difficultés. Pour plusieurs personnes, ce partage devient une source de réconfort. Par ailleurs, les questions visent à susciter la réflexion à partir de laquelle la famille trouvera ses propres solutions.

PISTES D'ÉVALUATION CLINIQUE

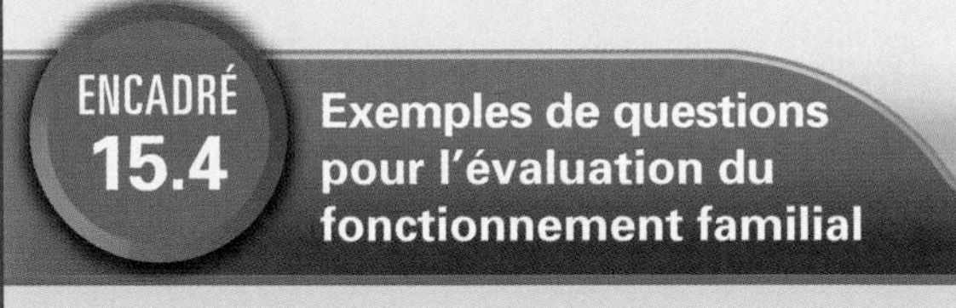

ENCADRÉ 15.4 Exemples de questions pour l'évaluation du fonctionnement familial

- Qu'est-ce qui vous inquiète le plus concernant l'état de santé de votre mari (ou de votre femme) et son hospitalisation ?
- Comment expliquez-vous la maladie de votre mari (ou de votre femme) ?
- Quelle en est la cause, d'après vous ? Et quel pronostic faites-vous ?
- Quelle est, selon vous, la meilleure façon de traiter sa maladie ?
- Quels sont les plus grands changements que vous avez notés dans votre famille depuis le début de la maladie ?
- Qu'est-ce qui aide le plus la famille à composer avec la maladie et l'hospitalisation ? Qu'avez-vous fait, jusqu'à maintenant, qui vous a le plus aidé ?
- À qui, à l'extérieur de la famille, vous adressez-vous pour obtenir de l'aide ? Obtenez-vous le soutien dont vous avez besoin ? Comment ?
- De quelle façon vous accordez-vous un peu de répit pour faire face à la situation ?
- Comment obtenez-vous les renseignements dont vous avez besoin pour faire face à la maladie ?
- Si, durant nos rencontres, je ne pouvais répondre qu'à une de vos questions concernant la maladie et l'hospitalisation de votre mari (ou de votre femme), quelle question me poseriez-vous ? (Wright, 1989)
- De quelle façon les infirmières vous aident-elles le plus à composer avec la situation ou de quelle façon pourraient-elles le plus vous aider ?

Source : Tiré de Duhamel, F. (2007). *La santé et la famille : une approche systémique en soins infirmiers* (2e éd.). Montréal : Gaëtan Morin.

L'infirmière ne devrait pas se sentir obligée d'offrir elle-même les solutions à la famille : elle s'engage plutôt dans une relation de confiance et de collaboration qui permet de tirer profit de l'expertise de la famille. De concert avec cette dernière, l'infirmière tente de mobiliser les ressources pour minimiser le stress, alléger la souffrance et rehausser le sentiment de compétence de ses membres quant aux exigences de la maladie.

15.6.1 Établissement d'une relation de confiance et de collaboration

Tout en recueillant de l'information auprès de la famille pour établir avec elle ses besoins et ses priorités, l'infirmière utilise des habiletés de communication qui favorisent un climat de confiance et la participation de chaque membre. Elle démontre chaleur, courtoisie, écoute active et impartialité à l'égard des croyances, des valeurs et des sentiments de chaque personne (Duhamel, 2007 ; Wright & Leahey, 2005). Il arrive que l'infirmière soigne des clients qui croient en des valeurs fondamentales qu'elle ne partage pas. Cependant, il est de son devoir d'explorer les croyances de ses clients et de ne pas tenter d'imposer sa vision du monde. Un jugement négatif de la part de l'infirmière ou une alliance entre elle et un membre en particulier de la famille peut miner la relation de confiance ainsi que l'efficacité de ses soins. Par exemple, dans la situation clinique de la famille Dupré, on présume que lorsque Stéphanie a rencontré la famille pour la première fois, elle s'est présentée en serrant la main de chacun des membres et les a informés que c'était elle qui prenait soin de madame Dupré pour la journée. Puis, au moment de l'annonce du congé, se fiant à la note d'évolution indiquant que le couple avait préparé le retour à la maison, Stéphanie apprend avec surprise le désarroi de Michèle quant au congé de sa mère. Elle l'écoute attentivement, reconnaît ses inquiétudes et lui offre de retourner à la chambre pour en discuter avec ses parents :

> **Stéphanie** – Vous semblez très inquiète quant au retour de votre mère à la maison. Qu'est-ce qui vous préoccupe le plus au sujet de ce congé ?
>
> **Michèle** – Vous savez, je suis l'aînée de six enfants et la seule qui ne soit pas mariée. J'habite tout près de chez mes parents, et c'est moi qu'ils appellent lorsqu'ils ont besoin d'aide. Je comprends que mes frères et sœurs soient tous occupés avec leur propre famille et, jusqu'à tout récemment, j'aidais mes parents avec plaisir. Dernièrement, la situation est devenue plus difficile. J'ai 55 ans et je souffre d'arthrite. Je me fatigue plus vite, et la douleur m'empêche parfois de vaquer à mes occupations personnelles. Je ne dis rien à mes parents, car je ne veux pas les inquiéter inutilement. De plus, je ne crois pas qu'ils soient en mesure de comprendre la situation. Ils mentionnent régulièrement qu'ils ont six enfants et qu'ils n'ont pas besoin d'aide extérieure, car les enfants sont présents. Je ne souhaite pas les alarmer avec mon problème de santé, mais je ne veux pas non plus qu'ils pensent que je suis toujours disponible pour les aider à tout faire.
>
> **Stéphanie** – Je comprends vos inquiétudes. Cela doit être difficile d'envisager le retour de vos parents à domicile sachant que vous ne pourrez pas les assister comme vous le souhaiteriez. Accepteriez-vous que je les rencontre avec vous pour en discuter ?
>
> **Michèle** – Bien sûr… mais je ne voudrais pas les inquiéter avec mon problème de santé à ce moment-ci alors qu'ils ont à composer avec la situation de maman.
>
> **Stéphanie** – Je comprends votre réticence à aborder le sujet. En fait, vous ne voulez pas causer plus de soucis à vos parents. Je vais tenter de vous aider à planifier ce congé ensemble afin que chacun se sente à l'aise avec cette décision.

Toutes les deux se dirigent vers la chambre de madame Dupré :

> **Stéphanie** – Rebonjour monsieur et madame Dupré. Comme vous le savez, le congé de madame Dupré est prévu pour demain, et j'aimerais prendre un moment pour bien comprendre comment vous envisagez ce retour à domicile.
>
> **Madame Dupré** – J'ai tellement hâte de retourner chez moi. Ce n'est pas que je ne sois pas bien traitée ici, mais nous sommes toujours mieux dans nos affaires.

Jugement clinique

Quelles questions l'infirmière peut-elle poser à madame Dupré, à son conjoint et à sa fille pour bien comprendre le fonctionnement de leur famille ?

15.6.2 Exploration de la structure familiale

L'infirmière peut résumer et illustrer l'information qu'elle obtient sur la structure interne de la famille à l'aide d'un **génogramme.** Cet outil facilite la lecture de la composition de la famille et permet une meilleure compréhension du contexte familial. Les symboles employés dans un génogramme sont illustrés à la **FIGURE 15.2**.

■ **Génogramme :** Représentation graphique schématique d'une famille, rassemblant sur un même schéma : les membres de celle-ci, les liens qui les unissent, et les informations biomédicales et psychosociales qui s'y rattachent.

15

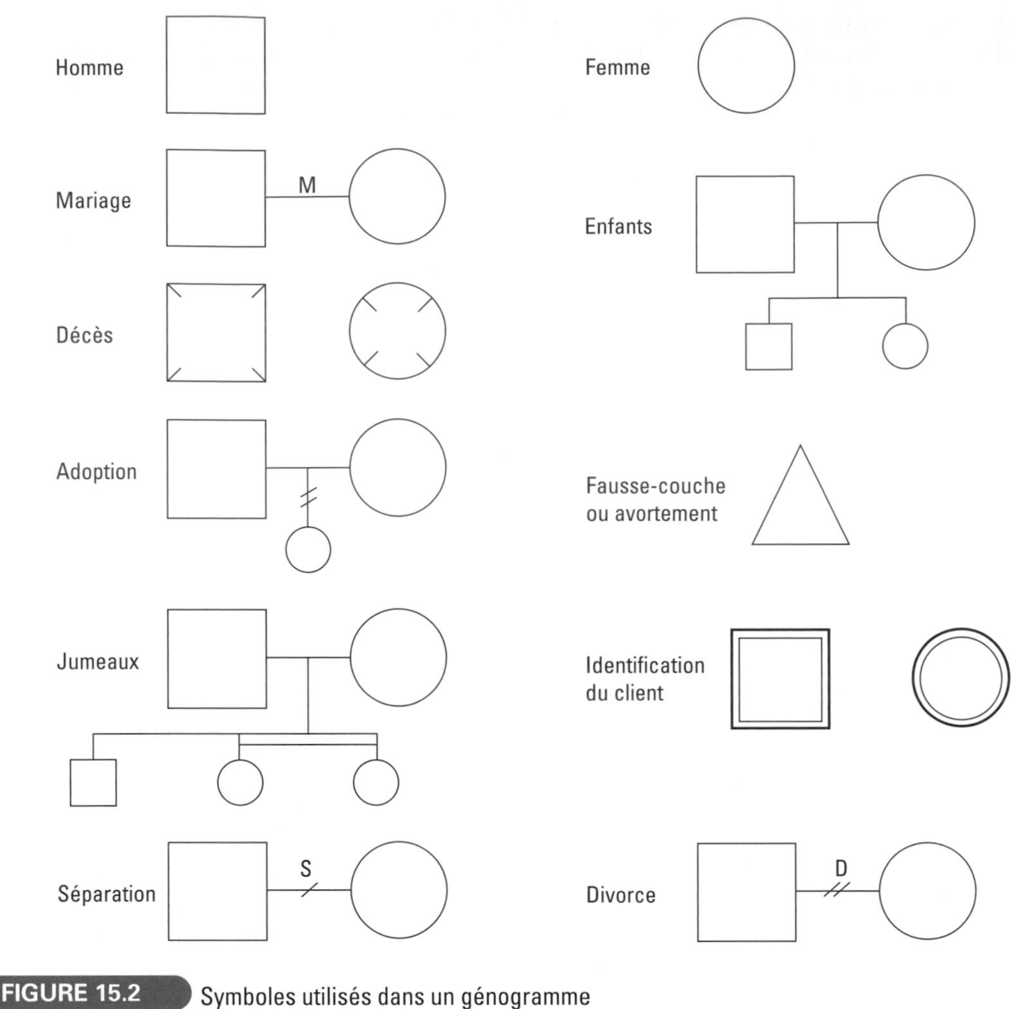

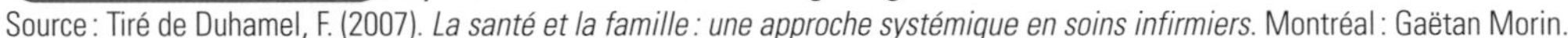

FIGURE 15.2 Symboles utilisés dans un génogramme

Source : Tiré de Duhamel, F. (2007). *La santé et la famille : une approche systémique en soins infirmiers.* Montréal : Gaëtan Morin.

Afin de faciliter l'utilisation du génogramme et de l'écocarte, Duhamel et Campagna (2000 ; 2008) ont conçu le « génographe » familial, un outil pour tracer les symboles. Il s'agit d'un normographe spécialisé combiné à un aide-mémoire (légende pour les symboles), le tout dans un format de poche. Cinq exemples de questions sont aussi fournis pour guider l'infirmière dans sa collecte de données. Pour plus d'information, vous pouvez acheminer vos questions à genographe@umontreal.ca.

Au cours de l'élaboration du génogramme, il est important de s'informer au sujet des conditions de santé de chaque membre de la famille et sur la cause du décès des membres disparus : les croyances liées à ces événements peuvent influencer significativement la façon de percevoir la santé, la maladie, la mort et les soins. Le génogramme devrait être inclus dans le dossier de santé de chaque client en raison de la richesse de l'information qu'il contient. De plus, le génogramme permet de situer la famille dans son cycle de la vie familiale et éclaire l'infirmière sur les tâches de chacun liées au stade de leur développement.

Si l'on se rapporte à la situation clinique des Dupré, l'infirmière propose ainsi à la famille l'élaboration d'un génogramme et le joint au dossier de madame Dupré **FIGURE 15.3**.

La structure externe comprend la famille étendue (la famille d'origine, la parenté) et les suprasystèmes, c'est-à-dire les systèmes qui sont en relation avec le système familial, comme le système des soins de santé, le système scolaire ou la communauté culturelle. Pour illustrer ces suprasystèmes, Wright et Leahey (2005) suggèrent l'utilisation d'un autre outil visuel, l'écocarte, qui permet de résumer et d'illustrer le degré d'intensité des rapports entre les membres de la famille et les suprasystèmes **FIGURE 15.4**. Cet élément de la structure familiale est particulièrement important pour l'infirmière, qui vise, en collaboration avec la famille, à explorer et à mobiliser leurs ressources pour faciliter leur adaptation au problème de santé.

15.6.3 Exploration du fonctionnement du système familial

L'infirmière aide les autres membres de la famille à mieux comprendre la maladie de leur proche et explore les répercussions de celle-ci sur leurs routine, rituels et activités quotidiennes. Par exemple, lorsqu'un client retourne à la maison après s'être remis d'un accident vasculaire cérébral, certains

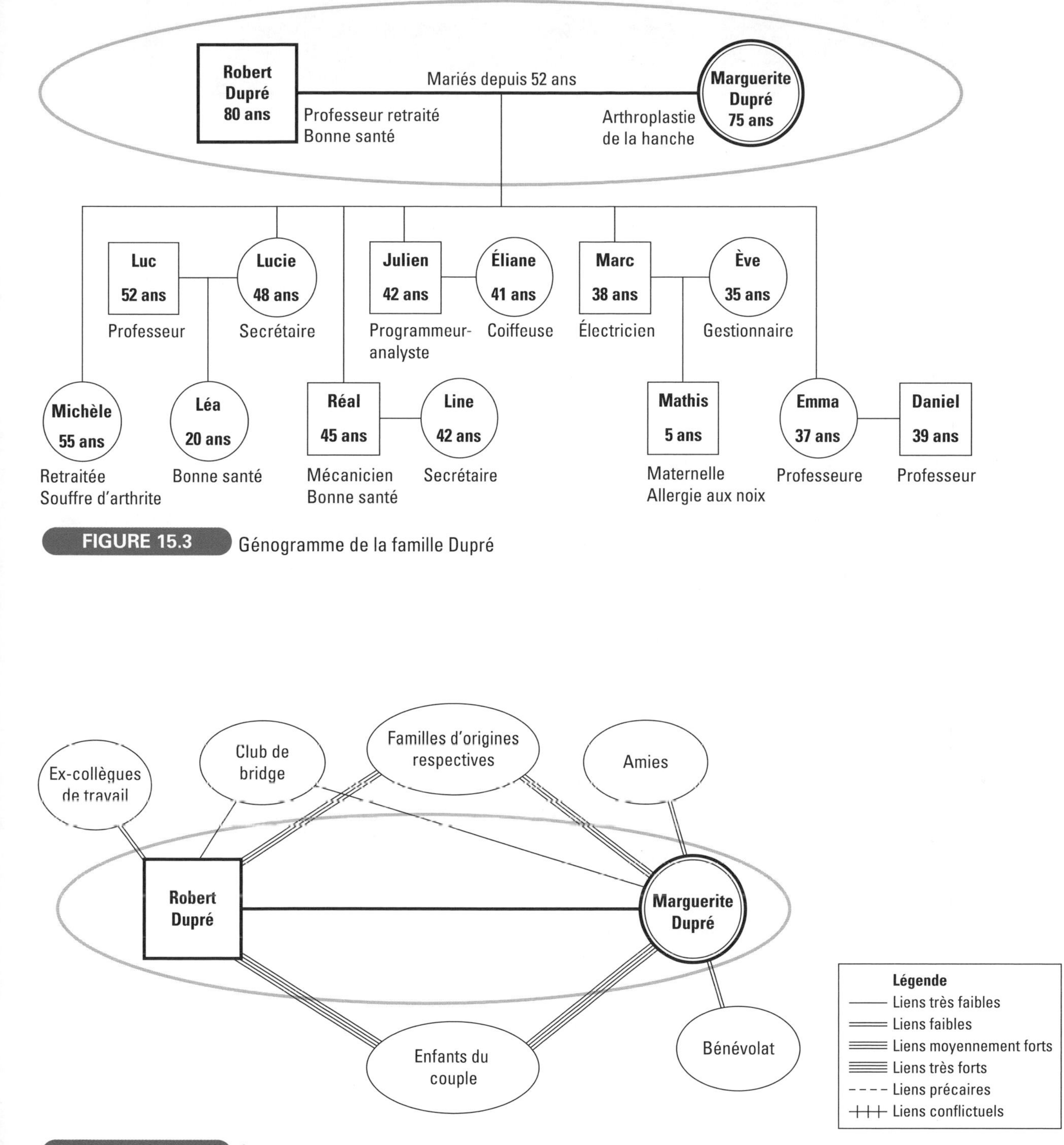

FIGURE 15.3 Génogramme de la famille Dupré

FIGURE 15.4 Écocarte de la famille Dupré

membres de sa famille voient souvent leur charge de travail s'alourdir ; il leur faut apporter l'aide dont le proche peut avoir besoin et modifier le milieu familial pour assurer sa sécurité. Lorsque la personne qui assumait la majorité des tâches ménagères est malade, un autre membre de la famille prend désormais cette responsabilité.

Chaque membre d'une famille dispose de ressources internes qui lui permettent de s'accommoder des différents stress de la vie, et de ressources externes qui renvoient au soutien que peuvent lui procurer les contextes familial et social ainsi que les professionnels de la santé **ENCADRÉ 15.5**.

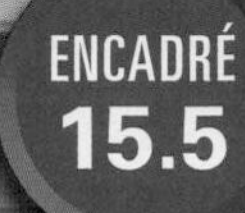

ENCADRÉ 15.5 Exemples de ressources internes et externes pour pallier les stress de la vie

Ressources internes

- Croyances spirituelles et religieuses
- Croyances dans le destin et dans la « chance »
- Confiance dans sa propre habileté et dans celle de la famille à résoudre les problèmes
- Bonne condition financière
- Capacité de tirer profit d'une circonstance stressante en la redéfinissant comme une situation positive et enrichissante

Ressources externes

- Aide matérielle et financière des grands-parents
- Amour et attention d'un conjoint
- Appui d'amis ou de voisins
- Fiabilité d'un parent ou de la gardienne d'enfants
- Attitude compréhensive d'un employeur
- Conseils d'un ministre du culte
- Services communautaires
- Soins d'une infirmière ou services d'une équipe interprofessionnelle en milieu hospitalier

15.6.4 Mobilisation des ressources

L'infirmière favorisera la communication entre tous les membres de la famille afin de leur permettre de mieux comprendre l'expérience vécue par chacun d'entre eux, de se soutenir mutuellement et de trouver ensemble des solutions à leurs problèmes. L'infirmière les aide aussi à utiliser les ressources externes et internes nécessaires. Dans le cas de la famille Dupré, Stéphanie s'est exprimée ainsi pour explorer les croyances du couple et connaître leurs ressources pour faire face à la convalescence de madame Dupré à domicile :

Stéphanie – Monsieur et Madame Dupré, comment envisagez-vous le retour à domicile ?

Monsieur Dupré – Moi, il me semble que ma femme va mieux récupérer lorsqu'elle sera chez nous. Ici, il y a beaucoup de bruit, et elle a de la difficulté à dormir. La nourriture lui convient, mais je suis convaincu qu'elle préfère ma cuisine !

Michèle – Tu cuisines, maintenant ?

Monsieur Dupré – Un peu. En fait, j'ai participé avec nos amis à une journée de cuisine. Nous avons préparé plusieurs petits plats que j'ai congelés. Il suffit de les faire réchauffer au four. Nous en avons assez pour un mois… tu devrais voir notre congélateur !

Madame Dupré – On s'est dit qu'il n'était pas question de déranger nos enfants avec la cuisine. Cette partie est organisée. Pour mes soins d'hygiène, je vais voir comment la situation évolue, mais ici, c'est ton père qui m'aide chaque jour. Je fais ce que je peux, et il complète. L'équipe soignante dit que je fais des progrès, et ma condition ne peut que s'améliorer.

Stéphanie – À l'extérieur de la famille, à qui vous adresserez-vous pour obtenir le soutien dont vous avez besoin ? Comment le ferez-vous ?

Michèle – Oui, pour vous aider à faire l'épicerie et le ménage ?

Madame Dupré – Ton père peut s'occuper de l'épicerie et du ménage. En plus, des amis du club de bridge nous ont offert de l'aide. Pour me déplacer, j'imagine que je vais aller de mieux en mieux. Tu sais, ici on m'enseigne à me déplacer et à bien faire mes transferts en compagnie de ton père.

Stéphanie – Qu'est-ce qui vous inquiète le plus concernant le retour à domicile de votre conjointe ?

Monsieur Dupré – Je pense que c'est surtout la nuit qui va être difficile. En fait, c'est ce que moi, j'appréhende le plus. Je sais que le personnel du CSSS ne peut être présent à tout moment, il faudra donc nous débrouiller.

Stéphanie – Je comprends alors que c'est la nuit qui vous inquiète beaucoup. Maintenant, afin d'assurer un filet de sécurité autour de vous pour la nuit, quelle est la meilleure solution qui pourrait être envisagée ?

Madame Dupré – C'est sûr que nous avons l'habitude de nous débrouiller le plus possible. Lorsque nous avons besoin d'aide, nous appelons Michèle. Mais je pense que c'est plutôt lourd pour elle, et je ne veux pas être un fardeau.

Michèle – Voyons maman, tu n'es pas un fardeau. Par contre, il est vrai que je suis plus fatiguée et que je ne me sens pas en mesure d'assurer seule cette présence auprès de vous. Pourrait-on en parler aux autres ?

Monsieur Dupré – C'est une bonne idée ça, Michèle ; je pense que les gars peuvent nous aider.

Madame Dupré – Je ne veux pas déranger mes enfants…

Stéphanie – Madame Dupré, comment pensez-vous que vos enfants vont réagir si vous sollicitez leur aide pendant votre convalescence ?

Madame Dupré – Je ne sais pas… ils vont dire oui, mais peut-être qu'ils ne seront pas à l'aise de me dire non… je ne suis pas certaine.

Monsieur Dupré – Marguerite, je pense qu'il serait sage de leur en parler…

Stéphanie – Vous savez, il est difficile de demander de l'aide aux gens de notre entourage. Toutefois, le fait de ne pas aborder la question peut augmenter le stress quant à la situation, et le stress peut aussi influencer la maladie ou la convalescence. Je vois à quel point vous tentez de trouver une solution pour ne pas déranger votre famille et ne pas représenter un fardeau. Par contre, votre mari exprime une crainte au sujet des nuits. Selon vous, qu'est-ce qui serait le plus approprié pour le rassurer dans tout cela ?

Monsieur Dupré – Ce n'est pas que j'ai besoin de leur approbation, mais c'est sûr que je me sentirais mieux s'ils étaient au courant. Je me sentirais plus à l'aise de leur demander de l'aide. J'ai l'impression que je ne porterais plus toute la responsabilité de ce retour et que je serais entouré.

Michèle – Moi, je pense que ce qui serait le plus aidant, c'est d'avoir une rencontre familiale, afin que tous comprennent bien ce qui se passe. J'aurais l'impression que je ne suis plus la seule à répondre à vos besoins et je me sentirais moins coupable de demander de l'aide lorsque je suis fatiguée.

Monsieur Dupré – Bon, on peut toujours réunir la famille et en discuter. Juste d'en parler peut faire du bien.

Madame Dupré – Moi, je vais me sentir en sécurité et moins inquiète pour mon mari. Je trouve qu'il en prend beaucoup sur ses épaules… il a quand même 80 ans.

Michèle – Quant à moi, je suis vraiment soulagée… je crois qu'il est temps qu'on se partage un peu les tâches.

Stéphanie – Il me semble que vous avez confiance en votre famille pour trouver des solutions ; cela en dit beaucoup sur les forces que vous pouvez déployer ensemble. Je crois qu'il serait peut-être utile de discuter aussi du besoin de chacun de se reposer pour reprendre son énergie. De quelle façon vous accorderez-vous un peu de répit pour faire face à la situation ?

Monsieur Dupré – Pour ma part, je m'arrêterai lorsque je serai trop fatigué.

Stéphanie – Comment Michèle ou vos autres enfants pourront-ils détecter que la situation se détériore ou que vous êtes trop fatigués pour vous passer d'aide supplémentaire ? Que devront-ils surveiller chez vous, Madame et Monsieur Dupré ?

Monsieur Dupré – Moi, ce n'est pas compliqué, j'appelle ! Si je commence à téléphoner souvent dans une journée, c'est clair que j'ai besoin d'aide !

Madame Dupré – Moi, je me retire, je ne veux pas parler. Je pense que je suis difficile à saisir. Je vais tenter de dire ce que je ressens, mais je pense que mon silence parle plus que mes actions…

Michèle – C'est donc vrai ! Au fond, je le savais…

Stéphanie – Et vous Michèle, comment vos parents vont-ils savoir que vous êtes trop fatiguée pour continuer à les soutenir de la même façon ?

Michèle – Je deviens plus impatiente. Je pense toutefois que je vais tenter d'exprimer ce que je ressens. Maintenant que nous en avons discuté, il me semble que ce sera

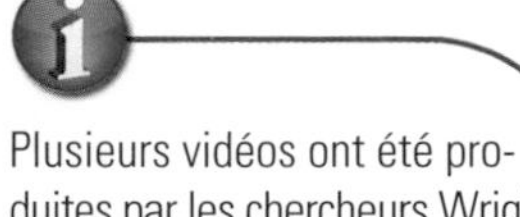

Plusieurs vidéos ont été produites par les chercheurs Wright et Leahey afin de guider les infirmières qui souhaitent développer leurs habiletés conversationnelles. Elles peuvent ainsi obtenir une bonne information et offrir un soutien thérapeutique adapté. Une liste de ces vidéos est proposée dans la section « Pour en savoir plus » sur www.cheneliere.ca/potter.

plus simple. En ce qui me concerne, je vais m'assurer que le personnel du CSSS sera présent et que tous les services dont ma mère aura besoin seront en place. Je pense que cet aspect diminuerait de beaucoup mon anxiété. Je sais que le CSSS ne peut pas tout faire, mais il me semble que ce serait un bon départ pour nous. Peut-être que je pourrais parler à mes sœurs et frères de la situation.

Afin de faciliter la participation de la famille à la gestion de la maladie et des soins, il est important que ses membres se jugent qualifiés pour la situation. Pour soulager les sentiments d'impuissance et de détresse des membres de la famille, l'infirmière peut rehausser leur confiance dans leur capacité à faire face aux problèmes en soulignant les forces et les habiletés qu'elle a pu observer chez chacun (Bohn, Wright, & Moules, 2003 ; Limacher & Wright, 2003). C'est ainsi que Stéphanie a souligné les forces de la famille Dupré :

Jugement clinique

Que diriez-vous aux membres de la famille Dupré pour souligner leurs forces ?

Stéphanie – Vous savez, je suis très impressionnée par l'attention que vous avez l'un pour l'autre. Vous paraissez très soucieux d'apporter l'aide et le soutien nécessaires pour répondre aux besoins de chacun. Vous avez bien de la chance d'avoir une famille sur qui vous pouvez compter pour obtenir du soutien. Une des forces que vous aurez toutefois à exploiter est celle de reconnaître vos limites et de respecter vos propres besoins afin de protéger votre santé. Monsieur et Madame Dupré, vous avez fait preuve de cette sagesse et, en même temps, de beaucoup d'autonomie en faisant appel à votre entourage pour vous préparer à ce congé de l'hôpital. Votre prévoyance devrait rehausser la confiance de vos enfants envers votre sens de l'organisation et alléger leurs inquiétudes. Et vous, Michèle, c'était une bonne idée de signaler votre préoccupation au sujet du congé de votre mère. Cela nous a permis de faire cette mise au point pour lui assurer une bonne convalescence. Sachez, par ailleurs, que ce soutien que vous vous échangez tous est très bénéfique pour la santé de chacun.

Michèle – Merci, Stéphanie, cette rencontre m'a été très utile, et je suis beaucoup moins anxieuse au sujet du congé de maman. Vous m'avez fait réaliser bien des choses qui me rassurent.

15.6.5 Documentation au dossier de santé

Après une conversation à but thérapeutique avec la famille, comme dans toute situation de soins, l'infirmière se doit de rédiger une note d'évolution dans le dossier du client qui résume brièvement les éléments significatifs de sa conversation avec la famille, sa compréhension globale de la situation familiale et ses interventions. En plus de la surveillance habituelle à la suite d'une arthroplastie de la hanche, elle précise au plan thérapeutique infirmier la principale préoccupation de la famille nécessitant un suivi clinique particulier, et les directives infirmières cruciales pour résoudre le problème prioritaire déterminé **FIGURE 15.5**.

15.6.6 Collaboration avec les familles et les autres professionnels

Les soins infirmiers à la famille peuvent devenir un défi pour l'infirmière. Ils se font de plus en plus complexes pour plusieurs raisons : la durée réduite des séjours à l'hôpital, la rapidité avec laquelle les situations changent, l'évolution technologique, la pénurie de ressources, les nouvelles pratiques de soins, la réalité des différentes familles, la multiplicité des intervenants, les différentes exigences et perceptions, autant de la part de l'équipe soignante que des familles. Ainsi, l'infirmière se doit de travailler en collaboration avec la famille et les autres professionnels de la santé.

Il est urgent de se pencher sur l'intégration des familles dans les soins à leur offrir de façon à faire équipe avec elles, de bien cerner les priorités et d'y répondre. L'infirmière invite les membres de la famille à participer aux soins, s'assure de leur compréhension, cible rapidement les difficultés, mobilise les ressources et accompagne la famille dans cette transition vers le domicile. Elle doit fondamentalement croire en la capacité du client et de sa famille de bien réaliser cette étape, et souligner les forces de chacun. Par contre, lorsque le retour à domicile est impossible, il devient d'autant plus important de consulter rapidement les différents professionnels de l'équipe interdisciplinaire. Collaborer avec d'autres professionnels de la santé permet de poursuivre une démarche plus approfondie à l'égard des besoins en matière de santé

PLAN THÉRAPEUTIQUE INFIRMIER (PTI)

MME MARGUERITE DUPRÉ
75 ans

CONSTATS DE L'ÉVALUATION

Date	Heure	N°	Problème ou besoin prioritaire	Initiales	RÉSOLU / SATISFAIT			Professionnels / Services concernés
					Date	Heure	Initiales	
2010-05-07	14:00	1	*Arthroplastie de la hanche droite*	R.T.				
2010-05-13	10:00	2	*Soutien familial compromis pour le retour à domicile*	S.T.				

SUIVI CLINIQUE

Date	Heure	N°	Directive infirmière	Initiales	CESSÉE / RÉALISÉE		
					Date	Heure	Initiales
2010-05-07	14:00	1	*Appliquer plan de cheminement clinique pour arthroplastie de la hanche.*	R.T.			
2010-05-13	10:00	2	*Encourager les membres de la famille à verbaliser leurs inquiétudes liées à*				
			la préparation du congé lors de leur visite en soirée.		2010-05-13	20:30	M.B.
			Faire trouver une façon acceptable pour la cliente, son conjoint et sa fille Michèle				
			d'exprimer leur besoin d'aide s'ils trouvent la charge trop lourde lors				
			de leur visite en soirée.	S.T.	2010-05-13	20:30	M.B.

Signature de l'infirmière	Initiales	Programme / Service	Signature de l'infirmière	Initiales	Programme / Service
Régine Turmel	R.T.	*Unité de chirurgie*			
Stéphanie Tremblay	S.T.	*Unité de chirurgie*			
Martine Brunet	M.B.	*Unité de chirurgie*			

PLAN THÉRAPEUTIQUE INFIRMIER (PTI)

Extrait des notes d'évolution

- *2010-05-13 10:00*
  Exprime ses craintes d'être un fardeau pour sa fille Michèle et ses autres enfants, et dit hésiter à leur demander plus d'aide.
- *2010-05-13 14:30*
  Rencontre avec la cliente, son conjoint et leur fille Michèle pour la préparation du congé. Écoute active de leurs préoccupations personnelles à l'égard des difficultés anticipées : chacun arrive à trouver des solutions possibles et réalistes comme demander de l'aide, faire appel au CSSS au besoin, organiser un horaire de surveillance avec les autres membres de la famille. La cliente dit être satisfaite de l'échange, être rassurée quant à son retour à domicile et contente de réaliser qu'elle ne sera pas un fardeau pour sa fille Michèle.

FIGURE 15.5 Extrait du plan thérapeutique infirmier de madame Dupré pour le suivi clinique favorisant le soutien familial et le retour à domicile

de la famille. Cela assure aussi un meilleur suivi des soins, particulièrement dans la planification du retour à la maison, ou lorsqu'un séjour dans un établissement de soins de longue durée s'impose ou se prolonge. La planification à long terme est axée sur de nouveaux moyens d'adaptation afin que la famille puisse jouir du meilleur fonctionnement et de la meilleure santé possible. Collaborer avec un spécialiste de la thérapie familiale ou avec un travailleur social,

Soin supplétif: Soin ou service qui est destiné à venir en aide aux proches aidants en leur offrant une courte période de répit pour qu'ils puissent se reposer, faire des courses, prendre des vacances ou vaquer à d'autres occupations.

ou avec les deux, permet d'obtenir un nouveau point de vue concernant l'approche pertinente.

Malgré ses exigences, la prestation des soins peut s'avérer une expérience positive et enrichissante (Picot, Youngblut, & Zeller, 1997). En tant qu'infirmière, il est important d'en avoir une vision globale, car cela représente beaucoup plus qu'une simple série de tâches à effectuer. La prestation des soins est une démarche d'interaction, et la dynamique interpersonnelle entre les membres de la famille en influence la qualité finale. Ainsi, l'infirmière peut jouer un rôle clé, et aider les membres de la famille à améliorer leur aptitude à communiquer et à résoudre des problèmes. Lorsque la personne soignante sait que le bénéficiaire de soins apprécie ses efforts et valorise le soutien qu'elle lui apporte, la relation est alors plus saine et plus satisfaisante.

Lorsque la personne soignante sait que le bénéficiaire de soins apprécie ses efforts et valorise le soutien qu'elle lui apporte, la relation est alors plus saine et plus satisfaisante.

Les ressources communautaires peuvent être utilisées pour trouver un service particulier ou pour prodiguer des **soins supplétifs** afin que le proche aidant puisse se libérer pendant quelques heures. Parmi les services qui peuvent être utiles aux familles figurent les groupes de soutien aux proches aidants, les programmes de soins palliatifs et les services de transport. Avant de diriger une famille vers une ressource communautaire, il est essentiel que l'infirmière comprenne la dynamique de cette famille, et sache si le soutien est souhaité et accepté. Souvent, le proche aidant refuse de recevoir de l'aide, car il se sent obligé d'être la seule source de soutien pour le bénéficiaire de soins. L'infirmière doit demeurer attentive aux relations familiales, et elle doit aider les proches aidants à comprendre les attentes et les exigences normales en matière de soins. Avec l'aide des ressources appropriées, les proches aidants peuvent acquérir les habiletés et les connaissances nécessaires pour prendre soin efficacement des êtres aimés au foyer tout en maintenant des relations personnelles riches et valorisantes **FIGURE 15.6**.

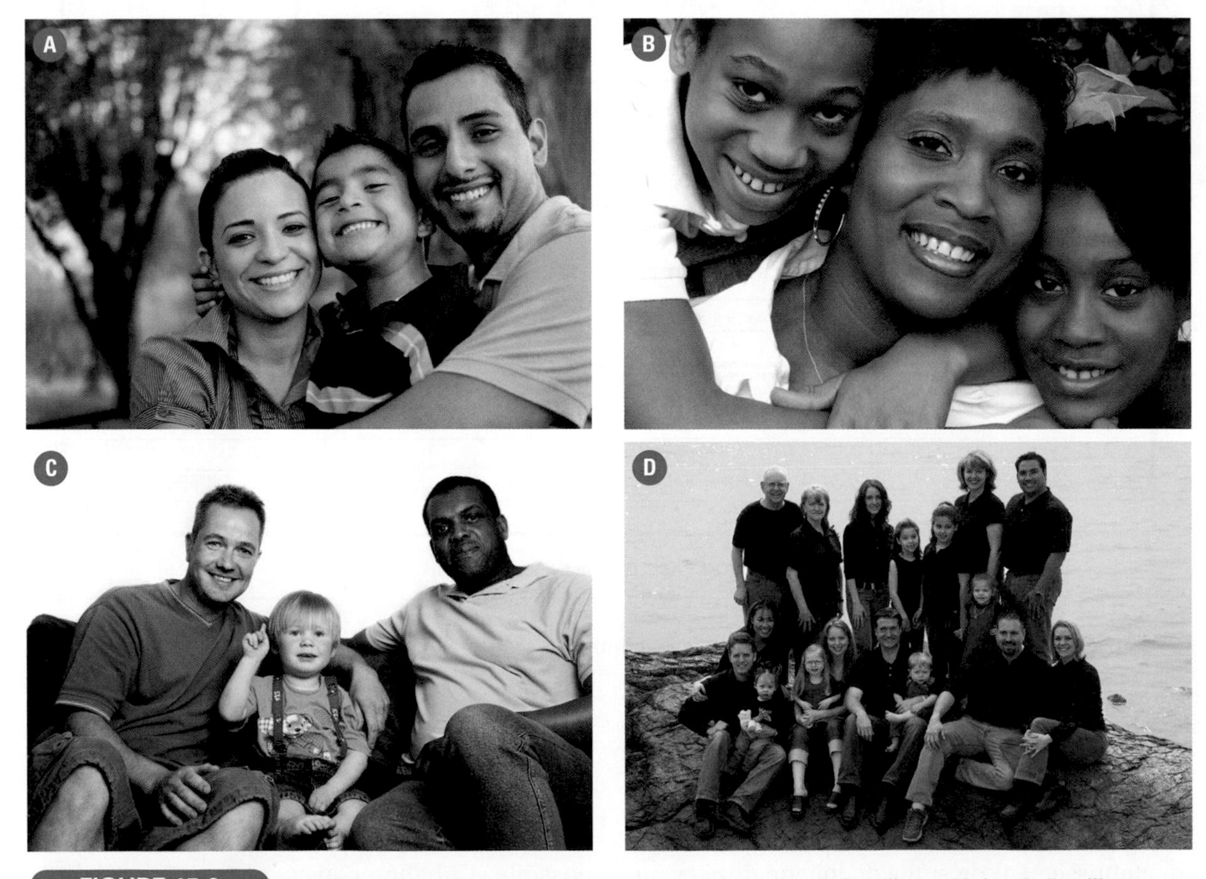

FIGURE 15.6 La famille est une cellule vitale pour la santé humaine. A. Famille nucléaire. B. Famille monoparentale. C. Famille homoparentale. D. Famille élargie.

À retenir

Version reproductible
www.cheneliere.ca/potter

- La famille peut représenter une source importante de soutien, mais aussi de stress pour chacun de ses membres, qui, à leur tour, influencent la dynamique familiale.
- L'infirmière occupe une place stratégique dans l'équipe de soins pour offrir du soutien au client et à sa famille, puis pour les impliquer de façon pertinente dans la gestion des soins.
- La relation de l'infirmière avec la famille joue un rôle déterminant dans le processus d'adaptation et de réadaptation du client et de ses proches devant un problème de santé.
- La famille peut être perçue comme l'ensemble des personnes liées par un attachement profond et que le client considère comme sa famille.
- Le stress causé par un problème de santé peut s'avérer néfaste pour une famille qui a de la difficulté à mobiliser les ressources nécessaires pour y faire face. Pour une autre famille, les ressources existantes suffiront à assurer une bonne adaptation au problème, favorisant parfois une meilleure cohésion entre ses membres.
- La santé des proches aidants est souvent touchée par les exigences de la maladie du proche et des soins à lui offrir.
- Les approches pour étudier la famille sont souvent basées sur une perspective systémique.
- Les trois dimensions du système familial sont : la structure familiale, les étapes du cycle de la vie familiale et le fonctionnement familial.
- Il est plus approprié de parler de familles « qui vivent des difficultés » ou « qui éprouvent des problèmes » à l'égard d'une situation donnée, au lieu d'étiqueter ces familles comme étant « difficiles » ou « dysfonctionnelles », des termes qui dénigrent l'identité de la famille et qui discréditent ses forces et ressources.
- Le rôle de l'infirmière est indispensable pour diminuer les sources de stress et mobiliser les ressources familiales.
- Les soins offerts aux familles se réalisent au moyen de conversations à but thérapeutique qui permettent d'établir une relation de confiance, d'explorer les principales préoccupations et les besoins des membres de la famille, ainsi que d'obtenir leur collaboration pour intervenir et répondre à ces besoins.
- La sensibilisation à l'égard des cultures dans les soins infirmiers à la famille exige non seulement de la part de l'infirmière de reconnaître les diversités ethniques, culturelles et religieuses, mais aussi de distinguer les particularités et les similitudes au sein d'une même famille.
- Parmi les composantes du fonctionnement de la famille, les croyances liées aux problèmes de santé et aux ressources internes et externes à sa disposition sont parmi celles qui peuvent le plus influer sur l'expérience des membres de la famille, sur leur souffrance et sur leur dynamique familiale.
- L'infirmière favorisera la communication entre tous les membres de la famille afin de leur permettre de mieux comprendre l'expérience vécue par chacun d'entre eux, de se soutenir mutuellement et de trouver ensemble des solutions à leurs problèmes.

Pour en savoir plus

Version complète et détaillée
www.cheneliere.ca/potter

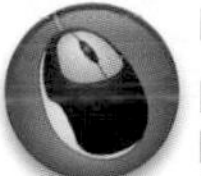

RÉFÉRENCES GÉNÉRALES

Famili@
Banque de données de la recherche sur la famille au Québec
http://familia.ucs.inrs.ca

Infiressources > Banques et recherche > Santé > Qualité de vie > Famille
www.infiressources.ca

ORGANISMES ET ASSOCIATIONS

FQOCF
Fédération québécoise des organismes communautaires Famille
www.fqocf.org

IVF
L'Institut Vanier de la famille
www.ivfamille.ca

ORGANISMES GOUVERNEMENTAUX

Conseil de la famille et de l'enfance du Québec
www.cfe.gouv.qc.ca

Lacourse, M.T. (2010). *Famille et société* (4e éd.). Montréal : Chenelière Éducation.

Lacharité, C., & Gagnier, J.-P. (Éd.). (2009). *Comprendre les familles pour mieux intervenir : repères conceptuels et stratégiques d'action.* Montréal : Gaëtan Morin

Wright, L.M., & Leahey, M. (2009). *Nurses and families: A guide to family assessment and intervention* (5th ed.). Philadelphia: F.A. Davis.

Duhamel, F. (2007). *La santé et la famille : une approche systémique en soins infirmiers* (2e éd.). Montréal : Gaëtan Morin

Ducharme, F. (2006). *Famille et soins aux personnes âgées : enjeux, défis et stratégies.* Montréal : Beauchemin.

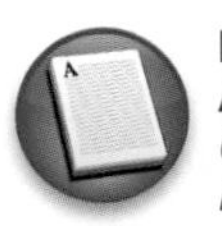

Duhamel, F., Dupuis, F., Reidy, M.A., & Nadon, N. (2007). A qualitative evaluation of a family nursing intervention. *Clinical Nurse Specialist: The Journal for Advanced Nursing Practice, 21*(1), 43-49.

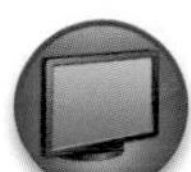

De Montigny, F., Cloutier, L., & Goudreau, J. (2006). *Santé familiale et pratique infirmière.* [DVD]. Montréal : Éditions du Renouveau Pédagogique

CHAPITRE

Édition française :
Denyse Pharand, inf., Ph. D.

Édition originale :
Amy M. Hall, RN, BSN, MS, PhD

Enseigner à la clientèle

Objectifs

Après avoir lu ce chapitre, vous devriez être en mesure :

- d'identifier les thèmes d'enseignement pertinents pour les besoins d'un client en matière d'éducation à la santé ;
- de décrire les similitudes et les différences entre l'enseignement et l'apprentissage ;
- de déterminer le rôle de l'infirmière dans l'enseignement à la clientèle ;
- de décrire les domaines de l'apprentissage ;
- de déterminer les principes fondamentaux de l'apprentissage ;
- de discuter des stratégies pédagogiques à mettre en œuvre en fonction des besoins d'apprentissage d'un client ;
- d'appliquer la démarche de soins infirmiers et la démarche d'enseignement auprès des clients présentant des besoins d'apprentissage.

Guide d'études, pages 63 à 66

Mise en contexte

Jugement clinique

Vous travaillez en consultation externe à la clinique préopératoire d'un centre hospitalier. Vous préparez monsieur Gilles Lalonde, marié et âgé de 75 ans, pour une résection du côlon avec colostomie, cette chirurgie devant avoir lieu une semaine plus tard. Vous mesurez ses connaissances sur l'intervention chirurgicale, la raison de l'intervention et ses conséquences postopératoires.

Le dossier de santé de monsieur Lalonde indique qu'il a parlé à son médecin deux semaines auparavant et que la chirurgie a alors été planifiée. Le client a récemment reçu le diagnostic de cancer colorectal. Même s'il a une bonne compréhension de sa maladie et explique les raisons pour lesquelles il doit se faire opérer, il ne se souvient pas de tout ce que le médecin lui a dit à propos de l'opération. Il est extrêmement inquiet, a la larme à l'œil et pose beaucoup de questions sur ce qui lui arrivera après l'intervention. Il est incapable de montrer la façon de tousser et de respirer profondément après une chirurgie abdominale ou d'expliquer l'importance de la mobilisation postopératoire.

Quelle pourrait être la cause de l'incapacité du client à démontrer sa compréhension des exercices respiratoires et de la mobilisation postopératoires ?

Concepts clés

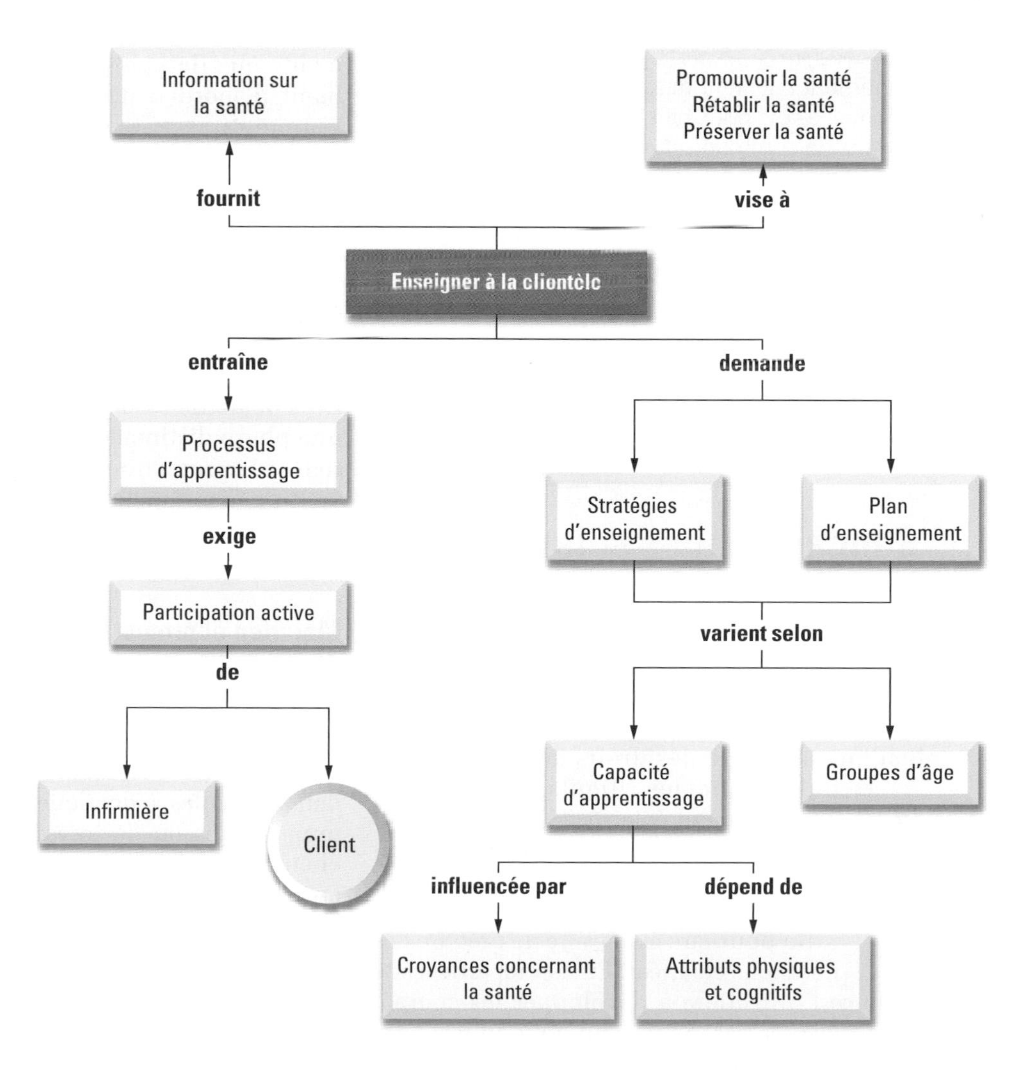

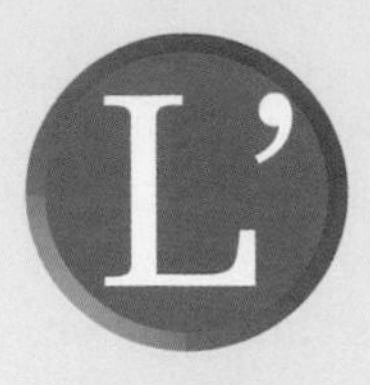

enseignement à la clientèle est devenu un axe d'intervention prioritaire pour les infirmières, et ce, dans tous les milieux de soins de santé. La réduction de la durée des hospitalisations, l'augmentation de la charge de travail du personnel infirmier, et la nécessité de donner aux clients gravement malades une information claire et concise dans les plus brefs délais justifient le fait de leur fournir un enseignement de qualité. Tandis que les infirmières cherchent les meilleurs moyens de renseigner la clientèle, le public, de son côté, s'informe sur les façons de préserver sa santé et sur les services offerts par le système de santé, notamment. Dans ce contexte, offrir l'information souhaitée aux clients est essentiel pour garantir la continuité de leurs soins après une hospitalisation (Falvo, 2004). De fait, un plan d'enseignement complet et adéquat permet de réduire les coûts des soins de santé, d'améliorer leur qualité, et de contribuer au mieux-être du client et à son autonomie.

Le droit des clients de connaître le diagnostic et le pronostic de leur maladie, ainsi que les traitements qu'ils vont recevoir et les risques qui y sont associés, renforce l'importance de l'éducation à la santé. De plus, le matériel éducatif fourni au client doit être simple à comprendre ; il faut que l'infirmière aide celui-ci à en saisir le contenu, sinon elle ferait preuve de négligence. Pour que le client soit en mesure de prendre des décisions concernant sa santé et pour qu'il puisse améliorer son état de santé global, on doit lui donner les renseignements pertinents au bon moment. L'avènement des technologies de l'information et de la communication, comme Internet, donne accès à une quantité colossale de renseignements aux infirmières et aux clients, la valeur de cette information étant par ailleurs inégale. En tant que professionnelle de la santé qui veut transmettre des connaissances de qualité, l'infirmière doit baser son enseignement sur les résultats probants.

L'efficacité d'un enseignement dépend aussi en partie d'une communication interpersonnelle efficace. L'enseignement au client fait partie du travail d'une infirmière compétente et professionnelle, et, pour bien l'accomplir, elle doit appliquer chaque élément du processus de communication en transmettant l'information : « Un dialogue implique plus qu'un simple aller-retour de messages dans l'interaction ; il renvoie aussi à un processus et à une qualité particulière de la communication dans laquelle les participants se rencontrent, ce qui permet à chacun de changer et d'être changé. » (Traduction libre. Anderson, Cissna, & Arnett, 1994)

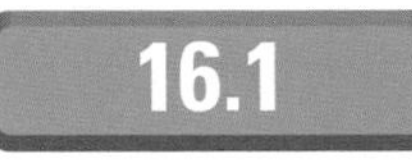

16.1 Connaissances scientifiques de base à propos de l'enseignement à la clientèle

Au Québec, la Loi sur les services de santé et les services sociaux (LSSSS) (L.R.Q., c. S-4.2, a. 8) ainsi que la Charte des droits des patients stipulent que les clients ont droit au consentement éclairé, à l'information et à la participation aux soins et aux traitements. La LSSSS implique le droit du client de recevoir toute l'information utile pour être en mesure de prendre des décisions éclairées. En contrepartie, cette loi oblige l'infirmière à développer les compétences nécessaires pour pouvoir donner cette information **FIGURE 16.1**.

L'apprentissage se produit lorsque l'information est pratique et utile pour la personne qui le reçoit.

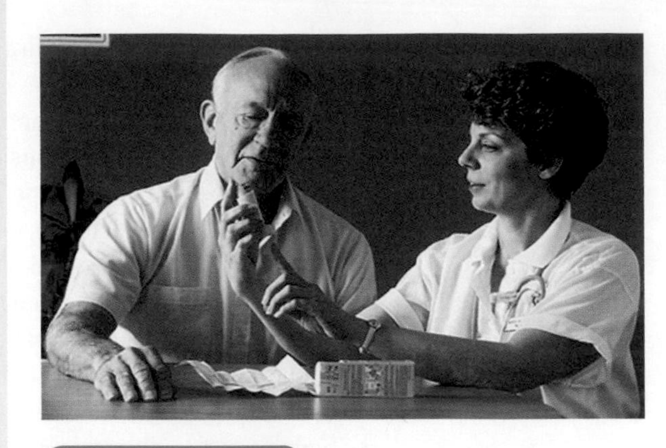

FIGURE 16.1 Grâce à l'enseignement de l'infirmière, le client peut prendre des décisions éclairées concernant la prise en charge de sa santé.

16.1.1 Objectifs de l'enseignement à la clientèle

L'éducation à la santé vise à aider les individus, les familles ou les collectivités à atteindre un état de santé optimal (Edelman & Mandle, 2006). Les clients sont aujourd'hui mieux informés quant au maintien de leur santé et veulent y participer. L'infirmière détermine le genre de renseignements qu'elle peut donner aux clients en évaluant d'abord leurs besoins et leurs capacités. L'apprentissage se produit lorsque l'information est pratique et utile pour la personne qui la reçoit (Redman, 2007). La comparaison entre l'état de santé désiré et l'état réel permet à l'infirmière d'établir des plans d'enseignement réalistes.

Thèmes en matière d'éducation à la santé

Un enseignement complet au client comprend trois objectifs essentiels, chacun se rattachant à une phase distincte des soins de santé : le maintien et la promotion de la santé ainsi que la prévention des maladies, le rétablissement de la santé, et l'adaptation à une incapacité fonctionnelle **ENCADRÉ 16.1**.

Maintien et promotion de la santé et prévention des maladies

L'infirmière est une ressource très présente et compétente pour les clients qui désirent améliorer leur bien-être physique et psychologique. Ainsi, dans les écoles, à domicile, dans les milieux communautaires ou de travail, l'infirmière aide les clients en leur donnant de l'information et en leur enseignant les habiletés qui leur permettront d'adopter des comportements favorables à la promotion et au maintien de leur santé.

À titre d'exemple, dans un cours prénatal, l'infirmière enseigne aux futurs parents les changements physiologiques et psychologiques

ENCADRÉ 16.1 Thèmes en matière d'éducation à la santé

Maintien et promotion de la santé et prévention des maladies
- Premiers soins
- Facteurs de risque (p. ex., le tabagisme et l'alcool)
- Gestion du stress
- Croissance et développement
- Hygiène
- Immunisation
- Soins prénataux et accouchement normal
- Alimentation
- Exercice
- Sécurité (à domicile et dans un centre de soins)
- Dépistage (p. ex., la pression artérielle, la vision, le taux de cholestérol, la glycémie)

Rétablissement de la santé

Maladie ou état du client
- Anatomie et physiologie des systèmes et appareils atteints
- Cause de la maladie
- Explication des symptômes
- Complications possibles
- Limites fonctionnelles
- Médication
- Examens diagnostiques et traitements
- Soins infirmiers
- Intervention chirurgicale
- Durée prévue des soins
- Personnel clinique ou hospitalier
- Soins à long terme
- Stratégies visant la participation des clients aux soins
- Limites imposées par la maladie ou la chirurgie

Adaptation à une incapacité fonctionnelle

Soins à domicile
- Médication
- Thérapie intraveineuse
- Régime alimentaire
- Activités
- Aides fonctionnelles

Réadaptation des fonctions résiduelles
- Physiothérapie
- Ergothérapie
- Orthophonie

Prévention des complications
- Connaissance des facteurs de risque
- Conséquences de la non-observance thérapeutique
- Modifications de l'environnement physique

qui surviennent chez la future mère, et les étapes de développement du fœtus. Après avoir reçu de l'enseignement au sujet de sa grossesse, la femme enceinte est plus motivée à manger des aliments sains, à faire de l'exercice et à éviter les substances nocives qui peuvent être dommageables pour le fœtus. La promotion de sains comportements de santé rend les clients responsables de celle-ci. Ainsi, lorsqu'ils notent des résultats positifs quant à l'obtention d'une meilleure santé, ils sont plus enclins à maintenir de bonnes habitudes. Il est donc permis d'affirmer que lorsque les clients sont vraiment conscients de leur état de santé, ils sont plus disposés à obtenir rapidement un diagnostic pour leur problème de santé, le cas échéant (Redman, 2007).

Rétablissement de la santé

Les clients qui ont subi des blessures ou qui ont contracté des maladies ont besoin d'information et doivent acquérir des habiletés qui les aideront à maintenir ou à retrouver leur état de santé. Les clients en phase de rétablissement et qui s'adaptent aux changements liés à leur maladie ou à leurs blessures cherchent souvent de l'information au sujet de leur condition. Ainsi, une femme qui aurait récemment subi une hystérectomie s'informera de son rapport **anatomopathologique** et de la durée de sa convalescence. Cependant, il arrive que certains clients qui éprouvent de la difficulté à s'adapter à leur maladie deviennent passifs et se désintéressent de l'apprentissage. L'infirmière apprend à déceler la volonté des clients à l'égard de son enseignement et les motive dans leur apprentissage (Redman, 2007). La famille apporte souvent une contribution importante dans le retour à la santé d'un client et a habituellement besoin d'autant d'information que le client lui-même. Exclure la famille de l'enseignement peut générer des conflits causés par une ignorance des données. Par ailleurs, l'infirmière doit évaluer les relations entre le client et sa famille avant d'impliquer celle-ci dans l'enseignement ▶ 15.

■ **Anatomopathologie :** Science qui a pour objet l'étude des lésions organiques qui surviennent au cours des maladies.

15

Les relations de l'infirmière avec la famille sont traitées dans le chapitre 15, *Prendre soin de la famille*.

Adaptation à une incapacité fonctionnelle

Les clients ne se rétablissent pas tous complètement de leur maladie ou de leurs blessures. Plusieurs doivent donc apprendre à s'adapter aux changements permanents dans leur état de santé. Ainsi, de nouvelles connaissances et habiletés sont souvent nécessaires pour qu'ils puissent poursuivre leurs activités de la vie quotidienne. Par exemple, en raison de sa colostomie, monsieur Lalonde aura à s'adapter à cette forme d'élimination intestinale.

Les changements fonctionnels peuvent être physiques ou psychologiques. Dans le cas de sérieux handicaps, tels ceux que peuvent causer un accident vasculaire cérébral (AVC) ou une **blessure médullaire,** la famille du client a besoin de comprendre et d'accepter plusieurs changements dans les capacités de ce dernier. L'habileté de la famille à donner du soutien au client dépend en partie de l'enseignement offert par l'infirmière. Celle-ci entreprend l'enseignement dès qu'elle a cerné les besoins du client et que la famille démontre une volonté d'aider. L'enseignement à la famille comprend la gestion des soins de santé (p. ex., donner la médication dans un tube gastrique, faire exécuter des exercices passifs ou, comme madame Lalonde pourrait le faire, assister son mari pour les soins de colostomie). Les familles des clients qui présentent des problèmes de santé tels que l'alcoolisme, le retard mental ou une dépendance à certaines substances doivent apprendre à composer avec les effets émotionnels de ces conditions de santé chroniques et apporter malgré tout leur soutien au proche.

■ **Blessure médullaire :** Blessure qui concerne la moelle épinière ou osseuse.

16.1.2 Enseignement et apprentissage

Il est impossible de dissocier l'enseignement de l'apprentissage. L'**enseignement** est un processus interactif qui favorise l'apprentissage. Il s'agit d'une série d'actions conscientes et réfléchies qui permettent aux personnes qui les réalisent d'acquérir de nouvelles connaissances, de modifier des attitudes, d'adopter de nouveaux comportements ou d'accomplir de nouvelles tâches (Bastable, 2006 ; Redman, 2007). L'infirmière fournit donc de l'information qui encourage le client à faire des activités qui mèneront au changement souhaité.

Les habiletés de communication interpersonnelle sont essentielles pour que l'enseignement soit réussi.

L'**apprentissage** est l'acquisition volontaire de nouvelles connaissances, attitudes et compétences, ainsi que de nouveaux comportements (Bastable, 2003). Des structures cognitives complexes sont nécessaires pour que le client acquière de nouvelles compétences ou modifie des attitudes qu'il a déjà adoptées (Redman, 2007). Un client qui se prépare pour une chirurgie abdominale, et qui montre à l'infirmière la façon dont il prend de grandes respirations et tousse en tenant un oreiller contre son abdomen fait preuve d'apprentissage. En général, l'enseignement et l'apprentissage commencent lorsqu'une personne sent qu'elle a besoin d'être informée sur un sujet ou qu'elle doit savoir comment exécuter une action (Redman, 2007). L'enseignement est efficace lorsqu'il répond aux besoins du client, ce que l'infirmière doit évaluer en lui posant des questions et en ciblant ses préoccupations.

11 Les habiletés de communication interpersonnelle sont présentées dans le chapitre 11, *Communiquer*.

Rôle de l'infirmière dans l'enseignement et l'apprentissage

C'est en établissant les besoins d'apprentissage des clients et en employant les stratégies d'enseignement les mieux adaptées que le personnel infirmier peut offrir un enseignement efficace.

L'infirmière a la responsabilité professionnelle de donner de l'enseignement à ses clients (Redman, 2005, 2007). L'information dont ils ont besoin pour prendre des décisions éclairées doit leur être présentée de façon précise, être à jour et adaptée à la situation. L'infirmière doit anticiper les besoins d'information du client en évaluant son état physique ou son plan de traitement. Souvent, elle clarifie l'information qui provient des médecins et des autres professionnels de la santé, et devient la principale source de renseignements pour le client. Dans la mise en contexte, comme monsieur Lalonde a oublié une partie des explications fournies par le médecin, l'infirmière doit revenir sur les éléments oubliés et s'assurer que le client en a bien saisi le contenu.

Il est facile de déterminer le besoin d'enseignement lorsque les clients demandent de l'information. Cependant, il arrive fréquemment que ce besoin soit moins évident.

Pour être une éducatrice efficace, l'infirmière ne peut pas se limiter à transmettre des renseignements. Elle doit déterminer exactement ce que les clients doivent savoir et trouver le moment où ils sont prêts à l'apprendre. La relation entre l'enseignement au client et les résultats escomptés du plan d'interventions est un sujet fort important dans le domaine de la recherche en soins infirmiers (Bastable, 2003, 2006 ; Redman, 2007).

Enseignement et communication

Un enseignement réussi est tributaire de la qualité de la communication interpersonnelle ▶ 11. Les étapes du processus d'enseignement sont similaires à celles du processus de la communication **TABLEAU 16.1**.

TABLEAU 16.1

Comparaison des processus de communication générale et d'enseignement

PROCESSUS DE COMMUNICATION	PROCESSUS D'ENSEIGNEMENT
Référent Idée qui est la raison de la communication	Besoin perçu de transmettre de l'information à une personne ; établissement d'objectifs d'apprentissage pertinents par l'enseignant
Émetteur Personne qui transmet un message à une autre personne	Enseignant qui réalise des activités ayant pour but d'aider d'autres personnes à apprendre
Variables intrapersonnelles (émetteur) Connaissances, valeurs, émotions et facteurs socioculturels qui influent sur les pensées de l'émetteur	Philosophie d'éducation de l'enseignant (basée sur la théorie de l'apprentissage) ; connaissance du contenu éducatif ; stratégie d'enseignement ; expériences d'enseignement ; émotions et valeurs de l'enseignant
Message Information exprimée ou transmise par l'émetteur	Matière ou information enseignée
Canaux Stratégies utilisées pour transmettre le message (p. ex., visuelle, auditive, tactile)	Stratégies utilisées pour présenter le contenu (p. ex., audiovisuelle, tactile, gustative, olfactive)
Récepteur Personne à qui le message est transmis	Apprenant
Variables intrapersonnelles (récepteur) Connaissances, valeurs, émotions et facteurs socioculturels qui influent sur les pensées du récepteur	Volonté et capacité d'apprentissage (p. ex., la santé physique et émotive, l'éducation, l'expérience, le niveau de développement)
Rétroaction Information indiquant que la vraie signification du message a été reçue	Évaluation de l'atteinte des objectifs d'apprentissage par l'apprenant

Jugement clinique

Comment monsieur Lalonde pourrait-il vous démontrer qu'il comprend les exercices respiratoires qu'il devra exécuter en période postopératoire ?

Ainsi, l'infirmière utilise chaque élément du processus de communication lorsqu'elle donne de l'information à ses clients. L'émetteur (l'infirmière) et le récepteur (le client) sont alors très impliqués dans le processus d'enseignement, dont le but est d'accroître les connaissances et les habiletés de l'apprenant (le client). L'infirmière doit fixer des objectifs d'apprentissage à son client. Plusieurs variables influencent son approche : ses propres attitudes, valeurs, émotions et connaissances. Par ailleurs, certains éléments influencent la motivation et la capacité d'apprendre du client. Il manifestera un intérêt pour l'apprentissage s'il en exprime clairement le désir et s'il comprend le contenu du message transmis. Dans ce sens, les attitudes, l'anxiété possible et les valeurs du client jouent un rôle important dans sa compréhension du message. Enfin, l'infirmière vérifiera l'efficacité et le succès de son enseignement par un mécanisme de rétroaction. Dans le cas de monsieur Lalonde, par exemple, elle pourrait lui demander de lui expliquer les raisons pour lesquelles il devra subir une colostomie en plus de sa résection du côlon. S'il parvient à répondre à cette question, l'infirmière en profitera pour le renforcer positivement (Bastable, 2003 ; Redman, 2007).

16.1.3 Domaines cognitif, affectif et psychomoteur de l'apprentissage

L'apprentissage se produit principalement dans trois domaines : cognitif (habiletés intellectuelles), affectif (attitudes) et psychomoteur (habiletés motrices) (Bloom, 1956). Tout sujet qui doit être

La typologie des objectifs d'apprentissage est résumée dans le tableau 16.1W au www.cheneliere.ca/potter.

appris peut toucher à un domaine, à tous les domaines ou à une combinaison de deux d'entre eux. L'infirmière travaille souvent avec des clients qui ont quelque chose à apprendre dans les trois domaines. Dans le cas de monsieur Lalonde, il devrait pouvoir expliquer clairement en quoi consiste la chirurgie qu'il subira (domaine cognitif), démontrer une attitude positive par rapport à la modification de son image corporelle engendrée par la présence d'une colostomie (domaine affectif) et être capable de changer son sac de colostomie (domaine psychomoteur).

Les caractéristiques de l'apprentissage dans chaque domaine influent sur les stratégies d'évaluation et d'enseignement qui sont utilisées. L'infirmière qui comprend chaque domaine d'apprentissage sera en mesure de choisir les bonnes techniques d'enseignement.

L'**apprentissage cognitif** s'applique à tous les comportements intellectuels et exige de la réflexion (Bastable, 2003). Bloom (1956) a classé les comportements cognitifs selon un ordre hiérarchique, où le comportement le plus simple est l'acquisition de connaissances, alors que le plus complexe est l'évaluation.

L'**apprentissage affectif** s'applique à l'expression des sentiments, à l'acceptation et à l'adoption d'attitudes, d'opinions ou de valeurs. La clarification des valeurs en est un exemple. Dans la hiérarchie des apprentissages affectifs, le comportement le plus simple est la réception et le plus complexe, la caractérisation (Krathwohl, Bloom, & Masia, 1964).

Jugement clinique

Qu'est-ce qui semble nuire actuellement à l'apprentissage de monsieur Lalonde en ce qui concerne les précautions et les exercices postopératoires qu'il devrait connaître ?

L'**apprentissage psychomoteur** consiste en l'acquisition d'habiletés qui demandent l'intégration d'activités psychiques et musculaires, comme la capacité de marcher ou d'utiliser un ustensile (Redman, 2007). Dans la hiérarchie des apprentissages psychomoteurs, le comportement le plus simple est la perception et le plus complexe est la création (Rankin & Stallings, 2001 ; Redman, 2001).

16.1.4 Principes fondamentaux de l'apprentissage

L'apprentissage dépend de la motivation de la personne à apprendre, de sa capacité d'apprentissage et d'un environnement propice à celui-ci.

Afin d'enseigner de façon efficace, l'infirmière doit d'abord comprendre comment apprennent les gens à qui elle s'adresse (Black, 2004). L'apprentissage dépend de la motivation de la personne à apprendre, de sa capacité d'apprentissage et d'un environnement propice à celui-ci. Comme le désir d'apprendre d'un client dépend notamment de sa motivation (Redman, 2007), la stratégie d'enseignement que choisit l'infirmière sera influencée par la volonté du client de prendre part à l'apprentissage. La motivation est fonction des connaissances du client, de ses attitudes et des facteurs socioculturels.

La capacité d'apprentissage dépend des caractéristiques physiques et cognitives de la personne, de son stade de développement, de son bien-être physique et de ses processus intellectuels. Lorsque la capacité d'apprentissage est perturbée, comme dans le cas d'un client souffrant, l'infirmière devrait retarder les activités d'enseignement ou modifier ses stratégies pour mieux répondre aux besoins de l'apprenant.

L'environnement influence aussi la capacité d'apprentissage. Une des principales tâches de l'infirmière consiste à gérer les conditions du milieu environnant afin de faciliter l'apprentissage. Par exemple, lorsque le milieu est bruyant, l'infirmière modifie les conditions ambiantes, en fermant la porte de la chambre ou en éteignant la télévision. Cet élément peut présenter un défi particulier pour une infirmière qui travaille dans une unité de soins effervescente. Un plan d'enseignement efficace comprend plusieurs stratégies qui tiennent compte des différents besoins d'apprentissage des clients (Felder, 2006).

Facteurs influençant la volonté d'apprendre

Plusieurs facteurs influent sur la volonté d'apprendre des clients. Il est donc particulièrement d'intérêt pour l'infirmière de s'attarder aux cinq facteurs suivants.

Capacité d'attention

La capacité d'attention est l'état mental qui permet à la personne de se concentrer sur la matière enseignée et de la comprendre. Les gens utilisent souvent des images mentales pour visualiser des idées. Ainsi, lorsqu'une infirmière explique comment apporter du soutien à un client en fin de vie, il est possible que les membres de la famille se voient en train de tenir la main fragile de leur proche qui est mourant. Avant d'apprendre quoi que ce soit, les clients doivent se concentrer sur l'information qui doit être apprise ou y prêter attention.

La capacité d'attention peut être perturbée par l'inconfort physique, l'inquiétude et les distractions du milieu. Tout état physique qui nuit à la capacité de concentration (p. ex., la douleur, la fatigue ou la faim) a une influence négative sur l'apprentissage. Ainsi, l'infirmière détermine le degré de confort et d'énergie du client avant de commencer l'enseignement, et s'assure qu'il est suffisamment à l'aise pour discuter. Des signaux non verbaux peuvent également révéler que le client n'est pas prêt à apprendre.

L'anxiété peut augmenter ou réduire la capacité d'attention d'une personne. L'apprentissage lui-même exige un changement dans le comportement et peut générer de l'angoisse. Un faible degré d'anxiété favorise parfois l'apprentissage. Par contre, une anxiété importante freine l'apprentissage, car le client consacre toute son énergie à sa suppression. L'infirmière doit évaluer le degré de préoccupation du client avant de commencer l'enseignement afin de maximiser la compréhension de la personne (Stephenson, 2006).

Les distractions présentes dans l'environnement où se déroule l'enseignement nuisent à la concentration du client sur les activités d'apprentissage. De plus, des interruptions imprévues ou un milieu inconfortable ne favorisent pas l'apprentissage.

Motivation

La **motivation** est une action des forces, conscientes ou inconscientes (p. ex., une idée, une émotion ou un besoin physique), qui entraîne une personne à se comporter d'une façon particulière (Redman, 2007). Il est peu probable qu'un apprentissage se réalise si la personne qui le reçoit ne veut pas apprendre. La motivation peut être entraînée par un motif social ou physique, ou par le besoin d'accomplir des tâches.

Les motifs sociaux représentent un besoin d'entretenir des relations, un besoin d'approbation sociale ou d'estime de soi. Les gens cherchent généralement à se rapprocher des personnes avec qui ils peuvent comparer des opinions, des habiletés et des émotions.

Les clients sont souvent motivés par des considérations d'ordre physique. Ainsi, un client qui a subi une altération de ses fonctions physiques peut être motivé à apprendre. Les connaissances nécessaires à la survie, à la reconnaissance des problèmes et celles liées aux aptitudes à prendre des décisions importantes créent un stimulus plus puissant pour l'apprentissage que les connaissances associées à la simple promotion de la santé (Rankin & Stallings, 2001).

Les motifs d'accomplissement de tâches sont fondés sur des besoins tels que la réussite et la compétence. Par exemple, monsieur Lalonde se sentirait sans doute sûr de lui et confiant s'il arrivait à exécuter adéquatement les exercices respiratoires et à expliquer précisément l'importance de la mobilisation postopératoire précoce. Le sentiment de compétence ressenti le motiverait vraisemblablement à recevoir l'enseignement des soins de colostomie. Ainsi, après avoir accompli une tâche avec succès, la personne est généralement motivée à en réaliser d'autres.

Tout le monde n'est pas intéressé par le maintien de la santé. Ainsi, il est possible qu'une personne atteinte d'une maladie pulmonaire continue à fumer. De même, un client présentant une **hyperlipidémie** peut aggraver son état cardiaque en refusant de suivre un régime faible en gras saturés. Aucune thérapie ne sera efficace si la personne n'est pas motivée par la croyance que la santé est importante. L'**observance** étant le respect par le client du traitement qu'on lui a prescrit, l'infirmière doit évaluer la motivation du client à l'égard de l'apprentissage ainsi que ses besoins en matière de connaissances afin de s'assurer qu'il respectera le traitement prescrit (Haynes, McDonald, & Carg, 2002). Elle doit également déterminer les interventions qui stimuleront l'apprentissage et les changements de comportement chez lui.

Hyperlipidémie : Augmentation de la quantité globale des lipides contenus dans le sang, quelle que soit la fraction lipidique prédominante : lipoprotéines ou acides gras libres.

Aucune thérapie ne sera efficace si la personne n'est pas motivée par la croyance que la santé est importante.

Utilisation de la théorie pour améliorer la motivation et l'apprentissage

L'éducation à la santé touche souvent au changement d'attitudes et de valeurs, qui ne seront pas nécessairement modifiées par une simple transmission de connaissances. Par conséquent, les infirmières doivent s'inspirer des données théoriques au moment d'établir un plan d'enseignement. Elles doivent évaluer les idées, les croyances et la motivation du client pour favoriser l'apprentissage.

En raison de la complexité du processus, plusieurs théories et modèles ont été utilisés pour perfectionner l'enseignement au client (Bastable, 2003 ; Redman, 2007). Dans ce domaine, la théorie d'apprentissage social est une des plus utiles parce qu'elle explique les caractéristiques de l'apprenant et guide l'enseignant dans l'élaboration d'interventions pédagogiques efficaces, qui auront pour conséquence d'améliorer l'apprentissage et la motivation du client (Bandura, 2001 ; Bastable, 2003 ; Saarmann, Daugherty, & Riegel, 2002).

D'après la théorie d'apprentissage social, les gens tendent à maîtriser les événements qui ont une influence sur leur vie. Cela leur permet d'atteindre les résultats souhaités et de prévenir ceux qu'ils ne désirent pas. L'**autoefficacité,** un concept intégré dans la théorie d'apprentissage social, désigne la capacité d'une personne d'accomplir une tâche avec succès. Un individu qui estime pouvoir adopter un comportement particulier est plus susceptible de le reproduire de

17

Les composantes du concept de soi et les agents stressants susceptibles d'avoir un impact sur celui-ci sont abordés dans le chapitre 17, *Promouvoir un concept de soi équilibré*.

façon régulière et adéquate (Bandura, 1997). Les travaux de Sousa et Zauszniewski (2005) soulignent une forte corrélation entre l'autoefficacité et l'autogestion efficace du diabète.

Les croyances liées à l'autoefficacité proviennent de quatre sources : les expériences de maîtrise sensorimotrice, les expériences de substitut, la persuasion verbale, et les états physiologiques et affectifs (Bandura, 1997). Les expériences de maîtrise sensorimotrice correspondent à la capacité du client d'accomplir, avec succès, une tâche déterminée, telle qu'il la perçoit. Par exemple, chaque fois que monsieur Lalonde réussit à bien faire les exercices de toux contrôlée et de respirations profondes, il acquiert de plus en plus d'assurance, ce qui peut également contribuer à diminuer une partie de son sentiment d'inquiétude.

Les expériences de substitut sont acquises en imitant le comportement de quelqu'un d'autre. Par exemple, monsieur Lalonde peut démontrer exactement la bonne façon de tousser et de prendre des respirations profondes s'il reproduit la manière démontrée par l'infirmière. Ces expériences sont particulièrement importantes pour ceux qui apprennent de nouvelles compétences ou de nouveaux comportements.

La persuasion verbale se produit lorsque des proches ou l'infirmière expriment de la confiance dans les capacités du client, et ces encouragements verbaux augmentent souvent son autoefficacité. L'infirmière fournit un renforcement positif lorsqu'elle souligne les progrès de monsieur Lalonde.

Les états physiologiques et affectifs ont également une influence sur l'autoefficacité. Lorsque le client perçoit une amélioration sur le plan physique et émotif, comme le résultat d'un comportement souhaité, son autoefficacité augmente. Si monsieur Lalonde croit que les exercices respiratoires et la mobilisation postopératoire précoce peuvent contribuer à diminuer les difficultés après la chirurgie, il sera plus enclin à les faire sans qu'on ait à le lui rappeler constamment.

Adaptation psychosociale à la maladie

Il est difficile pour un client d'accepter la détérioration de sa santé, qu'elle soit temporaire ou permanente. Le processus de deuil lui permet de s'adapter psychologiquement aux conséquences physiques et affectives de la maladie. Les étapes du deuil comprennent une série de réactions manifestées par le client au cours de la maladie ▶ 20. Les personnes traversent ces étapes à un rythme et dans un ordre différents, en fonction de leur concept de soi avant l'arrivée de la maladie et selon la gravité de celle-ci, et des changements qu'elle apporte à leur mode de vie ▶ 17.

20

Diverses théories ciblant les étapes du deuil sont présentées dans le chapitre 20, *Offrir du soutien au cours d'un processus de deuil*.

La préparation à l'apprentissage est liée aux étapes du deuil **TABLEAU 16.2**. Un client ne peut apprendre s'il ne veut pas ou ne peut pas accepter la réalité de la maladie. Cependant, un enseignement offert au bon moment peut faciliter son adaptation à la maladie ou à son invalidité.

L'infirmière détermine à quelle étape du deuil se trouve le client, en se basant sur une évaluation continue de ses comportements typiques. Elle peut présenter un plan d'enseignement lorsque le client amorce l'étape d'acceptation, qui est compatible avec l'apprentissage. L'enseignement se poursuit tant et aussi longtemps que ce dernier évolue dans une étape qui permet l'apprentissage.

Participation active

L'apprentissage se fait plus facilement lorsque le client joue un rôle actif dans les séances d'enseignement (Edelman & Mandle, 2006). Sa participation montre sa volonté à acquérir des connaissances ou des compétences, et lui donne également la possibilité de prendre des décisions pendant les séances. Par exemple, monsieur Lalonde apprend à bien exécuter les exercices de toux contrôlée et de respirations profondes lorsque l'infirmière lui demande de le faire. En ne se limitant pas aux explications verbales ou à la lecture d'une brochure, elle l'implique activement dans son apprentissage **FIGURE 16.2**.

Processus d'apprentissage

Le processus d'apprentissage est lié aux capacités intellectuelles et physiques de l'apprenant. Il est également en lien avec la maturité de ce dernier.

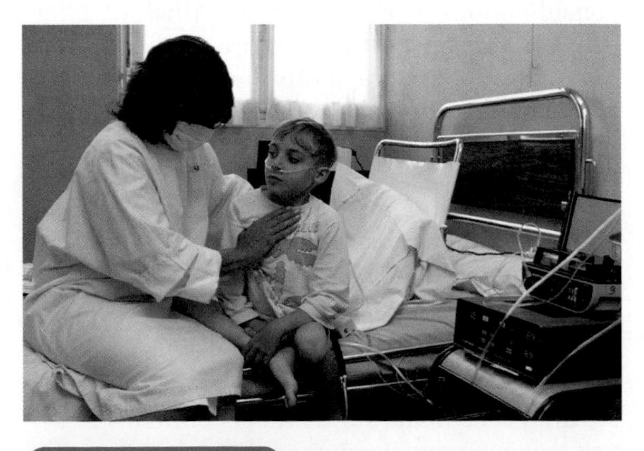

FIGURE 16.2 En ne se limitant pas aux explications verbales, l'infirmière implique activement le client dans son apprentissage.

TABLEAU 16.2 Relation entre l'adaptation psychosociale à la maladie et l'apprentissage

ÉTAPES DE KÜBLER-ROSS	INTERVENTIONS FAVORISANT L'APPRENTISSAGE	JUSTIFICATIONS
Refus	• Offrir du soutien, manifester de l'empathie et fournir des explications détaillées de toutes les procédures pendant leur déroulement. • Faire savoir au client que l'infirmière est disponible pour lui parler. • Expliquer la situation à la famille ou aux proches, s'il y a lieu. • Enseigner dans le temps présent (p. ex., expliquer le traitement présent). • Ne fournir que l'information que cherche le client ou dont il a absolument besoin.	• Le client n'est pas préparé à composer avec le problème. • Toute tentative de convaincre le client qu'il est malade ou de lui parler de sa maladie n'aura pour conséquence qu'une plus grande colère ou un plus profond isolement.
Colère	• Ne pas argumenter avec le client, écouter ses inquiétudes. • Enseigner dans le temps présent. • Rassurer la famille sur l'évolution de la maladie.	• Le client a besoin d'occasions pour exprimer ses sentiments et sa colère ; il n'est toujours pas prêt à faire face à l'avenir.
Négociation	• Continuer à ne présenter que des données factuelles. • N'enseigner que dans le temps présent.	• Le client ne veut toujours pas accepter les conséquences de sa maladie.
Dépression	• Encourager l'expression des sentiments du client. Reconnaître sa peine. • Commencer à partager l'information nécessaire pour l'avenir et planifier des moments précis pour la discussion.	• Le client commence à percevoir ses besoins d'aide, et il est en voie d'accepter des responsabilités relativement à son apprentissage.
Acceptation	• Concentrer l'enseignement sur les compétences et les connaissances dont le client aura besoin. • Poursuivre un enseignement qui se rapporte à des événements présents. • Faire participer la famille à l'enseignement en planifiant le congé.	• Il est plus facile de motiver le client à apprendre. L'acceptation de la maladie reflète sa volonté de composer avec ses conséquences.

Capacités intellectuelles

Le développement cognitif a une influence sur la capacité d'apprentissage du client. Une infirmière peut être une enseignante compétente, mais son enseignement sera inefficace si elle ne tient pas compte des capacités intellectuelles du client. L'apprentissage est un processus évolutif. L'infirmière doit connaître le niveau de connaissances d'un client ainsi que ses capacités intellectuelles avant de commencer un plan d'enseignement. L'infirmière devrait donc s'assurer que monsieur Lalonde sait lire avant de lui remettre une brochure qui traite du cancer colorectal et des soins de colostomie, qu'elle pourra ensuite parcourir avec lui.

Capacités physiques

La capacité d'apprentissage dépend souvent du développement physique du client et de sa santé physique globale. Pour être en mesure d'acquérir des habiletés psychomotrices, le client doit avoir suffisamment de force, de coordination et d'acuité sensorielle. Par exemple, il serait inutile de montrer à monsieur Lalonde comment se déplacer seul dans son lit s'il était incapable de saisir fermement les ridelles. De même, s'il ne pouvait pas respirer profondément en raison d'une maladie respiratoire obstructive chronique, il aurait beaucoup de difficulté à exécuter les exercices respiratoires enseignés.

Par conséquent, l'infirmière ne doit pas surestimer le développement physique du client ou son état. Voici les attributs physiques qui sont requis pour l'apprentissage de capacités psychomotrices :

- la taille (la hauteur et la masse requises pour accomplir la tâche ou pour utiliser l'équipement, p. ex., marcher avec des béquilles) ;
- la force (la force nécessaire pour suivre un programme d'exercices épuisant) ;
- la coordination (la dextérité requise pour effectuer des exercices nécessitant des habiletés motrices complexes, comme l'utilisation d'ustensiles ou le changement d'un bandage) ;
- l'acuité sensorielle (visuelle, auditive, tactile, gustative et olfactive ainsi que les ressources sensorielles requises pour recevoir le message enseigné et y répondre).

Tout état (p. ex., la douleur) qui réduit l'énergie d'une personne l'empêchera également d'apprendre. Un client qui passe la matinée à subir des examens diagnostiques épuisants ne sera probablement pas en mesure de fournir l'effort requis pour toute discussion liée à l'apprentissage. L'infirmière doit également reporter les activités d'enseignement lorsque la maladie s'aggrave (p. ex., une forte fièvre ou des troubles respiratoires). Après avoir travaillé avec un client, l'infirmière évalue son énergie en notant son désir de communiquer, la quantité d'activités entreprises et sa réceptivité aux questions. Il est possible qu'elle interrompe l'enseignement si le client a besoin de repos ; l'apprentissage sera beaucoup plus profitable si celui-ci a l'énergie pour y participer activement.

Apprentissage chez les enfants

La capacité d'apprentissage et les types de comportements d'apprentissage que peut acquérir un enfant dépendent de sa maturité. De nombreux types d'apprentissage ne pourront pas se produire si le développement sur les plans biologique, moteur, langagier et social n'est pas adéquat. Cependant, les enfants de tous les âges peuvent apprendre. Le développement intellectuel passe du concret à l'abstrait à mesure que l'enfant acquiert de la maturité.

L'information présentée aux enfants doit donc être facile à comprendre, et les résultats escomptés seront réalistes et établis en fonction du stade de développement de l'enfant.

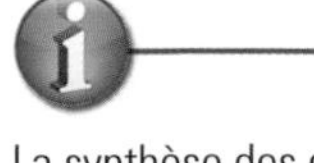

La synthèse des capacités d'apprentissage par catégorie d'âge est présentée dans le tableau 16.2W au www.cheneliere.ca/potter.

Les outils pédagogiques utilisés doivent aussi convenir au stade de développement **FIGURE 16.3**. L'apprentissage se produit lorsque le comportement se modifie en raison de l'expérience ou du développement (Hockenberry & Wilson, 2007).

Apprentissage chez les adultes

L'enseignement aux adultes et l'enseignement aux enfants ne sont pas identiques. En effet, les adultes deviennent des apprenants autonomes avec l'acquisition de la maturité, et ils peuvent souvent établir leurs propres besoins en matière d'apprentissage (Redman, 2007). Ces besoins sont issus de tâches ou de problèmes qui découlent des situations réelles de la vie. Cependant, même si les adultes tendent à devenir des apprenants autonomes, ils peuvent manifester une dépendance dans de nouvelles situations d'apprentissage. La quantité d'information pouvant être présentée et apprise ainsi que la somme de temps que consacre l'infirmière au client adulte varient en fonction de la situation personnelle de ce dernier et de sa maturité d'apprentissage. Celle-ci est souvent associée à son stade de développement et aux autres événements qui se déroulent dans sa vie. Les besoins et les problèmes importants aux yeux de l'adulte doivent être résolus avant que tout apprentissage puisse se produire.

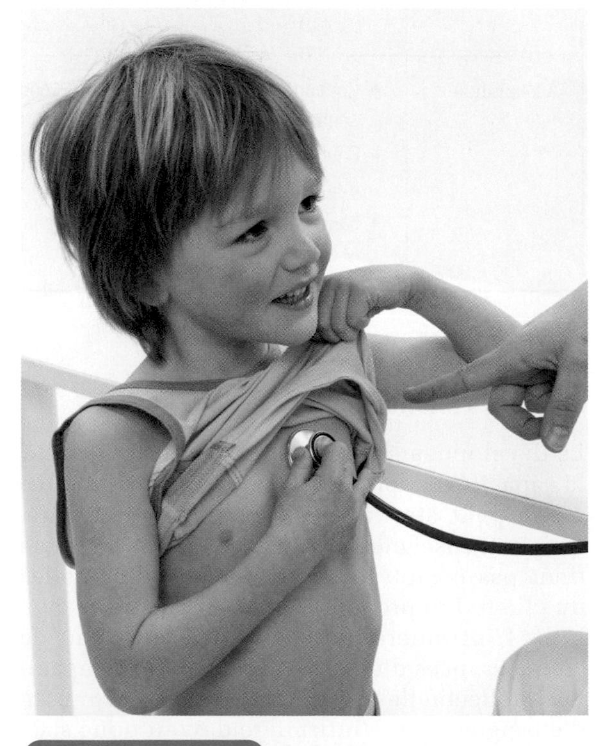

FIGURE 16.3 L'enfant d'âge préscolaire apprend à ne pas avoir peur de l'équipement médical en manipulant le stéthoscope et en imitant son utilisation.

L'adulte est en mesure de faire appel à de nombreuses expériences de la vie. Par conséquent, l'infirmière peut améliorer son apprentissage en l'encourageant à utiliser ses expériences pour résoudre les problèmes. De plus, elle doit préparer les sujets et fixer les objectifs d'enseignement en collaboration avec le client adulte.

Finalement, le client adulte est responsable de modifier lui-même son comportement. Les résultats de l'enseignement seront meilleurs si l'on évalue ses connaissances, si on lui fournit les renseignements qu'il veut obtenir et si l'on établit les objectifs d'enseignement avec lui (Bastable, 2003).

Environnement propice à l'apprentissage

L'environnement où se déroule l'enseignement fait de l'apprentissage une expérience agréable ou difficile. L'infirmière doit choisir un milieu qui permet au client de se concentrer sur l'activité d'apprentissage. Le nombre d'apprenants, le besoin d'intimité, la température de la salle, son éclairage, son mobilier, l'aération et le bruit ambiant sont des facteurs importants à considérer au moment du choix d'un environnement.

Il est également important de choisir un milieu calme pour limiter les interruptions. Pour ce faire, l'infirmière peut fermer les rideaux ou emmener le client dans un endroit tranquille. Bien que le fait de fermer les rideaux ne diminue pas les bruits environnementaux, cela permet au client de se concentrer davantage sur l'enseignement qu'il reçoit et lui assure une plus grande intimité. À domicile, la chambre à coucher peut isoler le client des activités de la maison.

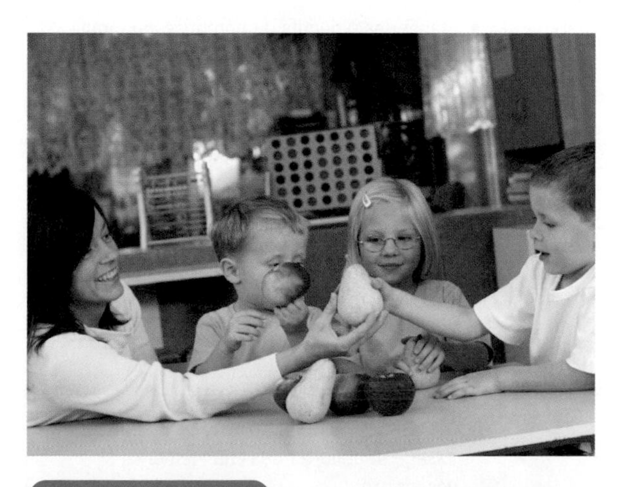

FIGURE 16.4 L'infirmière en milieu scolaire enseigne de saines habitudes alimentaires à des enfants.

L'enseignement à un groupe de clients nécessite une salle où toutes les personnes peuvent s'asseoir confortablement et entendre l'infirmière. La salle ne doit pas être trop grande pour éviter que certains clients s'assoient à l'écart du groupe. L'apprentissage est accru lorsque les participants sont placés de façon qu'ils puissent se voir **FIGURE 16.4**. En effet, l'efficacité de la communication s'améliore lorsque les apprenants peuvent observer les interactions verbales et non verbales de chaque participant. ■

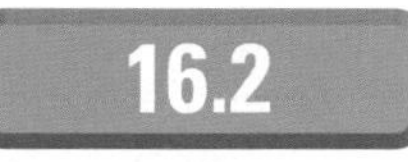

16.2 Connaissances scientifiques appliquées à la pratique infirmière

Bien que la démarche de soins ne soit pas identique à la démarche d'enseignement, il existe une très forte relation entre les deux (Redman, 2007). Les infirmières doivent être en mesure de bien intégrer la démarche d'enseignement dans le plan de soins. Les sous-sections suivantes présentent le lien entre les deux démarches et les cinq étapes de la démarche de soins associées aux connaissances scientifiques exposées précédemment.

16.2.1 Intégration de la démarche de soins et de la démarche d'enseignement

Au cours de la collecte des données, l'infirmière détermine les besoins de santé du client. Parfois, sa collecte révèle que le client a besoin d'obtenir de l'information sur ses soins de santé. Le diagnostic infirmier est par la suite posé en fonction de la situation du client, et le plan de soins est élaboré en vue d'atteindre les résultats escomptés. Subséquemment, les interventions infirmières basées sur des évidences de recherche sont recommandées pour l'amélioration ou le maintien de la santé du client. Finalement, l'évaluation fait état du niveau d'atteinte des objectifs de soins.

Lorsque l'infirmière établit que l'enseignement doit faire partie du plan de soins, la démarche d'enseignement commence. Celle-ci nécessite une collecte des données, tout comme la démarche de soins. Cette collecte comprend l'analyse des besoins du client, de sa motivation et de sa capacité à apprendre. Le problème associé à l'apprentissage détermine l'information dont le client a besoin ou les habiletés qu'il doit acquérir. Pour ce faire, l'infirmière développe des objectifs d'apprentissage et exécute le plan d'enseignement selon les principes d'enseignement-apprentissage, afin de s'assurer que le client acquiert les connaissances et les habiletés requises. Finalement, la démarche d'enseignement exige une évaluation des apprentissages basée sur l'atteinte des objectifs préalablement fixés.

La démarche de soins exige une analyse de toutes les sources de données afin de déterminer les besoins globaux du client en soins infirmiers, alors que la démarche d'enseignement est axée sur les besoins d'apprentissage du client ainsi que sur sa volonté et sa capacité d'apprendre. Le **TABLEAU 16.3** compare ces deux démarches.

16.2.2 Collecte des données

Afin que l'infirmière réussisse son enseignement, elle doit analyser tous les facteurs qui influent sur la pertinence du contenu, la capacité d'apprentissage du client et les ressources disponibles. Les besoins d'apprentissage, qui sont établis par le client et l'infirmière, déterminent le choix du contenu de l'enseignement. Une analyse efficace permet d'établir celui-ci en vue de personnaliser l'enseignement (Wingard, 2005) **ENCADRÉ 16.2**.

TABLEAU 16.3 Comparaison entre la démarche de soins et la démarche d'enseignement

Étape	Démarche de soins	Démarche d'enseignement
Collecte des données	• Rechercher des données se rapportant aux besoins physiques, psychologiques, sociaux, culturels, spirituels et de développement du client. • Obtenir l'information du client, de sa famille, de ses examens diagnostiques, de son dossier médical, du profil de santé et des ouvrages de référence.	• Rechercher des données à propos des besoins d'apprentissage du client, de sa motivation, de sa capacité d'apprentissage et des ressources pédagogiques disponibles. • Obtenir de l'information du client, de sa famille, du milieu d'apprentissage, de son dossier médical et des ouvrages de référence.
Analyse et interprétation des données	• Faire un constat d'évaluation. • Énoncer le problème, ou le besoin actuel ou potentiel du client.	• Déterminer les besoins d'apprentissage du client.
Planification et établissement des priorités	• Élaborer un plan de soins et de traitements infirmiers. • Déterminer les priorités d'après les besoins immédiats du client. • Établir le plan de soins en collaboration avec le client.	• Établir des objectifs d'apprentissage formulés en termes de comportements. • Établir le plan d'enseignement en partenariat avec le client. • Déterminer l'approche et les stratégies pédagogiques à utiliser.
Exécution des interventions	• Appliquer les interventions planifiées en faisant participer activement le client et sa famille, s'il y a lieu.	• Appliquer les stratégies pédagogiques en faisant participer activement le client, et en incluant la famille ou les proches, s'il y a lieu.
Évaluation des résultats (suivi clinique)	• Vérifier si les résultats et les objectifs escomptés ont été atteints et apporter des changements, si nécessaire.	• Mesurer l'atteinte des objectifs d'apprentissage et apporter des changements, si nécessaire.

ENCADRÉ 16.2 **Exemples de questions pour l'évaluation des besoins en enseignement**

Questions à poser au client

- Que voulez-vous savoir ?
- Que savez-vous de votre maladie et de votre plan de traitements ?
- Comment votre maladie influence-t-elle ou influencera-t-elle votre mode de vie ?
- Qu'est-ce qui vous empêche actuellement d'envisager votre maladie comme vous aimeriez le faire ?
- Quelles sont vos croyances culturelles ou spirituelles en ce qui concerne votre maladie et le traitement prescrit ?
- Lesquelles de vos expériences passées se comparent à celle que vous vivez actuellement ?
- Nous pouvons choisir ensemble la meilleure façon de comprendre votre maladie. Comment puis-je vous aider ?
- À votre avis, quel rôle les intervenants du milieu de la santé devraient-ils jouer pour vous aider à gérer votre maladie ou à rester en santé ?
- Quand vous apprenez de nouveaux éléments d'information, préférez-vous les voir sous forme d'images ou de mots ?
- Quand vous expliquez une information à quelqu'un, comment le faites-vous : oralement, par écrit ou par un dessin ?
- De quelle façon aimeriez-vous que votre famille s'implique dans votre problème de santé actuel ?

Questions à poser aux membres de la famille

- Quand êtes-vous disponible pour aider votre proche et comment prévoyez-vous le faire ?
- Votre proche a besoin d'aide. Qu'aimeriez-vous apprendre pour le soutenir ?

Attentes du client en matière d'apprentissage

Afin de répondre aux besoins d'apprentissage du client, l'infirmière doit évaluer ce qu'il considère comme de l'information importante. Elle peut le faire de plusieurs manières. Par exemple, elle demande au client de préciser les besoins d'apprentissage qu'il ressent et leur importance, puis écoute les questions qu'il soulève lui-même ou que pose sa famille sur la santé. L'infirmière sait que le client est plus réceptif si l'information correspond à ses besoins. À titre d'exemple, monsieur Lalonde sera plus intéressé à connaître certains détails de sa chirurgie s'ils concernent précisément les appréhensions qu'il éprouve.

Besoins d'apprentissage

En plus d'établir les besoins d'apprentissage ressentis par le client, qui se modifient selon l'évolution de son état de santé, l'infirmière détermine aussi l'information qu'il doit connaître. Elle analyse les données suivantes :

- La compréhension qu'a le client de son état de santé, des conséquences de sa maladie, des types de traitement possibles et du pronostic. Cette information aide à déterminer la perception qu'il entretient à l'égard de la maladie et des conséquences qu'elle aura sur son mode de vie.
- Les connaissances ou les compétences dont le client a besoin pour procéder aux autosoins et pour comprendre les conséquences d'un problème de santé. Les membres de l'équipe soignante anticipent les besoins d'apprentissage liés à des problèmes de santé précis. Par exemple, l'infirmière anticipe le besoin de monsieur Lalonde de connaître les limites physiques imposées par l'ablation du côlon et par la colostomie.
- Les expériences du client qui ont une influence sur son besoin d'apprentissage. Par exemple, si monsieur Lalonde a déjà subi des opérations antérieurement, il sait comment la période postopératoire peut se dérouler.
- L'information nécessaire aux membres de la famille ou aux proches pour répondre aux besoins du client. La quantité d'information à offrir dépend de l'importance du rôle que joue la famille dans les soins prodigués au client.

L'infirmière sait que le client est plus réceptif si l'information correspond à ses besoins.

Désir d'apprendre

L'infirmière pose des questions au client afin de déterminer sa motivation et sa disposition à apprendre, et s'il en a la volonté. Même si un client a divers besoins d'apprentissage, son manque de motivation peut nuire sérieusement à la réussite du plan d'enseignement. L'infirmière évalue les facteurs de motivation suivants :

- Le comportement du client (p. ex., sa capacité d'attention, sa tendance à poser des questions, sa mémoire et sa capacité de concentration pendant les séances d'enseignement).
- Les croyances du client concernant sa santé, ainsi que sa perception de la gravité d'un problème de santé et de la probabilité qu'il a de surgir, les bénéfices du traitement offert et ses obstacles.
- La perception du client de la nécessité d'adopter un comportement sain.
- Le désir d'apprendre du client.
- Les attitudes du client à l'égard des soignants (p. ex., les rôles du client et de l'infirmière dans la prise de décision). Les objectifs sont plus susceptibles d'être atteints lorsqu'ils sont établis conjointement.
- Les connaissances qu'a le client du sujet à maîtriser. Il doit prendre part activement à la recherche d'information liée à sa santé.
- La douleur, la fatigue, l'anxiété ou tout autre symptôme physique qui peut nuire à la capacité d'attention et de participation du client. Dans un cadre de soins de courte durée, l'état physique du client peut très facilement l'empêcher d'apprendre.
- Le profil socioculturel du client. Ses croyances et ses valeurs se rapportant à la santé et à divers traitements peuvent être influencées par des normes socioculturelles particulières ou par ses traditions **ENCADRÉ 16.3**.
- La préférence du client en ce qui a trait aux moyens d'apprentissage. S'il se voit offrir plusieurs possibilités (p. ex., des brochures, des documents audiovisuels ou des discussions), le client peut choisir une stratégie qui lui convient mieux ou qui l'intéresse davantage. Des études menées par Black (2004) ainsi que TenHave et ses collègues (1997) ont révélé que les clients qui reçoivent un enseignement sur l'alimentation en raison de troubles cardiovasculaires et qui ont des difficultés de lecture préfèrent le matériel audiovisuel aux documents imprimés.

Jugement clinique

Parmi ces facteurs de motivation, lequel pourrait avoir un impact sur le désir d'apprendre de monsieur Lalonde ?

Capacité d'apprentissage

L'infirmière détermine le stade de développement physique et cognitif du client. Il est fréquent que les soignants sous-estiment les déficiences cognitives de la personne soignée. De nombreux facteurs peuvent nuire à la capacité d'apprentissage, comme la température corporelle, les taux d'électrolytes, le pourcentage de saturation de l'oxygène et le taux de glycémie. Peu importe le milieu de soins, plusieurs facteurs peuvent avoir un effet sur le client à un moment donné. L'infirmière doit analyser les facteurs suivants, qui sont tous liés à la capacité d'apprentissage :

- La force, le mouvement et la coordination physiques. L'infirmière détermine jusqu'à quel point le client peut accomplir certaines tâches.
- Les déficiences sensorielles. Elles peuvent avoir des conséquences sur la capacité du client de comprendre ou de suivre des instructions ▶ 38.

38

L'identification et l'évaluation des altérations sensorielles sont abordées dans le chapitre 38, *Soigner les altérations sensorielles*.

SOINS INFIRMIERS INTERCULTURELS

ENCADRÉ 16.3 Enseignement au client

Pour favoriser l'apprentissage du client, il faut tenir compte de sa culture. L'évaluation des stratégies d'apprentissage préférées du client et l'adaptation de l'enseignement à ses besoins facilitent l'atteinte des objectifs d'apprentissage. Les normes, les valeurs et les traditions socioculturelles déterminent généralement l'importance des différents sujets en matière d'éducation à la santé et la préférence d'une stratégie d'apprentissage par rapport à une autre. Le travail d'enseignement est particulièrement exigeant quand les clients et les éducateurs ne parlent pas la même langue, ou quand les documents écrits ne sont pas adaptés aux différences culturelles et que le niveau d'écriture dépasse les aptitudes du client en lecture.

Conséquences sur la pratique

- Les acquis socioculturels influent sur le désir d'un client d'apprendre ainsi que sur l'information qu'il juge importante.
- L'évaluation détaillée de la préférence d'un client en matière de stratégie d'enseignement est essentielle au succès de l'apprentissage.
- Les infirmières doivent disposer d'une grande variété de ressources éducatives adaptées aux différences culturelles pour répondre aux besoins des diverses populations.
- Quand le client et l'infirmière ne parlent pas la même langue, il faut faire appel à des interprètes.

Sources : Adapté de Jack, L., Liburd, L., Spencer, T., & Airhihenbuwa, C.O. (2004). Understanding the environmental issues in diabetes self management education research: A re-examination of 8 studies in community-based settings. *Ann. Intern. Med., 140*(11), 964-971 ; Steven, D., Fitch, M., Dhaliwal, H., Kirk-Gardner, R., Sevean, P., Jamieson, J., et al. (2004). Knowledge, attitudes, beliefs and practices regarding breast and cervical cancer screening in selected ethnocultural groups in northwestern Ontario. *Oncol. Nurs. Forum, 31*(2), 305-311 ; Wilson, F.L., Racine, E., Tekieli, V., & Williams, B. (2003). Literacy, readability and cultural barriers : Critical factors to consider when educating older African Americans about anticoagulation therapy. *J. Clin. Nurs., 12*(2), 275-282.

- La capacité de lecture du client. Le faible niveau d'alphabétisation est parfois difficile à évaluer, car la personne parvient souvent à masquer cette déficience en se servant d'excuses comme le manque de temps ou une mauvaise vision. Afin d'évaluer les capacités de lecture et de compréhension du client, l'infirmière lui demande de lire des instructions provenant d'une brochure pédagogique, puis d'expliquer ce qu'elles signifient.
- Le stade de développement du client. Ce facteur influence les stratégies choisies par l'infirmière pendant l'enseignement.
- Les fonctions cognitives du client. Celles-ci comprennent la mémoire, les connaissances, l'association et le jugement.
- La douleur, la fatigue et l'anxiété. Ces facteurs peuvent influencer la capacité du client à être attentif et à participer activement à la session d'enseignement.

Ressources disponibles pour l'apprentissage

Il est possible qu'un client ait besoin du soutien des membres de sa famille ou de ses proches. Dans une telle situation, l'infirmière évalue la capacité et la préparation de la famille et des amis à apprendre l'information nécessaire pour prendre soin du client. Elle doit comprendre le milieu de vie du client et noter les données suivantes :

- La façon dont les membres de la famille perçoivent et comprennent la maladie du client et ses conséquences ; leurs perceptions doivent correspondre à celles du client, autrement des conflits risquent de surgir dans la réalisation du plan d'enseignement.
- Le désir du client de voir les membres de sa famille participer à l'enseignement et aux soins qu'il doit recevoir. Toute information qui concerne les soins de santé du client est confidentielle, à moins qu'il consente à la partager. Il est parfois difficile pour le client d'accepter l'aide des membres de la famille, particulièrement lorsqu'il est question de fonctions corporelles. Monsieur Lalonde peut se sentir gêné ou humilié d'avoir besoin de l'aide de sa conjointe pour ses soins de colostomie.
- Le désir des membres de la famille de prendre part aux soins. Lorsque le client choisit de partager l'information sur sa santé avec ses proches, l'infirmière doit évaluer leurs capacités et leur désir de participer aux soins du client. Il est possible que les membres de la famille ne soient pas tous responsables de l'aide à prodiguer, qu'ils n'en aient pas tous le désir ou qu'ils en soient incapables.
- Les ressources à domicile. Ces ressources comprennent les personnes qui veulent bien aider le client dans les soins comme le bain ou la prise de médicaments. Il s'agit aussi des ressources matérielles ou financières, comme l'obtention d'équipement médical, et l'aménagement des pièces ou des escaliers.
- Le matériel didactique comme les moyens audiovisuels, les brochures ou les affiches. Les documents imprimés doivent être faciles à lire, et présenter l'information courante de façon claire et logique. Le matériel éducatif imprimé dépasse souvent les capacités de lecture du client (Dreger & Trembeck, 2002).

Alphabétisme fonctionnel en santé et incapacité d'apprentissage

La recherche démontre que l'alphabétisme fonctionnel est prédictif de l'état de santé (Speros, 2005). Selon l'Office québécois de la langue française (2010), l'**alphabétisme fonctionnel** est un « niveau de compétence acquis en lecture et en écriture permettant à une personne de faire face à des situations réelles de la vie courante ». L'alphabétisation est donc une notion plus vaste que le simple fait de savoir lire et écrire. Elle désigne plutôt un ensemble de compétences fonctionnelles, allant de la saisie de l'information (lecture et compréhension) à la réussite des actions qui en découlent. Il faut donc évaluer le niveau d'alphabétisation des clients avant de donner l'enseignement (OCDE et Ressources humaines et développement des compétences Canada, 1997). Il est intéressant de savoir que la population du Québec compte de 19 à 38 % d'analphabètes.

En plus de tenir compte du niveau de scolarisation de ses clients, l'infirmière doit vérifier s'ils présentent des difficultés d'apprentissage, telles qu'une incapacité à maintenir une attention soutenue, l'hyperactivité, la dyslexie ou la faible maîtrise de la langue. À titre d'exemple, le client diabétique doit comprendre certaines opérations mathématiques pour ajuster ses doses d'insuline selon les résultats de ses glycémies capillaires ou pour calculer les glucides permis.

16.2.3 Analyse et interprétation des données

Après avoir analysé l'information liée à la capacité d'apprentissage du client et à son désir d'apprendre, l'infirmière interprète les données et regroupe les caractéristiques essentielles pour formuler les diagnostics infirmiers qui reflètent les besoins d'apprentissage ou les constats de l'évaluation requérant un suivi clinique particulier.

De cette façon, l'enseignement peut être orienté vers les objectifs et devenir personnalisé. Lorsqu'un client présente plusieurs besoins d'apprentissage, il faut établir des priorités.

Plusieurs diagnostics infirmiers s'appliquent aux besoins d'apprentissage **ENCADRÉ 16.4**. Chaque énoncé diagnostique décrit le type précis de besoin d'apprentissage et sa cause. La classification des diagnostics selon les trois domaines d'apprentissage (cognitif, affectif, psychomoteur) permet à l'infirmière de se concentrer sur le sujet et les stratégies d'enseignement ▶ 9.

9

Le concept des diagnostics infirmiers est expliqué dans le chapitre 9, *Mettre en œuvre la démarche de soins.*

Certains problèmes de soins peuvent être gérés ou éliminés grâce à l'enseignement. Dans ces situations, le facteur lié à l'énoncé diagnostique ou le constat de l'évaluation est le manque de connaissances. Par exemple, monsieur Lalonde pourrait présenter un dégagement inefficace des voies respiratoires en période postopératoire immédiate en raison d'un manque de connaissances sur la bonne façon d'effectuer les exercices de toux contrôlée et de respirations profondes.

Certains constats peuvent aussi révéler que l'enseignement est contre-indiqué. Dans le cas de monsieur Lalonde, l'apprentissage des exercices de toux contrôlée, de respirations profondes et de la mobilité en période postopératoire pourrait être inefficace en raison de l'inquiétude qu'il exprime quant à sa chirurgie. Dans de tels cas, l'infirmière doit reporter l'enseignement jusqu'à ce que le diagnostic infirmier soit résolu ou que le problème de santé soit maîtrisé.

ENCADRÉ 16.4 Diagnostics infirmiers validés par la NANDA-I

Client présentant des besoins d'apprentissage

- Maintien inefficace de son état de santé
- Recherche d'un meilleur niveau de santé (préciser les comportements)
- Connaissances insuffisantes (affectives, cognitives, psychomotrices)
- Prise en charge inefficace du programme thérapeutique par une collectivité
- Prise en charge inefficace du programme thérapeutique par la famille
- Motivation à améliorer la prise en charge de son programme thérapeutique
- Prise en charge efficace du programme thérapeutique par la personne
- Prise en charge inefficace du programme thérapeutique par la personne
- Non-observance (préciser)
- Motivation à améliorer ses connaissances (préciser)
- Troubles de la mémoire
- Risque de tension dans l'exercice du rôle de l'aidant naturel

Source : Tiré de NANDA International (2008). *Diagnostics infirmiers : définitions et classification, 2007-2008*. Paris : Elsevier Masson.

16.2.4 Planification et établissement des priorités

Après avoir posé les diagnostics infirmiers qui déterminent les besoins d'apprentissage du client, l'infirmière élabore un plan d'enseignement, détermine les objectifs et les résultats escomptés, et fait participer le client à la sélection des activités d'apprentissage. Les résultats escomptés (ou les objectifs d'apprentissage) permettent d'orienter le choix des stratégies d'enseignement.

Formulation des objectifs d'apprentissage

La première étape dans l'élaboration d'un plan d'enseignement est la formulation des objectifs d'apprentissage, où la participation du client constitue un gage de succès. Les objectifs sont atteints quand le client comprend bien l'enseignement donné, et qu'il peut gérer sa santé ou les problèmes de santé qu'il éprouve. Les résultats attendus décrivent l'habileté que devrait avoir le client à exécuter une tâche, à la suite de l'enseignement reçu. Pour monsieur Lalonde, un tel objectif pourrait être qu'il exécute correctement les exercices respiratoires enseignés.

Un objectif d'apprentissage permet de déterminer le résultat escompté de l'activité d'apprentissage prévue et aide à en établir les priorités. Les objectifs forcent l'infirmière à planifier les séances en vue de profiter le plus possible du temps d'enseignement et d'utiliser les meilleures ressources pour le client. Les objectifs peuvent viser le court ou le long terme. Ceux à court terme se rapportent aux besoins d'apprentissage immédiats du client ; ainsi, monsieur Lalonde devrait être en mesure de décrire l'intervention chirurgicale qu'il doit subir dans ses propres mots. Les objectifs à long terme se rapportent à l'acquisition de connaissances et de compétences nécessaires à une adaptation permanente ; dans le futur, monsieur Lalonde devrait être capable de procéder lui-même aux soins de sa colostomie.

Un objectif d'apprentissage comprend les mêmes critères que les objectifs d'un plan de soins et de traitements infirmiers (PSTI), soit de déterminer :

- les comportements singuliers ;
- le contenu observable ou mesurable ;
- la chronologie ou les conditions qui permettent la mesure de l'objectif ;
- les objectifs que l'infirmière et le client ont établis conjointement.

Chaque objectif reflète l'énoncé d'un comportement singulier qui montre la capacité du client à réaliser une tâche après une activité d'apprentissage.

Les objectifs comportementaux sont mesurables et observables, et indiquent la façon dont l'apprentissage sera mis en pratique (p. ex. : *Monsieur Lalonde sera capable d'exécuter correctement les exercices de toux contrôlée.*). Un objectif est plus précis lorsqu'il décrit les conditions ou la chronologie qui mènent à l'accomplissement du comportement. Les conditions ou les délais doivent être réalistes et établis en fonction des besoins du client (p. ex. : *Monsieur Lalonde expliquera comment changer son sac de colostomie avant son congé de l'hôpital.*). Il est également utile d'établir les conditions dans lesquelles le client ou la famille réalisera généralement la tâche d'apprentissage (p. ex. : *Monsieur Lalonde changera son sac de colostomie seul.*). Les critères de performance acceptable servent à établir une norme pour mesurer l'atteinte des objectifs.

Après avoir établi des objectifs, l'infirmière et le client travaillent à l'élaboration d'un plan d'enseignement. Au moment de la planification, l'infirmière intègre des principes fondamentaux d'enseignement et élabore un plan structuré et chronologique.

Intégration des principes fondamentaux d'enseignement

Au moment d'élaborer un plan d'enseignement, l'infirmière doit tenir compte des principes visant à en améliorer l'efficacité. Il n'y a pas une seule bonne manière d'enseigner puisque chaque situation d'apprentissage dicte la meilleure façon de le faire. En réalité, les stratégies d'enseignement sont des techniques qui respectent les principes d'apprentissage.

Établissement des priorités

Les besoins d'apprentissage du client doivent être établis par ordre de priorité en fonction du temps et de l'énergie dont disposent celui-ci et l'infirmière. Par exemple, monsieur Lalonde doit d'abord bien comprendre l'importance de la mobilisation et des exercices respiratoires pour éviter toute complication postopératoire. L'enseignement des soins de sa colostomie pourra lui être donné par la suite.

Choix du moment opportun

Quel est le moment qui convient le mieux à l'enseignement ? Est-ce avant l'arrivée du client à l'hôpital, ou lorsqu'il se présente à une clinique pour la première fois, ou à domicile ? Évidemment, toutes ces options peuvent convenir. L'infirmière doit planifier les activités d'apprentissage au moment où le client sera attentif, réceptif et alerte. Les activités doivent être structurées de façon à consacrer du temps au repos, et aux échanges d'enseignement et d'apprentissage.

En raison de la courte durée du séjour hospitalier de monsieur Lalonde, il devient essentiel que lui et sa femme reçoivent l'enseignement sur les complications possibles liées à sa colostomie. Cet enseignement permettra au couple de passer d'un niveau de soins à un autre, soit de l'établissement des soins à ceux devant être réalisés à leur domicile.

La durée des séances d'enseignement influence aussi la capacité d'apprentissage. Il est difficile pour une personne de maintenir son attention et sa concentration lorsque les séances sont trop longues. Par conséquent, l'infirmière parviendra à mieux retenir l'intérêt du client en planifiant plusieurs courtes séances, tout en lui laissant le temps de comprendre l'information. Si elle décèle un déficit de concentration observé par un manque de contact visuel ou une posture voûtée, elle doit mettre fin à la séance.

Organisation des séquences d'apprentissage

Le temps de l'infirmière étant précieux, elle doit considérer soigneusement l'ordre dans lequel l'information sera présentée. Un plan du contenu d'enseignement permet de structurer l'information dans un ordre logique. La matière doit progresser à partir des notions simples jusqu'aux notions complexes, puisque le client doit connaître les faits et les concepts de base avant d'apprendre à faire des associations ou des interprétations plus compliquées. Par exemple, avant de montrer à monsieur Lalonde comment changer son sac de colostomie, l'infirmière lui fera manipuler le matériel en lui expliquant les différentes parties de celui-ci.

L'infirmière commence tout enseignement en présentant le contenu essentiel. On dit qu'une personne est plus susceptible de se rappeler l'information enseignée au début d'une séance. L'infirmière commence donc celle-ci en présentant l'information essentielle et la termine avec un contenu informatif secondaire. Puis, elle résume les éléments clés et les répète, car cela favorise également l'apprentissage. Un sommaire des principaux sujets abordés permettra à l'apprenant de se rappeler l'information essentielle (Bastable, 2003).

L'infirmière commence tout enseignement en présentant le contenu essentiel.

16

Rédaction du plan d'enseignement

Qu'il soit détaillé ou sommaire, le plan d'enseignement comporte les sujets d'enseignement, les ressources utilisées (p. ex., l'équipement, la documentation ou les références à des programmes éducatifs spéciaux), les recommandations concernant la participation de la famille et les objectifs du plan.

Le milieu influence la complexité de tout plan d'enseignement. Dans un cadre de soins de courte durée, celui-ci est concis et axé sur les principaux besoins d'apprentissage du client. Par contre, un plan d'enseignement mis en place dans une unité de réadaptation fonctionnelle sera plus exhaustif en raison du nombre et de la complexité des apprentissages à réaliser.

Jugement clinique

Comment pourriez-vous préparer monsieur Lalonde à participer davantage à ses soins postopératoires ?

Pour favoriser la continuité des soins, le plan d'enseignement de monsieur Lalonde devrait fournir de l'information sur ce qui lui a été enseigné avant son congé, tout autant que sur ce qu'il doit ensuite assimiler pour prendre soin de lui à domicile. Ainsi, les infirmières des soins à domicile pourront suivre aisément un plan personnalisé. Afin de faciliter la communication entre les intervenants et d'éviter la répétition de l'information au client, des comptes rendus réguliers doivent être consignés au dossier.

Stratégie pédagogique

Au cours de l'étape de planification, l'infirmière choisit les stratégies pertinentes d'enseignement, et elle invite le client à faire des suggestions. Une stratégie d'enseignement est la façon dont l'enseignant présente l'information ; cette stratégie est fondée sur les besoins d'apprentissage du client **TABLEAU 16.4**. Par exemple, monsieur Lalonde apprendra mieux les exercices respiratoires à effectuer en période postopératoire par une démonstration et des pratiques supervisées. Parmi les stratégies favorisant l'apprentissage cognitif, on compte les discussions, les séances de questions et de réponses, et les exposés magistraux. La discussion de groupe constitue une stratégie très efficace visant à stimuler l'apprentissage affectif. Bref, on peut utiliser plus d'une stratégie dans l'exécution du plan d'enseignement.

16.2.5 Exécution des interventions

Pour l'infirmière, l'exécution est liée à la croyance que chaque échange avec un client représente une occasion d'enseignement. Sa tâche consiste à exploiter le plus possible les situations d'apprentissage efficace et à utiliser une approche diversifiée pour créer un environnement stimulant.

Maintien de l'attention et de la participation

La participation active est la clé de l'apprentissage. Une personne apprend davantage lorsque plusieurs de ses sens sont stimulés. Parmi les stratégies d'enseignement efficaces, on compte le matériel audiovisuel et le jeu de rôles.

Les actions de l'infirmière peuvent également accroître l'attention et l'intérêt du client. Au cours d'une discussion, l'infirmière doit se montrer active en changeant le ton et l'intensité de sa voix, en établissant un contact visuel et en utilisant des gestes qui mettent l'accent sur les points importants de la discussion.

Accroissement des connaissances existantes

Les personnes apprennent mieux lorsqu'elles se basent sur leurs capacités cognitives et sur les connaissances qu'elles ont déjà acquises.

L'infirmière sera donc plus efficace si elle présente de l'information favorisant l'accroissement des connaissances du client, car la présentation d'une information déjà bien connue du client entraînera son désintérêt. Par exemple, un client atteint de sclérose en plaques doit s'injecter un nouveau médicament sous-cutané. Au cours de la collecte des données, l'infirmière apprend cependant qu'il administrait des injections d'insuline à son père. Elle doit donc, dans ce cas, ajuster le plan établi car l'injection n'a plus de secret pour lui.

Approche pédagogique

L'approche pédagogique utilisée par l'infirmière est différente de la stratégie d'enseignement. Certaines situations exigent de l'enseignant qu'il adopte une approche directive alors que d'autres nécessitent une approche non directive **TABLEAU 16.5**. Il faut noter que l'approche de collaboration est de plus en plus privilégiée.

Renforcement de l'apprentissage

On appelle **renforcement** le fait d'utiliser un stimulus qui augmente la probabilité d'apparition d'une réaction. Un client qui reçoit un renforcement avant ou après un comportement souhaité a plus de chances de répéter ce comportement. La rétroaction est une forme commune de renforcement.

TABLEAU 16.4 Stratégies pédagogiques en fonction des besoins d'apprentissage du client

Besoin d'apprentissage	Stratégie pédagogique	Justifications
Besoin cognitif	Discussion (entretien de face à face ou discussion en groupe)	• Réunit une infirmière et un client, ou une infirmière et plusieurs clients. • Favorise la participation active et se concentre sur les sujets qui intéressent le client. • Permet le soutien des pairs. • Augmente l'application et l'analyse des nouvelles connaissances.
	Exposé	• Représente une stratégie d'enseignement plus formelle, car elle est entièrement prise en charge par l'enseignant. • Aide l'apprenant à acquérir de nouvelles connaissances et à comprendre la matière.
	Séance de questions et de réponses	• Répond spécialement aux inquiétudes du client. • Aide le client à appliquer ses connaissances.
	Jeu de rôles	• Permet au client d'appliquer activement les connaissances acquises dans des situations maîtrisées. • Encourage la synthèse de l'information et la résolution de problèmes.
	Enseignement assisté par ordinateur	• Permet au client d'assumer des responsabilités et de compléter les activités d'apprentissage à son rythme. • Favorise l'analyse, la synthèse et l'évaluation des nouvelles connaissances et compétences.
Besoin affectif	Jeu de rôles	• Accorde au client la possibilité d'exprimer des valeurs, des sentiments et des attitudes.
	Discussion (en groupe)	• Donne la possibilité au client d'acquérir du soutien d'autres membres du groupe. • Permet au client d'apprendre des expériences des autres. • Favorise les réactions, la valorisation et l'organisation.
	Entretien (de face à face)	• Facilite la discussion sur des sujets d'intérêt ou des préoccupations qui sont personnels ou délicats.
Besoin psychomoteur	Démonstration	• Fournit une présentation, faite par l'infirmière, des procédures ou des compétences. • Permet au client d'imiter le comportement de l'infirmière. • Donne l'occasion au client de poser des questions pendant la démonstration.
	Pratique	• Donne la possibilité au client d'effectuer les tâches en utilisant l'équipement dans un milieu supervisé. • Fournit l'occasion de répéter les tâches.
	Pratique sous supervision	• Permet au client d'effectuer la tâche sous le regard de l'infirmière. • Constitue une excellente source de rétroaction et de renforcement.

TABLEAU 16.5 Caractéristiques des approches pédagogiques

APPROCHE NARRATIVE	APPROCHE DE CONFIANCE	APPROCHE DE COLLABORATION
• Est utile lorsque l'information qui doit être enseignée est restreinte (p. ex., préparer le client à un examen diagnostique urgent). • Peut être efficace lorsque le client est extrêmement anxieux et que l'information à donner est d'une importance capitale. • Résume la tâche que le client doit accomplir et donne des instructions claires. • Offre peu de possibilités de rétroaction.	• Permet au client de gérer ses autosoins (il accepte les responsabilités et exécute ses soins). • L'infirmière est une observatrice qui demeure disponible pour assister le client.	• Implique que le client collabore avec l'infirmière pour établir les objectifs et le contenu du plan d'enseignement. • Exige que le client participe activement au processus d'apprentissage. • Sous-entend que l'infirmière guide le client et le conseille au moyen de renseignements pertinents. • Permet de fournir de la rétroaction, d'établir conjointement des objectifs et de réviser le plan d'enseignement.

Les mesures de renforcement peuvent être positives ou négatives. D'une part, l'infirmière souligne le fait que monsieur Lalonde exécute de façon correcte le nettoyage du pourtour de sa colostomie, et elle le félicite. D'autre part, elle lui mentionne sa difficulté à installer son sac collecteur.

Les trois types de renforcement sont liés aux aspects social ou matériel, ou aux activités. Lorsqu'une infirmière travaille avec un client, la plupart des agents de renforcement sont sociaux (p. ex., les sourires, les compliments, les encouragements verbaux ou le contact physique) et sont utilisés pour reconnaître un comportement appris. Parmi les agents de renforcement matériels, on compte la nourriture, les jouets et la musique. Les agents de renforcement d'activités reposent sur le principe qu'une personne sera motivée à participer à une activité si on lui garantit qu'après l'avoir accomplie, elle pourra en effectuer une deuxième plus intéressante. L'observation du comportement de la personne permet souvent de déceler le meilleur type de renforcement à utiliser.

L'enseignement effectué au cours des soins est à la fois efficace et rentable.

Intégration de l'enseignement pendant la prestation des soins infirmiers

De nombreuses infirmières ont découvert que leur enseignement était plus efficace lorsqu'elles donnaient des renseignements en prodiguant des soins. Par exemple, en suspendant un sac de sang, l'infirmière explique au client la raison pour laquelle il a besoin de sang et décrit les symptômes liés aux réactions transfusionnelles qui doivent être signalés immédiatement. Un autre exemple serait celui où l'infirmière explique à monsieur Lalonde la nécessité de bien assécher le pourtour de la colostomie, tout en exécutant la procédure. Le style informel repose sur une relation thérapeutique entre l'infirmière et le client. Lorsque l'infirmière enseigne de façon informelle, le client ressent moins de pression pour exécuter la tâche, et l'apprentissage devient davantage une activité partagée. L'enseignement effectué au cours des soins est à la fois efficace et rentable.

Choix d'une stratégie d'enseignement

La stratégie d'enseignement utilisée dépend des besoins d'apprentissage du client, de l'environnement, du temps et des ressources disponibles, ainsi que des habiletés de l'infirmière comme enseignante. L'infirmière compétente adopte les stratégies d'enseignement en fonction des réactions du client, et utilise diverses techniques et divers outils pédagogiques.

Entretien de face à face

La stratégie d'enseignement qui est probablement la plus utilisée par les infirmières est l'entretien de face à face. Lorsqu'elle a recours à cette stratégie, l'infirmière est en mesure de partager de l'information directement avec le client, que ce soit à son chevet, dans une clinique ou à la maison. Selon les besoins d'apprentissage du client, elle peut utiliser plusieurs outils pédagogiques au cours de l'entretien.

L'information est généralement transmise de manière informelle, ce qui permet au client de poser des questions ou de communiquer ses inquiétudes. L'infirmière utilise une approche non directive et non structurée lorsqu'elle aide le client à comprendre les conséquences de la maladie et les différentes façons de s'adapter aux agents stressants.

Séance d'enseignement en groupe

L'infirmière utilise l'enseignement en groupe (un ensemble de clients ou un client accompagné de sa famille) pour les raisons suivantes (Kuiken & Seiffert, 2005) :

- L'enseignement en groupe est une façon économique d'enseigner un même sujet à plusieurs clients à la fois.
- Le fait de faire partie d'un groupe pousse les clients à atteindre leurs objectifs d'apprentissage.

L'enseignement en groupe prend souvent la forme d'un exposé et d'une discussion. Les exposés structurés sont efficaces pour aider un groupe de clients à comprendre un sujet d'ordre général. Par exemple, une infirmière peut enseigner à des clientes les signes avant-coureurs du cancer du sein, les risques liés à la cigarette ou le développement normal d'un fœtus. Étant donné que l'exposé n'exige pas une réflexion active de la part des participants, il est important de proposer des discussions et des séances de pratique par la suite (Rankin & Stallings, 2001).

Les discussions de groupe permettent aux clients et aux familles d'apprendre les uns des autres en partageant leurs expériences communes. Une discussion de groupe productive permet aux participants de résoudre des problèmes et de trouver des solutions pour améliorer leur santé respective. Pour être une animatrice efficace, l'infirmière doit faciliter la participation. Les gestes tels que reconnaître un regard intéressé, poser des questions et résumer des éléments clés favorisent la participation du groupe. Cependant, ce ne sont pas tous les clients qui peuvent bénéficier des discussions de groupe en raison de leur état de bien-être physique ou émotif.

Démonstration

La démonstration est une des stratégies d'enseignement les plus utiles pour enseigner des habiletés psychomotrices comme les techniques de préparation et d'administration d'une injection, de préparation d'un bain de nourrisson, de la marche avec des béquilles ou de la prise du pouls. Le client observe une tâche avant de l'accomplir. Cependant, les habiletés motrices ne s'apprennent pas séparément des attitudes et des connaissances qui y sont associées (Redman, 2001). Une démonstration doit être accompagnée d'une discussion afin de clarifier les concepts avec le client et de reconnaître les sentiments de celui-ci. Une démonstration efficace exige une bonne planification :

- S'assurer que le client peut voir la démonstration facilement : le placer de façon qu'il puisse bien observer la tâche exécutée.
- Assembler le matériel ou l'équipement, et l'organiser.
- Accomplir chaque étape dans l'ordre en analysant les connaissances et les compétences impliquées.
- Revoir la justification de la procédure et ses étapes.
- Encourager le client à poser des questions afin que chaque étape soit comprise ; déterminer à quel moment donner des explications, selon les besoins d'apprentissage du client.
- Évaluer le déroulement de la démonstration en fonction des capacités cognitives du client et de son degré d'anxiété.

L'infirmière doit faire une démonstration de la tâche comme le client devra l'accomplir. La démonstration devrait se produire dans les mêmes conditions qu'au domicile ou qu'à l'endroit où la tâche sera accomplie. Par exemple, pour procéder à la vidange de son sac de colostomie et faire les soins de sa stomie, monsieur Lalonde sera invité à le faire dans la salle de bains, car c'est à cet endroit qu'il procédera à ses soins lorsqu'il sera de retour à son domicile **FIGURE 16.5**.

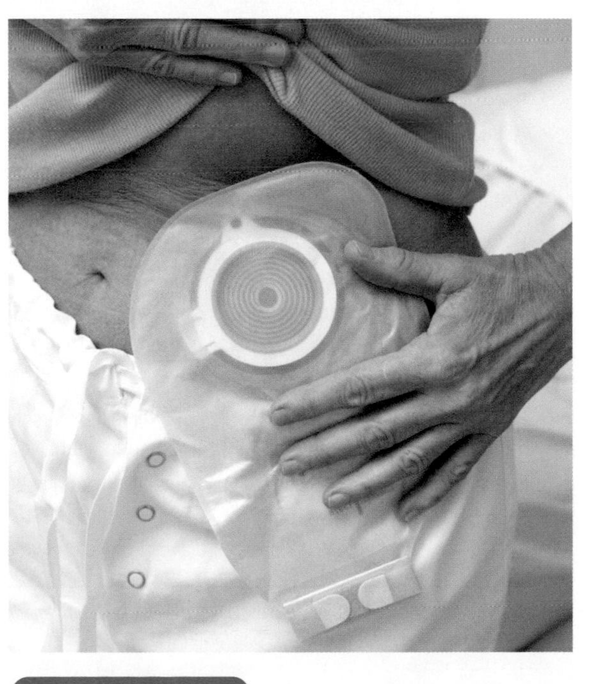

FIGURE 16.5 Cliente procédant à ses soins de colostomie

Jugement clinique

Avant de terminer votre enseignement préopératoire, quel point précis devriez-vous vérifier auprès de monsieur Lalonde ?

Jeu de rôles

L'infirmière peut utiliser le jeu de rôles pour enseigner des valeurs et des attitudes. Elle demande alors au client de jouer son propre rôle ou le rôle d'une autre personne. La technique entraîne la répétition d'un comportement souhaité. Par exemple, l'infirmière demande à un parent de réagir au comportement d'un enfant en colère en l'imitant. Ce scénario permet au parent d'exercer sa réaction dans une telle situation et, après le jeu, une discussion suit sur cette réaction. Par conséquent, le jeu de rôles donne l'occasion d'enseigner aux clients les habiletés dont ils ont besoin pour réagir avec assurance et autonomie dans certaines situations.

Utilisation des outils pédagogiques

L'infirmière peut utiliser bon nombre d'outils pédagogiques lorsqu'elle enseigne à un client. Le choix du bon outil dépend de la stratégie pédagogique choisie, des besoins et de la capacité d'apprentissage du client **ENCADRÉ 16.5** et **TABLEAU 16.6**. Par exemple, une brochure ne sera sans doute pas le meilleur outil pour un client qui éprouve des problèmes de lecture, et un document audiovisuel sera sans doute le meilleur choix pour un client souffrant de troubles de la vue.

Analogie

Les **analogies** peuvent constituer une stratégie intéressante pour faciliter la compréhension. Ce sont des images familières ou des comparaisons qui, lorsqu'elles sont ajoutées aux instructions verbales (discussion ou exposé, p. ex.), rendent les renseignements complexes plus compréhensibles. Ainsi, une analogie utilisée pour expliquer la pression artérielle pourrait être l'écoulement de l'eau dans un tuyau d'arrosage. Pour utiliser l'analogie, l'infirmière doit :

- être familiarisée avec le concept ;
- connaître le passé, l'expérience et la culture du client ;
- rendre l'analogie simple et claire.

REGARD SUR LA PERSONNE ÂGÉE

ENCADRÉ 16.5 Principes d'enseignement recommandés auprès d'une clientèle âgée

Lorsqu'elles enseignent à des personnes âgées, les infirmières peuvent faciliter leur apprentissage en procédant de la façon suivante :

- Présenter l'information lentement.
- Parler d'une voix grave (les sons graves sont plus faciles à entendre que les sons aigus).
- Allouer suffisamment de temps pour permettre la compréhension de la matière.
- Mettre l'accent sur la matière concrète qui s'applique à la situation.
- Réduire les distractions du milieu environnant.
- Donner des renseignements en petite quantité et fréquemment.
- Privilégier l'information importante.
- Relier la nouvelle matière aux expériences de vie antérieures.
- Améliorer les connaissances déjà acquises.
- Établir des objectifs de concert avec le client.
- Permettre au client de progresser à son rythme (les personnes âgées sont plus prudentes ; elles peuvent donc prendre plus de temps avant d'adopter un nouveau comportement).
- Se servir des expériences du groupe, si cela convient, pour aider à résoudre les problèmes.
- Lorsque des documents imprimés sont utilisés, évaluer les aptitudes de lecture du client, et sa capacité de voir les gros caractères et la couleur qui contraste avec le fond (p. ex., un caractère noir de 14 points sur du papier de couleur beige).

Sources : Adapté de Edelman, C.L., & Mandle, C.L. (2006). *Health promotion throughout the lifespan* (6th ed.). St. Louis, Mo. : Mosby ; Mauk, K.L. (2006). Reaching and teaching older adults. *Nursing, 36*(2), 17.

TABLEAU 16.6 Outils pédagogiques pour l'enseignement théorique

Description	Considérations liées à l'apprentissage
Documents imprimés Outils pédagogiques écrits qui comprennent des brochures, des dépliants et des livrets.	• Le matériel doit être facilement lisible. • L'information doit être précise et à jour. • Cette stratégie est idéale pour comprendre les concepts et les rapports complexes.
Enseignement programmé Présentation séquentielle écrite des étapes d'apprentissage qui demandent que l'apprenant réponde à des questions, et que l'enseignant lui dise s'il a raison ou tort.	• L'enseignement théorique est principalement verbal, mais l'enseignant peut utiliser des images ou des diagrammes. • Cette stratégie demande un apprentissage actif, une rétroaction immédiate, une correction des réponses erronées et un renforcement des bonnes réponses. • L'apprenant travaille à son rythme.
Enseignement assisté par ordinateur Présentation d'enseignement programmé dans laquelle l'ordinateur enregistre les schémas de réponses de l'apprenant et choisit les leçons suivantes en se basant sur ces schémas (les programmes peuvent être personnalisés).	• Cette stratégie demande une compréhension de l'écrit, des habiletés psychomotrices et des connaissances informatiques.
Diagrammes Illustrations qui montrent les interrelations au moyen de lignes et de symboles.	• Cette stratégie montre les idées essentielles, résume et clarifie les concepts les plus importants.
Graphiques (à barres, circulaires ou linéaires) Présentations visuelles de données numériques.	• Les graphiques aident l'apprenant à assimiler rapidement l'information se rapportant à un seul concept.
Tableaux Sommaire visuel hautement condensé d'idées et de faits qui peuvent mettre l'accent sur une série d'idées, d'étapes ou d'événements.	• Les tableaux démontrent les rapports entre plusieurs idées ou concepts. Cette stratégie aide les apprenants à savoir quoi faire.
Images Photographies ou dessins utilisés pour enseigner des concepts.	• Les photographies sont plus appréciées que les diagrammes, car elles représentent plus précisément les détails de l'objet. • Les dessins sont pertinents, car ils permettent de supprimer les détails superflus présents dans les objets réels.
Objets physiques Équipement, objets ou modèles concrets utilisés pour enseigner des concepts ou des compétences.	• Les modèles sont utiles lorsque l'objet réel est trop gros, trop petit ou trop difficile à manipuler, ou s'il n'est pas disponible. • Les apprenants peuvent manipuler des objets qui seront utilisés plus tard au cours des tâches.
Autres outils audiovisuels Diapositives, diaporamas électroniques, disques compacts, cédéroms ou vidéocassettes accompagnés de documents imprimés ou enrichis de discussion.	• Ces outils sont utiles pour les clients qui ont des troubles de compréhension de lecture et des troubles visuels.

Parler le langage et la langue du client

Il est important d'utiliser des mots que le client comprend. Le jargon médical peut en confondre plus d'un. Les clients comprennent moins de termes médicaux que les professionnels de la santé le prétendent.

Par ailleurs, un faible niveau d'alphabétisation entraîne une incapacité à analyser les instructions, ou à synthétiser l'information et à l'incorporer dans une tâche comportementale. En outre, plusieurs adultes n'ont pas acquis les habiletés nécessaires pour résoudre des problèmes, comme tirer des conclusions et faire des inférences à partir de leurs expériences, et ne posent pas de questions pour obtenir de l'information ou une clarification. Souvent, ces personnes ne font pas confiance à l'information écrite et préfèrent obtenir les renseignements sur la santé par le bouche à oreille (Perrin, 1998). Selon Perrin, l'approche participative permettra à cette clientèle non seulement d'apprendre des faits, mais d'acquérir de la confiance en eux et de trouver des façons de prendre leur vie en main.

L'**ENCADRÉ 16.6** résume des interventions infirmières utiles pour cette clientèle.

ENSEIGNEMENT AU CLIENT

ENCADRÉ 16.6 Client analphabète ou ayant des difficultés d'apprentissage

Objectifs

- Permettre au client de comprendre l'information présentée.
- Amener le client à adopter les comportements souhaités.

Stratégies d'enseignement

- Établir un climat de confiance avec le client avant de commencer la période d'enseignement et d'apprentissage.
- Utiliser une terminologie simple pour favoriser la compréhension du client.
- Éviter le jargon médical. Si nécessaire, expliquer les termes médicaux en utilisant des mots simples à une ou deux syllabes.
- Prévoir des périodes d'enseignement courtes et efficaces (aller droit au but), et réduire les distractions.
- Présenter l'information la plus importante au début de la période.
- Établir un lien entre l'information pratique, et les expériences personnelles ou les situations concrètes.
- Utiliser des indices visuels et des analogies simples, si nécessaire.
- Demander fréquemment ses impressions au client pour déterminer s'il comprend l'information.
- Demander au client de répéter des démonstrations (cela permet de clarifier les directives et de revoir les procédures).
- Fournir du matériel d'enseignement qui correspond au niveau de lecture du client, notamment des mots courts et des phrases brèves, de gros caractères et une présentation simple (de l'information écrite pour un niveau de lecture de cinquième année est généralement recommandée pour les apprenants adultes).
- Répéter l'information la plus importante à la fin de la période.
- Prévoir des périodes d'enseignement à des intervalles fréquents.
- Montrer le comportement approprié et faire un jeu de rôles pour aider le client à apprendre comment poser des questions et demander de l'aide efficacement.

Évaluation

- Demander au client de verbaliser sa compréhension de l'information enseignée.
- Observer et évaluer la capacité du client d'adopter les comportements désirés.

Sources : Adapté de Bastable, S.B. (2003). *Nurse as educator: Principles of teaching and learning for nursing practice.* Sudbury, Mass. : Jones & Bartlett ; Mika, V.S., Kelley, P.J., Price, M.A., Franquiz, M., & Villarreal, R. (2005). The ABCs of health literacy. *Fam. Community Health, 28*(4), 351-357 ; Osborne, H. (2005). *Health literacy from A to Z: Practical ways to communicate your health message.* Boston : Jones & Bartlett.

Les barrières culturelle et linguistique posent un autre grand défi à l'infirmière. Le contexte culturel et les croyances du client, ainsi que sa capacité à comprendre des instructions qui ne sont pas transmises dans sa langue maternelle, compliquent le processus d'enseignement. La qualité de l'approche est essentielle au succès des interventions auprès de cette clientèle. Pour établir un climat propice à l'apprentissage, il faut faire preuve de doigté, éviter de brusquer la personne, lui manifester beaucoup de respect en l'écoutant et prendre le temps de s'occuper d'elle. Souvent, l'infirmière aura à travailler avec des interprètes, et il est important que ces derniers traduisent adéquatement, dans le même ton, l'ensemble du message.

Lorsqu'elle enseigne à des clients de différents groupes ethniques, l'infirmière doit :

- être consciente des éléments distinctifs de chaque culture ;
- collaborer avec d'autres infirmières afin de pouvoir tenir compte de la diversité culturelle ;
- demander l'aide de personnes issues du même groupe culturel pour partager des valeurs et des croyances ;
- faire appel aux commentaires et aux expériences d'infirmières dont l'ethnie correspond à celle des personnes auxquelles elle prodigue des soins (Edelman & Mandle, 1998 ; Rankin & Stallings, 1996).

Les infirmières doivent également considérer l'existence de conflits de valeurs intergénérationnels chez cette clientèle. Ces conflits peuvent avoir lieu lorsque des parents immigrants maintiennent leurs valeurs traditionnelles et que leurs enfants acquièrent des croyances plus proches de celles du pays d'accueil.

Afin de faciliter l'enseignement au client parmi des populations culturellement diversifiées, les infirmières doivent savoir comment et quand fournir des renseignements de façon à respecter les valeurs culturelles de chaque groupe. L'enseignement se rapportant aux interventions ou aux comportements souhaités devra probablement être modifié pour pallier les différences culturelles. Afin que les stratégies d'enseignement soient efficaces, il est possible que l'infirmière doive faire appel à différents modes de communication (Cutilli, 2006).

16.2.6 Évaluation des résultats

L'enseignement au client demeure incomplet tant que l'infirmière ne s'est pas assurée que les objectifs du plan d'enseignement et d'apprentissage sont atteints. L'évaluation permet de renforcer les comportements attendus, aide le client à comprendre comment il devrait changer un comportement inadéquat et permet à l'infirmière de déterminer si l'enseignement a été pertinent (Redman, 2007).

Parce qu'elle est soumise à son code de déontologie, l'infirmière est responsable de fournir au client de l'information précise et appropriée qui favorise la continuité des soins ; il est donc essentiel de documenter les résultats de l'enseignement. De nombreux établissements possèdent des formulaires spéciaux qui facilitent la documentation. Par exemple, les diagrammes d'enseignement sont d'excellents instruments qui permettent de documenter le plan d'enseignement, l'exécution et l'évaluation de l'apprentissage.

L'infirmière évalue le succès en observant le client alors qu'il accomplit chaque tâche désirée. Le succès dépend de la capacité du client de satisfaire aux critères de performance établis. Pour ce faire, les questions suivantes permettent de mesurer l'atteinte ou non de l'objectif :

- Les objectifs et les résultats attendus pour le client étaient-ils réalistes et observables ?
- Le client était-il disposé à modifier un comportement existant ou à en adopter un nouveau ?
- Le client est-il satisfait de l'information fournie ?
- Quels obstacles ont nui à l'apprentissage ou au changement de comportements ?
- Le client est-il capable de démontrer un comportement ou d'exécuter une tâche dans son milieu naturel (p. ex., à son domicile) ?
- Dans quelle mesure le client est-il capable de répondre à des questions sur le sujet enseigné ?
- Si le client est capable de rédiger un journal de bord, quelle est la justesse des éléments consignés avec les éléments enseignés ?
- Le client continue-t-il d'avoir des problèmes à comprendre l'information ou à exécuter une tâche ? Si oui, comment l'infirmière peut-elle changer certaines de ses interventions afin d'améliorer la connaissance ou la performance du client dans l'exécution d'une tâche ? ■

16.3 Mise en œuvre de la démarche de soins

Jugement **clinique**

Cette section présente la démarche systématique visant à pallier le manque de connaissances de monsieur Lalonde présenté au début de ce chapitre. Les sous-sections qui suivent permettront à une novice de visualiser, de comprendre et d'intégrer l'application des cinq étapes de la démarche de soins dans un contexte d'enseignement à un client, particulièrement en vue d'aider monsieur Lalonde à comprendre sa chirurgie et les soins postopératoires. L'application de ce processus permet d'individualiser l'approche infirmière par rapport à ce client et de planifier des soins adaptés à la situation de ce dernier.

16.3.1 Collecte des données

Dans le cas de monsieur Lalonde, l'infirmière doit recueillir les données sur son faible niveau de connaissances de même que sur les obstacles qui l'empêchent de comprendre et de se rappeler l'information transmise. La collecte des données indique à l'infirmière si le client comprend bien sa maladie et s'il connaît les raisons pour lesquelles il doit être opéré. Par ailleurs, il semble que monsieur Lalonde présente une déficience cognitive (mémoire et familiarité avec l'intervention) qui l'empêche de saisir l'impact de sa chirurgie dans sa vie future. L'infirmière peut aussi s'inquiéter de la possibilité que le client manque de collaboration pour ses soins postopératoires étant donné ses lacunes sur le plan de la connaissance.

Des données importantes sont également à prendre en compte dans la situation de monsieur Lalonde. D'abord, le client est inquiet, manifeste de l'anxiété, a la larme à l'œil et pose beaucoup de questions sur les conséquences de sa chirurgie. Ces données peuvent amener l'infirmière à penser que la motivation de monsieur Lalonde à recevoir de l'enseignement pourrait être altérée **ENCADRÉ 16.7**.

16.3.2 Analyse et interprétation des données

L'analyse des données permet à l'infirmière de cerner assez rapidement le besoin d'apprentissage de monsieur Lalonde, un besoin très certainement prioritaire dans la situation. Le fait qu'il soit incapable de démontrer son habileté à tousser, à respirer correctement et à expliquer l'importance de bouger après la chirurgie pourrait confirmer son manque de connaissances. Il devient dès lors évident que l'enseignement sur les connaissances manquantes de monsieur Lalonde saura l'aider à gérer son anxiété. D'une part, l'infirmière peut se demander s'il est prêt à recevoir l'enseignement, compte tenu de sa forte inquiétude. D'autre part, l'en-

COLLECTE DES DONNÉES

ENCADRÉ 16.7 Situation clinique de monsieur Lalonde

Données subjectives

- Est extrêmement inquiet.
- A parlé à son médecin il y a deux semaines.

Données objectives

- Ne se souvient pas de tout ce que son médecin lui a dit à propos de l'opération.
- Souffre d'un cancer colorectal.
- A la larme à l'œil et pose beaucoup de questions.
- Est incapable de montrer qu'il sait tousser et respirer correctement, et d'expliquer l'importance de la mobilisation postopératoire.

seignement aura peut-être un effet bénéfique sur son état anxieux.

L'**ENCADRÉ 16.8** révèle le problème prioritaire de monsieur Lalonde à la suite de l'évaluation clinique de sa situation.

16.3.3 Planification des soins et établissement des priorités

L'étape de la planification des soins et de l'établissement des priorités consiste à déterminer l'objectif de soins en lien avec le problème prioritaire du client, dans un premier temps, et à préciser le ou les résultats escomptés en fonction de cet objectif de soins, dans un deuxième temps. Dans le cas de monsieur Lalonde, les étapes précédentes de la démarche systématique ont permis de relever un problème d'anxiété causée par un manque de connaissances sur les conséquences de la chirurgie et sur les soins postopératoires ; les connaissances insuffisantes sont liées à l'incapacité de mémoriser les explications fournies et au fait que le client n'est pas familiarisé avec la nouvelle information.

Le **TABLEAU 16.7** fait référence à la situation clinique de monsieur Lalonde. Les interventions infirmières prioritaires, en lien avec les deux objectifs d'apprentissage, y sont présentées.

16.3.4 Interventions cliniques

Dans le cas de monsieur Lalonde, la priorité d'enseignement est claire, car il doit subir une intervention dans une semaine et il manifeste des signes évidents d'anxiété à cet égard. L'infirmière doit déterminer s'il est disposé à apprendre, sinon il ne sera pas réceptif. Par ailleurs, elle jouit d'une certaine latitude dans le choix du moment opportun, car l'intervention chirurgicale est prévue dans une semaine seulement.

16.3.5 Évaluation des résultats

L'évaluation en cours d'évolution permet de vérifier plusieurs points, dont le degré d'atteinte des résultats escomptés. Dans la situation de monsieur Lalonde, cette évaluation doit porter sur le niveau d'anxiété éprouvé par le client : En éprouve-t-il encore ? Si oui, quelle en est l'importance en comparaison avec ce qu'il ressentait auparavant ? A-t-il toujours des appréhensions quant au déroulement de sa convalescence ? Sa perception de l'avenir avec une colostomie permanente est-elle la même ?

L'évaluation doit porter également sur la capacité du client à réexpliquer les éléments de l'enseignement préopératoire qui étaient incompris. De plus, l'infirmière doit s'assurer que monsieur Lalonde est maintenant capable d'exécuter correctement les exercices respiratoires et qu'il est en mesure de justifier l'importance du lever précoce après la chirurgie.

16.3.6 Plan thérapeutique infirmier de monsieur Lalonde

Dans le plan thérapeutique infirmier (PTI) de monsieur Lalonde, les constats d'évaluation ont mis en lumière des problèmes prioritaires à ne pas négliger. Les directives infirmières qui en découlent visent à éliminer l'anxiété exprimée par le client, à tout le moins à en diminuer les effets néfastes. De plus, en lui faisant pratiquer régulièrement les exercices respiratoires en période préopératoire, l'infirmière poursuit un double objectif : éviter des complications respiratoires postopératoires tout en rendant monsieur Lalonde le plus confiant possible au sujet de la chirurgie qu'il doit subir et, par ricochet, diminuer son sentiment d'anxiété.

La **FIGURE 16.6** illustre le PTI en lien avec la situation clinique de monsieur Lalonde.

CONSTAT DE L'ÉVALUATION

ENCADRÉ 16.8 Énoncé du problème prioritaire de monsieur Lalonde

Anxiété élevée liée au manque de mémoire et à un sentiment d'inquiétude quant aux conséquences de la chirurgie et aux soins postopératoires.

TABLEAU 16.7 Résultats escomptés et interventions prioritaires liés à la situation clinique de monsieur Lalonde

PLANIFICATION / RÉSULTATS ESCOMPTÉS CHEZ LE CLIENT

- Monsieur Lalonde décrira les soins préopératoires avant le 15 janvier.
- Il précisera les éléments qui l'inquiètent en rapport avec son opération à venir.
- Il exécutera correctement les exercices respiratoires à faire en période postopératoire.
- Il expliquera l'importance de la mobilisation précoce après la chirurgie.

INTERVENTIONS INFIRMIÈRES	JUSTIFICATIONS
• Déterminer la disposition à apprendre et les besoins d'apprentissage de monsieur Lalonde.	• Le client doit montrer qu'il est disposé à apprendre et percevoir l'information présentée comme importante afin de pouvoir l'assimiler avec efficacité (Bastable, 2003).
• Décrire à monsieur Lalonde la routine préopératoire prévue, y compris les échantillons de laboratoire qui seront prélevés, les personnes qui lui parleront avant l'opération, le moment où l'opération doit avoir lieu, la façon dont les membres de sa famille seront tenus au courant de son état pendant l'opération, la préparation intestinale prévue et l'obligation de ne rien avaler par voie orale après minuit la veille de l'opération.	• Le fait de lui expliquer à quoi il doit s'attendre avant l'opération peut aider le client à réduire son anxiété, à faciliter son adaptation et à améliorer les résultats de la chirurgie (Redman, 2007).
• Pendant la séance d'enseignement, donner une brochure qui porte sur les soins préopératoires à monsieur Lalonde.	• L'enseignement préopératoire offert avant le séjour hospitalier peut accroître les connaissances sur les activités opératoires, faciliter le retour au niveau d'activité préopératoire et améliorer la satisfaction du client (Lookinland & Pool, 1998).
• Expliquer et faire une démonstration des exercices de toux contrôlée et de respiration profonde.	• L'amélioration de l'autoefficacité au moyen d'imitation des exercices et de démonstrations de tâches réalisées par le client permet d'accroître l'adoption de comportements sains (Bandura, 1997).
• Décrire les soins postopératoires prévus accompagnés d'une justification, y compris la gestion de la douleur, l'utilisation d'une sonde nasogastrique et la reprise progressive de l'alimentation. Permettre au client de voir et de toucher à la sonde nasogastrique et à la pompe d'analgésie contrôlée par le patient (ACP).	• Un enseignement structuré sur les procédures postopératoires, et l'occasion de voir et de toucher l'équipement avant l'opération facilitent l'apprentissage du client et diminuent son anxiété. Comprendre l'importance des soins permet d'accroître l'observance des soins postopératoires (Redman, 2007).
• Faire un suivi par téléphone 48 heures avant l'opération pour répondre aux questions du client et pour consolider l'information déjà acquise.	• L'apprentissage de connaissances et leur répétition par le client sur une certaine période de temps permettent d'accroître sa compréhension (Redman, 12007).

PLAN THÉRAPEUTIQUE INFIRMIER (PTI)

M. GILLES LALONDE
75 ans

CONSTATS DE L'ÉVALUATION

Date	Heure	N°	Problème ou besoin prioritaire	Initiales	RÉSOLU / SATISFAIT			Professionnels / Services concernés
					Date	Heure	Initiales	
2010-01-08	*10:15*	*1*	*Anxiété élevée quant à la chirurgie*					
		2	*Incapacité à exécuter les exercices respiratoires*	*M.C.*				

SUIVI CLINIQUE

Date	Heure	N°	Directive infirmière	Initiales	CESSÉE / RÉALISÉE		
					Date	Heure	Initiales
2010-01-08	*10:15*	*1*	*Vérifier comment il entrevoit sa convalescence avec une colostomie.*		*2010-01-08*	*10:45*	*M.C.*
		2	*Faire pratiquer les exercices de toux contrôlée et de respiration profonde q.i.d.*				
			jusqu'à la journée de la chirurgie (+ dir. verb. conjointe).	*M.C.*			

Signature de l'infirmière	Initiales	Programme / Service	Signature de l'infirmière	Initiales	Programme / Service
Maryse Collin	*M.C.*	*Clinique préopératoire*			

PLAN THÉRAPEUTIQUE INFIRMIER (PTI)

Extrait des notes d'évolution

- *2010-01-08 10:15 Dit qu'il est extrêmement inquiet quant à sa chirurgie. Vérification des connaissances sur la résection du côlon : a oublié ce que le chirurgien lui a expliqué. Pleure et pose beaucoup de questions sur ce qu'il lui arrivera après la chirurgie.*
- *Lorsque je lui demande d'effectuer les exercices respiratoires enseignés, ses inspirations sont rapides et superficielles. Tousse sans faire d'efforts, comme pour s'éclaircir la voix, ne tient pas son abdomen pour tousser.*
- *10:45 Invité à exprimer ses attentes à l'égard de la chirurgie et de sa convalescence avec une colostomie : parle de sa peur d'avoir beaucoup de douleur. Ajoute qu'il ne se fait pas encore à l'idée d'avoir un cancer et de porter un sac de colostomie le reste de sa vie. Dit douter de sa capacité à effectuer ses soins de colostomie, mais qu'il peut compter sur le soutien de sa conjointe.*
- *Avisé de pratiquer les exercices respiratoires q.i.d. jusqu'à la chirurgie. Dit qu'il essaiera de le faire en présence de sa conjointe : « Ça va me motiver plus si elle le fait avec moi. »*

FIGURE 16.6 Extrait du plan thérapeutique infirmier de monsieur Lalonde pour le suivi clinique de son anxiété et de ses besoins d'apprentissage

16.3.7 Application de la pensée critique à la situation de monsieur Lalonde

Pour exercer son jugement clinique dans la situation de monsieur Lalonde, l'infirmière met en branle sa pensée critique pour procéder à une évaluation juste des besoins de ce client. Elle réfère à ses connaissances en lien avec la chirurgie que subira le client, et les répercussions qu'une telle situation peut avoir tant sur le plan psychologique que physique. Son expérience acquise en enseignement à la clientèle combinée au respect de certaines normes professionnelles lui permettront fort probablement d'adopter des attitudes propices à l'apprentissage que monsieur Lalonde doit faire pour que la période postopératoire se déroule normalement **FIGURE 16.7**.

Vers un Jugement clinique

Connaissances
- Soins postcolectomie
- Exercices respiratoires
- Complications postopératoires générales
- Manifestations d'anxiété
- Soins de colostomie
- Stratégies d'enseignement et capacité d'apprentissage d'un client
- Facteurs qui influencent l'apprentissage d'une personne

Expériences
- Clients atteints de cancer
- Enseignement à une clientèle particulière
- Travail en chirurgie abdominale
- Aide à un client anxieux

ÉVALUATION
- Manifestations du degré d'anxiété de monsieur Lalonde
- Connaissances de la colectomie, des exercices respiratoires à exécuter en période postopératoire et des soins de colostomie
- Moyens pris par le client pour diminuer et maîtriser son anxiété
- Attentes de monsieur Lalonde quant à sa chirurgie et à sa convalescence
- Perception de l'image corporelle du client lorsqu'il aura sa colostomie
- Soutien de l'entourage de monsieur Lalonde

Normes
- Démarche d'enseignement formel
- Obligations déontologiques quant au droit du client de recevoir l'information nécessaire pour comprendre les soins relatifs à sa situation de santé

Attitudes
- Reconnaître l'anxiété comme étant nuisible à la récupération postopératoire
- Être patiente devant les difficultés d'apprentissage de monsieur Lalonde
- Reconnaître que l'entourage immédiat du client peut également vivre de l'anxiété, surtout s'il participe activement à l'enseignement

FIGURE 16.7 Application de la pensée critique à la situation clinique de monsieur Lalonde

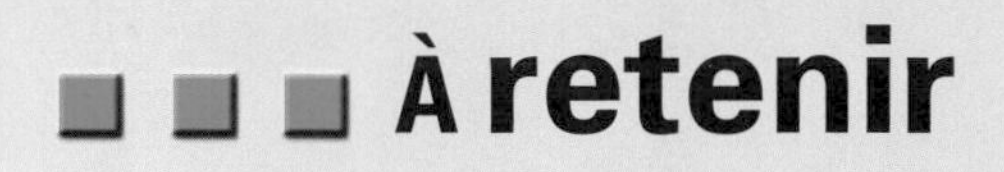

À retenir

Version reproductible
www.cheneliere.ca/potter

- L'infirmière doit s'assurer que les clients, les familles et les communautés reçoivent l'information dont ils ont besoin pour maintenir un état de santé optimal.
- L'éducation à la santé vise à faire la promotion de la santé, à la rétablir et à la préserver.
- L'enseignement est plus efficace lorsqu'il répond aux besoins du client.
- L'enseignement est une forme de communication interpersonnelle, qui nécessite la participation active de l'infirmière et du client dans un processus qui accroît les connaissances et les compétences.
- La capacité d'apprentissage dépend des attributs physiques et cognitifs d'une personne.
- La capacité d'être attentif au cours du processus d'apprentissage dépend du confort physique, du degré d'anxiété et de l'absence de distractions dans l'environnement.
- Les croyances d'une personne sur la santé influencent son désir d'acquérir les connaissances et les compétences nécessaires au maintien de sa santé.
- Les clients de différents groupes d'âge exigent des stratégies d'enseignement distinctes en raison de leurs capacités différentes.
- Le client doit participer activement au plan d'enseignement, c'est-à-dire qu'il doit l'approuver, suggérer des stratégies pour le donner et dire quels sont les meilleurs moments pour le faire.
- La combinaison de diverses stratégies d'enseignement permet d'accroître l'attention et la participation du client à son apprentissage.

16

Pour en savoir plus

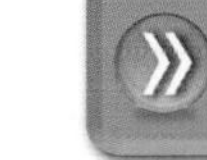

Version complète et détaillée
www.cheneliere.ca/potter

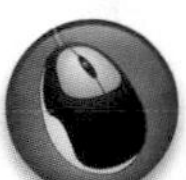

ORGANISMES INTERNATIONAUX

Boîte à outils pour les formateurs en éducation du patient
http://outils-formateurs-education-patient.inpes.fr

éduSanté
www.edusante.fr

INPES > Espaces thématiques > Éducation du patient
Institut national de prévention et d'éducation pour la santé
www.inpes.fr

IPCEM
Institut de perfectionnement en communication et éducation médicales
www.ipcem.org

RÉFÉRENCES GÉNÉRALES

Infiressources > Carrefour des rubriques > Carrefour clinique > Enseignement au client
Infiressources > Banques et recherche > Processus infirmier > Enseignement au client et à sa famille > Enseignement au client
www.infiressources.ca

Simon, D., Traynard, P.-Y., Bourdillon, F., Gagnayre, R., & Grimaldi, A. (2009). *Éducation thérapeutique : prévention et maladie chronique* (2e éd.). Paris : Masson. Coll. Abrégés.

Tourette-Turgis, C., Isnard Bagnis, C., & Pereira-Paulo, L. (2009). *L'éducation thérapeutique dans la maladie rénale chronique – le soignant pedagogue.* Paris : Comment Dire.

D'Ivernois, J.F., & Gagnave, R. (2008). *Apprendre à éduquer le patient.* Paris : Maloine.

Gibelin, P. (2006). *L'éducation thérapeutique : applications aux maladies cardiovasculaires.* Paris : BIEF.

Hagan, L. (2006). L'éducation pour la santé : notions théoriques et guide d'intervention. In G. Carroll (Éd.), *Pratiques en santé communautaire* (pp. 75-90). Montréal : Chenelière Éducation.

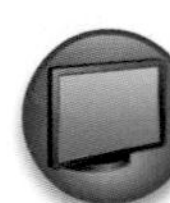

Hagan, L. (2005). *Éduquer à la santé : comment faire ? Illustration des habiletés de base pour l'exercice de la fonction éducative* [CD-ROM]. Québec : Presses de l'Université Laval.

PARTIE III

Les considérations psychosociales

CHAPITRE

Édition française :
Caroline Larue, inf., Ph. D.

Édition originale :
Victoria N. Folse, APRN, BC, LCPC, PhD

Promouvoir un concept de soi équilibré

Objectifs

Après avoir lu ce chapitre, vous devriez être en mesure :

- de distinguer les quatre composantes du concept de soi : identité, image corporelle, estime de soi et exercice du rôle ;
- de reconnaître les agents stressants susceptibles d'avoir un impact sur le concept de soi ;
- de décrire les notions de conflit, d'ambiguïté, de difficulté et de surcharge dans l'exercice du rôle ;
- d'analyser l'influence éventuelle du concept de soi et des interventions de l'infirmière sur le concept de soi du client ;
- de reconnaître les comportements indiquant une confusion d'identité, une perturbation de l'image corporelle, un manque d'estime de soi ou un conflit de rôle ;
- de décrire les facteurs qui favorisent un concept de soi satisfaisant ;
- d'appliquer la démarche de soins infirmiers auprès des clients présentant des perturbations du concept de soi.

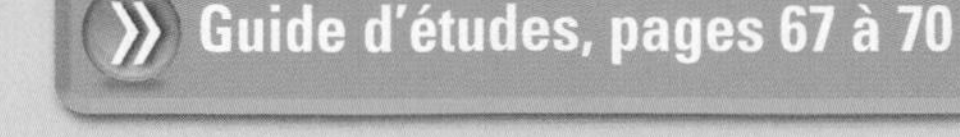

Mise en contexte

Jugement clinique

Vous prenez soin de madame Charlotte Legrand, une avocate âgée de 47 ans qui vit avec son conjoint depuis 20 ans. Le couple a deux enfants âgés de 17 et de 19 ans. Il y a 72 heures, la cliente a subi une ablation du côlon droit (colectomie) en raison d'un cancer. Vous avez donc à lui prodiguer des soins pour une colostomie permanente. Madame Legrand n'avait présenté aucun autre problème de santé auparavant, mais l'un de ses frères aînés est décédé d'un cancer du côlon à 58 ans. Depuis l'intervention, les notes d'évolution mentionnent que la cliente n'a mangé que le quart de chacun de ses repas et que, malgré la prise d'un somnifère, elle dort d'un sommeil agité seulement trois heures par nuit. En entrant dans sa chambre pour lui prodiguer les soins de stomie, vous constatez que la cliente évite votre regard et répond très brièvement à vos questions. Enfin, elle refuse de regarder le site de la chirurgie et encore plus de participer aux soins de stomie.

Vous avez à déterminer un plan de soins et de traitements infirmiers (PSTI) pour madame Legrand en vue de rehausser le concept de soi de celle-ci. Dans ce contexte, quelles sont les données essentielles qui vous aideront à déterminer le besoin prioritaire de la cliente ?

Concepts clés

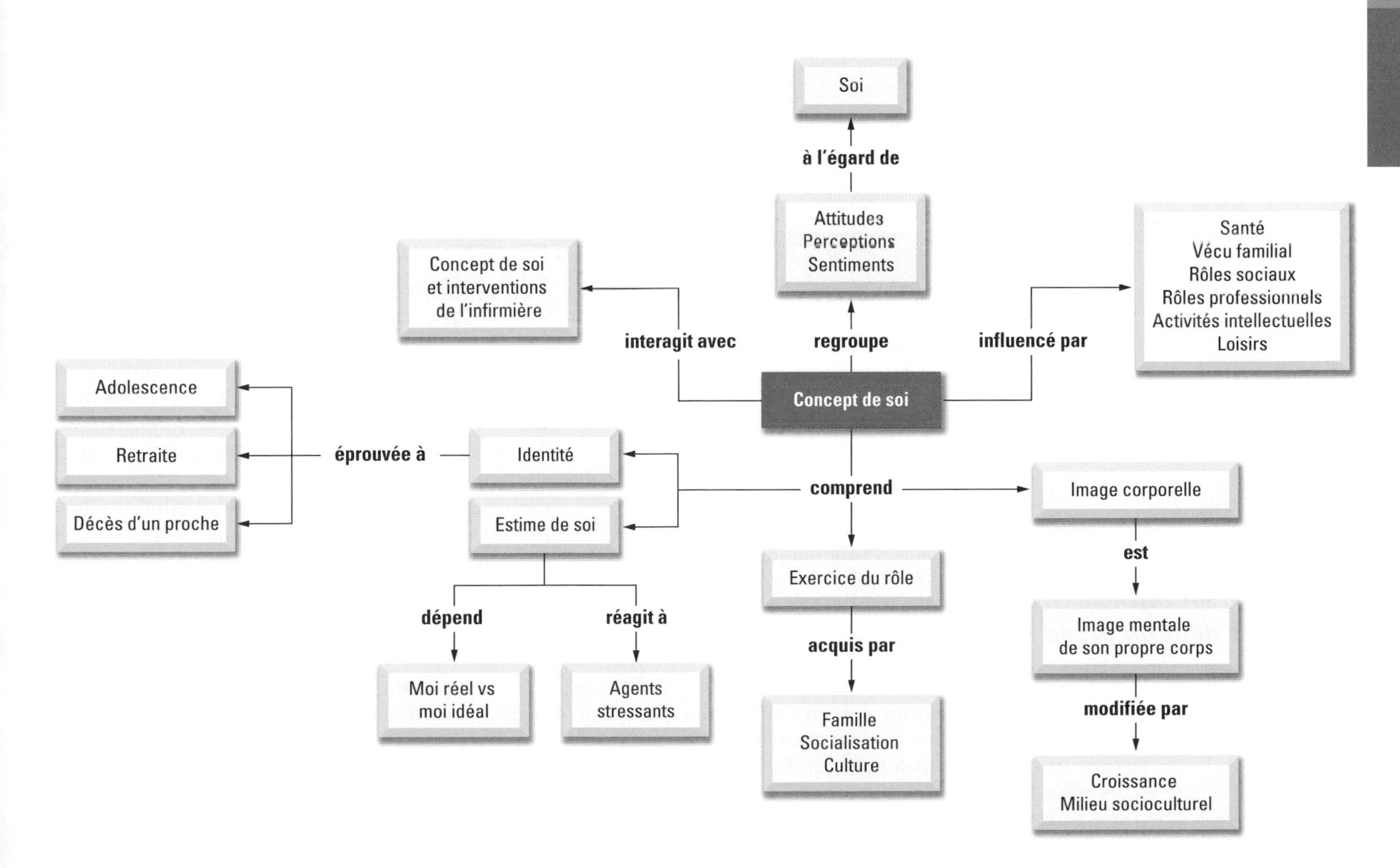

Pourquoi les infirmières devraient-elles s'intéresser à la notion de concept de soi alors qu'elles ont tant à faire à surveiller les paramètres de santé physique de la personne qui éprouve un problème de santé ? Ne s'agit-il pas d'un domaine qu'il vaut mieux laisser aux psychologues et dont il ne faut pas se préoccuper ? Comment une infirmière peut-elle intervenir sur ce plan ? À travers de nombreux exemples, ce chapitre aborde : le lien étroit entre des problèmes de santé et la perturbation du concept de soi ; l'importance du verbal et du non-verbal de l'infirmière pour accompagner la personne qui éprouve des perturbations de son image corporelle, de son identité et de son estime de soi ; les stratégies infirmières pour développer ses compétences à établir une démarche de soins pour traiter une perturbation du concept de soi. Enfin et surtout, ce chapitre fait la démonstration qu'une personne ne peut pas être soignée sans égard à ce qu'elle pense et ressent vis-à-vis de sa condition.

Le concept de soi étant de nature subjective, on pourrait croire qu'il ne fait pas partie des éléments à considérer dans le cadre des soins – bien concrets – à prodiguer à un client qui souffre d'un problème de santé physique. En outre, on associe davantage la notion de concept de soi à la psychologie qu'aux soins infirmiers. Pourtant, l'infirmière joue un rôle important à cet égard, car il existe un lien étroit entre certains problèmes de santé et la perturbation du concept de soi. Ainsi, les interventions verbales et les attitudes de l'infirmière sont importantes dans l'accompagnement d'une personne dont l'image corporelle ou l'estime de soi est perturbée, par exemple à la suite d'une chirurgie mutilante.

L'infirmière doit donc connaître des stratégies pour développer ses compétences à établir une démarche de soins qui tiendra compte d'une possible perturbation du concept de soi d'un client. Sa vision holistique de celui-ci l'aidera à comprendre qu'une personne ne peut être soignée sans égard à ce qu'elle pense et ressent quant à sa condition.

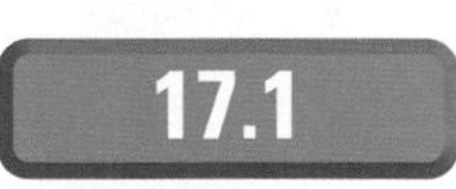

17.1 Connaissances scientifiques de base à propos du concept de soi

La relation que l'on entretient avec soi est la plus intime des relations, et elle fait partie des aspects les plus importants du vécu d'une personne. Il s'agit pourtant d'une des relations très difficiles à définir parmi toutes celles que vit une personne. Les sentiments et l'image que l'on a de soi influencent la manière dont on prend soin de sa propre personne sur les plans physique et émotif. Ils influencent aussi la façon de s'occuper d'autrui. En général, les personnes au concept de soi négatif ont l'impression de ne pas mériter que l'on prenne soin d'elles et, par conséquent, omettent parfois de demander l'aide ou le soutien dont elles ont besoin.

Les sentiments et l'image que l'on a de soi influencent la manière dont on prend soin de sa propre personne sur les plans physique et émotif.

Le **concept de soi** correspond à la connaissance qu'a la personne d'elle-même, par exemple : « Je suis bon en mathématiques. » C'est une idée subjective de soi, et un ensemble complexe de pensées, d'impressions, d'attitudes et de perceptions, conscientes et inconscientes. Le concept de soi sert de cadre de référence dans la manière de gérer les situations et les relations d'une personne avec autrui. Il commence à se former très tôt chez l'enfant et l'adolescent, et se développe tout au long de la vie. La théorie du développement de la personnalité d'Erikson (1963), résumée dans le **TABLEAU 17.1**, est un modèle qui montre comment l'acquisition de tâches développementales peut influencer l'estime de soi au fil des crises qui accompagnent les étapes de la vie.

Le concept de soi d'une personne et la perception que celle-ci a de sa propre santé sont étroitement liés (Vanhook, 2009). Celui qui se croit en bonne santé est en mesure d'améliorer son concept de soi. Certaines remarques comme « Je suis solide comme un roc » ou « Je n'ai jamais été malade de ma vie » montrent que la personne a une perception très positive de son état de santé. À l'inverse, la maladie, l'hospitalisation et la chirurgie peuvent avoir un effet négatif sur le concept de soi. Ainsi, une maladie chronique peut perturber la façon dont une personne perçoit sa propre valeur et son rôle au sein de la famille et de la société. Les perceptions négatives de l'état de santé se traduisent parfois par des réflexions du genre « Ce n'est plus la peine » ou « Je ne guérirai jamais ».

17.1.1 Développement du concept de soi

Le concept de soi se développe au cours d'un processus très complexe qui fait intervenir plusieurs variables. C'est la représentation psychique d'une personne, le noyau du moi autour duquel s'organisent toutes les perceptions et les expériences. Il s'agit d'un ensemble dynamique qui prend forme au cours des années à partir des éléments suivants :

- un sentiment de compétence ;
- la réaction des autres à l'image physique de la personne concernée ;
- la perception et l'interprétation des pensées et des sentiments des autres ;
- les relations avec soi et avec autrui sur les plans personnel et professionnel ;
- l'identité spirituelle ou ethnique ;
- la structure de la personnalité ;
- la perception des événements qui ont une influence sur soi ;

- le sentiment de maîtrise des expériences antérieures et nouvelles ;
- les sentiments actuels à l'égard du soi physique, émotionnel et social ;
- les attentes à l'égard de soi.

Le développement du concept de soi est donc un processus qui dure toute la vie. À chaque stade de développement correspondent des tâches particulières dont la réalisation a tendance à promouvoir un concept de soi positif, qui donne à la personne une sensation de continuité, d'intégrité et de cohérence ▶ 12. Un concept de soi sain est caractérisé par une grande stabilité psychologique et permet d'avoir une opinion de soi juste, qui peut être positive ou négative.

17.1.2 Composantes du concept de soi

Pour étudier le concept de soi, il faut examiner les quatre éléments qui le composent, tous basés sur une perception individuelle : celle de l'identité, de l'image corporelle, de l'estime de soi et de l'exercice du rôle. Chacun de ces éléments est en constante interaction, et tous s'influencent mutuellement pour définir la qualité du concept de soi, déterminée par son intégration, sa solidité et sa stabilité.

Identité

L'**identité** fait intervenir le sens de l'individualité, de l'intégrité et de la cohérence d'une personne dans diverses circonstances. Ce concept inclut donc constance et continuité. L'identité fait que chacun est unique et différent. Être soi-même représente l'élément crucial de l'identité ; celle-ci s'acquiert souvent grâce à l'introspection et aux observations que révèlent les autres sur soi-même (Stuart & Laraia, 1998). Par un processus d'identification, l'enfant apprend les valeurs, les comportements et les rôles que la culture de sa société attend de lui. D'ailleurs, des études montrent que plus les personnes s'identifient à leur groupe culturel d'appartenance, plus leur concept de soi est positif (Twenge & Crocker, 2002). C'est aussi par ce même processus d'identification que l'enfant s'associe aux figures parentales et, plus tard, à ses professeurs, à ses pairs et à ses héros. Pour acquérir une identité, l'enfant doit être capable de rassembler les comportements acquis et les attentes de son entourage en un tout unique et cohérent (Erikson, 1963).

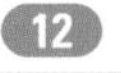

Pour en apprendre davantage sur les diverses étapes de la croissance, consultez le chapitre 12, *Décrire le développement de la personne.*

17

TABLEAU 17.1 Concept de soi : conséquences sur l'estime de soi des tâches associées au développement

Période du développement	Impact positif sur le concept de soi	Impact négatif sur le concept de soi
0 à 1 an	Confiance : assurance	Méfiance : insécurité
1 à 3 ans	Autonomie : maîtrise de soi	Honte ou doute : manque de confiance en ses capacités
3 à 6 ans	Initiative : affirmation	Sentiment de culpabilité
6 à 12 ans	Travail : confiance en soi	Infériorité : sentiment de ne pas être à la hauteur
12 à 18 ans	Identité : indépendance, capacité de prendre des décisions	Conflit de rôle : timidité, doute, confusion
18 à 40 ans	Intimité : engagement	Isolement : solitude, retrait
40 à 65 ans	Générativité : intérêt pour autrui	Stagnation : désintérêt pour autrui
65 ans à la fin de vie	Intégrité personnelle : sérénité, paix avec soi-même	Désespoir : mépris et dégoût de soi

L'activité professionnelle d'une personne ou sa fonction au travail contribue à la réalisation de son identité.

18

Les facteurs culturels, relationnels et individuels qui influent sur la sexualité sont expliqués dans le chapitre 18, *Améliorer la santé sexuelle.*

La réalisation de l'identité est nécessaire pour établir des relations intimes, car celle-ci s'exprime dans les relations avec les autres. L'identité culturelle, sociale, familiale et individuelle comprend également la sexualité : c'est l'image d'une personne en tant qu'homme ou que femme. L'image et sa perception (ou impression) dépendent de valeurs culturelles acquises par la socialisation ▶ 18. La reconnaissance de l'identité de la personne sous-entend que l'infirmière développe une attitude ouverte, non restrictive, qui prend en compte et qui encourage ses pratiques culturelles pour la satisfaction de ses besoins. Également, l'activité professionnelle de la personne ou sa fonction au travail contribue à la réalisation de son identité.

Image corporelle

L'**image corporelle** désigne les perceptions qu'a la personne de son corps, sur les plans interne (changements physiologiques, influences hormonales) et externe (apparence physique). Elle comprend les sentiments, les attitudes physiques et les perceptions quant aux opinions des autres envers son propre corps. Elle est également influencée par le développement cognitif et physique. Les changements qui surviennent au cours du développement normal, autant en ce qui a trait à la compréhension des événements qu'à la croissance physique, ont un effet sur l'image corporelle. Par exemple, le surinvestissement de l'apparence physique à l'adolescence sera une variable importante à considérer au moment de l'évaluation de l'image corporelle **FIGURE 17.1**. Les changements hormonaux qui se produisent à l'adolescence et à la ménopause ainsi que les changements liés au vieillissement (rides, cheveux gris, diminution de l'acuité visuelle et auditive, diminution de la mobilité) sont autant d'éléments qui conditionnent l'image corporelle d'une personne.

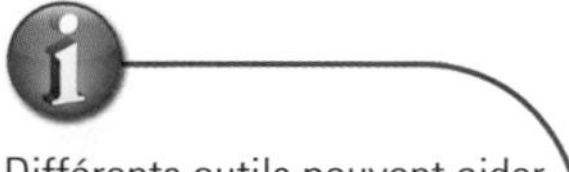

Différents outils peuvent aider à travailler sur l'estime de soi. Une sélection de documents imprimés et de sites Web portant sur ce sujet est proposée en fin de chapitre sous la rubrique *Pour en savoir plus.*

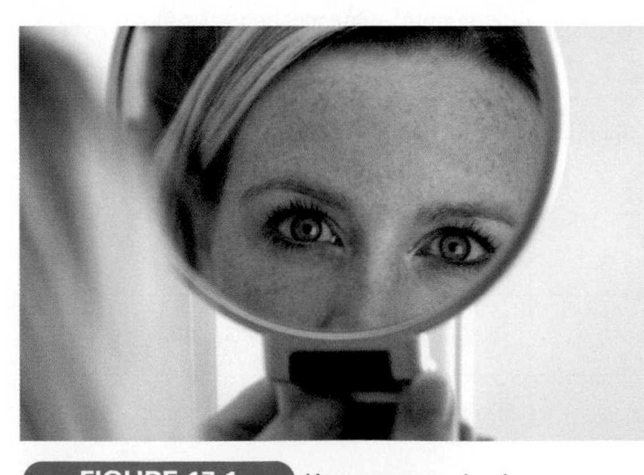

FIGURE 17.1 L'apparence physique exerce une influence sur le concept de soi.

Les attitudes culturelles ont une influence sur l'image corporelle. La société québécoise accorde, comme bien d'autres sociétés, beaucoup d'importance à la jeunesse, à la beauté et à l'intégrité du corps. Cette tendance se traduit dans les émissions télévisées, le cinéma et la publicité. Dans les cultures occidentales, on perçoit le vieillissement normal comme un mal redoutable alors qu'il est beaucoup mieux accepté dans les cultures orientales, où l'on accorde un grand respect aux personnes âgées.

L'image corporelle ne dépend que partiellement de la réalité du corps. Lorsque des changements physiques se produisent, l'individu ne les intègre pas toujours immédiatement à son image corporelle. Ainsi, il arrive qu'une personne qui a perdu beaucoup de poids ne soit pas consciente de sa minceur, qu'une personne âgée ne se sente pas différente et soit même surprise par ses rides et ses cheveux gris lorsqu'elle se voit dans le miroir.

Estime de soi

L'**estime de soi** est le sentiment qu'a une personne de sa propre valeur. Elle s'appuie sur des facteurs internes et externes. Selon Erikson (1963), le jeune enfant commence à acquérir un sentiment d'utilité ou d'ingéniosité lorsqu'il apprend à agir de sa propre initiative. L'estime de soi d'un enfant ou d'un adulte est liée à l'évaluation qu'il fait de son propre rendement à l'école ou au travail, dans la famille et en société. Il est probable que l'évaluation des autres ait aussi une profonde influence sur l'estime de soi.

Pour mieux comprendre l'estime de soi, on peut considérer la relation entre le concept de soi d'une personne et son moi idéal. Le **moi idéal** est composé des aspirations, objectifs, valeurs et normes de comportement qui composent l'idéal que cette personne s'efforce d'atteindre. Le moi idéal se forme dès l'âge préscolaire et évolue au cours de la vie ; il est influencé par les normes sociétales, les attentes, les exigences des parents et celles des personnes clés. En général, la personne dont le concept de soi correspond presque exactement au moi idéal a une bonne estime de soi, alors que celle dont le concept de soi est très différent du moi idéal a une estime de soi plutôt médiocre. À cet effet, des études montrent que les hommes rapportent avoir une plus grande estime de soi que les femmes (Birndorf, Ryan, Auinger, & Aten, 2005), mais sans pouvoir vraiment expliquer ce phénomène.

Exercice du rôle

L'**exercice du rôle** correspond à la manière dont la personne perçoit sa capacité d'exercer des rôles importants. Les rôles qu'elle exerce dans des situations données font intervenir des attentes de comportement issues de la société ou de la culture à laquelle elle appartient. Le comportement qu'elle acquiert dans l'exercice de ces rôles découle des modèles établis par la socialisation. Ces modèles sont stables et changent très peu à l'âge adulte. Voici les processus par lesquels l'enfant apprend les comportements approuvés par la société :

- Renforcement par extinction ou récompense : l'enfant apprend que certains comportements deviennent courants ou sont évités, selon qu'ils sont approuvés et renforcés, ou découragés et punis.
- Inhibition : l'enfant apprend à éviter certains comportements.
- Substitution : l'enfant remplace un comportement socialement réprouvé par un autre qui lui procure la même gratification.
- Imitation : l'enfant acquiert ses connaissances, ses aptitudes ou ses comportements auprès des membres de son groupe social ou culturel.
- Identification : l'enfant intériorise les croyances, les comportements et les valeurs des modèles de rôle pour s'exprimer de manière unique et personnelle.

Durant le processus de **socialisation,** l'enfant acquiert en général les aptitudes nécessaires pour exercer de nombreux rôles différents. La socialisation échoue lorsque la personne est incapable de fonctionner de manière acceptable selon les valeurs de la société dans laquelle elle vit.

Les comportements idéaux dictés par la société sont souvent difficiles à suivre dans la vie, car les personnes ont plusieurs rôles et besoins individuels. L'adulte équilibré apprend à faire la distinction entre les exigences liées au rôle idéal et les possibilités réalistes. Pour exercer leurs rôles de manière efficace, les gens doivent savoir ce que la société attend d'eux. La plupart des personnes exercent plusieurs rôles, dont les plus courants sont ceux de père ou de mère, d'époux ou d'épouse, de garçon ou de fille, d'employé ou d'employeur, de frère ou de sœur, et d'ami ou d'amie. À chacun de ces rôles correspondent des exigences dont le respect est source de satisfaction. La perception négative que l'on a de sa propre compétence ou les difficultés réelles éprouvées dans l'exercice de ses rôles contribuent à amoindrir l'estime de soi.

La perception négative que l'on a de sa propre compétence ou les difficultés réelles éprouvées dans l'exercice de ses rôles contribuent à amoindrir l'estime de soi.

17.1.3 Agents stressants agissant sur le concept de soi

La capacité d'adaptation d'une personne peut être mise à l'épreuve par des agents stressants. Selon Selye (1974), le stress est une réponse non spécifique du corps à une demande qui lui est faite. Le processus normal de maturation et de développement constitue en soi un agent stressant. Ces changements peuvent toucher la personne dans son intégralité. Tout changement réel ou perçu qui menace l'identité, l'image corporelle, l'estime de soi ou l'exercice du rôle est un agent stressant pour le concept de soi **FIGURE 17.2**. La perception d'un agent stressant est un facteur important qui influe sur la manière de réagir.

■ **Socialisation :** Processus qui permet à l'enfant de développer sa capacité de fonctionner de manière acceptable selon les valeurs de la société où il évolue.

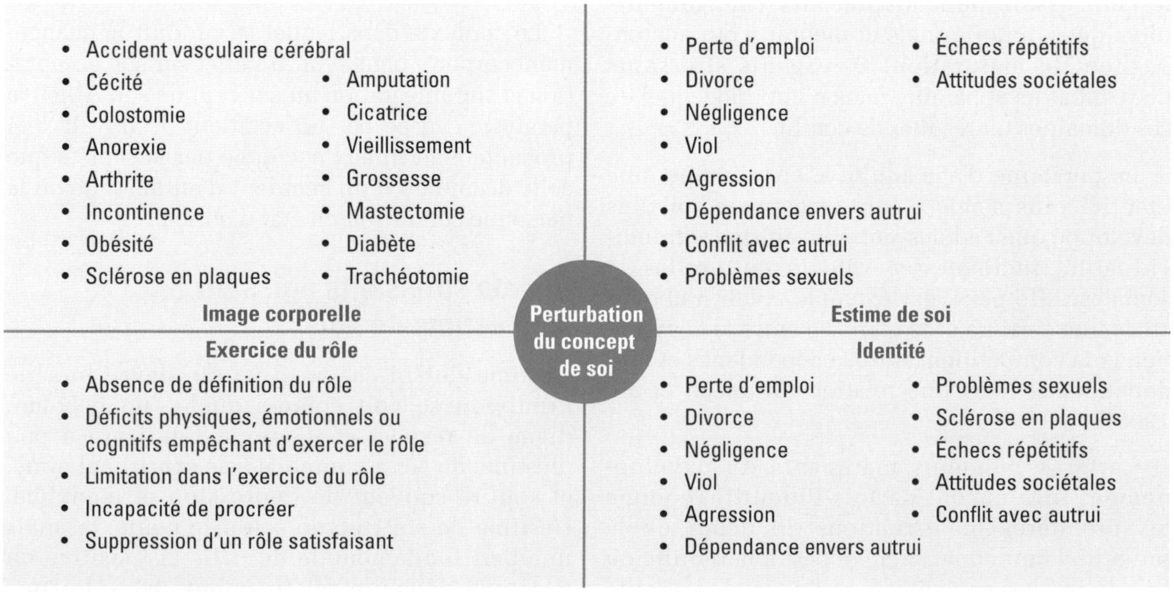

Jugement clinique

Quelle composante du concept de soi pouvez-vous reconnaître chez madame Legrand ? Quelles données justifient votre réponse ?

Perturbation du concept de soi

Image corporelle
- Accident vasculaire cérébral
- Cécité
- Colostomie
- Anorexie
- Arthrite
- Incontinence
- Obésité
- Sclérose en plaques
- Amputation
- Cicatrice
- Vieillissement
- Grossesse
- Mastectomie
- Diabète
- Trachéotomie

Estime de soi
- Perte d'emploi
- Divorce
- Négligence
- Viol
- Agression
- Dépendance envers autrui
- Conflit avec autrui
- Problèmes sexuels
- Échecs répétitifs
- Attitudes sociétales

Exercice du rôle
- Absence de définition du rôle
- Déficits physiques, émotionnels ou cognitifs empêchant d'exercer le rôle
- Limitation dans l'exercice du rôle
- Incapacité de procréer
- Suppression d'un rôle satisfaisant

Identité
- Perte d'emploi
- Divorce
- Négligence
- Viol
- Agression
- Dépendance envers autrui
- Problèmes sexuels
- Sclérose en plaques
- Échecs répétitifs
- Attitudes sociétales
- Conflit avec autrui

FIGURE 17.2 Agents stressants les plus courants susceptibles d'agir sur le concept de soi

L'individu apprend des modèles de comportement qui facilitent son adaptation aux agents stressants, et il fait appel à ces modèles au moment où il en affronte un nouveau. Lorsqu'il s'adapte avec succès, il développe une impression positive de lui-même ; l'individu qui n'y arrive pas aura une impression négative de lui-même. La capacité d'adaptation de chacun est liée à de nombreux facteurs, notamment au nombre d'agents stressants, à leur durée et à l'état de santé de la personne ▶ 21.

21

Les facteurs influençant la réponse au stress sont détaillés dans le chapitre 21, *Gérer le stress.*

Tout changement de l'état de santé peut constituer un agent stressant qui agit sur le concept de soi. Les maladies chroniques, qui modifient souvent l'exercice du rôle, influent aussi sur l'identité, l'estime de soi et l'image corporelle. Toute crise appelle un changement et implique une redéfinition du concept de soi. Certaines crises touchent directement les quatre composantes du concept de soi. Comme pour tous les autres types de crises, les ressources de soutien peuvent se révéler particulièrement utiles. Elles permettent d'aider la personne à apprendre de nouveaux comportements d'adaptation aux situations et à maintenir un concept de soi positif.

Agents stressants agissant sur l'identité

Par définition, l'identité est le « principe d'organisation de la personnalité qui rend compte de l'intégrité, de la continuité, de l'unicité et de la cohérence de la personnalité » (Traduction libre. Sundeen, Rankin, Stuart, & Cohen, 1998). L'identité de l'individu est soumise à des réévaluations personnelles sous l'effet des agents stressants qui se manifestent tout au long de la vie. L'adolescence est une période de changements importants qui sont source d'insécurité et d'anxiété. L'adolescent essaie de s'adapter aux changements physiques, émotionnels et mentaux qui accompagnent la maturation. Des agents stressants peuvent alors apparaître dans n'importe lequel de ces domaines ou résulter de conflits.

Jugement clinique

Quels sont les agents stressants susceptibles d'avoir un impact sur la situation clinique de madame Legrand ?

La personne d'âge adulte a, en principe, une identité plus stable et un concept de soi plus développé que l'adolescent. Elle affirme son individualité, incluant ses valeurs culturelles et sociales. Elle peut, par exemple, avoir à choisir entre une carrière et le mariage, entre la coopération et la compétition, entre la dépendance et l'indépendance dans une relation (Sundeen et al., 1998).

Certains moments marquants du développement influencent parfois l'identité, comme les premières menstruations, le début de la puberté, la ménopause, le départ à la retraite ou le déclin des capacités physiques. La retraite correspond parfois à la perte des moyens de réalisation et de réussite. À ce moment, la personne commence parfois à remettre en question son identité et ses réalisations. La perte d'un proche peut aussi l'amener à revoir certains aspects de son identité.

Agents stressants agissant sur l'image corporelle

Des changements dans l'apparence physique, la structure ou la fonction d'une partie du corps nécessitent une modification de l'image corporelle. Une altération de l'aspect physique à la suite d'un problème de santé, comme une amputation ou la défiguration, constitue un agent stressant évident qui agit sur l'image corporelle. La mastectomie, la colostomie ou l'iléostomie sont des interventions chirurgicales qui modifient l'apparence physique et la fonction organique. Même s'ils ne sont pas visibles pour les autres personnes, ces changements dans le corps ont un effet considérable sur l'individu. Une étude réalisée auprès de femmes récemment diagnostiquées d'un cancer du sein montre que la perturbation de l'image de soi est la plus rapportée parmi les changements au concept de soi (Beatty, Oxlad, Koczwara, & Wade, 2008). Certaines maladies chroniques, comme les affections cardiaques, les néphropathies, l'arthrite ou le psoriasis, font intervenir une modification de la fonction organique et entraînent une perturbation de l'image corporelle, l'organisme n'étant plus capable de fonctionner à son niveau optimal. Même les changements physiques qui résultent du vieillissement peuvent agir sur l'image corporelle. Celle-ci se trouve aussi modifiée par les effets de la grossesse, par la perte ou la prise importante de poids, par la chimiothérapie ou la radiothérapie.

Le contexte dans lequel se produit le changement corporel peut avoir un effet sur son acceptation et son intégration au concept de soi. Ainsi, la paralysie causée par un accident de travail sera probablement mieux acceptée par la société que celle découlant d'un accident d'automobile où la personne conduisait en état d'ébriété.

Agents stressants agissant sur l'estime de soi

L'estime de soi est positive ou élevée lorsque l'individu se voit comme quelqu'un de bien, digne de respect et d'amour. Celui qui a peu d'estime de soi a tendance à se sentir mal aimé, et souffre souvent de dépression et d'anxiété. L'estime de soi fluctue selon le contexte, mais une part fondamentale de celle-ci (positive ou négative) demeure relativement stable lorsque les circonstances changent. Tout le monde connaît des « mauvais jours », des moments où l'on se pense moins efficace et moins compétent, mais cette impression disparaît assez vite chez la personne qui jouit d'une bonne estime de soi.

Les agents stressants qui agissent sur l'estime de soi varient en fonction des stades de développement. L'incapacité à répondre aux attentes des parents, les critiques acerbes, les punitions incohérentes, la rivalité entre frères et sœurs, et les échecs répétés peuvent diminuer le degré d'autovalorisation de l'enfant aux divers stades de son développement. Les agents stressants qui agissent sur l'estime de soi d'un adulte sont généralement l'absence de réussite au travail, et les échecs dans les relations professionnelles, amicales et amoureuses.

Une maladie, une chirurgie ou un accident peuvent également, en modifiant les habitudes de vie, avoir une influence sur le sentiment de valeur personnelle.

Agents stressants agissant sur l'exercice du rôle

Les rôles font intervenir des modèles de comportement correspondant à la fonction de la personne dans divers groupes sociaux (Sundeen et al., 1998). Au cours de sa vie, l'individu change de rôle lorsqu'il traverse des périodes de transition. Certaines de ces transitions font partie des étapes ou des situations normales de la vie alors que d'autres sont liées au passage de la santé à la maladie ou vice-versa. Il importe de savoir qu'il est aussi stressant de passer de la maladie au bien-être que de passer du bien-être à la maladie.

Les changements normaux occasionnés par la croissance et la maturation entraînent aussi des transitions. Celles-ci surviennent au moment du décès des parents, du conjoint, d'amis proches, ou à l'occasion d'un mariage, d'un divorce ou d'un changement d'emploi. Toutes ces transitions peuvent entraîner des conflits de rôle ou une ambiguïté dans l'exercice du rôle actuel.

Il y a **conflit de rôle** lorsqu'une personne doit assumer simultanément plusieurs rôles qui sont incompatibles, contradictoires ou mutuellement exclusifs. L'exemple d'une femme d'âge moyen qui a des adolescents et qui doit s'occuper de ses parents âgés illustre cette situation. Elle peut se trouver en conflit parce qu'elle doit endosser à la fois le rôle de parent envers ses enfants et le rôle d'enfant envers ses parents, et ainsi partager son temps et son énergie entre tous les membres de sa famille. L'importance qu'elle accorde à chaque rôle influe sur le degré de conflit qu'elle ressent.

Il y a **ambiguïté de rôle** lorsque les attentes liées au rôle ne sont pas clairement définies. Dans ce cas, la personne ne sait pas exactement ce qu'elle doit faire ni comment s'y prendre. Il s'agit d'une situation stressante susceptible de créer de la confusion. L'ambiguïté de rôle est courante chez l'adolescent, car il subit de la part de ses parents, de ses pairs et des médias des pressions qui le poussent à assumer des rôles d'adulte tout en continuant d'exercer le rôle d'un enfant dépendant.

Les agents stressants qui agissent sur l'estime de soi d'un adulte sont l'absence de réussite au travail, et les échecs dans les relations professionnelles, amicales et amoureuses.

La **difficulté dans l'exercice du rôle** fait intervenir à la fois le conflit et l'ambiguïté. Elle s'exprime parfois par un sentiment de frustration, lorsque la personne se sent incapable d'exercer un rôle. Cette difficulté est souvent liée à des stéréotypes de rôles sexuels (Stuart & Laraia, 2005). Les femmes qui occupent des postes traditionnellement masculins sont parfois vues comme moins compétentes, moins objectives ou moins renseignées que leurs collègues masculins. Il se peut donc qu'elles aient l'impression d'avoir à travailler plus fort et à se montrer meilleures que les hommes pour accomplir leur travail. Les hommes qui exercent des rôles traditionnellement féminins font également face à des préjugés qui remettent en question leur virilité.

Il y a **surcharge de rôle** lorsque l'individu doit assumer trop de responsabilités. Pendant la maladie ou des phases de changement, certains membres de la famille se retrouvent parfois devant une surcharge de rôle. Ceux qui deviennent alors les proches aidants vivent parfois des sentiments d'impuissance pouvant mener à la dépression s'ils ne disposent pas des ressources leur permettant de partager leur souffrance émotionnelle et de développer des stratégies d'adaptation (Van Exel, De Graaf, & Brouwer, 2008 ; Van Pelt et al., 2007).

Jugement clinique

Quels facteurs pourraient influencer l'exercice des rôles de madame Legrand ?

Le **rôle de malade** désigne le comportement attendu par l'entourage et la société à l'égard de la personne ayant un problème de santé. Il peut y avoir conflit de rôle lorsque s'opposent les attentes de la société et celles des personnes de l'entourage du client ou encore celles du client lui-même. Par exemple, un conflit de rôle est manifeste lorsqu'un client n'est pas assidu à ses traitements alors que, justement, la société s'attend à ce qu'il les respecte. Par ailleurs, le rôle de malade peut occasionner des ambiguïtés. En effet, on attend de tout individu qu'il se conforme au traitement proposé, qu'il participe activement à son rétablissement et qu'il abandonne rapidement le rôle temporaire de malade ; mais on oublie qu'il peut s'agir d'une personne qui souffre d'une maladie chronique nécessitant des traitements à vie et qui ne se rétablira jamais.

17.1.4 Influence de la famille sur le développement du concept de soi

La famille joue un rôle clé dans la création et le maintien du concept de soi de chacun de ses membres. Sous l'influence de ses parents et de ses frères et sœurs, l'enfant se forme une idée de qui il est et du mode de vie qu'il est censé adopter. Il arrive que des parents, même bien intentionnés, entretiennent un concept de soi négatif chez l'enfant. Ainsi, s'ils se montrent trop sévères, incohérents dans leur attitude ou qu'ils ont peu d'estime d'eux-mêmes, ils encouragent un concept de soi négatif chez leurs enfants.

Pour modifier le concept de soi négatif d'un client, l'infirmière doit explorer le type de relations qui règnent dans la famille ▶ 15. La modification du concept de soi est un processus qui demande beaucoup d'efforts et de persistance ainsi que l'appui de toute l'équipe interdisciplinaire. En outre, le concept de soi, qui risque d'être influencé négativement chez la personne âgée en raison des nombreux changements qui se produisent dans sa vie, a des implications dans l'évaluation et la mise en place de son plan de soins et de traitements infirmiers (PSTI). Au cours de son évaluation clinique, l'infirmière se préoccupe entre autres du sens que la personne âgée donne à tous ces changements, des plaintes exprimées, des comportements d'adaptation et de ses besoins de soutien pour le maintien de l'estime de soi. ■

15

Les dimensions à explorer pour analyser un système familial sont expliquées dans le chapitre 15, *Prendre soin de la famille.*

17.2 Connaissances scientifiques appliquées à la pratique infirmière

Pour prodiguer des soins de haute qualité, l'infirmière se sert des connaissances acquises en sciences infirmières mais aussi de celles provenant des sciences sociales qui se sont intéressées à explorer le concept de soi. Ces bases de connaissances qui associent une compréhension physique et psychologique sont essentielles pour développer une vision holistique de ses clients et les accompagner dans la résolution de leurs problèmes.

Les infirmières qui sont certaines de leur propre identité acceptent plus facilement celle du client et ont tendance à la renforcer.

17.2.1 Influence de l'infirmière sur le concept de soi du client

La personne dont le concept de soi est perturbé a plus de chances de s'améliorer si elle se sent acceptée par l'infirmière. Lorsque l'apparence physique du client a changé, il est fréquent que celui-ci et sa famille se tournent vers elle pour connaître sa réaction à ce changement. Elle peut donc avoir une énorme influence à cet égard. Ses valeurs et ses sentiments inconscients peuvent ainsi renforcer ou faire échouer le plan de soins établi. Il est indispensable que l'infirmière prenne conscience des éléments suivants :

- ses propres sentiments sur le mode de vie, la santé et la maladie ;
- la manière dont elle réagit au stress ;
- l'effet que sa communication non verbale peut avoir sur les clients et leur famille ;
- ses valeurs personnelles, ses propres attentes et leurs effets sur les clients ;
- son aptitude à faire preuve d'impartialité envers les clients.

L'infirmière doit faire cette analyse honnêtement avant d'être en mesure de comprendre l'effet que peuvent avoir ses actes et ses paroles sur les clients. Elle doit contenir ses émotions et ses attitudes non verbales devant une situation donnée (p. ex., en constatant le handicap d'un client ou à l'observation d'un membre nécrosé). Elle ne doit pas renier l'existence chez elle de sentiments, d'idées, de valeurs et d'attentes, ni le fait qu'elle porte des jugements. La conscience de soi est une condition essentielle pour comprendre et accepter les autres. La plupart des personnes se servent de leurs propres références pour prendre des décisions. Dans le cadre de sa profession, l'infirmière doit être prête à travailler avec des personnes dont le système de références différera du sien. Les infirmières qui sont certaines de leur propre identité acceptent plus facilement celle du client et ont tendance à la renforcer. Par contre, celles qui n'ont pas développé une identité solide éprouvent davantage de difficulté à accueillir celle du client et risquent de démontrer une attitude non compatissante en plus de créer un milieu défavorable aux soins.

L'infirmière peut aussi exercer une grande influence sur la qualité de l'image corporelle d'un client. Elle peut notamment avoir une influence positive sur l'image corporelle d'une femme qui vient de subir une mastectomie en lui montrant qu'elle accepte la cicatrice comme étant un élément nouveau, mais intégré à l'apparence corporelle de cette femme. Par contre, une expression de choc ou de dégoût risque de contribuer à créer chez la cliente une image corporelle négative. Les clients observent attentivement les réactions de leur entourage devant leurs plaies et leurs cicatrices. Il est donc très important que l'infirmière maîtrise ses réactions envers le client et devant lui. Formuler des commentaires comme « Cette plaie guérit bien » ou encore « Vous avez une belle cicatrice » encourage une image corporelle positive.

Les grimaces ou les expressions de dégoût involontaires au moment des soins peuvent avoir un effet marquant. L'infirmière qui évite un client doit s'interroger sur sa propre attitude. Ses comportements non verbaux contribuent à transmettre son degré de sollicitude pour le client. Par exemple, le concept de soi d'un client incontinent risque d'être menacé s'il sent que la situation est désagréable pour le personnel soignant. L'infirmière doit anticiper ses réactions, en prendre conscience et centrer son attention sur le client plutôt que sur la tâche ou la situation désagréable. Sinon, le client risque de percevoir une attitude de rejet chez l'infirmière **FIGURE 17.3**. On parle d'une attitude empathique si l'infirmière arrive à se mettre à la place du client. Elle peut alors imaginer des moyens concrets pour atténuer l'embarras, la frustration, la colère et le déni.

En somme, l'infirmière doit synthétiser les connaissances qu'elle acquiert de la personne, de sa famille et à partir d'autres sources. Quand le concept de soi du client est perturbé, il lui faut tenir compte des facteurs développementaux et culturels, se reporter aux théories du concept de soi et appliquer les principes de communication au cours d'entretiens où la personne est amenée à révéler des facettes intimes de son expérience de santé. L'infirmière doit garder en tête que le concept de soi est profondément influencé par la réponse de la personne à sa maladie et nécessite d'être fouillé. À cet égard, Kidd, Kearney, O'Carroll et Hubbard (2008) suggèrent que l'infirmière a un rôle majeur à jouer pour accompagner le client dans sa recherche d'identité, de sens quant à sa maladie et d'intégration d'une image corporelle différente à la suite d'une maladie.

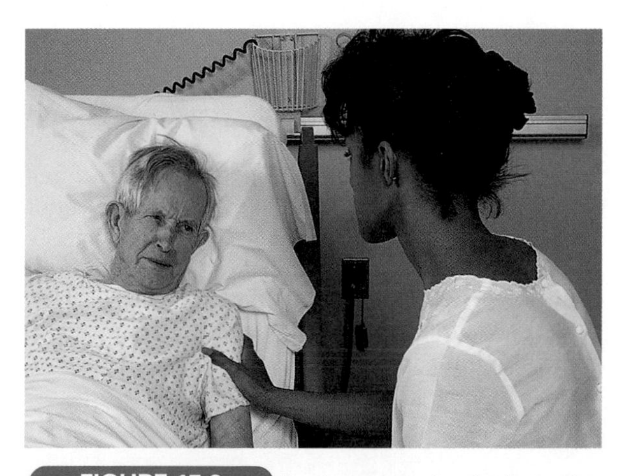

FIGURE 17.3 Par le contact visuel et le toucher, l'infirmière peut accroître l'estime de soi du client.

17.2.2 Évaluation du concept de soi du client

Lorsqu'elle évalue le concept de soi d'un client, l'infirmière doit tenir compte de chacune de ses composantes (l'identité, l'image corporelle, l'estime de soi, l'exercice du rôle) et être attentive aux comportements pouvant suggérer la perturbation **ENCADRÉ 17.1**, en raison d'agents stressants réels et éventuels, et de comportements d'adaptation de la personne. Pour rassembler des données exhaustives, elle doit faire une synthèse critique de l'information provenant de sources multiples. La plupart des renseignements concernant le concept de soi s'obtiennent plus facilement en observant le comportement non verbal du client et en portant attention au contenu de sa conversation plutôt qu'en l'interrogeant directement. L'infirmière doit noter la manière dont le client parle de son entourage afin d'obtenir des indices sur les relations stressantes ou cordiales qu'il entretient et sur ses rôles clés.

Ainsi, l'infirmière peut demander à un client âgé de lui parler de sa vie et des éléments importants de son vécu. C'est une occasion pour la personne d'effectuer un bilan provisoire de sa vie et de reconnaître ses réalisations. La conversation

Jugement clinique

Comment pensez-vous que vous réagiriez si vous aviez à effectuer les soins de stomie de madame Legrand ?

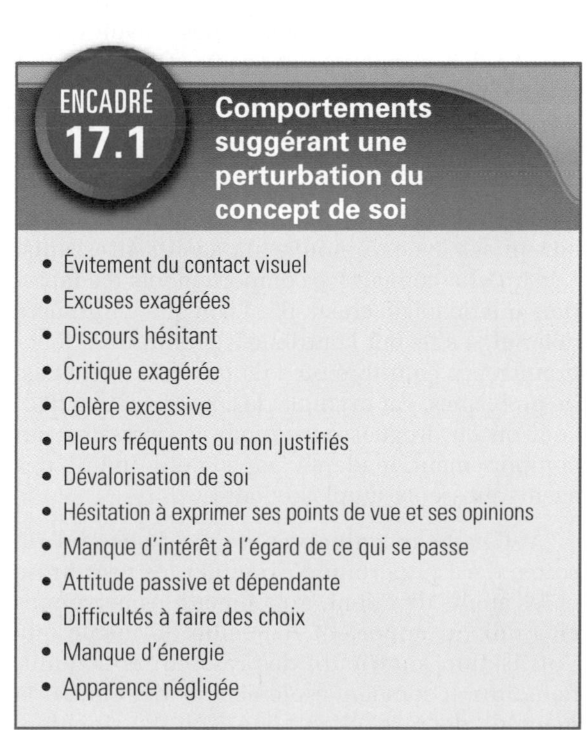

ENCADRÉ 17.1 Comportements suggérant une perturbation du concept de soi

- Évitement du contact visuel
- Excuses exagérées
- Discours hésitant
- Critique exagérée
- Colère excessive
- Pleurs fréquents ou non justifiés
- Dévalorisation de soi
- Hésitation à exprimer ses points de vue et ses opinions
- Manque d'intérêt à l'égard de ce qui se passe
- Attitude passive et dépendante
- Difficultés à faire des choix
- Manque d'énergie
- Apparence négligée

REGARD SUR LA PERSONNE ÂGÉE

ENCADRÉ 17.2 **Suggestions pour encourager la réminiscence**

Les études montrent que la réminiscence favorise un concept de soi positif chez la personne âgée. Voici quelques suggestions pour encourager la réminiscence chez elle :

- Passer du temps à regarder d'anciennes photos et demander à la personne de raconter ce qu'elles lui rappellent.
- Prévoir des séances pendant lesquelles la personne peut parler avec un ami ou une connaissance de ce qu'ils ont vécu.
- Inviter la personne à rédiger le récit d'un événement passé heureux.
- Proposer à la personne de l'enregistrer pendant qu'elle raconte un événement marquant de sa vie. Lui faire entendre l'enregistrement immédiatement après ou plus tard.
- Inciter la personne à correspondre avec de vieux amis.

est susceptible de fournir de l'information sur l'identité, l'estime de soi, l'exercice du rôle, les agents stressants et les comportements d'adaptation. L'**ENCADRÉ 17.2** suggère quelques idées pour favoriser la réminiscence chez une personne âgée.

Pour évaluer les comportements d'adaptation du client, l'infirmière s'informe de ceux qu'il a utilisés antérieurement, de la nature, du nombre et de l'intensité des agents stressants, ainsi que des ressources internes et externes. Savoir que le client a déjà surmonté des agents stressants peut renseigner l'infirmière sur son degré d'adaptation **ENCADRÉ 17.3.** Les personnes ne résolvent pas toutes leurs problèmes de la même manière, mais elles ont souvent recours à un comportement d'adaptation familier quand elles sont aux prises avec de nouveaux agents stressants. Lorsqu'elle connaît les comportements d'adaptation antérieurs du client, il est bon que l'infirmière détermine s'ils ont contribué à produire un fonctionnement équilibré ou s'ils ont créé davantage de problèmes. Par exemple, la consommation d'alcool ou de drogues en période de stress est un comportement inadapté parce qu'il induit des agents stressants supplémentaires.

À l'étape d'évaluation de la démarche de soins, il est important d'examiner les ressources et les atouts du client, notamment les personnes clés qui lui apportent leur aide de même que l'utilisation antérieure des ressources communautaires. Il convient également de déterminer la manière dont le client entrevoit la situation. Certains événements sont vécus comme des crises

PISTES D'ÉVALUATION CLINIQUE

ENCADRÉ 17.3 **Exemples de questions pour l'évaluation du concept de soi**

Nature du problème

- Comment vous décrivez-vous comme personne ?
- Quels sont les aspects de votre apparence que vous appréciez ?
- Quelles sont les activités que vous effectuez et qui vous procurent un sentiment de bien-être personnel ?
- Parlez-moi de vos rôles primaires (fille / fils, mère / père, épouse / époux, travailleuse / travailleur). Pour chacun de ces rôles, comment vous percevez-vous ?

Début et durée du problème

- Depuis combien de temps ressentez-vous des sentiments négatifs à votre égard ?
- Pouvez-vous cibler l'élément déclencheur ? Est-ce lié à la maladie ou à ses conséquences ?
- Vous souvenez-vous d'une période de votre vie où vous vous sentiez bien avec vous-même ?

Effets sur le client

- Dites-moi comment vos sentiments à votre égard influencent votre capacité à prendre soin de vous ?
- Croyez-vous que votre faible estime de vous-même a un impact sur votre entourage ? Si oui, lequel ?
- Votre faible estime de vous-même a-t-elle un impact dans d'autres domaines de votre vie ?

par certains, alors qu'ils revêtent peu d'importance pour d'autres. Il se peut, par exemple, que le fait d'avoir à subir une coloscopie avec biopsie soit très inquiétant pour un client alors qu'un autre verra cet examen diagnostique comme faisant inévitablement partie du vieillissement et se dira qu'il n'a pas besoin de s'inquiéter *a priori*.

Personne significative

L'infirmière peut également recueillir de précieux renseignements au cours des conversations avec la famille du client et les personnes significatives pour lui. Celles-ci peuvent en effet savoir la façon dont le client réagit aux agents stressants et le soutien dont il bénéficie. Les comportements non verbaux de la personne significative et la manière dont elle parle du client peuvent aussi fournir des renseignements à ce sujet.

Attentes du client

Les attentes du client constituent un autre élément important dont il faut tenir compte pour évaluer le concept de soi. En lui demandant s'il pense que les interventions auront un effet et contribueront à résoudre son problème, l'infirmière peut obtenir des renseignements utiles sur ses attentes et avoir l'occasion de parler avec lui de ses objectifs. Ainsi, l'infirmière qui effectue un exercice de relaxation avec un client anxieux en attente d'un diagnostic peut lui demander ce qu'il espère de cet exercice. Sa réponse la renseignera sur les croyances et les attitudes du client concernant l'efficacité des interventions.

Énoncé du problème

Il est difficile d'établir des diagnostics infirmiers ou de déterminer les problèmes à résoudre dans le domaine du concept de soi. Il arrive souvent que des données isolées puissent tenir lieu de caractéristiques déterminantes pour plusieurs diagnostics infirmiers **ENCADRÉ 17.4.** Par exemple, le client peut exprimer des sentiments de regret et d'inadaptation, qui sont des caractéristiques déterminantes à la fois pour le diagnostic d'anxiété et pour celui de diminution situationnelle de l'estime de soi. Pour déterminer si elle est en présence d'un diagnostic d'anxiété, l'infirmière peut vérifier si le client montre l'une ou l'autre des caractéristiques suivantes : une tension musculaire accrue, des tremblements, des secousses ou de l'agitation. La présence de ces symptômes suggère un diagnostic d'anxiété. Par contre, si la personne a tendance à se dévaloriser, se montre incapable de gérer certaines situations ou certains événements, et éprouve de la difficulté à prendre des décisions, elle souffre probablement d'une diminution situationnelle de l'estime de soi. Pour distinguer plus facilement les deux diagnostics, l'infirmière peut tenter d'obtenir des renseignements sur des événements récents et sur la façon dont le client se percevait antérieurement. Les deux diagnostics infirmiers évoqués ci-dessus sont étroitement liés, mais, dans la pratique, l'infirmière a souvent à choisir entre plusieurs diagnostics. Le client peut présenter de nombreuses caractéristiques déterminantes correspondant à des diagnostics ou des problèmes différents, mais les données supplémentaires recueillies permettent généralement d'établir un énoncé prédominant ou plus pertinent.

Il est important aussi que l'infirmière dispose de données suffisantes pour reconnaître les facteurs qui ont contribué à formuler le problème à résoudre, sinon elle risque de commettre des erreurs d'analyse et d'interprétation. Par exemple, une infirmière s'occupe d'une femme de 62 ans hospitalisée à cause de douleurs lombaires chroniques ; la cliente présente des signes d'anxiété (inattention, sursauts fréquents, troubles du sommeil, perte d'appétit et tension musculaire accrue). L'infirmière sait que la cliente a déjà subi des examens diagnostiques visant à éliminer le cancer comme cause de ses douleurs. Elle établit donc le diagnostic infirmier suivant : anxiété liée à l'appréhension de la possibilité d'un cancer. Plus tard, elle apprend que la cliente était anxieuse parce que son petit-fils avait été victime d'un grave accident d'automobile et qu'il se trouvait aux soins intensifs. Cet exemple illustre bien le risque que comporte l'établissement d'un diagnostic à partir d'un nombre insuffisant de données. Même si l'élément « anxiété » de son diagnostic était correct, la partie « liée à » qui en indiquait la cause était incorrecte. Dans cet exemple, l'inexactitude et l'imprécision quant à la cause de l'anxiété risquent d'entraîner des interventions non adaptées aux besoins de la cliente.

ENCADRÉ 17.4 Diagnostics infirmiers validés par la NANDA-I

Client présentant des perturbations du concept de soi

- Anxiété
- Diminution chronique de l'estime de soi
- Diminution situationnelle de l'estime de soi
- Risque d'une diminution situationnelle de l'estime de soi
- Exercice inefficace du rôle
- Identité personnelle perturbée
- Image corporelle perturbée
- Isolement social
- Stratégies d'adaptation inefficaces

Source : Tiré de NANDA International (2008). *Diagnostics infirmiers : définitions et classification, 2007-2008*. Paris : Elsevier Masson.

Jugement clinique

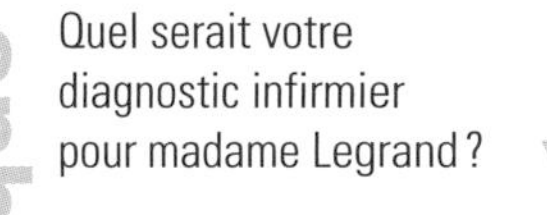

Quel serait votre diagnostic infirmier pour madame Legrand ?

L'infirmière peut valider ses observations auprès du client et vérifier ainsi l'exactitude de sa perception. Cette approche incite souvent le client à fournir des renseignements supplémentaires qui permettent de clarifier la situation. Dans l'exemple précédent, l'infirmière pourrait vérifier si la cliente est réellement anxieuse et l'encourager à parler de ce qu'elle ressent en lui disant ceci : « J'ai remarqué que vous n'avez rien mangé et que vous avez sursauté lorsque je suis arrivée derrière vous. Comment vous sentez-vous aujourd'hui ? ». Dans le cas de madame Legrand, l'infirmière pourrait lui poser la question suivante : « Je constate que vous détournez le regard de votre stomie et que vous grimacez quand je la nettoie. Ressentez-vous de la douleur ? »

Durant la phase de planification des soins, l'infirmière exerce son jugement clinique et applique une pensée critique en réunissant ses connaissances, son expérience, ses attitudes et des normes professionnelles **FIGURE 17.4**. Cette réflexion lui permet de s'assurer que le plan de soins et de traitements infirmiers tient compte de

Vers un Jugement clinique

Connaissances
- Composantes du concept de soi
- Agents stressants sur le concept de soi
- Principes de communication thérapeutique
- Indicateurs non verbaux de détresse
- Facteurs culturels qui influencent le concept de soi
- Développement et croissance du concept de soi

Expériences
- Soins auprès d'un client qui a une altération de son identité, de son image corporelle, de son estime de soi, de l'exercice de ses rôles
- Expériences personnelles

ÉVALUATION
- Observation des comportements qui suggèrent une altération du concept de soi
- Évaluation du bagage culturel de la personne
- Évaluation de la capacité d'adaptation de la personne et de ses ressources
- Détermination des sentiments et de la perception de la personne à propos de son identité, de son image corporelle, de son estime de soi et de l'exercice de ses rôles
- Évaluation de la qualité des relations de la personne

Normes
- Soutien de la personne dans son autonomie à faire des choix et à exprimer ses valeurs
- Application de critères réalistes et plausibles de soins qui sont acceptables pour la personne
- Protection des droits des personnes à la vie privée en préservant les renseignements confidentiels

Attitudes
- Approfondir sa curiosité et chercher à comprendre la personne lorsqu'elle a un comportement particulier
- Faire preuve d'intégrité lorsque les valeurs de l'infirmière diffèrent de celles de la personne
- S'investir pour développer une relation de confiance avec la personne

FIGURE 17.4 Application de la pensée critique pour évaluer le concept de soi

tous les renseignements pertinents sur le client. Il est également important de se référer aux normes professionnelles puisque ces normes procurent souvent des lignes directrices morales ou éprouvées scientifiquement pour choisir les interventions appropriées.

La consultation de personnes clés, tels les professionnels de la santé mentale et les ressources communautaires, permet l'élaboration d'un plan de soins plus complet qui tiendra compte du suivi de la personne dans la communauté. Une fois le plan établi, l'infirmière doit examiner comment évolueraient les indices qui l'ont alertée si le problème était atténué. Cette évolution doit se traduire dans les critères concernant les résultats. Par exemple, une cliente qui souffre d'une diminution situationnelle de l'estime de soi liée à la perte récente d'un emploi présente ces caractéristiques déterminantes : elle verbalise son incapacité à faire quoi que ce soit de bien ces derniers temps et sa honte d'avoir perdu son emploi. L'infirmière, en partenariat avec la cliente, détermine un objectif d'amélioration de l'estime de soi de celle-ci pour la semaine à venir. Il est raisonnable d'escompter les résultats suivants : la cliente parlera d'au moins trois domaines de sa vie dans lesquels elle fonctionne bien et admettra que sa valeur personnelle dépasse celle associée à son emploi.

Jugement clinique

Quelles données supplémentaires pourriez-vous chercher à obtenir auprès de madame Legrand pour valider une perturbation du concept de soi de celle-ci ?

Le PSTI présente les objectifs, les résultats escomptés et les interventions dans le cas d'une réaction d'anxiété résultant d'une diminution de l'estime de soi. Les interventions visent essentiellement à aider le client à s'adapter aux agents stressants qui ont entraîné cette perturbation, et à appuyer et à renforcer l'élaboration de méthodes d'adaptation. Pour le client, la situation paraît souvent insurmontable, et il se sent incapable de retrouver son niveau de fonctionnement antérieur. Il a parfois besoin de temps pour pouvoir s'adapter à des changements physiques. L'infirmière doit chercher les points forts chez le client et auprès de sa famille, et fournir des ressources et un enseignement permettant de transformer les limitations en atouts. L'enseignement offert au client permet à ce dernier de comprendre pourquoi certains événements se sont produits (p. ex., la nature d'une maladie chronique, l'évolution d'une relation, l'effet d'une perte) et, très souvent, la compréhension atténue le sentiment d'impuissance et la perte d'espoir.

Il est rare que les perturbations du concept de soi se résolvent simplement. L'infirmière doit envisager de faire appel à d'autres professionnels et d'avoir recours aux ressources communautaires susceptibles d'aider le client à résoudre certains problèmes complexes.

17.2.3 Interventions pour l'expression du concept de soi

Les interventions de l'infirmière visent à favoriser l'expression du concept de soi par des stratégies qui aident le client à verbaliser ses inquiétudes quant à son image corporelle, son estime de soi et l'exercice de son rôle. Au préalable, l'infirmière doit posséder des habiletés pour encourager l'expression des inquiétudes et clarifier le concept de soi. Ces habiletés sont essentielles à toute relation d'aide et se déploient lorsque l'infirmière parvient à établir une relation de confiance avec la personne. Lorsque le client peut exprimer ouvertement ses sentiments, la situation peut lui paraître moins menaçante, et il est encouragé à adopter des comportements qui lui font prendre davantage conscience de lui-même.

L'infirmière favorise l'expression des sentiments et des opinions, et clarifie le concept de soi du client en faisant preuve d'empathie. Elle y arrive en pratiquant l'écoute active, en témoignant de l'intérêt, et en montrant son acceptation des pensées et des sentiments du client tout en présumant que celui-ci possède toutes les ressources adaptatives pour faire face à la situation. La compréhension profonde du vécu de l'autre personne ne veut pas dire de la considérer comme une victime impuissante devant la situation.

Afin de guider le client dans l'expression de ses pensées et sentiments, l'infirmière l'aide à définir clairement les éléments du concept de soi qui sont perturbés et à reconnaître les comportements d'adaptation constructifs ou nuisibles. Elle travaille en étroite collaboration avec lui pour analyser les réactions adaptatives ou non, pour comparer les différentes solutions possibles et pour parler des résultats. Elle l'aide également à déterminer d'autres solutions et à établir des objectifs à partir de ces solutions en se fixant des buts réalistes.

Aussi, afin de favoriser l'engagement du client à l'égard de ses décisions et de ses actes en vue d'atteindre ses objectifs, l'infirmière cherche des stratégies d'adaptation constructives. Il lui faut appuyer les tentatives de promotion de la santé parce que chaque réussite incite la personne à progresser. Pour intervenir en cas de perturbation du concept de soi, il est primordial d'encourager des comportements adaptatifs et souples.

Le client pourrait bénéficier de la collaboration d'autres professionnels, notamment des experts en santé mentale et de ressources communautaires, pour mieux explorer la situation de santé et les transitions nécessaires. Pour diriger le client vers les services pertinents et adaptés, l'infirmière doit bien connaître ce qu'ils offrent et leur disponibilité, notamment dans le cas des groupes d'aide psychologique. Afin d'intervenir efficacement auprès du client, il faut créer un milieu favorable et établir une relation thérapeutique avec lui ▶ 11. Pour qu'elle puisse aider le client à acquérir un concept de soi positif, l'infirmière doit faire preuve de compréhension empathique et de compassion ▶ 5. C'est une condition nécessaire à l'établissement d'un partenariat avec le client.

En somme, rassembler les renseignements liés à l'estime de soi permet à l'infirmière de déceler certaines des difficultés actuelles et celles qui pourront survenir à plus long terme, telle la planification du retour à domicile et au travail, de connaître les ressources adaptatives du client (il se montre optimiste, il ne craint pas les défis, il bénéficie d'un réseau de soutien) pour l'aider à trouver des solutions (journal de bord, consultation, etc.) qui lui conviendront.

Intégration des changements corporels

Les infirmières ont parfois l'occasion de travailler avec les clients pour les amener à participer aux décisions et aux soins les concernant, et à trouver un mode de vie équilibré qui intègre le changement corporel. Le concept de soi est particulièrement menacé lorsque la nature du traitement et les procédures de diagnostic sont invasives. Ici, la cliente, madame Legrand, vit une perturbation du concept de soi impliquant au moins deux événements stressants: celui d'être victime d'une maladie grave dont l'issue peut être fatale (comme cela a été le cas pour son frère aîné) et celui de s'adapter à une stomie. Cette menace risque de créer de l'anxiété ou de la peur. Les infirmières doivent être attentives aux manifestations d'anxiété et apporter le plus rapidement possible des réponses adéquates à la douleur et aux questions générant de l'anxiété.

Dans ce contexte, madame Legrand affronte un défi majeur: celui de s'adapter à une image corporelle perturbée à la suite d'une intervention chirurgicale qui touche une fonction organique. Sa participation aux décisions et aux soins est une étape du processus d'intégration et

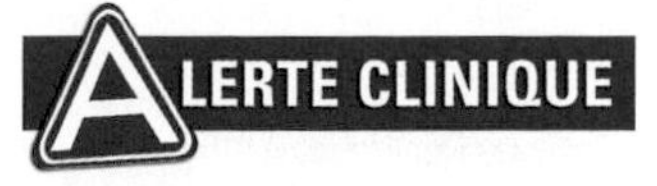

Chez l'adolescent, une faible estime de soi se traduit par des comportements à risque : activités sexuelles non protégées, conduite automobile non sécuritaire, consommation abusive d'alcool ou de drogues. Cette faible estime, combinée à un événement causant de l'anxiété, rend l'adolescent plus âgé à risque d'idéations suicidaires (Wilburn & Smith, 2005). Dans toutes ses interventions, l'infirmière doit pouvoir pouvoir le détecter rapidement afin de mettre en place un plan et un suivi de prévention du suicide (Folse, Eich, Hall, & Ruppman, 2006).

11

Le chapitre 11, *Communiquer*, expose les habiletés et les techniques essentielles à une bonne relation thérapeutique.

5

Les avantages d'une approche empathique sont traités dans le chapitre 5, *Explorer les fondements théoriques du* caring *dans la pratique infirmière*.

Jugement clinique

Comment pourriez-vous procéder pour amener graduellement la cliente à accepter sa nouvelle condition physique?

doit s'effectuer de façon graduelle. Verbaliser les interventions effectuées pendant les soins de stomie, commenter l'état de la stomie, complimenter la cliente sur un aspect physique ou une tenue vestimentaire, donner une information juste sur l'évolution de la maladie sont autant d'actions infirmières qui contribuent à une adaptation progressive de la cliente à sa nouvelle situation de santé. Plus tard, la rencontre avec une personne qui a vécu une situation comparable et qui a réussi à s'y adapter pourrait être utile lorsqu'un certain deuil de l'apparence antérieure aura été effectué. Ici, la prudence s'impose, car le choix du moment est décisif. Si la cliente se trouve confrontée au changement avant d'y être préparée, elle risque de mettre encore plus de temps à l'accepter. Or, de nombreux indices permettent de savoir que la cliente n'est actuellement pas réceptive à une telle visite : le fait qu'elle ne pose pas de questions sur la manière de surmonter un aspect particulier de ce qui lui est arrivé ou qu'elle refuse d'examiner la région qui a subi le changement. Par contre, lorsqu'elle sera prête à intégrer le changement corporel dans son concept de soi, l'infirmière pourra lui indiquer des groupes de soutien et même effectuer les premières démarches téléphoniques avec elle. Les infirmières qui sont en présence de modifications de l'apparence ou de changement de fonctionnement physiologique chez leurs clients doivent être conscientes de leurs réactions et demeurer très vigilantes à cet égard. Par sa propre réaction au changement d'apparence physique ou à la blessure de son client, l'infirmière peut faciliter l'adaptation de celui-ci ou y nuire.

Les interventions visant à aider un client à s'adapter aux changements du concept de soi ou à atteindre un concept de soi positif partent de l'hypothèse que, dans un premier temps, il prend conscience des problèmes et des agents stressants et les comprend, puis qu'il agit de manière à résoudre les problèmes et à s'adapter à sa nouvelle situation. Cette approche, décrite par Stuart et Sundeen (1998), fait appel aux niveaux suivants d'intervention du client : conscience de soi, autoanalyse et autoévaluation, planification d'objectifs réalistes et engagement à agir. ■

17.3 Mise en œuvre de la démarche de soins

Jugement clinique

Cette section présente la démarche systématique appliquée aux soins infirmiers en fonction du problème prioritaire de madame Legrand. Les cinq étapes de la démarche de soins y sont abordées, et permettent de visualiser, de comprendre et d'intégrer les données favorables à un suivi clinique adéquat auprès de la cliente.

L'application de ce processus permet d'individualiser l'approche infirmière par rapport à cette cliente et de planifier des soins adaptés à la situation de cette dernière.

17.3.1 Collecte des données

La collecte des données concernant madame Legrand porte sur un point précis : le concept de soi. Par la suite, l'évaluation peut être orientée vers des éléments pertinents de la vie de la cliente qui aident à comprendre sa situation. La mise en contexte illustrant un problème associé à une chirurgie permet de mettre en évidence que si l'évaluation des répercussions physiques va de soi et est essentielle à la sécurité des personnes dans un contexte de médecine-chirurgie, elle est parfois incomplète quand il s'agit de promouvoir le bien-être psychologique du client. Or, aucune personne n'est indifférente aux problèmes de santé qui pourraient toucher son identité, son image corporelle, son estime de soi et l'exercice de son rôle. Dans la situation de madame Legrand, il faut prendre en considération plusieurs données pour arriver à préciser son besoin.

D'abord, sur le plan physique, madame Legrand a subi une colostomie en raison d'un cancer du côlon, et, donnée importante, son frère aîné est décédé de cette même maladie. Il importe aussi de noter que la chirurgie est récente et qu'il s'agit d'un premier épisode de maladie pour la cliente. Ceci peut influer sur la perception que la cliente se fait de l'avenir. Ensuite, sur le plan social, madame Legrand mène une vie très active, et concilie son rôle de travailleuse, de conjointe et de mère. De ce fait, la maladie aura certainement un impact sur la réalisation de ses rôles. Sur le plan des données objectives, on note des réponses brèves, un regard fuyant, un sommeil perturbé, une alimentation déficiente, et un refus d'observer les soins et d'y participer.

Par ailleurs, le formulaire d'admission inclus au dossier indique que la cliente est caucasienne et a toujours vécu en Amérique du Nord. Enfin, l'infirmière questionne le conjoint pour évaluer la façon dont la cliente se considérait avant la maladie et la chirurgie. Elle apprend qu'il s'agit, selon la perception du conjoint, d'une femme confiante, autonome, satisfaite de son travail, heureuse de sa vie de couple et qui dispose d'un cercle d'amis intimes **ENCADRÉ 17.5**.

COLLECTE DES DONNÉES

ENCADRÉ 17.5 Situation clinique de madame Legrand

Données subjectives
- Confiante
- Autonome
- Satisfaite de son travail
- Heureuse de sa vie de couple
- Cercle d'amis intimes
- Histoire familiale de cancer du côlon
- Premier épisode de maladie

Données objectives
- Femme de 47 ans, avocate, éducation universitaire
- Ablation récente du côlon droit et colostomie permanente
- Rôles : conjointe de fait depuis 20 ans, mère de deux enfants de 17 et 19 ans
- Alimentation diminuée (le quart du repas), sommeil perturbé (notes d'évolution des 24 dernières heures)
- Au cours des soins : évite le regard, répond brièvement, refuse de regarder la stomie et de participer aux soins

17.3.2 Analyse et interprétation des données

Le fait que madame Legrand vient de subir une chirurgie nécessite bien sûr la surveillance de paramètres physiques (risque de douleur, d'infection, d'irritation de la peau, etc.) pour assurer des soins sûrs. Ici, l'hypothèse est la suivante : la période postchirurgicale se déroule normalement, le cheminement systématique s'effectue sans nécessiter d'interventions infirmières particulières. Pour cette raison, l'infirmière est davantage préoccupée par l'intégration du changement d'image corporelle, d'autant que plusieurs données révèlent une perturbation à cet égard et que le séjour hospitalier est de courte durée.

En cernant le problème de madame Legrand, l'infirmière se souvient que l'image corporelle est l'un des éléments du concept de soi qui peut influencer l'identité, l'estime de soi et l'exercice des rôles. Ainsi, si la perturbation de l'image corporelle est retenue comme problème, elle ne doit pas faire écran aux autres éléments du concept de soi qui pourraient resurgir à d'autres moments. Par exemple, il est possible que la surcharge de rôle soit un problème prédominant à domicile selon la façon dont les membres de la famille vont gérer la transition, alors que l'image corporelle sera en voie d'être intégrée positivement par la cliente. Enfin, il serait prématuré de reconnaître un problème d'estime de soi alors que la cliente ne s'exprime pas et se trouve devant un changement corporel important. Tout aussi prématurée serait la détermination d'un trouble alimentaire ou du sommeil alors qu'il s'agit probablement d'une conséquence de la perturbation de l'image corporelle **ENCADRÉ 17.6**.

17.3.3 Planification des soins et établissement des priorités

L'étape de la planification des soins et de l'établissement des priorités consiste, dans un premier temps, à déterminer l'objectif de soins en lien avec le problème prioritaire de la cliente et, dans un deuxième temps, à préciser le ou les résultats escomptés en fonction de cet objectif de soins. Dans le cas de madame Legrand, les étapes précédentes ont permis d'énoncer le problème : une perturbation du concept de soi (image corporelle). L'objectif de soins se formule de la façon suivante : que madame Legrand rapporte des indicateurs objectifs et subjectifs d'amélioration de son concept de soi avant la fin de la semaine. Ces indicateurs sont objectifs lorsqu'ils sont observables : la cliente s'exprime, participe aux soins, et améliore la qualité de son sommeil et de son appétit. Les indicateurs sont subjectifs lorsqu'ils s'appuient sur la perception de sa situation, de son concept de soi ou de son image corporelle.

Après avoir fixé les objectifs et déterminé les résultats escomptés, l'infirmière envisage des interventions qui vont aider la cliente à atteindre les buts établis.

17.3.4 Interventions cliniques

Dans le cas de madame Legrand, l'expression des sentiments concernant la modification de l'image corporelle et la participation aux soins sont essentielles. En soins de courte durée, les agents stressants sont parfois nombreux (diagnostics inconnus, modifications à apporter au mode de vie, changement du mode de fonctionnement, etc.), et il est nécessaire d'en restreindre les effets, car ils augmentent le stress global du

CONSTAT DE L'ÉVALUATION

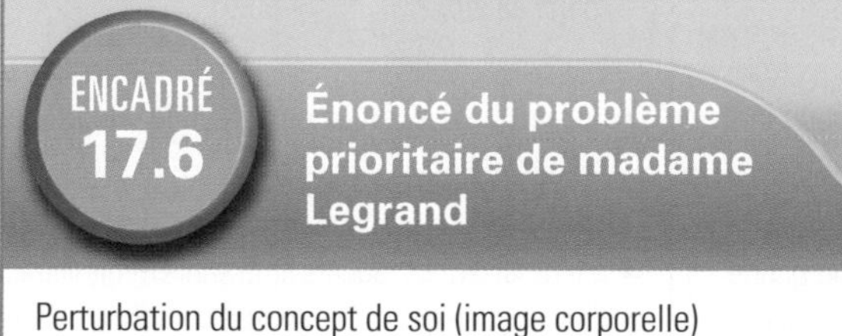

Perturbation du concept de soi (image corporelle)

client et de sa famille. Les interventions appliquées doivent tenir compte de ces facteurs.

Le contrôle des paramètres physiologiques perturbés doit aussi être considéré. Les mesures qui favorisent l'adaptation au stress, comme une saine alimentation, un programme d'exercices réguliers convenant aux capacités du client, des mesures qui facilitent le sommeil et le repos, ainsi que des pratiques de réduction du stress peuvent contribuer à créer un concept de soi équilibré. Ici, madame Legrand dort peu et s'alimente en quantité insuffisante. En regroupant les renseignements sur son profil de santé, l'infirmière peut déceler certaines habitudes du mode de vie, notamment un manque de repos et un grand nombre de changements simultanés, qui peuvent suggérer un concept de soi perturbé ou menacé. Dans un tel cas, elle s'entretient avec la cliente pour déterminer comment elle entrevoit les divers éléments de son mode de vie. Elle peut l'aider à voir le caractère problématique de ses comportements et lui conseiller de consulter les ressources professionnelles qui lui conviennent. Elle peut aussi fournir à la cliente l'enseignement dont elle a besoin en matière de santé.

Enfin, les interventions de l'infirmière visent à promouvoir un concept de soi équilibré par des stratégies qui aident la cliente à retrouver les éléments contribuant à lui procurer une vision positive d'elle-même. Les approches utilisées varient selon les soins dont la cliente a besoin **TABLEAU 17.2**.

17.3.5 Évaluation des résultats

À mesure que l'état de madame Legrand évolue, les objectifs des soins peuvent cesser d'être réalistes ou ne plus convenir. L'infirmière peut être appelée à revoir le plan de soins à la lumière de l'atteinte ou non des résultats escomptés. Lorsque

PLANIFICATION ET INTERVENTIONS

TABLEAU 17.2 Résultats escomptés et interventions prioritaires liés à la situation clinique de madame Legrand

PLANIFICATION / RÉSULTATS ESCOMPTÉS CHEZ LA CLIENTE

- Expression des sentiments concernant la modification de l'image corporelle
- Participation aux soins de stomie
- Contrôle des paramètres physiologiques perturbés (sommeil, alimentation)
- Perception d'amélioration du concept de soi exprimée par la cliente

INTERVENTIONS INFIRMIÈRES	JUSTIFICATIONS
• Encourager la cliente à exprimer ses inquiétudes de manière verbale ou non verbale.	• En verbalisant ses inquiétudes, la cliente peut devenir plus objective envers ce qui lui arrive, et peut mettre de l'ordre dans ses pensées et ses sentiments. C'est une première étape de clarification.
• Inciter la cliente à s'ouvrir pour clarifier son concept de soi, et la perception de ses forces et de ses faiblesses.	• En explorant le concept de soi (identité, image corporelle, estime de soi, exercice du rôle, capacité d'adaptation, agents stressants), la cliente prend conscience de tous les facteurs qui contribuent au problème et de ses ressources personnelles tout en donnant des indications à l'infirmière sur ses convictions et ses perceptions erronées.
• Aider la cliente à définir clairement le problème et à trouver des solutions.	• En définissant clairement le problème et en trouvant ses propres solutions parmi des choix possibles, la cliente améliore son estime de soi en démontrant sa capacité et son pouvoir à résoudre ses problèmes.
• Encourager la cliente à participer progressivement aux soins, selon sa tolérance.	• En adoptant une approche progressive (expliquer quelques-uns des gestes faits au cours du soin de la stomie, les décisions prises), l'infirmière permet à la cliente de s'adapter graduellement à la nouvelle situation.
• Indiquer à la cliente de quelle façon les fonctions corporelles s'améliorent et se stabilisent.	• En lui donnant de l'information sur les suites de la chirurgie, entre autres celle concernant les modifications au régime alimentaire, l'infirmière amène la cliente à se projeter dans l'avenir et à intégrer le changement corporel dans sa vie.
• Faire du renforcement positif lorsque la cliente fait des efforts pour s'adapter.	• En reconnaissant les efforts de la cliente pour s'adapter à la situation, l'infirmière l'aide à rehausser son estime de soi.
• Réduire les facteurs nuisibles à une bonne alimentation et à un sommeil réparateur.	• En réduisant les agents stressants (bruit, lumière, absence de rituel pour le sommeil, et nourriture peu attrayante à la vue et au goût), l'infirmière contribue à l'amélioration des réponses physiologiques de la cliente.

les indicateurs ne sont pas atteints, l'infirmière rencontre de nouveau la cliente afin d'ajuster les interventions. Par exemple, après trois jours, si madame Legrand exprime ses inquiétudes (peur de mourir, crainte de l'odeur de la stomie, peur de ne plus être désirable sur le plan sexuel, crainte de devoir réduire ses activités) et refuse toujours de participer aux soins de stomie, il faudrait explorer son malaise plus en profondeur. S'agit-il d'un comportement d'adaptation défensif très enraciné dans la personnalité de la cliente ou est-ce plutôt la peur d'être incapable de procéder aux soins, la crainte de se faire mal ou un manque de confiance en ses habiletés ?

17.3.6 Plan thérapeutique infirmier de madame Legrand

La **FIGURE 17.5** présente le PTI de madame Legrand pour le suivi clinique lié à la perturbation du concept de soi. Certaines des interventions sont

PLAN THÉRAPEUTIQUE INFIRMIER (PTI)

MME CHARLOTTE LEGRAND
47 ans

CONSTATS DE L'ÉVALUATION

Date	Heure	N°	Problème ou besoin prioritaire	Initiales	RÉSOLU / SATISFAIT			Professionnels / Services concernés
					Date	Heure	Initiales	
2010-01-27	15:00	1	Colectomie droite	V.J.				
2010-01-30	10:00	2	Image corporelle perturbée en raison d'une colostomie	F.T.				Psychologue
2010-02-02	17:00	3	Risque de conflit de rôle	A.S.				

SUIVI CLINIQUE

Date	Heure	N°	Directive infirmière	Initiales	CESSÉE / RÉALISÉE		
					Date	Heure	Initiales
2010-01-27	15:00	1	Appliquer cheminement clinique postcolectomie.	V.J.			
2010-01-30	10:00	2	Aviser inf. si pose des questions au sujet de la stomie (+ dir. p. trav. PAB).				
			Aviser inf. si insomnie, anorexie, symptômes d'anxiété (+ dir. p. trav. PAB).	F.T.			
2010-02-02	17:00	3	Aviser inf. de liaison de ce risque.	A.S.			

Signature de l'infirmière	Initiales	Programme / Service	Signature de l'infirmière	Initiales	Programme / Service
Valérie Jalbert	V.J.	Unité de chirurgie			
Francine Travis	F.T.	Unité de chirurgie			
Aline Sati	A.S.	Unité de chirurgie			

PLAN THÉRAPEUTIQUE INFIRMIER (PTI)

Extrait des notes d'évolution

2010-01-30 10:00
Évite mon regard, répond brièvement aux questions, change de sujet quand je lui parle des soins qu'elle devra faire pour sa colostomie. Refuse de regarder sa stomie et dit qu'elle est dégoûtée à l'idée de la nettoyer. Ajoute : « Je ne serai plus la même avec un sac sur le ventre. » N'a mangé que le quart de son déjeuner. Dit qu'elle n'a pas d'appétit, et qu'elle a un sommeil agité et court malgré la prise de somnifère.

2010-02-02 17:00
Verbalise ses préoccupations de retourner au travail. Dit craindre de ne pas pouvoir remplir ses nombreuses responsabilités professionnelles avec une colostomie.

FIGURE 17.5 Extrait du plan thérapeutique infirmier de madame Legrand pour le suivi clinique lié à la perturbation du concept de soi

ponctuelles et doivent être réalisées par l'infirmière au cours des soins. Cependant, à la lumière de l'analyse des données notées dans la situation de la cliente, l'infirmière juge approprié d'assurer un suivi clinique du problème « perturbation du concept de soi ». Elle indique des directives infirmières afin de pouvoir obtenir l'information appropriée du personnel de son équipe concernant des résultats attendus. L'infirmière veut être avisée de toutes les questions posées par la cliente au sujet de la stomie afin de ne pas perdre d'occasion de discuter avec elle du changement corporel et de tout changement physiologique puisqu'une dégradation du sommeil ou de l'appétit pourrait nécessiter des interventions particulières. Un psychologue sera également impliqué auprès de la cliente si celle-ci le désire. Enfin, comme madame Legrand parle de ses préoccupations quant à sa vie professionnelle très active et à ses responsabilités multiples, l'infirmière entrevoit un risque de conflit de rôles. Toutefois, comme ce risque n'est pas immédiat, mais fortement suspecté, l'infirmière de liaison qui planifiera la transition entre l'hôpital et le domicile devra en être informée.

17.3.7 Application de la pensée critique à la situation de madame Legrand

L'infirmière pourrait aussi explorer de nouvelles pistes si d'autres problèmes compliquaient la situation : une infection, la douleur non soulagée, une perte d'emploi. Par ailleurs, si la cliente verbalisait ses inquiétudes, participait aux soins, retrouvait l'appétit et le sommeil, faudrait-il en conclure que le concept de soi est amélioré **FIGURE 17.6** ?

L'infirmière doit demeurer à l'affût des signes indiquant que certains agents stressants ont diminué et que certains comportements sont devenus plus adaptés.

Vers un Jugement clinique

Connaissances

- Composantes du concept de soi
- Agents stressants agissant sur le concept de soi
- Principes de communication thérapeutique
- Indicateurs non verbaux de détresse
- Facteurs culturels qui influencent le concept de soi
- Développement et croissance du concept de soi
- Principes d'enseignement à la clientèle
- Soins de colostomie

Expériences

- Soins auprès d'un client qui a une altération de son identité, de son image corporelle, de son estime de soi, de l'exercice de ses rôles
- Soins aux clients porteurs d'une stomie
- Expériences personnelles
- Enseignement à la clientèle

ÉVALUATION

- Comportements qui suggèrent une altération de l'image corporelle de madame Legrand
- Expériences antérieures de situations ayant eu des répercussions sur le concept de soi de la cliente
- Motivation à prendre soin de sa colostomie
- Attentes de la cliente quant à sa condition
- Habitudes de sommeil et qualité de celui-ci
- Alimentation
- Caractéristiques de la peau péristomiale
- Soutien de l'entourage de madame Legrand et ressources extérieures

Norme

- Code de déontologie, particulièrement les articles relatifs à la compétence, à la relation de confiance, à l'information et au consentement

Attitudes

- Être alerte quant aux manifestations non verbales de la perception que madame Legrand a de sa colostomie
- Ne pas banaliser le dégoût qu'elle peut avoir de sa colostomie
- Respecter son rythme d'acceptation de sa colostomie

FIGURE 17.6 Application de la pensée critique à la situation clinique de madame Legrand

À retenir

Version reproductible www.cheneliere.ca/potter

- Le concept de soi est un ensemble d'attitudes, de perceptions et de sentiments conscients et inconscients de la personne à l'égard d'elle-même.
- Le concept de soi est influencé par la santé, le vécu familial, les rôles sociaux et professionnels, les activités intellectuelles et les loisirs.
- Les composantes du concept de soi sont l'identité, l'image corporelle, l'estime de soi et l'exercice du rôle.
- Chaque stade de développement fait intervenir des facteurs importants pour le développement d'un concept de soi équilibré et positif.
- L'identité est particulièrement mise à l'épreuve au cours des changements qui surviennent à l'adolescence et au moment de la retraite.
- L'image corporelle est l'image mentale qu'une personne se fait de son propre corps, et elle ne correspond pas forcément à la réalité.
- L'image corporelle comprend également les attitudes, les émotions et les réactions de la personne à l'endroit de son propre corps.
- L'image corporelle est influencée par la croissance et le développement, par les valeurs et les attitudes culturelles et sociales, et par les différentes perceptions de la personne à l'égard de son corps.
- Les agents stressants qui agissent sur l'image corporelle sont les changements d'aspect physique, de structure ou de fonctionnement causés par la maladie ou par l'évolution normale causée par le développement.
- L'estime de soi dépend de la perception du moi idéal par rapport au moi réel.
- Les agents stressants qui agissent sur l'estime de soi sont les changements liés au développement ou aux relations, la maladie (en particulier les maladies chroniques qui perturbent les activités normales), les interventions chirurgicales, les accidents et les réactions des autres aux changements résultant de ces événements.
- L'apprentissage des rôles se fait par la socialisation, par la famille et par la culture.
- Le conflit de rôle, l'ambiguïté de rôle et les difficultés d'exercice du rôle peuvent provenir d'attentes mal définies ou contradictoires liées au rôle. Ils peuvent être aggravés par les effets de la maladie.
- Le concept de soi de l'infirmière et ses interventions peuvent avoir un effet sur le concept de soi du client.
- La planification et l'exécution des interventions infirmières en cas de perturbation du concept de soi du client consistent à augmenter chez ce dernier sa conscience de soi, à encourager l'expression et l'introspection ainsi qu'à l'aider dans son autoévaluation, dans la formulation de ses objectifs d'adaptation et dans l'atteinte de ceux-ci.

17

Pour en savoir plus

Version complète et détaillée www.cheneliere.ca/potter

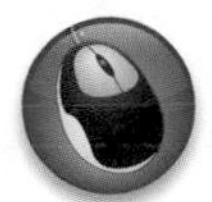

ORGANISMES ET ASSOCIATIONS

ACSM > Votre santé mentale > La santé mentale des enfants > Les enfants, l'estime de soi
Association canadienne pour la santé mentale
www.cmha.ca

ORGANISMES GOUVERNEMENTAUX

ASSSM > Espace Professionnels > Estime de soi et compétences des jeunes
Agence de la santé et des services sociaux de Montréal
www.santepub-mtl.qc.ca

ASPC > Promotion de la santé > Division de l'enfance et de l'adolescence > Publications > Intervention Enfance Famille : Guide-ressources pour favoriser la croissance des enfants > 5e livret : L'estime de soi
Agence de la santé publique du Canada
www.phac-aspc.gc.ca

RÉFÉRENCES GÉNÉRALES

Estime de soi
www.estime-de-soi.com

Cloutier, R., & Drapeau, S. (2008). *Psychologie de l'adolescence.* Montréal : Gaëtan Morin.
Le chapitre 6 traite de la recherche de son identité à l'adolescence.

Duclos, G. (2008). *Que savoir sur l'estime de soi de son enfant ?* Montréal : Éditions du CHU Sainte-Justine.

Poletti, R., & Dobbs, B. (2008). *Petit cahier d'exercices d'estime de soi.* Saint-Julien-en-Genevois, FR : Éditions Jouvence.

Gagnier, N. (2007). *Miroir, miroir, je n'aime pas mon corps ! Le développement de l'image corporelle chez les enfants, les adolescents et les adultes.* Montréal : La Presse.

Thériault, C. (2007). *L'estime de soi en famille.* Outremont, Qc : Quebecor.

Boudreault, A., & Ntetu, A.-L. (2006). Toucher affectif et estime de soi des personnes âgées. *Recherche en soins infirmiers, 86,* 52-67.

André, C. (2005). L'estime de soi. *Recherche en soins infirmiers, 82,* 26-30.

CHAPITRE

Édition française :
Dominique Trudel, inf., M.A.

Édition originale :
Amy M. Hall, RN, BSN, MS, PhD

Améliorer la santé sexuelle

Objectifs

Après avoir lu ce chapitre, vous devriez être en mesure :

- d'expliquer l'influence des facteurs culturels, relationnels et individuels sur la sexualité ;
- d'expliquer les concepts de santé sexuelle, d'identité sexuelle, d'orientation sexuelle, de rôle sexuel ;
- de décrire les principaux aspects du développement sexuel à chaque étape de la vie ;
- de décrire les principales infections transmissibles sexuellement et par le sang (ITSS) ainsi que leurs principaux signes et symptômes ;
- de déterminer l'attitude professionnelle à adopter devant un client qui exprime des préoccupations d'ordre sexuel liées à son état de santé ;
- d'appliquer la démarche de soins infirmiers auprès de clients qui éprouvent des difficultés d'ordre sexuel en vue d'améliorer leur santé sexuelle.

Guide d'études, pages 71 à 73

Mise en contexte

Jugement clinique

Monsieur Michel Clément, 52 ans, est suivi pour son hypertension artérielle. Il prend du métoprolol (Lopresor[MD]) depuis trois mois afin de contrôler sa pression artérielle. Celle-ci est de 126/74 mm Hg actuellement. Outre son hypertension artérielle, monsieur Clément souffre de diabète de type 2, difficilement maîtrisé en raison de la non-observance de sa diète. De plus, il souffre d'embonpoint et présente un indice de masse corporelle de 29,5.

Au cours de votre rencontre avec monsieur Clément, celui-ci mentionne qu'il prend régulièrement son métoprolol. Vous lui posez alors la question suivante: « Des personnes trouvent parfois que certains médicaments prescrits contre l'hypertension artérielle nuisent à leur performance sexuelle. Avez-vous remarqué des changements quelconques dans ce domaine depuis que vous avez commencé à prendre ce médicament? » Le client réplique qu'il n'éprouve plus vraiment d'intérêt pour les relations sexuelles, et que cela devient un problème entre lui et sa conjointe. Au cours des trois derniers mois, il dit avoir éprouvé quelques difficultés à obtenir une érection. Il ajoute: « Ma femme croit que je ne l'aime plus, car je n'ai plus le goût de faire l'amour ces temps-ci. Pourtant, avant, nous avions des relations sexuelles satisfaisantes plusieurs fois par semaine. L'intérêt de ma conjointe ne semble pas du tout avoir diminué ! »

Quel type de problème peut faire suspecter la réponse de monsieur Clément?

Concepts clés

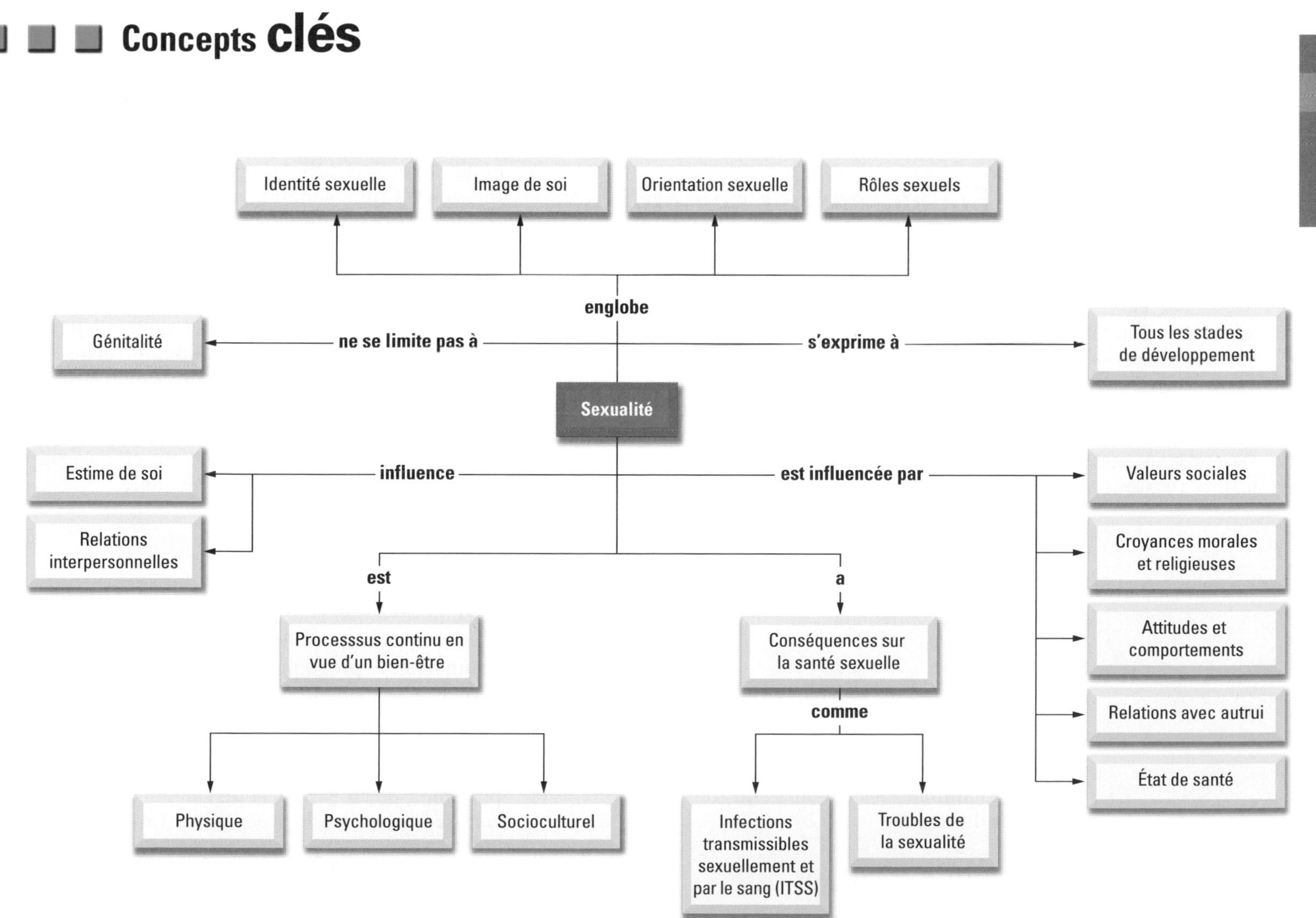

Bien que la sexualité constitue une dimension essentielle de l'identité d'un individu et que les mentalités aient beaucoup évolué à ce sujet, de nombreuses personnes manquent de connaissances au regard de la sexualité et sont peu enclines à en parler avec les professionnels de la santé. Les questions liées à la sexualité sont chargées de valeurs. Plusieurs facteurs influencent la perception de la sexualité, et celle-ci varie d'une personne à l'autre. Pour ces raisons, l'infirmière peut jouer un rôle important auprès des clients exprimant des préoccupations d'ordre sexuel. Elle doit non seulement posséder des connaissances et des habiletés de communication particulièrement développées, mais aussi faire preuve d'ouverture d'esprit.

Bien loin de se définir seulement par la génitalité, la sexualité d'une personne est influencée par ses valeurs, ses croyances, ses attitudes, ses comportements, ses relations avec autrui, son besoin d'établir un rapprochement émotif, sans oublier son état de santé.

Selon l'Organisation mondiale de la santé (OMS, 2004), la santé sexuelle peut être décrite comme « un processus continu de bien-être physique, psychologique et socioculturel lié à la sexualité. Elle se manifeste par la capacité d'exprimer sa sexualité d'une façon à la fois responsable et susceptible de favoriser le bien-être aux plans personnel et social, tout en enrichissant la vie personnelle et sociale. Elle ne se limite pas à l'absence de dysfonctions, de maladies ou d'infirmités. Pour être en mesure de jouir de la santé sexuelle, il est essentiel que les droits sexuels de tous soient reconnus et respectés. »

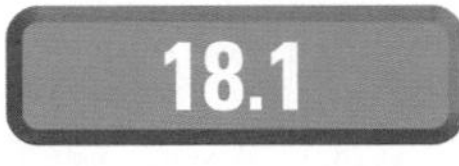

Connaissances scientifiques de base à propos de la santé sexuelle

L'infirmière doit posséder de bonnes connaissances scientifiques en matière de sexualité. Son champ de connaissances doit minimalement couvrir le développement sexuel, l'orientation sexuelle, la contraception, l'avortement, et les infections transmissibles sexuellement et par le sang (ITSS). L'infirmière doit pouvoir reconnaître le moment où les besoins d'un client dépassent son expertise, et elle doit alors diriger celui-ci vers l'intervenant approprié. Un sexologue ou un psychothérapeute seront qualifiés pour soutenir le client, et mener à bien un entretien ou une thérapie.

■ **Infibulation:** Suture de la majeure partie des grandes ou des petites lèvres de la vulve, ne laissant qu'une petite ouverture pour que l'urine et le flux menstruel puissent s'écouler.

18.1.1 Facteurs influant sur la sexualité

De nombreux facteurs influencent la sexualité, notamment les facteurs culturels, relationnels et individuels.

Facteurs culturels

Chaque personne donne une signification particulière à la sexualité selon sa culture, son sexe, l'éducation qu'elle a reçue, son niveau socioéconomique ou sa religion. Chaque culture possède ses propres règles et normes qui régissent les comportements sexuels et qui définissent la santé sexuelle. Ainsi, l'éducation familiale et les normes culturelles peuvent influencer la recherche d'un partenaire, la relation qui unit l'homme et la femme, la fréquence des rapports sexuels et les comportements sexuels acceptables. Certaines infirmières pourraient être confrontées à des différences culturelles quant à leur perception d'une bonne santé sexuelle. Par exemple, en salle d'accouchement, une infirmière qui reçoit une cliente en travail actif et ayant déjà subi une **infibulation** devra faire preuve d'accueil et d'ouverture d'esprit si ce genre de pratique ne correspond pas à ses valeurs personnelles et culturelles.

Outre les normes familiales et culturelles, les religions ont une forte emprise sur les croyants. Elles dictent souvent les comportements sexuels acceptables ou interdits, et prévoient des châtiments lorsque leurs règles ne sont pas respectées.

Facteurs relationnels

Le taux de satisfaction quant aux relations sexuelles peut dépendre de nombreux facteurs au sein du couple. Dans bien des cas, la difficulté sexuelle est le symptôme d'un problème relationnel plus général. Ainsi, l'expression de sentiments et d'émotions négatifs envers l'autre, une communication inadéquate de ses besoins sexuels, la crainte d'une grossesse ou le refus de vivre son homosexualité sont des éléments qui influencent la relation affective avec son partenaire et qui ont des répercussions directes sur la satisfaction sexuelle (Althof, 2000; Brown, 2000). L'infirmière pourra évaluer la qualité de la communication entre les partenaires. Elle doit aussi être à l'affût des signes et symptômes subjectifs et objectifs d'agressions sexuelles.

Facteurs individuels

Plusieurs facteurs individuels peuvent influencer la santé sexuelle. Une mauvaise image de soi ou de son corps, les difficultés d'ordre affectif, les traumatismes provoqués par des attouchements sexuels non souhaités ou des agressions sexuelles viennent perturber l'expression sexuelle des personnes qui en sont victimes. Chaque individu possède son propre lot d'expériences passées et présentes, de croyances et de valeurs qui influencent sa perception de la sexualité (Crooks & Baur, 2002). Ainsi, l'état physique et psychologique, les maladies, la médication et les habitudes de vie telles que l'abus d'alcool, le stress, le manque de sommeil et la charge de jeunes enfants sont des facteurs qui peuvent influencer le désir sexuel.

Afin de maintenir une santé sexuelle satisfaisante, la personne doit aussi présenter une bonne santé physique, psychologique et affective. De nombreuses conditions médicales telles que les ITSS, les changements liés au vieillissement, le diabète, l'arthrite, le cancer, les chirurgies, les blessures médullaires ou les troubles mentaux peuvent nuire à la santé sexuelle (Byer, Shainberg, & Galliano, 1999 ; Masters, Johnson, & Kolodny, 1995 ; Rosenau, Childerston, & Childerston, 2006).

La maladie peut limiter les activités sexuelles. La douleur et la fatigue qui l'accompagnent prennent souvent le dessus sur les désirs érotiques. L'infirmière peut aider les couples à découvrir les moments de la journée les plus propices à l'activité sexuelle, encourager le recours aux méthodes de gestion de la douleur, trouver les positions les plus confortables, et inciter les partenaires à sortir des rôles traditionnels et à essayer de nouvelles pratiques pouvant améliorer la vie sexuelle (Rosenau, Childerston, & Childerston, 2006).

De nombreux traitements médicamenteux peuvent aussi avoir un impact positif ou négatif sur le désir et les fonctions sexuelles **TABLEAU 18.1**. Afin d'assurer la conformité au traitement pharmacologique, l'infirmière devra informer le client que l'impact de la médication sur la vie sexuelle est généralement moindre que celui imposé par la pathologie.

Jugement clinique

Quels facteurs devez-vous considérer pour bien comprendre la situation de monsieur Clément ?

TABLEAU 18.1 **Types de médicaments et de substances pouvant influer sur la vie sexuelle de l'homme ou de la femme**

Médicaments / substances	Impacts sur la sexualité
Antihypertenseur • Bêta-bloquant • Diurétique	 • Diminution du désir et de l'excitation sexuels, dysfonction orgasmique, dysfonction érectile • Diminution du désir sexuel
Antidépresseur	• Diminution du désir et de l'excitation sexuels, dysfonction orgasmique, éjaculation retardée, douleur pendant l'éjaculation
Antihistaminique	• Diminution du désir et de l'excitation sexuels, diminution de la lubrification
Anxiolytique	• Diminution du désir sexuel, dysfonction orgasmique, éjaculation retardée
Antipsychotique	• Inhibition du désir sexuel, dysfonction érectile, éjaculation retardée, dysfonction orgasmique
Inhibiteur de la phosphodiestérase de type 5 (Viagra[MD])	• Augmentation du flux sanguin au pénis permettant une érection (nécessite une stimulation sexuelle)
Alcool	• Consommation modérée : stimulation du désir sexuel • Consommation chronique : diminution du désir sexuel, dysfonction orgasmique, dysfonction érectile
Barbiturique	• Diminution du désir sexuel, dysfonction orgasmique, dysfonction érectile
Drogues • Nicotine • Cocaïne • Marijuana • Amphétamine • Méthadone • LSD	 • Dysfonction érectile, diminution du désir sexuel (diminution de la production de la testostérone) • Dysfonction érectile, dysfonction orgasmique • Baisse du niveau de testostérone chez l'homme, diminution du désir sexuel, dysfonction érectile • À faible dose : augmentation de la libido, de la capacité d'érection et du contrôle de l'éjaculation ; à forte dose et en cas d'abus chronique : dysfonction orgasmique, dysfonction érectile et diminution de la lubrification • Diminution du désir sexuel, diminution de l'excitation sexuelle, éjaculation retardée, dysfonction orgasmique • À faible dose : augmentation du désir sexuel, des sensations sexuelles et du plaisir orgasmique ; à forte dose : diminution du désir sexuel

Sources : Adapté de Crooks, R., & Baur, K. (2002). *Psychologie de la sexualité* (adaptation de F. Gilbert). Mont-Royal, Qc : Modulo ; Ferguson, J. (2001). The effects of antidepressants on sexual functioning in depressed patients : A review. *J. Clin. Psychiatry, 62*(suppl. 3), 22-34.

18.1.2 Identité et rôles sexuels

Jugement clinique

Quelles questions pourriez-vous poser à monsieur Clément afin d'évaluer la qualité de sa relation conjugale et son degré de satisfaction quant à sa vie sexuelle ?

Sur le plan biologique, le mot **sexe** fait référence à la masculinité et à la féminité. Selon les contextes, il désigne le sexe génétique, qui fait de soi un homme ou une femme, ou le sexe anatomique, c'est-à-dire l'ensemble des différences physiques observables entre la femme et l'homme. Le mot **genre,** quant à lui, fait référence aux caractéristiques psychologiques et socioculturelles associées à un sexe (Hyde & DeLamater, 2008 ; Katchadourian, 1985 ; King, 2002 ; Masters, Johnson, & Kolodny, 1995).

Identité sexuelle

L'**identité sexuelle** se rapporte à la perception subjective qu'a une personne d'être un homme ou une femme (Bureau, 1998 ; Crooks & Baur, 2002). Cette identité se forme généralement entre l'âge de 18 et 24 mois, et, une fois établie, peut difficilement changer.

Deux composantes de l'identité sexuelle méritent d'être signalées, soit l'image de soi sexuelle et l'orientation sexuelle.

Image de soi sexuelle

L'image de soi sexuelle renvoie à la façon de se percevoir en tant qu'être sexuel. Les personnes possédant une image positive de leur corps en tant qu'être sexuel seraient plus ouvertes à l'expression de leur sexualité, tandis que celles qui entretiennent une image négative de leur corps expérimenteraient un degré de plaisir sexuel et d'intimité inférieur, et éviteraient davantage les rencontres sexuelles (Greenberg, Bruess, & Haffner, 2000 ; Katchadourian, 1985).

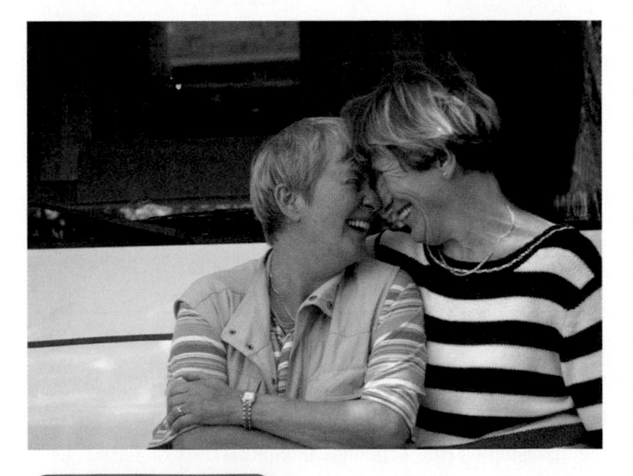

FIGURE 18.1 En 2003, 1,0 % des Canadiens âgés de 18 à 59 ans ont déclaré qu'ils se considéraient comme des homosexuels.

Saviez-vous que le 17 mai de chaque année est la Journée internationale contre l'homophobie ? Cette journée est un événement rassembleur et un moment de convergence des actions de lutte menées contre l'homophobie. Visitez le site www.homophobie.org.

Orientation sexuelle

L'**orientation sexuelle** correspond à l'attirance affective ou sexuelle qu'une personne peut éprouver pour l'un ou l'autre sexe. Pour qualifier l'orientation sexuelle, on utilise généralement les termes **hétérosexualité, homosexualité** et **bisexualité.** Selon plusieurs auteurs, l'hétérosexualité et l'homosexualité se situent aux deux extrémités d'un vaste éventail d'orientations et d'expériences sexuelles. Ainsi, l'orientation sexuelle peut se transformer tout au cours de la vie (Hyde & DeLamater, 2008 ; King, 2002 ; Masters, Johnson, & Kolodny, 1995). Dans la langue familière, le terme **gai** est synonyme d'homme d'orientation homosexuelle, alors que le terme **lesbienne** fait référence à une femme d'orientation homosexuelle. La bisexualité se définit comme une attirance pour des partenaires de son sexe et du sexe opposé.

En 2003, 1,0 % des Canadiens âgés de 18 à 59 ans ont déclaré qu'ils se considéraient comme des homosexuels, et 0,7 %, comme des bisexuels **FIGURE 18.1**. Environ 1,3 % des hommes se disaient homosexuels, soit près du double de la proportion des femmes (0,7 %). Cependant, 0,9 % des femmes se sont déclarées bisexuelles, une proportion légèrement supérieure à celle des hommes (0,6 %). C'est au Québec que la plus forte proportion d'homosexuels et de bisexuels a été relevée au pays, soit 2,3 % (Statistique Canada, 2004).

Une multitude de théories expliquent l'origine de l'orientation sexuelle. Les théories biologiques ont tendance à la concevoir comme un comportement inné, et à l'associer à des facteurs génétiques ou hormonaux. De leur côté, les théories psychosociales invoquent plutôt les expériences de vie, les modèles parentaux ou les traits psychologiques propres à la personne.

Rôles sexuels

L'identité sexuelle se manifeste dans les **rôles sexuels.** Ces rôles se traduisent par des conduites et des attitudes qui sont jugées convenables et habituelles pour un garçon ou une fille. Les rôles sexuels peuvent être influencés par des facteurs biologiques et hormonaux, mais aussi par tout un processus de socialisation. Ainsi, les parents, les pairs, l'école, les médias et la religion sont des agents de socialisation fort influents dans l'acquisition des rôles sexuels (Hyde & DeLamater, 2008 ; King, 2002 ; Thériault, 1993).

18.1.3 Développement sexuel

La croissance physique se déroule parallèlement au **développement sexuel,** psychologique, affectif, social et cognitif. Ce qui se produit à chacune des phases du développement sexuel influencerait l'expression de la sexualité à l'âge adulte (King, 2002 ; Masters, Johnson, & Kolodny, 1995).

Nourrisson

Dès la naissance, le garçon peut présenter des érections, et la fille, une lubrification vaginale. Le nourrisson découvre différents plaisirs sensoriels, dont celui de la stimulation génitale. Comme le bébé est incapable de différencier le plaisir sexuel des autres formes de plaisir sensuel, ses parents doivent voir ce comportement exploratoire comme faisant partie intégrante de son développement normal (Hyde & DeLamater, 2008 ; King, 2002 ; Masters, Johnson, & Kolodny, 1995).

Petite enfance

Au cours des trois premières années, l'enfant développe son identité sexuelle en s'inspirant du parent ou de la personne significative de même sexe que lui, et en créant une relation complémentaire avec le parent ou la personne significative de sexe opposé. L'enfant apprend à différencier les sexes masculin et féminin de même que les comportements appropriés qui leur sont respectivement associés.

Il apprend à exprimer ses sentiments affectifs par le baiser, les câlins et l'étreinte. L'accueil que recevront ses manifestations de tendresse conditionnera, en partie, l'expression future de sa sexualité (Hyde & DeLamater, 2008 ; King, 2002).

Vers l'âge de deux ans et demi, l'enfant manifeste une incontournable curiosité pour les différentes parties de son corps et s'aperçoit (s'il ne l'a pas déjà fait) que la stimulation des organes génitaux est source de sensations agréables. Le jeu génital est d'abord une activité solitaire, et il glisse plus tard vers des jeux de socialisation tels que « jouer au docteur ». De façon générale, ces jeux se limitent au regard et au toucher. Bien que conscient du plaisir sexuel ressenti, l'enfant de cet âge ne perçoit pas ces sensations comme érotiques ou sexuelles, des concepts qu'il ne comprend pas encore (Hyde & DeLamater, 2008).

La masturbation est l'une des pratiques sexuelles les plus courantes durant l'enfance. Permettre à l'enfant d'explorer son corps peut l'aider à être plus à l'aise avec sa sexualité et aura des répercussions positives jusqu'à l'âge adulte. Toutefois, les parents peuvent enseigner à l'enfant que la masturbation ou le fait de montrer ses parties génitales ne se fait pas en public, mais est plutôt réservé au domaine du privé. La tentative d'arrêter toute forme d'expérimentation sexuelle de l'enfant en disant « ce n'est pas bien » ou « c'est sale » lui envoie un message négatif qui peut entraîner une piètre image de soi à l'âge adulte et possiblement des difficultés sexuelles ultérieures (King, 2002).

Les parents, les pairs, l'école, les médias et la religion sont des agents de socialisation fort influents dans l'acquisition des rôles sexuels.

Âge scolaire

De l'âge de 6 à 10 ans, les parents, les professeurs et les pairs servent de modèles et enseignent la façon dont hommes et femmes entrent en relation. On note alors l'apparition de la pudeur, mais aussi celle d'une certaine curiosité intellectuelle, et de nombreuses questions sur les changements physiques et émotionnels, l'amour, la procréation et la génitalité. Des réponses justes permettent de diminuer l'anxiété liée à l'anticipation de la puberté.

À cet âge, il est courant de tester le degré de tolérance d'autrui en prononçant des mots grossiers ou en faisant des blagues à connotation sexuelle. En imposant des limites à des comportements inacceptables, les parents permettront à leur enfant de connaître les attentes de la société.

Vers 8 ou 9 ans, les filles et les garçons commencent à jouer chacun de leur côté et même à exclure les membres du sexe opposé. Les expérimentations sexuelles en solitaire et les jeux sexuels entre camarades de même sexe sont courants. Dans la plupart des cas, ces activités exploratoires sont transitoires, rarement déterminantes de l'orientation sexuelle et seront bientôt remplacées par les premiers rendez-vous hétérosexuels de l'adolescence (Crooks & Baur, 2002).

Puberté et adolescence

L'adolescence est le temps des changements physiques et du développement du rôle social. Dans les sociétés occidentales, un tel passage à l'âge adulte s'étend habituellement de la douzième à la dix-neuvième année.

Le terme **puberté** est couramment utilisé pour désigner la période de changements physiques rapides du début de l'adolescence, conduisant de l'immaturité à la maturité physique. En moyenne, la puberté se déclenche vers 10 ou 11 ans chez les filles, et vers 11 ou 12 ans chez les garçons. Les premiers signes de puberté chez les filles sont généralement l'apparition de la pilosité pubienne et le développement de la poitrine. La plupart des filles commencent à être menstruées vers 12 ou 13 ans, mais l'âge de la **ménarche** peut varier grandement. Il est fréquent que le cycle menstruel soit irrégulier pendant les premières années après la ménarche, en raison de l'anovulation. Même au cours de cette période, l'adolescente est considérée comme étant fertile. Il est donc conseillé d'utiliser un moyen de contraception dès sa première relation sexuelle.

■ **Ménarche :** Première période de menstruations, première fois où, dans le cycle ovulatoire, une fille a ses règles.

Chez les garçons, la première éjaculation se produit un an après le début de la poussée de croissance, soit vers l'âge de 13 ans, mais ce moment peut aussi varier d'une personne à l'autre. L'apparition des spermatozoïdes dans le liquide séminal a lieu habituellement vers l'âge de 14 ans. Les premières éjaculations peuvent survenir pendant le sommeil (cette éjaculation est communément appelée **émission nocturne** ou *wet dream*) et être interprétées comme un épisode d'**énurésie.** Elles peuvent être très embarrassantes, même chez les garçons bien renseignés (Hyde & DeLamater, 2008 ; King, 2002 ; Master, Johnson, & Kolodny, 1995).

■ **Énurésie :** Incontinence d'urine, le plus souvent nocturne, se produisant sans qu'il y ait lésion organique.

Les changements émotionnels sont aussi difficiles à assumer pour l'adolescent que les changements physiques. L'anxiété liée à la perception de son apparence physique, à sa normalité et à l'acceptation par les pairs est continuellement présente. À cette étape du développement, les relations avec les pairs subissent des modifications. Alors que les enfants non pubères entrent principalement en relation avec ceux du même sexe, les nouveaux adolescents interagissent davantage avec les personnes du sexe opposé. Les amis demeurent influents, mais le besoin d'établir une relation amoureuse prend de plus en plus de place.

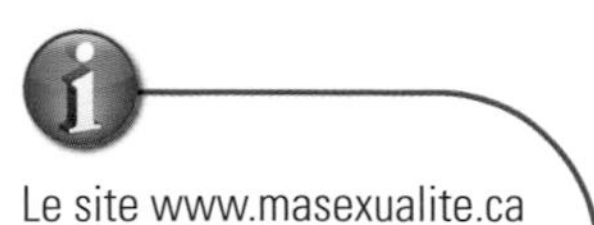

Le site www.masexualite.ca présente une foule de renseignements justes et pertinents en matière de santé sexuelle.

L'adolescence est une période exploratoire durant laquelle l'activité sexuelle s'intensifie. Au Québec, l'âge moyen de la première relation sexuelle avec pénétration vaginale est de 15 ou 16 ans (Rochon, 2002).

L'adolescence est souvent une phase pendant laquelle le jeune explore son orientation sexuelle. Un certain nombre d'adolescents vivent des expériences homosexuelles, mais celles-ci ne constituent pas pour autant une indication nette de leur orientation sexuelle définitive. Elles peuvent être l'expression d'une orientation homosexuelle durable ou ne constituer qu'une expérience transitoire. Certains jeunes peuvent éprouver une grande difficulté à vivre leur orientation homosexuelle. Toutefois, avec la plus grande ouverture de la population à cet égard, l'information sur l'homosexualité devient de plus en plus accessible, tout comme le soutien offert à ces personnes et à leurs proches.

Sur le plan du développement psychologique à l'adolescence, on note une forte tendance à se sentir invulnérable, ou à croire que l'on est à l'abri d'une grossesse non désirée ou d'une ITSS. Cette attitude pourrait expliquer que les adolescents canadiens tendent à délaisser le condom au fur et à mesure que l'adolescence progresse. Ainsi, les jeunes de 15 ans utiliseraient davantage le condom que ceux de 18 ans (Fisher, Boroditsky, & Morris, 2004). Par ailleurs, le pourcentage des jeunes de 15 à 19 ans ayant utilisé un condom lors des dernières relations sexuelles au cours de l'année 2005 est plus faible au Québec que dans les autres provinces canadiennes (Rotterman, 2008).

L'adolescent doit prendre de nombreuses décisions, et il a besoin d'information précise sur des sujets tels que les relations amoureuses, les rapports de séduction, l'activité sexuelle, la contraception, l'homosexualité, les ITSS et la grossesse. Il devrait être renseigné de façon adéquate sur les changements physiques et psychologiques qui se produiront dans son corps tout comme sur ceux qui surviennent chez les personnes de sexe opposé.

Adulte

Le début de l'âge adulte est une période où les gens font des choix de vie importants (mariage, travail, style de vie) ; ils délaissent un peu les idéaux de l'adolescence au profit d'une maturité physique, psychologique et affective (Masters, Johnson, & Kolodny, 1995).

Certains choisiront le célibat alors que d'autres opteront pour l'union de fait ou le mariage. La vie de couple nécessite de nombreux ajustements sur les plans individuel, social, économique et sexuel. Bien que la sexualité demeure importante, elle pourra subir des modifications en raison de l'accumulation de nouvelles responsabilités et de l'arrivée possible des enfants **FIGURE 18.2**. Aujourd'hui, il est fréquent que les deux partenaires aient une carrière et y consacrent de nombreuses heures par semaine. Le stress engendré et le manque de temps pour la vie personnelle sont des facteurs pouvant provoquer une diminution de l'intimité dans le couple (Hyde & DeLamater, 2008 ; King, 2002 ; Rosenau, Childerston, & Childerston, 2006).

L'arrivée d'un enfant peut occasionner une période de désorganisation où chacun des partenaires doit s'ajuster aux nouvelles tâches, à la dynamique familiale et aux heures de sommeil fragmentées, entraînant souvent une grande fatigue. L'attention qui, jadis, était portée sur le couple se trouve maintenant partagée avec ce nouvel être. Ces changements peuvent entraîner de l'insatisfaction sur le plan de la sexualité, par la diminution de la fréquence des relations sexuelles, du désir sexuel ou du degré d'intimité qui unissait le couple. Une communication franche concernant les besoins de chacun des partenaires permettra de parvenir à des compromis satisfaisants (King, 2002 ; Rosenau, Childerston, & Childerston, 2006).

La sexualité se modifie avec l'âge et la maturité d'une relation amoureuse. Cela ne signifie pas que le couple accorde moins d'importance à la sexualité et à l'intimité, mais que le manque de temps, la baisse d'énergie et la fatigue sont des facteurs pouvant nuire au désir d'intimité et de sexualité (King, 2002 ; Rosenau, Childerston, & Childerston, 2006).

L'éducation des enfants, leur départ de la maison, les remises en question par rapport à la carrière, la retraite et le vieillissement sont différentes étapes de la vie qui peuvent avoir un impact sur le couple (Rosenau, Childerston, & Childerston, 2006). Les partenaires devront s'adapter aux changements physiques, sociaux et émotionnels, qui peuvent se révéler une occasion de faire renaître l'intimité entre eux ou, au contraire, de leur faire réaliser que les liens qui les unissaient n'existent plus. Dans l'éventualité d'une séparation, il est possible que chacun des conjoints vive la naissance d'une nouvelle union ou d'une famille reconstituée, ce qui peut avoir un impact majeur sur la sexualité.

Certains adultes devront aussi s'adapter aux maladies chroniques, aux effets indésirables de la médication quotidienne, aux douleurs, ou à d'autres problèmes liés à la sexualité.

Chez la femme, les changements physiques et psychologiques que provoque la disparition progressive des hormones sexuelles à l'approche de la **ménopause** peuvent influer sur la vie sexuelle (Hyde & DeLamater, 2008 ; King, 2002 ; Rosenau, Childerston, & Childerton, 2006). Les changements sur le plan physique peuvent soulever des préoccupations quant à l'attrait sexuel ou influencer le fonctionnement sexuel. La baisse du taux d'œstrogène en période de **périménopause** peut entraîner une atrophie des seins, une diminution du désir sexuel, et de la lubrification et de l'élasticité du vagin. Ces changements conduisent parfois à la **dyspareunie** (douleur chez la femme pendant le coït). L'utilisation d'un lubrifiant vaginal pendant les relations sexuelles permettra de diminuer cet inconfort. Depuis les dernières décennies, l'hormonothérapie substitutive (HTS) est proposée aux femmes présentant les symptômes de la ménopause. Cependant, des recherches ont démontré que l'utilisation prolongée de ce type de traitement accroît également le risque de cancer du sein, de maladies cardiovasculaires et d'embolie pulmonaire (Société canadienne du cancer, 2008). Plusieurs médecins continuent à la prescrire après avoir évalué les antécédents familiaux de la femme.

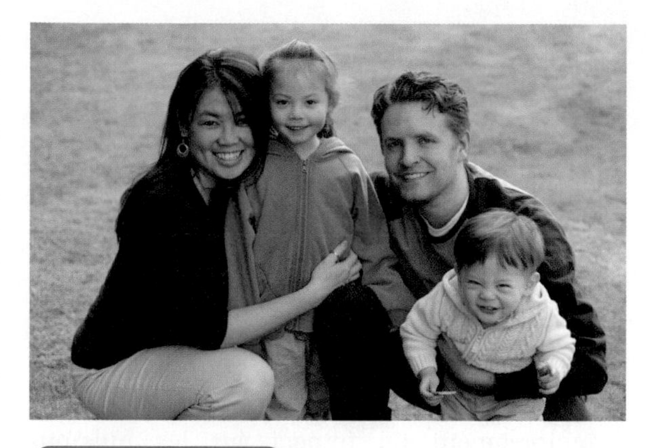

FIGURE 18.2 Bien que la sexualité demeure importante, elle pourra subir des modifications au moment où un couple a des enfants.

Périménopause (ou préménopause) : Période qui précède la ménopause caractérisée par une période de dépression des ovaires ; celle-ci peut entraîner une insuffisance en progestérone seule ou une double insuffisance en progestérone et en œstrogènes

L'éducation des enfants, leur départ de la maison, les remises en question par rapport à la carrière, la retraite et le vieillissement sont différentes étapes de la vie qui peuvent avoir un impact sur le couple.

Bien que la ménopause constitue une période difficile pour certaines femmes, elle peut également être perçue positivement. En effet, à ce moment de la vie, la femme n'a plus à se préoccuper des menstruations et de la contraception. Ce sentiment de liberté peut avoir un impact positif sur sa sexualité. La femme pourra tout aussi bien ressentir une baisse de son désir sexuel ou, inversement, présenter une **libido** plus forte. Conséquemment, la fréquence de ses relations sexuelles peut décroître ou croître, tout comme sa

Jugement clinique

Quels sont les éléments du développement sexuel de l'adulte qui peuvent influencer la situation clinique de monsieur Clément ?

réceptivité sexuelle. Chaque femme est unique et réagira différemment au moment de la ménopause (Hyde & DeLamater, 2008 ; King, 2002 ; Rosenau, Childerston, & Childerston, 2006).

En vieillissant, les hommes présentent souvent une capacité érectile réduite (érections moins fermes et moins fréquentes) ainsi qu'une augmentation de la période réfractaire postéjaculatoire et de l'éjaculation retardée. La testostérone est la principale hormone influençant le désir sexuel de l'homme. Au moment de l'andropause, la baisse du taux de testostérone aura principalement un impact sur les pulsions sexuelles et non sur la capacité érectile directement. Sur le plan psychologique, l'homme expérimente le doute sous plusieurs formes : quant à sa force physique, à ses compétences, à sa puissance sexuelle et à son pouvoir de séduction (Hyde & DeLamater, 2008).

Personne âgée

En théorie, il est possible d'avoir des relations sexuelles même à un âge très avancé. Le maintien du niveau d'activité sexuelle au cours du troisième âge varie selon les personnes. Il est influencé par la poursuite du désir sexuel, la régularité de l'expression sexuelle, la présence ou non d'un partenaire ainsi que la santé physique et psychologique (Hyde & DeLamater, 2008 ; Rosenau, Childertson, & Childertson, 2006). Ainsi, les personnes âgées peuvent noter une baisse ou une hausse du désir sexuel. De plus, avec l'âge et la maturité, le besoin d'intimité prend une plus grande importance, et les relations sexuelles et affectives peuvent être redéfinies **FIGURE 18.3**.

Au cours de son évaluation clinique, l'infirmière ne doit pas négliger la dimension sexuelle de la personne âgée.

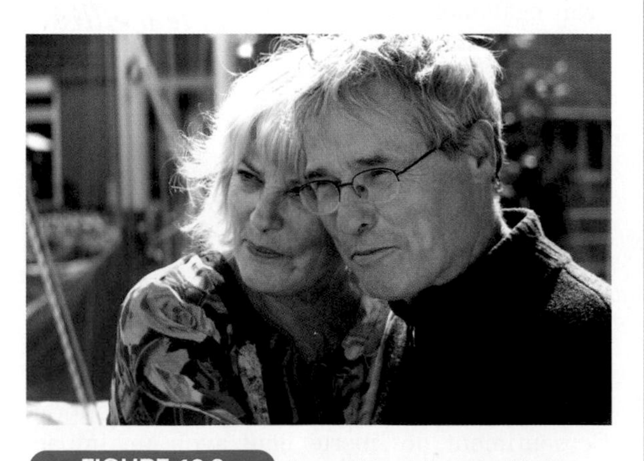

FIGURE 18.3 Avec l'âge et la maturité, le besoin d'intimité prend une plus grande importance, et les relations sexuelles et affectives peuvent être redéfinies.

Pour conserver une bonne santé sexuelle, il est conseillé de maintenir de saines habitudes de vie, de demeurer actif et d'être en mesure de communiquer ses besoins à son partenaire. Certaines personnes ont parfois recours à une thérapie afin d'améliorer leur satisfaction sexuelle ou de redéfinir leur sexualité. L'apprentissage de nouveaux moyens d'expression sexuelle peut favoriser une activité sexuelle satisfaisante (Badeau & Bergeron, 1998 ; Rosenau, Childerston, & Childerston, 2006). Au cours de son évaluation clinique, l'infirmière ne doit pas négliger la dimension sexuelle de la personne âgée. Celle-ci pouvant changer de partenaires sexuels, l'infirmière doit l'informer des moyens de protection empêchant la contraction d'une ITSS et du virus de l'immunodéficience humaine (VIH) (Crooks & Baur, 2002) **ENCADRÉ 18.1**.

REGARD SUR LA PERSONNE ÂGÉE

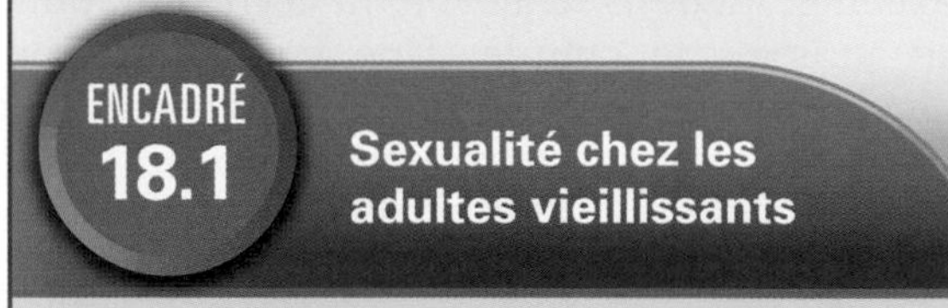

- La sexualité et le maintien de l'intérêt pour le sexe tout au long de la dernière période de vie sont généralement un reflet des habitudes de vie (Meiner & Lueckenotte, 2006).
- L'évolution pathologique de l'activité sexuelle au cours de la dernière période de vie est généralement liée aux maladies et aux médicaments. Par exemple, l'impuissance résulte souvent de la prise de tranquilisants, d'antidépresseurs, d'antihypertenseurs ou de phénothiazines. La suppression de l'agent causal permet, dans bien des cas, de résoudre le problème (Meiner & Lueckenotte, 2006).
- Les hommes âgés sont souvent réticents à parler de leurs problèmes sexuels avec les soignants (Nusbaum, Lenahan, & Sadovsky, 2005).
- Les personnes âgées qui vivent dans des résidences pour personnes non autonomes ou dans des établissements de soins prolongés n'ont pas de vie privée, et connaissent une diminution de leurs capacités physiques et cognitives, qui se répercute sur l'expression de la sexualité (Nusbaum et al., 2005).
- Certaines personnes âgées craignent que l'activité sexuelle nuise à leur état de santé (Steinke, 2005).
- Beaucoup de personnes âgées ne savent pas comment utiliser le condom et ne connaissent pas différentes activités de promotion de la santé (p. ex., avoir des relations sexuelles protégées avec un petit nombre de partenaires) liées à la prévention des maladies transmissibles sexuellement (Nusbaum et al., 2005).

18.1.4 Contraception

L'usage de contraceptifs est aujourd'hui très répandu, et l'éventail des méthodes se révèle très large : méthodes contraceptives chirurgicales définitives, contraceptifs hormonaux, **dispositifs intra-utérins (DIU)**, méthodes barrières et contraception d'urgence dite postcoïtale. Les méthodes chirurgicales dites définitives, bien que techniquement réversibles, sont la vasectomie, pour l'homme, et la ligature tubaire, pour la femme. Les contraceptifs hormonaux se divisent en trois sous-catégories : les contraceptifs oraux, les implants hormonaux (Norplan+MD) et les contraceptifs injectables (Depo-ProveraMD). Les deux dispositifs intra-utérins les plus fréquemment utilisés sont le Nova-TMD et le MirenaMD, tandis que les méthodes barrières incluent le diaphragme, la cape cervicale, l'éponge vaginale, le contraceptif Léa, les condoms masculin et féminin de même que les spermicides vaginaux **FIGURE 18.4**. La méthode d'urgence est la pilule du lendemain (Plan BMD). Il existe d'autres méthodes dites naturelles, mais dont l'efficacité est moindre : la méthode du calendrier, de la température basale et du coït interrompu.

18.1.5 Avortement

Les grossesses ne sont pas toutes menées à terme. Beaucoup se terminent par un avortement spontané ou par une interruption volontaire de grossesse (IVG). L'**avortement spontané** (ou fausse-couche) fait référence à un avortement survenant de façon naturelle, au début de la grossesse (souvent au cours des 13 premières semaines), avant que le fœtus soit viable. De 10 à 20 % des grossesses déclarées se terminent par un avortement spontané (Institut de la statistique du Québec, 2005).

L'**interruption volontaire de grossesse (IVG)** fait suite à la décision de mettre fin à la grossesse par un procédé médical. Elle peut être pratiquée jusqu'à la 21e semaine de grossesse. Au Québec, environ 37 % des grossesses se terminent ainsi (Institut de la statistique du Québec, 2005). Les méthodes utilisées pour effectuer l'IVG sont, entre autres, la dilatation-aspiration ou le déclenchement du travail. La méthode de dilatation-aspiration se fait sous anesthésie locale ou générale. La dilatation du col se fait à l'aide d'instruments, de laminaires ou de médicaments tels que le misoprostol (MisoprostolMD) ou le méthotrexate sodique (MéthotrexateMD). La méthode par déclenchement du travail consiste à administrer des médicaments comme les prostaglandines ou de l'ocytocine permettant le déclenchement des contractions utérines et, finalement, l'expulsion des produits de conception.

Le rôle de l'infirmière consiste à accompagner la femme ou le couple dans le processus de décision, à favoriser la communication, à démystifier l'intervention médicale, à assurer les soins pré, péri et postintervention, à prodiguer de l'information sur les différentes méthodes contraceptives ainsi qu'à fournir le soutien psychologique requis (Centre de santé des femmes de Montréal, 2002). Au Québec, l'IVG est un droit, et les coûts sont remboursés par la Régie de l'assurance maladie du Québec (RAMQ). Il est possible d'obtenir une IVG dans plusieurs hôpitaux ou dans des cliniques privées.

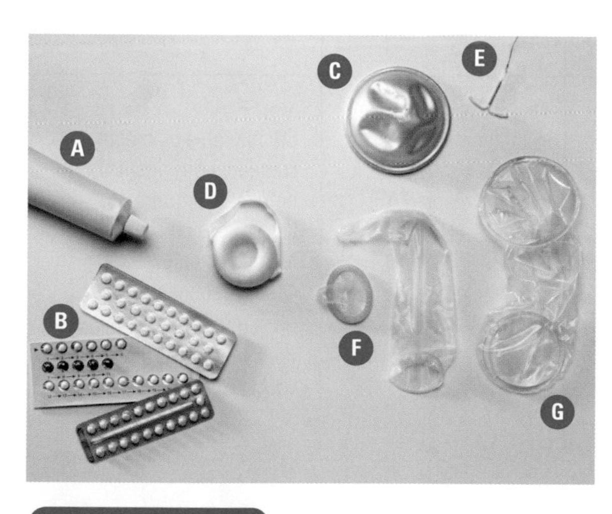

FIGURE 18.4 Divers moyens de contraception
A. Spermicide. B. Contraceptifs oraux. C. Diaphragme. D. Cape cervicale. E. Dispositif intra-utérin. F. Condom masculin. G. Condom féminin.

18.1.6 Infections transmissibles sexuellement et par le sang

La majorité des infections touchant les organes génitaux sont généralement regroupées sous l'appellation d'**infections transmissibles sexuellement et par le sang (ITSS) TABLEAU 18.2**. Anciennement, ce regroupement portait le nom de *maladies transmissibles sexuellement (MTS)*. Bien que la plupart de ces infections puissent être traitées, un certain nombre sont incurables, comme le VIH. Les ITSS peuvent être d'origine bactérienne ou virale, ou provenir d'un **ectoparasitaire.**

■ **Dispositif intra-utérin (DIU) (ou stérilet) :** Contraceptif local en matière plastique ou en cuivre, placé dans la cavité utérine.

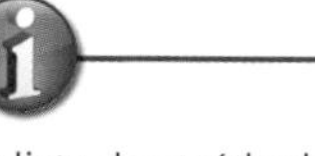

La liste des méthodes contraceptives les plus courantes et leur efficacité respective est présentée dans le tableau 18.1W au www.cheneliere.ca/potter.

■ **Ectoparasitaire :** Provient d'un parasite qui vit sur la surface corporelle d'un être vivant.

Au Québec, pour être à déclaration obligatoire, en vertu de la Loi sur la santé publique (L.R.Q., c. S-2.2, art. 79 à 82) et des Règlements correspondants, une infection ou une maladie doit : être susceptible de causer une épidémie si rien n'est fait pour la contrer ; être reconnue comme une menace importante pour la santé ; nécessiter une vigilance des autorités de santé publique ou la tenue d'une enquête épidémiologique ; être évitable par l'intervention des autorités de santé publique ou d'autres autorités.

TABLEAU 18.2 Principales infections transmissibles sexuellement et par le sang (ITSS)

Infection	Signes et symptômes	Modes de détection	Traitements
Bactérienne Chlamydia (Déclaration obligatoire)	♀ : Miction fréquente et sensation de brûlure en urinant, écoulement vaginal, inflammation et douleur dans le bas-ventre, et saignements entre les menstruations ou à la suite d'une relation sexuelle. ♂ : Écoulement du pénis, sensation de brûlure et miction douloureuse. Note : la plupart des personnes sont asymptomatiques.	Analyse d'un prélèvement du col utérin ou culture de l'écoulement ou par culture d'urine	Antibiotiques
Gonorrhée (Déclaration obligatoire)	♀ : Écoulement vaginal, sensation de brûlure en urinant, menstruations irrégulières. Souvent asymptomatique en début d'infection. ♂ : Écoulement jaunâtre et épais en provenance du pénis, sensation de brûlure pendant la miction. Les symptômes apparaissent généralement de deux à cinq jours après le contact infectieux.	Culture de l'écoulement	Antibiotiques
Syphilis (Déclaration obligatoire)	Stade primaire : apparition d'un chancre rond, indolore, de deux à quatre semaines après le contact infectieux. Stade secondaire : éruptions cutanées généralisées. Durant la phase de latence, il n'y a pas de symptômes apparents (dure plusieurs années). Stade tertiaire : problèmes cardiovasculaires, cécité, paralysie, ulcères cutanés, dommage au foie et troubles cérébraux.	Analyse de l'écoulement du chancre et analyse sanguine	Antibiotiques (pénicilline ou érythromycine)
Virale Condylomes acuminés (virus du papillome humain [VPH])	♀ : Verrues indolores ressemblant à un chou-fleur apparaissant sur la vulve, les lèvres, les parois vaginales et le col de l'utérus. Population plus à risque : femmes âgées de 15 à 29 ans. ♂ : Verrues indolores ressemblant à un chou-fleur apparaissant sur le pénis, le prépuce, le scrotum ou dans l'urètre. Note : 75 % des Canadiens contracteront une infection au VPH au cours de leur vie.	Examen des organes génitaux et Test de Papanicolaou (PAP)	Cryothérapie ou crème contenant des agents qui détruisent les verrues. Les verrues peuvent être brûlées ou enlevées chirurgicalement. Prévention chez les filles âgées de 9 à 26 ans : vaccin Gardasil[MD]

TABLEAU 18.2 Infections transmissibles sexuellement et par le sang (ITSS) (*suite*)

Infection	Signes et symptômes	Modes de détection	Traitements
Herpès génital (*Herpes simplex* de type 2)	♀ et ♂ : Petits boutons rougeâtres douloureux sur les organes génitaux, les cuisses, les fesses, dans le vagin et sur le col de l'utérus. Se transforment en boutons jaunâtres qui éclatent et laissent des ulcères douloureux. Ces boutons sèchent en 10 jours environ. Autres symptômes possibles : fièvre, inappétence, fatigue, sensation de brûlure pendant les mictions, écoulement vaginal.	Examen physique des plaies et culture de l'écoulement	Incurable L'acyclovir (Zovirax^MD^) permet de supprimer les poussées d'herpès et de les prévenir.
Hépatite B (Déclaration obligatoire)	♀ et ♂ : Peut être asymptomatique ou présenter des symptômes tels que fièvre, douleur abdominale, vomissement et ictère.	Analyse sanguine pour dépister les anticorps de l'hépatite B et biopsie du foie	Interféron, lamivudine, adéfovir ou dipivoxil (Hepsera^MD^) Prévention : vaccin contre l'hépatite B
Ectoparasitaire Vaginite à *trichomonas*	♀ : Écoulement jaunâtre, mousseux et malodorant, démangeaisons ou sensation de brûlure à la vulve. Plusieurs femmes ne présentent aucun symptôme. ♂ : Souvent asymptomatique, mais possibilité de légère urétrite.	Culture du prélèvement de sécrétions vaginales Culture du premier écoulement du méat urinaire le matin	Métronidazole
Phtirius pubis (morpions)	♀ et ♂ : Démangeaisons intenses dans la région pubienne et dans d'autres régions poilues du corps où les morpions peuvent s'accrocher, petites marques bleues sur la peau à l'endroit des piqûres de morpions.	Examen physique	Shampooing médicamenté en vente libre Lavage à l'eau chaude de la literie, des serviettes et des vêtements Prévention : le partenaire doit préférablement faire le même traitement malgré l'absence de symptômes.

Au Québec, la chlamydia est l'ITSS la plus répandue : 13 361 cas ont été déclarés en 2007. La gonorrhée connaît une recrudescence depuis quelques années avec 1 404 cas déclarés en 2007 (1 278 cas en 2006) (Statistique Canada, 2007). Généralement, les infections bactériennes peuvent être traitées à l'aide d'antibiotiques. Cependant, on note une tendance au développement de bactéries résistantes aux antibiotiques : c'est le cas pour la gonorrhée (Institut national de la santé publique du Québec, 2008). Les personnes infectées doivent être avisées de poursuivre l'antibiothérapie jusqu'à la fin pour éviter le développement de bactéries résistantes aux antibiotiques.

- **Prévalence :** Nombre de cas de maladie ou de personnes malades ou de tout autre événement tel qu'un accident, existant ou survenant dans une population déterminée, sans distinction entre les cas nouveaux et les cas anciens, soit à un moment précis, soit au cours d'une période donnée.
- **Transmission verticale :** Transmission d'un agent infectieux à sa descendance, pendant la grossesse, par voie transplacentaire ou, après la naissance, par le lait maternel.

L'infirmière peut avoir recours à des mesures diagnostiques à des fins de dépistage des ITSS chez une personne asymptomatique dans le cadre d'une activité découlant de l'application de la Loi sur la santé publique (L.R.Q., c. S-2.2) (Agence de la santé et des services sociaux de Montréal, 2009).

Le taux de **prévalence** des ITSS le plus élevé se trouve chez les adolescents et les jeunes adultes. Les personnes les plus à risque sont les adolescents, les femmes et leur nourrisson (par la **transmission verticale**), et celles qui ont des rapports sexuels non protégés avec de multiples partenaires. La transmission des ITSS se produit au cours de contacts sexuels intimes, généralement par voie génitale, orale ou anale, ou par l'échange de liquides biologiques.

Le dépistage et le traitement des gens qui sont atteints d'ITSS représentent un important problème. Certaines personnes ignorent qu'elles sont infectées, car elles demeurent asymptomatiques. Elles peuvent donc, sans le savoir, en infecter d'autres. Par ailleurs, comme les personnes atteintes d'une ITSS se sentent souvent coupables et embarrassées par leur maladie, elles renoncent parfois à se faire traiter ou à informer leur partenaire sexuel de leur état (Crooks & Baur, 2002).

18.1.7 Infection causée par le virus de l'immunodéficience humaine

Le syndrome d'immunodéficience acquise (sida) est maintenant reconnu comme la plus grave pandémie de notre temps. En 2007, 33,2 millions de personnes étaient infectées par le sida dans le monde (ONUSIDA, 2007). Au Canada, on estime qu'il y avait, en 2007, 63 604 personnes (dont 14 348 au Québec) qui vivaient avec l'infection au VIH (Agence de la santé publique du Canada, 2007). Le sida résulte d'une infection par le **virus de l'immunodéficience humaine (VIH),** un rétrovirus qui se caractérise par une longue période d'incubation et une évolution lente de la maladie. Une fois dans l'organisme, le VIH se lie aux **lymphocytes** et affaiblit le système immunitaire. Le virus se multiplie, et se propage dans le sang et la **lymphe.** Les populations à risque sont les hommes ayant des relations homosexuelles, les utilisateurs de drogues injectables, et les hommes et les femmes ayant des pratiques sexuelles à risque (relations sexuelles non protégées avec multiples partenaires) (Santé Canada, 2006).

L'infection par le VIH se transmet au cours d'un contact sexuel, par les échanges de liquides biologiques infectés tels que le sang, les sécrétions vaginales et le sperme. Les principales voies de transmission sont les seringues contaminées, les rapports anaux et vaginaux non protégés, les rapports sexuels oraux lorsqu'il y a des lésions sur la muqueuse buccale et les gencives, la transmission verticale d'une mère à son fœtus et, plus rarement, les transfusions sanguines (Hyde & DeLamater, 2008 ; Santé Canada, 2006).

18.1.8 Dysfonction sexuelle

La **dysfonction sexuelle** consiste en un trouble de la réponse sexuelle sur le plan du désir, ou dans l'une ou plusieurs phases de la réponse orgasmique (Trudel, 2000). Elle serait plus répandue chez les personnes dont l'état de santé physique et émotionnelle est précaire.

Chez l'homme

Chez l'homme, la dysfonction sexuelle se traduit généralement par la **difficulté érectile** ou l'**éjaculation précoce.** Les problèmes de dysfonctions érectiles (ou impuissance) augmentent avec l'âge. Chez la majorité des hommes, elle est attribuable à une combinaison de facteurs physiques, psychologiques et culturels tels que les problèmes cardiaques, l'obésité, le diabète, la prise de médicaments ou les troubles mentaux. Elle peut se présenter sous la forme d'épisodes isolés ou se produire à répétition. Le stress engendré par cette situation et la crainte que cela se reproduise peuvent d'ailleurs entraîner une baisse d'intérêt pour la sexualité. La prise, entre autres, de citrate de sildénafil (Viagra^MD^) environ une heure avant une relation sexuelle permettra à l'homme d'avoir une érection. Cependant, le Viagra^MD^ est contre-indiqué pour les hommes présentant des antécédents d'hypotension artérielle, de maladies cardiovasculaires ou chez ceux prenant régulièrement des dérivés nitrés, en raison du risque élevé d'hypotension grave (Deglin & Vallerand, 2003).

L'éjaculation précoce est l'incapacité pour l'homme d'exercer un contrôle volontaire sur le moment de l'éjaculation. Environ 29 % des hommes en souffrent. La peur de l'échec semble souvent aggraver l'absence de maîtrise de l'éjaculation et peut, à l'occasion, mener à des troubles de l'érection (Hyde & DeLamater, 2008 ; Polonsky, 2000). Un sexologue pourra enseigner des exercices permettant à l'homme de retenir son éjaculation.

Chez la femme

Chez la femme, la dysfonction sexuelle se présente sous différentes formes, soit la dysfonction sexuelle généralisée, l'anorgasmie, le vaginisme et la dyspareunie (Hyde & DeLamater, 2008). Les causes de ces dysfonctions sexuelles chez la femme peuvent être physiologiques (infections, diabète, problèmes neurologiques, abus de drogue ou d'alcool) ou psychologiques (conséquences de la violence sexuelle, de la dépression, de l'anxiété ou du stress).

La dysfonction sexuelle généralisée (péjorativement appelée frigidité) correspond à l'absence de désir ou d'excitation sexuelle. L'**anorgasmie** correspond à l'absence d'orgasme. Certaines femmes qui ne parviennent pas à l'orgasme sont capables d'excitation, de lubrification vaginale et de plaisir sexuel. Cependant, leur réponse sexuelle ne parvient pas à s'intensifier jusqu'à l'orgasme.

Le **vaginisme** se définit comme de fortes contractions involontaires des muscles du vagin. Ces contractions sont parfois si intenses qu'elles peuvent engendrer d'importantes douleurs, voire empêcher l'intromission du pénis ou de tout autre objet dans le vagin. Une femme qui souffre de vaginisme craindra probablement la réapparition de la douleur au cours de la rencontre sexuelle suivante. Ses appréhensions pourront accroître la probabilité des contractions musculaires, qui, si elles se reproduisent, ne feront qu'exacerber son angoisse des prochaines relations sexuelles (Hyde & DeLamater, 2008). Le vaginisme est traditionnellement traité par désensibilisation progressive à la pénétration, alliée à une thérapie conduite par un sexologue.

La dyspareunie fait référence à la douleur répétée et persistante pendant les relations sexuelles. Elle perturbe le plaisir sexuel, l'excitation et l'orgasme. La crainte de la douleur risque de créer chez la femme une tension qui diminue son plaisir sexuel (Hyde & DeLamater, 2008 ; Rosenau, Childerton, & Childerton, 2006). Selon les causes de la dyspareunie, l'infirmière pourra suggérer un changement de position au moment des relations sexuelles, l'usage d'un lubrifiant ou diriger la cliente vers un sexologue afin d'entamer une thérapie.

Stérilité

La stérilité se définit comme l'incapacité à concevoir un enfant après un an de rapports sexuels sans protection. Le couple qui désire avoir un enfant et qui n'y parvient pas peut éprouver un sentiment d'échec. Il est alors possible que la femme et son partenaire deviennent anxieux à l'idée de créer la situation propice à la conception. Différentes solutions s'offrent alors au couple : se tourner vers l'adoption, demander de l'aide médicale en clinique de fertilité ou se résoudre à l'idée de demeurer sans enfant.

Agression sexuelle

L'**agression sexuelle** se définit comme un geste à caractère sexuel, avec ou sans contact physique, commis par un individu sans le consentement de la personne visée, ou, dans certains cas (notamment celui des enfants), par une manipulation affective ou du chantage. Il s'agit d'un acte visant à assujettir une autre personne à ses propres désirs par un abus de pouvoir, par l'utilisation de la force ou de la contrainte, ou sous la menace implicite ou explicite. Cette définition est valable, peu importe l'âge, le sexe, la culture, la religion et l'orientation sexuelle de la victime ou de l'agresseur sexuel (Ministère de la Santé et des Services sociaux [MSSS] et al., 2001). Le terme **viol** est synonyme d'agression sexuelle impliquant une pénétration, alors que le terme **inceste** fait référence à une agression sexuelle commise par un membre de la famille (MSSS et al., 2001).

L'agression sexuelle peut laisser des séquelles physiques ou psychologiques sur le plan de la sexualité. La victime peut se trouver aux prises avec des douleurs chroniques ou avoir contracté des ITSS. De plus, la dépression, l'angoisse, les difficultés dans les relations sociales et les troubles du sommeil engendrés par l'agression sexuelle auront un impact sur le désir sexuel et pourront être à l'origine d'un dysfonctionnement sexuel (MSSS et al., 2001).

Bien que certaines études estiment que 3 % des hommes sont victimes d'agression sexuelle, ce sont les femmes et les enfants qui les subissent majoritairement. Ainsi, 34 % des Québécoises seraient victimes d'agression sexuelle au cours de leur vie. De plus, environ 62 % de toutes les victimes seraient âgées de moins de 18 ans (MSSS et al., 2001). Des statistiques justes et réalistes sont difficiles à obtenir puisque l'on estime que près de 90 % des agressions sexuelles ne sont pas déclarées par les victimes (MSSS et al., 2001).

On estime que près de 90 % des agressions sexuelles ne sont pas déclarées par les victimes.

De 70 % à 85 % des agressions seraient perpétrées par des personnes connues de la victime (Agence de la santé publique du Canada, 2006 ; MSSS et al., 2001). Bien que l'agresseur soit généralement connu, cela n'est pas toujours le cas, notamment dans les cas d'agressions sexuelles envers une femme.

Chez l'enfant, la preuve d'agression sexuelle peut être découverte à l'occasion de l'évaluation clinique ou de l'examen physique. Le **TABLEAU 18.3** présente les différents symptômes que peut manifester un enfant ou un adulte victime d'agression sexuelle.

Les enfants victimes d'agression sexuelle ne réagissent pas tous de la même façon. Leur réponse sera influencée par la nature et la perception des actes sexuels commis, leurs caractéristiques individuelles, les réactions de leur famille (particulièrement celle de leur mère) ainsi que par le lien qui les unissait à leur agresseur (MSSS et al., 2001).

L'infirmière qui suspecte une agression sexuelle chez un enfant doit faire appel à la DPJ et à la police.

L'infirmière qui suspecte une agression sexuelle chez un enfant doit faire appel à la Direction de la protection de la jeunesse (DPJ) et à la police. Elle doit procurer de l'information ainsi que du soutien à l'enfant et à la famille. Cette dernière devra être guidée et aidée afin de pouvoir soutenir adéquatement l'enfant qui a été victime d'agression sexuelle. À ce titre, le Directeur de la protection de la jeunesse et des centres jeunesses, les centres de santé et de services sociaux (CSSS), les centres d'aide aux victimes d'acte criminel (CAVAC), les centres d'aide et de lutte contre les agressions à caractère sexuel (CALACS) ainsi que les sexologues et les thérapeutes peuvent venir en aide aux victimes et à leur famille.

Chez la femme ou l'homme, différents symptômes peuvent suggérer une agression sexuelle. Celle-ci laissera des conséquences néfastes, influencées par les caractéristiques personnelles de la victime, la nature des gestes posés, le degré de violence subi de même que les relations

Les CAVAC sont des organismes communautaires qui offrent des services de première ligne aux personnes victimes d'acte criminel et à leurs proches, ainsi qu'aux témoins d'acte criminel. Le site www.cavac.qc.ca présente de l'information supplémentaire sur les services offerts par ces organismes.

Les CALACS, quant à eux, sont des organismes communautaires offrant des services aux femmes victimes d'agression à caractère sexuel. Visitez www.rqcalacs.qc.ca.

PISTES D'ÉVALUATION CLINIQUE

TABLEAU 18.3 Signes et symptômes qui suggèrent des agressions sexuelles actuelles ou passées

Types de résultats	Symptômes courants chez les enfants	Symptômes courants chez les adultes
Lésions ou signes physiques	• Ecchymoses, saignements, douleur ou irritation des parties génitales externes, de l'anus, de la bouche ou de la gorge • ITSS • Infections récurrentes des voies urinaires • Grossesse non désirée chez les jeunes filles pubères • Douleur chronique • Difficulté à marcher ou à s'asseoir • Odeur inhabituelle des parties génitales • Écoulement du pénis • Sous-vêtements déchirés, tachés (p. ex., de sang)	• Marques, ecchymoses, enflures, cicatrices, brûlures ou lacérations sur les bras, les jambes, la poitrine ou l'abdomen • Plaies qui ne correspondent pas à « l'histoire » du client • Ecchymoses multiples à divers stades de cicatrisation • Saignement vaginal ou rectal • Fractures du visage, du nez, des côtes ou des bras • Traumas aux lèvres, au vagin, au col de l'utérus ou à l'anus • Vomissements ou sensibilité à l'abdomen
Comportements, communication non-verbale ou manifestation de troubles somatiques vagues	• Agression physique • Agissements sexuels • Masturbation excessive • Manifestations d'une faible estime de soi • Mauvais rendement scolaire • Mauvaises relations avec les autres • Perturbations du sommeil • Retrait social et rêverie excessive • Fugue de la maison • Abus d'alcool ou de drogues, ou tentatives de suicide	• Grimaces pendant l'examen physiques des parties génitales • Absence de réactions faciales ou affect émoussé • Anxiété • Dépression • Crises de panique • Difficulté à dormir • Anorexie • Démarche lente et chancelante

Sources : Adapté de Hockenberry, M.J., & Wilson, D. (2007). *Wong's nursing care of infants and children* (8th ed.). St. Louis, Mo. : Elsevier ; Murray, S.S., & McKinney, E.S. (2006). *Foundations of maternal-newborn nursing* (4th ed.). St. Louis, Mo. : Saunders ; Stuart, G.W., & Laraia, M.T. (2005). *Principles and practice of psychiatric nursing* (8th ed.). St. Louis, Mo : Mosby.

qu'entretenait ou non la victime avec son agresseur (MSSS et al., 2001).

Au Québec, les victimes d'agression sexuelle récente sont encouragées à se présenter dans un des cinq centres désignés pour les recevoir. Ces centres sont ouverts en tout temps, et le personnel – médecins, infirmières, sexologues et psychologues – est formé pour venir en aide aux victimes et leur offrir tout le soutien nécessaire. Une **trousse médicolégale** est mise à la disposition du personnel médical. Cette trousse fournit les formulaires à remplir, permet d'évaluer les besoins de la victime et explique comment procéder aux prélèvements pertinents à une poursuite criminelle (MSSS et al., 2001).

En matière d'agression sexuelle, l'infirmière peut jouer de multiples rôles. L'infirmière de l'urgence doit accueillir les victimes, procéder aux prises de sang, compléter la collecte des données et remplir les formulaires associés ; elle assure aussi la prise en charge de la personne par une équipe interdisciplinaire composée généralement d'un médecin, d'une infirmière, et d'un psychologue ou d'un travailleur social. ■

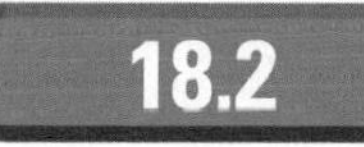

Connaissances scientifiques appliquées à la pratique infirmière

Compte tenu des nombreuses dimensions propres à la sexualité, il est important que l'infirmière puisse reconnaître tous les éléments pertinents afin d'étudier la santé sexuelle d'un client. Le rôle de l'infirmière dans ce domaine consiste surtout à évaluer la santé sexuelle, à éduquer les clients sur leur santé sexuelle et à les diriger au besoin vers les ressources appropriées **ENCADRÉ 18.2**.

18.2.1 Évaluation de la santé sexuelle

En intégrant la sexualité dans l'évaluation des antécédents thérapeutiques, l'infirmière reconnaît qu'elle est une composante importante de la santé, et elle offre au client la possibilité de parler de ses préoccupations d'ordre sexuel. En recueillant les données, l'infirmière doit tenir compte des facteurs physiques, psychologiques, culturels et relationnels susceptibles d'influer sur le fonctionnement sexuel.

L'une des tâches de l'infirmière est de déterminer, avec le client, les facteurs susceptibles d'influencer le désir sexuel et d'en mesurer les impacts

ENSEIGNEMENT AU CLIENT

ENCADRÉ 18.2 Amélioration ou maintien de la santé sexuelle

L'infirmière peut promouvoir la santé sexuelle en repérant les clients présentant des risques, en procurant l'information appropriée, en aidant les personnes à clarifier leurs problèmes et en cherchant des méthodes pour les résoudre efficacement.

Afin d'aider le client à améliorer sa santé sexuelle, l'infirmière doit l'éduquer sur celle-ci, sur les pratiques sexuelles sûres, sur les mesures contraceptives et sur la prise en charge de sa santé sexuelle. Elle doit fournir aux jeunes filles et aux femmes des renseignements sur l'autoexamen des seins, la mammographie, le test de Pap et le vaccin contre le VPH. Les hommes devraient être renseignés sur l'autoexamen des testicules, en vue du dépistage du cancer des testicules.

L'infirmière devrait aborder le sujet de la contraception tant avec l'homme qu'avec la femme en âge de procréer. Au cours des discussions portant sur la contraception, certains facteurs doivent être considérés, dont :

- la fréquence de l'activité sexuelle ;
- le nombre de partenaires sexuels ;
- les pratiques sexuelles courantes ;
- l'aisance pour le toucher génital ;
- le partage de la responsabilité contraceptive avec le partenaire ;
- le désir de fonder une famille ;
- les méthodes de contraception efficaces.

L'infirmière devrait passer en revue les différentes méthodes de contraception pour fournir les renseignements nécessaires aux clients qui n'en utilisent pas régulièrement ou qui ont recours à des méthodes peu fiables.

Les personnes qui ont plus d'un partenaire sexuel ou dont le partenaire s'adonne à d'autres expériences sexuelles doivent être renseignées davantage sur les pratiques sexuelles sûres. Il est souhaitable que l'infirmière leur transmette de l'information sur les symptômes et le mode de transmission des ITSS, l'utilisation du condom et les activités sexuelles à risque.

Jugement clinique

Quelles questions pourriez-vous poser à monsieur Clément afin de compléter votre collecte des données ? Indiquez-en quatre.

réels. À cette étape, la connaissance de l'histoire médicale du client peut se révéler fort utile **ENCADRÉ 18.3**.

Examen physique

Dans certains milieux, l'infirmière procède à l'examen physique des clients. Par exemple, en effectuant l'examen des seins d'une femme, elle peut évaluer la réaction de celle-ci, répondre à ses questions, lui procurer de l'information sur les structures anatomiques et physiologiques de son corps, et lui enseigner l'autoexamen des seins. À l'occasion de l'examen physique des organes génitaux, l'homme peut apprendre à effectuer un autoexamen des testicules ▶ 23. Une connaissance des structures anatomiques d'un scrotum sain permet à l'homme de reconnaître les signes de cancer des testicules. L'examen physique permet à l'infirmière de renseigner l'homme ou la femme sur les signes et symptômes des ITSS si leurs antécédents laissent présager des risques.

23

Les techniques liées à l'autoexamen des seins et à celui des testicules sont présentées dans le chapitre 23, *Procéder à l'évaluation de la santé et à l'examen physique.*

18.2.2 Interventions visant l'amélioration de la santé sexuelle

Les crises associées aux différents stades de développement, comme la puberté ou la ménopause, devraient être l'occasion d'éduquer les clients sur les conséquences de ces phases sur la sexualité. Les crises situationnelles telles que la maladie, la chirurgie, la grossesse, le stress émotionnel ou le décès du conjoint ont aussi un impact sur la sexualité. Leurs effets peuvent durer des jours, des mois ou même des années, et causer de l'anxiété sur le plan du fonctionnement sexuel. L'infirmière ne doit pas présumer que cette situation laisse le client indifférent, mais devrait plutôt explorer les effets de ces crises sur la sexualité de celui-ci.

En réponse aux préoccupations formulées par le client, l'infirmière peut amorcer une discussion portant sur la diversité des pratiques sexuelles. Par exemple, le sexe oral ou la masturbation mutuelle peuvent être des modes d'expression de l'affection intime lorsque les relations vaginales sont douloureuses ou contre-indiquées. L'infirmière doit être en mesure de reconnaître le moment où les besoins d'un client dépassent son expertise, et elle doit alors le diriger vers l'intervenant approprié **ENCADRÉ 18.4**. ■

Jugement clinique

Quelles activités de promotion liées à la santé sexuelle pourriez-vous envisager auprès de monsieur Clément ?

PISTES D'ÉVALUATION CLINIQUE

ENCADRÉ 18.3 Exemples de questions pour l'évaluation de la santé sexuelle

- Êtes-vous actif sexuellement ?
- Combien de partenaires sexuels avez-vous (ou avez-vous déjà eus) ?
- Comment vous sentez-vous par rapport à votre sexualité ?
- Avez-vous constaté des changements dans la façon dont vous vous percevez (en tant que femme, qu'homme, qu'épouse ou époux) ?
- De quelle manière votre maladie, vos médicaments ou votre chirurgie ont-ils influé sur votre vie sexuelle ?
- Il n'est pas rare que des gens dans votre état vivent des changements sur le plan sexuel. Avez-vous remarqué des changements quelconques ou avez-vous des préoccupations à ce sujet ?
- Vivez-vous une relation où vous subissez des blessures ?
- Vous a-t-on déjà forcé à avoir une relation sexuelle alors que vous ne désiriez pas y participer ?
- Beaucoup d'adolescents se posent des questions sur les ITSS ou veulent savoir si leur corps se développe normalement. As-tu des questions sur la sexualité ou sur un autre sujet ?

PROMOTION ET PRÉVENTION

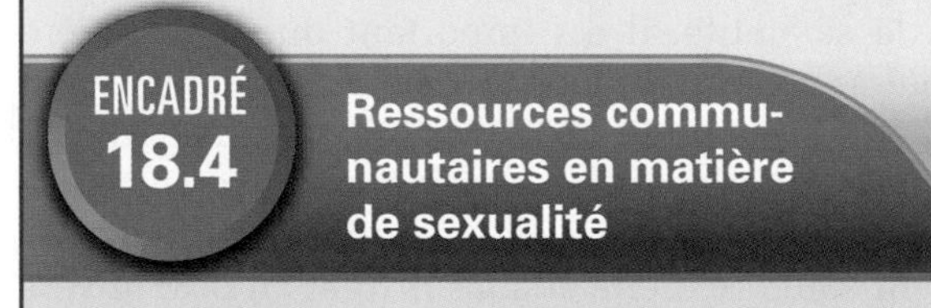

ENCADRÉ 18.4 Ressources communautaires en matière de sexualité

- Sexothérapeutes
- Psychologues
- Travailleurs sociaux
- Centres de santé et de services sociaux (CSSS)
- Centres d'aide aux victimes d'actes criminels (CAVAC)
- Centres d'aide et de lutte contre les agressions à caractère sexuel (CALACS)
- Maisons d'hébergement pour femmes
- Services d'écoute téléphonique
- Groupes procurant des services aux personnes atteintes de maladies particulières (diabète, maladies cardiovasculaires, personnes stomisées, etc.)

18.3 Mise en œuvre de la démarche de soins

Jugement **clinique**

La démarche de soins présentée dans cette section permet de mieux cibler et comprendre le problème prioritaire de santé de monsieur Clément, en vue d'en assurer un suivi clinique adéquat. Les cinq étapes de la démarche de soins y sont abordées et permettent d'intégrer les données propices à un suivi clinique professionnel et d'individualiser l'approche infirmière par rapport à ce client.

18.3.1 Collecte des données

L'évaluation clinique de monsieur Clément permet de faire ressortir des données objectives et subjectives qui permettront une meilleure compréhension de la situation de soins pour ainsi mettre en évidence le problème prioritaire sur lequel devront travailler monsieur Clément et l'infirmière.

Sur le plan individuel, monsieur Clément présente des facteurs de risques importants, liés à la dysfonction sexuelle. Son âge, ses problèmes de santé tels que son hypertension artérielle, son diabète non contrôlé et son embonpoint représentent des facteurs ayant un impact direct sur le désir et la performance sexuels. De plus, la prise d'un antihypertenseur peut entraîner des problèmes de dysfonction sexuelle comme la dysfonction érectile ou la baisse du désir sexuel.

Sur le plan relationnel, monsieur Clément mentionne avoir eu des relations sexuelles satisfaisantes avec sa conjointe, et ce, sur une base régulière. Il semblerait que la nouvelle médication occasionne un changement quant au désir et à la performance de monsieur Clément. Le fait que le désir sexuel de sa conjointe ne soit pas modifié peut entraîner des conflits au sein du couple.

L'**ENCADRÉ 18.5** présente les données subjectives et objectives dont l'infirmière doit tenir compte pour reconnaître le problème prioritaire du client, et établir un plan de soins et de traitements infirmiers (PSTI) adapté à celui-ci.

COLLECTE DES DONNÉES

ENCADRÉ 18.5 Situation clinique de monsieur Clément

Données subjectives

- Diminution de l'intérêt pour les relations sexuelles
- Difficultés à obtenir une érection
- Rapports sexuels fréquents et satisfaisants dans le passé
- Inobservance du régime
- Désir sexuel intact de sa conjointe

Données objectives

- Prise de métoprolol
- Amélioration de la pression artérielle (126/74 mm Hg)
- Diabète de type 2
- Embonpoint (IMC de 29,5)
- 52 ans

18.3.2 Analyse et interprétation des données

Le client a entrepris un traitement contre l'hypertension (métoprolol, un antihypertenseur bêtabloquant) il y a trois mois. Depuis le début de la prise de ce médicament, monsieur Clément a noté une baisse de son intérêt pour les relations sexuelles de même que des difficultés érectiles occasionnelles. L'intérêt sexuel de sa conjointe n'ayant pas diminué, la baisse de désir sexuel de monsieur Clément entraîne des problèmes dans sa relation avec celle-ci. Puisque le client rapporte avoir eu une vie sexuelle satisfaisante avant la prise de métoprolol, l'infirmière peut émettre l'hypothèse que la médication actuelle serait à l'origine des dysfonctions sexuelles de monsieur Clément **ENCADRÉ 18.6**.

18.3.3 Planification des soins et établissement des priorités

La planification des soins de monsieur Clément doit tenir compte de toutes les données connues à son sujet. Comme les données recueillies concernent le client et sa conjointe, la planification des soins devra tenir compte de ces deux personnes.

CONSTAT DE L'ÉVALUATION

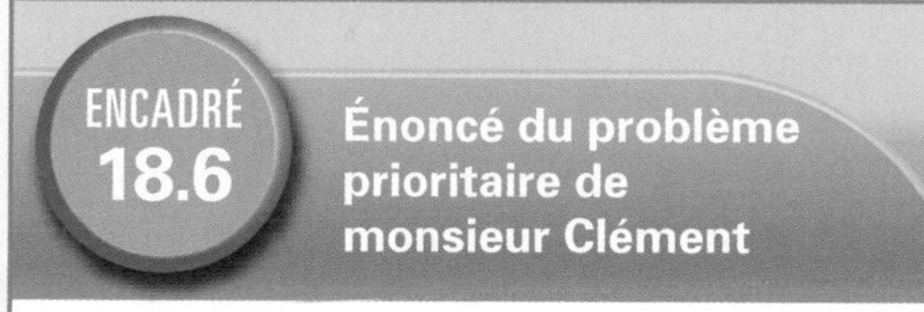

Dysfonction sexuelle en raison de la prise d'un antihypertenseur

Sur le plan individuel, l'infirmière peut suggérer à monsieur Clément de discuter avec son médecin pour réviser le traitement de son hypertension artérielle. Un nouveau traitement, approprié à la condition de santé du client, devrait permettre de diminuer l'impact sur le désir et la performance sexuels. De l'enseignement concernant les effets de la médication et des conditions de santé sur la vie sexuelle sera également nécessaire.

Sur le plan relationnel, l'infirmière devra s'attarder à l'évaluation de la communication dans le couple. Si nécessaire, elle devra faciliter la communication en enseignant diverses stratégies telles que l'utilisation du « je » ou l'expression des sentiments. L'infirmière pourrait diriger le client et sa conjointe vers un sexologue ou un psychologue.

La planification de ces interventions a pour objectif de faire retrouver une vie sexuelle satisfaisante à monsieur Clément. Ainsi, les résultats escomptés par celui-ci, par sa conjointe et par l'infirmière pourraient viser le retour de la satisfaction dans la vie sexuelle d'ici un mois ainsi que la résolution de la baisse du désir et de la performance sexuels.

18.3.4 Interventions cliniques

Les interventions cliniques en lien avec la situation de santé de monsieur Clément font appel à la capacité de communication de l'infirmière, à sa facilité d'enseigner à autrui et à son ouverture d'esprit. En premier lieu, l'infirmière doit démontrer sa capacité d'écoute envers le client. Le thème de la sexualité étant encore tabou, elle doit faire preuve d'ouverture sur le sujet et amorcer la discussion si le client en est incapable. L'infirmière doit donc être à l'affût des allusions directes ou indirectes à l'égard de la sexualité, et démontrer de la curiosité quant à la satisfaction sexuelle du client et de sa conjointe. De cette façon, ces derniers pourront s'ouvrir à la discussion, et il sera plus facile pour l'infirmière de trouver des pistes de solution avec eux. De plus, la communication permettra d'encourager le client à échanger ouvertement avec son médecin des effets néfastes de sa médication sur sa vie sexuelle.

Le volet enseignement est également prioritaire. En comprenant sa situation ainsi que l'impact de sa condition de santé et de sa médication sur sa vie sexuelle, le client sera en mesure de participer activement au processus de recherche de solutions **TABLEAU 18.4**.

PLANIFICATION ET INTERVENTIONS

TABLEAU 18.4 **Résultats escomptés et interventions prioritaires liés à la situation clinique de monsieur Clément**

PLANIFICATION / RÉSULTATS ESCOMPTÉS CHEZ LE CLIENT

- Perception positive de sa sexualité d'ici un mois
- Vie sexuelle satisfaisante avec sa conjointe d'ici un mois
- Résolution du désintérêt pour les relations sexuelles d'ici un mois
- Disparition des problèmes de dysfonction érectile d'ici un mois

INTERVENTIONS INFIRMIÈRES	JUSTIFICATIONS
• Créer avec le client un climat de confiance et de respect. Avoir une discussion en privé.	• Communiquer de l'empathie, cela permettra sans doute au client d'exprimer ses problèmes à fond.
• Discuter des effets possibles des antihypertenseurs sur le désir et la performance sexuels, et encourager le client à parler de ses préoccupations d'ordre sexuel avec le médecin.	• Aider le client à comprendre les causes possibles de ses troubles sexuels. Offrir au client une possibilité d'en discuter avec le médecin.
• Expliquer les effets possibles des conditions de santé sur le désir et la performance sexuels.	• Aider le client à comprendre les causes possibles de ses troubles sexuels.
• Encourager le client à discuter de ses préoccupations avec sa conjointe. Avec l'accord du client, inclure celle-ci dans les échanges.	• Favoriser la discussion, car une mauvaise communication est à l'origine de nombreux problèmes sexuels.
• Rassurer le client sur l'existence d'autres médicaments pouvant régulariser la pression artérielle sans avoir d'effet sur le fonctionnement sexuel.	• Donner au client une impression de maîtrise puisqu'il sait que des solutions existent et qu'il peut régulariser sa pression artérielle sans danger.

Afin d'être accomplies ou maintenues en place, ces interventions cliniques doivent être consignées dans le plan de soins et de traitements infirmiers (PSTI).

18.3.5 Évaluation des résultats

L'infirmière passera en revue les réactions du client envers les interventions de façon à déterminer si les objectifs sont atteints. Le client peut être amené à verbaliser ses préoccupations et à évaluer sa santé sexuelle. La performance sexuelle est rarement le seul objet de la satisfaction, et chaque personne doit définir ce qui est acceptable et satisfaisant. Il est possible que monsieur Clément, sa conjointe et l'infirmière aient à modifier leurs attentes ou à établir de meilleurs délais pour atteindre les objectifs. Si ces derniers ne sont pas réalisés, l'infirmière

M. MICHEL CLÉMENT
52 ans

PLAN THÉRAPEUTIQUE INFIRMIER (PTI)

CONSTATS DE L'ÉVALUATION

Date	Heure	N°	Problème ou besoin prioritaire	Initiales	RÉSOLU / SATISFAIT			Professionnels / Services concernés
					Date	Heure	Initiales	
2010-03-04	*13:30*	*1*	*Dysfonction sexuelle en raison de la prise d'un antihypertenseur*					*Psychologue*
								Sexologue
		2	*Manque de connaissance des effets des antihypertenseurs sur la sexualité*	*J.M.*				

SUIVI CLINIQUE

Date	Heure	N°	Directive infirmière	Initiales	CESSÉE / RÉALISÉE		
					Date	Heure	Initiales
2010-03-04	*13:30*	*1*	*Faire verbaliser le client sur sa sexualité quand il aborde le sujet directement ou indirectement par des allusions.*				
		2	*Expliquer les effets secondaires du métoprolol sur la sexualité.*	*J.M.*			

Signature de l'infirmière	Initiales	Programme / Service	Signature de l'infirmière	Initiales	Programme / Service
Jade Mayer	*J.M.*	*Unité de cardiologie*			

PLAN THÉRAPEUTIQUE INFIRMIER (PTI)

Extrait des notes d'évolution

- *2010-03-04 13:30 Verbalise son désintérêt actuel pour les relations sexuelles. Clarification de ses propos : ajoute que sa conjointe a l'impression qu'il ne l'aime plus, mais que ce n'est pas le cas.*
- *Information sur les effets secondaires du métoprolol sur la sexualité.*
- *Le client dit qu'il ne savait pas que ce médicament avait un impact sur son intérêt sexuel et qu'il va discuter de cela avec sa conjointe.*

FIGURE 18.5 Extrait du plan thérapeutique infirmier de monsieur Clément pour le suivi clinique favorisant le retour à une sexualité satisfaisante

peut questionner le client et sa partenaire afin de déterminer les changements appropriés à effectuer.

18.3.6 Plan thérapeutique infirmier de monsieur Clément

Les directives infirmières inscrites au plan thérapeutique infirmier de monsieur Clément **FIGURE 18.5** sont de l'ordre de la relation thérapeutique, orientées vers l'enseignement des effets du métoprolol sur la sexualité (selon les connaissances de monsieur Clément sur le sujet) et vers la verbalisation des craintes à ce sujet. Comme monsieur Clément peut exprimer spontanément des préoccupations au regard de sa sexualité, l'infirmière doit être à l'aise pour l'écouter. Par contre, si le client fait allusion à son désintérêt sexuel, l'infirmière doit alors être alerte pour reconnaître une opportunité d'explorer ses propos, et déployer des techniques et des attitudes de communication efficaces favorisant l'expression claire des sentiments.

18.3.7 Application de la pensée critique à la situation de monsieur Clément

Lorsque l'infirmière entreprend une démarche visant à aider monsieur Clément par rapport aux difficultés sexuelles qu'il vit, elle tient compte de certains éléments qui influencent sa collecte des données, l'évaluation qu'elle fait de la situation du client et, ultimement, les décisions cliniques qui en découleront. On y reconnaît une fois de plus une application pratique du modèle de pensée critique. Des connaissances générales sur la sexualité et des facteurs qui l'influencent, sur les dysfonctions sexuelles possibles et sur les problèmes de santé qui ont un impact sur la sexualité d'une personne guideront l'infirmière dans les données initiales à recueillir. Ces connaissances, ajoutées à des expériences professionnelles et personnelles, ainsi qu'aux normes d'exercices applicables et aux attitudes professionnelles à adopter, devraient permettre à l'infirmière de préciser les points à évaluer chez le client **FIGURE 18.6**.

Vers un Jugement clinique

Connaissances

- Développement sexuel et schémas de réactions sexuelles de l'être humain
- Dysfonctions sexuelles masculines et leurs traitements
- Facteurs culturels, relationnels et individuels ayant une influence sur la sexualité
- Maladies ou médicaments qui influent sur la fonction sexuelle

Expériences

- Communication avec les clients et création de liens de confiance avec des clients présentant un problème de santé se répercutant sur la sexualité
- Travail avec des clients ayant des préoccupations sexuelles
- Expérience et réaction sexuelles personnelles

ÉVALUATION

- Stade de développement de monsieur Clément en ce qui a trait à sa sexualité
- Évaluation physique de la région urogénitale
- Préoccupations sexuelles de monsieur Clément
- Troubles de santé et médicaments qui peuvent influer sur le fonctionnement sexuel de monsieur Clément
- Vérification des connaissances du client sur les effets secondaires des antihypertenseurs
- Intérêt à discuter de son problème avec sa conjointe en présence d'autres intervenants (sexologue ou psychologue)

Normes

- S'assurer de la pertinence et de la plausibilité des soins, afin qu'ils soient acceptables pour le client
- Assurer le respect des droits du client en protégeant adéquatement les renseignements de nature confidentielle
- Respecter les règles de l'éthique

Attitudes

- Ne pas banaliser les préoccupations sexuelles du client
- Démontrer de l'ouverture à écouter les craintes de monsieur Clément concernant sa sexualité
- Faire preuve d'intégrité ; les croyances et valeurs de l'infirmière diffèrent de celles du client ; admettre toute contradiction entre ses valeurs et celles du client
- Accepter d'explorer les questions et préoccupations sexuelles du client sans faire d'intrusion indue

FIGURE 18.6 Application de la pensée critique à la situation clinique de monsieur Clément

À retenir

Version reproductible
www.cheneliere.ca/potter

- La sexualité est liée à toutes les dimensions de la santé. Par conséquent, les préoccupations ou les problèmes sexuels des clients doivent être abordés au cours des soins infirmiers.
- La santé sexuelle se définit comme un processus continu de bien-être physique, psychologique et socioculturel lié à la sexualité. Elle se manifeste par la capacité d'exprimer sa sexualité d'une façon à la fois responsable et susceptible de favoriser le bien-être sur les plans personnel et social, tout en enrichissant la vie personnelle et sociale.
- La santé sexuelle touche à des aspects physiques et psychosociaux, et contribue à améliorer l'estime de soi et les relations interpersonnelles.
- La sexualité ne se limite pas à la génitalité. Elle fait partie de l'identité de chacun ; elle englobe le sexe biologique, l'identité sexuelle, le rôle assigné à chacun des sexes et l'orientation sexuelle.
- La sexualité d'une personne est influencée par ses valeurs sociales, ses croyances morales et religieuses, ses attitudes, ses comportements, ses relations avec autrui, son besoin d'établir un rapprochement émotif, sans oublier son état de santé.
- Les attitudes de l'infirmière envers la sexualité varient et peuvent être différentes de celles du client ; l'infirmière ne doit pas confondre ses orientations et ses besoins personnels avec ceux du client.
- Le développement sexuel débute dès l'enfance et comprend des comportements sexuels à tous les stades de la croissance.
- La réaction sexuelle physiologique se modifie en vieillissant, mais le vieillissement n'entraîne pas nécessairement la diminution des rapports sexuels.
- Le choix et l'utilisation de méthodes de contraception efficaces sont influencés par les préjugés sexuels, l'aisance à toucher les parties génitales, le désir de fécondité ultérieure, la situation financière, la capacité de planifier les rapports sexuels et les habiletés à communiquer avec le partenaire.
- La dysfonction sexuelle chez l'homme touche principalement l'éjaculation précoce et la difficulté érectile alors que chez la femme, elle comprend l'anorgasmie, le vaginisme et la dyspareunie.
- Les interventions relatives à la santé sexuelle dépendent du client et de son état de santé ; elles peuvent consister à donner de l'information, à enseigner des exercices précis, à améliorer la communication entre les partenaires ou à diriger le client vers un professionnel compétent.
- L'évaluation s'appuie sur la discussion avec le client (et, s'il y a lieu, avec son partenaire) à propos de sa vie sexuelle ainsi que sur l'observation de comportements non verbaux qui trahissent de l'anxiété.

Pour en savoir plus

Version complète et détaillée
www.cheneliere.ca/potter

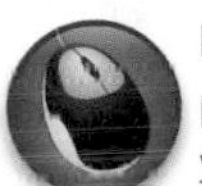

RÉFÉRENCES GÉNÉRALES

Infiressources > Banques et recherche > Santé > Sexualité
www.infiressources.ca

masexualite.ca > Professionnels de la santé
www.masexualite.ca

Service d'information en contraception et sexualité de Québec
www.sicsq.org

ORGANISMES ET ASSOCIATIONS

ASQ
Association des sexologues du Québec
www.associationdessexologues.com

Regroupement québécois des CALACS > Documentation / Ressources
Centres d'aide et de lutte contre les agressions à caractère sexuel
www.rqcalacs.qc.ca

SOGC
Société des obstétriciens et gynécologues du Canada
www.sogc.org

ORGANISMES GOUVERNEMENTAUX

INSPQ > Maladies infectieuses, immunisation > Infections transmissibles sexuellement et par le sang
Institut national de santé publique du Québec
www.inspq.qc.ca

MSSS > Problèmes de santé > ITS / VIH / Hépatite C
Ministère de la Santé et des Services sociaux du Québec
www.msss.gouv.qc.ca

ASPC > Maladies infectieuses > Infections transmissibles sexuellement (ITS)
Agence de la santé publique du Canada
www.phac-aspc.gc.ca

ONUSIDA
www.unaids.org

Crooks, R., & Baur, K. (2009). ***Psychologie de la sexualité*** **(adaptation de P. Munger). Montréal : Modulo.**

Hyde, J.S., & DeLamater, J.D. (2009). ***Understanding Human Sexuality*** **(4th ed.). Whitby, Ont. : McGraw-Hill Canadian Higher Education.**

Cloutier, R., & Drapeau, S. (2008). ***Psychologie de l'adolescence*** **(3e éd.) Montréal : Gaëtan Morin.**
Le chapitre 5 de l'ouvrage est consacré à la sexualité des adolescents.

Saint-Pierre, F., & Viau, M.-F. (2008). ***Que savoir sur la sexualité de mon enfant ?*** **Montréal : Éditions du CHU Sainte-Justine.**

Vézina, J., Cappeliez, P., & Landreville, P. (2007). ***Psychologie gérontologique*** **(2e éd.). Montréal : Gaëtan Morin.**
Le chapitre 3 de l'ouvrage est consacré à la sexualité des personnes âgées.

Laberge, C., Steben, M., Labbé, A.-C., Fortin, C., Parent, R., & Babin, C. (2007). ***Complément québécois. Lignes directrices canadiennes sur les infections transmissibles sexuellement, éd. 2006.*** **Ottawa, Ont. : ASPC.**
www.inspq.qc.ca

CHAPITRE

Édition française :
Jean-François Desbiens, inf., Ph. D. (c)
Mélanie Vachon, Ph. D. (c)
Lise Fillion, inf., Ph. D.

Édition originale :
Amy M. Hall, RN, BSN, MS, PhD

Favoriser le bien-être spirituel

Objectifs

Après avoir lu ce chapitre, vous devriez être en mesure :

- d'expliquer le concept de spiritualité, ses composantes et ses manifestations cliniques ;
- d'expliquer l'importance de la dimension spirituelle au regard de la maladie ;
- d'entreprendre une réflexion personnelle sur votre propre expérience spirituelle ;
- de définir le rôle de l'infirmière dans la reconnaissance des besoins spirituels des clients et dans l'accompagnement de ces derniers ;
- d'appliquer la démarche de soins infirmiers auprès de clients ayant besoin de soutien spirituel.

Guide d'études, pages 74 à 77

Mise en contexte

Jugement clinique

Monsieur Sylvain Desmeules, 58 ans, a subi une colectomie partielle avec colostomie temporaire il y a quatre jours, à la suite d'un diagnostic de cancer du côlon. Après son hospitalisation, il devra recevoir des traitements de chimiothérapie en consultation externe pendant environ six mois. Monsieur Desmeules est marié et père de deux enfants d'âge adulte. Les notes d'évolution révèlent que, depuis le début de son hospitalisation, il est souvent pensif, regarde le sol et parle peu, ce que vous avez pu constater vous-même au cours des deux dernières soirées où vous avez pris soin de lui.

Vous vous présentez à sa chambre pour poursuivre l'enseignement des soins de colostomie amorcé hier. Comme vous sentez qu'un lien de confiance s'est établi avec le client, vous en profitez pour explorer avec lui ses sentiments actuels envers sa maladie. Celui-ci vous avoue qu'il ressent un grand vide intérieur. Il trouve cette situation très injuste, puisqu'il a toujours pris soin de sa santé. Il devait prendre sa retraite dans quatre mois, moment qu'il attendait depuis plusieurs années déjà. Monsieur Desmeules vous avoue aussi que, depuis l'annonce de son diagnostic, il a souvent peur de mourir. Il se sent désespéré, comme si sa vie n'avait plus de sens. Bien qu'il ne soit pas pratiquant, il éprouve actuellement une grande colère contre Dieu.

Dans cette mise en contexte, quels éléments devraient attirer votre attention quant au vécu spirituel de monsieur Desmeules ?

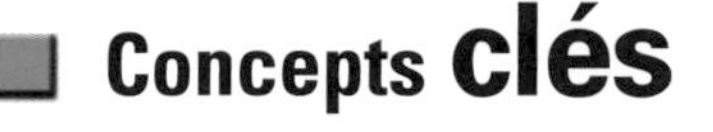

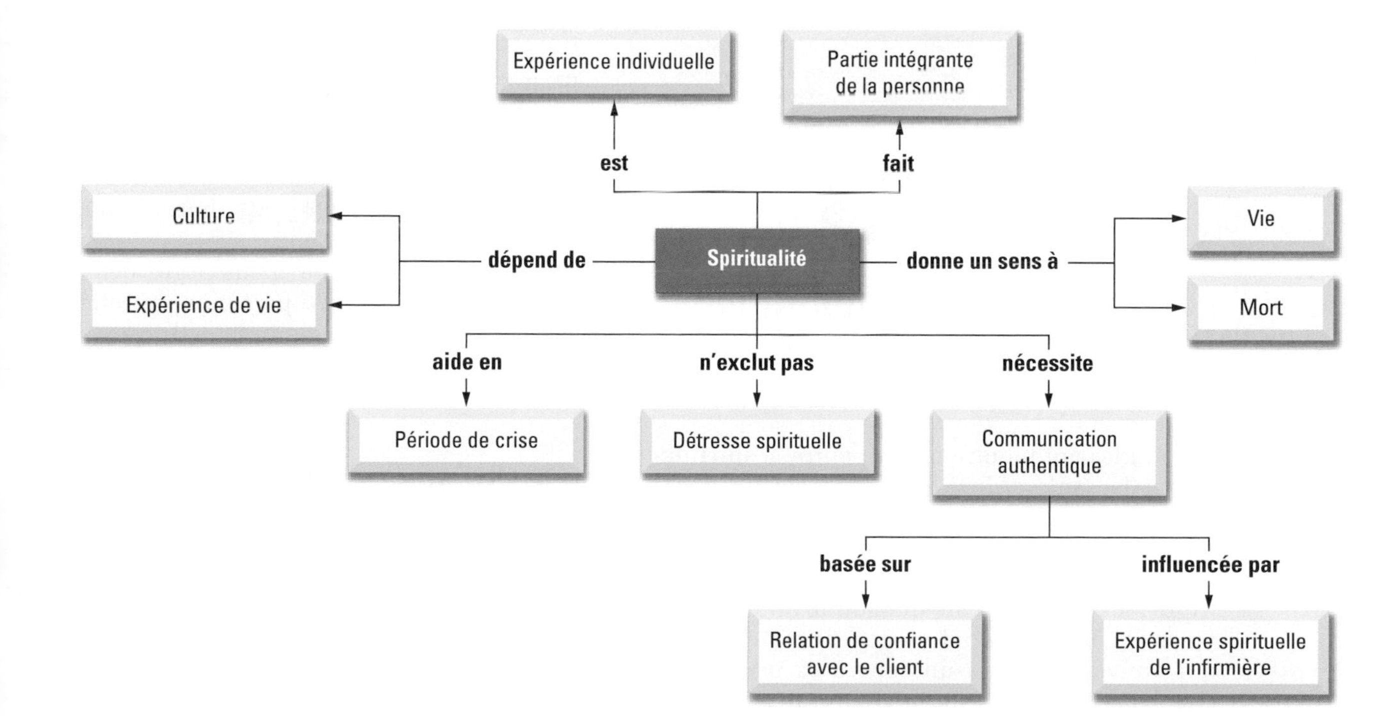

Le terme *spiritualité* vient du mot latin *spiritus*, qui désigne le souffle ou le vent. La spiritualité peut donc être définie comme un souffle de vie ou comme la dimension centrale de l'être humain qui infiltre chacun des aspects de sa vie (McEwen, 2005). Bien que la spiritualité soit inhérente à l'expérience humaine, il n'existe pas de consensus sur la définition de ce concept. En effet, la spiritualité est souvent décrite comme étant une notion abstraite, pouvant revêtir des significations différentes pour chaque personne (Mauk & Schmidt, 2004). Ce chapitre propose un survol des concepts clés qui permettent de définir le mieux possible la spiritualité ; ils pourront orienter les infirmières dans la reconnaissance des besoins spirituels et dans l'accompagnement des clients et de leurs proches relativement à cette dimension.

Trop souvent, les professionnels de la santé éprouvent de la difficulté à reconnaître la spiritualité de leurs clients parce qu'il ne s'agit pas d'un concept purement scientifique, parce qu'il n'en existe pas de définition claire ou encore parce que la dimension spirituelle est trop difficile à évaluer (Delgado, 2005 ; Gray, 2006). De plus, certains soignants ont tendance à délaisser cette dimension parce qu'ils la confondent avec la religion (White, 2000) ou parce qu'ils manquent de temps pour l'aborder. Pourtant, la maladie engendre souvent un questionnement d'ordre spirituel. Les soins infirmiers englobent l'accompagnement spirituel des clients afin que ceux-ci mobilisent leurs ressources quant à cette dimension, qu'ils explorent et précisent leurs valeurs et leurs priorités, et qu'ils amorcent une quête de sens pour mieux composer avec l'impact de la maladie dans leur vie (Krebs, 2003). La capacité des clients à prendre contact avec leur expérience spirituelle dépend en partie de la relation de confiance et de soutien qu'ils développeront avec leur soignante, l'infirmière.

Le rapport qu'entretient l'infirmière avec sa propre spiritualité demeure son outil le plus précieux pour accompagner les clients dans leur cheminement spirituel. Les infirmières qui prennent conscience de leur expérience spirituelle sont plus à l'aise pour discuter de spiritualité avec leurs clients et reconnaissent plus facilement leurs besoins dans ce domaine (Byrne, 2002 ; Miner-Williams, 2006).

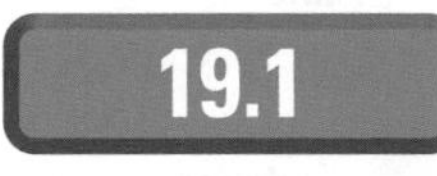

19.1 Connaissances scientifiques de base à propos du bien-être spirituel

Des études ont montré un lien entre la **spiritualité** et la santé. Ainsi, on a associé un degré élevé de bien-être spirituel à un degré moindre d'épuisement chez des proches aidants d'une personne souffrant de la maladie d'Alzheimer (Spurlock, 2005). Une personne atteinte du virus de l'immunodéficience humaine (VIH) qui arrive à trouver un sens à sa maladie et à conserver l'espoir en la vie aurait une meilleure **observance** à la médication antirétrovirale (Holstad, Pace, De, & Ura, 2006). D'autres études se sont intéressées au lien entre le corps physique et l'esprit. La pratique de la méditation, de la relaxation ou de la visualisation aurait une influence positive sur la fonction immunitaire (Lindberg, 2005), et réduirait la perception de douleur et d'anxiété (Antall & Kresevic, 2004). De plus, les pratiques religieuses pourraient avoir un impact positif sur la santé (Aaron, Levine, & Burstin, 2003 ; Banks-Wallace & Parks, 2004). Se percevoir comme une personne religieuse, spirituelle et pratiquante a été associé à une meilleure santé physique, à moins de dépression et à un meilleur soutien social (Koenig, George, & Titus, 2004).

■ **Observance :** Respect par le client du traitement qu'on lui a prescrit.

Ces travaux suggèrent donc l'existence d'un lien entre la spiritualité et la santé. La spiritualité pourrait également contribuer au processus d'adaptation psychologique à la maladie et permettre à la personne atteinte d'être en paix avec une condition médicale impossible à changer. En accompagnant les clients dans leur expérience spirituelle de la maladie, les infirmières peuvent contribuer à leur santé globale et à leur bien-être physique, social, psychologique et spirituel. ■

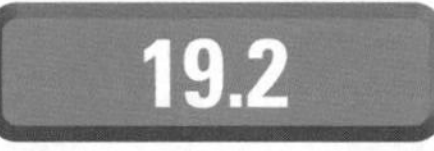

19.2 Connaissances scientifiques appliquées à la pratique infirmière

La discipline infirmière s'intéresse à la personne dans sa globalité, à sa santé et à son bien-être (Fawcett, 2005). Il est donc tout à fait à propos qu'elle porte son attention sur la spiritualité (Mauk & Schmidt, 2004 ; McSherry, 2000). Malgré le manque de consensus sur sa définition théorique, la spiritualité peut être décrite comme le rapport qu'une personne entretient avec la vie et la mort. Souvent, la maladie vient bousculer ce rapport, et l'expérience spirituelle de l'individu se manifeste de différentes façons.

19.2.1 Composantes de la spiritualité

Une récente analyse conceptuelle de la spiritualité (Vachon, Fillion, & Achille, 2009) propose que l'expérience spirituelle d'une personne comporte plusieurs dimensions : la capacité de trouver un sens à sa vie, de transcender une expérience, d'entretenir des croyances, d'adopter une attitude particulière devant la mort, de définir ses valeurs et ses priorités, d'être en relation profonde avec les autres et d'élargir sa conscience **FIGURE 19.1**.

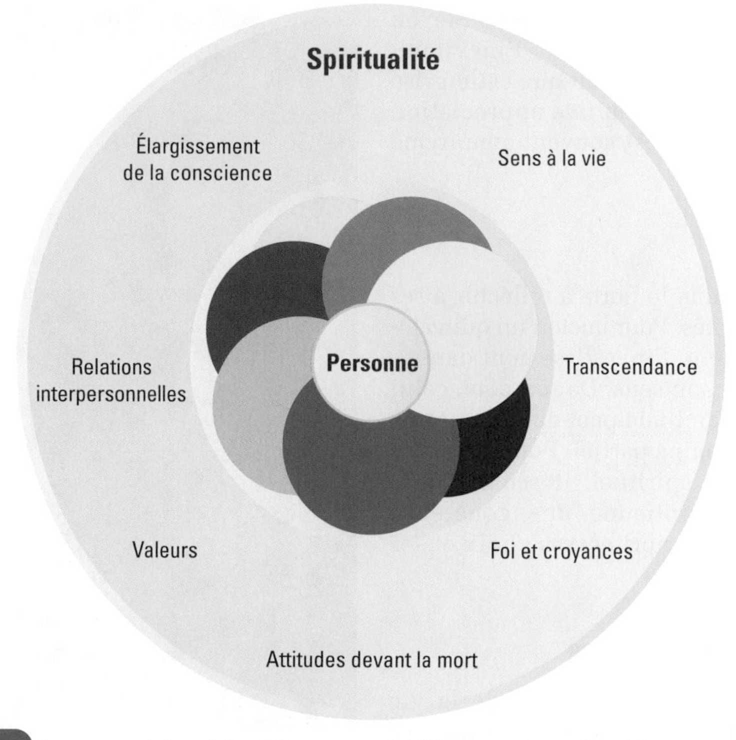

FIGURE 19.1 Le concept de spiritualité comprend différentes dimensions liées entre elles.
Sources : Adapté de Villagomeza, L.R. (2006). Mending broken hearts: The role of spirituality in cardiac illness. A research synthetis, 1991-2004. *Holist. Nurs. Pract., 20*(4), 169-186 ; Vachon, M., Fillion, L., & Achille, M. (2009). A conceptual analysis of spirituality at the end-of-life. *Journal of Palliative Medicine, 12*(1), 53-59.

Sens à la vie

La spiritualité est souvent définie comme une quête de sens ou comme la capacité de donner une raison d'être aux divers événements de sa vie (sens particulier) et à la vie en général (sens global). Le sens à la vie varie d'une personne à une autre, et, pour une même personne, selon son cheminement et ses expériences de vie. Par exemple, à l'âge de 30 ans, le fait d'avoir des enfants et de leur offrir le meilleur contexte de développement possible peut être une source importante de sens pour un parent. Par ailleurs, à l'âge de 60 ans, à l'approche de la retraite, les sources de sens à la vie changent souvent. En situation de maladie, les personnes entreprennent souvent une quête de sens en se demandant : Pourquoi moi ? Pourquoi maintenant ? La capacité de donner un sens à sa maladie, c'est-à-dire de lui attribuer une raison d'être, serait associée à un certain bien-être spirituel. Par exemple, pour un client atteint d'un cancer, comme monsieur Desmeules, le fait de reconnaître que sa maladie l'a amené à réaliser la valeur et l'importance des relations interpersonnelles serait une façon d'attribuer un sens à sa vie.

Transcendance

La **transcendance** est l'impression de prendre contact avec une expérience ou une force extérieure à soi, ou avec l'essence de soi-même, de manière profonde. Certains vont expérimenter la transcendance en ressentant une connexion profonde avec une force supérieure, avec Dieu par exemple. D'autres personnes, non croyantes, vont plutôt transcender leur expérience par la réflexion et l'intériorité, en développant de nouvelles perspectives élargies sur la vie, qui vont au-delà du monde physique, social et psychologique.

Foi et croyances

Toute personne, qu'elle soit religieuse ou non, entretient certaines croyances sur le monde, sur la vie et sur la mort. Ce sont ces croyances, entre autres, qui caractérisent l'expérience spirituelle. Pour l'**athée** ou l'**agnostique,** la foi en soi ou en les autres, ou encore la croyance que rien n'arrive au hasard, font partie du rapport entretenu avec la vie, donc de l'expérience spirituelle.

- **Athée :** Personne qui ne croit pas en Dieu.
- **Agnostique :** Personne pour qui la vérité de certaines propositions, le plus souvent théologiques, concernant l'existence de Dieu est inconnaissable.

Attitudes devant la mort

La prise de conscience de sa propre finitude peut entraîner un profond sentiment de détresse. Toutefois, cela peut aussi favoriser le début d'une réflexion sur les sources de sens à sa vie, sur ses valeurs et ses priorités. Souvent, les clients sont habités par des sentiments de regret et dressent des bilans de vie négatifs à

Jugement clinique

Quelles données vous permettent d'interpréter l'attitude de monsieur Desmeules devant la mort ?

l'approche de la mort. Pour la personne en bonne santé, la capacité de réaliser l'inévitabilité de la mort, conjuguée au fait que cette prise de conscience se traduise en une appréciation plus marquée de la vie, est souvent synonyme de bien-être spirituel.

Valeurs

La finitude de l'homme le porte à réfléchir à ses valeurs et à ses priorités. Pour quelqu'un qui valorise l'accomplissement, l'investissement dans le travail prendra tout son sens. De son côté, celui qui valorise l'unité familiale peut opter pour une charge de travail à temps partiel. Pour atteindre un certain bien-être spirituel, il semble utile qu'une personne maintienne une cohérence entre ses valeurs, ses priorités, ses choix et ses actions.

Relations interpersonnelles

Pour plusieurs, le sens et la valeur de la vie prennent racine dans les relations profondes entretenues avec des personnes chères et significatives. Le sentiment de connexion authentique avec un parent, un enfant, un ami intime ou un amoureux est unique. Cela permet de créer une expérience nouvelle et suscite des sentiments de bien-être qui contribuent à l'appréciation de la valeur de la vie.

Élargissement de la conscience

L'expérience spirituelle se caractérise en partie par l'aptitude à reconnaître la valeur de l'instant présent et à le savourer. Elle peut donc être associée à la capacité de s'arrêter, de prendre conscience de la singularité d'une expérience, de la reconnaître et de l'apprécier à sa juste valeur.

19.2.2 Spiritualité et religion

Afin d'exprimer leur spiritualité, plusieurs personnes ont recours à la **religion** (Tanyi, 2002). La religion réfère à un système de croyances organisées qui établit un rapport particulier avec une divinité (Kennedy & Cheston, 2003) **FIGURE 19.2**. Ainsi, les personnes qui adhèrent à des religions différentes expriment leur spiritualité différemment (McSherry, Cash, & Ross, 2004) et se distinguent quant au sens qu'elles donnent à la vie, à leur façon d'expérimenter la transcendance, à leurs croyances ainsi qu'aux valeurs qu'elles préconisent. Ces visions diverses se traduisent par des attitudes et des comportements différents à l'égard

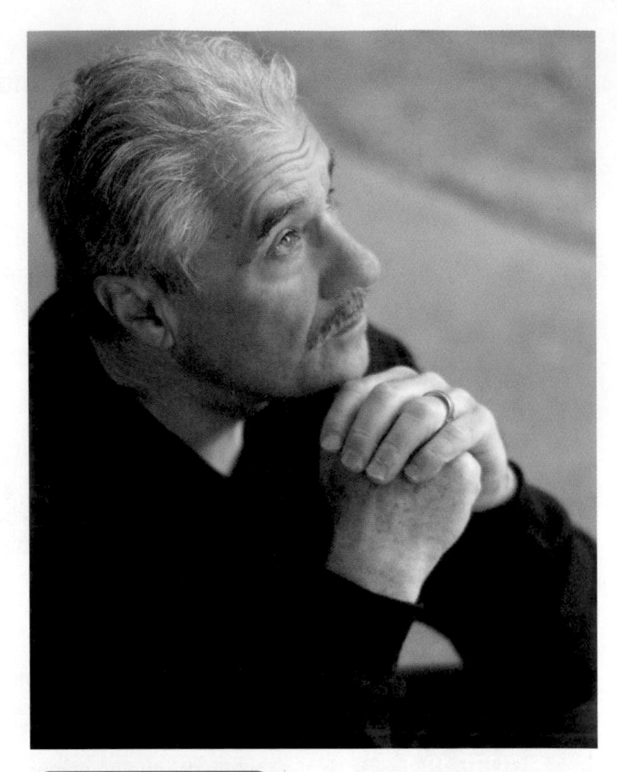

FIGURE 19.2 Certaines personnes peuvent éprouver le besoin de prier dans les périodes de stress qu'occasionne la maladie.

de la santé et de la maladie. Le **TABLEAU 19.1** en présente les grandes lignes, bien qu'il existe plusieurs différences individuelles chez les adhérents aux diverses grandes religions.

Dans un contexte de plus en plus multiculturel, l'infirmière québécoise est appelée à accompagner des clients de religions différentes. Pour ce faire, il lui est utile de se familiariser avec les croyances, les attitudes et les rituels des religions dominantes. Le rôle de l'infirmière consiste à accompagner les clients, à favoriser l'expression de leurs croyances et à respecter leurs rituels dans la mesure du possible. La maladie entraîne parfois une remise en question des croyances religieuses. L'infirmière peut aussi prêter une oreille attentive à la détresse spirituelle que cela peut engendrer. Par ailleurs, il est possible que les personnes qui n'adhèrent pas à une religion précise puissent se retrouver sans repères définis pour donner un sens à leur expérience et devenir ainsi plus à risque d'éprouver une détresse spirituelle. Dans ces cas, il se peut que l'infirmière soit davantage sollicitée. Son rôle est d'accompagner la réflexion des clients et d'adopter une attitude d'ouverture, d'écoute empathique et d'exploration.

TABLEAU 19.1 Croyances religieuses relatives à la santé

Doctrine	Croyances relatives à la santé	Croyances et réactions relatives à la maladie	Implications concrètes pour les soins de santé
Athéisme ou agnosticisme	• Accepte et valorise la science médicale moderne.	• Réactions personnelles qui varient du déni à la quête de sens de la maladie. • Possibilité d'un retour aux croyances religieuses antérieures.	• Peut souhaiter un accompagnement spirituel plus important de la part des soignants.
Bouddhisme	• Accepte la science médicale moderne.	• La maladie est causée par des esprits surnaturels qui prennent possession du corps. • Accepte généralement la mort comme étant la dernière étape de la vie. • Ne prend pas nécessairement de temps d'arrêt du travail et pour la famille en cas de maladie.	• Refuse parfois les traitements les jours de fêtes religieuses. • N'accepte pas toujours la médication : croit que certaines substances chimiques introduites dans le corps sont nocives. • Exige parfois la présence d'un bonze bouddhiste. • Ne pratique pas l'euthanasie, mais peut autoriser le débranchement de l'équipement de maintien en vie.
Christianisme	• Accepte la science médicale moderne.	• Il est important de demeurer en santé. • Utilise parfois la prière et a recours à la foi thérapeutique.	• Apprécie les visites du clergé. • Certains ont recours à l'imposition des mains. • Communie couramment.
Hindouisme	• Accepte la science médicale moderne.	• La maladie est causée par des péchés antérieurs.	• Utilise plusieurs rituels et symboles. • Le prolongement de la vie est déconseillé.
Islam	• Doit pouvoir respecter les cinq piliers de l'islam. • A parfois une perception fataliste de la maladie.	• A recours à la foi thérapeutique. • Croit que le moment de la mort est prédéterminé et ne peut pas être changé. • Maintient l'espoir et évite souvent les discussions au sujet de la mort. • La santé et la spiritualité sont très liées.	• Les membres de la famille sont une grande source de réconfort. • La prière collective aide à devenir plus fort. • Les femmes préfèrent les soignants de sexe féminin. • Pendant le mois du ramadan, ne mange pas avant le coucher du soleil. • Ne pratique pas l'euthanasie, mais peut autoriser le débranchement de l'équipement de maintien en vie. • N'est généralement pas favorable à la transplantation d'organes ou aux autopsies.
Judaïsme	• Croit au caractère sacré de la vie. • Double tradition : respect de la vie et soulagement de la souffrance d'autrui. • Il est important de respecter le jour du sabbat (*shabbath*).	• Visiter les malades est une obligation. • Il est important de demeurer en santé.	• Peut refuser un traitement le jour du sabbat (*shabbath*). • L'euthanasie est interdite. • Le recours à l'équipement de maintien en vie est déconseillé. • Les familles souhaitent demeurer avec la personne mourante.

19.2.3 Détresse spirituelle

Jugement clinique

Monsieur Desmeules vous mentionne qu'il ne croit pas en l'existence de Dieu ou de toute divinité. Comment réagissez-vous à cette déclaration ?

Devant un changement de vie majeur comme une maladie grave ou la perte d'un proche, certaines personnes peuvent mobiliser leurs ressources spirituelles pour donner un sens à cet événement et s'y adapter. À l'opposé, la **détresse spirituelle** est l'incapacité qu'éprouvent certaines personnes d'intégrer un événement troublant et de lui trouver un sens (NANDA-I, 2007). Selon Kissane (2000), cette détresse est associée à des sentiments d'impuissance, de perte de contrôle, de futilité, d'absurdité, de découragement, de remords, d'anxiété devant la mort, de perturbation de l'identité et de l'intégrité personnelle, suscités par la maladie ou la confrontation à la mort.

Maladie chronique

Les personnes atteintes d'une maladie chronique font l'expérience de symptômes qui les perturbent jour après jour. Elles doivent apprendre à composer avec une réalité physique qui les restreint parfois dans leur autonomie et leur liberté. Certaines personnes souffrant d'une condition chronique sont dépendants de leurs aidants au quotidien, ce qui peut entraîner un sentiment d'impuissance. Cette impression de ne plus être utile ou de ne plus avoir de raison de vivre menace l'intégrité et la valeur personnelle, et peut devenir une manifestation de la détresse spirituelle. À l'opposé, les personnes qui trouveront un sens à leur maladie et à leur dépendance, par exemple en constatant que cela les rapproche des membres de leur famille, peuvent composer avec la maladie plus facilement. Elles pourront aussi trouver d'autres voies pour s'accomplir. La maladie chronique devient donc parfois une occasion de croissance et de développement spirituels (Adegbola, 2006 ; Narayanasamy, 2004).

Devant la mort, les clients éprouvent souvent le besoin d'établir un bilan de vie dans le but de trouver un sens à leur passage sur terre.

Maladie aiguë

Une maladie soudaine et non anticipée qui pose une menace immédiate ou à long terme à la vie, à l'intégrité et au bien-être d'une personne peut entraîner une détresse spirituelle. Par exemple, le client âgé de 50 ans qui subit un infarctus, ou celui de 20 ans qui survit à un accident de la route, fait face à un événement majeur qui le confronte à la mort. Chez plusieurs clients, cela aura pour effet de les amener à redéfinir leur rapport à la vie, et à reconsidérer leurs valeurs et leurs priorités. La confrontation à l'inévitabilité de la finitude est presque nécessairement une source de détresse et nécessite la mobilisation de ressources spirituelles pour que la personne puisse l'intégrer à des perspectives de vie élargies.

Fin de vie

La fin de vie ou la phase terminale est communément associée à la peur de la mort, de l'inconnu, de la douleur et de la solitude. Devant la mort, les clients éprouvent souvent le besoin d'établir un bilan de vie dans le but de trouver un sens à leur passage sur terre. Ce bilan peut parfois les amener à vouloir régler certaines choses avant de mourir, à présenter des excuses, à pardonner, à faire la paix avec les autres ou avec eux-mêmes. L'infirmière peut donc aider les clients à reconnaître leurs sources de remords et à faciliter l'accomplissement de leurs dernières volontés pour accompagner la détresse spirituelle.

Le sentiment d'avoir vécu en fonction de ses valeurs et la capacité de trouver un sens à sa vie peuvent aider le client à faire face à la mort avec sérénité. Toutefois, même si celui-ci fait l'expérience d'un certain bien-être spirituel à l'approche de sa mort, il peut néanmoins éprouver de la tristesse, de la peur et de la détresse. Bien que la spiritualité aide les clients à composer avec leur finitude imminente, le bien-être spirituel et la détresse ne sont pas mutuellement exclusifs. Pour l'infirmière, cela signifie que la tristesse, la peur et l'anxiété à l'égard de la mort chez les clients en phase terminale sont souvent inévitables.

19.2.4 Besoins spirituels

Tout comme les aspects physique, social ou psychologique, la dimension spirituelle de chaque personne se manifeste par des besoins. Les besoins spirituels sont souvent amplifiés en contexte de maladie ou de deuil. Plusieurs auteurs ont tenté de les reconnaître chez des clients présentant des conditions de santé diverses (Friedemann, Mouch, & Racey, 2002 ; Narayanasamy, 2004 ; Taylor, 2002).

Besoin de trouver un sens

D'abord, tout comme la spiritualité se définit souvent par la quête globale de sens, la capacité de trouver un sens particulier et une raison d'être aux événements de la vie est un besoin spirituel fondamental. L'être humain ressent la nécessité de penser que sa vie n'est pas régie par le hasard, ce qui le plongerait dans un sentiment profond d'impuissance et d'absurdité. Voilà pourquoi, devant des situations apparemment insensées, comme la mort d'un enfant, le besoin de trouver un sens est mis au défi. Par exemple, il n'est pas rare qu'un tel événement pousse des parents à militer pour une cause ou à mettre sur pied une fondation pour donner un sens à la mort de leur enfant.

Besoin d'entretenir l'espoir

Les personnes ont aussi besoin de conserver un certain espoir dans le futur. C'est l'espoir qui donne la motivation pour mobiliser les ressources nécessaires à l'accomplissement, et plus particulièrement celui d'être en vie, qui permet d'entreprendre différentes actions à long terme. Ainsi, la maladie peut compromettre cette espérance d'accomplissement, voire l'espoir de rester vivant.

Besoin de cohérence

L'être humain a aussi besoin de cohérence pour se sentir en équilibre. Ce besoin de cohérence se négocie souvent entre les valeurs, les croyances et les actions. Par exemple, pour une personne qui valorise la santé, qui a toujours privilégié de saines habitudes de vie, et qui entretient la croyance d'être et de rester longtemps en parfaite santé, la maladie pourra la plonger dans un état de déséquilibre et de souffrance. Mis à l'épreuve, son besoin de cohérence pourra éventuellement être comblé par un cheminement spirituel, qui lui permettra d'abord de trouver un sens à la maladie, et ensuite d'intégrer celle-ci dans une nouvelle vision du monde et de la santé. Cette personne pourrait donc en venir à valoriser d'autres aspects de la santé, par exemple la santé psychologique et spirituelle, et non seulement la bonne forme physique.

Jugement clinique

Que répondriez-vous à monsieur Desmeules lorsque celui-ci affirme qu'il ne voit pas l'importance de continuer à faire attention à sa santé ?

Besoin de symboliser

Finalement, le besoin de symboliser, c'est-à-dire d'exprimer sa foi par des rituels, est aussi important, particulièrement pour les clients qui vivent leur spiritualité dans l'appartenance à une religion. Par exemple, dans les périodes de stress qu'entraîne la maladie, ces clients éprouveront souvent le besoin de prier davantage.

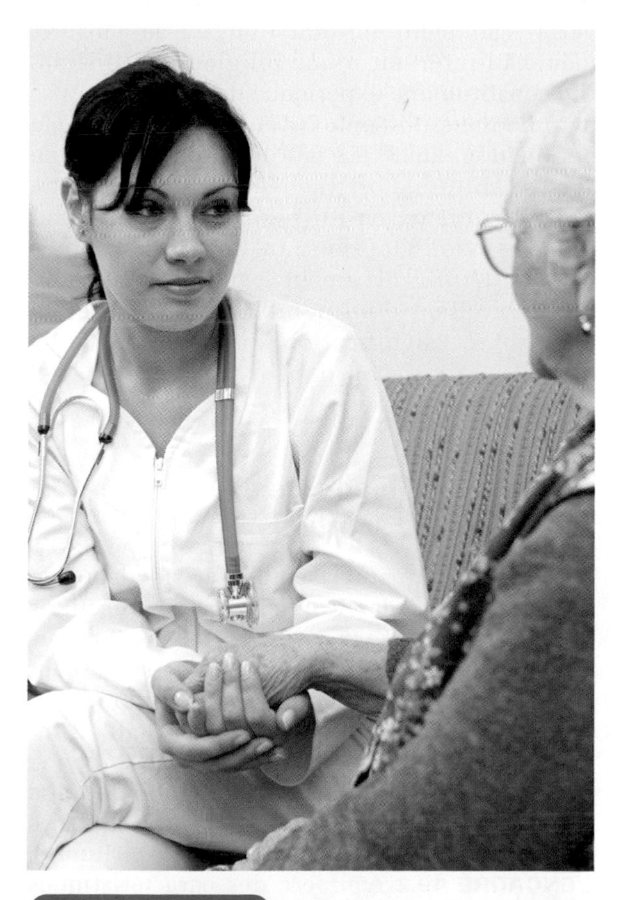

FIGURE 19.3 L'infirmière joue un rôle important dans l'accompagnement spirituel.

19.2.5 Évaluation de la dimension spirituelle

L'évaluation de la dimension spirituelle constitue un aspect fondamental de l'évaluation globale d'un client. Souvent, l'infirmière explore les aspects religieux et rituels au cours de la collecte des données initiale, à partir de questions prédéterminées.

Une bonne approche consiste à utiliser des questions ouvertes, au cours d'entretiens formels ou informels, afin d'approfondir l'expérience spirituelle d'un client. L'emploi de telles questions fait partie des techniques de communication thérapeutique et s'accompagne d'autres éléments tels que l'écoute active, l'empathie et une présence authentique. Cette approche requiert que l'infirmière se sente à l'aise de discuter de spiritualité et, surtout, qu'elle le soit relativement à sa propre expérience spirituelle **FIGURE 19.3**. Dans sa démarche, l'infirmière peut se baser sur les différents besoins spirituels présentés précédemment pour développer et organiser son questionnement **ENCADRÉ 19.1**.

Foi et croyances

Chaque personne a une source d'autorité qui la pousse à faire des choix et à agir selon ses croyances **TABLEAU 19.1**. Il est utile d'évaluer les incompatibilités éventuelles entre le code

PISTES D'ÉVALUATION CLINIQUE

ENCADRÉ 19.1 Exemples de questions pour l'évaluation des besoins spirituels

Besoin de trouver un sens
- Que comprenez-vous de votre problème de santé ? Quel sens donnez-vous à ce qui vous arrive ?
- Votre maladie influence-t-elle votre spiritualité ou vos croyances ? Pouvez-vous me dire de quelle manière ?
- Qu'est-ce qui donne un sens à votre vie en ce moment ? Est-ce que cela a changé depuis le début de votre maladie ?
- Vous sentez-vous satisfait de votre vie ? Pouvez-vous m'en parler ?

Besoin d'entretenir l'espoir
- En ce moment, qu'espérez-vous ?
- Qu'est-ce qui nourrit votre sentiment d'espoir ?
- Qu'est-ce qui, à l'intérieur de vous, vous permet de garder de l'espoir (spiritualité, imagerie mentale, visualisation, prière...) ?
- Qu'est-ce qui, autour de vous, vous permet de garder de l'espoir (amis, famille, animaux, mode de vie, communauté, revenu) ?

Besoin de cohérence
- Comment vous sentez-vous par rapport à votre maladie ?
- La maladie vous recentre-t-elle sur ce qui est important pour vous ?
- Votre maladie interfère-t-elle avec vos buts ?
- Avez-vous l'impression que ce qui vous arrive est injuste ?

Besoin de symboliser
- Comment vous sentez-vous lorsque vous avez recours à la prière ?
- Pratiquez-vous la méditation ou une forme de ressourcement personnel ?
- Tenez-vous un journal personnel ?
- Votre maladie vous empêche-t-elle d'observer vos pratiques personnelles et religieuses en ce moment ? Pouvez-vous me dire de quelle manière ?

Jugement clinique

Selon vous, les réactions de monsieur Desmeules reflètent-elles la présence d'un problème de détresse spirituelle ? Justifiez votre réponse.

religieux du client et les traitements nécessaires prévus pour recouvrer la santé. Par exemple, si les Témoins de Jéhovah sont la source d'autorité du client, il ne pourra accepter l'emploi de produits sanguins dans le cadre de son traitement. Il est également utile de comprendre la philosophie de vie du client, notamment en ce qui a trait au sens qu'il accorde à la vie et à ses buts fondamentaux, même s'il indique n'avoir aucune croyance particulière.

Rituels et pratique religieuse

L'évaluation des rituels et de la pratique religieuse permet à l'infirmière de mieux comprendre la spiritualité d'un client. Les rituels incluent la participation à un groupe religieux, la prière, les sacrements comme le baptême ou la communion, le jeûne, les chants, la méditation, la lecture des saintes Écritures, et les offrandes ou les sacrifices. Il existe des rituels pour les principaux événements de la vie, qui diffèrent selon les religions. L'infirmière peut évaluer si la maladie ou l'épisode de soins a interrompu ou empêché un rituel. L'alimentation constitue aussi un élément important de certaines pratiques religieuses qu'il convient d'évaluer. Finalement, l'infirmière gagnerait à vérifier si le client désire la présence d'un agent de pastorale, d'un intervenant en soins spirituels ou d'une autorité religieuse à ses côtés.

Culture

Le rapport d'une personne à la spiritualité varie également en fonction de la culture, même à l'intérieur d'une religion. La spiritualité constitue une expérience personnelle qui se déroule dans un contexte culturel (Pincharoen et Congdon, 2003). Le fait de maintenir un lien avec sa culture d'origine peut aider un client à se sentir mieux, en lui permettant de trouver un sens à son état de santé selon ses propres valeurs. L'infirmière peut explorer la spiritualité d'un client d'un point de vue culturel en évaluant la signification qu'il accorde à la maladie, et la façon dont il trouve la paix et l'espoir dans sa vie.

Évaluation du bien-être et de la détresse spirituels

Le bien-être spirituel semble lié au degré de satisfaction dans la vie ainsi qu'aux réalisations de la personne (Krebs, 2003). Cependant, certaines maladies ou certains états de santé peuvent ébranler le système de valeurs d'un client et ses croyances profondes, en le portant à s'interroger sur le sens de la vie, de la mort et de la souffrance. Il peut alors ressentir une détresse spirituelle. L'infirmière doit demeurer vigilante et évaluer les signes de détresse spirituelle. L'**ENCADRÉ 19.2** énumère des caractéristiques possibles de la détresse spirituelle, bien que la complexité de l'expérience spirituelle ne permette pas d'en dresser une liste exhaustive.

ENCADRÉ 19.2 Caractéristiques de la détresse spirituelle

- Ébranlement de la foi
- Interrogations sur le sens de la vie, de la mort et de la souffrance
- Remise en question du système de croyances
- Manifestations de découragement ou de désespoir
- Refus d'observer ses pratiques religieuses habituelles
- Sentiments ambivalents (doutes) au sujet de ses croyances
- Sentiment qu'il n'y a aucune raison de vivre
- Sentiment de vide spirituel
- Détachement émotionnel à l'égard de soi-même et de son entourage
- Inquiétude (colère, ressentiment, peur) quant au sens de la vie, à la souffrance et à la mort
- Recherche d'un soutien spirituel, en raison d'une foi ébranlée

Sources : Adapté de Carpenito, L.J. (2003). *Manuel de diagnostics infirmiers* (9e éd.). Montréal : Éditions du Renouveau Pédagogique ; Nanda International (2008). *Diagnostics infirmiers : définitions et classification, 2007-2008* (9e éd.). Paris : Masson.

19.2.6 Interventions liées aux besoins spirituels

L'évaluation des besoins spirituels peut aider l'infirmière à reconnaître la détresse spirituelle et les besoins prioritaires de son client. La détresse spirituelle constitue un problème infirmier nécessitant des interventions adaptées à la situation du client. Le but de l'infirmière n'est pas nécessairement de soulager la détresse spirituelle. Dans plusieurs situations, celle-ci est inévitable et normale. Ainsi, le rôle de l'infirmière est plutôt d'accompagner le client par un accueil réceptif, respectueux et non teinté de jugement sur la détresse. Pour ce faire, l'infirmière doit être capable de tolérer la souffrance de l'autre, ce qui peut la ramener à ses propres besoins spirituels non comblés, à sa propre détresse spirituelle. Ainsi, le fait de prendre conscience de sa propre expérience spirituelle comme soignante, de ses limites et de ses sources de détresse devient non seulement un outil essentiel d'accompagnement, mais une façon de se préserver du sentiment de détresse du client et de cheminer dans ce processus de soutien.

Cependant, il n'est pas simple de répondre aux besoins d'ordre spirituel ; parfois, l'infirmière devra faire appel à d'autres ressources, comme un intervenant en soins spirituels, une autorité religieuse (p. ex. : prêtre, pasteur, rabbin, imam) ou un intervenant psychosocial (psychologue, travailleur social). En effet, bien que l'infirmière soit l'intervenante de première ligne pour l'évaluation et l'intervention spirituelle, certains cas complexes peuvent nécessiter une aide plus pointue. La capacité de diriger un client vers un expert en présence d'une détresse spirituelle élevée est similaire à celle qui est nécessaire dans un cas de santé mentale lorsque la détresse émotionnelle est grave.

Le rôle de l'infirmière est d'accompagner le client par un accueil réceptif, respectueux et non teinté de jugement sur la détresse.

Différentes interventions spirituelles peuvent être offertes par l'infirmière. Cependant, il faut toujours se rappeler que c'est d'abord en établissant une relation thérapeutique basée sur la confiance que l'infirmière et le client pourront découvrir ensemble la signification que prend une perte importante ou une maladie invalidante.

Accompagnement spirituel

Il n'est pas nécessairement facile d'orienter la démarche de soins afin de répondre aux besoins spirituels d'un client. Il faut plus que simplement évaluer la pratique religieuse de celui-ci dans une collecte des données. Comme il a été précisé dans le chapitre 1, la démarche de soins est principalement orientée vers la résolution de problèmes, ce qui s'avère tout à fait adéquat pour de nombreuses situations de soins, mais pas nécessairement en ce qui a trait aux soins spirituels (McSherry, 2000 ; Pesut, 2008). Pour parvenir à mieux comprendre l'expérience spirituelle d'un client, et ainsi déterminer adéquatement le soutien et les ressources dont il aura besoin, l'infirmière peut orienter la démarche de soins dans une perspective d'accompagnement. Comme elle dispose souvent d'un temps limité, elle ne peut pas espérer résoudre les problèmes spirituels de la personne, ce qui constitue parfois l'objectif de toute une vie. Elle peut cependant l'aider à se sentir mieux, en la soutenant par sa **présence authentique,** en la renforçant par l'utilisation thérapeutique de soi, en l'accompagnant dans sa quête de sens pour promouvoir une harmonie corps-âme-esprit (Pepin & Cara, 2001). Pour ce faire, l'infirmière aura besoin d'utiliser des techniques de communication thérapeutique ▶ 11. Elle est aussi encouragée à entamer elle-même une réflexion quant à sa propre spiritualité.

La capacité de réfléchir aux questions d'ordre spirituel est une ressource importante pour

■ **Présence authentique :** Attitude adoptée par l'intervenant pour entrer en contact de façon unifiée, intégrée et congruente avec son client.

11

Les techniques de communication thérapeutique sont traitées dans le chapitre 11, *Communiquer.*

l'infirmière. Plus concrètement, cela signifie prendre contact avec sa propre finitude, dégager ses sources de sens à la vie, réfléchir à ses croyances, valeurs et priorités, pour ainsi élargir sa conscience et devenir plus ouverte à son expérience et à celle de l'autre. D'ailleurs, l'infirmière consciente de son expérience spirituelle et à l'aise avec celle-ci serait plus capable d'être à l'écoute des besoins spirituels des clients et de mettre son expérience à leur service pour les aider (Jackson, 2004; Miner-Williams, 2006). Cependant, elle doit demeurer attentive dans cette démarche pour ne pas imposer ses propres valeurs et croyances à son client.

L'infirmière doit demeurer attentive dans sa démarche pour ne pas imposer ses propres valeurs et croyances à son client.

Présence authentique

En accordant du temps à son client, l'infirmière contribue à lui donner un sentiment de bien-être et de l'espoir (Krebs, 2003). Établir une telle présence authentique et empathique relève de l'art des soins infirmiers. Les comportements suivants permettent d'établir cette présence: donner de l'attention au client, répondre à ses questions, l'écouter attentivement, manifester une attitude positive et encourageante, mais aussi réaliste. Pour ce faire, il ne suffit pas de se trouver simplement dans la même pièce que le client tout en effectuant une technique de soins ou en lui transmettant un enseignement, par exemple. Établir une présence implique *d'être avec* un client, plutôt que de *faire pour* lui (Benner, 1984). Cette présence exige une proximité physique, psychologique et spirituelle. Par exemple, dans le cas clinique de monsieur Desmeules, l'infirmière profite de la proximité physique des soins de colostomie pour manifester son attention envers l'expérience spirituelle de son client.

Jugement clinique

Comment pourriez-vous démontrer une présence authentique auprès de monsieur Desmeules?

Relation thérapeutique

Il faut apprendre à regarder au-delà du problème de santé d'un client pour considérer sa situation dans son ensemble et évaluer ses besoins dans une **approche holistique.** Par exemple, avec monsieur Desmeules, l'infirmière ne se limite pas à l'enseignement des soins de colostomie, mais elle prend aussi la peine d'explorer avec lui les impacts de ces soins sur les différentes sphères de sa vie (couple, famille, activités quotidiennes). Une vision holistique permet à l'infirmière de jouer pleinement son rôle et d'établir une relation thérapeutique avec le client. Pour ce faire, elle doit considérer les trois éléments suivants:

- susciter l'espoir;
- explorer avec le client une interprétation ou une explication acceptable de la maladie, de la douleur, de l'anxiété ou d'une autre émotion stressante;
- aider le client à utiliser ses ressources sociales, émotionnelles et spirituelles.

Approche holistique: Approche relative à l'« holisme », qui est une théorie selon laquelle les caractéristiques d'un être ou d'un ensemble ne peuvent être connues que lorsqu'on le considère et l'appréhende dans sa totalité, et non pas quand on en étudie chaque partie séparément.

L'espoir motive la personne à trouver des stratégies pour faire face aux enjeux de la vie (Lohne & Severinsson, 2004) et l'aide à mieux composer avec la maladie. Même si la situation semble sans espoir d'une issue favorable, le seul fait de reconnaître le besoin d'espoir d'un client et de ses proches constitue déjà une intervention thérapeutique. Il faut aussi considérer qu'il existe différents types d'espoir. L'infirmière peut aider le client à trouver des raisons d'espérer qui lui conviennent. Par exemple, pour un client en fin de vie, ce sera l'espoir que la douleur sera minimisée, qu'il aura la capacité de faire face à la situation, que sa famille et ses proches pourront rester à ses côtés comme il le désire; pour monsieur Desmeules, ce pourra être l'espoir que sa colostomie sera en place moins longtemps que prévu ou que les traitements de chimiothérapie auront lieu dans les délais planifiés, lui permettant de réaliser certains de ses projets de retraite.

Réseau de soutien

Le réseau de soutien constitue souvent la plus grande source de bien-être pour le client pendant son hospitalisation. L'infirmière peut favoriser l'effet bénéfique du réseau de soutien de différentes manières: en respectant, dans la mesure du possible, l'intimité du client pendant les visites; en aidant le client et ses proches à se sentir à l'aise; en respectant leurs valeurs et leurs besoins d'ordre spirituel; en facilitant les pratiques, les rituels et l'administration des sacrements; en permettant à la famille d'apporter des symboles religieux significatifs au chevet du client, lorsque cela n'entre pas en conflit avec les soins et les règles du milieu. Le réseau de soutien est une source de foi et d'espoir, et il peut constituer une importante ressource pour la pratique des rites religieux auxquels certains clients tiennent beaucoup.

Rituels

Les soins spirituels consistent aussi à favoriser la participation du client aux rituels et aux activités spirituelles, lorsque celui-ci le désire. Cet aspect s'avère particulièrement important pour les personnes âgées. Par exemple, des dispositions peuvent être prises avec le service de pastorale de l'établissement pour que le client puisse recevoir les sacrements ou participer aux offices religieux, particulièrement dans les milieux de soins de longue durée. Les bandes enregistrées de méditation, la musique classique ou religieuse, et les offices religieux télévisés constituent d'autres options efficaces. De plus, l'infirmière doit se montrer respectueuse des symboles religieux tels que les icônes, les médailles, les croix ou les tapis de prière du client. L'alimentation est aussi un élément important de certaines pratiques religieuses dont elle devrait tenir compte.

Prière

La prière est, pour la personne, une occasion de renouveler sa foi et sa confiance en un être surnaturel. Elle constitue un moyen d'adaptation efficace pour faire face aux symptômes aussi bien physiques que psychologiques (Wright, 2005). Les clients peuvent prier en privé ou chercher des occasions de le faire en groupe avec la famille, les amis ou le clergé. L'infirmière peut les encourager à prier en respectant leur intimité ou en suggérant la prière lorsqu'elle sait que le client l'utilise comme ressource d'adaptation (Cavendish et al., 2006).

Méditation

La méditation peut se révéler un moyen très efficace pour réduire le stress quotidien. Elle diminue la pression sanguine, ralentit le processus de vieillissement, réduit la douleur et améliore les fonctions du système immunitaire (Lindberg, 2005). Les infirmières utilisent souvent l'imagerie mentale, une approche qui leur permet d'apprendre à un client comment méditer ▶ 26. Les clients qui ajoutent la méditation à leurs croyances spirituelles affichent souvent une élévation spirituelle qui se manifeste par la sensation de la présence d'une force ou d'une énergie surnaturelle, ou de ce qu'ils appellent Dieu. ■

Des stratégies d'enseignement au client pour l'exercice de la méditation sont suggérées dans l'encadré 19.1W, présenté au www.cheneliere.ca/potter.

26

Différentes approches sont décrites dans le chapitre 26, *Considérer les approches complémentaires et parallèles en santé.*

19.3 Mise en œuvre de la démarche de soins

Jugement **clinique**

Dans cette section, la démarche systématique de soins est appliquée au cas clinique de monsieur Desmeules, présenté au début de ce chapitre. L'approche privilégiée vise avant tout à aider le client à cheminer au regard de son problème prioritaire et à améliorer son bien-être spirituel.

L'application de ce processus permet d'individualiser l'approche infirmière par rapport à ce client et de planifier des soins adaptés à la situation de ce dernier.

19.3.1 Collecte des données

L'infirmière remarque d'abord que le client est pensif, qu'il regarde le sol et qu'il parle peu, ce qui est corroboré dans les notes d'évolution d'autres professionnels. Cette première information éveille les soupçons de l'infirmière, qui se demande si ce comportement ne pourrait pas dissimuler un problème de soins. À ce moment, elle pourrait envisager différentes hypothèses : par exemple, que le repli sur soi reflète un problème d'anxiété ou de dépression, ou encore qu'il s'agit tout simplement d'un comportement habituel chez ce client lorsqu'il est particulièrement préoccupé. À ce moment, l'infirmière dispose de trop peu d'information pour préciser la nature du problème en cause. Elle se doit de poursuivre son investigation, puisque la présence d'un problème pourrait compromettre la récupération du client et nuire à son bien-être général.

L'infirmière utilise des questions ouvertes pour explorer les besoins spirituels de monsieur Desmeules. Comme elle a déjà établi un lien de confiance avec le client, celui-ci accepte de discuter de son expérience de santé et de maladie avec elle. Il évoque alors les thèmes suivants : vide intérieur, perte de sens, colère contre Dieu, mort, injustice, désespoir **ENCADRÉ 19.3**. Ces thèmes orientent l'infirmière vers un problème d'ordre spirituel, ce qui cadre bien avec le comportement de repli sur soi. Dans le cas d'un problème d'anxiété ou de dépression, le client aurait plutôt abordé des thèmes tels que des

COLLECTE DES DONNÉES

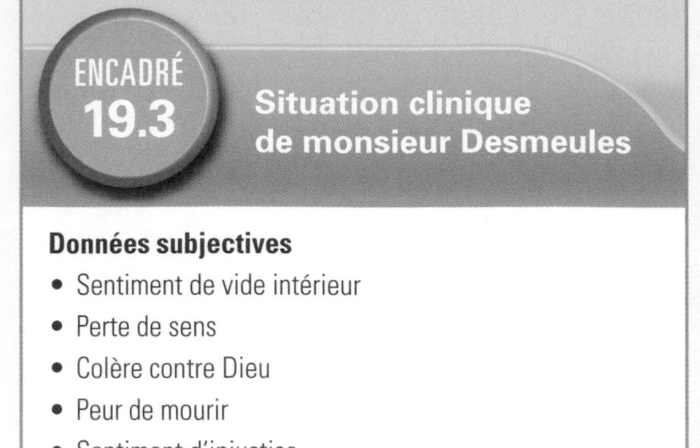

ENCADRÉ 19.3 Situation clinique de monsieur Desmeules

Données subjectives

- Sentiment de vide intérieur
- Perte de sens
- Colère contre Dieu
- Peur de mourir
- Sentiment d'injustice
- Sentiment de désespoir

Données objectives

- Regarde le sol
- Parle peu

CONSTAT DE L'ÉVALUATION

ENCADRÉ 19.4 Énoncé du problème prioritaire de monsieur Desmeules

Détresse spirituelle

sentiments de fatigue, de tristesse, d'humeur négative et de perte de plaisir. Il importe de noter que dans ce cas clinique hypothétique, mais réaliste, les thèmes abordés par le client sont verbalisés de manière claire et distincte, ce qui ne se produit pas nécessairement dans la réalité. Les clients éprouvent parfois de la difficulté à trouver les mots justes pour exprimer leur expérience spirituelle. L'infirmière se doit d'être à leur écoute, en cherchant à décoder leur langage. C'est souvent en les encourageant à parler de leur vécu, de leur maladie ou de leur douleur qu'elle pourra avoir accès à leur expérience spirituelle.

19.3.2 Analyse et interprétation des données

L'analyse des données recueillies par l'infirmière révèle la présence de plusieurs besoins spirituels non comblés chez monsieur Desmeules. À cause de sa maladie, le client vit une perturbation dans ses croyances et son système de valeurs qui lui procuraient la force, l'espoir et la signification dans la vie. Cette remise en question et le vide important qu'il ressent laissent supposer la présence d'une grande détresse intérieure. Les caractéristiques de la situation correspondent à un problème de détresse spirituelle **ENCADRÉ 19.4**. Il s'agit d'un problème infirmier qui doit être pris en compte, puisqu'il pourrait compromettre la récupération physique du client. Si monsieur Desmeules demeure prisonnier de sa détresse, il pourrait refuser de participer à ses soins et sombrer dans le désespoir. Il pourrait négliger ses exercices postopératoires, ses soins de colostomie, son alimentation et refuser les traitements de chimiothérapie.

19.3.3 Planification des soins et établissement des priorités

Bien que la durée d'hospitalisation de monsieur Desmeules ne permette pas d'envisager des objectifs de soins à long terme, la relation privilégiée qu'il a établie avec l'infirmière fait de cette dernière l'intervenante de première ligne la mieux placée pour répondre à ses besoins spirituels dans l'immédiat. Elle peut aussi assurer un suivi à plus long terme, en mobilisant le réseau de soutien du client et en le dirigeant vers une ressource spirituelle spécialisée, avec l'accord de ce dernier.

La détresse spirituelle de monsieur Desmeules est liée à une perte de sens, d'espoir et de cohérence quant à ses projets de retraite mis en péril et à l'idée de la mort qui habite ses pensées. La détresse spirituelle crée un vide important, parce que la personne ne se sent plus reliée à elle-même par ses buts ni par la signification profonde de sa vie. Ses croyances et ses valeurs sont atteintes et, par le fait même, elle a perdu contact avec la force supérieure qui la soutenait jusqu'à ce jour. C'est donc souvent en reprenant contact avec les autres, avec la nature, avec l'art ou avec une force supérieure que la personne parviendra à reprendre contact avec elle-même et avec ses valeurs profondes, en s'ouvrant à sa propre expérience.

Un premier résultat visé par l'infirmière, en collaboration avec monsieur Desmeules, consiste à favoriser une prise de contact du client avec lui-même, à travers différentes relations. De plus, comme le désespoir augmente le sentiment de vide et de détresse, un second résultat escompté consiste à aider le client à trouver d'autres sources d'espoir.

TABLEAU 19.2 Résultats escomptés et interventions prioritaires liés à la situation clinique de monsieur Desmeules

PLANIFICATION / RÉSULTATS ESCOMPTÉS CHEZ LE CLIENT

- Expression d'un sentiment de contact avec lui-même, avec l'infirmière ou avec au moins une personne qui lui est proche
- Reconnaissance d'au moins une source d'espoir

INTERVENTIONS INFIRMIÈRES	JUSTIFICATIONS
• Assurer une présence physique et psychologique authentique. • Signifier sa disponibilité au client, et planifier avec lui un temps et un lieu propices pour un entretien. • Appliquer les principes et attitudes d'écoute active au cours des contacts avec le client.	• La présence et l'écoute de l'infirmière aideront à établir un contact entre celle-ci et monsieur Desmeules. Elles permettront également au client de se sentir reconnu dans son expérience et d'exprimer ses besoins spirituels (Lauver, 2000 ; Tuck, Wallace, & Pullen, 2001).
• Encourager monsieur Desmeules à parler de son expérience de spiritualité. • Faire preuve d'ouverture en questionnant le client, sans porter de jugement sur ses valeurs et en lui permettant d'avancer à son rythme dans sa démarche.	• Cette intervention aidera monsieur Desmeules à clarifier ses valeurs et ses croyances, et à mieux comprendre leur impact sur sa santé et sa maladie (Cox, 2004). Le fait de verbaliser son expérience peut aussi soulager partiellement la détresse spirituelle.
• Explorer de nouvelles sources de sens et d'espoir avec monsieur Desmeules.	• De nouvelles sources de sens et d'espoir favorisent le bien-être spirituel (Lauver, 2000). Le fait d'aider monsieur Desmeules à reconnaître des expériences positives et ses forces personnelles facilitera le développement de l'espoir (Kylma, Vehvilainen-Julkunen, & Lahdevirta, 2001). Cependant, l'infirmière doit aussi demeurer ouverte à l'éventualité que monsieur Desmeules ne souhaite pas, pour l'instant, aborder de tels sujets.
• Explorer le réseau de soutien de monsieur Desmeules.	• Le soutien social est associé positivement à l'espoir et au bien-être spirituel (Coyle, 2002 ; Ehrenberger, Alligood, Thomas, Wallace, & Licavoli, 2002). La présence de personnes significatives auprès du client permettra de maintenir un soutien spirituel après son congé de l'hôpital.
• Offrir la visite d'un intervenant spirituel ou d'un intervenant psychosocial.	• Les soins spirituels favorisent le bien-être, un sentiment de paix, et ils diminuent l'anxiété (Mauk & Schmidt, 2004). Un intervenant spécialisé en soins spirituels ou un intervenant psychosocial pourra aider à répondre aux besoins spirituels de monsieur Desmeules.

19.3.4 Interventions cliniques

Le **TABLEAU 19.2** présente les interventions prioritaires auxquelles l'infirmière pourrait recourir afin de favoriser l'atteinte des résultats escomptés, et ainsi répondre au problème et aux besoins de son client. Il est à noter que ces interventions nécessiteront probablement plusieurs entretiens, dont la durée et le moment devraient être fixés selon les disponibilités de l'infirmière, le rythme de son client et le contexte de soins.

Extrait des notes d'évolution

2010-02-16 21:30
Enseignement fait sur le changement du sac collecteur de la colostomie. Parle peu, ne pose pas de questions. Cherche ses mots lorsqu'il répète les explications données. Entretien de soutien par exploration de ses sentiments quant à la maladie : affirme ressentir un grand vide intérieur parce qu'il ne sait plus s'il pourra réaliser ses projets de retraite. Exprime sa peur de mourir, son désespoir et sa colère contre Dieu. Dit qu'il trouve la situation injuste parce qu'il a toujours pris soin de sa santé. Aucun propos suicidaire. Se dit satisfait de l'entretien. Accepte de revoir l'infirmière plus tard pour discuter.

2010-02-16 10:25
Écoute active pendant 20 minutes : se dit triste, parle lentement en fixant le mur devant lui. Exploration des sources de sens et d'espoir antérieurs : indique qu'il ne peut pas envisager d'autres espoirs pour le moment, parce que l'idée de la mort le préoccupe. Exploration du réseau social : ne souhaite pas partager son expérience spirituelle avec ses proches, dit qu'il apprécie la présence de l'infirmière. Accepte de rencontrer un intervenant spirituel.

M. SYLVAIN DESMEULES
58 ans

PLAN THÉRAPEUTIQUE INFIRMIER (PTI)

CONSTATS DE L'ÉVALUATION

Date	Heure	N°	Problème ou besoin prioritaire	Initiales	RÉSOLU / SATISFAIT			Professionnels / Services concernés
					Date	Heure	Initiales	
2010-02-12	*13:45*	*1*	*Colectomie partielle avec colostomie temporaire*	*J.K.*				
2010-02-16	*21:30*	*2*	*Détresse spirituelle*	*M.V.*				

SUIVI CLINIQUE

Date	Heure	N°	Directive infirmière	Initiales	CESSÉE / RÉALISÉE		
					Date	Heure	Initiales
2010-02-12	*13:45*	*1*	*Effectuer suivi standard postcolectomie avec colostomie temporaire.*	*J.K.*			
2010-02-16	*21:30*	*2*	*Évaluer les signes de détresse spirituelle die (repli sur soi, pleurs fréquents et intenses, préoccupation quant à la mort), par inf.*				
			Aviser intervenant spirituel de l'hôpital, par inf.	*M.V.*			

Signature de l'infirmière	Initiales	Programme / Service	Signature de l'infirmière	Initiales	Programme / Service
Jimmy King	*J.K.*	*Unité de chirurgie*			
Martine Vaillancourt	*M.V.*	*Unité de chirurgie*			

PLAN THÉRAPEUTIQUE INFIRMIER (PTI)

FIGURE 19.4 Extrait du plan thérapeutique infirmier de monsieur Desmeules pour le suivi clinique de sa détresse spirituelle

19.3.5 Évaluation des résultats

Après avoir mis en place différentes interventions en partenariat avec le client, l'infirmière en évalue les impacts pour s'assurer que les résultats escomptés sont obtenus.

L'évaluation en cours d'évolution de la situation clinique de monsieur Desmeules révèle qu'il ressent encore un grand vide relativement à ce qu'il vit, mais qu'il apprivoise petit à petit les sentiments que sa condition a suscités. Il indique que l'expérience de sa maladie constitue également une expérience spirituelle, même s'il avoue être préoccupé par l'idée de la mort et être incapable d'envisager le futur positivement. Pour lui, il n'existe pas d'espoir possible quant à l'évolution de sa condition.

Monsieur Desmeules ajoute qu'il ne désire pas partager sa réflexion avec sa conjointe, craignant de l'inquiéter, pas plus qu'avec d'autres personnes. N'ayant pas établi de contact vraiment significatif avec des gens de son entourage immédiat, il se dit satisfait des échanges qu'il a eus avec l'infirmière et accepte de rencontrer un intervenant spirituel. Il confirme qu'il apprécie le soutien professionnel qu'on lui démontre, disant que cela l'aide à progresser dans sa réflexion spirituelle.

19.3.6 Plan thérapeutique infirmier de monsieur Desmeules

L'infirmière émet des directives personnalisées à monsieur Desmeules afin d'établir une surveillance clinique de la détresse spirituelle de celui-ci. Comme les notes d'évolution mentionnent que le client accepte de rencontrer un intervenant spirituel, une directive ponctuelle indique à l'infirmière du quart de travail de jour d'aviser un tel intervenant. Il sera peut-être nécessaire d'ajuster le PTI du client si sa rencontre avec un intervenant spirituel n'a pas été satisfaisante et s'il désire discuter de sa condition avec un autre type de professionnel (p. ex., un psychologue ou un travailleur social) **FIGURE 19.4**.

19.3.7 Application de la pensée critique à la situation de monsieur Desmeules

Tout au long de ses interactions avec monsieur Desmeules, l'infirmière démontre ses habiletés de pensée critique pour accompagner le client dans l'expérience spirituelle que sa maladie lui fait vivre. Cet accompagnement sera sans doute facilité par les connaissances qu'elle a des techniques de communication en relation d'aide, du *caring*, des manifestations de deuil et de perte, des concepts de spiritualité, de deuil et de détresse spirituelle, de même que des soins postcolectomie.

L'approche de l'infirmière sera également influencée par son expérience dans les soins aux personnes mourantes qu'elle a accompagnées, aux personnes ayant un degré de spiritualité élevé et à celles qui ont vécu des pertes majeures. De même, son expérience de soins aux clients porteurs de colostomie à cause d'une maladie fatale ou pour une autre raison médicale peut avoir un impact réel sur sa façon d'aborder la fin de vie.

Certains éléments déontologiques comme la dignité et le respect de l'autre revêtent un caractère encore plus personnalisé. Comme monsieur Desmeules est en démarche spirituelle, ses remises en question sur la vie, la mort, l'au-delà, la santé, le bien-être et le confort bousculent probablement ses perceptions antérieures à sa condition actuelle.

Les attitudes de l'infirmière qui seraient vraisemblablement susceptibles de créer un contexte favorable à la paix spirituelle de monsieur Desmeules devraient être empreintes de *caring*, et d'absence de jugement, de banalisation et d'évitement. La capacité de l'infirmière d'être en contact avec sa propre spiritualité devrait lui permettre d'aborder la détresse du client avec plus de facilité et de se sentir à l'aise dans les contacts qu'elle a avec lui, que ce soit pour des soins directs ou pour lui procurer du soutien psychologique.

De façon générale, l'évaluation clinique devrait permettre de vérifier les manifestations de détresse spirituelle présentées par le client, sa perception de la mort et son intérêt à s'investir dans la prise en charge de sa condition actuelle. Pour mieux comprendre la manière dont monsieur Desmeules compte s'impliquer dans ses soins, ses attentes méritent d'être connues. L'exploration de son réseau de soutien sera sûrement déterminante pour lui offrir une aide appropriée, selon ses besoins en matière de bien-être spirituel **FIGURE 19.5**.

Vers un Jugement clinique

Connaissances
- Relation d'aide et techniques de communication
- Pratique du *caring*
- Manifestations de perte et de deuil
- Concepts de spiritualité, de religion et de détresse spirituelle
- Soins postcolectomie

Expériences
- Expérience auprès de clients démontrant un questionnement spirituel
- Expérience auprès de clients qui ont vécu des pertes et des deuils importants
- Accompagnement vers la mort
- Expérience dans les soins aux clients porteurs d'une colostomie à la suite d'un cancer ou d'une autre maladie qui n'est pas fatale

ÉVALUATION
- Manifestations de détresse spirituelle présentées par monsieur Desmeules, sa perception de la mort, ses attentes quant aux traitements et aux intervenants, son intérêt à prendre en charge sa condition actuelle
- Croyances et craintes devant la mort, et pratiques religieuses
- Exploration du réseau de soutien

Normes
- S'assurer de respecter les normes d'éthique et le code de déontologie des infirmières
- S'assurer que l'évaluation spirituelle est pertinente en fonction de la situation clinique de monsieur Desmeules

Attitudes
- Être consciente de son expérience spirituelle personnelle et se sentir à l'aise avec celle-ci
- Ne pas imposer ses croyances personnelles et ne pas les laisser influencer la manière de donner les soins à monsieur Desmeules
- Ne pas minimiser la condition spirituelle du client
- Respecter les croyances de monsieur Desmeules, surtout si elles diffèrent de celles de l'infirmière
- Assurer une présence authentique et pratiquer le *caring*

FIGURE 19.5 Application de la pensée critique à la situation clinique de monsieur Desmeules

À retenir

Version reproductible
www.cheneliere.ca/potter

- La dimension spirituelle et existentielle fait partie intégrante de l'expérience de la personne et mérite l'attention des professionnels de la santé.
- La spiritualité se développe tout au long de la vie, y compris dans les épreuves telles que la maladie. La spiritualité peut aider les clients à traverser sereinement les périodes de crise, mais ne signifie pas l'absence de détresse.
- La spiritualité est souvent décrite comme le rapport qu'une personne entretient avec la vie (sources de sens à la vie, espoir, valeurs) et la mort (foi, croyances).
- La spiritualité est un concept plus large que celui de la religion. Bien que certaines personnes n'adhèrent pas à une religion en particulier, toutes les personnes possèdent une dimension spirituelle, qui est souvent très individuelle et personnelle.
- La nature individuelle et très personnelle de l'expérience spirituelle nécessite une communication authentique, ouverte et respectueuse, basée sur une relation de confiance entre l'infirmière et le client.
- Le contact de l'infirmière avec sa propre expérience spirituelle est son outil le plus précieux dans l'accompagnement spirituel de ses clients.
- L'infirmière ne devrait pas se fixer comme objectif ultime le soulagement total de la détresse existentielle ou spirituelle du client, puisque cette détresse est parfois inévitable en contexte de maladie grave.
- Les rôles que doivent remplir les infirmières consistent surtout à : établir un lien de confiance afin que le client puisse livrer son expérience ; évaluer les besoins spirituels et l'intensité de la détresse ; accompagner la détresse par sa présence lorsque cela est possible ; diriger adéquatement les clients vers des intervenants (conseiller spirituel, psychologue, etc.).

Pour en savoir plus

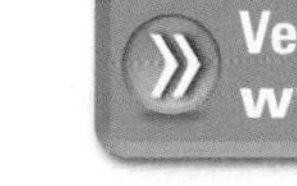
Version complète et détaillée
www.cheneliere.ca/potter

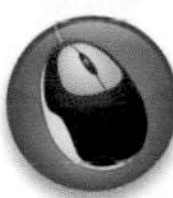

RÉFÉRENCES GÉNÉRALES

Infiressources > Banques et recherche > Profession infirmière > Aspect spirituel
www.infiressources.ca

Portail canadien en soins palliatifs > Sujets > Santé spirituelle
www.virtualhospice.ca

ORGANISMES ET ASSOCIATIONS

RSPQ
Réseau de soins palliatifs du Québec
www.aqsp.org

ACNP
Association canadienne du nursing paroissial
www.capnm.ca

ACOP > Info professionnels / étudiants
Association canadienne d'oncologie psychosociale
www.capo.ca

Echard, B. (2006). *Souffrance spirituelle du patient en fin de vie : la question du sens.* Toulouse, FR : Éres.

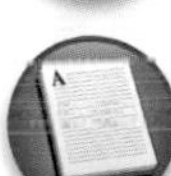

Lackey, S.A. (2009). Opening the door to spiritually sensitive nursing care. *Nursing, 39*(4), 46-48.

Vachon, M., Fillion, L., & Achille, M. (2009). A conceptual analysis of spirituality at the end-of-life. *Journal of Palliative Medicine, 12*(1), 53-59.

Molzahn, A., & Sheilds, L. (2008). Pourquoi est-il tellement difficile de parler de spiritualité ? *Infirmière canadienne, 9*(1), 23-27.

Delgado, C. (2007). Meeting Clients' Spiritual Needs. *The Nursing Clinics of North America, 42*(2), 279-293.

Hoffert, D., Henshaw, C., & Nyaradzo, M. (2007). Enhancing the ability of nursing students to perform a spiritual assessment. *Nurse Educator, 32*(2), 66-72.

CHAPITRE

Édition française :
Francine de Montigny, inf. Ph. D.

Édition originale :
Valerie Yancey, RN, PhD

Offrir du soutien au cours d'un processus de deuil

Objectifs

Après avoir lu ce chapitre, vous devriez être en mesure :

- de préciser le rôle de l'infirmière dans l'accompagnement des personnes devant affronter une perte, un deuil ou la mort ;
- de comparer différentes théories du deuil ;
- de distinguer les différents types de deuil ;
- d'exposer les caractéristiques d'une personne en deuil, et les variables ou les facteurs qui influent sur la façon d'une personne de réagir à une perte ;
- de décrire les deuils vécus par l'infirmière, leur influence sur les soins prodigués et les stratégies pour composer avec le deuil ;
- d'appliquer des interventions infirmières auprès de clients vivant un deuil, une perte, une maladie menaçant la vie ou auprès de personnes en fin de vie.
- de mettre en œuvre une démarche de soins infirmiers en vue d'accompagner une personne endeuillée.

Guide d'études, pages 78 à 82

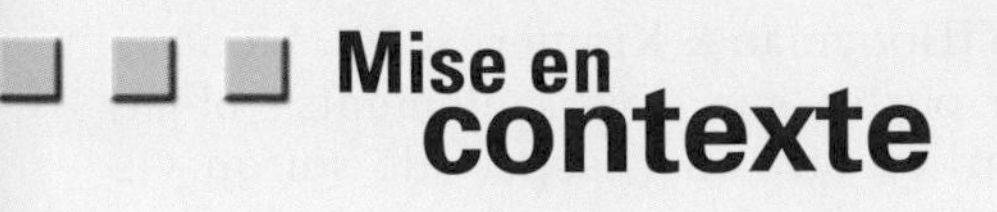

Mise en contexte

Jugement clinique

Vous prenez soin de madame Karine Roy, 34 ans, qui a donné naissance à des jumeaux, deux garçons nés par voie vaginale à 38 semaines de grossesse. L'aîné, Xavier, pèse 3,6 kg et est en bonne santé. Le cadet, Adam, qui pèse 2,8 kg, a développé une détresse respiratoire dans l'heure qui a suivi sa naissance ; son état a nécessité une intubation avec ventilation artificielle. L'enfant a été transféré à l'unité néonatale de soins intensifs, l'examen médical ayant révélé la présence d'une hernie diaphragmatique. Le médecin a annoncé le diagnostic et le sombre pronostic aux parents. Depuis, la mère est très stoïque, elle cohabite avec Xavier et l'allaite à la demande. Le père, Stéphane Morin, 36 ans, fait la navette entre l'unité de maternité, l'unité néonatale et le domicile de ses parents, où demeure Sophie, leur fille âgée de 3 ans, relayant l'information à propos de l'état de santé d'Adam. Adam décède 24 heures après sa naissance.

Considérant la situation de santé que vit la cliente et les autres membres de la famille Roy-Morin, quelles sont les données qui vous apparaissent essentielles à recueillir pour mieux comprendre leur besoin prioritaire dans le but de les accompagner dans leur processus de deuil ?

Concepts clés

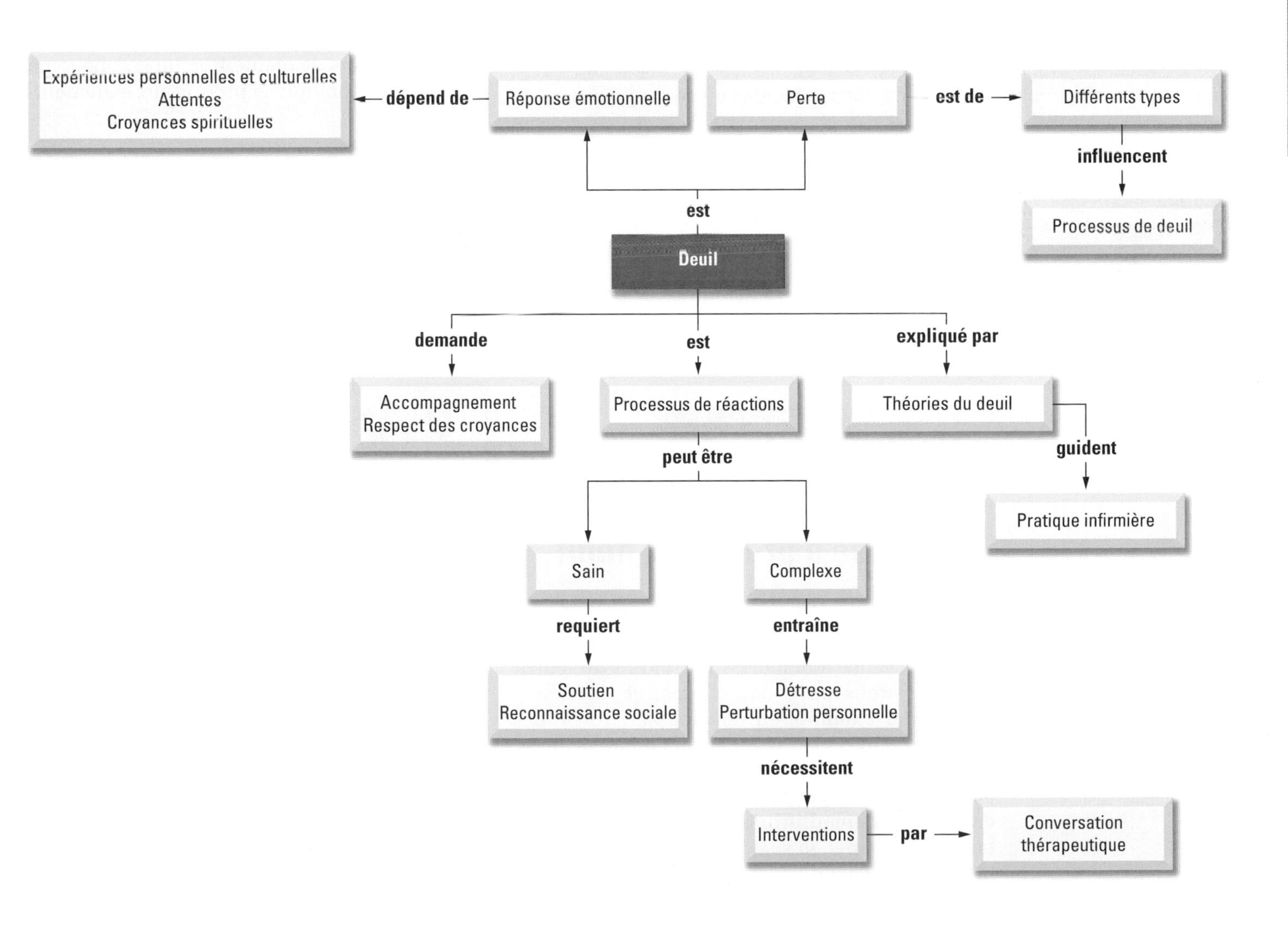

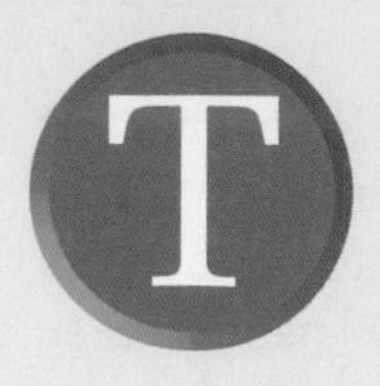

Toute personne vivant une maladie ou ayant subi un accident est susceptible d'expérimenter le sentiment de perte ou de deuil. Un client peut souffrir de pertes diverses : perte d'une partie du corps ou d'une fonction corporelle, perte de l'estime de soi, de la confiance en soi ou en autrui, d'un revenu, de la santé ou encore de la vie. Tout le monde affronte une perte, un jour ou l'autre ; ce peut être une perte réelle, comme c'est le cas de madame Roy dans la mise en contexte de la page précédente, ou une perte symbolique. À la limite, chacun affrontera sa propre mort. Les infirmières jouent un rôle clé dans la prévention de la maladie et des accidents, ainsi que dans le soutien du client dans la récupération de sa santé. Elles remplissent aussi une importante fonction dans l'accompagnement des personnes et de leur famille au cours d'événements menaçant la vie, afin de faciliter le passage vers la mort.

Plusieurs obstacles peuvent surgir dans la prestation de soins professionnels de qualité en fin de vie. Avant le développement des technologies médicales spécialisées, la mort survenait au domicile, dans un environnement connu où les membres de la famille et les amis prenaient soin du mourant. Aujourd'hui, la mort se produit bien souvent dans des établissements offrant des interventions à la fine pointe de la technologie, conçues pour prolonger la vie et éviter la mort. Des étrangers, ignorant peut-être les valeurs, les souhaits, les croyances et les projets des clients et de leur famille, prennent soin des mourants. Parfois, les professionnels de la santé ne veulent pas éprouver les sentiments d'inconfort associés à la mort et au deuil. Certains perçoivent même la mort comme un échec personnel et professionnel. Bien qu'omniprésente dans les médias, la mort est, paradoxalement, évacuée de la vie quotidienne, des conversations et même des pensées (Matzo & Sherman, 2006). La maladie terminale est un rappel, pour les amis et les membres de la famille, de leur propre mortalité. Inconsciemment, cela peut les porter à se retirer de la relation avec le mourant avant le décès de celui-ci. Les infirmières elles-mêmes sont appelées à vivre des sentiments de deuil, lorsqu'elles sont les témoins de la souffrance d'autrui (Sherman, 2004).

En dépit de ces obstacles inhérents aux soins en fin de vie, les infirmières prodiguent des soins de qualité aux mourants et aux endeuillés. Plus qu'à tout autre temps, au moment d'un décès, les clients et leur famille ont besoin de ces soins pour faciliter leur processus de deuil. Prodiguer des soins aux clients en fin de vie requiert des connaissances et une attention particulière afin de les réconforter, alors même que l'espoir d'une guérison ou de la poursuite de la vie n'est plus possible (Virani & Sofer, 2003).

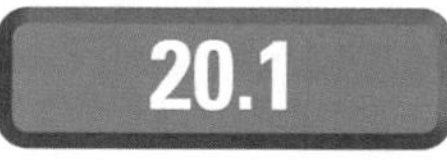

Connaissances scientifiques de base à propos du deuil

20.1.1 Perte

De la naissance à la mort, l'individu s'attache à des personnes ou à des choses, et il vit des **pertes,** par exemple en développant son indépendance envers ses parents, en commençant et en terminant l'école, en changeant d'amis, de partenaire ou de carrière. Les valeurs inculquées dans la sphère d'influence qui comprend la famille, les amis, la société et le milieu culturel influent sur ce qui constitue une perte pour une personne ainsi que sur l'expérience du deuil qui en découle (Hooyman & Kramer, 2006). La perte peut donc porter sur divers éléments : objet, milieu familier, être cher, aspect de soi ou vie **TABLEAU 20.1**.

Perte nécessaire

Les changements sont naturels, ils font partie de la vie et se révèlent souvent positifs. Toutefois, les changements s'accompagnent de **pertes nécessaires,** aussi inhérentes à la vie. La personne apprend, au fil du temps, que la plupart des pertes nécessaires sont un jour remplacées par quelque chose de différent, voire meilleur. Cependant, certaines pertes entraînent des changements permanents dans la vie des personnes, et menacent leur sentiment d'appartenance et de sécurité personnelle. Le décès d'un être cher, le divorce ou la perte de l'indépendance change la vie de façon définitive, et perturbe souvent la santé physique, psychologique et spirituelle de la personne.

Perte associée à la maturité

Les **pertes associées à la maturité** sont une forme de perte nécessaire, et concernent tout changement lié au processus de maturation ou au phénomène de vieillissement qui se produit normalement au

TABLEAU 20.1 Types de pertes pouvant être vécues

Type de perte	Définition
Perte nécessaire	Perte inévitable qui accompagne les changements
Perte associée à la maturité	Perte nécessaire qui concerne tout changement lié au processus de maturation se produisant normalement au cours de la vie
Perte situationnelle	Perte survenant à la suite d'un événement soudain, inattendu, circonscrit et imprévisible
Perte réelle	Perte d'un être ou d'un objet que la personne ne peut plus sentir, entendre ou connaître, et qui ne fait plus partie de sa vie
Perte perçue	Perte non tangible, comme la perte de confiance et de prestige, que la personne est la seule à pouvoir définir

cours de la vie. Entrent dans cette catégorie, pour les parents, la perte de dépendance de leur bébé ressentie au moment du sevrage, le sentiment de perte éprouvé à la première rentrée scolaire de leur enfant et le syndrome du nid vide vécu lorsque le dernier enfant quitte définitivement le domicile familial. Les pertes associées à la maturité découlent des transitions normales de la vie. Ces pertes donnent l'occasion à la personne de développer des **mécanismes d'adaptation** qui lui permettront de composer avec des pertes soudaines, inattendues ou non souhaitées.

Perte situationnelle

Certaines pertes, que l'on nomme **pertes situationnelles,** ne sont pas liées au processus de maturité. La perte situationnelle concerne tout événement soudain, inattendu, circonscrit et imprévisible. Un accident de voiture peut laisser un conducteur paralysé, mais le fait d'être responsable de la mort d'une personne sera peut-être plus douloureux pour ce conducteur et lui causera un sentiment de perte plus grand que ses propres blessures. La perte de ses fonctions physiques, de son revenu ou de la possibilité d'atteindre certains buts dans la vie, comme gravir le Kilimandjaro, peut aggraver le sentiment de perte. Les personnes qui ont survécu à un écrasement d'avion ou à d'autres catastrophes déclarent qu'elles ont dû suivre une thérapie pour surmonter la gravité des pertes et accepter d'être en vie. Les survivants se sentent extrêmement coupables, et plusieurs n'arrivent pas à accepter de vivre des réussites après la catastrophe. D'autres se fixent souvent des tâches ou des buts à accomplir avant de mourir.

Perte réelle et perte perçue

On appelle **perte réelle** la perte d'un être ou d'un objet que la personne ne peut plus voir, sentir, entendre ou connaître, et qui ne fait plus partie de sa vie. Cette perte concrète est généralement perçue ainsi par tous ceux qui en reconnaissent l'importance pour le client qui la subit. Les exemples de perte réelle sont multiples : cheveux, jeunesse, enfant, conjoint, relation, objet, environnement familier, fonctions physiologiques, rôles. Les causes et les manifestations associées à ce type de perte varient : un objet valorisé par un client peut disparaître par suite d'usure, d'oubli, de vol ou de destruction ; un enfant peut éprouver du chagrin après la perte d'un objet familier comme un jouet ou une couverture. La **perte perçue** réfère à une perte non tangible, comme la perte de confiance ou de prestige, que la personne est la seule à pouvoir définir. Ce type de perte est donc moins facile à reconnaître pour autrui. La perception détermine la façon dont la perte sera interprétée, ainsi que la forme et l'ampleur de la réaction qui se manifestera durant le processus de deuil. Les pertes perçues peuvent aisément passer inaperçues, étant des expériences individuelles et intériorisées. Comme pour une perte réelle, la personne pourra ressentir un sentiment de deuil à la suite d'une perte perçue.

Perte ultime : la mort

Chaque personne réagit différemment à une perte. Le type de perte et les perceptions qu'en a la personne influent sur l'ampleur et la durée du processus de deuil. Pour certaines personnes, la perte d'un objet (p. ex., la maison incendiée, les photos de famille) engendre autant de détresse que celle d'une relation, selon l'importance accordée à l'objet. La maladie chronique et l'hospitalisation produisent des pertes multiples. La maladie chronique entraîne des changements dans le style de vie, augmente parfois la dépendance par rapport à autrui et peut occasionner des difficultés financières. Même de brèves maladies ou de courtes hospitalisations modifient temporairement les rôles familiaux, le fonctionnement quotidien, et les relations interpersonnelles et familiales. Pour la personne âgée, l'entrée en centre d'hébergement marque la perte de son autonomie et d'un environnement familier, de son intimité, du contrôle sur sa vie, de sa routine et, parfois, de ses fonctions corporelles.

La mort demeure néanmoins la perte ultime. Bien que partie prenante du continuum de la vie, la mort représente l'inconnu. Pour bien des gens, elle engendre de la peur et de l'incertitude, de l'anxiété et même de l'angoisse. La mort sépare physiquement les personnes de leurs proches, de façon permanente. Il en résulte des sentiments de tristesse, d'appréhension, de regret, tant pour le mourant que pour sa famille, ses amis et les soignants (Craib, 2003). La culture, les croyances spirituelles, les valeurs, les expériences antérieures avec la mort et le soutien social ont une influence sur les façons dont une personne conçoit et vit la mort.

20.1.2 Deuil

Le **deuil** est la réponse émotionnelle à une perte. Chaque personne manifeste son deuil de façon unique, selon ses expériences personnelles et culturelles, ses attentes et ses croyances spirituelles (Hooyman & Kramer, 2006). Dans plusieurs cultures, après le décès, on consacre une période à l'expression verbale et non verbale du chagrin ressenti. Certains comportements et

■ **Mécanisme d'adaptation :** Moyen utilisé pour surmonter les agents stressants et déterminé par les expériences personnelles.

Jugement clinique

La famille Roy-Morin vit la naissance d'un enfant dont l'état de santé est précaire et qui décède à 24 heures de vie, alors que son frère jumeau lui survit. Quels types de pertes la famille pourra-t-elle éprouver ?

Chaque personne manifeste son deuil de façon unique, selon ses expériences personnelles et culturelles, ses attentes et ses croyances spirituelles.

rituels funéraires caractérisent cette période de deuil, selon les cultures. Par exemple, les rituels funéraires de la *shiva* observés dans la culture juive dictent les comportements que doivent adopter les personnes survivantes et ceux que les membres de la communauté doivent manifester à l'endroit des endeuillés tout en offrant du soutien à la collectivité à l'aide de traditions et de rituels (Clements et al., 2003).

Continuum de deuil

Il est important de différencier le processus normal de deuil, un processus sain de réactions à une perte requérant soutien et reconnaissance sociale, du deuil en tant que réponse de détresse et de perturbation personnelle, qui nécessite alors une intervention plus intensive. La reconnaissance des différents types de deuil aide les infirmières à planifier et à prodiguer les soins appropriés **TABLEAU 20.2**.

Deuil normal

Les personnes en deuil tentent de composer avec le décès de leur proche. Le **deuil normal** (non compliqué) est une réaction courante à la mort. Bien que la forme de décès (violent, inattendu, traumatique), tel le décès d'un jumeau à la naissance, puisse constituer un risque accru de deuil complexe pour les survivants, ce n'est pas le seul facteur déterminant l'ampleur du deuil vécu. Les stratégies adaptatives, comme le sentiment de contrôle personnel, la **résilience,** la hardiesse, de même que l'habileté à trouver un sens à la perte sont des facteurs qui facilitent le processus du deuil (Holland, Currier, & Neimeyer, 2006 ; Matthews, 2007 ; Ong, Bergeman, Bisconti, & Wallace, 2006 ; Onrus, Cuijpers, Smit, & Bohlmeijer, 2006).

■ **Résilience :** Aptitude à s'adapter, à réussir à vivre et à se développer positivement en dépit de circonstances défavorables et de stress.

Une étude a révélé que des sentiments d'acceptation, d'incrédulité, de nostalgie, de colère et de dépression étaient associés au deuil normal (Maciejewski, Zhang, Block, & Prigerson, 2007). Cette recherche a mis en lumière des modèles de variations de ces émotions au cours des deux années qu'a duré l'étude. Le sentiment le plus négatif, qui atteint son sommet deux mois après la perte, est celui de la nostalgie. Il se caractérise par une recherche de la personne décédée et un désir de la retrouver. De tous les sentiments qui surgissent au moment du décès, l'acceptation est le sentiment le plus fort et il s'amplifie au fil du temps. Les émotions négatives telles la colère et la dépression atteignent un pic quatre mois après le décès, pour ensuite décliner six mois après celui-ci.

Deuil compliqué

Pour certaines personnes, le deuil se poursuit sur une longue période de temps, sans s'atténuer. La personne qui vit un **deuil compliqué** a de la difficulté à aller de l'avant, elle est immobilisée par son deuil. Elle se languit du proche décédé de façon chronique et perturbante. Elle éprouve de la difficulté à accepter la mort, à faire confiance, elle est amère et incertaine vis-à-vis du futur. Cette personne peut présenter une exacerbation des symptômes de deuil ou, à l'opposé, une absence de sentiment de deuil, une incapacité à ressentir et à exprimer des émotions, par exemple, du chagrin.

TABLEAU 20.2 Différents types de deuil

Type de deuil	Définition
Deuil normal	Deuil non compliqué qui est une réaction courante à la mort
Deuil compliqué	Deuil dont les symptômes sont présents six mois après le décès et qui perturbent toutes les dimensions de la vie de la personne
Deuil anticipé	Deuil vécu lorsque la personne a amorcé le processus de laisser aller la personne ou de s'en désengager émotionnellement avant la perte ou le décès réel de celle-ci
Deuil marginal	Deuil vécu lorsque la relation avec la personne décédée n'est pas reconnue socialement, ne peut pas être partagée publiquement ou semble peu importante

Certains facteurs contribuent à complexifier le deuil, soit: des relations conflictuelles avec la personne décédée, un cumul d'événements stressants ou de pertes récentes, des problèmes de santé mentale ou l'absence de soutien social. Les pertes associées à un homicide, à un suicide, à un accident soudain ou au décès d'un enfant peuvent engendrer des deuils compliqués. Le diagnostic infirmier de deuil compliqué s'appuie sur des symptômes qui doivent être présents six mois après le décès et perturber toutes les dimensions de la vie de l'individu.

Deuil anticipé

Un individu vit un **deuil anticipé** lorsqu'il a amorcé le processus de laisser aller la personne ou de s'en désengager émotionnellement avant la perte ou le décès réel de celle-ci. Ce phénomène survient particulièrement dans les situations où la perte est prédite (Corless, 2006). Lorsque le deuil s'effectue sur une longue période, la personne a l'occasion d'accepter l'inévitable et de s'y préparer. Elle fait alors l'expérience de ses émotions les plus vives (p. ex., le choc, le déni, le chagrin) avant le décès réel, la mort étant alors reçue avec soulagement.

La notion de deuil anticipé fait l'objet d'un débat auprès des chercheurs. Une autre façon de concevoir ce type de deuil est de l'examiner sous l'angle d'une période tampon qui donne le temps à la famille de se préparer à la mort, notamment en accomplissant les tâches découlant d'un décès (p. ex., les choix funéraires). Par contre, cette idée ne peut s'appliquer à toutes les situations. Saldiner et Cain (2004) proposent que le stress et la tension associés à une maladie terminale, y compris les pertes d'intimité conjugale, l'anxiété de la séparation, les menaces à la sécurité et l'impuissance traumatique de voir l'être aimé mourir, l'emportent sur les bénéfices supposés du deuil anticipé. Bien qu'anticiper un deuil puisse agir comme un tampon pour certains, cela peut aussi augmenter le stress pour d'autres, les entraînant dans des montagnes russes d'émotions. Un des dangers du deuil anticipé est de se détacher de la personne malade de façon prématurée, et ce, avant son décès. Par exemple, si madame Roy avait su qu'elle portait un enfant présentant de graves malformations cardiaques et physiques compromettant la vie de celui-ci, elle aurait pu anticiper un deuil par détachement précoce. Un homme sachant que le décès de son épouse en phase terminale d'un cancer est imminent peut déjà se préparer à vivre un deuil avant même que celle-ci décède, ce qui pourrait l'amener à réduire la fréquence de ses visites auprès de son épouse.

Deuil marginal

Des personnes font l'expérience d'un **deuil marginal** ou non soutenu lorsque leur relation avec la personne décédée n'est pas reconnue socialement, ne peut pas être partagée publiquement ou semble peu importante (Hooyman & Kramer, 2006). Il peut s'agir du décès d'une personne très âgée, d'un ex-conjoint, d'un partenaire homosexuel ou d'un animal.

Jugement clinique

Quel type de deuil la famille Roy-Morin vit-elle?

20.1.3 Théories à propos du deuil et du processus de deuil

La connaissance des théories à propos du deuil ainsi que des réponses dites «normales» à la perte et au deuil aide l'infirmière à comprendre la complexité de cette expérience. Malgré que ces théories proposent un certain cadre d'analyse, il faut garder en tête que les réponses au deuil sont multiples et, surtout, ne pas tenir pour acquis que des variations par rapport à la norme sont automatiquement anormales. Par ailleurs, les théories à propos du deuil ont été élaborées pour expliquer comment les personnes composent avec la mort; elles peuvent néanmoins se révéler utiles à l'infirmière pour comprendre les réponses à d'autres types de pertes significatives.

Théorie de Kübler-Ross

La théorie de Kübler-Ross (1969) explique les étapes du deuil selon les comportements qu'adoptent les personnes. Bien que les étapes soient énoncées en liste ordonnée, en réalité, les personnes en deuil ne les vivent pas dans un ordre préétabli ni pendant une période de temps définie. Selon cette théorie, une caractéristique de la personne en deuil est de vivre un mouvement de va-et-vient entre plusieurs états et entre plusieurs étapes. Ainsi, dans l'étape du déni, ou du refus, la personne agit comme s'il ne s'était rien passé et nie parfois la perte. Elle ne démontre aucune compréhension des événements. Sont fréquentes des phrases comme: «Non, ce n'est pas vrai!» ou «Ça ne peut pas m'arriver à moi!» À l'étape de la colère, la personne résiste à la perte, et peut s'en prendre à Dieu, aux gens et aux objets qui l'entourent. Il est important que l'infirmière réalise que la colère n'est pas dirigée contre elle et qu'elle soit en mesure d'accompagner ceux qui peuvent se sentir agressés par la personne en colère. L'étape de la négociation, ou marchandage, remet à plus tard la prise de conscience de la réalité de la perte et de son

Certains facteurs contribuent à complexifier le deuil, soit: des relations conflictuelles avec la personne décédée, un cumul d'événements stressants ou de pertes récentes, des problèmes de santé mentale ou l'absence de soutien social.

imminence. Il se peut que la personne tente de marchander en faisant des promesses à Dieu ou en disant à ses proches, par exemple, qu'ils seront de meilleures personnes si la santé leur revient. L'étape de la dépression survient quand le client prend pleinement conscience de la réalité de la perte et de sa gravité, ce qui cause parfois un sentiment écrasant de solitude et d'abandon **FIGURE 20.1**. Il peut se retirer de toutes relations interpersonnelles. Cette étape lui permet d'affronter la perte et marque alors le début de son acceptation. L'étape de l'acceptation signale la fin des réactions physiques et la reprise des interactions sociales. La perte est reconnue comme réelle et s'intègre dans la vie de l'endeuillé, qui réussit à aller de l'avant.

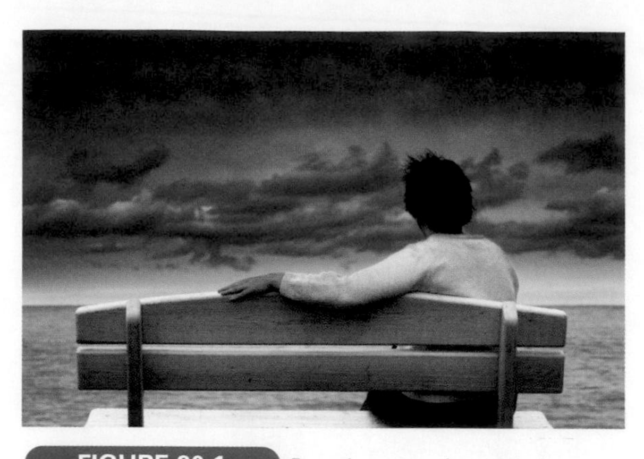

FIGURE 20.1 Prendre conscience de la réalité de la perte peut causer un sentiment écrasant de solitude et d'abandon.

Quoique la théorie de Kübler-Ross puisse induire une vision limitative du deuil, celui-ci étant décrit comme un processus linéaire, cette auteure a néanmoins été une pionnière. Sa théorie a depuis été critiquée pour n'avoir pas été validée empiriquement, pour le manque d'attention portée aux différences culturelles, mais surtout pour la prémisse selon laquelle le deuil a une fin (Rothaups & Becker, 2007). Une étude a validé que les émotions d'acceptation, de choc, de colère et de dépression sont présentes après une mort naturelle et le deuil dit « normal » qui en découle ; toutefois, elles ne se manifestent pas dans l'ordre prescrit par la théorie par étapes de Kübler-Ross (Maciejewski et al., 2007). Cette théorie ne devrait pas être considérée comme une « prescription » de deuil ou une indication que l'on peut gérer le processus de deuil. On ne peut pas non plus associer une durée limitée au deuil, des veuves ayant rapporté qu'elles pensaient à leur conjoint décédé une ou deux fois par mois, et ce, même 20 ans après le décès (Carnelly, Wortman, Bolger, & Burke, 2006).

Théorie de Bowlby

La théorie de l'attachement de Bowlby (1980) décrit l'expérience du deuil. L'attachement est un comportement instinctif, qui mène au développement de liens affectifs entre l'enfant et sa figure d'attachement, souvent un parent. Ces liens relationnels sont présents et actifs au cours du cycle de vie, les individus les généralisant à d'autres formes de relations. Les comportements d'attachement sont la base de la survie, car ils rapprochent les personnes de ceux qui leur offrent amour, protection et soutien. Bowlby décrit quatre phases associées au deuil. Comme dans les autres théories qui décrivent le deuil comme un processus par étapes, une personne peut aller et venir entre chacune en réponse à sa perte. La phase la plus courte, l'engourdissement, dure de quelques heures à une semaine ou plus. La personne endeuillée dit alors éprouver un sentiment d'irréalité, se sentir assommée. La deuxième phase, de nostalgie et de recherche, se caractérise par des exacerbations émotives de sanglots, de détresse aiguë. Des symptômes physiques se manifestent : sensation de compression de la poitrine et de la gorge, souffle court, sentiment de léthargie, insomnie, perte d'appétit. La personne vit une nostalgie intense pour le proche décédé ou l'objet perdu. Cette phase peut durer plusieurs mois. Durant la phase de désorganisation et de désespoir, la personne examine inlassablement les causes de la perte ou exprime de la colère envers tous ceux qui semblent responsables de celle-ci. L'endeuillé raconte l'histoire de la perte de façon répétitive. Graduellement, la permanence de la perte est assimilée. Avec la phase de réorganisation, qui survient un an ou plus après le décès, la personne commence à accepter les changements, remplit les rôles moins familiers, développe des compétences, construit de nouvelles relations. Les personnes qui se réorganisent commencent à laisser aller la relation perdue, sans pour autant diminuer l'importance qu'elle a eue dans leur vie.

Théorie de Worden

La théorie que propose Worden (1982) s'articule autour de quatre tâches principales de deuil. Elle suggère que l'endeuillé est activement engagé dans des comportements qui l'aident et qu'il se montre réceptif au soutien extérieur. Le travail de deuil décrit ici prend minimalement une année, mais cela peut varier d'une personne à l'autre.

Tâche I : Accepter la réalité de la perte. Même lorsque le décès est attendu, les survivants éprouvent de la surprise et de l'incrédulité liées à l'événement. La première tâche réfère au processus d'accepter l'irréversibilité de la perte de la personne ou de l'objet.

Tâche II : Travailler la douleur du deuil. Bien que les personnes répondent différemment à une perte, il est impossible de faire l'expérience d'une perte significative sans éprouver de douleur émotive. Les personnes réagissent avec tristesse, solitude, désespoir ou regret, et composent avec des sentiments pénibles et douloureux en utilisant les stratégies adaptatives qui leur sont les plus familières et avec lesquelles elles sont le plus à l'aise.

Tâche III : S'adapter à l'environnement sans l'être aimé. Au moins trois mois s'écoulent avant qu'une personne ne réalise l'impact de la perte. Bien souvent, c'est le moment où les membres de la famille et les amis se désengagent du soutien offert à l'endeuillé. Durant cette période, les endeuillés assument des rôles qui étaient auparavant détenus par le proche décédé, y compris des tâches moins intéressantes.

Tâche IV : Relocaliser symboliquement le proche décédé et continuer sa vie. À ce moment, la personne décédée n'est pas oubliée ; son souvenir occupe toutefois un espace différent et moins invasif dans la vie émotive du survivant. Souvent, l'endeuillé craint d'oublier le proche décédé ou de lui être déloyal s'il s'engage dans de nouvelles relations d'attachement. Cela rend cette tâche plus difficile à compléter. Lorsqu'il réalise qu'il peut aimer de nouvelles personnes sans trahir le défunt, l'individu va de l'avant.

Théorie de Stroebe et Schut

Alors que les théories portant sur les phases et les tâches du deuil fournissent des principes utiles pour guider les pratiques professionnelles auprès des endeuillés, plusieurs théoriciens observent que le processus de deuil ne se déroule pas selon des étapes prévisibles et séquentielles. Des théories récentes tiennent compte de facteurs tels que le sexe ou les variations culturelles. Ces mêmes écrits soulignent les limites que pose l'examen des seules réponses émotionnelles internes au deuil.

La théorie de l'oscillation, par exemple, décrit les expériences de la vie quotidienne au cours d'un deuil comme un mouvement de va-et-vient entre des processus orientés vers la perte et des processus centrés sur la reconstruction (Hooyman & Kramer, 2006 ; Stroebe & Schut, 2006). Les comportements axés sur la perte incluent le travail de deuil, la rumination de la perte et des liens rompus, et la résistance aux activités qui permettraient d'aller plus loin dans le deuil. Les comportements orientés vers la reconstruction, tels que s'occuper des changements de la vie quotidienne, trouver de nouveaux rôles, créer des relations, adapter ses finances, participer à des activités de loisirs distrayantes, fournissent un contrepoids à l'état centré sur la perte. Des facteurs tels la personnalité, les styles adaptatifs ou les pratiques culturelles déterminent jusqu'à quel point une personne s'engagera dans des processus centrés sur la perte ou sur la reconstruction.

Le **TABLEAU 20.3** propose un résumé des théories les plus reconnues à propos du deuil et des pertes. ■

TABLEAU 20.3 Théories portant sur la perte et le deuil

Théorie de Kübler-Ross	Théorie de Bowlby	Théorie de Worden	Théorie de Stroebe et Schut
• Déni (ou refus) • Colère • Négociation (ou marchandage) • Dépression • Acceptation	• Engourdissement • Nostalgie et recherche • Désorganisation et désespoir • Réorganisation	• Acceptation de la réalité de la perte • Travail sur la douleur du deuil • Adaptation à l'environnement sans l'être aimé • Relocalisation symbolique du proche décédé et poursuite de sa vie	• Processus orientés sur la perte • Processus orientés sur la reconstruction

20

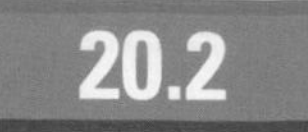

20.2 Connaissances scientifiques appliquées à la pratique infirmière

Quel que soit son champ de pratique professionnelle, au cours de sa carrière, l'infirmière côtoiera des personnes ayant vécu des pertes ou des deuils, elle devra faire face au décès d'un client, ou elle en accompagnera un autre et sa famille dans l'expérience de la mort. Une famille dont le père décède d'un infarctus à l'urgence ou aux soins intensifs, une adolescente dépressive à l'unité de santé mentale depuis le décès de sa mère, une personne âgée en centre d'hébergement qui vit difficilement le décès de sa fille, ou une jeune mère visitée à domicile en période postnatale et qui partage son expérience du décès de son premier enfant: toutes ces personnes et leur famille nécessiteront une relation thérapeutique. Celle-ci s'amorce en établissant un lien de confiance avec le client, afin d'effectuer une collecte des données portant sur son expérience de la perte ou du deuil. Elle se poursuit tout au long de la mise en œuvre de la démarche de soins infirmiers.

La compréhension des différentes théories du deuil permet à l'infirmière de reconnaître ce que vit son client en vue de l'accompagner dans son deuil.

Jugement clinique

D'après la mise en contexte, quelle manifestation de deuil normal madame Roy présente-t-elle ?

De 80 à 90 % des personnes ayant vécu la perte d'un proche manifesteront des réactions de deuil normales, alors que de 10 à 20 % des personnes endeuillées souffriront de deuil compliqué ou chronique, qui persistera pendant plusieurs années après la perte (Mancini & Bonanno, 2006). La compréhension des différentes théories du deuil permet à l'infirmière de reconnaître ce que vit son client en vue de l'accompagner dans son deuil. L'infirmière utilise ses habiletés d'évaluation psychologique et physique afin de mesurer la réponse unique de son client. La plupart des endeuillés montrent des signes visibles de deuil **TABLEAU 20.4**.

L'analyse de ces données (symptômes) permet de proposer des hypothèses pour expliquer le vécu du client. Par exemple, après une perte significative, un client peut manifester du chagrin, des comportements de retrait, des maux d'estomac, des maux de tête, de la difficulté à se concentrer. Ces mêmes symptômes pourraient être liés à de l'anxiété, à des problèmes gastro-intestinaux ou à des troubles de la mémoire. L'infirmière analyse ces symptômes en lien avec leur contexte. Elle explore la situation avec le client en lui demandant, par exemple: Quand ces symptômes se sont-ils manifestés ? Étaient-ils présents avant la perte ? Selon vous, quelles sont les causes de vos problèmes de santé ? Cela lui permet de confirmer qu'il s'agit réellement de symptômes de deuil. Afin de distinguer le type de deuil (p. ex., normal, complexe, etc.), d'autres éléments d'information sont requis, pour mieux saisir l'expérience du client. Quel type de perte a-t-il vécu ? À quel moment cette perte est-elle survenue ? Quelle est l'importance de cette perte à ce moment-ci pour lui ? De cette façon, si l'infirmière apprend que le chagrin intense est présent depuis deux ans, elle en déduira que son client vit probablement un deuil complexe et chronique. Pour compléter

TABLEAU 20.4 Symptômes de deuil normal

MANIFESTATION	SYMPTÔMES
Sentiments	Chagrin, colère, inquiétude, culpabilité ou reproches, isolement, fatigue, nostalgie, perte d'espoir, soulagement
Pensées	Incrédulité, confusion, troubles de la mémoire, difficultés à prendre des décisions, incapacité à se concentrer, sentiment de la présence du défunt
Sensations physiques	Maux de tête, nausées et modification de l'appétit, insomnie, sensation de serrements dans la poitrine, sensation d'étouffement, baisse d'énergie, sécheresse de la bouche, hypersensibilité au bruit, sentiment de dépersonnalisation et d'irréalité, faiblesse musculaire
Comportements	Pleurs et soupirs fréquents, distanciation d'autrui, distraction, rêves incluant le défunt, maintien intact de la chambre du défunt, perte d'intérêt pour les événements de la vie, port d'objets ayant appartenu au défunt

sa collecte des données, elle doit donc aussi déceler les facteurs qui influent sur le deuil et la perte, tant pour le client que pour la famille.

20.2.1 Facteurs influant sur la perte et le deuil

Plusieurs facteurs influencent les façons dont une personne perçoit une perte et y réagit. Lorsque l'infirmière entretient des conversations avec son client sur le sens de la perte, cela permet d'ouvrir les échanges sur d'autres champs importants d'évaluation, telles la conception de la mort, les caractéristiques personnelles, les relations interpersonnelles, la nature et les circonstances de la perte, les stratégies adaptatives, l'influence du statut socioéconomique, de la culture, de la spiritualité et des croyances.

Conception de la mort

Dans la société occidentale, il est devenu difficile de vivre avec la mort. Celle-ci rappelle la vulnérabilité de l'être humain et la fragilité de la vie. La perspective de la mort demeure une expérience qui touche toutes les personnes, quel que soit leur âge. Pour plusieurs raisons, la mort fait peur, elle peut générer de l'anxiété et du stress, surtout pour la personne mourante **ENCADRÉ 20.1**. Pour comprendre les effets des pertes, il est essentiel de comprendre également la réaction au stress et son influence sur la santé ▶ 21.

Caractéristiques personnelles

Des caractéristiques personnelles telles que l'âge, l'étape de développement, l'état de santé physique et mentale, et le statut socioéconomique influent sur le deuil d'un client et de sa famille.

ENCADRÉ 20.1 Peurs éprouvées par la personne mourante

- Peur du processus de la mort et de la douleur physique
- Peur de perdre le contrôle de la situation
- Peur de ce qui arrivera aux siens après sa mort
- Peur de la peur des autres
- Peur de l'isolement et de la solitude
- Peur de l'inconnu
- Peur d'avoir eu une vie sans signification

Source : Tiré de Poletti, R., & Dobbs, B. (1993). *Vivre son deuil et croître*. Genève : Éditions Jouvence.

Mise en contexte (*suite*)

La sœur de Karine, Annie, vient de se séparer ; elle a également deux enfants, Lucas, 7 ans, et Josianne, 2 ans. Puisqu'il est très copain avec sa cousine Sophie, Lucas se réjouissait à l'idée d'avoir deux autres cousins. Les parents de Karine et d'Annie sont en vacances dans le sud. Les grands-parents paternels aident le couple en prenant soin de Sophie durant le séjour de madame Roy au centre hospitalier. Chacune de ces personnes réagira à sa façon devant le décès du petit Adam.

Par exemple, l'infirmière qui tient compte de l'âge et du développement dans sa collecte des données auprès de la famille Roy-Morin saura que Sophie, vu son jeune âge, n'aura pas une pleine compréhension de la finalité de la mort. Sophie peut toutefois ressentir de l'anxiété à être séparée de ses parents et à avoir perdu ses repères familiers (environnement de sa chambre et de sa maison). Elle pourra exprimer ce qu'elle ressent par rapport à l'absence de son frère par des changements dans ses habitudes alimentaires et de sommeil, en étant plus irritable, ou en recommençant à être incontinente d'urine ou de selles. Son cousin Lucas peut, pour sa part, comprendre les concepts de permanence et d'irréversibilité, mais il pourra difficilement saisir les causes du décès. Pendant un certain temps, il pourra être beaucoup plus expressif et poser de nombreuses questions. Il est important de se rappeler que peu importe leur âge au moment du décès, les enfants restent endeuillés à vie et peuvent manifester de nouveau des symptômes de deuil à mesure qu'ils acquièrent la capacité de comprendre la mort et ses implications.

De leur côté, comme jeunes adultes et couple, madame Roy et monsieur Morin ont comme tâche de développement de former une famille et d'être autonomes par rapport à leurs parents. La maladie et la mort d'Adam viennent bouleverser leur avenir et leurs relations avec leurs propres parents, tout en mettant en péril leur habileté à établir des liens parents-enfant avec Xavier. La sœur ainée de madame Roy, Annie, doit composer avec les pertes associées à une récente séparation conjugale, ainsi qu'avec celles liées à son statut anticipé de tante tout en adoptant le rôle de soutien, pour sa sœur et son beau-frère, mais aussi pour ses propres enfants (Hooyman & Kramer, 2006). Les grands-parents maternels gèrent déjà des pertes nécessaires sur le plan de leur santé, l'un souffrant d'hypertension, et l'autre, d'une perte de mobilité liée à l'arthrite. Bien que les personnes âgées puissent être plus résilientes, à

21

Les relations entre les pertes, la réaction au stress et son influence sur la santé sont décrites dans le chapitre 21, *Gérer le stress*.

Jugement clinique

Quel facteur aurait pu amplifier la peur et l'inquiétude des parents du petit Adam avant son décès ?

Jugement clinique

Quels facteurs peuvent contribuer à complexifier le deuil des grands-parents maternels ?

cause de leurs expériences antérieures de pertes et de deuil, elles sont aussi à risque de deuil compliqué. Dans l'histoire de la famille Roy-Morin, les grands-parents vivront aussi un double deuil, soit celui de leur petit-fils et celui de voir leur enfant endeuillé **ENCADRÉ 20.2**.

État de santé physique et mentale

L'état de santé physique et mentale antérieur à la perte influe sur les habiletés à composer avec le deuil. La personne ayant des antécédents de problèmes de santé mentale est plus à risque de vivre un deuil complexe (Séguin & Castelli-Dransart, 2006).

Statut socioéconomique

Le statut socioéconomique a une influence sur les possibilités de la personne à avoir accès aux ressources nécessaires pour composer avec sa perte (Cohen, Doyle, & Baum, 2006). La famille Roy-Morin aura à payer les coûts du service funéraire d'Adam, une dépense à laquelle la famille n'était pas préparée. Le fardeau de la perte s'alourdit quand il faut en plus affronter un manque de ressources financières, éducatives ou matérielles.

REGARD SUR LA PERSONNE ÂGÉE

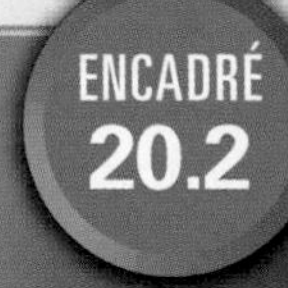

Expression du deuil et interventions auprès de la clientèle âgée

- Il y a peu de témoignages selon lesquels l'expérience du deuil serait différente en fonction du seul facteur de l'âge. Les réponses à la perte sont probablement liées à la nature de l'expérience de celle-ci.
- Plus les personnes vieillissent, plus grandes sont les occasions d'avoir vécu des pertes multiples : proches, amis, objets précieux, enfant, santé ou capacités physiques. Les adultes âgés vivant en résidence font aussi l'expérience de perdre des amis lorsque d'autres résidents décèdent.
- Certains adultes sont à risque de vivre un deuil compliqué, lié à leur expérience de deuils antérieurs, à leurs ressources physiques ou cognitives diminuées. Ce risque inclut la dépression, la solitude et un déclin dans leur fonctionnement général.
- La personne âgée qui souffre d'un problème de santé chronique peut vivre un deuil résultant de la perte de sa santé, de son fonctionnement physique ou de ses rôles.
- Les personnes âgées bénéficient des mêmes approches thérapeutiques que les endeuillés de tout âge.
- Atténuer la dépression et maintenir le fonctionnement physique optimal sont des objectifs thérapeutiques pour guider l'intervention auprès des adultes âgés endeuillés.

Source : Adapté de Talerico, K. (2006). Aging matters: Addressing issues related to geropsychiatry and the well-being of older adults. *J. Psychosoc. Nurs.*, *41*(7), 12.

Nature de la perte

Pendant sa collecte des données, l'infirmière explore la nature, les circonstances et le sens de la perte du client. Cette information l'aide à saisir les effets que cette perte aura sur les comportements, la santé et le bien-être de son client (Corless, 2006). De façon générale, certaines pertes génèrent un plus grand soutien du réseau. On n'a qu'à penser à l'ampleur de l'aide apportée lors des événements du 11 septembre 2001 à New York ou, au Québec, à l'occasion de la crise du verglas en 1998. Par contre, le décès d'un bébé des suites d'une fausse-couche entraîne un soutien plus éphémère, la perte n'étant pas réelle pour l'entourage. Le décès subit et inattendu d'Adam pose des défis différents de ceux auxquels fait face la famille d'une personne mourant d'une longue maladie chronique. Dans le premier cas, les survivants n'ont pas le temps de se préparer à laisser aller l'enfant. S'il s'agit plutôt d'une longue maladie chronique, les survivants ont des souvenirs de la souffrance prolongée, de la douleur, des pertes subies par leur proche. Un décès attribuable à la violence (meurtre) ou un suicide compliquent aussi, par leur nature, le processus de deuil des survivants (Stroebe & Schut, 2006).

Relations interpersonnelles

Lorsqu'une personne constitue la perte, la qualité et l'importance de la relation qui existait entre les survivants et le défunt ont une influence sur l'intensité de la réponse de deuil. Si cette relation était très proche, on s'attend à ce que les survivants aient de la difficulté à aller de l'avant. Toutefois, le processus de deuil se complexifie lorsque la relation était tendue, voire conflictuelle, les sentiments de regret prenant toute la place. La présence d'un réseau de soutien de qualité, et l'habileté des endeuillés à demander et à recevoir de l'aide sont aussi des variables cruciales dans le processus de deuil. Lorsque le soutien n'est pas adéquat et que les proches endeuillés ne reçoivent pas suffisamment de compassion, le deuil peut se complexifier (Hooyman & Kramer, 2006). L'infirmière évaluera ces aspects au cours de sa collecte des données.

Stratégies d'adaptation

Tout au long de sa vie, la personne développe un répertoire de stratégies adaptatives afin de composer avec des **agents stressants.** Lorsqu'elle

■ **Agent stressant :** Stimulus qui provoque l'accumulation de trop fortes doses de stress ; l'organisme qui y est soumis peut donner des signes de fatigue, d'épuisement.

se trouve exposée au stress de la perte, elle utilise en premier lieu les stratégies qui lui sont usuelles et familières. Lorsque celles-ci s'avèrent inefficaces, elle doit en développer de nouvelles. L'expression de ses émotions (ventiler, parler) est perçue comme un moyen important pour composer avec la perte. On a longtemps mis l'accent sur l'expression d'émotions négatives telle la colère. On constate aussi que l'expression d'émotions positives et optimistes peut indiquer que la personne compose bien avec son deuil (Ong, Bergeman, Bisconti, & Wallace, 2006). La récurrence de thèmes négatifs dans les propos des endeuillés pourrait prédire une réaction de plus grande détresse (Maciejewski, 2007).

Un des moyens utilisés pour favoriser l'expression des émotions est l'écriture. Des recherches démontrent que celle-ci (la poésie, le journal de bord, mais aussi la participation à un forum de discussion) est une technique valide, particulièrement lorsque les endeuillés la perçoivent positivement ; peu coûteuse, elle ne demande pas un investissement de temps considérable (Frattaroli, 2006). L'infirmière doit toutefois tenir compte du sexe de son client, qui influera sur les stratégies d'adaptation qui seront sélectionnées advenant une perte ou un deuil. Ainsi, alors que les femmes apprécient des stratégies qui les invitent à parler de leur expérience (p. ex., un groupe de deuil) ou trouvent un exutoire dans des activités de création (p. ex., le montage d'un album souvenir), les hommes privilégient des stratégies qui les invitent à être actifs, comme pratiquer un sport ou s'adonner à des travaux de rénovation.

Culture et ethnicité

La notion de perte et les modes d'expression du deuil varient grandement selon la culture et l'ethnie en plus de subir l'influence de facteurs socioéconomiques, religieux et raciaux. La culture et l'ethnicité fournissent aussi une structure et un équilibre dans le chaos de la perte. L'infirmière qui rencontre des endeuillés de diverses origines ethniques, culturelles et religieuses doit demeurer ouverte à accueillir les valeurs de ses clients au regard des pertes et du deuil, ainsi que leurs formes d'expression, qui peuvent différer de celles qu'elle favoriserait ▶ 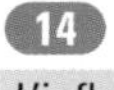.

Ainsi, les théories à propos du deuil ont souvent été élaborées dans un contexte occidental. Pour les membres de cette culture, la conception de deuil comme un processus de « travail » ou de « tâches » se déroulant sur une période de temps a du sens, leur vie étant orientée autour du travail. Pour un autre groupe culturel, le deuil est un état, une façon d'être (Wortman & Silver, 1989). De même, la culture occidentale restreint l'expression publique des émotions. Dans d'autres cultures, il est acceptable de hurler en public ou de se mutiler, afin de montrer son respect envers le défunt. Les valeurs d'individualisme et d'autodétermination nord-américaines offrent un contraste avec les valeurs plus familiales ou communautaires d'autres groupes culturels. Ces différences influeront sur les processus de recherche d'information par rapport à des décisions telles que maintenir artificiellement la vie (Kemp, 2005), procéder au **don d'organes** ou choisir un rituel funéraire **ENCADRÉ 20.3**.

Jugement clinique

Formulez deux questions pour évaluer les stratégies d'adaptation du couple Roy-Morin.

SOINS INFIRMIERS INTERCULTURELS

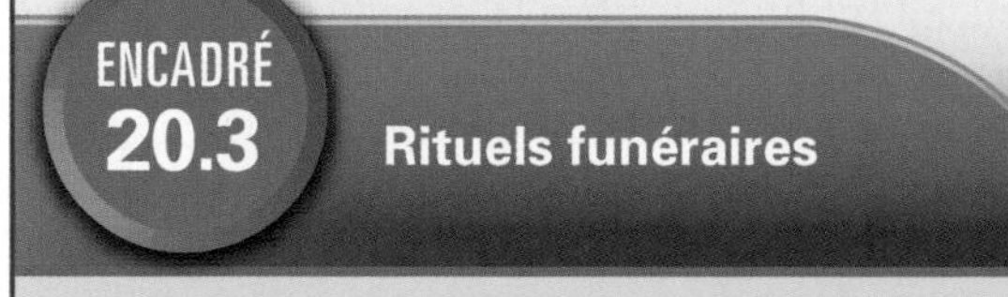

La mort ayant un sens différent d'une culture à l'autre, les comportements attendus à l'occasion d'un décès et d'un deuil diffèrent. Les rituels funéraires constituent un ensemble de règles et de cérémonies qui permet de donner un sens à la mort d'un proche. Ils ont différentes fonctions, par exemple : annoncer que la mort a eu lieu, se solidariser autour du moment du décès, montrer ses émotions, honorer les morts et apporter un réconfort aux proches survivants. Ces pratiques varient selon l'appartenance culturelle et religieuse d'un individu, mais aussi à l'intérieur d'une même culture ou religion, certaines personnes adoptant des croyances plus traditionnelles que d'autres. L'infirmière sera parfois étroitement impliquée dans certains rituels précédant les cérémonies, telle la toilette funéraire, qui rend un dernier hommage au défunt. Pour finaliser sa relation avec le défunt, l'infirmière participe à la cérémonie funéraire, un rituel qui souligne la séparation avec le défunt. Enfin, à des familles qui n'adhèrent pas à des pratiques religieuses particulières, l'infirmière suggère des rituels symboliques.

Un rituel d'adieu, avant le décès, permet de se pardonner mutuellement et, pour le mourant, d'exprimer l'espoir d'une vie meilleure pour les siens. Ce même rituel après le décès peut s'exprimer par l'écriture d'une lettre, par exemple. Enfin, un rituel de continuité des liens garde vivant le lien avec le défunt, par exemple, en portant un bijou symbolique.

L'infirmière est sensible à l'expression des différences culturelles, qui se mettent en scène par les mots, l'engagement des familles, les croyances culturelles, les enjeux éthiques, l'expression de la souffrance et de la douleur, et les rituels (Kemp, 2005). Elle doit donc être consciente que son orientation culturelle peut différer de celle de ses clients et que les croyances culturelles influent, entre autres, sur les attentes des clients et de leur famille quant aux soins en fin de vie, de même que sur la teneur du réseau de soutien.

La collecte des données de l'infirmière doit donc viser à connaître les pratiques culturellement signifiantes pour le client et sa famille, afin d'offrir des soins qui honorent leurs valeurs.

14
L'influence de la culture sur la santé, la maladie et les soins est décrite dans le chapitre 14, *S'adapter à la culture et à l'ethnicité*.

Croyances religieuses et spirituelles

L'infirmière qui accompagne des personnes en fin de vie peut les aider à transcender leur propre existence. Elle recueille de l'information à propos des ressources spirituelles de ses clients, en explorant leur foi en un pouvoir ultime, leur communauté de soutien, leur sentiment d'espoir, leur sens de la vie, leurs pratiques spirituelles et religieuses ▶ 19. Wright (2005) définit la spiritualité comme « ce qui donne un but et un sens à la vie, en inspirant la personne à être en relation avec soi, les autres et l'univers. Les croyances religieuses sont liées à une affiliation à une communauté qui partage des rites, une morale, et qui croit à un pouvoir ultime, le plus souvent appelé Dieu. » (Traduction libre.) Cossette (1999) précise deux fonctions de la spiritualité : une fonction de sens et une fonction de croissance. La mort, et surtout les pertes qui l'accompagnent, suscite un cruel questionnement sur le sens de la vie. C'est souvent dans leur spiritualité – que celle-ci s'exprime à travers une confession ou par des croyances personnelles – que les personnes qui font face à la perspective de mourir vont trouver des réponses qui les aideront à donner un sens à leur expérience jusqu'à la fin. Tant les croyances spirituelles que religieuses influencent donc les habiletés de composer avec la perte. Les personnes qui ont un sentiment très fort de connexion avec un pouvoir suprême démontrent plus de résilience et d'habiletés à expérimenter la perte comme une expérience de croissance (Matheis, Tulsky, & Matheis, 2006). Vers la fin de la vie, lorsque la personne intègre sa spiritualité, elle ressent un sentiment d'harmonie avec la vie (O'Gorman, 2002).

19
La spiritualité des personnes en fin de vie est abordée dans le chapitre 19, *Favoriser le bien-être spirituel.*

La spiritualité donne un but et un sens à la vie, en inspirant la personne à être en relation avec soi, les autres et l'univers.

Cossette (1999) invite donc les infirmières à être à l'écoute des indices de recherche de sens que donnent les personnes qui font face aux pertes, au deuil et à la mort, indices qui peuvent s'exprimer par de la colère envers l'injustice de la vie ou de Dieu, des pleurs ou un retrait social. Au moment opportun, l'infirmière saisit l'occasion d'un échange avec le client ou facilite l'accès de celui-ci à un conseiller spirituel, qui peut aider la personne à exprimer ses doutes et à trouver un sens réconciliateur.

Espoir

L'espoir est une composante multidimensionnelle de la spiritualité. Il donne de l'énergie et réconforte les individus aux prises avec des défis personnels. Les personnes qui espèrent trouvent un sens et un but à leur vie. L'espoir est une force qui motive la personne à aller de l'avant, qui lui fait anticiper que les circonstances vont s'améliorer, que les difficultés vont s'aplanir. Une personne qui jouit de relations interpersonnelles solides et d'un sentiment de connexion à autrui réussit plus facilement à maintenir l'espoir. La spiritualité et l'espoir jouent ainsi un rôle essentiel dans l'adaptation d'un client à la perte et au deuil. La détresse spirituelle survient lorsque le client est incapable d'éprouver de l'espoir ou d'envisager un avenir favorable. Ainsi, l'infirmière cherche, auprès du couple Roy-Morin, leurs attentes à l'égard de la vie, du présent et de l'avenir. Elle explore la place que prend la spiritualité dans leur vie. Sans diminuer l'ampleur de leur chagrin, elle accompagne le couple dans la découverte quotidienne de leur fils Xavier, encourageant ainsi l'espoir.

Attentes des clients

Le client qui vit un deuil ou une perte a des attentes, entre autres à l'égard des professionnels de la santé. Ses attentes et ses perceptions le guideront sur ce qu'il juge être prioritaire comme accompagnement de la part de l'infirmière. Celle-ci doit donc prêter une attention particulière à cerner les attentes du couple Roy-Morin, en demandant au père, par exemple : Que puis-je faire pour vous aider en ce moment ? Qu'est-ce qui est le plus important pour vous ? Comment voyez-vous mon rôle dans ce que vous vivez en ce moment ? Explorer les attentes des deux parents permet de recueillir de l'information complémentaire, par exemple à propos des rituels de deuil souhaités, de clarifier les malentendus, de prodiguer de l'enseignement. Le père peut avoir comme attentes que les infirmières l'écoutent, reconnaissent ses émotions, mais aussi, qu'elles réconfortent sa conjointe, que la perte affecte aussi. Dans cette relation que l'infirmière tisse avec le client qui vit une perte ou un deuil, l'impartialité doit être au rendez-vous, et ce, peu importe la race, les croyances, l'origine ethnique et la religion du client (Paul, Willsen, & Binker, 1993).

20.2.2 Processus de deuil personnel et professionnel de l'infirmière

Les infirmières peuvent faire l'expérience de pertes et de deuil, autant dans leur vie personnelle que professionnelle. Elles peuvent perdre des proches, des amis, des collègues, des objets aussi, par exemple, leur maison à la suite d'un incendie. Des clients décèdent, certains dont elles ont longtemps pris soin et auxquels elles se sont attachées, résultant en d'autres pertes. Les facteurs qui influent sur le deuil des clients agissent aussi sur celui de l'infirmière **TABLEAUX 20.5** et **20.6**.

TABLEAU 20.5 Facteurs influant sur le processus de deuil de l'infirmière

Facteurs	Processus de deuil
Nature, circonstances et sens du décès	Pour l'infirmière novice, la mort peut sembler injuste et difficile à accepter, par exemple, dans le cas du décès d'un jeune adulte de son âge. La mort d'un enfant ébranle particulièrement les infirmières (de Montigny & Beaudet, 1997). Parfois, les décès et les pertes se précipitent de sorte que l'infirmière n'a pas le temps et l'espace pour faire la paix avec les événements. L'infirmière qui travaille en soins critiques peut être témoin sur une base quotidienne de la souffrance humaine et de décès, ce qui peut susciter chez elle des sentiments de frustration, de colère, de tristesse ou d'anxiété.
Caractéristiques de l'infirmière comme personne	Les infirmières novices et débutantes éprouvent des sentiments d'inconfort lorsqu'elles sont confrontées à un mourant pour la première fois, et ressentent de la tristesse et de l'anxiété (Allchin, 2006).
Relations interpersonnelles de l'infirmière	L'entourage personnel immédiat, les collègues et l'employeur peuvent offrir soutien, accompagnement et distraction à l'infirmière, mais aussi des occasions de réflexion sur les enjeux liés aux pertes et au deuil.
Conception de la mort, et croyances religieuses et spirituelles de l'infirmière	Lorsque l'infirmière réfléchit à ses propres pertes et deuils, elle peut se questionner sur sa conception de la mort, et par le fait même, sur celle de la vie, et sur ses croyances religieuses et spirituelles. Cette réflexion sur soi est un élément important qui influencera le jugement clinique de l'infirmière. Celle-ci peut se demander, par exemple, si la tristesse qu'elle éprouve au décès d'un client est liée à ce décès en particulier, ou à des deuils antérieurs, personnels ou professionnels, non résolus.

TABLEAU 20.6 Réflexions personnelles de l'infirmière à propos de ses conceptions et de ses croyances

Conceptions de l'infirmière	Pistes de réflexions personnelles
À propos de la mort, du deuil, de la vie	• Quelle est ma conception de la mort ? • Quel sens la vie a-t-elle pour moi ? • Quels sont mes sentiments envers ce décès ?
À propos de ses propres deuils et pertes	• Quels sont les deuils et les pertes que je porte ? • Quels sont mes sentiments envers ces expériences personnelles ? • Comment ces expériences influent-elles sur ma pratique professionnelle ? • Qu'est-ce que je fais pour prendre soin de moi ? • Dois-je demander de l'aide ?
À propos de son rôle auprès des clients affrontant un deuil ou une perte	• Quel est mon rôle auprès d'un client affrontant un deuil ou une perte ? • Que signifie pour moi accompagner un client en deuil ? • Suis-je à l'aise devant la souffrance d'autrui ou lorsque je suis confrontée à mon impuissance à guérir ? • Est-ce que je m'en veux ? • Qu'est-ce que j'aurais pu faire autrement ? • Comment pourrais-je aider ? • Comment puis-je accompagner un client ayant des croyances religieuses ou culturelles différentes des miennes ?

Jugement clinique

Nommez des stratégies d'adaptation que vous pourriez utiliser, comme infirmière, pour composer personnellement avec la perte et le deuil que vit la famille Roy-Morin.

Stratégies d'adaptation pour l'infirmière

L'infirmière utilise aussi différentes stratégies d'adaptation. Se confier à des amis, à des collègues, à un intervenant pastoral ou à un prêtre peut l'aider à reconnaître son propre deuil et à réfléchir sur les soins qu'elle prodigue aux mourants. Participer aux cérémonies funéraires ou commémoratives, ou écrire une lettre à la famille permet de clore la relation avec celle-ci et le défunt. Des techniques de gestion de stress s'avèrent utiles pour retrouver l'énergie et le plaisir à soutenir les personnes en deuil. De même, des activités créatives sont des exutoires aux émotions intenses. Prendre soin de sa santé physique, en s'alimentant correctement, en faisant de l'exercice, en se relaxant et en profitant de bonnes nuits de repos, est un aspect non négligeable de la profession infirmière. Réaliser des activités telles la méditation, la marche ou l'écoute de musique promeut la santé mentale. Comme il a été mentionné précédemment, reconnaître ses émotions et leur origine est la base de prendre soin de soi sur le plan émotif. Les exigences inhérentes au fait de prodiguer des soins étant incessantes, l'infirmière doit se fixer des limites afin d'établir un équilibre entre sa vie professionnelle et personnelle. Elle doit aussi apprendre à demander et à accepter de l'aide (Sherman, 2004).

Dans certaines circonstances, les infirmières choisiront, pour un certain temps, de travailler dans des milieux où la mort n'est pas un événement quotidien. Il s'avère toutefois difficile de rester à l'abri de cette réalité de la vie. Malgré que la prestation de soins dans des contextes de pertes et de deuils soit difficile, les infirmières qui œuvrent en soins palliatifs ou en centre d'hébergement connaissent des sentiments de croissance personnelle, de satisfaction envers la vie et apprennent à « laisser aller ». Prendre soin de grands malades et de mourants donne un sens et une importance au travail. L'infirmière découvre la beauté et la joie de sa propre vie et s'ouvre aux autres (Mok & Chiu, 2004). Les mêmes étudiantes qui expérimentent le sentiment d'inconfort au moment de leurs premiers contacts avec la mort disent aussi comment elles réfléchissent à ces situations bien après coup. Cette réflexion les amène à reconnaître les bénéfices personnels et professionnels de cette expérience (Allchin, 2006). Bien qu'il soit possible de s'épuiser émotivement dans ce travail, les infirmières qui réfléchissent à leur pratique et qui mettent en place des stratégies d'adaptation pour prendre soin d'elles-mêmes enrichissent leur vie en trouvant un sens à leur travail.

Les infirmières qui réfléchissent à leur pratique et qui mettent en place des stratégies d'adaptation pour prendre soin d'elles-mêmes enrichissent leur vie en trouvant un sens à leur travail.

20.2.3 Évaluation de la perte et du deuil

La perte survient dans un contexte social. L'évaluation de la famille est donc aussi cruciale que celle du client. Par exemple, si un père de deux enfants est en fin de vie, il ne pourra plus remplir ses rôles adéquatement, ce qui entraîne un changement dans le fonctionnement familial quotidien. Les membres de la famille feront aussi l'expérience d'une variété de symptômes physiques et psychologiques. Quand survient une perte ou un deuil, l'infirmière reconnaît que les membres de la famille et le client ne partageront pas les mêmes émotions et comportements au même moment, chacun ayant une réaction qui lui est propre.

Pensée critique et soins infirmiers

Afin de prodiguer des soins appropriés qui répondent aux besoins du client et de sa famille, l'infirmière utilise ses habiletés de pensée critique. Cela lui permet de synthétiser les connaissances scientifiques interdisciplinaires et propres aux sciences infirmières, les normes professionnelles, la pratique basée sur des résultats probants, l'évaluation particulière à ce client, ses expériences antérieures de deuil et de perte, ainsi que ses connaissances de soi. Toutes les étapes de la démarche de soins, de la conception d'un plan de soins et de traitements infirmiers (PSTI) jusqu'à son évaluation, s'appuient sur le jugement clinique **FIGURE 20.2**.

Communication thérapeutique

La relation de confiance établie entre l'infirmière et le client permet à celle-ci de réaliser une évaluation approfondie et complète, et elle l'aide à comprendre l'expérience subjective et objective de la perte et du deuil. L'infirmière saisit toutes les occasions où le client semble disposé à parler pour l'inviter à partager ses émotions, ses perceptions de la maladie et de la mort, ainsi que ses inquiétudes. Par exemple, l'infirmière se présente à madame Roy et à son conjoint, leur explique son rôle et les invite à raconter l'expérience de la naissance des jumeaux. Elle prête attention à l'histoire du déroulement des événements qui se sont enchaînés dès le moment où Adam a manifesté des signes de détresse respiratoire. Elle formule des questions en se basant sur ses connaissances scientifiques et sur ses expériences **TABLEAU 20.7**. Bien que l'infirmière

Vers un Jugement clinique

Connaissances
- Processus de deuil
- Pathophysiologie liée à la maladie qui menace la vie
- Principes de communication thérapeutique
- Perspectives interculturelles du sens de la perte et de la mort
- Dynamique familiale et soutien social
- Conception des soins infirmiers selon un modèle
- Concepts du stress et de l'adaptation

Expériences
- Soins prodigués aux clients vivant l'expérience d'une perte émotionnelle ou physique
- Soins prodigués aux clients en fin de vie et soins du corps après la mort
- Expérience personnelle de la perte ou de la mort d'un proche significatif

ÉVALUATION
- Évaluer le sens de la perte pour ce client
- Observer les comportements et les autres symptômes indiquant une réponse de deuil
- Observer la quantité et qualité du soutien familial disponible

Normes
- Se reporter aux normes et aux principes professionnels
- Appliquer les principes éthiques
- Appliquer les normes intellectuelles à la démarche d'évaluation de la perte et du deuil; connaître ce qui est important pour le client

Attitude
- Prendre le risque, si nécessaire, de développer une relation de proximité avec le client, afin de comprendre sa perte

FIGURE 20.2 Application de la pensée critique à l'étape d'évaluation dans une situation de deuil

puisse anticiper certaines réactions de deuil plus communes, il est préférable qu'elle encourage le client à décrire sa propre expérience en ses mots. Des questions ouvertes peuvent ouvrir la porte à une discussion centrée sur le client: Comment avez-vous vécu l'annonce du diagnostic d'Adam? Vous semblez triste aujourd'hui; avez-vous envie d'en parler? Lorsque l'infirmière l'interroge, madame Roy décrit le choc de se voir arracher son enfant dès sa naissance. Monsieur Morin, pour sa part, parle de son déchirement à devoir être le lien entre la mère et l'enfant, entre la vie et la mort. Au fil de l'histoire narrée par les parents, l'infirmière prend connaissance de leurs perceptions des événements, de leurs émotions, de leurs croyances.

Nombre de personnes trouvent difficile de parler de leur perte, de leurs inquiétudes, de la mort ou du deuil. Elles peuvent aussi éviter de parler de ces sujets avec les membres de la famille. Certains clients ont besoin de réfléchir à leurs émotions avant de confier à autrui des sentiments personnels relatifs à leurs pertes. D'autres encore hésitent à se confier, pour des raisons culturelles ou par peur d'être abandonnés (Buckley & Herth, 2004). Par ailleurs, un client en deuil qui vit de la colère peut devenir hostile envers l'équipe soignante ou sa famille. Parfois, il est difficile d'être soutenant avec un client accusateur ou très exigeant. Toutefois, normaliser cette colère permet au client de se sentir accepté, sans être jugé, et de confier ce qui le préoccupe le plus. Par exemple, l'infirmière peut lui dire: « Je vois que vous êtes en colère, je veux que vous sachiez que je suis là si vous voulez en parler. » L'écoute de l'infirmière, son attention au ton et aux expressions faciales du client lui permet de faciliter l'extériorisation d'émotions difficiles à vivre et à dire. Elle est attentive à ne pas ériger de barrières à la communication en niant le deuil, en rassurant faussement le client ou en évitant de discuter de thèmes plus délicats ▶ 11.

11
La communication thérapeutique entre l'infirmière et son client fait l'objet du chapitre 11, *Communiquer.*

PISTES D'ÉVALUATION CLINIQUE

TABLEAU 20.7 Exemples de questions pour l'évaluation des besoins en période de deuil

Facteurs influant sur la perte et le deuil	Sujets à aborder et exemples de questions
Conception de la mort (mort, anxiété à propos de la mort)	• Qu'est-ce que la mort représente pour vous ? • Comment vous sentez-vous lorsque vous pensez à la mort ? • Quel sens donnez-vous à la vie ? • Quelles sont vos croyances à propos de ce qui arrive après la mort ?
Caractéristiques personnelles (âge, sexe, instruction, santé mentale et physique, statut socioéconomique et ressources)	• Comment l'enfant réagit-il au deuil ? • Quels sont les changements qui surviendront dans votre vie à la suite de la perte de votre enfant ? de votre bras ? de votre sein ? • Avez-vous déjà vécu une dépression ? Quel était votre état de santé avant le décès de votre enfant ? • Quelles sont les ressources financières dont vous disposez pour surmonter cette perte (assurance maladie, assurance vie, etc.) ?
Nature et sens de la perte (perte nécessaire, liée à la maturité, situationnelle, réelle, perçue ; circonstances du décès : subit, annoncé, traumatique)	• Décrivez cette perte dans vos propres mots. • Je suis vraiment désolée que... (reconnaissance de la perte). • Quel a été l'impact du diagnostic (ou de la chirurgie) sur vos projets ? • Quels sont les changements qui se sont produits depuis votre accident (p. ex., un accident d'automobile qui a rendu le client quadriplégique) ? Comment cette situation changera-t-elle vos projets personnels ? • Racontez-moi comment vous avez appris son décès. • Qu'est-ce que cette mort représente pour vous ? • Décrivez-moi comment vous vous sentez. • Qu'est-ce qui pourrait vous aider à vivre votre deuil ? Qu'est-ce qui pourrait le rendre plus difficile ?
Relations interpersonnelles (qualité et importance des relations, qualité et présence du réseau de soutien, habiletés à demander et à recevoir de l'aide)	• Depuis combien de temps connaissez-vous le mourant ? • Quel rôle joue-t-il dans votre famille ? • Quelle relation avez-vous avec lui ? • Quelle aide le mourant vous apportait-il ? • Comment vos relations familiales ont-elles changé depuis le décès de votre enfant ? • Qui est présent ? Qui est absent ? Quel soutien vous apporte-t-on ou non ? • Quelle sorte de soutien aimeriez-vous recevoir et de la part de qui ? • Est-ce difficile pour vous de demander de l'aide ? • Le personnel est-il aidant, disponible ou évite-t-il d'aborder certains sujets avec vous ? Vous sentez-vous écouté sans être jugé ?
Stratégies d'adaptation	• Quelles pertes avez-vous déjà vécues ? Racontez-moi ces expériences. • Quels sont les outils qui vous ont aidé à y faire face ? Comment ces outils pourraient-ils être utiles pour vous dans votre perte actuelle ? • Comment votre famille affronte-t-elle les difficultés ? • Quelles sont les forces de votre famille ? • Pouvez-vous reconnaître vos réactions de deuil ? • Quels sont les signes qui vous diraient que vous n'allez pas bien et qu'il vous faut demander de l'aide ? • Que faites-vous pour prendre soin de vous actuellement ?

PISTES D'ÉVALUATION CLINIQUE

TABLEAU 20.7 Exemples de questions pour l'évaluation des besoins en période de deuil (*suite*)

FACTEURS INFLUANT SUR LA PERTE ET LE DEUIL	SUJETS À ABORDER ET EXEMPLES DE QUESTIONS
Culture et ethnicité (influence des facteurs religieux et raciaux sur la notion de perte, et modes d'expression du deuil ; croyances et attitudes religieuses ou spirituelles, valeurs)	• Que signifie « être en deuil » pour vous ? Comment pensez-vous réagir durant votre deuil ? • Que dois-je savoir pour mieux comprendre comment se vit cette expérience pour quelqu'un de votre origine ethnique ? • Quels sont les rituels qui sont importants pour vous en fin de vie et après le décès ? Comment doit-on s'occuper du corps après la mort ? Quels sont les rituels qui doivent être utilisés pour montrer que l'on attache de la valeur à toute forme de vie ? • Vous est-il facile ou difficile de partager vos attentes ? • Vos pratiques religieuses peuvent-elles poser un obstacle à l'application d'un traitement ? • À qui revient le droit de donner ou de refuser l'autorisation d'un traitement ou d'une autopsie ?
Attentes (perceptions quant aux soins et au rôle de l'infirmière)	• Si je ne pouvais répondre qu'à une de vos questions, quelle serait-elle ? • Quels sont les buts que vous aimeriez atteindre avec le soutien de l'équipe ou le mien ? • Comment voyez-vous mon rôle dans ce que vous vivez en ce moment ?

Ce type de communication peut poser des défis à l'infirmière novice ou ayant peu d'expérience avec les mourants ou les clients en deuil. Celle-ci doit garder en tête qu'elle ne peut pas « réparer » les émotions de ses clients. Elle conçoit plutôt l'expression des émotions comme un élément facilitant le développement de stratégies d'adaptation dans des circonstances de vie difficiles. L'infirmière se souvient aussi qu'elle peut en tout temps avoir recours au soutien de l'équipe interdisciplinaire. Celle-ci aide à cerner et à combler les besoins des personnes en deuil. Les nutritionnistes, les représentants religieux, les médecins, les travailleurs sociaux, les psychologues et les autres spécialistes du domaine de la santé peuvent aider à reconnaître les besoins des clients et à y répondre. Une approche collaborative permet d'éviter autant que possible les imprévus et les oublis. Le client est au centre de l'équipe et, comme tel, il dirige et oriente les décisions en matière de soins jusqu'à ce qu'il ne soit plus en mesure de le faire. Même lorsque le client ne peut plus donner son avis, l'équipe agit de façon à respecter ses désirs. Dans ce genre de situation, les émotions des membres de l'équipe sont mises à rude épreuve. La réalisation des objectifs fixés par le client en phase terminale dépend de chacun des intervenants, selon son domaine de compétence. Les conflits et les différends doivent être abordés ouvertement et résolus sainement en accordant la priorité au client. En équipe, le partage des expériences et des sentiments, des options et des solutions devient le moyen privilégié de faire face à d'autres pertes. Prévoir des ressources extérieures permet de désamorcer des situations qui, autrement, seraient trop lourdes pour l'infirmière seule.

Les nutritionnistes, les représentants religieux, les médecins, les travailleurs sociaux, les psychologues et les autres spécialistes du domaine de la santé peuvent aider à reconnaître les besoins des clients et à y répondre.

20.2.4 Interventions dans le cas de perte ou de deuil

Intervenir auprès des clients vivant une perte, un deuil, un problème de santé chronique menaçant la vie et celle de personnes en fin de vie signifie optimiser leur santé physique, émotionnelle et spirituelle. Dans les établissements de soins de courte durée, les interventions sont axées sur les soins directs donnés aux clients qui ont subi une perte ou qui sont confrontés à la mort, la leur ou celle d'un proche. Les soins en réadaptation visent à outiller le client à vivre avec sa perte, afin qu'il puisse reprendre ses activités quotidiennes.

Établir des priorités

L'infirmière questionne le client et sa famille pour établir des priorités quant aux soins que nécessite leur deuil. Par exemple, les parents d'Adam souhaitaient à la fois le soulagement de sa douleur et la visite des membres de la famille avant son décès. La gestion de la douleur reste toutefois prioritaire. L'infirmière évalue régulièrement les besoins et les souhaits du client, car ceux-ci évoluent rapidement en fin de vie.

Prodiguer des soins psychosociaux

Les clients vivant une perte, un deuil ou une maladie menaçant la vie font l'expérience de symptômes psychologiques variés, tels l'anxiété, la dépression, l'altération de l'image corporelle, le déni, la perte du sentiment de contrôle, l'isolement, l'incertitude (Carroll-Johnson, Gorman, & Bush, 2006). L'infirmière fournit de l'information afin que le client saisisse mieux son état de santé, le déroulement de sa maladie, les bénéfices et les contraintes liés aux traitements, les buts poursuivis, et ce, afin de préserver son autonomie **ENCADRÉ 20.4**.

ENSEIGNEMENT AU CLIENT

ENCADRÉ 20.4 Prodiguer des soins psychosociaux

Le cas de la famille Roy-Morin

Tout comme madame Roy, son conjoint vit un deuil. Les réactions de l'un des parents influencent l'autre conjoint et les enfants, et vice versa.

Sur le plan psychosocial, l'infirmière constate que les deux parents expriment facilement leurs sentiments. Ils se sentent dépassés par les événements. Le décès d'Adam leur semble irréel.

L'infirmière leur donne de l'information pour répondre à leurs nombreuses questions, par exemple : comment annoncer le décès d'Adam à leurs parents, à leur aînée ? À quoi s'attendre de la période postnatale ? À quoi s'attendre comme réactions dans leur deuil, d'eux-mêmes et de l'entourage ? Comment se protéger comme couple ? L'infirmière peut les informer, par exemple, que les effets du deuil seront différents pour chacun et les aider à trouver des façons de se soutenir l'un l'autre.

Promouvoir la dignité et l'estime de soi

L'infirmière soutient l'estime de soi et la dignité du client en le traitant avec respect, en reconnaissant ses sentiments, ses réalisations, ses passions, sans le percevoir uniquement comme une personne en deuil ou malade (Chochinov, 2002). L'infirmière accorde de l'importance aux choses qui en ont pour le client, renforçant de ce fait la communication entre eux. Elle l'implique dans la prise de décisions, à propos des soins en fin de vie par exemple, ce qui soutient son indépendance. Enfin, elle voit à préserver l'intimité du client au cours des soins, et elle limite les interventions du personnel pour protéger le client et sa famille.

Maintenir un environnement calme et paisible

Dans le cas de la famille Roy-Morin, l'infirmière offre à tous les membres un environnement confortable, propre, plaisant, qui favorise la relaxation et le sommeil, et qui diminue l'intensité des symptômes. Elle maintenait le confort d'Adam en le repositionnant fréquemment, dans des draps propres, et en diminuant les bruits et les odeurs déplaisantes. Un massage du dos, des pieds ou des mains, et la présence de musique peuvent aussi aider un client à se détendre (Kolcaba, Dowd, Steiner, & Mitzel, 2004).

Promouvoir le bien-être spirituel et entretenir l'espoir

Pour un grand nombre de clients, bénéficier d'un réconfort spirituel est aussi important que de voir ses besoins physiques comblés. Les clients sont réconfortés par la croyance que des aspects de leur vie, ou de celle de leur proche, transcenderont la mort. Écrire une lettre, tenir un journal ou préparer un enregistrement audio ou vidéo sont des activités que l'infirmière peut suggérer. Elle facilite les liens avec la pratique spirituelle ou religieuse de son client, par exemple, en organisant une rencontre avec l'intervenant spirituel demandé par le client. Le concept d'espoir prend un sens particulier à l'approche de la mort. L'amour perçu de la famille et des amis, la foi, l'humour, les souvenirs heureux, les relations positives avec le personnel entretiennent l'espoir. Madame Roy raconte, par exemple, que l'infirmière de la salle d'accouchement est restée à ses côtés jusqu'à ce qu'elle et son conjoint aient eu des nouvelles de l'état de santé d'Adam, ce qui fut réconfortant. Les circonstances qui entravent le maintien de l'espoir incluent l'abandon, l'isolement, les symptômes non contrôlés et le sentiment d'être dévalorisé comme personne

(Buckley & Herth, 2004). Les clients en fin de vie et leur famille espèrent des choses différentes. Certains souhaitent célébrer un anniversaire, d'autres rêvent de prendre un repas à l'extérieur, de revoir une personne significative une dernière fois, d'être soulagés de la douleur ou de mourir en paix. L'infirmière doit être sensible aux modifications dans les sources d'espoir des clients et trouver des façons de les aider à atteindre leurs buts.

Protéger de l'isolement et de l'abandon

Les peurs associées à la mort sont en fait bien plus liées à la solitude et à l'isolement qu'à la mort elle-même. Les personnes en deuil se sentent abandonnées par le défunt. L'infirmière encourage alors les endeuillés à ne pas s'isoler. Pour leur part, les personnes en fin de vie craignent de mourir seules. Répondre promptement aux appels des clients et les visiter souvent les rassurent (Stanley, 2002). Parfois, les membres de la famille ont de la difficulté à accepter la mort. Ils peuvent, comme les grands-parents paternels d'Adam, qui acceptaient difficilement la mort imminente de leur petit-fils, ne pas visiter la famille. L'infirmière a pallié cette difficulté en les informant de l'état d'Adam, en leur trouvant des activités de soins simples auxquelles ils pouvaient participer, tel lui caresser les pieds. L'infirmière incitait aussi les proches à parler à Adam, même s'il ne réagissait pas, car les mourants sont souvent conscients de ce qui les entoure. Elle veillait à ce que les membres de la famille puissent rester avec lui pendant la nuit afin qu'il se sente rassuré. Les familles évaluent souvent la qualité des soins à l'occasion d'un deuil par l'accès aisé à leur proche (Harstäde & Andershed, 2004). À cet effet, les renseignements qui permettent de joindre les membres de la famille en tout temps doivent être notés au dossier du client.

Soutenir la famille en deuil

Les membres de la famille dont un proche est en fin de vie ou est décédé affrontent les défis liés au deuil. Souvent, ils blâment le personnel de ne pas leur offrir suffisamment d'information dans des termes qu'ils comprennent. Ce manque de renseignements est leur préoccupation principale (Kristjanson & Aoun, 2004). Les proches ont besoin du soutien de l'infirmière en tout temps, mais particulièrement si le client a choisi de mourir à domicile. Les personnes qui offrent des soins directs peuvent s'épuiser émotivement et physiquement. L'infirmière peut leur fournir de l'information à propos des ressources communautaires susceptibles de leur donner un répit.

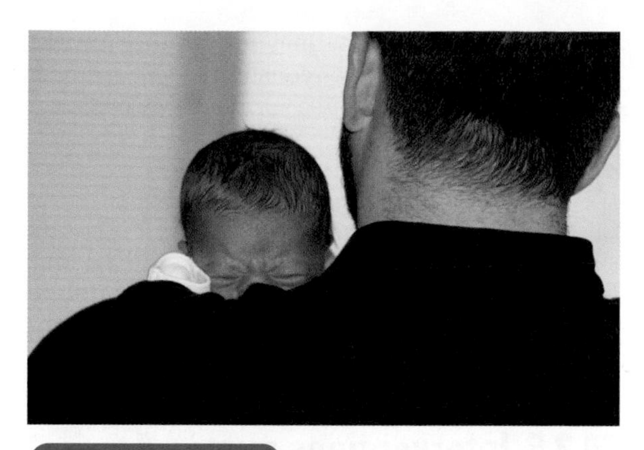

FIGURE 20.3 L'infirmière peut soutenir le parent en lui offrant un dernier moment avec son enfant mourant.

À certains moments, elle devra aider la famille à prendre la décision de faire une demande d'hébergement pour leur proche (Holmberg, 2006).

Dans son enseignement à la famille, l'infirmière donne de l'information sur les symptômes que peut présenter le client et sur les interventions appropriées. Par exemple, l'infirmière a informé les parents d'Adam qu'on ne peut pas le forcer à boire, car cela causerait un stress qui augmenterait son inconfort (Ersek, 2003). Les parents ont exprimé leurs préoccupations à l'infirmière, ils se sont informés des options de traitements, ont validé leurs perceptions des changements observés chez Adam, ont exploré les raisons sous-jacentes à certains comportements ou ont suggéré des idées pour les soins. Idéalement, l'infirmière aurait annoncé la mort imminente d'Adam en présence de tous les membres de la famille, afin que ceux-ci puissent se soutenir mutuellement. Toutefois, l'état de santé d'Adam s'étant rapidement dégradé, l'infirmière a seulement pu le mettre dans les bras de son père quelques minutes avant le décès, pour que celui-ci le berce doucement dans son passage vers la mort **FIGURE 20.3**. Après le décès d'Adam, la famille Roy-Morin continue d'avoir besoin de soutien pour prendre les décisions qui s'imposent, s'il y a lieu : transport des membres de la famille, rassemblement des effets prévus pour Adam, etc.

Certaines familles préfèrent vivre le deuil sans aide extérieure, d'autres apprécient le soutien de représentants religieux, des membres de leur famille ou des professionnels de la santé. Leurs besoins et ceux du client doivent normalement être recensés au moment de l'évaluation initiale pour que l'infirmière puisse se fixer des objectifs réalistes. La connaissance des ressources du milieu aidera la famille à prendre des décisions à cette étape. L'enseignement à la famille, présenté

Jugement clinique

À la suite du décès d'Adam, quelles seraient les interventions infirmières appropriées pour soutenir la famille en deuil ?

dans l'**ENCADRÉ 20.5**, permet de diminuer les tensions causées par les circonstances du décès et d'aider la famille en deuil à surmonter sa peine.

Faciliter le deuil

Certaines lignes directrices guident l'offre de soutien aux proches après le décès d'un des leurs (Clements, 2003). Le **TABLEAU 20.8** donne un aperçu des objectifs des interventions de l'infirmière ainsi que des exemples de celles-ci.

20.2.5 Interventions auprès de la personne en fin de vie et de sa famille

Certains clients meurent subitement. Les membres de la famille ont alors peu ou pas de temps pour se préparer au décès, pour accompagner leur proche dans la fin de sa vie. Néanmoins, ils peuvent avoir à prendre certaines décisions, liées à la réanimation, au don d'organes, à l'autopsie et aux rituels funéraires. D'autres clients, qui présentent des problèmes de santé chroniques importants, feront face, un jour ou l'autre, à des décisions de fin de vie. La plupart des questions liées à un décès sont maintenant « négociées » entre les clients, la famille et l'équipe de soins de santé. Il devient donc impératif que les préférences des clients aient été discutées à un temps opportun. Sous l'emprise du stress, les clients et leur famille comptent sur l'infirmière et sur l'équipe de soins pour amorcer les discussions portant sur les soins en fin de vie et proposer des options dont la famille ignore peut-être l'existence (Doka, 2005 ; Scanlon, 2003). L'infirmière joue un rôle de conseillère et de soutien au moment des décisions liées à la fin de vie d'un client (McSteen & Peden-McAlpine, 2006). Les interventions auprès des personnes qui font face à des problèmes de santé chroniques menaçant la vie ou qui sont en fin de vie mettent l'accent sur les soins palliatifs.

Soins palliatifs

Les soins palliatifs sont les soins de prévention, de soulagement ou de réduction des symptômes liés à la maladie, y compris les soins au mourant et l'accompagnement de la famille dans le deuil (Ferrell & Coyle, 2006) **ENCADRÉ 20.6**. Les soins palliatifs visent à accroître la qualité de vie par un soutien physique, psychologique et spirituel aux clients, à leur famille et aux personnes en deuil. Les soins palliatifs « sont principalement destinés aux personnes pour lesquelles les traitements visant à guérir ou à prolonger la vie ne sont plus d'aucune utilité » (Lambert & Lecompte, 2000). Ces soins « mettent l'accent sur la dignité de la

ENSEIGNEMENT AU CLIENT

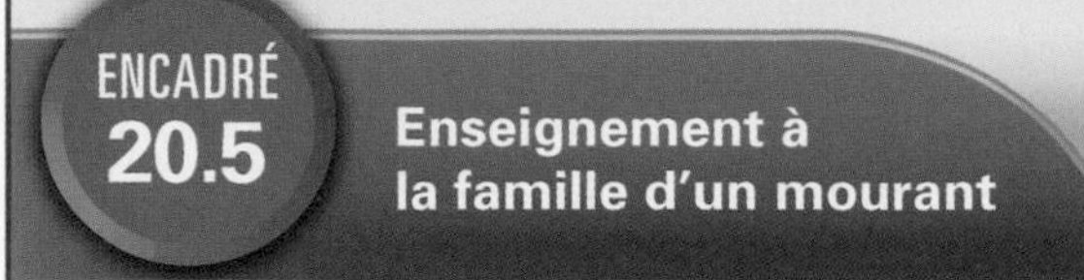

Objectifs

- La famille fournira des soins physiques au mourant, au domicile ou au centre de soins.
- La famille fournira le soutien psychologique au mourant, au domicile ou au centre de soins.

Stratégies d'enseignement

- Décrire et montrer des techniques pour alimenter le client, et pour choisir des aliments faciles à mâcher et à avaler.
- Montrer les soins d'hygiène tels le bain, les soins de peau et les soins de bouche, en donnant l'occasion aux membres de la famille de les pratiquer.
- Montrer des techniques de transfert vers le lit, la toilette, la chaise, en donnant l'occasion aux membres de la famille de pratiquer ces techniques.
- Discuter de l'importance d'établir un équilibre entre des périodes d'activités et de repos, selon les désirs du client.
- Expliquer comment reconnaître des changements dans le confort du client, par exemple, sur le plan de la douleur, de la constipation et de la soif.
- Discuter des réponses émotionnelles propres à la fin de vie, et encourager l'expression des sentiments et des préoccupations, tant du client que de sa famille.
- Discuter des façons d'aider le mourant, et d'être attentif à ses besoins et à ses peurs.
- Discuter des changements dans la condition du client, tels les signes annonçant la mort, par exemple, une respiration irrégulière, bruyante, une baisse du degré de conscience, des changements de la coloration de la peau aux extrémités, des mains ou des pieds froids, un pouls faible, une diminution de la production d'urine ou de la capacité à avaler.
- Donner aux membres de la famille de l'information sur les ressources à joindre pour des questions, en cas d'urgence ou au moment du décès.
- Aider les membres de la famille à rester en contact avec le mourant jusqu'à la fin, par de brèves visites, en gardant le silence, par le contact physique et en lui exprimant leur amour.

Évaluation

Les membres de la famille seront capables :

- d'assurer avec succès les soins physiques et techniques (positionnement, alimentation, soins de bouche, etc.) à prodiguer au mourant ;
- de nommer les manières dont ils adaptent leurs soins en réponse aux besoins changeants du mourant ou de ses symptômes ;
- de décrire les changements physiques qui annoncent la mort imminente ;
- de partager leurs habiletés à prendre soin du mourant et à le soutenir émotionnellement.

TABLEAU 20.8 Interventions infirmières visant à soutenir le processus de deuil

Objectif	**Exemples d'intervention infirmière**
Les proches acceptent la réalité de la perte.	• Proposer aux proches de raconter l'histoire de la maladie ou de la perte, les circonstances, les personnes concernées et d'aborder tout autre sujet qui renforce la réalité des événements.
Les proches composent avec la perte.	• Utiliser une approche de résolution de problèmes, par exemple en demandant aux proches de dresser une liste de leurs préoccupations et besoins, afin de cibler ceux qui sont prioritaires. • Accompagner les proches dans la recherche de solutions et leur mise en œuvre. • Les encourager à demander et à accepter de l'aide.
Les proches créent de nouvelles relations.	• Rassurer les proches que ces nouvelles relations ne signifient pas qu'ils oublient le défunt. Les encourager à s'engager dans des activités de bénévolat.
Les proches se donnent du temps pour ressentir le deuil.	• Normaliser les réactions de deuil qui accompagnent les dates anniversaires. Reconnaître ouvertement le deuil. • Encourager les proches à parler du défunt et à se souvenir de lui. • Normaliser les comportements de distraction, de difficulté à dormir ou à s'alimenter, le fait d'avoir l'impression d'entendre le défunt. • Rassurer les proches à l'effet que ces comportements diminueront avec le temps.
Les proches reçoivent du soutien de façon continue.	• Permettre que l'infirmière avec qui les proches ont créé des liens dans des moments difficiles soit disponible.
Les proches reçoivent de l'aide dans le cas de deuil compliqué.	• Être à l'affût de symptômes de mécanismes d'adaptation moins efficaces, tels que l'abus d'alcool ou de drogues, ou la surconsommation de médicaments. • Demeurer à l'affût de symptômes de deuil compliqué.

ENCADRÉ 20.6 Obligations de l'équipe de soins palliatifs définies par l'Organisation mondiale de la santé

- Affirmer la vie et concevoir la mort comme un processus normal.
- Ne pas accélérer ou retarder la mort.
- Soulager la douleur et les autres symptômes.
- Intégrer des soins psychologiques et spirituels aux soins cliniques.
- Offrir un soutien pour préserver une vie active aussi longtemps que possible, et ce, jusqu'à la mort ; soutenir la qualité de vie.

Source : Adapté de Trottier, G., Bourdages, J., Côté-Brisson, L., Marcoux, H., Morin, M., Renaud, M., et al. (2004). *Politique en soins palliatifs de fin de vie.* Québec, Qc : Publications du Québec.

personne, visent à alléger les souffrances et à améliorer la qualité de vie », quel que soit le diagnostic, l'âge ou le milieu du client (Secrétariat des soins palliatifs et de fin de vie, 2004).

L'initiative de la docteure Cecily Saunders, qui a mis sur pied une unité de soins pour les mourants en 1960 à l'hôpital St. Christopher de Londres, exerce encore une grande influence dans l'organisation des soins donnés aux mourants. Au Québec, la première initiative du genre revient à l'Hôpital Royal Victoria, qui inaugurait, en 1975, une première unité de soins palliatifs **FIGURE 20.4** ; quelques années plus tard, l'Hôpital Notre-Dame emboîtait le pas **FIGURE 20.5**. Depuis, plusieurs centres au Québec ont vu le jour, et certains offrent des services à domicile. Les directives sont différentes selon les établissements, mais généralement les clients admis dans les centres de soins palliatifs ont moins de six mois à vivre et sont considérés comme étant en phase terminale.

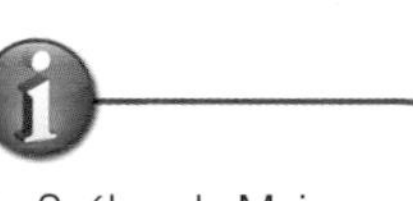

Au Québec, la Maison Michel-Sarrazin (à Québec) et la Maison Mathieu-Froment-Savoie (à Gatineau) comptent parmi les établissements qui offrent des services de soutien aux personnes en phase terminale et à leurs proches, que ce soit par l'hébergement ou l'accompagnement à domicile des personnes en fin de vie, l'aide aux personnes endeuillées et la formation en soins palliatifs. Par ailleurs, la Maison André-Gratton (à Montréal) est spécialisée dans les soins palliatifs pédiatriques.

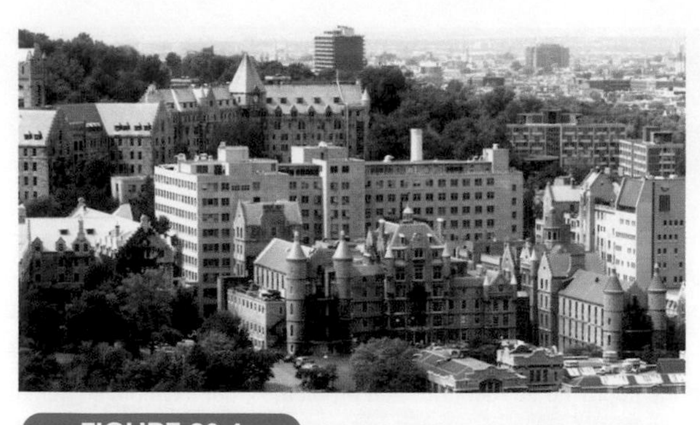

FIGURE 20.4 L'Hôpital Royal Victoria est situé sur le mont Royal, sur l'avenue des Pins, à Montréal.

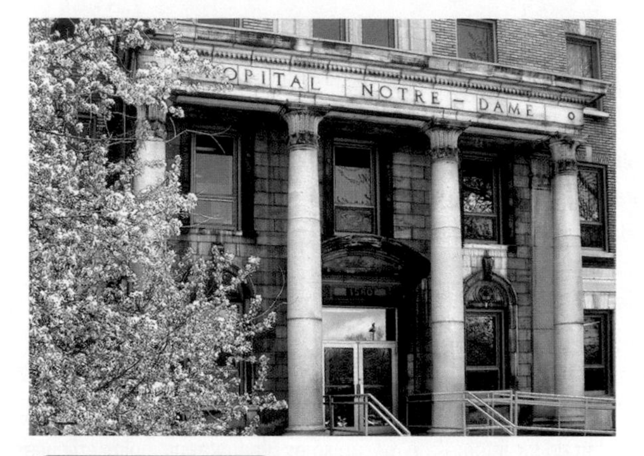

FIGURE 20.5 L'Hôpital Notre-Dame est situé sur la rue Sherbrooke, à Montréal.

Des exemples d'interventions infirmières visant le confort des personnes en fin de vie sont décrits dans le tableau 20.1W, présenté au www.cheneliere.ca/potter.

Décisions en fin de vie

Les clients et leur famille doivent prendre des décisions complexes à propos des traitements, mais ils ont souvent peu de connaissances, peu ou pas d'expériences antérieures avec la mort tout en éprouvant, parfois, des sentiments irrésolus de culpabilité ou de peur. Les infirmières et les membres de l'équipe interdisciplinaire ont la responsabilité de leur donner le temps et les explications nécessaires pour prendre des décisions éclairées. Discuter des souhaits de chacun à propos des soins en fin de vie est une des conversations les plus importantes que l'infirmière puisse avoir avec un client et sa famille, même si cela peut lui occasionner un certain inconfort (Scanlon, 2003).

Afin d'aider le client à se fixer des objectifs réalistes, l'infirmière doit explorer les choix et les désirs de celui-ci et de sa famille. Plusieurs questions importantes doivent être débattues **ENCADRÉ 20.7**. Par exemple, les parents d'Adam devaient décider s'ils souhaitaient avoir ou non recours à des interventions médicales, et préciser à quelles interventions ils donnaient leur aval. Les traitements pour prolonger la vie d'Adam devaient-ils être interrompus s'il y avait peu de possibilités de guérison ? L'alimentation artificielle et l'hydratation devaient-elles lui être offertes ? (Amella, Lawrence, & Gresle, 2005)

Certaines décisions portent sur le milieu dans lequel les soins seront offerts. Des clients préfèrent mourir à leur domicile, dans un environnement qui leur est familier, alors que d'autres souhaitent mourir en centre hospitalier ou dans une maison de soins palliatifs, afin de ne pas surcharger leurs proches. Parfois, la complexité des symptômes du client ne permet pas sa prise en charge à domicile, et ce, malgré la bonne volonté de ses proches. Dans ce cas, la santé et le bien-être ne se limitent pas aux désirs du client : les besoins du conjoint et ceux de la famille sont également pris en considération.

Ces conversations portant sur la fin de vie ont donc des conséquences majeures pour le client, et celui-ci doit y participer, autant que possible (Derby & O'Mahony, 2006). L'infirmière peut l'aider à communiquer clairement ses souhaits,

ENCADRÉ 20.7 **Cinq éléments à préciser pour guider la discussion familiale à propos de la fin de vie**

- La personne nommée pour prendre les décisions à la place du client lorsque celui-ci en sera incapable.
- Les traitements médicaux souhaités ou non par le client et ses proches.
- Le degré de confort souhaité par le client.
- La façon dont le client souhaite être traité par l'équipe de soins et ses proches.
- L'information qui devrait circuler chez les proches (Aging With Dignity, 2005).

de sorte que les membres de sa famille soient outillés pour agir à sa place lorsqu'il ne pourra plus se prononcer par lui-même. L'infirmière qui éprouve de l'inconfort à évaluer les volontés du client doit demander de l'aide à un intervenant plus expérimenté. Enfin, l'information au regard des souhaits exprimés par le client doit être communiquée au moment des changements de quarts de travail et aux réunions de l'équipe interdisciplinaire.

Considérations éthiques

Les infirmières qui prennent soin des personnes en fin de vie font face à des enjeux éthiques particuliers (Enes & de Vries, 2004). Des décisions éthiques difficiles en fin de vie compliquent le deuil des survivants, créent de la division au sein de la famille et augmentent l'incertitude au moment du décès ▶ 7. Lorsque les décisions éthiques sont bien gérées, les endeuillés ont un sentiment de maîtrise de la situation, et cette expérience donne un sens à la mort de l'être aimé (Doka, 2005). Les membres de la famille qui ont reçu des consignes à propos des décisions à prendre vivent moins de stress que ceux qui ne peuvent pas s'appuyer sur de telles directives (Davis et al., 2005).

Les enjeux éthiques auxquels l'infirmière est confrontée lorsqu'elle prodigue des soins palliatifs portent sur : 1) la notion de vie et de mort ; 2) les progrès en matière de préservation de la vie ; 3) l'obtention d'un consentement éclairé et le choix du meilleur traitement (Roy, Baudouin, Dickens, & Williams, 1995). Les décisions d'interrompre, de retenir ou de ne pas retenir des traitements, et d'administrer ou non des sédatifs et des analgésiques en doses qui peuvent abréger la vie sont des décisions à caractère éthique. Par ailleurs, l'infirmière est aux prises avec la controverse entourant l'arrêt de l'alimentation et de l'hydratation artificielles chez les mourants. Selon le Portail canadien en soins palliatifs (2009), l'hydratation est un traitement médical qui peut être refusé par le client. L'infirmière peut trouver difficile d'interrompre ce traitement. En somme, les normes et les principes éthiques sont établis pour aider l'infirmière à se comporter avec professionnalisme. Les comités d'éthique fixent les règles concernant les traitements et les approches à préférer en matière de soins, se prononçant souvent pour l'adoption du principe de **non-malfaisance.**

Certaines interventions particulières s'ajoutent à celles qui sont décrites ci-dessus, au moment de l'accompagnement de la personne en fin de vie et de sa famille. La charte des droits du mourant **ENCADRÉ 20.8** et le code d'éthique de sa profession aident l'infirmière à prodiguer des soins de qualité aux personnes en fin de vie.

DÉONTOLOGIE

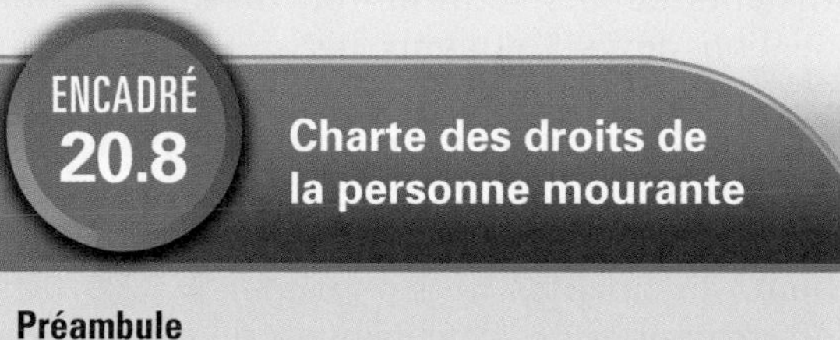

Charte des droits de la personne mourante

Préambule

- Considérant que la dignité humaine est sacrée et inhérente à toute personne ;
- Considérant que la reconnaissance des droits découle de la reconnaissance de la dignité humaine ;

La présente charte des droits de la personne mourante est déclarée.

Toute personne mourante a le droit :

- d'être pleinement respectée dans sa dignité humaine, même et surtout au seuil de la mort ;
- de conserver l'espoir ;
- de voir respecter sa mort comme l'étape ultime de sa vie unique et irremplaçable ;
- de vivre son mourir pleinement, peu importe l'état de sa condition ;
- de mourir dans la quiétude et dans la paix, c'est-à-dire sans prolongation abusive de sa vie ;
- d'être respectée dans ses croyances religieuses et morales ;
- de se faire appeler par son nom jusqu'au dernier moment de sa vie ;
- d'exprimer sa volonté dans le choix des soins et des traitements liés à son mourir ;
- de prendre part aux décisions qui la concernent ;
- à la sollicitude, c'est-à-dire à une attention affectueuse et soutenue ;
- de recevoir des soins de qualité jusqu'au dernier moment de sa vie ;
- d'être soulagée de sa souffrance et de sa douleur ;
- de vivre son mourir en présence des personnes qui lui sont chères ;
- d'exprimer ses sentiments et ses émotions face à l'expérience finale de sa vie ;
- de connaître la vérité sur son état ;
- de voir respecter son corps et son intimité.

Source : Adapté de Blondeau, D. (Éd.). (1999). *Éthique et soins infirmiers.* Montréal : Presses de l'Université de Montréal.

7 L'utilisation de l'acharnement thérapeutique et le recours à l'euthanasie figurent parmi les notions abordées dans le chapitre 7, *Agir de manière conforme à l'éthique.*

Le site de l'Association canadienne de soins palliatifs propose un document sur les normes de pratique en soins infirmiers palliatifs. Une section est consacrée à la prise en charge de la douleur et des symptômes. Visitez le www.acsp.net.

8

Les considérations légales concernant le don d'organes ou de tissus sont présentées dans le chapitre 8, *Connaître les aspects juridiques de la pratique infirmière*.

33

Les différentes approches pour le traitement de la douleur sont présentées dans le chapitre 33, *Soulager la douleur*.

Soulagement des symptômes

La gestion des multiples symptômes communs aux personnes en fin de vie ou éprouvant un problème de santé chronique qui menace la vie est un objectif prioritaire des soins palliatifs. Des symptômes de détresse, d'inconfort ou d'angoisse compliquent bien souvent l'expérience de fin de vie du client. En dépit des divers moyens offerts pour soulager la douleur, plusieurs clients souffrent en fin de vie, alors que l'on devrait pouvoir les soulager. L'infirmière est responsable de l'évaluation continue de la douleur, des effets de la médication et du développement de son expertise dans la gestion de la douleur, par exemple auprès de clients incapables de s'exprimer ▶ 33. Elle doit demander des changements de médications pour ceux qui ne sont pas soulagés par le traitement en cours. Le déclin du fonctionnement des reins et du foie ralentit le métabolisme, ce qui nécessite une révision à la baisse des doses de médicaments, afin d'éviter la toxicité. Par ailleurs, le client aux prises avec la progression de la maladie, l'anxiété ou le délire a besoin d'une médication différente et adaptée à ses besoins. L'infirmière doit demeurer vigilante afin de déceler les effets secondaires possibles de l'administration d'analgésiques opioïdes.

Elle pourrait prôner aussi l'utilisation d'interventions non pharmacologiques pour diminuer la douleur et augmenter le confort, par exemple, un massage.

20.2.6 Interventions *post mortem*

La Loi sur la protection de la santé publique (L.R.Q., c. S-2.2) oblige les établissements de santé à mettre en place des politiques et des procédures pour encadrer le prélèvement d'organes ou de tissus, l'autopsie, la certification et la documentation du décès, ainsi que les soins *post mortem* appropriés.

Prélèvement d'organes ou de tissus

L'infirmière est responsable de coordonner tous les aspects des soins qui entourent la mort du client. Pour la transplantation d'organes **ENCADRÉ 20.9**, elle ne doit pas oublier que le système de soutien cardiorespiratoire est nécessaire avant la récupération des organes vitaux. Il est important que la famille comprenne bien que les appareils utilisés ne servent pas à maintenir le client en vie, mais qu'ils gardent le corps en bon état en prévision du don d'organes. L'infirmière doit expliquer à la famille en quoi consiste la mort cérébrale, car les appareils de soutien resteront branchés même après le « décès » de leur proche. Si le client a signé un consentement à cet effet avant sa mort, ses organes pourront être prélevés ▶ 8. Cette décision peut se révéler plus difficile pour la famille en l'absence de consignes claires du client, bien que celle-ci puisse quand même consentir au prélèvement d'organes ou de tissus. En tout temps, le choix du client ou de la famille doit être respecté par l'équipe soignante, qui doit aussi maintenir son soutien.

Soins au corps du défunt

Le corps d'un client décédé mérite le même respect et la même dignité que celui d'une personne vivante ; il faut le préparer d'une façon qui s'accorde aux croyances culturelles et religieuses du client **ENCADRÉ 20.10**. Le maintien

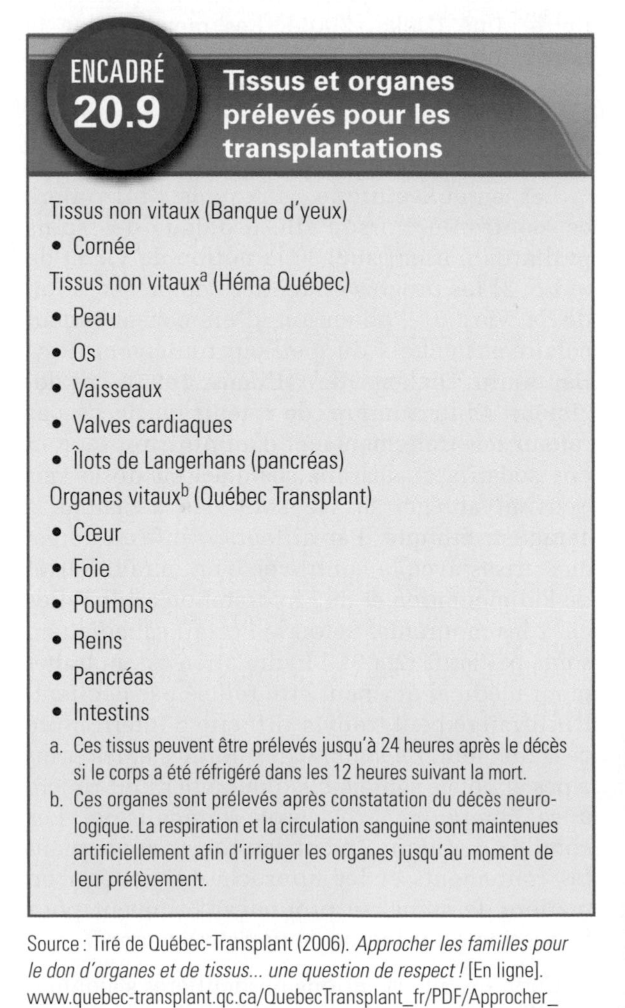

ENCADRÉ 20.9 Tissus et organes prélevés pour les transplantations

Tissus non vitaux (Banque d'yeux)
- Cornée

Tissus non vitaux[a] (Héma Québec)
- Peau
- Os
- Vaisseaux
- Valves cardiaques
- Îlots de Langerhans (pancréas)

Organes vitaux[b] (Québec Transplant)
- Cœur
- Foie
- Poumons
- Reins
- Pancréas
- Intestins

a. Ces tissus peuvent être prélevés jusqu'à 24 heures après le décès si le corps a été réfrigéré dans les 12 heures suivant la mort.

b. Ces organes sont prélevés après constatation du décès neurologique. La respiration et la circulation sanguine sont maintenues artificiellement afin d'irriguer les organes jusqu'au moment de leur prélèvement.

Source : Tiré de Québec-Transplant (2006). *Approcher les familles pour le don d'organes et de tissus... une question de respect !* [En ligne]. www.quebec-transplant.qc.ca/QuebecTransplant_fr/PDF/Approcher_familles.pdf (page consultée le 15 février 2010).

SOINS INFIRMIERS INTERCULTURELS

ENCADRÉ 20.10 Considérations culturelles relatives aux soins du corps après la mort

Cultures afro-américaines : les Afro-Américains préfèrent qu'un membre de l'équipe soignante nettoie et prépare le corps de la personne décédée. Leur période de deuil est assez courte. Un service funèbre, et une exposition publique ou une veille du corps ont lieu avant l'enterrement. Le don d'organes et l'autopsie sont permis. Les Afro-Américains de confession chrétienne n'ont pas de prescription concernant la préparation du corps.

Cultures latino-américaines : au moment de la mort, la famille étendue est très importante. Les membres de la famille peuvent participer aux soins du corps et peuvent vouloir passer du temps avec la personne décédée. Le don d'organes et l'autopsie sont rares, mais ils ne sont pas interdits.

Cultures islamiques : les musulmans lavent, enveloppent et pleurent la personne décédée, prient pour elle et l'enterrent selon un rituel. Les non-musulmans ne doivent pas toucher le corps. La loi islamique (charia) interdit la crémation, parce que le corps continue d'exister après la mort. Au moment de son décès, la personne doit être face à La Mecque. Pour des raisons de pudeur, les soins doivent être donnés par une personne de même sexe, si possible. L'autopsie est interdite, mais le don d'organes est parfois permis.

Cultures asiatiques de confession bouddhiste : il est recommandé de ne pas toucher le corps après le décès pour permettre une transition plus douce vers l'au-delà. Les gens expriment généralement peu leurs émotions, et vivent leur deuil dans une atmosphère de paix et de compassion. Ils récitent souvent des prières tout en touchant la tête de la personne décédée.

Cultures juives : dans le cas des juifs orthodoxes, il ne faut pas préparer le corps avant de savoir si des membres de la Jewish Burial Society viendront ou non dans l'établissement. Un membre de la famille peut rester avec la personne décédée jusqu'à l'enterrement. Celui-ci a généralement lieu dans les 24 heures suivant le décès, mais pas le jour du sabbat. Les familles observent une période de deuil où les gens expriment ouvertement leur peine conformément au rituel. Certaines cultures judaïques s'opposent à la crémation, à l'autopsie et à l'embaumement.

Sources : Adapté de Clements, P.T., Vigil, G.J., Manno, M.S., Henry, G.C., Wilks, J., Das, S., et al. (2003). Cultural perspectives of death, grief, and bereavement. *J. Psychosoc. Nurs. Ment. Health Serv., 41*(7), 18-26 ; Kemp, C., & Bhungalia, S. (2002). Culture and the end-of-life: A review of major world religions. *J. Hosp. Palliat. Nurs., 4*(4), 235-242 ; Kemp, C., & Chang, B. (2002). Culture and the end-of-life: Chinese. *J. Hosp. Palliat. Nurs., 4*(3), 173-178.

de l'intégrité des soins au défunt et des rituels funéraires aide la famille à accepter la mort de leur proche. L'infirmière devrait penser s'enquérir auprès de la famille des particularités relatives à la préparation du corps du défunt selon leurs croyances.

La mort produit rapidement des changements physiologiques. Les soins *post mortem* doivent donc être prodigués le plus vite possible, afin de limiter la décoloration et les blessures de la peau **TABLEAU 20.9**.

L'infirmière suit les politiques et les procédures propres à l'établissement ; elle doit les connaître avant le décès du client si elle veut remplir son rôle efficacement. Elle doit être au courant des responsabilités des différents intervenants et des diverses procédures de soins ou autres, dont le processus administratif et les formulaires à remplir. Les responsabilités du médecin et de l'infirmière en ce qui a trait aux soins donnés à la dépouille sont résumées dans l'**ENCADRÉ 20.11**. Dans la situation vécue par la famille Roy-Morin, Adam est décédé à 24 heures de vie, pendant que son père le berçait. Madame Roy n'étant pas présente, elle n'a jamais eu l'occasion de prendre son enfant alors qu'il était vivant. Attentives au fait que cela peut complexifier son deuil, les infirmières ont proposé différents rituels *post mortem* aux parents. Ils ont ainsi pu donner un dernier bain à Adam, aux côtés de son frère. Les deux enfants ont été photographiés ensemble. Pour la mère, ce fut l'occasion d'examiner Adam, de le toucher. Elle relate ainsi son expérience : « Je voulais que Xavier puisse sentir la présence de son frère, c'était important pour moi. Ils ont été ensemble pendant neuf mois, puis, plus rien. »

Autopsie

L'autopsie représente un autre aspect difficile du décès pour la famille. L'**autopsie** est la dissection chirurgicale du corps après la mort afin

TABLEAU 20.9 Changements physiologiques après la mort

Changement	Interventions	Justifications
Rigidité cadavérique (*rigor mortis*) qui survient de deux à quatre heures après le décès et qui correspond à une contraction des muscles squelettiques et lisses causée par le manque d'adénosine triphosphorique.	Avant l'apparition de la rigidité cadavérique, placer le corps à l'horizontale, fermer les paupières et la bouche, sans oublier de mettre les prothèses dentaires.	Lorsque la rigidité cadavérique s'installe, il devient difficile de mobiliser les muscles, tels ceux de la bouche, des paupières, etc.
Diminution de la température corporelle et perte de l'élasticité de la peau (*algor mortis*).	Enlever doucement les rubans adhésifs et les pansements. Éviter de tirer sur la peau ou sur les parties du corps.	Pour éviter de déchirer les tissus, il faut enlever avec précaution tout ce qui colle à la peau.
Coloration violacée de la peau (lividité cadavérique) aux extrémités du corps causée par la dégradation des globules rouges.	Surélever la tête.	Surélever la tête permet de diminuer la dyschromie au visage (pigmentation de la peau).
Assouplissement et liquéfaction des tissus sous l'effet de la fermentation bactérienne.	Faire déplacer le corps dans un endroit frais, à la morgue de l'hôpital ou dans un autre endroit approprié.	Placer le corps dans un endroit frais ralentit la fermentation bactérienne.

ENCADRÉ 20.11 Soins du corps du défunt (soins *post mortem*)

- Le médecin doit constater le décès (moment du décès, traitement administré et interventions).
- Le médecin peut demander la permission de procéder à une autopsie, notamment dans le cas d'une mort suspecte.
- Certains membres du personnel formés à cet effet abordent le sujet d'une demande de prélèvement d'organes ou de tissus. Les besoins personnels et les obligations religieuses et culturelles de la famille doivent être pris en considération.
- L'infirmière voit à ce qu'on s'occupe du corps du client avec respect et délicatesse, et est attentive aux besoins de la famille.
  - Vérifier les requêtes concernant les prélèvements d'échantillons et les demandes particulières faites par le médecin.
  - Demander aux membres de la famille s'ils souhaitent participer à la préparation du corps. Sinon, requérir le soutien d'un intervenant (prêtre, intervenant pastoral, etc.) durant la préparation du corps.
  - Demander à la famille si une procédure particulière doit être suivie pour préparer le corps. Avant de raser une barbe, vérifier si certaines pratiques culturelles, personnelles ou religieuses proscrivent le rasage.
  - Tous les matériels, tubes, solutés et le linge sale doivent être enlevés en suivant les règles établies (sauf si l'on prévoit un don d'organes ; dans ce cas, les appareils de soutien artificiel restent en place).
  - Nettoyer entièrement le corps. Prendre les précautions d'usage en ce qui a trait aux fluides. Mettre des draps propres et enlever les poubelles de la chambre pour que la famille ne soit pas offusquée de ce qu'elle pourrait y voir et pour éliminer les odeurs, si le client a déféqué avant sa mort.
  - Placer le corps selon les directives établies : fermer les yeux en maintenant les paupières closes pendant quelques minutes ; laisser les prothèses dentaires en place pour éviter la déformation du visage.
  - Couvrir le corps jusqu'au menton d'un drap propre en laissant les bras découverts, si possible.
  - Réduire l'éclairage de la pièce.
  - Vaporiser du désodorisant, si possible, pour enlever les odeurs désagréables.
  - Donner à la famille la possibilité de voir (ou de ne pas voir, si c'est son choix) le corps et rester avec elle si elle le désire.
  - Inviter les membres de la famille à faire leurs adieux de vive voix, en touchant le corps, en chantant ou en priant.
  - Laisser du temps à la famille et attendre que les membres se sentent plus à l'aise avant de leur demander s'ils préfèrent rester seuls. Leur mentionner qu'ils peuvent appeler l'infirmière en cas de besoin.
  - Si des objets personnels sont trouvés dans la chambre après le départ de la famille, ne rien jeter, appeler un membre de la famille et demander qui viendra les récupérer. La description des objets aidera les membres de la famille à prendre une décision.
  - Apposer au poignet, au gros orteil du pied droit ou à l'extérieur du linceul une étiquette portant le nom du client conformément aux règles établies.
  - Compléter les notes d'évolution **ENCADRÉ 20.12**.
  - Faire attention aux autres clients hospitalisés et aux visiteurs pendant le transport du corps : prendre soin de le couvrir d'un drap propre et d'éviter les visiteurs.
  - Suivre à la lettre toutes les règles et les politiques de l'établissement encadrant les soins à donner au corps.

de déterminer la cause exacte et les circonstances du décès, ou les voies de développement de la maladie. Dans certaines circonstances, l'autopsie est prescrite par la loi (p. ex., un meurtre, un suicide, une chute, une ingestion médicamenteuse, etc.). Obtenir la permission de la famille, même en abordant délicatement ce sujet, s'avère difficile (Dracup & Brown, 1998). C'est généralement le médecin qui demande la permission de pratiquer l'autopsie, mais c'est à l'infirmière que revient la tâche de répondre aux questions de la famille et de la soutenir dans sa décision. Pour parler d'autopsie avec la famille, Dracup et Brown (1998) proposent d'insister sur les avantages qu'elle peut présenter sur le plan de l'amélioration des connaissances médicales. Grâce aux nouveaux traitements ou à la meilleure compréhension des maladies qui peuvent en découler, l'autopsie permet d'aider les vivants. Informer les proches que les organes seront replacés dans le corps et que celui-ci ne sera pas déformé par la procédure peut aussi les réconforter.

20.2.7 Rédaction des notes d'évolution

La rédaction des notes d'évolution est le dernier point à considérer dans l'évaluation de la réussite de la démarche de soins pour un client qui affronte une perte ou un décès ▶ 10. L'**ENCADRÉ 20.12** répertorie les éléments qui doivent être inscrits au dossier : type de soins offerts, moment auquel les soins ont été prodigués, façon de le faire et raison qui a motivé le choix des soins. Les notes d'évolution permettent d'expliquer l'atteinte des objectifs ou, au contraire, leur échec. Outre le respect de ces directives, l'infirmière doit veiller à ce que la tenue du dossier reflète la qualité des soins administrés et l'application des politiques de l'établissement (Youngberg, 1996). En cas de litige, la famille s'attendra à obtenir une description claire et concise du déroulement des soins au moment du décès. Le style des notes doit être objectif, ne laissant aucune place aux jugements personnels. ■

10

Les notions relatives à la rédaction des notes d'évolution sont décrites dans le chapitre 10, *Transmettre l'information clinique*.

Jugement clinique

Trouvez deux questions que l'infirmière doit s'attendre à se faire poser par les parents d'Adam, à la suite de son décès.

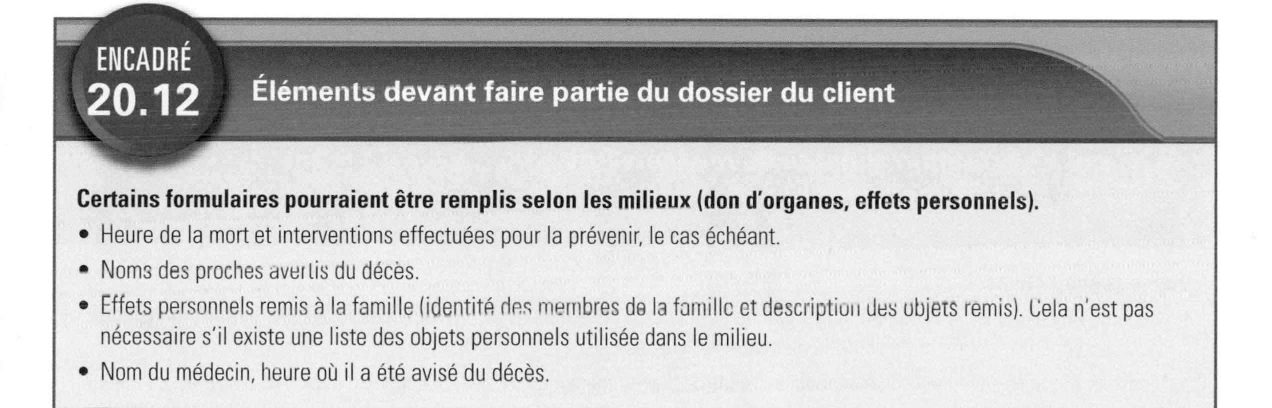

ENCADRÉ 20.12 Éléments devant faire partie du dossier du client

Certains formulaires pourraient être remplis selon les milieux (don d'organes, effets personnels).

- Heure de la mort et interventions effectuées pour la prévenir, le cas échéant.
- Noms des proches avertis du décès.
- Effets personnels remis à la famille (identité des membres de la famille et description des objets remis). Cela n'est pas nécessaire s'il existe une liste des objets personnels utilisée dans le milieu.
- Nom du médecin, heure où il a été avisé du décès.

20.3 Mise en œuvre de la démarche de soins

Jugement clinique

Cette section présente la démarche de soins visant à accompagner la famille Roy-Morin tout au long de la situation clinique présentée en ouverture du chapitre. Les sous-sections qui suivent permettront à l'étudiante de visualiser, de comprendre et d'intégrer l'application des cinq étapes de la démarche de soins, ainsi que la rédaction d'un plan de soins et de traitements infirmiers, en vue d'accompagner les membres de la famille Roy-Morin dans leur perte et leur deuil.

L'application de ce processus permet d'individualiser l'approche infirmière par rapport à ces clients et de planifier des soins adaptés à la situation de ces derniers.

20.3.1 Collecte des données

Comme il a été expliqué précédemment dans ce chapitre, l'infirmière explore les facteurs influant sur le deuil et la perte des parents et de Sophie, telles les circonstances du décès, l'expérience des parents de ce décès, les relations interpersonnelles, les stratégies d'adaptation, les croyances, etc. Elle porte attention au sens accordé par les parents à la naissance de jumeaux, un statut dorénavant perdu. Parmi les sujets qui préoccupent les parents, l'annonce du décès à leur aînée et à leur famille représente un enjeu. De même, s'adapter comme couple et comme famille posera un défi. Des tensions peuvent s'ensuivre au sein du couple. L'organisation qui suivra le retour à la maison et la tenue des funérailles peuvent aussi préoccuper les parents. En outre, madame Roy étant une nouvelle accouchée, l'évaluation portera entre autres sur l'établissement de l'allaitement maternel et de la relation parent-enfant, ainsi que sur l'évolution de l'état de santé de la mère et de Xavier. L'entretien avec le couple est ainsi centré à la fois sur le deuil et sur la vie qui se poursuit comme parents de Xavier et de Sophie.

En consultant le dossier de madame Roy, complété par les données recueillies au fil de ses entretiens avec la famille, l'infirmière dispose de plusieurs éléments d'information liés à la perte, au deuil et aux facteurs influant sur ceux-ci. Sur le plan physique, madame Roy récupère bien des suites de l'accouchement, et l'allaitement de Xavier est correctement amorcé. Xavier est calme, il boit bien et s'endort facilement. L'**ENCADRÉ 20.13** dresse la liste des données recueillies au moment de l'évaluation clinique de la situation vécue par madame Roy et son conjoint. Des données absentes pourront être collectées au fil de son séjour, à l'occasion du suivi postnatal à domicile ou à la clinique d'allaitement. En fait, tous les intervenants qui côtoient un parent ou l'autre au cours des prochains mois ont la responsabilité de poursuivre l'évaluation et l'accompagnement du deuil.

20.3.2 Analyse et interprétation des données

L'analyse des données révèle que le couple vit des manifestations de deuil à la suite du décès d'Adam à 24 heures de vie. Ils affrontent le double défi de devoir se détacher de l'enfant décédé tout en établissant une relation d'attachement avec son jumeau survivant. Les parents doivent à la fois répondre aux exigences physiques et

COLLECTE DES DONNÉES

ENCADRÉ 20.13 Situation clinique de madame Roy et de monsieur Morin

Données subjectives

- Madame Roy exprime un sentiment d'irréalité, la difficulté de ne jamais avoir pris Adam dans ses bras vivant ; monsieur Morin exprime un sentiment de solitude au moment du décès.
- Monsieur Morin se sent bouleversé pendant les soins de Xavier ; madame Roy se sent coupable d'avoir du plaisir avec l'enfant.
- Madame Roy trouve difficile d'intégrer le décès subit d'Adam.
- Madame Roy trouvait important que Xavier sente la présence de son frère. Elle ignorait que monsieur Morin se sent bouleversé lorsqu'il prend Xavier.
- Madame Roy craint de se séparer d'Adam, souhaite connaître des solutions ; monsieur Morin préfère ne pas penser à cela.
- Monsieur Morin se questionne sur l'organisation des funérailles, sur leur opportunité ou non.
- Madame Roy se concentre sur Xavier, le nourrit, le réconforte.
- Madame Roy souhaite savoir comment expliquer le décès à Sophie ; monsieur Morin souhaite savoir comment s'organiser en vue du retour à la maison et au travail.
- Les grands-parents paternels prennent soin de l'aînée.
- La grand-mère maternelle a été hospitalisée l'an dernier. Les parents ont su s'y adapter.

Données objectives

- Les deux parents manifestent des signes de chagrin (pleurs).
- Le couple a pris l'enfant décédé dans leurs bras ; madame Roy l'a examiné.
- Madame Roy est une multipare, qui a donné naissance à des jumeaux il y a 48 heures. Elle allaite l'un des enfants. Seul le père était présent au moment du décès de l'autre enfant.
- Le couple vit simultanément la naissance et la mort d'un enfant.
- Le couple est capable de demander de l'aide à l'infirmière.
- Les deux parents ont été impliqués dans les soins du corps après le décès.
- Le couple a un nouveau-né qui requiert son attention.

émotives de Xavier, et satisfaire les besoins développementaux de leur aînée, comme lui annoncer le décès de l'un de ses frères et l'aider à établir une relation avec le bébé survivant.

Les résultats de l'analyse et de l'interprétation des données laissent transparaître que les deux parents sont aux prises avec le deuil de leur fils, dans un contexte où un autre enfant lui survit. Il s'agit d'une situation typique au décès d'un jumeau, qui complexifie autant le deuil que l'attachement à l'enfant survivant. De façon générale, la naissance de Xavier entretient le sentiment d'irréalité autour du décès de son frère. Sa présence est aussi un rappel constant de la perte que les parents ont subie. Par ailleurs, prendre soin de Xavier peut amener ceux-ci à se distancer prématurément de leurs sentiments de deuil. Parmi les enjeux des prochaines semaines, les parents auront à s'éloigner du souvenir d'Adam et de la relation imaginée avec des jumeaux, pour s'attacher à Xavier. Les manifestations de deuil pourront être amplifiées par les souvenirs d'Adam. Alors que Xavier franchit différentes étapes de son développement, les parents se rappellent qu'ils auraient dû accompagner deux enfants dans cette évolution. Les parents pourraient adopter des comportements centrés sur la perte, comme d'y réfléchir constamment ou de regretter des liens rompus. À l'inverse, la famille adoptera peut-être des comportements orientés vers la reconstruction, afin d'intégrer le rôle de parents de Xavier. Les facteurs influant sur le deuil, tels le soutien social, les croyances spirituelles et religieuses, et les stratégies d'adaptation, pourront faciliter ou entraver le processus de deuil et de reconstruction des parents.

L'**ENCADRÉ 20.14** révèle les problèmes prioritaires de madame Roy et de son conjoint à la suite de l'évaluation clinique de leur situation.

20.3.3 Planification des soins et établissement des priorités

L'accompagnement au moment d'un décès pose le défi de ne pas pouvoir s'inscrire dans un but global et dans des objectifs à court terme. En effet, le deuil ne peut se « réparer » à l'intérieur d'une période de temps définie. L'infirmière vise plutôt la promotion de la santé individuelle, familiale, conjugale, parentale et au sein de la fratrie, et ce, tout au long du deuil. À l'intérieur de ce but global, les objectifs seront fixés en fonction des priorités établies par les parents. Ces objectifs guideront la démarche de l'infirmière dès le constat d'un problème de santé menaçant la vie et se poursuivront tout au long de la première année après le décès. Dans l'histoire de la famille Roy-Morin, des objectifs déjà mis de l'avant ont été atteints, par exemple, l'implication des parents dans la prestation des soins du corps après le décès. Ainsi, les deux parents ont pu passer du temps avec l'enfant décédé et effectuer des rituels tels que prendre des photos, donner le bain, etc. Malheureusement, l'objectif voulant que madame Roy puisse établir une relation avec Adam avant son décès n'a pas pu être réalisé, ce qui peut compliquer le deuil de la mère. Paradoxalement, le père a été en mesure d'établir cette relation, mais il a diminué son investissement auprès de Xavier dans les heures précédant le décès d'Adam. Cela peut complexifier son attachement à l'enfant survivant. Après l'entretien avec le couple, l'infirmière est en mesure de définir leurs objectifs, qui détermineront ses interventions au cours du séjour de madame Roy et de Xavier à l'unité des naissances. Le **TABLEAU 20.10** se concentre sur les résultats escomptés auprès de madame Roy et de monsieur Morin.

20.3.4 Interventions cliniques

À la lecture des résultats escomptés, on constate qu'en amenant le couple Roy-Morin à exprimer ce qu'il vit par rapport au décès d'Adam, l'infirmière répond aussi à plusieurs autres objectifs, notamment la reconnaissance de stratégies d'adaptation et le partage des craintes quant aux effets du décès sur le couple. La mort d'un enfant est un événement bouleversant pour les parents, qui les touche sur les plans individuel, conjugal, parental et familial. Les objectifs, les interventions et les résultats escomptés doivent tenir compte de ces différents aspects, et s'inscrire dans une perspective familiale. Un soutien psychologique sera apporté aux membres de la famille, afin de leur permettre de ventiler leurs émotions relativement aux effets de ce décès sur leur vie. La mère et le nouveau-né survivant requièrent de plus une surveillance de leur état physique, tant pour l'observation des paramètres physiques après l'accouchement que du côté de la surveillance de l'alimentation de l'enfant et du sommeil des deux parents. Enfin, des interventions de l'infirmière devront viser l'établissement de la relation

CONSTAT DE L'ÉVALUATION

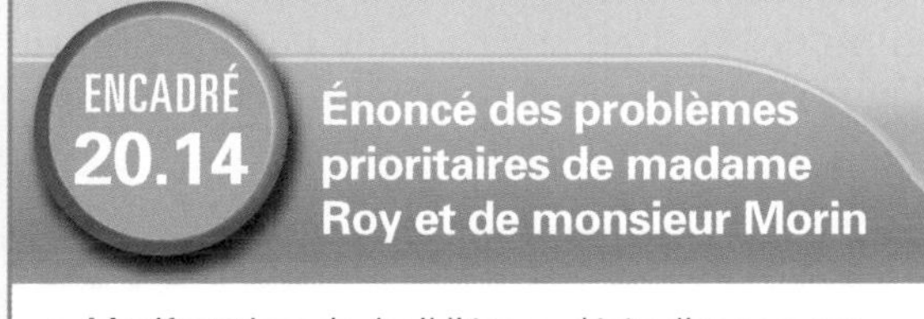

ENCADRÉ 20.14 Énoncé des problèmes prioritaires de madame Roy et de monsieur Morin

- Manifestations de deuil liées au décès d'un nouveau-né il y a 24 heures
- Difficultés anticipées à l'intégration d'un nouvel enfant dans la famille dans un contexte de décès périnatal

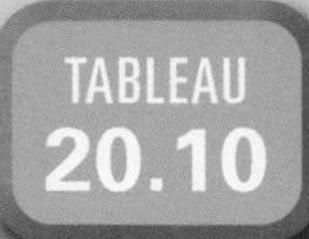

TABLEAU 20.10 Résultats escomptés et interventions prioritaires liés à la situation clinique de madame Roy et de monsieur Morin

PLANIFICATION / RÉSULTATS ESCOMPTÉS CHEZ LES CLIENTS

- D'ici 24 heures, et au cours des prochains mois, madame Roy et monsieur Morin verbaliseront leurs sentiments, sensations physiques, pensées et comportements de deuil.
- D'ici 24 heures, le père prendra des décisions quant au retour à la maison et aux rites funéraires.
- D'ici 24 heures, le couple relèvera les stratégies d'adaptation utilisées lors d'autres épreuves et sélectionnera celles qui peuvent être utiles dans la présente situation.
- La mère exprimera ses craintes à son conjoint à l'égard des effets du deuil sur leur couple.
- Les parents saisiront chaque occasion pour établir leur relation avec Xavier (p. ex., les soins).
- D'ici 24 heures, Sophie aura été informée du décès de son frère et aura eu l'occasion d'en parler.
- D'ici 24 heures, Sophie aura vu Xavier et, possiblement, l'aura pris dans ses bras.

INTERVENTIONS INFIRMIÈRES	JUSTIFICATIONS
• Inviter les deux parents à raconter leur expérience du décès d'Adam.	• La narration de l'histoire du décès est thérapeutique. Elle permet aussi de mieux saisir les perceptions des parents à l'égard des événements.
• Donner la parole aux deux parents.	• L'expérience de l'un ne reflète pas celle de l'autre. Les deux conjoints prennent ainsi conscience du vécu de leur partenaire.
• Explorer les croyances des parents envers la mort et leur explication du décès d'Adam.	• L'infirmière met au jour les croyances qui facilitent ou inhibent le processus de deuil (p. ex., un sentiment de responsabilité dans le décès).
• Explorer leurs réactions à des périodes de crises antérieures, les stratégies d'adaptation utilisées et l'intérêt de les utiliser actuellement.	• Certaines stratégies d'adaptation, telles que la parole et l'écriture pour les femmes, et la mise en action (sport, rénovation) pour les hommes diminuent les symptômes de détresse à l'occasion d'un deuil.
• Évaluer la présence de soutien, la capacité des parents à demander et à accepter de l'aide.	• La présence de soutien social de qualité, et l'habileté à demander et à accepter de l'aide sont des facteurs influant favorablement sur le deuil.
• Donner de l'information (verbalement et par des brochures) sur les manifestations de deuil, les théories du deuil, les différences entre les hommes et les femmes dans les réactions au deuil, au moment du décès et au cours des prochains mois.	• Normaliser les manifestations de deuil et les différences entre les hommes et les femmes à ce sujet permet à l'endeuillé de ne pas se sentir anormal.
• Fournir aux clients de l'information à propos des ressources communautaires et professionnelles de leur région (groupe de deuil, psychologue, sites Internet, etc.).	• Mobiliser les ressources externes favorise la poursuite de l'atteinte du premier objectif mentionné ci-dessus (verbaliser ses sentiments) après le congé du centre hospitalier.

parent-enfant et sœur-frère pendant le séjour en centre hospitalier, mais aussi au cours des prochaines semaines et des mois à venir.

20.3.5 Évaluation des résultats

Différents renseignements doivent être consignés au cours du séjour de madame Roy et de Xavier au centre hospitalier. Ainsi, avant le décès d'Adam, de l'information portant sur l'évolution de son état de santé, les traitements prescrits et appliqués ainsi que leurs effets sur sa condition a été notée au dossier par l'infirmière responsable des soins au bébé. Au moment de son décès, celle-ci a noté au dossier les renseignements requis, soit l'heure du décès et l'heure à laquelle le médecin est avisé du décès. Lorsque l'infirmière complète l'évaluation de l'état de santé physique et mentale de madame Roy, le lendemain du décès d'Adam, elle a aussi comme responsabilité de consigner par écrit ses observations. De même, la complexité de la situation clinique requérant un suivi dans la communauté, et possiblement un suivi interdisciplinaire, l'infirmière proposera d'impliquer l'infirmière de liaison et la psychologue consultante **FIGURE 20.6**.

Pour démontrer la qualité du suivi clinique de cette famille, l'infirmière observera l'évolution des manifestations de deuil et les stratégies d'adaptation du couple. Elle s'enquerra de l'efficacité de ces stratégies en explorant avec madame Roy et monsieur Morin leurs perceptions et sentiments au fil des échanges subséquents.

20.3.6 Plan thérapeutique infirmier de Mme Karine Roy

Avant que l'un des jumeaux décède, tout se déroulait normalement pour les suites de l'accouchement de madame Roy. À la suite à cette première évaluation, l'infirmière note donc le suivi postpartum standard au plan thérapeutique infirmier de la cliente.

Le deuil est une situation de soins complexe qui ne peut pas se résorber dans un laps de temps

Mme KARINE ROY
34 ans

PLAN THÉRAPEUTIQUE INFIRMIER (PTI)

CONSTATS DE L'ÉVALUATION

Date	Heure	N°	Problème ou besoin prioritaire	Initiales	RÉSOLU / SATISFAIT Date	Heure	Initiales	Professionnels / Services concernés
2010-02-18	17:00	1	Accouchement de jumeaux	S.R.				
2010-02-20	10:00	2	Manifestations de deuil en lien avec le décès d'un nouveau-né					Infirmière de liaison
		3	Inquiétude face au risque de difficulté d'attachement du père avec l'enfant survivant					Infirmière de liaison
		4	Risque de deuil compliqué lié à la nature du décès (subit, grossesse gémellaire)	F.D.				Psychologue

SUIVI CLINIQUE

Date	Heure	N°	Directive infirmière	Initiales	CESSÉE / RÉALISÉE Date	Heure	Initiales
2010-02-18	17:00	1	Faire le suivi postpartum standard.	S.R.			
2010-02-10	10:00	2-4	Évaluer les manifestations de deuil de la cliente et de son conjoint à chaque rencontre.				
		3	Mettre en œuvre des stratégies de promotion de l'attachement : découvrir le nouveau-né, encourager son contact peau à peau avec le père, montrer comment réconforter l'enfant.	F.D.			

Signature de l'infirmière	Initiales	Programme / Service	Signature de l'infirmière	Initiales	Programme / Service
Sylvie Rogers	S.R.	Unité des naissances			
Florence Dubé	F.D.	Unité des naissances			

PLAN THÉRAPEUTIQUE INFIRMIER (PTI)

Extrait des notes d'évolution

- 2010-02-20 10:00
La mère pleure, exprime sa déception de ne pas avoir pris son bébé dans ses bras alors qu'il était encore vivant. Dit : « Je croyais donner la vie et j'ai donné la mort. »
A pris des photos des jumeaux, dit éprouver du plaisir à s'occuper du bébé survivant.
Appréhende d'annoncer la nouvelle du décès à sa fillette de trois ans.
- Dit qu'elle trouve difficile de voir que son conjoint a tendance à s'isoler et de le sentir distant du bébé survivant.
- Dit craindre les réactions de ses parents, mais apprécier le soutien de son conjoint. Ajoute qu'elle compte beaucoup sur lui pour l'aider à surmonter les difficultés à vivre le décès de leur enfant.

FIGURE 20.6 Extrait du plan thérapeutique infirmier de madame Roy pour le suivi clinique visant à faciliter son processus de deuil à la suite du décès d'un nouveau-né

limité. Dans le cas de la famille Roy-Morin, l'accompagnement de la personne en deuil requiert une période de surveillance clinique qui dépasse celle de l'hospitalisation de la mère et de l'enfant après la naissance. L'infirmière veillera à communiquer l'information de façon à promouvoir la continuité des soins. Elle effectuera aussi une gestion et une supervision des soins afin d'en évaluer les résultats auprès de la cliente.

Dans une perspective d'approche globale, le plan thérapeutique infirmier tient compte des réactions de l'entourage de la cliente, étant donné que cela peut avoir une incidence sur le suivi clinique de celle-ci. D'après la collecte des données, monsieur Morin a tendance à s'isoler et à se montrer distant de l'enfant survivant. Ces comportements ont des répercussions sur le bien-être de madame Roy. Considérant cela, les directives émises par l'infirmière doivent être dirigées vers le couple en vue de l'aider à s'adapter à la situation de deuil.

20.3.7 Application de la pensée critique à la situation de la famille Roy-Morin

Une situation de perte ou de deuil, comme celle qui afflige Karine et Stéphane, nécessite que l'infirmière déploie sa pensée critique pour être en mesure d'accompagner le couple dans cette expérience difficile. La connaissance des réactions normales de deuil et des stratégies d'adaptation de la personne dans un tel cas devrait orienter l'infirmière dans la meilleure attitude à adopter pour soutenir les conjoints et les aider à vivre cette perte le plus sereinement possible **FIGURE 20.7**.

Vers un Jugement clinique

Connaissances
- Processus de deuil
- Types de perte et de deuil
- Manifestations de deuil ou de perte
- Théories sur la perte et sur le deuil
- Facteurs qui complexifient le deuil
- Stratégies d'adaptation de la personne qui vit un deuil ou une perte
- Principes de communication thérapeutique
- Rituels religieux au moment d'un décès selon les différentes cultures
- Conception des soins infirmiers selon un modèle

Expériences
- Accompagnement d'un client en fin de vie
- Expérience de soutien à l'entourage d'une personne en fin de vie ou qui vit une perte
- Expérience personnelle de perte ou de la mort d'un être cher

ÉVALUATION
- Manifestations de deuil chez madame Roy et chez les autres membres de la famille
- Comportements d'adaptation de la famille Roy-Morin
- Attentes de la famille Roy-Morin quant à l'avenir
- Signification de la perte d'un enfant pour les parents
- Sentiments éprouvés par le couple Roy-Morin
- Réseau de soutien de la famille

Normes
- Respect du code de déontologie
- Normes quant aux considérations légales lors d'un décès (déclaration de décès, constat médical)
- Normes de l'établissement quant aux soins *post mortem*

Attitudes
- S'ouvrir à la détresse de l'autre
- Reconnaître la possibilité de développer une relation de proximité avec le couple Roy-Morin afin de comprendre la perte vécue
- Percevoir son rôle professionnel comme étant un rôle d'accompagnement

FIGURE 20.7 Application de la pensée critique à la situation clinique de madame Roy et de sa famille

À retenir

Version reproductible
www.cheneliere.ca/potter

- De la naissance à la mort, l'individu s'attache à des personnes ou à des choses, et vit des pertes de différents types : nécessaires, associées à la maturité, situationnelles, perçues ou réelles.
- Chaque personne réagit différemment à la perte. Le type de perte et les perceptions qu'a la personne de cette perte influent sur l'ampleur et la durée du processus de deuil.
- Le deuil est la réponse émotionnelle à une perte. Chaque individu manifeste son deuil de façon unique, selon ses expériences personnelles, culturelles, ses attentes et ses croyances spirituelles.
- Le deuil normal est un processus sain de réactions à une perte requérant soutien et reconnaissance sociale, alors que le deuil complexe est une réponse de détresse et de perturbation personnelle, qui nécessite alors une intervention plus intensive.
- Les théories sur le deuil fournissent des principes utiles pour guider les pratiques professionnelles auprès des endeuillés, bien que le processus de deuil ne se déroule pas toujours selon des étapes prévisibles et séquentielles.
- La théorie de l'oscillation décrit le deuil comme un mouvement de va-et-vient entre des processus orientés vers la perte et d'autres orientés vers la reconstruction.
- Les facteurs influant sur le deuil sont la conception de la mort, les caractéristiques personnelles (p. ex., l'âge, la santé physique et mentale, le statut socioéconomique), la nature de la perte, les relations interpersonnelles, les stratégies d'adaptation, la culture et l'ethnicité (les croyances religieuses et spirituelles), l'espoir et les attentes.
- La spiritualité donne un but et un sens à la vie, en inspirant la personne à être en relation avec soi, les autres et l'univers.
- L'espoir est une force qui motive la personne à aller de l'avant ; celle-ci anticipe que les circonstances vont s'améliorer, que les difficultés vont s'aplanir.
- L'intégration spirituelle survient lorsque la personne accepte sa vie et ressent un sentiment d'harmonie avec elle.
- L'objectif de l'intervention infirmière est d'accompagner le client dans son deuil, en respectant ses croyances culturelles, afin de promouvoir sa santé physique, mentale, spirituelle, conjugale et familiale.
- L'infirmière invite le client à raconter son expérience de perte au cours d'une conversation thérapeutique, un outil clé d'intervention au moment d'un deuil.

20

Pour en savoir plus

Version complète et détaillée
www.cheneliere.ca/potter

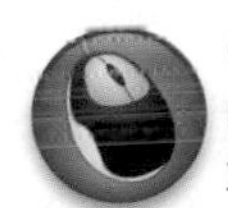

ORGANISMES ET ASSOCIATIONS

Maison Monbourquette
www.maisonmonbourquette.com

RSPQ
Réseau de soins palliatifs du Québec
www.aqsp.org

Solidarité > Deuil d'enfant
www.sdequebec.ca

ACSP > Professionnels > Infirmières
Association canadienne de soins palliatifs
www.acsp.net

RÉFÉRENCES GÉNÉRALES

Portail canadien en soins palliatifs
www.virtualhospice.ca

Infiressources > Carrefour des rubriques > Carrefour clinique > Soins palliatifs
www.infiressources.ca

Séguin, M., & de Montigny, F. (2009). La « postvention » : les interventions pour ceux qui restent. In P. Courtet (Éd.), *Suicides & Tentatives de suicide.* Paris : Flammarion.

Neimeyer, R.A. (2006). *Lessons of Loss: A Guide to Coping.* Memphis, Tenn. : Center of the Study of Loss and Transition.

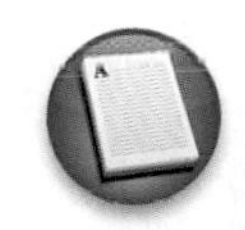

Dubreuil, H., de Montigny, F., & Robichaud, F. (2005). Le deuil dans différentes cultures. *Les cahiers,* GIRESSS.
http://w3.uqo.ca/giresss

Death Studies
Revue scientifique internationale interdisciplinaire axée sur le domaine de la mort et du deuil.
www.ingentaconnect.com/content/routledg/udst

Frontières
Revue québécoise multidisciplinaire qui traite des thèmes reliés au phénomène de la mort et à ses multiples facettes.
www.frontieres.uqam.ca

Santé Canada (2007). *Stratégie canadienne sur les soins palliatifs et les soins de fin de vie : rapport final du comité coordinateur.* Ottawa, Ont. : Santé Canada.
www.hc-sc.gc.ca

Association canadienne de soins palliatifs (2006). *Normes de référence pancanadiennes en matière de soins palliatifs à domicile : vers l'accès équitable à des soins palliatifs et de fin de vie à domicile de qualité.* Ottawa, Ont. : Association canadienne de soins palliatifs.
www.acsp.net

Côté-Brisson, L. (Éd.). (2006). *Normes en matière de soins palliatifs pédiatriques.* Québec, Qc : Publications du Québec.
http://msss.gouv.qc.ca

CHAPITRE

Édition française :
Johanne Hébert, inf., M. Sc.
France Robert, inf., M. Sc., CSIO(C)
Lise Fillion, inf., Ph. D.

Édition originale :
Marjorie Baier, RN, PhD

Gérer le stress

Objectifs

Après avoir lu ce chapitre, vous devriez être en mesure :

- de différencier les concepts suivants : stresseurs, évaluation primaire et secondaire, stratégies d'adaptation, réaction de stress et processus d'adaptation ;
- d'expliquer le processus d'adaptation à un stresseur en intégrant les perspectives physiologique, sociologique et psychologique du stress ;
- de décrire la réaction de stress et le syndrome général d'adaptation sur le plan physiologique ;
- de distinguer les stresseurs majeurs des stresseurs chroniques sur le plan sociologique ;
- d'expliquer les concepts d'évaluation cognitive et de stratégies d'adaptation comme médiateurs de la relation stresseur-réaction sur le plan psychologique ;
- de déterminer la relation entre le stress et la santé ;
- d'appliquer la démarche de soins infirmiers auprès de clients ayant besoin de soutien pour gérer l'état de stress.

Guide d'études, pages 83 à 86

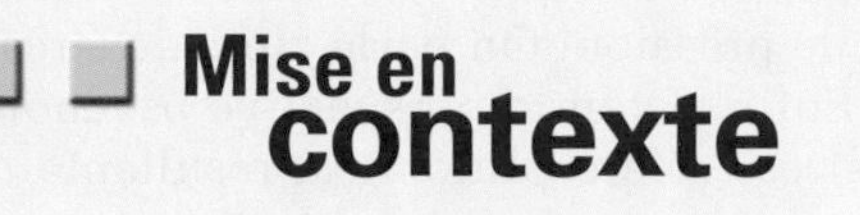

Mise en contexte

Jugement clinique

Caroline Séguin, 32 ans, est atteinte de la maladie de Hodgkin de type sclérose nodulaire de stade II-A, une forme de lymphome. Elle et son conjoint, Patrick Racine, ont trois enfants âgés de huit, de six et de trois ans. Elle travaille à temps partiel dans un restaurant ; il est camionneur et s'absente fréquemment.

Le plan de traitement de madame Séguin inclut 6 cycles de chimiothérapie et 15 traitements de radiothérapie. À l'évaluation initiale par l'infirmière pivot en oncologie, madame Séguin obtient un score de 4 sur 10 à l'outil de dépistage de la détresse (ODD). Elle pleure et dit que l'annonce du cancer a eu l'effet d'une bombe, sa mère étant décédée d'un cancer du sein il y a deux ans. Elle dort mal, a peu d'appétit et manque d'énergie pour s'occuper de ses enfants. Elle s'inquiète pour eux et pour sa relation avec son conjoint.

Après son deuxième traitement, madame Séguin a perdu 2 kg et tous ses cheveux, et elle se sent toujours fatiguée. Elle reçoit un peu d'aide de ses beaux-parents pour l'entretien ménager et le soin des enfants. Son conjoint lui offre un certain soutien émotionnel, mais il est lui-même sous le choc, et la situation financière de la famille l'oblige à poursuivre son travail et à s'absenter.

La cliente termine finalement ses traitements. Le bilan clinique et radiologique indique une rémission complète. Elle se dit soulagée, mais demeure inquiète quant à l'avenir.

Dans la situation de madame Séguin, quels sont les éléments qui peuvent représenter une source de stress ?

Concepts clés

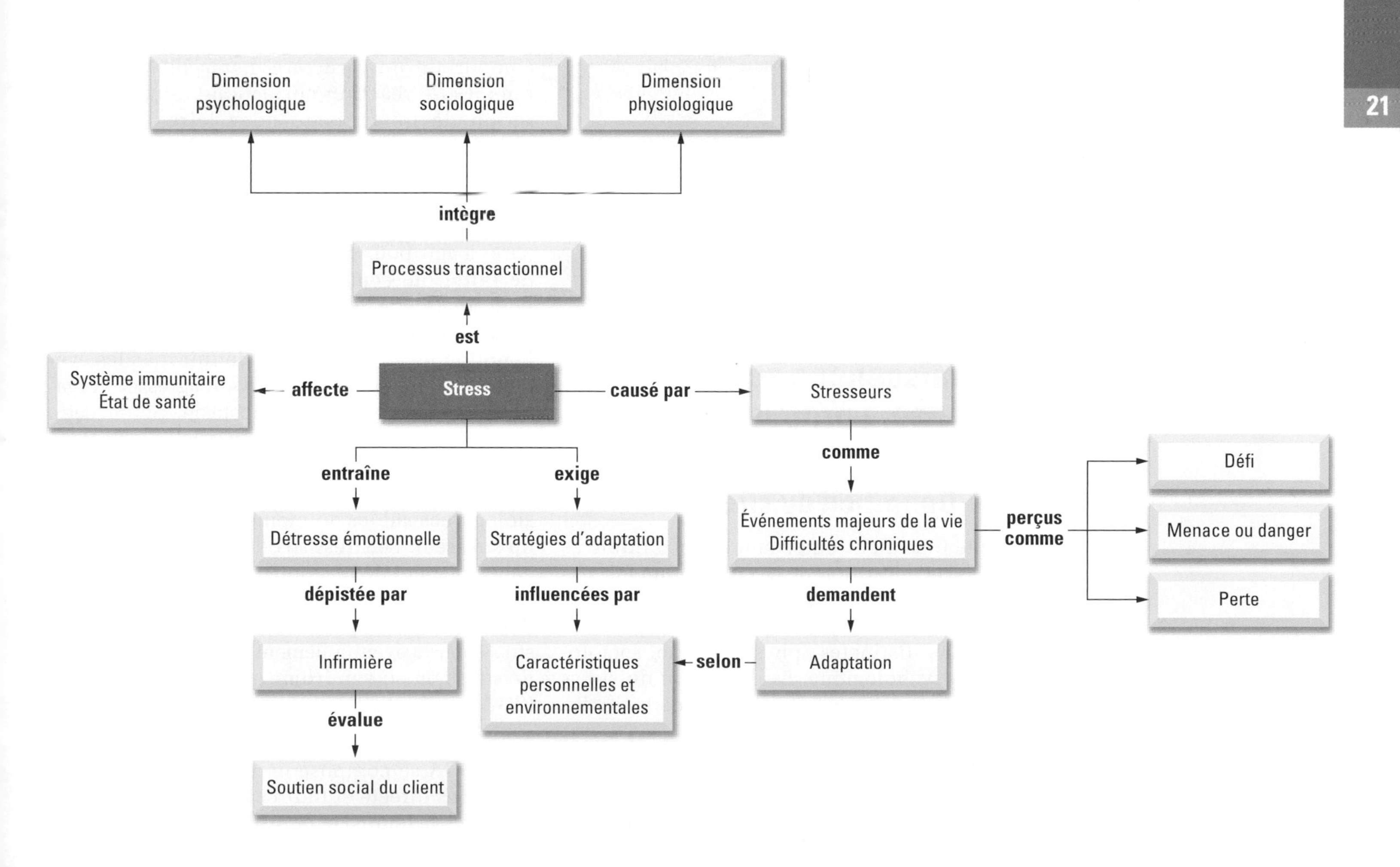

Le stress est un phénomène universel vécu par tous et un sujet dont tout le monde parle. Même si le phénomène est connu, la définition demeure complexe et ne fait pas consensus au sein de la communauté scientifique. La confusion réside en ce que le stress est parfois défini comme une source (stress-stimulus) et parfois comme un effet (stress-réaction). Le présent chapitre tentera de distinguer ces deux éléments en proposant une définition du stress en tant que processus qui intègre à la fois le stimulus et la réaction.

Il existe d'innombrables sources de stress : naissance, mariage, divorce, nouvel emploi, maladie, décès, etc. Les sources de stress correspondent à des événements de la vie qui font partie de la plupart des expériences humaines. Le stress se vit et se conçoit de façons variées. Par exemple, l'homme d'affaires peut vivre le stress comme une frustration ou une tension émotionnelle ; le contrôleur aérien, comme un état de confusion et un problème de concentration ; l'athlète, comme une tension musculaire. Le biochimiste et l'endocrinologue, eux, concevront le stress comme une réaction d'activation physiologique. Pour madame Séguin, l'annonce de son cancer est une expérience difficile qui remet en question l'harmonie de son couple et de sa vie familiale. Bien que toutes ces définitions du stress soient différentes, chacune comporte des éléments propres au processus d'adaptation, et leur nombre illustre la complexité du phénomène.

Peu importe de quelle façon le stress est perçu ou vécu par la personne, la réaction peut se propager dans l'ensemble de l'organisme humain, et se traduire par divers effets sur le corps et l'esprit. Par conséquent, le stress peut se répercuter sur la santé et le bien-être de différentes façons et à divers degrés.

Dans ce contexte, les professionnels de la santé peuvent apprendre à reconnaître et à évaluer les signes et les symptômes de stress afin d'intervenir efficacement. Dans certaines situations, cela suppose d'agir directement sur les sources de stress, et les interventions visent alors à diminuer ou à éliminer la situation stressante. Lorsqu'il devient impossible d'éliminer la source, les interventions viseront plutôt à renforcer la résistance au stress par différentes techniques de gestion de la réaction de stress.

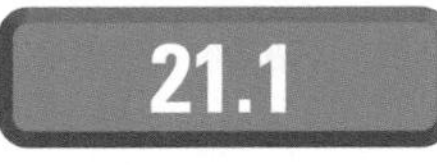

Connaissances scientifiques de base à propos du stress

21.1.1 Définition du stress

Bien que tous aient une connaissance intuitive du stress, la définition de ce concept ne fait pas consensus. Plusieurs approches contemporaines portant sur le stress ont été influencées par trois dimensions distinctes : physiologique, sociologique et psychologique. La définition du stress varie donc selon la perspective théorique utilisée.

Selon la perspective physiologique, le stress est défini comme une réaction biologique. On parle alors de stress-réaction. À l'opposé, la perspective sociologique propose de définir le stress en tant que demande de l'environnement ou source de pression. On parle alors de stress-stimulus. Enfin, selon la perspective psychologique, le stress réfère plutôt à la résultante de l'interaction entre la demande de l'environnement et les caractéristiques de la personne qui fait face à cette demande. Selon cette perspective, la réaction de stress n'est pas que physiologique, elle comporte également un volet émotionnel. De plus, la réaction de stress ne survient pas automatiquement quand il y a exposition à un stresseur. Une personne peut vivre un changement important sans pour autant être stressée. L'individu vit un stress lorsqu'il évalue que son bien-être est menacé par l'événement stressant et que ses ressources pour y faire face sont insuffisantes, comme cela semble être le cas de madame Séguin par rapport aux répercussions de la **maladie de Hodgkin** (Lazarus & Folkman, 1984).

21.1.2 Modèle de stress-réaction

Selon le modèle proposé par Selye (1976), le stress est considéré comme une réaction biologique non spécifique de l'organisme, c'est-à-dire identique pour chaque personne, qui survient à la suite d'une demande de l'environnement comportant un caractère menaçant ou dangereux. Cette réaction correspond à une mobilisation de l'organisme pour faire face à un événement externe qui menace la personne et perturbe son **homéostasie.** En ce sens, le stress correspond à un déséquilibre temporaire des fonctions physiologiques dans le but de se préparer à agir pour éliminer le stresseur (**réaction de lutte**) ou s'en protéger (**réaction de fuite**). Pour distinguer la source de la réaction, ce modèle biologique introduit, sans l'approfondir, la notion de stresseur pour définir tous les événements dangereux qui peuvent agresser l'organisme et perturber l'homéostasie. Selon cette approche, le stress se mesure par l'intensité de la réaction biologique. Il est ainsi possible d'évaluer le stress en mesurant les modifications physiologiques subies au moment de l'exposition à un stresseur. Le stress se définit alors comme un enchaînement de réactions organiques aux stresseurs, de signaux d'alarme de l'organisme, qui doit se mobiliser pour faire face au stresseur. Le stress pourra éventuellement évoluer en syndrome de stress ou en **syndrome général d'adaptation (SGA)** si l'exposition se prolonge et que le stresseur ne peut être maîtrisé **FIGURE 21.1**.

Le SGA se compose de trois phases : alarme (réactions directe et indirecte), résistance (maintien dans le temps) et épuisement.

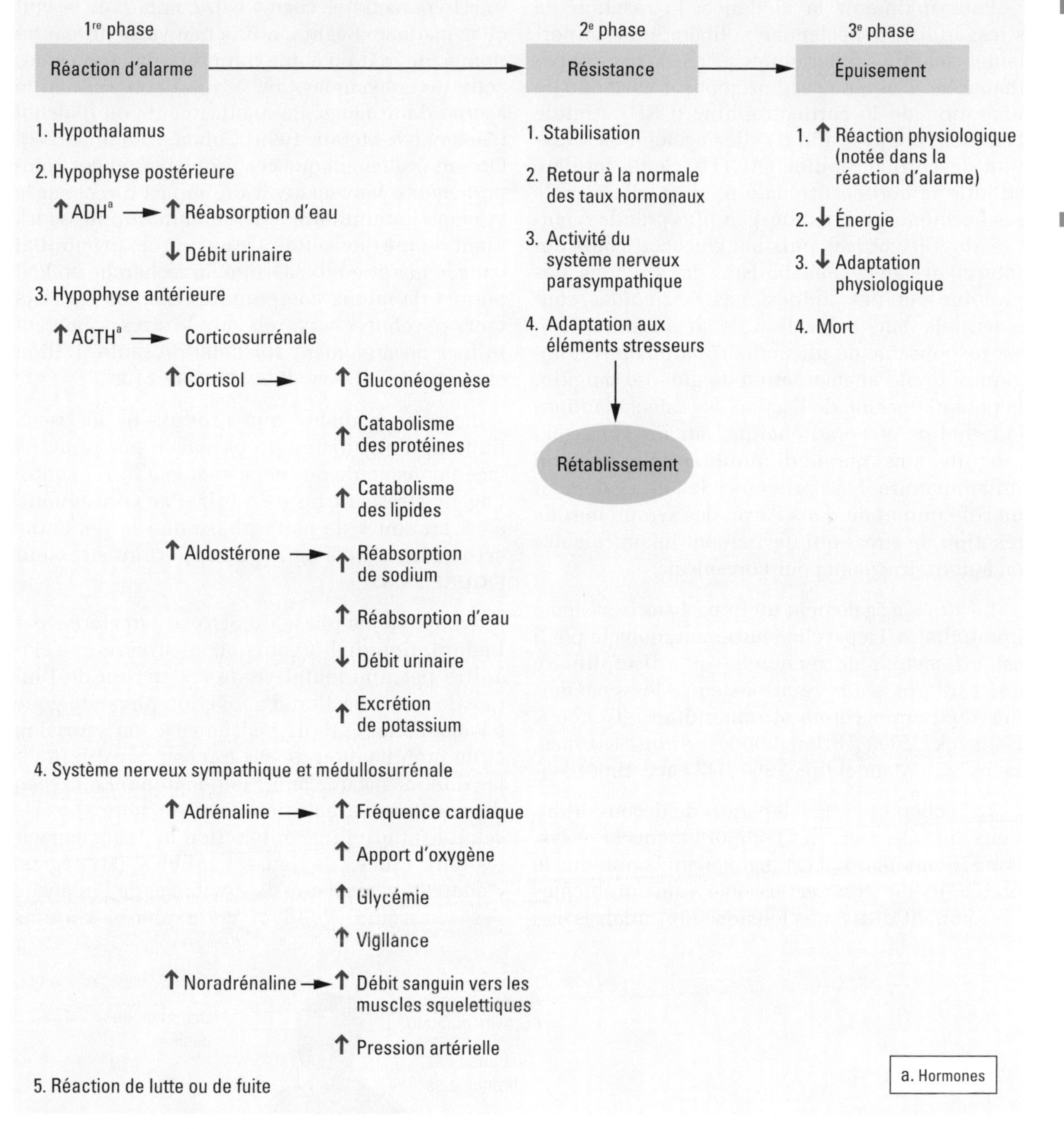

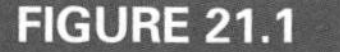

FIGURE 21.1 Syndrome général d'adaptation (SGA)

■ **Maladie de Hodgkin:** Affection maligne du tissu lymphatique touchant essentiellement les ganglions lymphatiques et caractérisée par une cellule très particulière dite cellule de Sternberg.

■ **Homéostasie:** Équilibre physiologique obtenu lorsque la composition et le mouvement des liquides organiques sont bien régulés par les apports liquidiens, certaines hormones et l'élimination des liquides.

La première phase se caractérise par la mobilisation des défenses de l'organisme pour affronter le danger. L'activation du système nerveux autonome, ou réaction directe, ne peut durer des heures. Cette activation est en fait un ensemble de réactions déclenchées par la stimulation hypothalamique du système sympathique et de la médullosurrénale, qui augmente la sécrétion d'adrénaline et de noradrénaline (catécholamines). Elle a pour but de combattre un danger par la mobilisation des ressources de l'organisme en vue d'une activité immédiate. Essentiellement, ces réactions provoquent un apport important de glucose et d'oxygène aux organes qui participent le plus activement à combattre le stresseur. Il s'agit principalement de l'encéphale, des muscles squelettiques et du cœur, qui doivent travailler énergiquement pour répondre aux besoins de l'organisme.

Ces réactions physiologiques ont pour but d'augmenter rapidement la circulation, de favoriser le **catabolisme,** qui dégagera de l'énergie, et de réduire les activités non essentielles à l'organisme.

■ **Catabolisme:** Phase du métabolisme au cours de laquelle les matériaux assimilés par les tissus sont transformés en énergie.

Jugement clinique

D'après son profil clinique, lorsque madame Séguin rencontre pour la première fois l'infirmière pivot en oncologie, à quelle phase du SGA se situe-t-elle ? Justifiez votre réponse.

Pour maintenir la vigilance, la réaction de stress indirecte déclenche la libération d'importantes quantités d'hormones sécrétées par l'hypothalamus. L'une de ces hormones, l'hormone de libération de la corticotrophine (CRH) stimule l'adénohypophyse afin qu'elle augmente sa sécrétion de corticotrophine (ACTH). Cette dernière stimule la corticosurrénale pour qu'elle sécrète ses hormones (corticoïdes) en plus grande quantité, dont le cortisol, puissant glucocorticoïde qui intervient dans le métabolisme des glucides, des protéines et des lipides. Les corticoïdes sont essentiels dans la réaction de stress. Le cortisol est responsable de plusieurs réactions physiologiques, dont l'augmentation du glucose sanguin, la potentialisation de l'action des catécholamines (adrénaline et noradrénaline) sur les vaisseaux sanguins ainsi que la diminution de la réaction inflammatoire. Les corticoïdes jouent également un rôle important dans l'arrêt des symptômes de réaction de stress qui deviennent incontrôlables ou autodestructeurs pour l'organisme.

Le stress a également un impact sur le système immunitaire. La psychoneuro-immunologie (PNI) est un secteur de recherche interdisciplinaire qui s'intéresse aux relations entre les systèmes nerveux, endocrinien et immunitaire (Cohen & Hamrick, 2003 ; Eller, 2000 ; Fillion, Kirouac, Lemyre, & Mandeville, 1994 ; O'Leary, 1990).

La recherche en PNI a permis de découvrir des liens entre le stress, les comportements et le système immunitaire. Il est maintenant connu que le processus de stress est associé à des problèmes de sommeil (liés à des tensions musculaires et à une hyperactivité cognitive), comme on le voit chez madame Séguin, à une mauvaise alimentation, à un arrêt ou à une diminution marquée des activités physiques, et à une consommation accrue de drogues, de médicaments ou d'alcool (Anisman & Merali, 1999 ; Cohen & Rabin, 1998). On sait également que ces problèmes et ces comportements peuvent avoir un impact direct sur le système immunitaire (effet immunosuppresseur). Étant donné que celui-ci joue un rôle primordial dans le maintien de la santé, la recherche en PNI permet de mieux comprendre comment les facteurs psychosociaux, tels que le stress, peuvent influer négativement sur l'état de santé (Fillion et al., 1994 ; O'Leary, 1990) **FIGURE 21.2**.

Les changements que produisent les réactions de l'organisme préparent la personne de façon consciente ou inconsciente à lutter contre l'agent stressant ou à le fuir. Par conséquent, c'est au cours de cette phase que la personne est le plus apte à agir par rapport au stresseur **FIGURE 21.3**.

La deuxième phase du SGA se caractérise par l'**adaptation** de l'organisme au stresseur, c'est-à-dire par une tentative de restriction de l'intensité de la réaction d'activation physiologique à l'agent stressant, de résistance à son agression et de mobilisation de ses forces pour diminuer les dommages que subit la personne. Le niveau de résistance (maintien dans le temps) varie selon les individus en fonction de leurs capacités physiques, de leurs habiletés (stratégies) d'adaptation ainsi que du nombre et de l'intensité des stresseurs. Pendant cette phase, certains

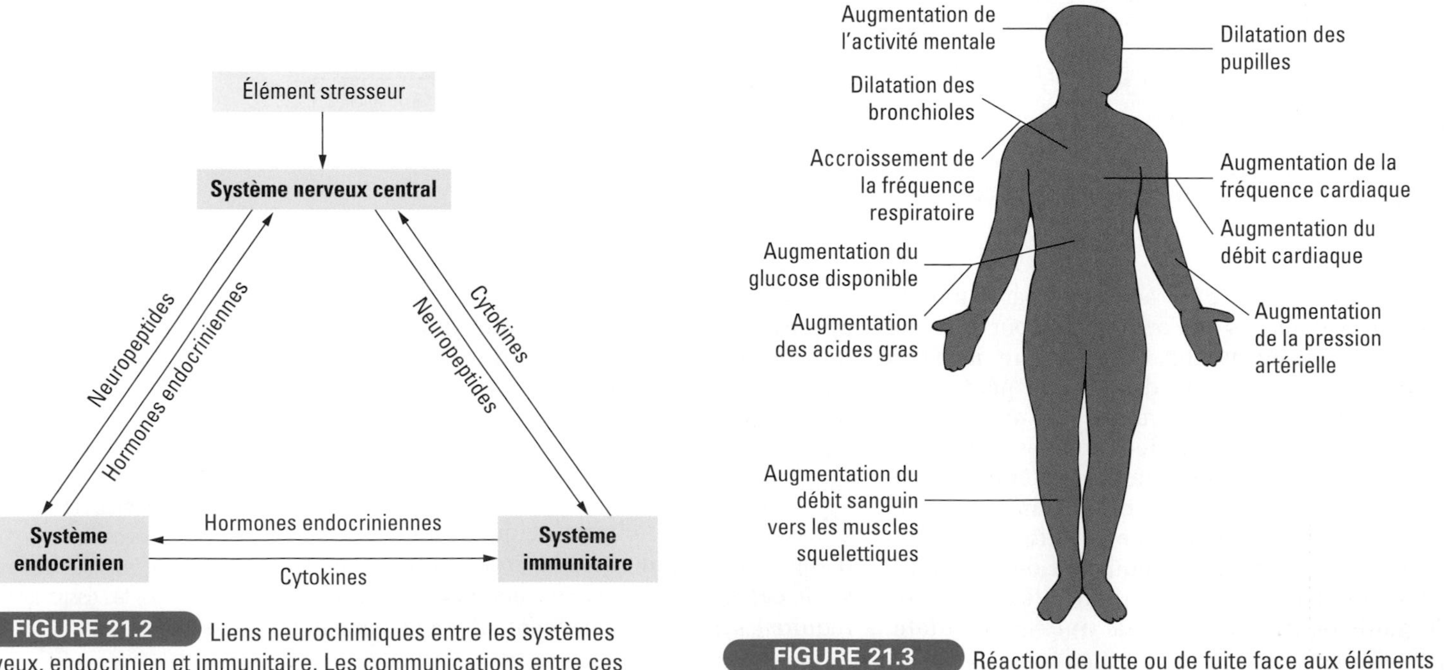

FIGURE 21.2 Liens neurochimiques entre les systèmes nerveux, endocrinien et immunitaire. Les communications entre ces systèmes sont bidirectionnelles.

FIGURE 21.3 Réaction de lutte ou de fuite face aux éléments stresseurs

signes et symptômes se manifestent, et la personne déploie beaucoup d'énergie pour tenter de s'adapter. Ces efforts d'adaptation sont liés aux ressources externes (p. ex., l'éducation, le soutien et la situation financière) et internes (p. ex., la personnalité, l'état de santé et la capacité cognitive) des individus. Si les ressources sont adéquates, la personne s'adaptera avec succès à l'agent stressant. À l'inverse, si la personne ne dispose pas des ressources nécessaires, elle atteindra la phase de l'épuisement du SGA.

La troisième et dernière phase du SGA survient lorsque toute l'énergie d'adaptation est épuisée. L'organisme devient alors incapable de maintenir les stratégies mises en œuvre au stade de la résistance. Au cours de cette phase finale, la personne est malade, et son état se détériore et peut évoluer vers la mort si aucune ressource extérieure n'est disponible. L'issue de cette étape dépend des ressources internes et externes que possède la personne, et de la nature et de l'intensité du stress.

Dans le modèle de stress-réaction, la réaction consiste en une activation face au danger qui survient, peu importe la personne qui le subit ou la nature du stresseur, l'activation du système nerveux et la libération d'hormones de stress étant non spécifiques, c'est-à-dire identiques pour chaque personne. De plus, on constate maintenant que la réaction de stress biologique peut varier selon le type de stresseur et selon certaines caractéristiques de l'individu, car toutes les personnes ne réagissent pas exactement de la même façon au stress sur le plan biologique (Anisman & Merali, 1999; Cohen & Hamrick, 2003). Cette constatation a donc remis en question la caractéristique de non-spécificité.

21.1.3 Modèle de stress-stimulus

Dans le modèle sociologique proposé par Holmes et Rahe (1967), le stress est défini et évalué selon la présence et le nombre d'événements stressants, c'est-à-dire les événements susceptibles de susciter des changements chez la personne et une adaptation de sa part. Le stress est donc vu sous l'angle des stimuli ou événements majeurs, dont l'accumulation est susceptible d'accroître la prédisposition de la personne à la maladie. Dans cette optique, les auteurs ont présenté une échelle servant à mesurer le nombre d'événements auxquels la personne a été exposée au cours de la dernière année. Ce modèle suggère que plus une personne a été exposée à des stresseurs et plus elle a vécu de changements qui ont sollicité sa capacité d'adaptation, plus son stress est élevé **FIGURE 21.4**. Cette échelle des événements stressants vécus depuis peu par la personne (p. ex., une maladie, le mariage, un divorce, une grossesse, la retraite) permet d'estimer l'ampleur du stress qu'elle ressent.

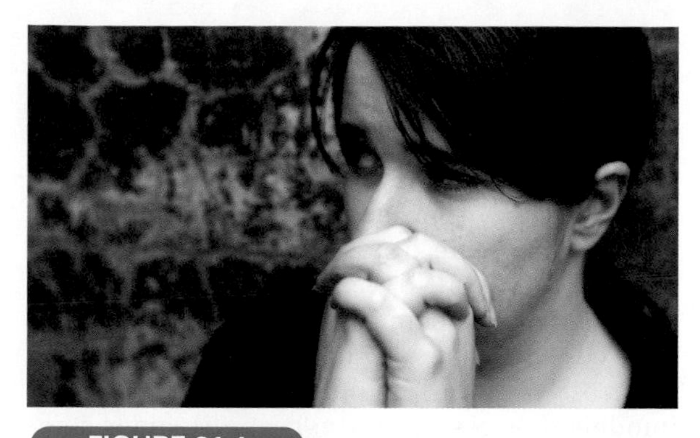

FIGURE 21.4 Plus une personne a sollicité sa capacité d'adaptation, plus son stress est élevé.

Ce modèle a toutefois connu des limites quant à son application et a fait l'objet de critiques, qui l'ont fait évoluer. Certains auteurs ont précisé que le stress ne pouvait pas se limiter à l'effet cumulatif des événements stressants *passés*, mais était également associé aux prévisions, par exemple, l'anticipation d'un nouvel emploi ou, comme l'exprime madame Séguin, la perspective d'un avenir incertain. En effet, dans son cas, à des événements majeurs de la vie s'ajoutent des difficultés chroniques, telles que les problèmes financiers auxquels son conjoint doit faire face puisqu'il est actuellement le seul pourvoyeur de la famille. Au sujet de ce modèle, certains ont de plus atténué l'effet supposé de l'accumulation en démontrant que, parfois, la présence d'un seul événement stressant pouvait générer une réaction de stress et que, au contraire, une personne pouvait faire l'expérience de plusieurs événements stressants de façon rapprochée, être capable de les affronter et ne pas rapporter de détresse **ENCADRÉ 21.1**.

Toutes les personnes ne réagissent pas exactement de la même façon au stress sur le plan biologique.

ENCADRÉ 21.1 **Définition de la détresse**

La détresse associée au cancer est une expérience désagréable de nature émotionnelle, psychologique, sociale ou spirituelle qui interfère avec la capacité d'affronter le cancer, les symptômes physiques et les traitements qu'il nécessite. La détresse peut s'étendre tout au long du continuum de soins et être de différents degrés, qui vont du sentiment normal de vulnérabilité, de tristesse et de peur à des problèmes plus invalidants, comme la dépression, l'anxiété, la panique, l'isolement social, et la crise existentielle et spirituelle (National Comprehensive Cancer Network, 2008a; 2008b).

Vous pouvez consulter un outil de dépistage de la détresse (ODD) au www.cheneliere.ca/potter.

Soutien social : Ressources personnelles et environnementales qui peuvent agir à titre de modérateurs de stress et contribuer à affaiblir le processus de stress sur plusieurs plans.

En effet, une personne peut vivre un seul événement stressant d'une grande gravité, disposer de peu de soutien, éprouver de la difficulté à s'y adapter et exprimer une détresse élevée. Certaines caractéristiques des stresseurs, comme leurs caractères prédictif et contrôlable, leur gravité, de même que la disponibilité ou non de **soutien social,** ont également été prises en compte dans le secteur de la recherche sociale. Tout comme la perspective biologique (modèle de stress-réaction), la perspective sociologique (modèle de stress-stimulus) est utile pour comprendre le stress, car elle précise le concept de stresseur. Grâce aux avancées de la recherche, cette approche prend aujourd'hui en considération les stresseurs passés, présents et futurs, qu'il s'agisse d'événements majeurs de la vie ou de difficultés chroniques, ainsi que les différentes caractéristiques des stresseurs et la disponibilité du soutien social.

21.1.4 Modèle transactionnel intégrateur

Les perspectives physiologique et sociologique ont d'abord été critiquées pour leur manque de considération des différences individuelles, dont a tenu compte la recherche subséquente. Les tenants de la perspective psychologique, en particulier, ont tenté de répondre à certaines critiques en proposant le modèle transactionnel (Lazarus & Folkman, 1984). Ce modèle consiste à définir le stress comme une transaction ou un processus entre une personne et une demande environnementale. Selon ce modèle, la réaction de stress correspond à la fois à une réaction biologique et à un état émotionnel, et la source de stress, ou demande environnementale, porte le nom de *stresseur* **FIGURE 21.5**.

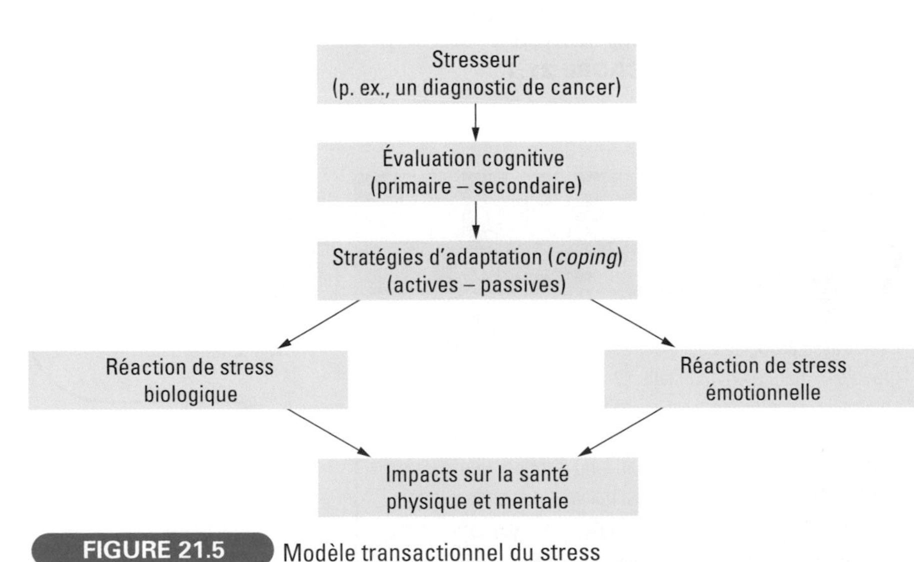

FIGURE 21.5 Modèle transactionnel du stress

Source : Adapté de Lazarus, R.S., & Folkman, S. (1984). *Stress, appraisal and coping.* New York : Springer.

Selon cette approche, la réponse émotionnelle varie en fonction de la perception qu'a une personne du stresseur. L'intensité de la réaction de stress (détresse et réactivité biologique plus ou moins intenses) dépend à la fois de la signification donnée au stresseur et de la capacité d'y faire face. En d'autres mots, pour qu'il y ait une réaction de stress, la personne doit percevoir le stresseur comme un événement perturbant, et se sentir plus ou moins capable de l'affronter. Par exemple, un diagnostic de cancer sera perçu par une personne comme une injustice et pourra alors provoquer de la colère. Chez une autre, le cancer sera interprété comme un échec de ses comportements de santé, ou comme une perte énorme provoquant de la culpabilité ou de la tristesse. L'apport du modèle transactionnel est donc important, car il permet l'analyse des différences individuelles par l'intermédiaire de l'évaluation cognitive de l'événement stressant et des stratégies d'adaptation (*coping*) déployées par la personne pour agir sur le stresseur ou atténuer la détresse.

Évaluation cognitive

L'évaluation d'une situation stressante peut être influencée par des variables personnelles et contextuelles. Parmi ces facteurs, les valeurs, les buts et les croyances de la personne définissent la signification qu'elle accorde à chaque événement. Ainsi, le concept d'évaluation cognitive permet de mettre en lumière les différences individuelles dans la réaction émotionnelle à un stresseur donné. L'intensité de la réaction de stress semble associée à la perception de défi, de menace ou de perte (évaluation primaire) ainsi qu'au degré de maîtrise ressenti face au stresseur (évaluation secondaire). Lazarus et Folkman (1984) suggèrent donc deux types d'évaluation cognitive : primaire et secondaire.

Lorsque l'évaluation cognitive primaire permet de percevoir un défi, une menace ou une perte, par exemple du bien-être, de l'estime de soi ou d'une idée chère, la personne ressent la situation comme stressante. Aux yeux de madame Séguin, son état de santé représente un danger pour sa vie familiale et sa relation avec son conjoint. Chez toute personne, une signification menaçante attribuée au stresseur aura un impact sur la réaction émotionnelle.

L'évaluation cognitive secondaire, quant à elle, permet à la personne d'estimer les ressources dont elle dispose pour faire face au stresseur. Elle correspond à l'analyse de son aptitude à affronter l'événement. En se basant sur ses expériences antérieures, la personne évalue ses capacités à maîtriser la situation, à l'éliminer ou à composer avec elle. Moins une personne se sent capable de gérer une situation, plus la réaction de stress est intense. Ainsi, si la personne perçoit le stresseur comme étant à la fois très menaçant (p. ex., l'annonce d'un diagnostic de cancer) et difficile à maîtriser (incapacité à contrôler la maladie), sa réaction de stress sera plus intense que celle ressentie par une personne qui voit le stresseur comme un défi et se sent capable d'y faire face.

La perception de l'événement est souvent adéquate. Certaines personnes, toutefois, surévaluent le danger ou sous-évaluent leur capacité de faire face à la menace. Ces distorsions de la réalité peuvent contribuer à augmenter l'intensité de la réaction. À l'opposé, certaines personnes ne voient aucune menace en présence d'un danger pourtant réel. Cela élimine un stress positif, favorable à la modification de comportements qui risquent d'entraîner un problème de santé.

Stratégies d'adaptation

Les **stratégies d'adaptation** (ou le *coping*) correspondent à l'effort cognitif et comportemental que fournit la personne pour répondre à des demandes externes ou internes qu'elle évalue comme étant égales ou supérieures à ses ressources (Lazarus & Folkman, 1984). Autrement dit, la personne met en œuvre des stratégies d'adaptation dans le but de réduire les tensions et de maintenir l'équilibre pour s'adapter à la situation stressante, d'arriver à prendre des décisions, de maintenir son autonomie, de retrouver un sentiment de maîtrise de la situation avant qu'elle ne devienne une menace, et de maintenir un état physiologique, psychologique et social le plus stable possible.

Les stratégies d'adaptation sont donc l'ensemble des actions cognitives et comportementales qui permettent à une personne de modifier sa perception du problème comme stressant ou de gérer sa détresse émotionnelle causée par l'évaluation du stresseur.

Lazarus et Folkman (1984) distinguent deux catégories de stratégies d'adaptation, soient celles qui sont centrées sur le problème et celles qui sont centrées sur les émotions. On parle de stratégies centrées sur le problème lorsqu'une personne a l'impression qu'elle peut faire quelque chose de constructif pour améliorer la situation à l'origine du stress, ou pour diminuer ou éliminer le stresseur, et qu'elle modifie sa situation en posant des actions concrètes par rapport au problème rencontré.

L'usage des stratégies centrées sur les émotions prédomine lorsqu'une personne a l'impression que le stresseur ne peut être modifié, et qu'il doit être subi ou toléré (Carver, Scheir, & Kumari Weintraub, 1989) **FIGURE 21.6**. Les actes et les pensées peuvent atténuer le sentiment de malheur en aidant la personne à se sentir mieux, mais ils n'améliorent pas concrètement la situation stressante. Certaines stratégies semblent faciliter le processus d'adaptation comme celles qui consistent à rechercher du soutien auprès de ses proches ou à faire de la relaxation. Cependant, d'autres stratégies centrées sur les émotions seraient moins efficaces pour gérer l'état de stress et pourraient même au contraire aggraver la détresse. Par exemple, une personne peut se retirer de la situation, utiliser des substances (drogues, alcool) pour diminuer sa détresse, nier le problème ou même blâmer quelqu'un d'autre pour ce qui lui arrive.

La personne met en œuvre des stratégies d'adaptation dans le but de réduire les tensions et de maintenir l'équilibre pour s'adapter à la situation stressante.

Carver et ses collaborateurs (1989) proposent de préciser la classification des stratégies d'adaptation en les distinguant selon leur mode actif ou passif **ENCADRÉ 21.2**. Les stratégies actives visent à éliminer le stresseur ou à améliorer l'état émotionnel de la personne par des actions concrètes, et semblent efficaces pour réduire la réaction de stress **FIGURE 21.7**. Ce sont des stratégies centrées sur le problème et l'action (p. ex., la planification, la résolution de problèmes, la recherche

Jugement clinique

Qu'est-ce qui peut expliquer la détresse émotionnelle de madame Séguin, et que peut faire l'infirmière pour l'aider à cette étape ?

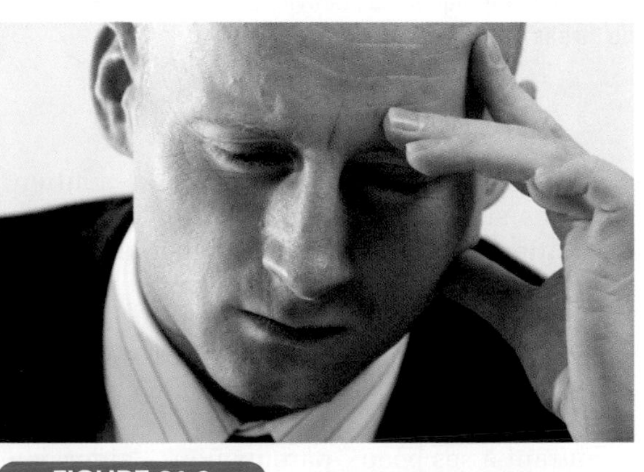

FIGURE 21.6 Les émotions prédominent lorsqu'une personne a l'impression que le stresseur ne peut être modifié.

Jugement clinique

Quelles stratégies d'adaptation madame Séguin pourrait-elle utiliser pour diminuer les tensions et maintenir son équilibre familial et personnel afin de s'adapter à sa nouvelle situation ? Expliquez votre réponse.

ENCADRÉ 21.2 Exemples de stratégies d'adaptation

Stratégies actives
- Rechercher de l'information.
- Exprimer les sentiments et les émotions.
- Trouver un sens à l'événement (spiritualité).
- Rechercher de l'aide (ressources).
- Se changer les idées en faisant une activité agréable (se distraire).
- Utiliser des exercices de relaxation.
- Maintenir un sentiment de maîtrise de la situation par des actions concrètes.
- Adopter de bons comportements de santé.
- Maintenir des activités sociales.
- Utiliser l'humour.

Stratégies passives
- Utiliser le déni, l'évitement, le refus.
- Minimiser le problème.
- S'isoler socialement.
- Reporter des décisions à plus tard.
- Accepter passivement la situation.
- Dormir.
- Éviter de parler de ses sentiments.
- Refuser les traitements.
- Éviter de penser à la situation stressante.
- Blâmer les autres.

Source : Adapté de Carver, C.S., Scheir, M.F., & Kumari Weintraub, J. (1989). Assessing coping strategies: A theoretically based approach. *Journal of Personality and Social Psychology, 56*(2), 267-283.

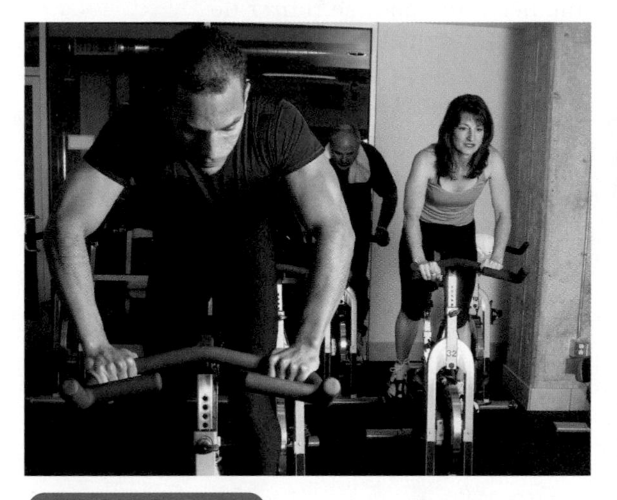

FIGURE 21.7 Plusieurs études démontrent les effets bénéfiques de l'activité physique sur la gestion du stress des personnes.

d'information et d'instruments de soutien), centrées sur l'émotion (distraction, recherche de soutien affectif et expression des sentiments) ou de type cognitif, c'est-à-dire qui contribuent à réévaluer de façon plus réaliste le stresseur (distraction, restructuration cognitive, acceptation) **ENCADRÉ 21.3**. Madame Séguin a fait appel à une stratégie d'adaptation active en recourant à ses beaux-parents pour l'aider dans les tâches ménagères et le soin des enfants.

Les stratégies passives d'adaptation, quant à elles, consistent davantage en des stratégies

RÉSULTATS PROBANTS

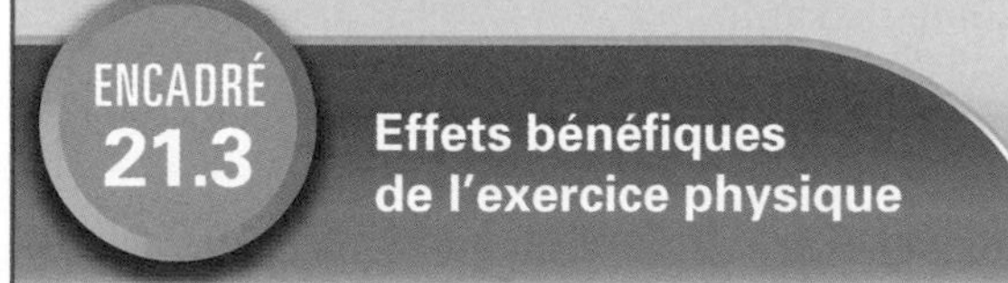

ENCADRÉ 21.3 Effets bénéfiques de l'exercice physique

Plusieurs études recensées montrent les effets bénéfiques de l'activité physique sur la santé des personnes. Par exemple :
- Un programme supervisé de marche progressive de 20 à 30 minutes, quatre ou cinq fois par semaine pendant six semaines améliore les capacités fonctionnelles, et réduit la fatigue, les difficultés de sommeil et l'anxiété.
- Une marche d'intensité modérée de 15 à 30 minutes, cinq ou six fois par semaine pendant cinq à sept mois diminue la fatigue, les symptômes de dépression et d'anxiété, et favorise une meilleure qualité de vie.
- Dans le cas d'une greffe de moelle osseuse, les symptômes de douleur, de neutropénie (baisse des globules blancs) et de diarrhée ont été améliorés chez le groupe qui faisait de l'exercice sur vélo stationnaire durant 30 minutes tous les jours. La durée d'hospitalisation a été plus courte pour ce groupe.
- Des études ont aussi montré que l'exercice physique avait des effets bénéfiques sur certaines variables comme la densité osseuse, la masse graisseuse, la force musculaire, le taux d'hémoglobine, les nausées, le bien-être physique et psychologique, l'humeur, la qualité de vie, la forme physique et la capacité aérobique.

Source : Adapté de Knols, R., Aaronson, N.K., Uebelhart, D., Fransen, J., & Aufdemkampe, G. (2005). Physical exercise in cancer patients during and after medical treatment: A systematic review of randomised and controlled clinical trials. *Journal of Clinical Oncology, 23*(16), 3830-3842.

d'évitement du stresseur (refus, désintéressement, désengagement) et peuvent augmenter le sentiment de détresse. Ces stratégies varient d'une personne à l'autre et sont souvent déterminées par la signification donnée à l'événement stressant. Par exemple, si la personne est terrorisée par l'événement, elle aura peut-être tendance à supprimer sa réaction émotionnelle, à ne pas voir l'ampleur de la menace et à recourir ainsi à des stratégies passives. L'efficacité des stratégies d'adaptation dépend de plusieurs facteurs, dont la nature des stresseurs, le nombre de stresseurs, le temps durant lequel ils agissent et leur gravité, l'expérience antérieure par rapport à des situations stressantes, les caractéristiques personnelles et le réseau de soutien social de la personne.

Les stratégies d'adaptation seront efficaces si elles contribuent à diminuer le sentiment d'inconfort associé à la menace ou à la perte, qu'elles préservent l'intégrité de la personne et son fonctionnement dans ses rôles personnels et sociaux, et qu'elles maintiennent le sentiment d'estime de soi (Miller, 2000).

Le modèle transactionnel a évolué au cours des dernières années. Les travaux de Folkman (2000) ont notamment permis de constater que la réaction émotionnelle n'est pas seulement négative ou empreinte de détresse. La personne stressée peut également ressentir des émotions positives qui favoriseraient son adaptation à la situation stressante. Par exemple, la personne qui accompagne un proche en fin de vie, malgré son chagrin, peut vivre des moments d'amour intense. De plus, Folkman approfondit l'évaluation cognitive et les stratégies d'adaptation en ajoutant à celles-ci la dimension de l'évaluation du sens, c'est-à-dire le questionnement souvent inévitable sur le sens à attribuer à l'événement stressant. La personne se demande par exemple pourquoi tel événement lui arrive à ce moment de sa vie. Certains stresseurs, comme une maladie à caractère potentiellement fatal, telle que le cancer, peuvent entraîner un questionnement existentiel. La personne doit alors trouver un nouveau sens à la situation (réévaluation situationnelle) ou revoir certaines de ses croyances par rapport à la vie (réévaluation globale) afin de pouvoir surmonter la détresse ▶ 19.

21.1.5 Facteurs influençant la réaction au stress

Pourquoi certaines personnes s'adaptent-elles à des événements difficiles de la vie sans succomber aux effets du stress alors que d'autres, confrontées aux mêmes événements, n'y parviennent pas ? Chacun réagit différemment au stress. La recherche contribue à mieux comprendre les divers facteurs associés au stress selon des perspectives variées.

Point de vue biologique

Sur le plan biologique, la présence d'une menace objective (stresseur) stimule l'activation physiologique, et les modes de réaction varient selon le type de stresseur (intensité du danger) et les particularités individuelles. Par exemple, un stresseur comme le cancer comporte une menace à la vie. Cette menace de mort est amplifiée dans le contexte de responsabilité parentale dans lequel se trouve madame Séguin. De plus, si la réaction physiologique d'une personne se situe sur le plan parasympathique lorsque celle-ci est exposée à des stresseurs liés à la maladie (p. ex., si elle a tendance à s'évanouir à la vue d'une aiguille), il est possible que la réaction de stress vienne augmenter l'intensité de certains effets secondaires pendant la **chimiothérapie** (comme la nausée) et intensifier la gravité du stresseur que constitue le traitement. En d'autres mots, l'intensité du stresseur (menace à la vie) et le mode individuel de réaction devant ce type de stresseur (lié à la maladie et à l'expérience antérieure) peuvent influer sur la réaction de stress de madame Séguin.

Point de vue sociologique

Du point de vue sociologique, la présence d'événements stressants, leur nombre et les caractéristiques des stresseurs (caractères prédictif et contrôlable, gravité) sont tous des facteurs de stress. Par exemple, un diagnostic de cancer constitue une première source potentielle de stress. Pour madame Séguin, cet événement s'accompagne de plusieurs autres, tels que l'arrêt de travail, les changements dans la situation financière, et la modification des rôles conjugaux, familiaux et sociaux. De plus, il s'agit d'un événement imprévu, dont les causes sont peu connues et peu contrôlables, et la gravité, indéniable. Donc, l'événement en soi, l'effet cumulatif de la survenue d'événements secondaires et les caractéristiques inhérentes à l'événement principal peuvent influencer l'expérience de stress.

Point de vue psychologique

D'un point de vue psychologique, pour qu'il y ait une réaction au stress, la personne doit percevoir le stresseur comme une menace (défi, danger, perte), et se sentir plus ou moins capable d'y faire face. L'évaluation de l'événe-

Jugement clinique

Comment pourriez-vous évaluer les stratégies d'adaptation qu'utilise madame Séguin pour faire face à sa situation ?

19

La recherche de sens et les facteurs qui l'influencent sont approfondis dans le chapitre 19, *Favoriser le bien-être spirituel*.

ment stressant est influencée par des caractéristiques personnelles (p. ex., la personnalité, l'état de santé, les valeurs, les croyances, la culture) ainsi que par des caractéristiques situationnelles (p. ex., des expériences antérieures positives ou négatives, le soutien social, l'influence familiale). Pour accéder à ce phénomène subjectif non observable, l'infirmière peut poser des questions sur la signification donnée à l'événement. Par exemple, pour madame Séguin, que représente cette maladie ? Se questionne-t-elle sur le sens de cet événement dans sa vie personnelle ? Comment perçoit-elle cette menace ? Se sent-elle capable d'y faire face ? Pour comprendre comment l'évaluation faite par la personne de sa situation influe sur son niveau de stress, l'infirmière peut explorer le vécu subjectif. Si madame Séguin est terrifiée par le danger de mort relié au cancer et se sent incapable d'affronter les traitements, elle est susceptible de présenter un niveau élevé de détresse et peut être plus encline à recourir à des stratégies passives comme le déni.

D'un point de vue psychologique, pour qu'il y ait une réaction au stress, la personne doit percevoir le stresseur comme une menace (défi, danger, perte), et se sentir plus ou moins capable d'y faire face.

En effet, le choix des stratégies d'adaptation est également influencé par des caractéristiques personnelles (p. ex., l'éducation et la connaissance de l'événement, la confiance, l'espoir, l'estime de soi, la motivation, le sentiment d'efficacité personnelle et les expériences passées) et environnementales (p. ex., la gravité du stresseur, la présence de soutien social, l'accessibilité des services de santé et les ressources financières). Ces stratégies permettent l'adaptation à la situation stressante (Miller, 2000) **ENCADRÉ 21.4**.

Dans l'histoire de madame Séguin, le fait que sa mère soit décédée du cancer peut influer négativement sur son espoir de survivre et sur sa capacité de mobiliser des stratégies actives de *coping*. Comme en ce qui concerne l'évaluation cognitive, l'infirmière doit poser des questions à la fois sur la signification donnée à l'événement, et sur la possibilité d'agir sur ce stresseur ou sur des facteurs qui y sont associés, tels que les comportements de santé (stratégies d'adaptation disponibles). L'action permettrait de retrouver une certaine maîtrise à l'égard de cet événement. Par le passé, comment madame Séguin a-t-elle réussi à faire face aux événements stressants ? En quoi des stratégies actives utilisées antérieurement pourraient-elles s'appliquer à la présente situation ? Comment privilégier celles-ci au détriment de stratégies passives comme la fuite et l'évitement de cette situation menaçante ?

Selon Carver et ses collaborateurs (1989), certains traits de la personnalité, tels que l'optimisme, l'estime de soi ou la **hardiesse,** peuvent influencer la réaction au stress. Par exemple, les personnes optimistes sont positives quant à leur avenir et tentent activement de s'adapter aux situations difficiles. À l'inverse, les personnes pessimistes se voient dans de tels cas désavantagées et n'emploient pas d'actions concrètes pour améliorer les conditions dans lesquelles elles se trouvent.

Les caractéristiques de la personnalité sont toutefois plus difficiles à modifier que l'évaluation cognitive de la situation ou le choix des stratégies

■ **Hardiesse :** Combinaison de trois traits de personnalité destinés à lutter contre le stress, soit le sentiment de maîtrise sur les événements de la vie, l'engagement à réaliser des activités importantes et l'anticipation de défis permettant d'évoluer.

Jugement clinique

Dans la situation de madame Séguin, quels sont les facteurs physiologiques, sociologiques et psychologiques qui peuvent influencer sa réaction au stress ?

ENCADRÉ 21.4 Facteurs influençant la réaction individuelle au stress

Facteurs internes

- Âge
- Genre
- Bagage génétique
- Éducation
- Profil de réaction biologique au stress
- Expériences antérieures
- Traits de personnalité (optimisme, estime de soi, hardiesse)
- État de santé

Facteurs externes

- Soutien social (émotionnel, pratique et informationnel)
- Influence culturelle
- Ressources financières
- Accès aux services de santé
- Caractéristiques de l'élément stresseur (caractères prédictif et contrôlable, gravité)
- Effet cumulatif

d'adaptation. Noter la présence de certains traits de personnalité peut être utile afin de mieux comprendre comment la personne est touchée par le phénomène de stress. Cependant, accéder à la signification que donne la personne à l'événement et à son répertoire de stratégies d'adaptation s'avère encore plus utile, car cette information guide l'intervention du soignant. ■

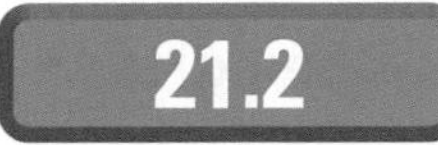

Connaissances scientifiques appliquées à la pratique infirmière

Cette section permet d'approfondir les concepts clés définis précédemment de façon théorique en proposant pour chaque concept du modèle transactionnel du stress des exemples de questions qui orientent l'infirmière dans la collecte des données et l'évaluation. Cette section se termine par la présentation de liens entre le modèle de stress et certains modèles conceptuels du domaine infirmier.

21.2.1 Processus d'adaptation au stress

Le modèle transactionnel du stress illustré à la **FIGURE 21.5** proposait des balises pouvant structurer une collecte des données, permettant ainsi à l'infirmière d'évaluer la présence ou non de stress pour mieux guider ses interventions.

Dimension physiologique

L'activation physiologique de la réaction d'alarme est observable et aide l'infirmière à collecter plusieurs données utiles à l'évaluation de la réaction physiologique de stress **FIGURE 21.8**. Celle-ci se compose d'une réaction directe et d'une réaction indirecte de l'organisme. De plus, ces réactions peuvent toutes deux perturber le système immunitaire (Fillion et al., 1994 ; O'Leary, 1990).

Les réactions de stress directes fréquemment observables sont notamment : l'augmentation de la fréquence et de l'intensité des battements cardiaques, l'accélération de la respiration, la dilatation des voies respiratoires, l'augmentation du taux de glucose sanguin, l'augmentation de la transpiration et la diminution de la vitesse de la digestion. La mesure des signes vitaux peut ainsi s'intégrer dans la collecte des données de l'infirmière pour évaluer le phénomène de stress ▶ 22.

Parmi les indicateurs indirects qui caractérisent la réaction de stress, on note : l'augmentation sérique de cortisol, de catécholamines et de la glycémie, de même que l'augmentation de la fréquence cardiaque, de la consommation d'oxygène et de l'état d'alerte.

Comme le stress a également un impact sur le système immunitaire, la mesure de certains paramètres immunitaires sanguins, tels que les lymphocytes, peut servir d'indicateur de stress supplémentaire (Fillion et al., 1994 ; O'Leary, 1990).

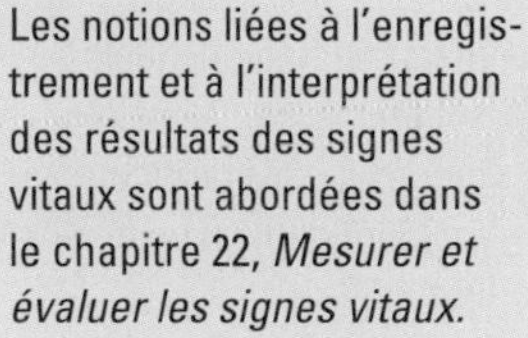

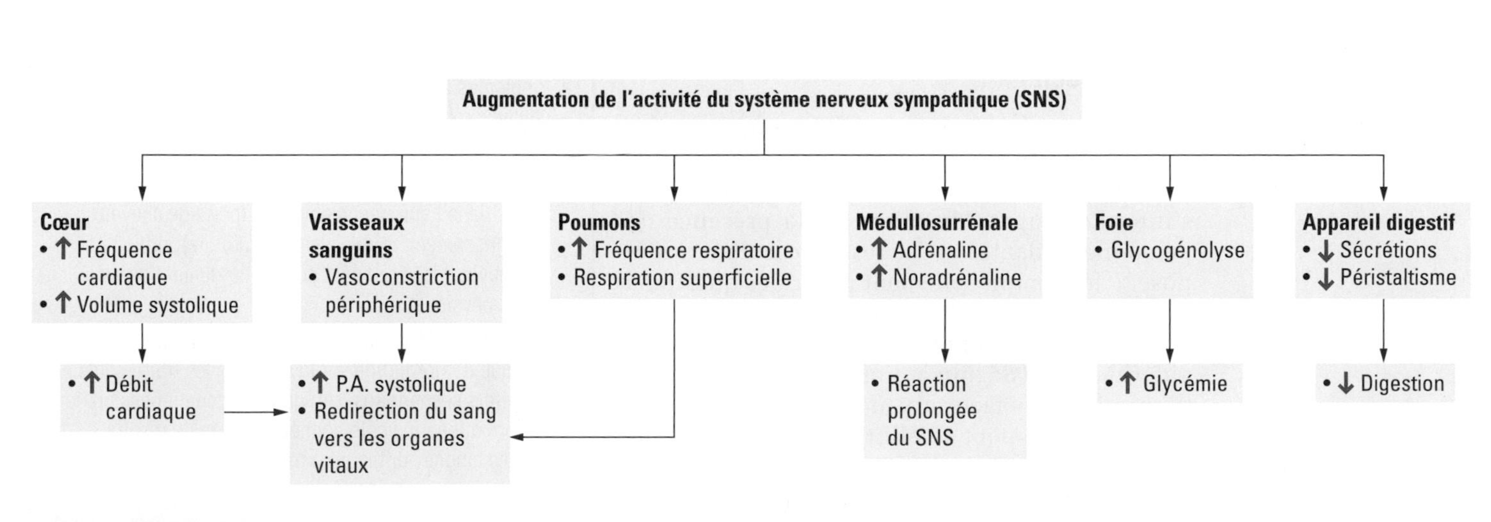

FIGURE 21.8 Réactions d'alarme de type lutte et fuite consécutives à l'augmentation de l'activité du système nerveux sympathique

Dimension sociologique

La théorie sociologique rappelle l'importance de bien évaluer la présence de stresseurs majeurs ou chroniques, ainsi que l'accès à un soutien social.

Stresseurs

Les stresseurs correspondent à des événements de la vie qui entraînent des changements et qui nécessitent une adaptation. Ils peuvent être passés ou anticipés, ils ont le potentiel de conduire à la détresse émotionnelle, et l'infirmière peut évaluer certaines de leurs caractéristiques.

15

Les concepts clés de l'approche familiale sont présentés dans le chapitre 15, *Prendre soin de la famille.*

Les stresseurs majeurs sont les demandes de l'environnement qui ont des effets très importants (p. ex., le décès d'une personne proche, un divorce, la perte d'un emploi). Les stresseurs chroniques peuvent, quant à eux, éveiller un sentiment de menace et constituent des problèmes constants, par exemple des contraintes de vie persistantes rencontrées en tant que parent, employé ou conjoint (Herbert & Cohen, 1996). L'infirmière peut également évaluer certains attributs des stresseurs, soit leurs caractères prédictif et contrôlable, et leur gravité. Poser des questions sur les sources actuelles de préoccupation ou de stress ainsi que sur les propriétés de ces événements fait aussi partie de la collecte des données. L'infirmière prend ainsi en compte la nature des stresseurs auxquels fait face la personne. L'**ENCADRÉ 21.5** fournit quelques exemples de stresseurs fréquemment rencontrés dans le contexte du cancer. Force est de constater qu'ils font également partie de la réalité de bien des gens aux prises avec des problèmes de santé majeurs.

Jugement clinique

Dans la situation de madame Séguin, quels sont les aspects sociologiques à considérer au moment de l'évaluation initiale ?

Soutien social

La présence de soutien social est un autre élément que l'infirmière doit considérer dans l'évaluation du processus de stress. L'infirmière peut s'informer auprès du client de la présence de personnes aidantes et des ressources dont il dispose. Par exemple, elle peut poser des questions sur la disponibilité de soutien dans l'élimination des stresseurs. L'appui de ses beaux-parents peut aider madame Séguin à diminuer son sentiment d'impuissance face aux nombreux stresseurs. Leur présence peut améliorer sa perception des enjeux, encourager des comportements actifs, améliorer son humeur et faciliter sa détente corporelle, diminuant ainsi le stress entourant l'événement.

En faisant l'évaluation des stresseurs, l'infirmière peut également s'informer d'éventuelles formes de soutien qui fonctionnent moins bien. Le soutien social peut parfois nuire à l'adaptation de la personne à la situation stressante. Certains aidants suggèrent parfois des solutions qui ne conviennent pas à la personne. Par ailleurs, la capacité d'aide des proches peut être compromise par leur propre détresse par rapport à la maladie. Certaines notions provenant de l'approche familiale peuvent être utiles dans ces situations ▶ 15.

Dimension psychologique

La perspective psychologique rappelle l'importance de reconnaître le stresseur le plus préoccupant pour la personne et de définir en quoi il est menaçant pour elle. À cette fin, l'évaluation de l'infirmière est déterminante.

Afin que le contenu de cette évaluation soit précis, il est essentiel que l'infirmière pose des questions ouvertes, fasse preuve de tolérance et ne porte pas de jugements au moment de sa collecte des données. L'infirmière peut recourir à des questions ouvertes comme celles qui sont proposées dans l'**ENCADRÉ 21.6**.

ENCADRÉ 21.5 Stresseurs liés au cancer

- Préoccupations devant l'avenir : enfants ; famille ; difficultés à planifier les activités en raison de la maladie, des examens diagnostics et de traitements ; survie.
- Capacités fonctionnelles : difficultés dans les activités de la vie quotidienne et domestique ; présence de douleur ; diminution des capacités physiques.
- Problèmes sociaux : difficulté ou impossibilité de travailler ; problèmes financiers ; difficulté à demander de l'aide ; diminution des activités sociales.
- Préoccupations par rapport à l'image de soi : changements dans l'apparence physique (perte de cheveux, amaigrissement, mutilation par chirurgie) ; difficulté de trouver des vêtements adéquats ; diminution de la forme physique.
- Problèmes reliés à la maladie et aux traitements : manque d'information sur la maladie, les traitements et les effets secondaires ; difficulté de compréhension de l'information médicale donnée ; attente de résultats parfois longue ; difficulté à trouver le temps nécessaire pour les examens et traitements.

Source : Adapté de Fillion, L., Kohn, P., Gagnon, P., Van Wijk, M., & Cunningham, A. (2001). The inventory of recent life experiences for cancer patients (IRLE-C): A decontaminated measure of cancer-based hassles. *Psychology and Health, 16,* 443-459.

PISTES D'ÉVALUATION CLINIQUE

ENCADRÉ 21.6 **Exemples de questions pour l'évaluation selon le modèle transactionnel du stress**

Stresseurs

- Pouvez-vous me décrire ce qui vous arrive maintenant ?
- Quelles sont les sources de stress dans votre vie en ce moment ?
- Qu'est-ce qui vous préoccupe le plus ?
- Depuis quand vivez-vous cette situation ?

Évaluation cognitive

- Comment voyez-vous cette situation précise ?
- Qu'est-ce qui est le plus difficile pour vous ?
- Qu'est-ce que cet événement signifie pour vous ?
- Quel sens donnez-vous à cette épreuve ?
- Est-ce que cette situation représente un danger, une menace ?
- Qu'est-ce que cet événement vient perturber dans votre vie ?
- Vous sentez-vous capable d'affronter la situation ?
- Avez-vous quelqu'un qui vous soutient dans cette épreuve ?
- Qu'est-ce qui vous donne de l'espoir ?

Stratégies d'adaptation

- Que faites-vous habituellement pour vous sentir mieux ?
- Dans le passé, qu'avez-vous fait face à une situation difficile ?
- Qu'est-ce qui était aidant pour vous dans cette façon de faire ?
- Qu'avez-vous essayé cette fois-ci ?
- Que pourriez-vous faire maintenant ?

Réaction de stress

- Comment vous sentez-vous maintenant ?
- Comment cet événement touche-t-il votre vie actuellement ?
- Qu'est-ce qui vous dérange le plus dans cet événement ?

Impact sur la santé

- Quelles sont les conséquences de ce problème sur votre santé physique ?
- Quelles en sont les conséquences sur votre santé psychologique ?

Soutien social

- Avec qui vivez-vous ?
- Avez-vous quelqu'un à qui parler ?
- Avec qui parlez-vous quand vous ne vous sentez pas bien ?
- Comment vos proches réagissent-ils ?
- Comment peuvent-ils vous aider ?
- Connaissez-vous quelqu'un qui a vécu une situation semblable ?
- Qui pourrait vous aider dans cette situation ?
- Avez-vous accès à des ressources communautaires ?
- Avez-vous des préoccupations financières ?

Source : Adapté de Winterhalter, J. (2001). Psychosocial issues for the person with chronic illness or disability. In S. Drayton-Hargrove & J.B. Derstine (Eds), *Comprehensive Rehabilitation Nursing* (pp. 227-240). Philadelphia : Saunders.

En premier lieu, l'infirmière peut questionner la personne sur la nature et l'étendue des stresseurs. Afin d'accéder à l'évaluation cognitive, il devient souvent utile de sélectionner un stresseur précis, soit le plus préoccupant pour la personne. Par la suite, l'infirmière peut procéder à une collecte des données sur le contenu de l'évaluation cognitive primaire et secondaire par rapport à ce stresseur particulier. Il y a autant de significations possibles à un problème donné qu'il y a de personnes exposées à celui-ci. Par exemple, la signification du cancer pour madame Séguin peut être très différente de celle d'une autre personne atteinte de la même maladie.

L'infirmière peut ensuite prêter attention aux stratégies d'adaptation et à la réponse émotionnelle en s'attardant aux sentiments positifs et négatifs. L'ordre des questions importe peu dans l'exploration de ces éléments, mais l'évaluation cognitive doit se faire autour d'un seul stresseur, le plus préoccupant étant suggéré.

21.2.2 Liens avec les modèles de soins infirmiers

Les perspectives physiologique, sociologique et psychologique du modèle de stress se retrouvent aussi dans d'autres modèles en sciences infirmières, dont le modèle d'adaptation de Roy (1991), et la théorie des systèmes de Neuman et Fawcett (2002).

Modèle d'adaptation de Roy

À l'instar du modèle transactionnel du stress, le modèle de Roy (1991) est principalement centré sur l'adaptation des personnes ▶ 4. Il tient compte du phénomène global de l'adaptation

4

Les théoriciennes Roy et Neuman sont présentées dans le chapitre 4, *Se familiariser avec les fondements théoriques des soins infirmiers.*

individuelle à un stimulus donné (stresseur). De plus, selon lui, la personne possède la capacité de s'adapter aux changements de l'environnement interne et externe, et d'influer sur cet environnement. Tout comme dans le modèle de stress, Roy précise que l'adaptation des personnes est possible grâce à des mécanismes d'adaptation de deux catégories : les mécanismes régulateurs (adaptation à l'environnement par des processus physiologiques, chimiques, neurologiques et endocriniens) et les mécanismes cognitifs (adaptation par des processus psychologiques et sociaux), tels que la perception, la gestion de l'information et la prise de décision (Kérouac, Pepin, Ducharme, & Major, 2010).

Modèle des systèmes de Neuman et Fawcett

Le modèle des systèmes de Neuman et Fawcett (2002) est fondé sur le concept de stress, qui est ici défini comme la réaction non spécifique du corps à toute demande qui lui est faite. Les agents stressants sont des stimuli producteurs de tension qui ont le potentiel de causer un déséquilibre chez la personne. Ces stresseurs peuvent toucher la personne dans ses dimensions physiologique, psychologique, socioculturelle, développementale et spirituelle. Ils peuvent prendre la forme d'une maladie, comme dans la situation de madame Séguin, d'un événement majeur de la vie ou encore d'un événement extérieur comme une pandémie, une guerre ou un désastre.

Le stress en soi n'est pas nocif, mais a le potentiel de le devenir.

Des mécanismes de protection définis comme des lignes de défense et de résistance flexibles assurent l'intégrité de la structure de base de la personne. Lorsqu'un stresseur dépasse ces limites, la personne peut présenter de l'instabilité ou une perte d'énergie pouvant conduire à des symptômes, à la maladie et même à la mort.

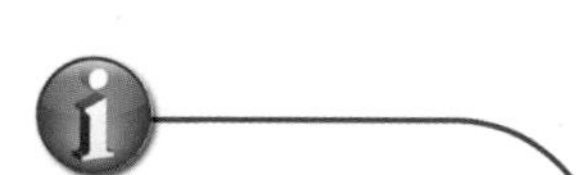

Le ministère de la Santé et des Services sociaux du Québec rappelle que, dans tout événement tragique, l'entraide et la solidarité demeurent les attitudes primordiales pour le rétablissement de l'équilibre personnel et collectif.

La santé et le bien-être sont conçus comme le niveau d'énergie dont dispose la personne pour préserver l'intégrité de son organisme lorsque celui-ci est soumis à des stresseurs. Dans ce modèle, les soins infirmiers sont des interventions visant à maintenir la stabilité de la personne. Les effets des stresseurs et les réactions vécues par la personne doivent être décelés et évalués par l'infirmière afin que celle-ci puisse mettre en place des interventions appropriées qui aideront la personne à maintenir la stabilité de ses systèmes.

21.2.3 Conséquences du stress sur la santé

Le stress peut avoir des répercussions physiques, psychologiques et sociales importantes. Il fait partie de la vie, et l'exposition à des situations stressantes est inévitable. Le stress est associé au processus d'adaptation de la personne. En fait, il permet de se mobiliser pour affronter le stresseur. Il joue le rôle de protecteur de la santé puisqu'il sert de signal d'alarme, c'est-à-dire qu'il rappelle la nécessité d'agir pour préserver l'intégrité et retrouver l'homéostasie.

En effet, comme cela a été mentionné précédemment quand il a été question du SGA, le stress est directement lié à l'intégrité du corps et à la santé de la personne. Le stress en soi n'est pas nocif, mais a le potentiel de le devenir. L'intensité de la réaction de stress, la non-alternance entre les périodes d'activation et de repos, et le maintien du stress sur une longue période semblent compromettre la santé ou rendre l'organisme plus vulnérable à la maladie.

Dans un contexte de soins, le stress peut également comporter des avantages et des désavantages pour la personne soignée, et influer positivement ou négativement sur l'évolution de la maladie. Par exemple, la personne peut prendre conscience de l'importance d'agir et de concentrer ses efforts sur la résolution de l'événement. Elle peut ainsi devenir plus vigilante au cours de l'enseignement, plus motivée à participer à ses propres soins et plus encline à collaborer avec l'équipe. Pour madame Séguin, la présence de ses trois enfants en bas âge la motive à suivre les traitements de chimiothérapie et de radiothérapie proposés.

Par contre, la réaction de stress biologique et émotionnelle peut compromettre la résistance de la personne et favoriser l'évolution de la maladie. D'une part, la suppression du système immunitaire et des mécanismes inflammatoires, par exemple, peut porter préjudice à la capacité de régulation et de guérison du corps. D'autre part, la détresse émotionnelle peut compromettre l'observance des traitements, la capacité d'écoute et de compréhension des enseignements, ainsi que favoriser l'utilisation de stratégies passives comme la consommation de substances ou la diminution du sommeil. Ces exemples d'avantages et de désavantages associés au phénomène de stress soulignent l'importance d'en tenir compte, et de l'intégrer à l'évaluation et à l'intervention infirmière. ■

21.3 Mise en œuvre de la démarche de soins

Jugement **clinique**

Cette section présente la démarche systématique que l'infirmière doit appliquer auprès de madame Séguin en se servant du modèle transactionnel du stress. Dans sa collecte des données, l'infirmière constate que le diagnostic de cancer peut constituer un stresseur majeur et consigne tous les stresseurs liés à cet événement que vit sa cliente. L'analyse de ces données permettra à l'infirmière de mieux comprendre les enjeux du processus d'adaptation de madame Séguin, et de déterminer avec elle les stratégies qu'elle doit mettre en place pour faire face à sa situation de santé et diminuer sa détresse émotionnelle.

21.3.1 Collecte des données

L'infirmière peut orienter sa collecte des données en fonction du modèle de stress vu précédemment en se servant des questions présentées à l'**ENCADRÉ 21.6**. En ce qui concerne madame Séguin, l'infirmière évaluera sa situation à trois moments au cours de la période de soins, soit au moment du diagnostic, pendant les traitements et à la fin de ceux-ci. L'infirmière note des données objectives, donc celles qu'elle peut mesurer, et subjectives, c'est-à-dire celles rapportées par la cliente. L'infirmière peut poser des questions par rapport à chaque concept du modèle. Les données recueillies à chaque étape de la période de soins sont présentées à l'**ENCADRÉ 21.7**.

21.3.2 Analyse et interprétation des données

Le diagnostic de cancer et les effets secondaires anticipés des traitements sont des stresseurs qui

COLLECTE DES DONNÉES

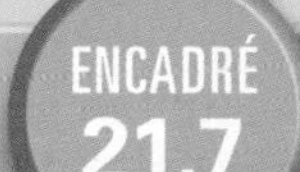

ENCADRÉ 21.7 Situation clinique de madame Séguin

À l'évaluation initiale

Données subjectives

- Sommeil perturbé
- Peu d'appétit
- Décès récent (il y a deux ans) de sa mère d'un cancer du sein
- Choc à l'annonce du diagnostic (effet d'une bombe)
- Inquiétude que sa relation change avec son conjoint
- Inquiétude quant au devenir de ses enfants
- Absence du conjoint en raison de son travail

Données objectives

- Mère de trois jeunes enfants
- Maladie de Hodgkin
- Annonce d'un plan de 12 traitements de chimiothérapie et de 15 traitements de radiothérapie
- Détresse à 4 sur 10 avec l'outil de dépistage de détresse
- Pleurs lors de l'évaluation initiale

Pendant les traitements

Données subjectives

- Fatigue
- Manque d'énergie
- Soutien de son conjoint
- Aide des beaux-parents disponible
- Choc pour le conjoint, dépassé par les événements
- Situation financière : obligation pour monsieur Racine de s'absenter pour son travail
- Inquiétude de la cliente pour sa relation de couple

Données objectives

- Perte de 2 kg
- Perte de tous ses cheveux

À la fin des traitements

Données subjectives

- Soulagement d'être en rémission
- Inquiétude quant à l'avenir
- Crainte de la récidive

Données objectives

- Fin des traitements
- Rémission complète objectivée au bilan clinique et radiologique

expliquent le score de 4 sur 10 avec l'outil de dépistage de détresse et l'état de choc que madame Séguin exprime au cours de l'évaluation initiale. La signification que la cliente peut donner à sa maladie est le risque de mourir de ce cancer, surtout en raison du décès récent de sa mère d'un cancer du sein. À cette étape de la maladie, madame Séguin est surtout dépassée par tout ce qui lui arrive. Elle est inquiète de ce que deviendront ses enfants, de la dynamique familiale qu'il faut assurer et de sa relation avec son conjoint. Il est très probable que ses problèmes de sommeil et d'appétit soient liés à la détresse.

Pendant les traitements, les effets secondaires constituent des stresseurs, et ceux-ci ont aussi un impact sur la vie familiale et conjugale. La fatigue, la perte de poids et la perte des cheveux de madame Séguin sont susceptibles de porter atteinte à son image corporelle et à son estime d'elle-même, et ainsi de générer de la détresse. Ses enfants étant jeunes et son conjoint fréquemment absent pour son travail, la cliente doit continuer à prendre soin de ses enfants malgré les traitements et les effets secondaires. Elle a besoin de soutien pendant ses traitements pour l'organisation familiale, surtout dans un contexte où elle se sent fatiguée et manque d'énergie. Bien qu'elle reçoive de l'aide de ses beaux-parents, elle peut se sentir seule, et avoir besoin de soutien pratique et de contacts sociaux au cours de ses traitements. De plus, en raison de ces derniers, madame Séguin doit cesser temporairement de travailler. Cette interruption de sa vie professionnelle peut avoir un impact sur la situation économique de la famille.

À la fin des traitements, malgré la rémission, madame Séguin demeure inquiète par rapport à l'avenir. Elle craint la récidive du cancer et la possibilité d'en mourir, comme sa mère. Ses préoccupations sont aussi associées à la reprise d'une vie normale **ENCADRÉ 21.8**.

CONSTAT DE L'ÉVALUATION

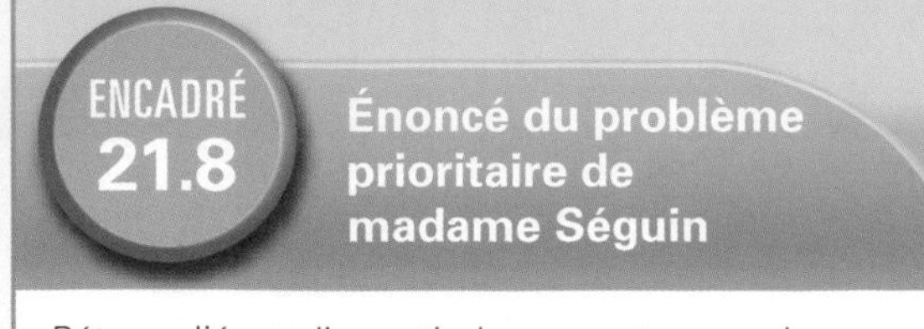

Détresse liée au diagnostic de cancer et aux nombreux facteurs associés

21.3.3 Planification des soins et établissement des priorités

Dans sa planification des soins, l'infirmière devra aider madame Séguin sur plusieurs plans : lui faire comprendre l'impact et la signification de sa maladie, surtout en lien avec le cancer de sa mère ; l'inciter à recourir à des stratégies actives d'adaptation, notamment pour la gestion de ses symptômes, et pour l'organisation de sa vie familiale et sociale ; l'encourager à trouver du soutien pour pallier les absences fréquentes de son conjoint. À la fin des traitements, l'infirmière visera une diminution de l'incertitude par rapport à l'avenir en discutant avec madame Séguin des conséquences de cette expérience sur sa vie, de ses craintes et de ses projets. Elle l'encouragera à reprendre progressivement ses activités et une vie aussi normale que possible. Le **TABLEAU 21.1** présente la planification des soins, les résultats escomptés, et les interventions à chaque étape de la période de soins.

21.3.4 Interventions cliniques

La priorité des soins à prodiguer à madame Séguin est de diminuer sa détresse émotionnelle liée aux nombreux stresseurs auxquels elle doit faire face. Les interventions devront aider la cliente à s'adapter à sa situation et à maintenir sa qualité de vie.

21.3.5 Évaluation des résultats

Les résultats escomptés doivent être évalués à chaque visite de madame Séguin. L'évaluation portera sur l'efficacité des interventions de l'infirmière à diminuer la détresse de la cliente en lui permettant d'avoir un regard réaliste sur la maladie, qui aura ainsi un moins grand impact sur sa vie. Le soutien que lui donne l'infirmière est aussi une stratégie efficace qui permettra à madame Séguin de discuter de ses difficultés à chacune de ses visites et de diminuer ainsi sa détresse liée aux différents stresseurs. Puisque les effets secondaires des traitements représentent une source majeure de stress, une gestion adéquate de ceux-ci permettra à la cliente de maintenir une bonne qualité de vie tout au long des traitements et de reprendre une vie normale plus rapidement une fois les traitements terminés. À la fin de ceux-ci, l'infirmière invitera madame Séguin à faire un bilan de son expérience. Elle l'encouragera à reprendre ses activités d'avant la maladie. Ces interventions permettront de réduire l'incertitude de la cliente par rapport à l'avenir.

21.3.6 Plan thérapeutique infirmier de madame Séguin

Dans le contexte où les traitements s'administrent en clinique externe, plusieurs directives infirmières sont adressées à la personne traitée sous forme de consignes et de recommandations à respecter. Toutefois, le suivi clinique consigné dans le plan thérapeutique infirmier (PTI) permet à l'infirmière de communiquer cette information à l'ensemble des infirmières en plus d'assurer un soutien efficace auprès de la cliente. Les directives infirmières formulées dans le PTI visent une diminution de la détresse, l'utilisation de stratégies actives d'adaptation et une diminution de l'incertitude par rapport à l'avenir **FIGURE 21.9**.

Bien que certaines directives ressemblent à plusieurs interventions énumérées dans le **TABLEAU 21.1**, il est toutefois primordial de préciser certains aspects de celles retenues pour assurer un suivi clinique adéquat et individualisé à madame Séguin.

PLANIFICATION ET INTERVENTIONS

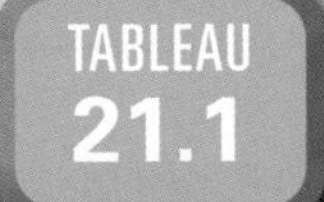

TABLEAU 21.1 Résultats escomptés et interventions prioritaires liés à la situation clinique de madame Séguin

PLANIFICATION / RÉSULTATS ESCOMPTÉS CHEZ LA CLIENTE

À l'évaluation initiale

Diminution de la détresse émotionnelle liée au diagnostic

INTERVENTIONS INFIRMIÈRES	JUSTIFICATIONS
Établir une relation de confiance par un soutien continu jusqu'à la fin des traitements : • Donner ses coordonnées à madame Séguin et lui faire savoir qu'elle peut l'appeler au besoin. • Avoir une attitude d'écoute et d'empathie.	• Facilite la communication en permettant l'expression des craintes. • Contribue à l'observance des traitements.
Amener la cliente à verbaliser ses sentiments au sujet de l'impact de la maladie : • Vérifier le sens qu'elle donne à son cancer et le lien qu'elle fait avec le cancer de sa mère. • L'informer sur la maladie de Hodgkin.	• Permet de donner un sens réaliste à la maladie et de maintenir l'espoir. • Permet de comprendre qu'on ne meurt pas toujours d'un cancer et que chaque cancer est différent.
Déterminer les ressources disponibles pour faire face à la maladie : • Ressources communautaires. • Présence de ses beaux-parents.	• Permet de maintenir une certaine maîtrise des événements.
Inciter madame Séguin à recourir à des stratégies actives d'adaptation (comme parler de ses préoccupations) pour gérer sa détresse.	• Diminue l'activation physiologique et la détresse.
Expliquer les effets secondaires possibles liés aux traitements et les moyens d'en diminuer les effets.	• Assure la collaboration et la sécurité en cours de traitement. • Assure une meilleure qualité de vie pendant les traitements.
Encourager la cliente à demander de l'aide au besoin pour le soin des enfants et l'entretien de la maison.	• Permet à la cliente de se sentir moins seule en l'absence de son conjoint.

TABLEAU 21.1 Résultats escomptés et interventions prioritaires liés à la situation clinique de madame Séguin (*suite*)

PLANIFICATION / RÉSULTATS ESCOMPTÉS CHEZ LA CLIENTE	
Pendant les traitements Utilisation de stratégies efficaces d'adaptation	
INTERVENTIONS INFIRMIÈRES	**JUSTIFICATIONS**
Maintenir une gestion efficace des effets secondaires liés aux traitements.	• Maintient l'humeur, augmente le sentiment de maîtrise et la résistance au stress.
Encourager à participer au programme « Belle et bien dans sa peau » (pour la perte des cheveux).	• Améliore l'image corporelle et l'estime de soi. • Dédramatise la perte des cheveux.
Encourager à pratiquer un exercice physique selon ses capacités.	• Augmente la résistance au stress. • Augmente le niveau d'énergie, améliore l'humeur et favorise le sommeil. • Maintient les capacités fonctionnelles et donc le niveau d'énergie pendant les traitements.
Encourager à rechercher du soutien auprès des membres de sa famille et de la communauté (amis, voisins).	• Aide à diminuer le stress et encourage les comportements actifs. • Diminue le sentiment d'isolement. • Permet de se distraire et de communiquer.
Encourager la participation active du conjoint et des enfants, selon leur âge et leur niveau de compréhension, à la réorganisation des tâches dans la maison.	• Aide la famille à maintenir le but commun d'aider madame Séguin pendant ses traitements. • Permet aux membres de la famille de jouer un rôle actif et de demeurer unis dans l'épreuve.
À la fin des traitements Augmentation de la capacité à gérer l'incertitude par rapport à l'avenir	
INTERVENTIONS INFIRMIÈRES	**JUSTIFICATIONS**
Interroger madame Séguin sur ses sources de stress et préciser avec elle le stresseur le plus préoccupant.	• Permet de définir les stresseurs pouvant générer de la détresse. • Permet de mettre en action les ressources de la cliente afin qu'elle reprenne progressivement la maîtrise de sa vie. • Permet d'encourager un espoir réaliste chez madame Séguin et de lui faire prendre conscience des changements qui s'opèrent à la suite d'un tel événement de la vie. • Permet de diminuer la détresse.
Discuter des craintes de madame Séguin quant à la récidive et aux stratégies à mettre en place pour lutter contre le stresseur et favoriser les bons comportements de santé.	• Rétablit la maîtrise. • Permet, par l'exploration des stratégies actives, d'augmenter la résistance au stress de madame Séguin et de l'orienter dans sa gestion du stress. • Permet à la cliente d'apprivoiser la crainte de la récidive et de réviser ses croyances relativement à celle-ci (restructuration cognitive).
Encourager la reprise progressive des activités.	• Favorise la reprise d'une vie normale, la poursuite de buts et l'entretien d'espoirs réalistes. • Rejoint les valeurs, croyances et priorités de vie.
Diriger la cliente vers l'équipe interdisciplinaire.	• Permet la détection d'un niveau de détresse émotionnelle élevé.

Mme CAROLINE SÉGUIN
32 ans

PLAN THÉRAPEUTIQUE INFIRMIER (PTI)

CONSTATS DE L'ÉVALUATION

Date	Heure	N°	Problème ou besoin prioritaire	Initiales	RÉSOLU / SATISFAIT			Professionnels / Services concernés
					Date	Heure	Initiales	
2010-03-01	13:10	1	*Détresse liée au cancer et à ses effets secondaires*	F.L.	2010-05-10	09:00	L.L.	
2010-05-31	10:30	2	*Difficulté à s'adapter aux stresseurs associés à la maladie*	L.C.				
2010-08-13	14:00	3	*Inquiétude par rapport à l'avenir liée à la fin des traitements*	C.C.				

SUIVI CLINIQUE

Date	Heure	N°	Directive infirmière	Initiales	CESSÉE / RÉALISÉE		
					Date	Heure	Initiales
2010-03-01	13:10	1	*Vérifier les moyens pris par la cliente pour la gestion des symptômes associés aux traitements.*	F.L.	2010-05-10	09:00	L.L.
2010-05-31	10:30	2	*Inciter la cliente à s'inscrire au programme « Belle et bien dans sa peau ».*		2010-06-07	11:00	F.L.
			Trouver avec la cliente une répartition des tâches satisfaisante et réaliste entre elle, ses enfants et son conjoint.				
			Dir. verb. cliente : Encourager la pratique d'un exercice, tel qu'une promenade de 30 minutes à l'extérieur tous les jours.	L.C.			
2010-08-13	14:00	3	*Encourager la reprise des activités quotidiennes : retour au travail progressif, exécution de ses tâches habituelles selon sa tolérance.*				
			Dir. verb. cliente : Ne pas tarder à consulter son médecin en cas de récidive des symptômes.	C.C.			

Signature de l'infirmière	Initiales	Programme / Service	Signature de l'infirmière	Initiales	Programme / Service
France Larue	F.L.	*Unité d'hématologie*			
Lucie Linteau	L.L.	*Unité d'hématologie*			
Louise Caron	L.C.	*Unitéd'hématologie*			
Claudette Chaussard	C.C.	*Unité d'hématologie*			

PLAN THÉRAPEUTIQUE INFIRMIER (PTI)

Extrait des notes d'évolution

- *2010-03-01 13:10*
  Obtient un score de détresse de 4 sur 10 à l'ODD. Dit être surtout préoccupée par l'organisation familiale pendant les traitements, en particulier en raison des absences de son conjoint pour son travail. Dit que les enfants lui demandent beaucoup d'énergie et qu'elle en manque.
- *2010-05-10 09:00*
  Dit se sentir calme, mais fatiguée. Confirme qu'elle est plus optimiste face à l'avenir qu'au début des traitements.
- *2010-06-07 11:00*
  Dit qu'elle s'est inscrite au programme « Belle et bien dans sa peau ».
- *A discuté avec son conjoint pour la répartition des tâches à la maison : il dit être prêt à en faire plus même s'il est souvent absent. Elle ajoute qu'elle ne peut le demander à ses enfants : « Ils sont trop jeunes, vous savez. »*
- *Fait des promenades à l'extérieur au moins trois fois par semaine si le temps le permet.*

Extrait des notes d'évolution

- *2010-08-13 14:00*
  Mentionne que, malgré la rémission, elle est tout de même inquiète. Dit avoir peur d'une récidive. Parle de sa mère, qui est décédée du cancer. Dit se sentir fatiguée et être obligée de reprendre le travail pour des raisons financières.

FIGURE 21.9 Extrait du plan thérapeutique infirmier de madame Séguin pour le suivi clinique de sa détresse à la suite du diagnostic de cancer

21.3.7 Application de la pensée critique à la situation de madame Séguin

Le cancer est une maladie complexe et maintenant reconnue comme chronique. Tout au long de la période de soins, l'infirmière appliquera sa démarche de soins et exercera pleinement son rôle professionnel en mettant en œuvre sa pensée critique et son jugement clinique. Il est important que l'infirmière soit en mesure de reconnaître les indicateurs de stress chez une personne vivant une expérience angoissante comme un cancer. *A priori*, des connaissances en oncologie, sur les effets secondaires de la chimiothérapie entre autres, permettent de détecter rapidement les stresseurs potentiels (p. ex., perte des cheveux, grande fatigue). *A posteriori*, l'infirmière est ainsi plus attentive aux répercussions psychologiques que la cliente peut éprouver. De ce fait, l'évaluation qu'elle fait de la situation de santé de madame Séguin s'en trouve plus juste. Étant donné que l'oncologie constitue un domaine spécialisé des soins, l'infirmière doit également respecter des normes spécifiques de pratique professionnelle. L'application de la pensée critique à la situation de madame Séguin est présentée à la **FIGURE 21.10**.

Vers un Jugement clinique

Connaissances
- Théorie du stress comme modèle d'intégration en lien avec les modèles conceptuels infirmiers
- Soins infirmiers oncologiques
- Effets secondaires de la chimiothérapie et de la radiothérapie
- Relation d'aide et de soutien
- Thérapies alternatives efficaces (fondées sur des résultats probants) de soutien de la gestion de la détresse et des symptômes

Expériences
- Soins complexes auprès de personnes atteintes de cancer
- Évaluation des besoins et de la détresse, et gestion de la détresse et de symptômes
- Enseignement à la clientèle

ÉVALUATION
- Stresseurs associés au cancer
- Impact du cancer et de ses effets secondaires sur la cliente et sur sa famille
- Stratégies adaptatives utilisées par madame Séguin
- Niveau de détresse émotionnelle
- Réseau de soutien de madame Séguin

Normes
- Normes de pratique de l'infirmière en oncologie
- Utilisation d'un modèle d'intégration (modèle de stress) dans l'évaluation globale de la personne, quel que soit le moment au cours de la période de soins

Attitudes
- Respecter madame Séguin dans ses valeurs et ses croyances
- La soutenir dans ce qu'elle vit et dans son cheminement
- Être à l'écoute de ses besoins et y répondre adéquatement
- Ne pas banaliser ses craintes

FIGURE 21.10 Application de la pensée critique à la situation clinique de madame Séguin

À retenir

Version reproductible
www.cheneliere.ca/potter

- Le stress est un phénomène universel conceptualisé ici selon trois dimensions : physiologique, sociologique et psychologique.
- Le stress se définit comme un processus transactionnel entre la personne et l'environnement.
- Les stresseurs correspondent à des événements majeurs de la vie ou à des difficultés chroniques qui entraînent des changements ou des pressions constantes.
- La réaction physiologique de stress permet à la personne de s'adapter à la situation stressante.
- Certains facteurs psychosociaux tels que le stress peuvent influer négativement sur l'état de santé.
- Les marqueurs biologiques, tels que l'augmentation sérique de cortisol et la hausse de la fréquence cardiaque, peuvent être utilisés comme indicateurs de stress.
- La réaction biologique de stress et la réaction émotionnelle de stress peuvent compromettre la résistance de la personne et favoriser la maladie.
- Pour qu'il y ait une réaction de stress, la personne doit percevoir le stresseur comme un défi, une menace, un danger ou une perte, ou comme remettant en question le sens de certaines choses, et se sentir plus ou moins capable de l'affronter.
- La détresse émotionnelle peut compromettre l'observance des traitements de même que la capacité d'écoute et de compréhension des enseignements, et favoriser la mobilisation de stratégies passives.
- L'intensité de la détresse dépend à la fois de la signification donnée au stresseur (évaluation primaire) et de la capacité ressentie d'y faire face (évaluation secondaire).
- Les stratégies d'adaptation (ou *coping*) correspondent à l'effort cognitif et comportemental que fournit la personne pour s'adapter à la situation stressante.
- Le choix des stratégies est influencé par des caractéristiques personnelles et environnementales.
- Les stratégies actives visent à éliminer le stresseur ou à améliorer l'état émotionnel par des actions concrètes, et semblent efficaces pour diminuer la réaction de stress.
- Les stratégies passives consistent davantage en des stratégies d'évitement du stresseur et peuvent augmenter la détresse émotionnelle.
- L'efficacité des stratégies d'adaptation dépend de plusieurs facteurs, dont la nature des stresseurs, leur nombre et certaines de leurs caractéristiques (caractères prédictif et contrôlable, gravité).
- Plusieurs facteurs internes et externes peuvent influencer la réaction d'adaptation au stress.
- Le soutien social est un élément important à considérer dans l'évaluation initiale de l'infirmière.
- Le dépistage de la détresse doit se faire tout au long de la période de soins pour permettre à l'infirmière de mieux évaluer les besoins.

Pour en savoir plus

Version complète et détaillée
www.cheneliere.ca/potter

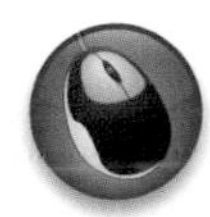

RÉFÉRENCES GÉNÉRALES

Infiressources > Banques et recherche > Santé > Santé mentale > Stress
www.infiressources.ca

PasseportSanté.net > Troubles et maladies > Index des troubles et maladies > Stress
www.passeportsante.net

ORGANISMES ET ASSOCIATIONS

Hôpital Louis-H. Lafontaine > Recherche > La recherche > Les Centres d'études et laboratoires > Centre d'études sur le stress humain (CESH)
www.hlhl.qc.ca

ACSM > Votre santé mentale > Le stress
Association canadienne pour la santé mentale
www.cmha.ca

Parent, G., & Cloutier, P. (2009). *Initiation à la psychologie.* Montréal : Beauchemin.
Le chapitre 10 est consacré au stress.

Aldwin, C.M. (2007). *Stress, coping, and development: An interactive perspective* (2nd ed.). New York : Guilford Press.

Choque, J., & Choque, S. (2007). *Soignant : stress, apprendre à le gérer.* Rueil-Malmaison, FR : Lamarre.

Servant, D. (2007). *Gestion du stress et de l'anxiété* (2e éd.). Paris : Masson.

Bordeleau, M., & Traoré, I. (2007). Santé générale, santé mentale et stress au Québec : regard sur les liens avec l'âge, le sexe, la scolarité et le revenu. Série *Enquête sur la santé dans les collectivités canadiennes. Zoom Santé,* 1-4. Québec, Qc : Institut de la statistique du Québec.
www.stat.gouv.qc.ca

Glossaire

A

Abduction: Mouvement qui écarte un membre ou un segment de membre de la ligne médiane du corps.[1]

Ablutions: Purification rituelle, à l'aide d'une certaine quantité d'eau, du corps ou d'une partie du corps avant certains actes religieux.[2]

Abrasion: Lésion habituellement superficielle de la peau et présentant peu de saignement.

Absorption: Passage des molécules d'un médicament de son site d'administration au sang.

Acculturation: Ensemble des modifications qui se produisent dans un groupe culturel par suite du contact permanent avec un groupe appartenant à une autre culture.[1]

Acharnement thérapeutique: Emploi de moyens thérapeutiques intensifs dans le but de prolonger la vie du client, sans réel espoir d'améliorer son état.

Acide aminé: Molécule organique possédant un squelette carboné sur lequel sont fixées une fonction amine (-NH_2) et une fonction acide (-COOH). Les acides aminés sont les unités structurales de base des protéines.[2]

Acide aminé essentiel: Acide aminé que l'organisme ne peut synthétiser; on doit donc le retrouver dans le régime alimentaire.

Acide aminé non essentiel: Acide aminé pouvant être synthétisé par l'organisme.

Acide gras: Molécule organique constituée d'une chaîne carbonée dont une extrémité se termine par une fonction acide (-COOH). Les acides gras sont les unités de base des lipides.

Acide gras insaturé: Acide gras auquel il manque un atome d'hydrogène à au moins deux atomes de carbone, qui sont alors liés par une liaison double.

Acide gras mono-insaturé: Acide gras qui a une seule liaison double.

Acide gras polyinsaturé: Acide gras contenant au moins deux liaisons carboniques doubles.

Acide gras saturé: Acide gras dont chaque atome de carbone dans la chaîne est lié à deux atomes d'hydrogène.

Acide linoléique: Acide gras polyinsaturé oméga-6 présent sous forme de glycéride dans les aliments.

Acidose: État physiologique caractérisé par l'augmentation de la concentration d'ions hydrogène dans le LEC et la diminution du pH.

Acidose métabolique: État physiologique qui se caractérise par une concentration plasmatique de bicarbonate inférieure à 22 mmol/L et par un pH sanguin inférieur à 7,35.

Acidose respiratoire: Déséquilibre acidobasique s'accompagnant d'une hausse de la concentration de gaz carbonique dans le sang artériel ($PaCO_2$), d'un excès d'acide carbonique (H_2CO_3) et d'une hausse de la concentration d'ions hydrogène (diminution du pH sanguin).

Acrochordon: Petite papule de couleur chair, dont l'apparition est liée au vieillissement.

Acromégalie: Trouble causé par la sécrétion excessive d'hormones de croissance, se manifestant par des joues bombées et des os faciaux hypertrophiés.

Activité de counseling: Activité qui consiste à aider le client à utiliser le processus de résolution de problèmes pour reconnaître et gérer le stress et pour faciliter les relations interpersonnelles entre lui, sa famille et l'équipe soignante.

Activité physique (AP): Correspond à tout mouvement corporel produit par les muscles squelettiques qui entraîne une augmentation substantielle de la dépense d'énergie au-dessus de la dépense énergétique de repos.[3]

Activités de la vie domestique (AVD): Activités associées à l'exercice des rôles sociaux et à la réalisation de tâches comme faire l'épicerie, le ménage, la cuisine, etc. L'infirmière doit s'assurer que le client peut assumer ces rôles ou qu'il obtient le soutien de son entourage.

Activités de la vie quotidienne (AVQ): Activités habituellement accomplies au cours d'une journée pour satisfaire les besoins fondamentaux (se déplacer, manger, s'habiller, procéder aux soins d'hygiène, éliminer).

Adaptation: Tentative de maintenir un fonctionnement optimal.

Adduction: Mouvement de certains muscles qui rapprochent de l'axe du corps les parties qui en avaient été écartées.[1]

Adénopathie: Inflammation d'un ou plusieurs ganglions lymphatiques, quelle qu'en soit la cause.[4]

Administration buccogingivale: Mode d'administration de médicaments qui consiste à placer le médicament solide dans la bouche, contre les membranes muqueuses des joues, jusqu'à sa dissolution.

Administration parentérale: Mode d'administration de médicaments qui consiste à injecter un médicament dans les tissus de l'organisme (par voie sous-cutanée, intraveineuse, intramusculaire ou intradermique).

Administration sublinguale (S.L.): Mode d'administration de médicaments qui consiste à placer un médicament sous la langue, où il se dissout avant d'être absorbé, pour éviter qu'il soit avalé.

Adolescence: Période de développement durant laquelle la personne passe de l'enfance à l'âge adulte, généralement de 13 à 20 ans. Elle renvoie à la maturation psychologique de la personne. *Voir aussi* **Puberté**.

Adulte d'âge moyen: Adulte dont l'âge se situe entre la fin de la trentaine et la mi-soixantaine. La transition vers l'âge moyen commence lorsque le jeune adulte se rend compte que des changements sur le plan de ses capacités reproductrices et physiques se produisent.

Affection: Modification qui affecte le corps en altérant la santé, maladie (considérée dans ses symptômes douloureux).[1]

Affirmation de soi: Expression de ses droits sans qu'il y ait violation de ceux des autres.

Âge scolaire: *Voir* **Période scolaire**.

Agence de développement de réseaux locaux de services de santé et de services sociaux: Organisme chargé de l'organisation de services de santé et de services sociaux intégrés, notamment des services de prévention, d'évaluation, de diagnostic et de traitements, de réadaptation et de soutien.[5]

Agent pathogène: Microorganisme capable de provoquer ou d'entraîner une maladie.

Agent pyrogène: Agent, comme les bactéries et les virus, qui peut faire augmenter la température du corps. Lorsqu'ils pénètrent dans l'organisme, ces agents agissent comme des antigènes et attaquent le système immunitaire.

Agent stressant: Stimulus qui provoque de trop fortes doses de stress; l'organisme qui y est soumis peut donner des signes de fatigue, d'épuisement.[1]

Agglutination: Réaction de défense de l'organisme, caractérisée par le rassemblement en petits amas de globules rouges, de bactéries ou d'autres éléments, en présence de l'anticorps correspondant.[6]

Âgisme: Forme de discrimination envers les gens en raison de leur âge.

Agnostique: Personne pour qui la vérité de certaines propositions, le plus souvent théologiques, concernant l'existence de Dieu est inconnaissable.[2]

Agression sexuelle: Geste à caractère sexuel, avec ou sans contact physique, commis par un individu sans le consentement de la personne visée ou, dans certains cas (notamment celui des enfants), par une manipulation affective ou par du chantage. Acte visant à assujettir une autre personne à ses propres désirs par un abus de pouvoir, par l'utilisation de la force ou de la contrainte ou sous la menace implicite ou explicite.[7]

Alcalose: Déséquilibre acidobasique du plasma dans le sens d'une augmentation d'une alcalinité se traduisant par l'abaissement du rapport acide carbonique / bicarbonate du plasma.

Alcalose métabolique: Alcalose caractérisée par l'élévation du taux des bicarbonates et du pH plasmatique de façon simultanée.

Alcalose respiratoire: Alcalose caractérisée par la perte excessive d'acide carbonique par voie pulmonaire (hypocapnie), en raison d'une hyperventilation alvéolaire, avec abaissement des bicarbonates plasmatiques et élévation du pH.

Aldostérone: Hormone minéralocorticoïde sécrétée par la glande corticosurrénale qui favorise la rétention du sodium et l'excrétion du potassium.

Alignement corporel: Relation entre deux parties du corps sur le plan vertical ou horizontal.

Alimentation entérale: Méthode de substitution de l'alimentation orale qui consiste à administrer les aliments à l'aide d'une sonde introduite dans le tube digestif par voie nasale ou par l'intermédiaire d'une stomie digestive.[8]

Alimentation parentérale: Forme d'assistance nutritionnelle administrée par voie intraveineuse lorsque l'alimentation orale ou entérale ne peut être utilisée.

Alimentation parentérale totale: Thérapie de remplacement hydroélectrolytique constituée d'un soluté hypertonique contenant du glucose, des nutriments et des électrolytes par une voie autre que digestive.

Alitement: Intervention qui force le client à garder le lit pour des raisons thérapeutiques.

Allergie alimentaire: Sensibilité provoquée par une réaction du système immunitaire à une protéine particulière se trouvant dans un aliment.[9]

Allergie au médicament: Réaction provoquée par l'administration d'un médicament qui joue alors le rôle d'antigène et qui déclenche la libération d'anticorps.

Allodynie: Douleur résultant d'un stimulus qui normalement ne provoque pas de douleur.[10]

Allopathique: De façon générale, désigne les traitements de la médecine classique par opposition à l'homéopathie.

Alopécie: Chute totale ou partielle des cheveux ou des poils attribuable à l'âge, à des facteurs génétiques ou faisant suite à une affection locale ou générale.[6]

Alphabétisme fonctionnel: Aptitude précise à savoir comprendre et utiliser une information écrite dans la vie de tous les jours, à la maison, au travail et dans la collectivité en vue d'atteindre des buts personnels et d'étendre ses connaissances et ses capacités.[11]

Ambiguïté de rôle: Situation qui survient lorsque les attentes liées au rôle d'un individu ne sont pas clairement définies.

Amiantose: Maladie pulmonaire professionnelle causée par une exposition à l'amiante.

Amidon: Type de glucide complexe. Il s'agit d'une molécule de réserve énergétique pour les végétaux supérieurs et un constituant important de l'alimentation humaine.[2]

Amplitude articulaire: Degré maximal de mouvement qu'une articulation peut effectuer dans l'un des trois plans du corps: sagittal, frontal et transversal.

Amyloïde: Substance glycoprotéique anormale qui infiltre électivement le tissu conjonctif au cours de l'amylose.[6]

Amyotrophie ménopausique: Diminution de volume des muscles qui accompagne la ménopause.[1,4]

Analgésie contrôlée par le patient (ACP): Mode d'administration d'analgésie utilisé pour le soulagement de la douleur postopératoire, traumatique et liée au cancer. L'ACP permet au client de s'auto-administrer les médicaments contre la douleur, sans risque de surdose.

Analgésique: Médicament destiné à soulager la douleur. C'est la méthode la plus fréquemment employée pour le soulagement de la douleur.

Analgésique opioïde: Médicament qui inhibe partiellement ou totalement l'intégration corticale de la douleur et qui se lie aux récepteurs des endomorphines; il provoque une tolérance et une dépendance physique, une dépression respiratoire, et des troubles psychiques et neurovégétatifs.[12]

Analogie: Image familière ou comparaison qui, lorsqu'elle est ajoutée aux instructions verbales, rend l'information complexe plus compréhensible.

Anamnèse: Ensemble des renseignements fournis au médecin par le client ou par son entourage sur l'histoire d'une maladie ou les circonstances qui l'ont précédée.[6]

Anatomopathologie: Science qui a pour objet l'étude des lésions organiques qui surviennent au cours des maladies.[1]

Andropause: État qui se manifeste chez l'homme vers la fin de la quarantaine ou au début de la cinquantaine, causé par une diminution du taux d'androgènes.

Anémie: Diminution du taux d'hémoglobine (pigment des globules rouges assurant le transport de l'oxygène des poumons aux tissus) dans le sang.[6]

Anesthésie épidurale: Technique d'anesthésie régionale consistant à introduire un cathéter dans l'espace péridural (espace anatomique entourant la dure-mère) permettant la diffusion d'un produit actif (p. ex., analgésique, anesthésique, glucocorticoïde).[2]

Anesthésie générale: Type d'anesthésie qui amène une perte de conscience et de sensibilité. Le client est alors immobile, calme et n'a pas conscience de l'intervention chirurgicale et ne s'en souvient pas ensuite.

Anesthésie locale: Type d'anesthésie qui se traduit par une perte de sensation à un site bien précis du corps.

Anesthésie rachidienne: Méthode d'anesthésie partielle consistant à injecter dans le canal rachidien (le plus souvent au niveau de la colonne lombaire) une substance qui provoque l'anesthésie des régions innervées par les nerfs sous-jacents.[13]

Anévrisme: Dilatation localisée dans un vaisseau sanguin.

Anévrisme disséquant: Anévrisme provenant d'une petite déchirure sur la paroi interne de l'artère, permettant au sang de voyager entre l'intima et la media et de créer une fausse lumière du débit sanguin.

Angiotensine: Polypeptide du sang produit par l'action enzymatique de la rénine sur l'angiotensinogène.

Angiotensine I: Décapeptide inactif transformé par l'action de la rénine sur l'angiotensinogène.

Angiotensine II: Octapeptide actif produit de la conversion enzymatique de l'angiotensine I. Il accroît la pression sanguine par son effet vasoconstricteur sur les muscles lisses des vaisseaux sanguins.

Animisme: Attitude qui consiste à attribuer la vie aux objets inanimés.

Anion: Ion chargé négativement.

Anisme: Contraction paradoxale de l'anus lors de la défécation. L'excès du tonus sphinctérien, dont la décontraction n'est pas obtenue au cours de la défécation, empêche l'évacuation des selles.

Anorexie mentale: Syndrome clinique comportant des composantes physiques et psychosociales et se traduisant par une peur maladive de prendre du poids et le refus de se conformer à la masse corporelle appropriée à son âge et à sa taille.

Anorgasmie: Absence d'orgasme.[2]

Anosmie: Perte partielle ou totale de l'odorat.[14]

Anoxie cérébrale: Réduction du taux d'oxygène au cerveau.

Antalgique: De nature à calmer la douleur.[1]

Anthropométrie: Science des mensurations de l'anatomie humaine.

Antibiogramme: Technique de laboratoire visant à tester la sensibilité d'une souche bactérienne vis-à-vis d'un ou de plusieurs antibiotiques supposés ou connus.[2]

Antiémétique: Médicament utilisé dans la prévention et le traitement des nausées et des vomissements.[6]

Antigène: Substance reconnue comme étrangère, souvent une protéine ou un glucide, qui provoque une réponse immunitaire.

Anti-inflammatoire non stéroïdien (AINS): Médicament aux propriétés analgésiques, antipyrétiques et anti-inflammatoires. Il réduit la douleur, la fièvre et l'inflammation.[2]

Antiplaquettaire: Médicament qui empêche les plaquettes de s'agglutiner et donc les caillots de se former.[15]

Antipyrétique: Médicament possédant la capacité de lutter contre la fièvre (élévation de la température).[14]

Anurie: Absence de production d'urine.

Anxiolytique: Se dit d'une substance psychotrope agissant essentiellement sur l'anxiété et ses composantes somatiques.[6]

Apex cardiaque: Extrémité conique du cœur formée par la pointe du ventricule gauche. Il se situe dans la région qui correspond au cinquième espace intercostal, le long de la ligne médioclaviculaire.

Aphasie: Difficulté ou incapacité de s'exprimer (aphasie motrice) ou de comprendre le langage (aphasie sensorielle).

Aphasie réceptive: *Voir* **Aphasie sensorielle**.

Aphasie globale: Incapacité de comprendre le langage ou de s'exprimer.

Aphasie motrice: Perte de l'expression motrice du langage.

Aphasie sensorielle (aphasie réceptive): Incapacité de comprendre le langage écrit ou parlé.

Apnée du sommeil: Maladie respiratoire caractérisée par des arrêts respiratoires d'au moins 10 secondes survenant au cours du sommeil qui peuvent entraîner une baisse d'oxygène dans le sang.[16]

Appareil d'élimination de la pression: Appareil qui réduit la pression de l'interface (la pression entre le corps et la surface de soutien) en dessous de 25 à 32 mm Hg (pression de fermeture des capillaires).

Appareil de drainage: Dispositif portatif à pression négative que l'on raccorde au drain tubulaire qui se trouve à l'intérieur du lit de la plaie et qui exerce un vide continu à basse pression pour aspirer et recueillir l'écoulement.

Appareil de réduction de la pression: Appareil qui réduit uniformément la pression de l'interface, mais pas nécessairement en dessous de la pression de fermeture des capillaires.

Appareil juxtaglomérulaire: Petite structure endocrine située au pôle vasculaire du corpuscule rénal composée de trois éléments: la macula densa, les cellules mésangiales extraglomérulaires dites cellules du lacis et les cellules juxtaglomérulaires dites cellules granulaires.

Apport maximal tolérable: Quantité la plus élevée d'un nutriment que l'on peut consommer quotidiennement sans risque d'effets indésirables.

Apport protéique: Apport en protéines.

Apports nutritionnels de référence (ANREF): Valeurs nutritionnelles de référence propres à chaque nutriment et adaptées au stade de développement physiologique et au sexe d'une personne, qui peuvent servir à l'évaluation de l'état nutritionnel et à la planification de l'alimentation.

Apprentissage: Acquisition volontaire de nouvelles connaissances, attitudes et compétences, ainsi que de nouveaux comportements.

Apprentissage affectif: Terme qui concerne l'expression des sentiments, acceptation et adoption d'attitudes, d'opinions ou de valeurs.

Apprentissage cognitif: Terme qui se rapporte aux comportements intellectuels qui exigent de la réflexion.

Apprentissage psychomoteur: Acquisition d'habiletés qui demandent l'intégration d'activités psychiques et musculaires, comme la capacité de marcher ou d'utiliser un ustensile.

Approche axée sur la santé de la population: Ensemble des conditions et facteurs individuels et collectifs connus qui déterminent l'état de santé de la population, ainsi que les interactions au sein même de cet ensemble, pris en compte dans la planification des interventions destinées à améliorer la santé.

Approche complémentaire: Association de traitements dont les philosophies thérapeutiques différentes peuvent agir en synergie dans l'intérêt du client.[17]

Approche comportementale: Approche qui vise l'amélioration de l'état de santé de la population en s'orientant vers l'assainissement du milieu, la réduction des risques auxquels la personne s'expose délibérément et la connaissance plus approfondie de la biologie humaine.

Approche holistique: Approche relative à l'« holisme », qui est une théorie selon laquelle les caractéristiques d'un être ou d'un ensemble ne peuvent être connues que lorsqu'on le considère et l'appréhende dans sa totalité, et non pas quand on en étudie chaque partie séparément.[2]

Approche inhérente: Méthode qui est liée d'une manière intime et nécessaire à quelque chose.[6]

Approche médicale: Approche selon laquelle la santé est recouvrée lorsque le fonctionnement du corps est rétabli grâce à une intervention médicale. Un bon système de santé est de toute première importance dans cette approche.

Approche parallèle: Approche qui comprend les mêmes interventions que l'approche complémentaire, mais qui, souvent, devient le traitement principal et remplace les soins médicaux allopathiques.

Approche socio-environnementale: Approche qui reconnaît que la santé est étroitement liée à la structure de la société: les conditions de vie et de travail peuvent avoir un effet direct sur la santé (p. ex., la pauvreté ou un environnement physique et social nocif perturbent le comportement des gens et d'autres aspects de la santé).

Approches complémentaires et parallèles en santé: Ensemble des médecines alternatives privilégiant l'idée d'associer des traitements issus de philosophies thérapeutiques différentes.[2]

Apraxie: Incapacité à effectuer un mouvement ou une série de mouvements sur consigne. Ce ou ces mouvements sont par ailleurs bien exécutés spontanément.[2]

Arc sénile: Mince cerceau blanc qui se forme sur le contour de l'iris, qui perd son éclat en vieillissant.

Artériopathie oblitérante des membres inférieurs (AOMI): Maladie des artères caractérisée par la présence de rétrécissement (sténose) et parfois de fermeture (occlusion) dans le canal intérieur (aussi appelé lumière) des artères qui assurent la vascularisation des membres inférieurs.[18]

Articulation: Union entre les os. Chaque articulation se distingue selon sa structure et sa mobilité. Il existe quatre types d'articulation: synarthrose ou fixe, cartilagineuse, fibreuse et synoviale.

Articulation cartilagineuse: Articulation peu mobile, mais élastique qui utilise le cartilage pour unir les surfaces osseuses indépendantes.

Articulation fibreuse: Articulation dont les surfaces osseuses sont reliées par un ligament ou une membrane. Les fibres ligamentaires sont flexibles et extensibles, et elles permettent des mouvements restreints.

Articulation fixe: Type d'articulation auquel n'est associé aucun mouvement. Sa force et sa stabilité sont attribuables au tissu osseux formé entre les os. On l'appelle aussi synarthrose.

Articulation synoviale: Articulation capable de bouger librement. C'est le type d'articulations le plus mobile, nombreux et complexe.

Artificialisme: Fausse idée selon laquelle tout a été créé par l'être humain.

Arythmie: Anomalie du rythme cardiaque associée à une pause interrompue par une pulsation trop rapide ou tardive, ou à une pause trop longue en raison d'une pulsation manquée, ce qui cause une irrégularité dans le rythme cardiaque.

Ascite: Épanchement liquidien intra-abdominal ou accumulation de liquide dans la cavité péritonéale.[2]

Asepsie: Ensemble de mesures prises pour éviter l'introduction de microbes dans l'organisme.

Asepsie chirurgicale: Méthode stérile différente de l'asepsie médicale; elle comprend des procédures utilisées pour éliminer tous les microorganismes d'un objet ou d'un lieu, y compris les agents pathogènes et les spores.

Asepsie médicale: Ensemble des mesures de propreté et procédures visant à réduire et à prévenir la prolifération des microorganismes.

Aspect relationnel: Dimension du rapport infirmière-client qui se caractérise par une dynamique d'échange qui se développe alors que l'infirmière et la personne soignée commencent à se connaître.

Assimilation: Processus par lequel des hommes, des peuples, deviennent semblables aux citoyens de leur culture d'accueil.

Association nord-américaine du diagnostic infirmier (ANADI ou NANDA-I depuis 2002): Association chargée « d'élaborer, de préciser et de promouvoir une taxinomie de la terminologie utilisée dans les diagnostics infirmiers ».

Astérixis: Succession d'interruptions brusques et brèves du tonus musculaire.[19]

Astigmatisme: Défaut des systèmes optiques qui ne donnent pas d'un point une image ponctuelle, mais une image étalée dans le sens antéro-postérieur.[2]

Asymptomatique: Qui ne présente pas de symptôme.[20]

Atélectasie: État caractérisé par un affaissement des alvéoles qui empêche l'échange respiratoire normal d'oxygène et de gaz carbonique. Lorsque les alvéoles s'affaissent, le poumon se ventile moins bien, et l'hypoventilation se produit, ce qui diminue le taux d'oxygène sanguin.

Athée: Personne qui ne croit pas en Dieu.

Athérosclérose: Épaississement et durcissement des artères.

Atrophie: Réduction de volume d'une structure du corps.

Atrophie par inaction: Diminution pathologique du volume normal des fibres musculaires à la suite d'une inactivité prolongée par alitement, d'un traumatisme, de la présence d'un plâtre ou de l'atteinte locale d'un nerf.

Attitude: Ensemble de jugements et de tendances qui pousse à un comportement.

Auscultation: Technique diagnostique consistant à écouter les bruits produits par les organes (p. ex., le cœur, les poumons), à l'aide d'un stéthoscope.[6]

Autoefficacité: Capacité d'une personne d'accomplir une tâche avec succès (concept intégré dans la théorie d'apprentissage social).

Autonomie: Indépendance d'une personne. En tant que norme morale, elle correspond au respect du droit de l'autre d'adopter une ligne de conduite qui lui est propre.

Autonomisation: Processus par lequel on acquiert les capacités de définir, d'analyser et de résoudre les problèmes posés par ses propres conditions de vie.

Autopsie: Examen systématique de toutes les parties et de tous les organes d'un cadavre en vue de poser un diagnostic postmortem ou à des fins médico-légales.[1]

Avortement spontané (ou fausse-couche): Avortement survenant de façon naturelle au début de la grossesse, avant que le fœtus soit viable.

B

Bactéricide: Qui détruit les bactéries.

Bactérie aérobie: Bactérie qui a besoin d'oxygène pour survivre et proliférer en quantité suffisante pour causer une maladie.

Bactérie anaérobie: Bactérie qui se développe dans des milieux où l'oxygène est pauvre ou absent.

Bactériostase: Arrêt de la prolifération bactérienne.

Bactériostatique: Se dit de tout phénomène ou de toute substance, notamment antibiotique (tétracyclines, chloramphénicol, macrolides), capable d'inhiber la multiplication des bactéries sans les tuer.[6]

Bactériurie: Présence de bactéries dans l'urine.

Bain partiel au lit: Bain de courte durée comprenant le lavage des parties du corps qui rendent le client inconfortable ou qui dégagent des odeurs corporelles si elles ne sont pas nettoyées.

Basophile: Leucocyte appartenant à la lignée granulocytaire, qui possède un noyau unique mais plurilobé, et dont le cytoplasme contient des granulations qui sont facilement observables en présence de colorants basiques.[19]

Biculturel: Adjectif qui sert à décrire une personne qui a deux cultures, deux modes de vie et deux échelles de valeurs.

Bien-être: Expérience subjective associée à une bonne santé. *Voir* **Santé**.

Bienfaisance: Fait de prendre les mesures nécessaires pour aider les autres et faire le bien.

Bilan azoté: Différence entre l'apport et les pertes en azote. Le bilan azoté peut être négatif (pertes d'azote supérieures à l'apport) ou positif (apport d'azote supérieur aux pertes).

Bilirubine: Pigment jaune, dont l'accumulation anormale dans le sang et les tissus conduit à un ictère (ou « jaunisse »).[2]

Biodisponibilité: Capacité d'un médicament de se libérer de sa forme posologique, de se dissoudre, d'être absorbé et transporté par l'organisme vers son site d'action.

Bioéthique: Éthique associée au domaine médical.

Biofilm: Communauté de micro-organismes (bactéries, champignons, algues ou protozoaires), adhérant entre eux et à une surface, et marquée par la sécrétion d'une matrice adhésive et protectrice.[2]

Biomécanique: Science qui étudie la coordination des efforts du système locomoteur et du système nerveux afin de maintenir l'équilibre, la posture et l'alignement corporel dans les tâches de soulèvement, de flexion et de déplacement.

Biotransformation: Transformation, dégradation (décomposition) et élimination des substances chimiques biologiquement actives sous l'influence des enzymes. La biotransformation a lieu principalement dans le foie. Cependant, les poumons, les reins, le sang et les intestins contribuent également au métabolisme des médicaments.

Bisexualité : Attirance affective ou sexuelle qu'a une personne pour des partenaires de son sexe et du sexe opposé.

Blépharite: Inflammation du bord libre des paupières.[1]

Blessure médullaire: Blessure qui concerne la moelle épinière ou osseuse.[1]

Bol alimentaire: Portion d'aliments défaits dans la bouche, pour qu'ils soient plus faciles à avaler.

Bolus: Terme médical désignant une injection intraveineuse d'une dose importante d'un agent thérapeutique.[2]

Borborygme : Gargouillement fort qui indique une motilité gastro-intestinale amplifiée, traduisant la présence de gaz intestinaux.

Botulisme : Intoxication alimentaire due à un microbe anaérobie, le *Clostridium botulinum*, qui se développe dans les conserves mal stérilisées, les viandes ou charcuteries avariées.[1]

Botulisme infantile : Infection rare affectant les jeunes enfants, causée par l'ingestion de spores de *Clostridium botulinum*.

Boulimie : Maladie biopsychosociale caractérisée par des frénésies alimentaires suivies de comportements visant à empêcher la prise de poids (p. ex., se faire vomir).

Bradycardie : Fréquence cardiaque lente, inférieure à 60 battements par minute.

Bradypnée : Ventilation ralentie, en dessous de 12 respirations par minute.

Bronchophonie : Clarté des sons perçue à l'auscultation lorsque les poumons sont comprimés par du liquide et apparaissant lorsque les vibrations de la voix sont transmises à la paroi thoracique.

Bronchopneumopathie chronique obstructive (BPCO) : Terme générique sous lequel on regroupe un ensemble d'affections respiratoires touchant les bronches et les poumons (bronchite chronique, emphysème), pouvant coexister chez un même sujet, qui déterminent chez ce dernier une insuffisance ventilatoire obstructive.[19]

Bronchoscopie : Examen optique des bronches à l'aide du bronchoscope pour diagnostiquer les obstructions bronchiques et les infections pulmonaires.[1]

Bruit adventice (ou bruit surajouté) : Bruit pulmonaire anormal dont il existe quatre types : les craquements (crépitants), les râles continus (ronchi), les respirations sifflantes et les frottements pleuraux.

Bruits de Korotkoff : Bruits divisés en cinq phases et provenant de l'artère se trouvant sous le brassard à sphygmomanomètre. Ces bruits auscultés furent décrits en 1905 par un chirurgien russe du même nom.

Bruxisme : Mouvements répétés et inconscients de friction des dents.[6]

C

Cachexie : État de maigreur extrême accompagnée d'un affaiblissement général et d'émaciation qui se manifeste chez les personnes sous-alimentées ou en phase terminale d'une maladie.

Caféine : Alcaloïde présent notamment dans le café, le thé et le maté, ou préparé par synthèse, et qui a un effet stimulant sur le système nerveux central.[1]

Calcium : Élément chimique de numéro atomique 20, abondant dans la nature. Il constitue la partie minérale du tissu osseux. Son métabolisme est réglé par les glandes parathyroïdes et thyroïde. Les ions de calcium jouent un rôle dans les manifestations liées à l'excitation neuromusculaire et à la coagulation sanguine.

Calcul rénal (ou lithiase urinaire) : Concrétion solide habituellement constituée de calcium chez les clients alités, qui se loge dans le bassinet et qui obstrue les uretères.

Canal : Voie de transmission et de réception des messages. Il s'agit des sens visuel (l'expression faciale), auditif (le mot) et tactile (le toucher).

Canthus : Angle formé par la paupière supérieure avec la paupière inférieure.[6]

Capacité d'attention : État mental qui permet à une personne de se concentrer sur la matière enseignée et de la comprendre.

Caractère itératif : Qualité de ce qui est renouvelé à plusieurs reprises, répété.[1]

Caractéristique déterminante : Facteur qui constitue l'élément déclenchant d'un phénomène.[1]

Carboxyhémoglobine : Pigment rouge foncé provenant de la combinaison réversible de l'hémoglobine avec l'oxyde de carbone.[1]

Carcinome basocellulaire : Type de tumeur le plus fréquent et le plus souvent bénin, diagnostiqué surtout chez les personnes qui fréquentent les régions tropicales ou qui s'exposent au soleil sans protection cutanée et chez celles qui présentent des antécédents de lésions de la peau causées par le soleil.

Carcinome squameux : Tumeur maligne qui se développe à partir d'un tissu épithélial (peau, muqueuse) caractérisé par l'abondance plus ou moins grande de squames.

Carie dentaire : Lésion de l'émail de la dent.

Caring : Concept de soins infirmiers proposé par Jean Watson qui décrit une approche humaniste élargie, tenant compte de l'aspect spirituel de l'être humain.[2]

Caroténoïdes : Pigments de couleur orange ou jaune qui jouent un rôle important dans la nutrition et la santé, car plusieurs sont des provitamines A.[2]

Catabolisme : Phase du métabolisme au cours de laquelle les matériaux assimilés par les tissus sont transformés en énergie.[1]

Cataplexie : Un des symptômes majeurs de la narcolepsie. C'est une perte brusque du tonus musculaire sans altération de la conscience et survenant à un moment quelconque de la journée.[2]

Cataracte : Région opaque dans une partie ou dans la totalité du cristallin interférant avec le passage de la lumière dans le cristallin, causant de l'éblouissement ou une vision floue. Habituellement, les cataractes se développent graduellement sans douleur, rougeur ou larmoiement.

Catécholamine : Médiateur chimique élaboré dans les terminaisons synaptiques du système nerveux végétatif et dans certains groupes de neurones du système nerveux central, et qui véhicule le message nerveux jusqu'aux récepteurs postsynaptiques spécifiques.[6]

Cathartique : Laxatif d'action brutale, dont les indications sont limitées (p. ex., préparation à un examen radiologique ou endoscopique du côlon), et dont l'emploi prolongé expose à l'accoutumance et à des désordres hydroélectrolytiques parfois graves.[19]

Cathétérisme vésical : Insertion d'une sonde ou d'un cathéter dans l'urètre pour atteindre la vessie.

Cation : Ion chargé positivement.

Ceinture de marche (ou ceinture de mobilisation) : Type de ceinture en cuir ou en tissu munie de deux prises pour que l'infirmière puisse soutenir le client au moment où il se déplace.

Cellule épithéliale : Cellule des tissus qui recouvre les surfaces de l'organisme vers l'extérieur (peau, muqueuses des orifices naturels) ou vers l'intérieur (cavités du cœur, du tube digestif, etc.), ou qui constitue des glandes.[21]

Centration : Surestimation d'une perception.[1]

Centre de gravité : Point d'intersection de tous les plans qui divisent le corps en deux parties de poids égal.[2]

Centre de synchronisation du bulbe : Région du cerveau où sont localisées des cellules spécialisées sécrétrices de sérotonine dont dépendrait le sommeil.

Cérumen : Substance cireuse et jaune qui s'accumule dans le conduit auditif externe.

Cétose : État pathologique causé par l'accumulation dans l'organisme de corps cétoniques, substances résultant de la dégradation incomplète des graisses.[6]

Champ stérile : Espace exempt de microorganismes et pouvant recevoir des objets stériles.

Chancre : Petit ulcère ouvert d'où s'écoule une substance séreuse.

Cheminement clinique : Plan d'interventions interdisciplinaires qui prescrit des interventions et leur délai d'exécution et qui permet d'atteindre les résultats escomptés de certains clients, en fonction de la durée de leur séjour.

Chimiothérapie : Méthode thérapeutique fondée sur l'usage de certaines substances chimiques pour traiter une maladie.[2]

Chirurgie ambulatoire : Chirurgie pour laquelle le client est admis le jour de l'intervention et reçoit son congé ce même jour ou est gardé en observation pendant la nuit suivante. Elle est aussi appelée chirurgie d'un jour ou chirurgie de court séjour.

Chirurgie bariatrique : Spécialité s'intéressant à la prévention et aux traitements chirurgicaux de l'obésité.[14]

Chlorure : Combinaison du chlore avec un corps simple ou composé autre que l'oxygène.[6]

Choc apexien : *Voir* **Point d'impulsion maximale**.

Choc hypovolémique : Diminution de la masse sanguine circulante dont la conséquence principale est une baisse du retour veineux et du débit cardiaque.[22]

Choix éclairé : Droit du client de prendre lui-même les décisions qui concernent ses soins et ses traitements. Dans ce processus, l'infirmière agit comme partenaire. Sa tâche est de fournir au client tous les renseignements requis pour faire un choix éclairé.

Cholécystectomie : Ablation de la vésicule biliaire.[1]

Cholécystokinine : Hormone sécrétée par l'intestin grêle et favorisant les processus de digestion.[6]

Cholestérol : Substance grasse de la classe des stérols, pouvant se présenter sous forme de cristaux blancs nacrés, contenue dans les membranes des cellules, les graisses et les liquides de l'organisme, et dont la présence en excès dans le sang provoque des troubles (cardiovasculaires entre autres).[1]

Chute du pied (ou pied tombant) : Contracture invalidante qui maintient le pied en flexion plantaire de façon permanente. L'ambulation devient donc difficile, puisqu'une flexion dorsale active ne peut être effectuée.

Chyme : Substance semi-liquide qui résulte de la transformation des aliments dans l'estomac avant leur entrée dans le duodénum.

Cicatrisation par deuxième intention : Cicatrisation d'une plaie qui comporte une perte tissulaire (p. ex., une lésion de pression profonde ou une lacération grave). Les lèvres de la plaie ne se rapprochent pas et la plaie demeure ouverte jusqu'à ce qu'elle soit comblée par un tissu cicatriciel.

Cicatrisation par première intention : Cicatrisation d'une plaie qui comporte peu de perte tissulaire (p. ex., une incision chirurgicale nette).

Cicatrisation par troisième intention: Cicatrisation qui survient souvent lorsqu'une infection empêche la cicatrisation normale par première intention d'une plaie chirurgicale. Elle est aussi appelée « cicatrisation par première intention retardée ».

Cirrhose: Maladie chronique au cours de laquelle le foie se couvre de tissu fibreux, ce qui provoque la décomposition progressive du tissu hépatique, qui se remplit de tissu graisseux.[4]

Cisaillement: Force exercée parallèlement à la peau causée par la force gravitationnelle descendante et la résistance (friction) entre le client et une surface.

Clarification des valeurs: Processus de découverte de soi qui aide la personne à prendre conscience de ses valeurs et à mieux les comprendre.

Clonus: Série de contractions rapides rythmiques et réflexes (involontaires), que l'on peut considérer comme des spasmes, causées par l'étirement de certains muscles.[14]

Code civil du Québec: Principal texte législatif régissant le droit civil au Québec. Étant donné sa place centrale au sein du système juridique de droit civil, le code civil fait régulièrement l'objet d'amendements, reflétant ainsi l'évolution de la société.[2]

Coliques néphrétiques: Douleur violente d'origine rénale qui siège au flanc ou à la région lombaire, occasionnée par la distension du bassinet ou de l'uretère ou par de fortes ondes péristaltiques cherchant à déloger un obstacle obstruant un uretère et à le déplacer vers la vessie pour qu'il soit expulsé avec l'urine.

Collabé: Relatif à une cavité dont les parois sont affaissées à la suite d'une affection ou d'une intervention.[23]

Collagène: Protéine résistante et fibreuse, constituant du derme.

Collecte des données: Pratique qui permet de recueillir des données objectives et subjectives concernant les besoins du client, ses problèmes de santé et ses réactions à ceux-ci, ses expériences connexes, ses pratiques relatives à la santé, ses objectifs, ses valeurs, son mode de vie et ses attentes à l'égard du système de soins de santé.

Colonisation: Présence et multiplication de microorganismes sans induction de symptômes.[24]

Coloscopie: Examen du côlon à l'aide d'un endoscope.

Colpocèle: Affaissement des parois du vagin, entraînant un début de prolapsus de celui-ci.[6]

Communauté ethnique (ou culturelle): Groupe de gens partageant un héritage social et culturel particulier pouvant comprendre une ethnohistoire, des valeurs, un mode de vie, une langue, un lieu d'appartenance géographique, etc.

Communication non verbale: Transmission d'un message par le langage du corps, sans le support des mots.

Communication stratégique: Communication qui privilégie l'échange d'information à la simple diffusion de renseignements. Il s'agit d'une communication où tous les interlocuteurs visent une action commune selon certaines données et les résultats recherchés, à partir d'échanges clairs et précis, et où chacun tient compte de l'avis de l'autre.

Communication verbale: Communication qui relève du code parlé et écrit.

Compliance: Mesure de la souplesse et des possibilités de distension d'un réservoir élastique (p. ex., de la vessie ou des poumons), qui est exprimée par le rapport entre le volume du réservoir et la pression du liquide ou de l'air qu'il contient.[19]

Compliance pulmonaire: Capacité des poumons à se distendre ou à prendre de l'expansion.

Compréhension du contexte: Compréhension de ce que vivent les personnes soignées de même que de la perception qu'elles ont de leur situation.

Compte rendu d'incident/accident: Élément important du programme d'amélioration de la qualité d'une unité et de la gestion des risques, qui permet de démontrer qu'une situation accidentelle n'a pas été négligée et, de ce fait, contribue à protéger le client, le centre hospitalier et le personnel concerné.

Concentrateur: Appareil à usage médical destiné aux personnes souffrant d'insuffisance respiratoire. La concentration de l'oxygène est réalisée par l'élimination de l'azote grâce à un tamis moléculaire constitué de zéolithe, l'azote étant piégé par ce tamis.[2]

Concept de soi: Connaissance que l'individu a de lui-même. C'est une idée subjective de soi et un ensemble complexe de pensées, d'impressions, d'attitudes et de perceptions conscientes et inconscientes.

Conception holistique: Approche globale pour aborder un client et ses besoins en soins de santé (biologiques, psychologiques, sociaux, culturels et spirituels).

Conditions de risque socioenvironnementales: Conditions de vie associées au milieu social et à l'environnement qui affectent l'état de santé et sur lesquelles la personne n'a aucune prise ou presque.

Conditions de vie: Ensemble des facteurs économiques et sociaux qui caractérisent la vie des personnes ou des groupes. Ces facteurs englobent les éléments du niveau de vie et du mode de vie.[19]

Conditions préalables à la santé: Conditions et ressources indispensables à la santé, par exemple la paix, un abri, l'instruction, la nourriture, un revenu, un écosystème stable, des ressources durables, la justice sociale, l'équité.

Conduction: Transfert de la chaleur d'un objet à un autre par contact direct.

Confidentialité: Maintien du secret des renseignements sur le client afin de protéger sa vie privée.

Conflit de rôle: Situation qui survient lorsque l'individu doit assumer simultanément plusieurs rôles qui sont incompatibles, contradictoires ou mutuellement exclusifs.

Conjonctivite: Inflammation de la conjonctive.

Connaissance: Résultat de l'action ou du fait d'apprendre quelque chose par l'étude ou la pratique.[1]

Consensus: Solution qui, en réconciliant plusieurs points de vue divergents, parvient à satisfaire toutes les personnes concernées.

Consentement libre et éclairé: Le consentement du client aux soins est une obligation consécutive au caractère contractuel de la relation médecin-client. Le consentement doit être libre, sans aucune contrainte, et éclairé, c'est-à-dire précédé par une information.[2]

Constat de l'évaluation: Formulation du jugement posé par l'infirmière sur la situation de santé du client ou sur un aspect particulier de celui-ci à partir de son analyse et de son interprétation des données recueillies.[25]

Constipation: Diminution du péristaltisme intestinal avec passage prolongé ou difficile de selles dures et sèches se traduisant souvent par un effort durant la défécation.

Consultation: Forme de discussion au cours de laquelle un professionnel de la santé donne formellement son avis concernant les soins prodigués à un client à un autre intervenant ou lorsque le médecin traitant demande l'opinion d'un autre médecin spécialiste.

Contact de mise à la terre: Contact qui permet de diriger n'importe quel courant vagabond vers la terre.

Contamination: Présence soit d'un microorganisme dans une enceinte réputée stérile, soit d'un microorganisme étranger ou d'une molécule étrangère doué d'un pouvoir transformant dans une culture où il (elle) apporte ses propres caractéristiques.[19]

Contention: Mesure de contrôle qui consiste à empêcher ou à limiter la liberté de mouvement d'une personne en utilisant la force humaine, un moyen mécanique ou en la privant d'un moyen qu'elle utilise pour pallier un handicap.[26]

Contexte: Au sujet d'une rencontre, endroit où elle se déroule, moment où elle a lieu, raison de sa tenue et personnes qui y participent.

Contraception : Ensemble des méthodes visant à éviter une fécondation ou la propagation d'une infection transmissible sexuellement et par le sang.

Contraction / Contraction de plaie: Étape de la cicatrisation de deuxième intention caractérisée par la contraction des tissus, ce qui entraîne un rapprochement des lèvres de la plaie.

Contracture articulaire: Affection anormale, qui peut être permanente, caractérisée par l'immobilisation de l'articulation.

Convalescence: Période de durée variable qui succède à la phase aiguë de la maladie ou au rétablissement de la phase postopératoire et pendant laquelle se rétablit le fonctionnement normal de l'organisme.

Convection: Transfert de la chaleur par le mouvement de l'air.

Coping: Ensemble de stratégies développées par une personne pour faire face au stress et s'adapter à une situation.[6,19]

Cortex surrénal: Couche superficielle ou périphérique du tissu organique des glandes surrénales.[1,2]

Corticosurrénal: Relatif au cortex surrénal.[6]

Couche cornée: Couche la plus supérieure de l'épiderme, qui comprend la surface de la peau. Elle est composée principalement de cellules mortes, de kératine et de lipides.[2]

Counseling: Forme d'intervention psychologique et sociale qui a pour but d'aider quelqu'un à surmonter les difficultés d'adaptation ou d'ordre psychologique qui l'empêchent de fonctionner adéquatement dans une situation donnée.[19]

Coup de chaleur (ou insolation): Affection critique et dangereuse causée par une exposition au soleil ou à la chaleur pendant une longue période. Elle se traduit par un dérèglement des processus de perte de chaleur et se caractérise par une peau chaude et sèche et des températures rectales qui dépassent 38,5 °C.

Craniotomie: Acte de neurochirurgie qui consiste à sectionner un ou plusieurs os du crâne. Elle se pratique dans la voûte du crâne pour créer un volet crânien, et permet ainsi d'exposer la partie du cerveau qui devra être opérée.[2]

Créatine: Dérivé d'acide aminé naturel présent principalement dans les fibres musculaires et le cerveau. Elle joue un rôle dans l'apport d'énergie aux cellules musculaires et dans la contraction musculaire.[2]

Créatinine: Produit de dégradation du phosphate de créatine dans le muscle.[2]

Croissance: Changements d'ordre physique qui ont lieu de la période prénatale à l'âge adulte avancé et qui suivent un modèle déterminé.

Croyance : Fait de tenir quelque chose pour vrai, et ceci, indépendamment des preuves éventuelles de son existence, réalité, ou possibilité.[2]

Culture dominante : Culture du groupe ethnoculturel le plus nombreux, ou dont l'influence se fait le plus sentir sur une société.

Culture minoritaire : Groupe culturel représenté en plus petit nombre que la culture dominante dans une société.

Cuticule : Repli cutané qui croit lentement par-dessus l'ongle et qui doit être repoussé régulièrement.

Cyanose : Coloration bleutée de la peau, du lit unguéal et des muqueuses, causée par la présence d'hémoglobine désaturée dans les capillaires ; elle constitue un signe tardif d'hypoxie.

Cycle anxiété-dyspnée-anxiété : Cercle vicieux dans lequel la dyspnée crée de l'anxiété, qui fait en sorte que le client respire plus rapidement et devient encore plus dyspnéique

Cyphose : Exagération de la courbure postérieure de la colonne vertébrale thoracique.

Cystocèle : Prolapsus ou chute d'une partie de la paroi vaginale et de la vessie dans la partie antérieure de l'orifice vaginal.

Cystoscopie : Examen qui permet de visualiser l'intérieur de la vessie et de l'urètre.

Cytotoxique : Qui provoque des altérations cellulaires.[1]

D

Débit cardiaque : Volume de sang pompé par le cœur pendant une minute ou produit de la fréquence cardiaque et du volume systolique du ventricule.

Débridement : Retrait du tissu nécrotique de façon à permettre la régénération du tissu sain.

Défense primaire ou **non-spécifique**, ou **innée** : Mécanismes immunitaires de la première ligne de défense qui ont néanmoins une capacité limitée et qui manquent de spécificité, ce qui explique pourquoi des infections peuvent se développer chez l'homme.

Défense secondaire ou **spécifique**, ou **acquise** : Défense assurée par les cellules lymphoïdes ; les germes sont d'abord incorporés par les cellules présentatrices d'antigène (CPA), certains monocytes et les macrophages. Par un processus de dégradation des protéines en peptides, les germes sont transformés en fragments antigéniques pour présentation aux lymphocytes T.

Déficit de volume liquidien : *Voir* **Déshydratation**.

Déficit sensoriel : Déficit de la fonction normale de la réception et de la perception sensorielles.

Déhiscence : Ouverture de la ligne de suture d'une plaie.

Délirium : Déficit cognitif potentiellement réversible dont la cause est souvent physiologique.

Démarche : Style ou façon particulière de marcher. Le style de la démarche débute avec l'attaque du talon d'un pied (moment où le talon touche le sol) jusqu'à ce que le même talon retouche le sol.

Démarche à quatre points : Technique d'utilisation des béquilles qui assure une plus grande stabilité au client, mais qui exige de celui-ci qu'il porte son poids sur les deux jambes. Celles-ci se déplacent en alternance avec la béquille opposée de manière à ce que trois points d'appui reposent sur le sol à tout moment.

Démarche à trois points : Technique d'utilisation des béquilles employée quand un client ne peut faire de transfert de poids sur une jambe (p. ex., dans le cas de la fracture d'une jambe).

Démarche de soins : Cycle d'analyse approfondie de la situation clinique comprenant plusieurs étapes et dans lequel les résultats sont évalués en fonction de la situation de départ.

Démarche par balancement : Technique d'utilisation des béquilles fréquemment employée par les paraplégiques qui doivent porter des orthèses. Le poids est réparti sur les deux jambes, le client avance les béquilles et balance ses jambes en avant en supportant le poids de son corps avec les béquilles.

Démarche scientifique : *Voir* **Méthode scientifique**.

Démence : Déficience généralisée du fonctionnement intellectuel qui touche la personnalité et entrave le fonctionnement social et professionnel.

Démence de type Alzheimer : Maladie évolutive du cerveau, qui porte gravement atteinte à la faculté de penser et à la mémoire.[27]

Demi-vie sérique : Temps requis par les processus d'élimination pour réduire de moitié la concentration plasmatique d'un médicament.

Densité : Rapport entre la masse volumique ou le degré de concentration d'une substance et un volume égal d'eau.

Déontologie : Théorie éthique qui affirme que chaque action humaine doit être jugée selon sa conformité (ou sa non-conformité) à certains devoirs.[2]

Dépense énergétique totale (DET) : Quantité d'énergie dépensée par l'organisme à partir de trois composantes : le métabolisme basal, l'activité physique et l'effet thermique des aliments.

Déplétion : Diminution du volume des liquides, en particulier du sang, contenus dans l'ensemble du corps ou accumulés dans un organe ou une cavité.[1]

Dépression : Trouble de l'humeur caractérisé par des sentiments de tristesse, de mélancolie, de découragement, d'inutilité et d'impuissance, et par une diminution de l'estime de soi et une impression de vide de l'existence.

Dérivation urinaire : Dispositif qui permet de détourner l'urine de la vessie et de l'urètre.

Dermatite : Terme général désignant toute maladie inflammatoire de la peau.

Dermatome : Région cutanée innervée par les fibres sensitives provenant de la moelle épinière.

Derme : Couche de la peau située sous l'épiderme, elle procure l'élasticité, le soutien mécanique et la protection aux muscles, aux os et aux organes sous-jacents. Le derme se distingue de l'épiderme du fait qu'il contient surtout du tissu conjonctif et peu de cellules cutanées.

Déshydratation : Perte excessive de fluides organiques en raison d'un manque d'absorption d'eau, de vomissements persistants, de diarrhée ou d'hyperhidrose. Déficit en eau.

Désinfection : Opération d'hygiène qui vise à éliminer de quelque chose les agents infectieux et les germes pathogènes qui s'y trouvent.[1]

Desquamation : Perte des couches superficielles de l'épiderme sous la forme de petites pellicules appelées *squames*. Le terme *exfoliation* est un synonyme.[2]

Dessiccation : Suppression naturelle ou artificielle de l'humidité contenue dans un corps.[1]

Destruction protéique : Destruction des protéines.

Déterminant de la santé : Facteur extrinsèque au système de soins de santé qui a une incidence importante sur la santé.

Détresse spirituelle : Sentiments d'impuissance, de perte de contrôle, de futilité, d'absurdité, de découragement, de remords, d'anxiété devant la mort, de perturbation de l'identité et de l'intégrité personnelle, suscités par la maladie ou la confrontation à la mort.[28]

Détrusor : Couche musculaire de la vessie, composée d'une multitude de fibres.

Deuil : Ensemble des réactions intellectuelles et émotionnelles par lesquelles un individu entame, par un travail personnel, le processus de modification du concept de soi selon sa perception de la perte.

Deuil anticipé : Deuil vécu lorsqu'un individu a amorcé le processus de laisser aller la personne ou de s'en désengager émotionnellement avant la perte ou le décès réel de celle-ci.

Deuil compliqué : Deuil dont les symptômes sont présents six mois après le décès et qui perturbent toutes les dimensions de la vie de l'individu.

Deuil marginal : Deuil vécu lorsque la relation avec la personne décédée n'est pas reconnue socialement, ne peut pas être partagée publiquement ou semble peu importante.

Deuil normal : Deuil non compliqué qui est une réaction courante à la mort.

Deuxième intention : *Voir* **Cicatrisation par deuxième intention**.

Développement : Modèle de changements, incluant les changements biologiques, cognitifs et socioémotionnels, qui surviennent au cours de la vie de chaque personne suivant un processus graduel et continu.

Développement biophysiologique : Croissance de l'organisme et changements physiques qui s'y produisent.

Développement cognitif : Évolution du processus de pensée rationnelle, notamment les changements observés dans le mode de fonctionnement intellectuel, c'est-à-dire la manière dont la personne apprend à connaître le monde qui l'entoure.

Développement moral : Façon dont la personne acquiert ses valeurs morales. Le développement moral de la personne l'amène à faire la distinction entre le bien et le mal et à construire les valeurs éthiques qui guident ses actes.

Développement psychosocial : Développement de la personnalité et du comportement humain.

Développement sexuel : Développement de la sexualité, de la naissance jusqu'à l'âge adulte avancé.

Diagnostic infirmier : Énoncé d'un jugement clinique sur les réactions aux problèmes de santé présents ou potentiels d'une personne, d'un groupe ou d'une collectivité. Il est complémentaire du diagnostic médical et ne s'y substitue pas. D'une façon générale, il est centré sur les besoins de la personne et non directement sur sa pathologie.[2]

Diagnostic médical : Acte du médecin consistant à regrouper les symptômes du client et à les associer à une maladie ou à un processus pathologique figurant dans le cadre nosologique (système de classement des maladies par les médecins).

Dialyse péritonéale : Méthode indirecte d'épuration du sang par l'utilisation des procédés de l'osmose et de la diffusion.

Diapédèse : Passage des globules sanguins (leucocytes mononucléaires) au travers des parois des vaisseaux sanguins et permettant la défense de l'organisme contre les infections bactériennes ou contre tout corps étranger.[1]

Diaphorèse: Fonction de la peau aboutissant à l'excrétion de la sueur sur le front et le haut du thorax, mais également sur d'autres parties du corps.[6]

Diarrhée: Augmentation du nombre de selles avec évacuation de matières fécales (voir **Fèces**) liquides et d'aliments non digérés.

Différenciation: Processus par lequel les cellules et les structures se modifient et créent des caractéristiques plus raffinées.

Difficulté dans l'exercice du rôle: Situation qui fait intervenir à la fois le conflit et l'ambiguïté de rôle. Elle s'exprime parfois par un sentiment de frustration lorsque l'individu se sent incapable d'exercer un rôle. Cette difficulté est souvent liée à des stéréotypes de rôles sexuels.

Difficulté érectile (ou impuissance): Incapacité pour un homme d'obtenir ou de maintenir une érection et, de ce fait, d'avoir un rapport sexuel satisfaisant.[6]

Diffusion: Passage de l'oxygène des alvéoles aux globules rouges et du gaz carbonique des globules rouges aux alvéoles.

Dilemme éthique: Situation où l'on doit choisir entre plusieurs solutions sans qu'aucune ne soit idéale d'un point de vue de l'éthique.

Directives infirmières: Indications de suivi spécifiques ou exceptionnelles qui portent sur des interventions requises par la situation de santé du client ou par une évolution atypique de sa situation.[29]

Dispositif d'accès vasculaire: Dispositif (cathéter intraveineux périphérique, cathéter central, cathéter à accès vasculaire sous-cutané) conçu pour accéder à la circulation sanguine de façon permanente ou répétitive.

Dispositif intra-utérin (DIU) (ou stérilet): Contraceptif local en matière plastique ou en cuivre, placé dans la cavité utérine.[6]

Diurèse: Production et excrétion d'urine.

Diurétique: Médicament permettant d'accroître la sécrétion rénale de l'eau et des électrolytes, essentiellement du sodium.[14]

Diurétique de l'anse (furosémide, acide éthacrinique): Substance d'action puissante et brève qui augmente la sécrétion urinaire tout en permettant d'inhiber la réabsorption du sodium et de l'eau dans la partie ascendante de l'anse de Henle.[14]

Diurétique thiazidique (hydrochlorothiazide): Substance de puissance moyenne agissant au niveau du segment cortical de dilution du néphron (tube contourné distal) et qui augmente également la sécrétion.

Documentation par exception: Méthode qui réduit la répétition et le temps de rédaction d'un dossier. Il s'agit d'un moyen d'abréger les observations et les soins de routine en établissant des normes de pratique clairement définies et des critères prédéterminés pour les évaluations et les interventions infirmières.

Don d'organes: Mise à disposition gratuite d'une ou de plusieurs parties du corps d'une personne, par elle-même ou par ses proches, en vue d'une transplantation sur une autre personne du ou des organes donnés.[30]

Données anthropométriques: Mesure de la taille, du poids et de l'épaisseur du pli cutané.

Données empiriques: Données recueillies à partir de l'échantillon, c'est-à-dire les participants à l'étude, au moyen de différentes techniques et d'instruments de mesure conçus pour quantifier les variables de la question de recherche.

Données objectives: Données observées ou mesurées par la personne qui effectue la collecte d'information

Données subjectives: Perception que le client a de ses problèmes de santé et de ses sensations internes. Seul le client peut fournir ce type d'information.

Dossier: Document légal qui contient tous les renseignements se rapportant à l'ensemble des soins de santé dont un client a besoin.

Douleur chronique: Douleur qui se prolonge, varie en intensité et qui persiste plus d'un mois après la période de guérison normale ou qui est associée à un processus pathologique qui crée une douleur récurrente durant des mois ou des années (arthralgie, lombalgie, céphalée, etc.). (Bonica, 1980).

Douleur liée au cancer: Douleur qui peut être causée par l'évolution d'une tumeur et par sa pathologie, par des procédures agressives, par les toxicités d'un traitement, par l'infection et par les limites physiques.

Douleur neurogène (ou neuropathique): Douleur déclenchée ou causée par une lésion, une dysfonction ou une perturbation de la transmission des afférences sensorielles par le système nerveux central ou périphérique.

Douleur nociceptive: Douleur qui doit son nom au fait qu'elle a son origine dans la stimulation d'un récepteur (nocicepteur) qui, après une série d'événements chimiques et nerveux, transmet au cerveau des messages qui sont intégrés (décodés) comme étant une douleur.[31]

Drainage postural: Techniques de positionnement qui permettent d'expulser les sécrétions de segments particuliers des poumons et des bronches.

Droit privé: Ensemble des règles qui régissent les rapports entre les personnes physiques ou morales.[2]

Droit public: Droit concernant principalement les relations entre les personnes et l'État.

Dyschromie: Coloration anormale de l'épiderme.

Dysfonction sexuelle: Trouble de la réponse sexuelle sur le plan du désir ou qui survient dans l'une ou plusieurs des phases de la réponse orgasmique.

Dyspareunie : Douleur éprouvée par certaines femmes (ou parfois des hommes) au cours d'un rapport sexuel.[13]

Dysphagie: Difficulté à avaler, sensation de gêne, manifestation plus ou moins douloureuse se produisant au moment de la déglutition ou du transit œsophagien des aliments.[1]

Dyspnée: Difficulté à respirer, s'accompagnant d'une sensation de gêne ou d'oppression; essoufflement.[6]

Dysurie: Douleur ou sensation de brûlure pendant la miction.

E

Écart: Situation inattendue, objectif qui n'a pas été atteint ou intervention qui n'est pas spécifiée dans le cadre temporel du processus de soins.

Ecchymose: Épanchement sanguin dans les tissus de la peau ou des organes, se traduisant par une tache de couleur variable (violacée, jaune, etc.) et généralement causé par un choc, mais pouvant se produire spontanément.[1]

Échelle de Borg: Échelle de perception de l'effort.

Écoute active: Habileté fondamentale de la communication thérapeutique, qui consiste en une écoute attentive avec tout son être et suppose un engagement du corps, du cœur et de l'esprit.

Ectoparasitaire: Provient d'un parasite qui vit sur la surface corporelle d'un être vivant.[2]

Ectropion: Éversion du bord libre des paupières vers l'extérieur.

Eczéma: Maladie de la peau se manifestant par des rougeurs, des démangeaisons, des squames et des vésicules.

Effet indésirable: Réaction nocive et non voulue à un médicament, se produisant aux posologies normalement utilisées chez l'homme pour la prophylaxie, le diagnostic ou le traitement d'une maladie ou pour le rétablissement, la rectification ou la modification d'une fonction physiologique.[32]

Effet secondaire: Effet survenant en plus de l'effet principal désiré au moment de l'application d'un traitement, par exemple, l'absorption d'une substance. Il s'agit le plus souvent d'un effet indésirable du traitement, bien que certain de ces effets soient recherchés.[2]

Effet synergique: Effet découlant de l'action combinée de deux médicaments, lequel est plus grand que celui de chacun d'eux administré séparément.

Effet thérapeutique: Réaction physiologique escomptée ou prévisible d'un médicament.

Effet thermique des aliments (ETA): Quantité d'énergie dépensée par l'organisme lors de la consommation d'aliments (digestion, absorption, transport, etc.).

Effet toxique: Effet pouvant apparaître après l'absorption prolongée d'un médicament ou à la suite de son accumulation dans le sang causée par un ralentissement du métabolisme, de l'élimination ou d'un surdosage.

Éjaculation précoce: Éjaculation qui survient rapidement et sur laquelle l'homme ne peut exercer de contrôle volontaire quant au moment où elle se produit.

Électrolyte: Élément ou composé (minéraux, sels organiques) qui, une fois dissous dans l'eau ou dans un autre solvant, se dissocie en ions et peut être un conducteur de courants électriques.

Électrolyte sérique: Substance chimique qui, mise en solution (sérique: relatif à un sérum), se dissocie en ions et conduit le courant électrique; dans le cas des cellules nerveuses, ce phénomène explique la transmission de l'influx nerveux.[6]

Embole: Thrombus ou corps étranger délogé de son site d'origine et pouvant circuler dans le sang pour atteindre les poumons ou le cerveau, ce qui a pour conséquence de bloquer la circulation.

Embolie: Obstruction brusque d'un vaisseau sanguin par un corps étranger ou par un thrombus entraîné par la circulation.

Émetteur: En communication, personne qui encode et transmet le message.

Émission nocturne: Éjaculation pendant le sommeil.

Empathie: Attitude par laquelle une personne peut, à travers un mode imaginaire, se placer dans le rôle et la situation de l'autre personne et ainsi saisir les sentiments, les points de vue de l'autre dans une situation donnée.

Empoisonnement alimentaire: État causé par l'ingestion de toxines qui se sont formées à l'intérieur de la nourriture.

Enculturation: Processus de transmission de la culture du groupe à l'enfant. Une personne assimile durant toute sa vie les traditions de son groupe et agit en fonction de ces traditions.[2]

Endoscopie: Examen qui consiste à observer un organe corporel creux à l'aide d'un instrument à fibres optiques.

Engelure : Manifestation apparaissant lorsque le corps est exposé à des températures très froides. La région gelée est blanche, d'apparence cireuse et ferme au toucher ; elle présente une perte de sensibilité. Des cristaux de glace se forment à l'intérieur des cellules et peuvent causer des dommages permanents à la circulation sanguine et aux tissus.

Enseignement : Processus interactif qui favorise l'apprentissage ; série d'actions conscientes et réfléchies qui permettent aux individus qui les réalisent d'acquérir de nouvelles connaissances, de modifier des attitudes, d'adopter de nouveaux comportements ou d'accomplir de nouvelles tâches.

Entropion : Rétroversion (renversement vers l'intérieur) des paupières.

Énucléation : Extirpation de l'œil à travers sa cavité ; se dit aussi de l'extirpation d'une tumeur encapsulée à travers une incision.

Énurésie : Incontinence d'urine, le plus souvent nocturne, se produisant sans qu'il y ait lésion organique.[1]

Environnement : En communication, milieu où se déroulent les interactions de l'émetteur et du récepteur.

Enzyme : Protéine accélérant les réactions chimiques de l'organisme.[6]

Éosinophile : Se dit d'un globule blanc à plusieurs noyaux (polynucléaire) entourés d'une substance qui contient des granulations pouvant être colorées par l'éosine (substance fluorescente rouge dérivée de la fluorescéine, ayant des propriétés antiseptiques et colorantes).[2]

Épiderme : Couche externe de la peau, elle-même constituée de plusieurs couches.

Épigastrique : Relatif à l'épigastre : partie supérieure et médiane de l'abdomen, entre l'ombilic et le sternum.[6]

Épistaxis : Hémorragie extériorisée par les fosses nasales, communément appelée un « saignement de nez ».[2]

Épithélialisation : Formation des cellules épithéliales au site d'une plaie.

Épuisement par la chaleur : Perte excessive d'eau et d'électrolytes attribuable à une diaphorèse abondante.

Équilibre acidobasique : Équilibre entre les quantités de substances acides et les quantités de substances basiques à l'intérieur de l'organisme.[14]

Équilibre hydrique : Fonctions relatives à la régulation du niveau ou de la quantité d'eau dans l'organisme.[33]

Équilibre hydroélectrolytique : État résultant de la bonne régulation de l'eau et des électrolytes dans l'organisme.[23]

Erreur de médicament : Événement entraînant l'administration à un client d'un médicament qui ne lui convient pas ou qui ne lui était pas destiné, ou encore l'empêchant de recevoir un médicament qui lui conviendrait.

Erreur de réfraction : Situation où l'image de l'objet visualisé ne se trouve pas entièrement là où elle le devrait, c'est-à-dire sur la rétine. La vision est donc floue. Cette anomalie se corrige habituellement par le port de lunettes ou de verres de contact.[34]

Éruption papulopustuleuse : Apparition sur la peau à la fois de papules et de pustules.[19]

Érythème : Affection cutanée qui a pour caractère clinique la coloration rouge de la peau disparaissant sous la pression.

Érythrocyte : Globule rouge (ou hématie) dont le but principal est le transport d'oxygène.[2]

Érythropoïétine : Hormone qui agit à l'intérieur de la moelle osseuse et qui stimule la production et la maturation des hématies.

Escarre : Nécrose de tissu à l'apparence sèche et souvent noirâtre, qui découle de la mort de la peau et des structures sous-jacentes de cette région.

Espace péridural : Espace se trouvant entre les vertèbres et la membrane (dure-mère) entourant les nerfs rachidiens.[35]

Essai clinique aléatoire (ECA) : Essai clinique complet d'un nouveau traitement reposant sur l'affectation au hasard des participants à des groupes de traitement. L'ECA est en quelque sorte l'étude expérimentale par excellence, car il permet d'assurer la généralisabilité des résultats.

Estime de soi : Sentiment qu'a l'individu de sa propre valeur.

Éthanol : Alcool incolore, miscible à l'eau en toutes proportions. Il est produit par fermentation directe de sucres naturels.[2]

Éthique : Étude de la bonne conduite, de la moralité et des motifs jugés acceptables. Elle consiste à déterminer ce qui est bon et valable pour les personnes.

Ethnocentrisme : Comportement social et attitude inconsciemment motivée qui conduisent à privilégier et à surestimer le groupe racial, géographique ou national auquel on appartient, aboutissant parfois à des préjugés en ce qui concerne les autres peuples.[1]

Ethnographie : Science qui touche à l'observation et à la description du comportement en milieu social.

Ethnohistoire : Étude des connaissances historiques des différents peuples.[23]

Étiologie : Étude des causes des maladies ; ces causes elles-mêmes.[1]

Étiquette respiratoire : Mise en œuvre de mesures pour prévenir la transmission de maladies respiratoires en milieu de soins.

Étude descriptive corrélationnelle : Étude qui a pour objet d'explorer des relations entre des variables et de les décrire.

Étude expérimentale : Étude dont les variables font l'objet d'un contrôle rigoureux pour assurer une vérification objective des hypothèses, lesquelles proposent des relations de cause à effet.

Eudémonistique : Relatif à l'eudémonisme, doctrine posant comme principe que le bonheur est le but de la vie humaine. Le bonheur n'est pas perçu comme opposé à la raison, il en est la finalité naturelle.[2]

Eupnée : Fréquence et amplitude normales de la ventilation.

Eupnéique : Relatif à une respiration normale.[23]

Euthanasie : Fait de donner délibérément la mort à un malade (généralement incurable ou qui souffre atrocement).[1]

Évaluation des résultats : Dernière étape de la démarche de soins infirmiers. Elle est essentielle pour déterminer si l'état du client s'est amélioré ou détérioré, une fois que la démarche de soins a été complétée.

Évaluation en cours d'évolution : Évaluation subséquente se référant au profil clinique évolutif établi à partir de l'évaluation initiale du client. Comprend les activités de surveillance clinique et d'évaluation des résultats obtenus.[24]

Évaluation initiale : Consiste à recueillir des données cliniques, à les analyser et à les interpréter en établissant les constats de l'évaluation dans le but d'établir un profil de base d'une situation de santé.

Évaporation : Transfert de l'énergie produite lorsqu'un liquide se change en gaz.

Éviscération : Protubérance des organes abdominaux ou viscéraux à travers l'ouverture d'une plaie ; elle peut survenir lorsqu'il y a séparation totale des couches de la plaie.

Examen physique : Évaluation des signes vitaux, prise d'autres mesures et examen de toutes les parties du corps grâce à des techniques d'inspection, de palpation, de percussion et d'auscultation.

Excipient : Toute substance autre que le principe actif dans un médicament, un cosmétique ou un aliment. Son addition est destinée à conférer une consistance donnée, ou d'autres caractéristiques physiques ou gustatives particulières au produit final, et à éviter toute interaction, particulièrement chimique, avec le principe actif.[2]

Excoriation : Écorchure, perte de la couche superficielle de la peau.[1]

Excreta : Substances rejetées hors de l'organisme, consistant principalement en des déchets de la nutrition et du métabolisme (fèces, urines, sueur, matière sébacée, gaz carbonique, etc.).[6]

Exécution : Étape qui suit celle de la planification des soins infirmiers. À ce stade, l'infirmière exécute les interventions qui sont les plus susceptibles de maintenir ou d'améliorer l'état de santé du client.

Exercice : Activité physique qui vise la mise en forme de l'organisme, améliore la santé physique et mentale et maintient la condition physique.

Exercice de Kegel : Exercice qui consiste à effectuer des contractions répétées de groupes musculaires périnéaux dans le but de renforcer ces muscles et d'éviter l'incontinence.

Exercice du rôle : Manière dont l'individu perçoit sa capacité d'exercer ses rôles importants. *Voir aussi* **Ambiguïté de rôle** ; **Conflit de rôle** ; **Difficulté dans l'exercice du rôle** ; **Surcharge de rôle**.

Exercice isométrique : Exercice où le muscle maintient une force, mais se contracte sans raccourcissement et sans déplacement des articulations.[36]

Exercice isométrique contre résistance : Exercice nécessitant une contraction du muscle en même temps que s'exerce une poussée contre un objet fixe ou une résistance au mouvement d'un objet.

Exercice isotonique : Se dit d'une contraction musculaire telle que la force développée par le muscle reste constante alors que sa longueur varie.[6]

Exophtalmie : Protubérance des globes oculaires.

Exostose : Saillie osseuse qui se développe à la surface d'un os (se retrouve le plus souvent au centre de l'os du palais).

Expérience : Connaissance acquise par une longue pratique.

Exsudat : Accumulation de cellules mortes et de globules blancs qui suinte d'un foyer d'inflammation. Il peut être séreux (jaune clair, transparent comme du plasma), sanguinolent (contenant des globules rouges) ou purulent (contenant des globules blancs et des bactéries).

F

Facteur caratif : Élément d'intervention qui permet à l'infirmière d'aider la personne soignée à trouver une signification à sa situation de santé et à sa souffrance.

Facteur de risque : Caractéristique liée à une personne, à son comportement ou à son mode de vie et qui entraîne pour elle une probabilité plus élevée de développer une maladie.[37]

Facteurs de risque psychosociaux: Expériences psychologiques complexes et multidimensionnelles propres à une personne et déterminées par son contexte social (solitude, manque ou perte de soutien social, réseau social restreint, faible estime de soi, culpabilisation, sentiment d'impuissance, etc.).

Famille: Ensemble de rapports que le client identifie à la famille, ou réseau de personnes qui exercent une influence mutuelle sur leur vie, peu importe qu'il y ait entre elles des liens biologiques ou juridiques.

Famille élargie: Famille qui comprend la parenté (tantes, oncles, grands-parents et cousins) en plus de la famille nucléaire.

Famille monoparentale: Famille formée lorsqu'un des parents décède ou quitte la famille nucléaire (divorce, abandon), ou lorsqu'une personne célibataire décide d'avoir ou d'adopter un enfant.

Famille nucléaire: Forme de structure familiale correspondant à un ménage regroupant deux parents mariés ou non ainsi que leurs enfants, à l'opposé de la famille élargie qui peut compter plusieurs générations.[2]

Famille reconstituée: Famille qui se forme lorsque des parents ayant eu des enfants d'une précédente union constituent un nouveau couple.

Fascia: Membrane fibreuse qui recouvre ou enveloppe une structure anatomique.[2]

Fatigue: Diminution des forces de l'organisme, généralement provoquée par un travail excessif ou trop prolongé ou liée à un état fonctionnel défectueux.[1]

Fébrile: État d'une personne qui présente de la fièvre.

Fécalome: Résultat d'une constipation non traitée, il correspond à une accumulation de matières fécales (voir **Fèces**) durcies bloquées dans le rectum et impossibles à expulser.

Fèces (ou matières fécales): Résidus de la digestion des aliments qui atteignent la partie sigmoïde du côlon.

Fer sérique: Taux de fer en circulation libre dans le plasma sanguin et non fixé à l'hémoglobine des globules rouges.[2]

Fibre alimentaire: Résidu non digestible de certains aliments qui donne du volume aux matières fécales (*voir* **Fèces**).

Fibres: *Voir* **Fibre alimentaire**.

Fibrine: Protéine filamenteuse et élastique formant un réseau d'agrégats de plaquettes et qui est important dans le processus de coagulation sanguine.

Fibrinogène: Protéine soluble du plasma sanguin, élaborée par les cellules hépatiques, qui produit la fibrine sous l'action de la thrombine.[1]

Fibroblaste: Cellule qui synthétise les fibres de collagène.

Fièvre: *Voir* **Pyrexie**.

Filtration: Processus par lequel l'eau et les solutés se déplacent d'un compartiment à un autre en fonction d'un gradient de pression hydrostatique (d'une pression hydrostatique plus élevée à moins élevée).

Filtration glomérulaire: Première étape de la formation de l'urine. Le plasma est filtré par le corpuscule rénal et s'écoule dans les tubules.[38]

Fistule: Canal étroit d'origine congénitale ou accidentelle (traumatique, pathologique ou chirurgicale) donnant passage de façon continue à un produit physiologique (urine, matière fécale, bile, etc.) ou purulent qui s'écoule à la surface du corps (fistule externe) ou dans une cavité interne (fistule interne).[1]

Flatulence: Étirement et distension des parois intestinales à mesure que des gaz gastro-intestinaux s'accumulent, provoquant un ballonnement dans l'estomac ou les intestins et l'émission de gaz par la bouche ou par l'anus.

Flore normale: Ensemble des microorganismes qui résident normalement à l'intérieur du corps et ne provoquent pas de maladie, mais contribuent plutôt au maintien de la santé.

Flore résidente: *Voir* **Flore normale**.

Follicule pileux: Structure particulière de la peau qui produit le poil en assemblant des cellules produites dans le follicule.[2]

Force de cisaillement: *Voir* **Cisaillement**.

Formation professionnelle: Processus d'apprentissage qui permet à une personne d'acquérir le savoir-faire (habiletés et compétences) nécessaire à l'exercice d'un métier ou d'une activité professionnelle.[2]

Formation réticulée: *Voir* **Substance réticulée activatrice**.

Formulaires d'enregistrement systématique: Formulaires qui permettent aux infirmières d'enregistrer rapidement et efficacement les signes vitaux et les soins répétitifs de routine (les bains, les repas, les pesées et la vérification des dispositifs de sécurité et de contention, entre autres).

Fovéa: Dépression centrale de la rétine dont le fond consiste en une couche de cônes photorécepteurs et où l'acuité visuelle est maximale.[1]

Frémissement: Faible mouvement d'oscillation ou de vibration qui rend un léger bruit.[13]

Frémissement tactile: Tremblement léger localisé ou généralisé. Se dit aussi, au cours de l'examen clinique, d'une sensation particulière perçue par la main appliquée sur une surface de la peau.

Friction: Force mécanique exercée lorsque la peau est tirée sur une surface brute telle que des draps de lit.

Frisson: Réaction involontaire du corps provoquée par les écarts de température de l'organisme; elle peut indiquer la présence d'une fièvre.

Frottis vaginal: Test indolore consistant en un prélèvement de cellules pour examen microscopique destiné à détecter le cancer du col utérin.

G

Gai : Homme d'orientation homosexuelle.

Galactosémie: Déficit héréditaire en transférase, enzyme participant aux transformations du galactose dans l'organisme.[6]

Galop auriculaire: Bruit cardiaque, nommé B_4, qui précède immédiatement B_1, ou la systole ventriculaire. Le son d'un B_4 est semblable à la prononciation de « Ten/nes-see ».

Galop ventriculaire: Bruit cardiaque anormal, nommé B_3, entendu à l'auscultation cardiaque et qui suit immédiatement B_2 au début de la diastole ventriculaire.

Gastralgie: Douleur située au niveau de l'estomac.[14]

Gastrine: Hormone peptidique sécrétée principalement par les cellules endocrines de l'antre gastrique (partie inférieure de l'estomac) et favorisant les processus de digestion.[6]

Gaz sanguins: Les gaz du sang, c'est-à-dire l'oxygène et le gaz carbonique (CO_2), sont les gaz dissous à l'intérieur du sang circulant dans les artères et les veines.[14]

Génogramme: Représentation graphique schématique d'une famille, rassemblant sur un même schéma: les membres de celle-ci, les liens qui les unissent, et les informations biomédicales et psychosociales qui s'y rattachent.[2]

Genre: Ensemble des caractéristiques psychologiques et socioculturelles associées à un sexe.

Gériatrie: Spécialité de la médecine qui traite des aspects physiologiques et psychologiques du vieillissement ainsi que du diagnostic et du traitement des maladies qui touchent les personnes âgées.

Gérontologie: Étude de tous les aspects qui touchent le processus du vieillissement et de ses conséquences.

Gestalt: Mot allemand signifiant « forme » ou « structure »: l'être forme un tout indissociable et structuré.

Gingivite: Inflammation de la gencive, associée ou non à des phénomènes dégénératifs, nécrotiques ou prolifératifs et causée par la plaque bactérienne.[2]

Glaucome: Affection oculaire grave, caractérisée notamment par une hypertension intraoculaire sévère, une baisse de l'acuité visuelle, susceptible d'entraîner la cécité.[1]

Globe vésical: Gonflement perceptible à la palpation de la région sus-pubienne et occasionné par une distension de la vessie ou une rétention importante d'urine.

Glossite: Inflammation de la langue.[1]

Glucides: Classe de molécules organiques principalement synthétisées dans le règne végétal, constituées de carbone, d'hydrogène et d'oxygène, jouant dans l'organisme un rôle énergétique.[6]

Glucides complexes: Groupe de glucides comprenant les polysaccharides, comme l'amidon et les fibres alimentaires. Ils sont assimilés dans l'organisme à différents degrés.

Glucides simples: Groupe de glucides comprenant les monosaccharides et les disaccharides, aussi appelés sucres.

Goniomètre: Appareil servant à mesurer le degré précis d'amplitude d'une articulation.

Gradient de concentration: Différence entre deux concentrations.

Groupe de médecine de famille (G.M.F.): Regroupement de médecins qui travaillent en étroite collaboration avec des infirmières dans un environnement favorisant la pratique de la médecine de famille auprès de personnes inscrites. Le médecin de famille appartenant à un groupe est aussi en relation étroite avec d'autres professionnels de la santé de la région.[39]

Gynécomastie: Développement des seins chez l'homme.

H

Habileté intellectuelle: Capacité, aptitude de l'esprit à réaliser un acte, une tâche ou un travail particulier.[2]

Halitose: Mauvaise haleine.

Hardiesse: Combinaison de trois traits de personnalité destinés à lutter contre le stress, soit le sentiment de maîtrise sur les événements de la vie, l'engagement à réaliser des activités importantes et l'anticipation de défis permettant d'évoluer.

Hématémèse: Vomissement de sang.

Hématie: Cellule sanguine transportant l'oxygène des poumons vers les tissus (synonymes: érythrocyte, globule rouge).

Hématocrite : Pourcentage de globules rouges dans le sang.

Hématome : Accumulation de sang localisée dans un organe, une cavité ou un tissu.

Hématurie : Présence de sang dans l'urine.[1]

Hémiparésie : Déficit incomplet de la force musculaire touchant la moitié droite ou gauche du corps.[6]

Hémiplégie : Paralysie touchant la moitié (gauche ou droite) du corps.[6]

Hémodialyse : Technique permettant d'épurer le sang avec un filtre (rein artificiel) éliminant les déchets toxiques chez des sujets ayant une insuffisance rénale grave.

Hémodynamique : Partie de la physiologie qui étudie les lois d'écoulement de la masse sanguine dans les vaisseaux en fonction du débit cardiaque.[6]

Hémogramme : Analyse qui consiste à déterminer la quantité des différents éléments, comme les globules rouges, les globules blancs, les plaquettes et l'hémoglobine, que contient un millilitre de sang.

Hémoptysie : Présence de sang dans les expectorations.

Hémorragie : Écoulement de sang hors des vaisseaux sanguins.[6]

Hémorroïdes : Veines de l'anus et du rectum dilatées et rougeâtres. Elles peuvent être internes ou externes.

Hémostase : Processus de réparation ou de coagulation permettant de freiner l'hémorragie.

Hépatite : Affection inflammatoire du foie qui détermine une destruction des cellules hépatiques (cytolyse), dont l'origine peut être virale, toxique ou auto-immune.[4]

Hépatomégalie : Augmentation du volume du foie.[2]

Hernie : Protrusion pathologique d'un organe ou d'une partie de celui-ci par un orifice naturel ou accidentel, à travers les parois de la cavité qui le contient à l'état normal.[1]

Hétérosexualité : Comportement sexuel caractérisé par l'attirance d'individus de sexe opposé.[1]

Hiatal : Qui concerne un hiatus anatomique (tout orifice anatomique de forme étroite et allongée).[6]

Hile rénal : Échancrure sur la face concave des reins par où pénètre l'artère rénale et les vaisseaux lymphatiques et par où quittent la veine rénale de même que l'uretère qui transporte l'urine des reins vers la vessie.[40]

Hippocratisme digital : Déformation des doigts et des ongles qui présentent un élargissement, une incurvation des extrémités, consécutivement à certaines affections pulmonaires, cardiovasculaires, etc.[1]

Hirsutisme : Développement chez la femme d'une pilosité excessive et d'aspect masculin.[6]

Histamine : Substance chimique présente dans les cellules de tout l'organisme et qui est libérée au cours d'une réaction allergique.[4]

Histoire de santé : Données recueillies à propos du bien-être du client (passé et actuel), de son développement physique et cognitif, de ses antécédents familiaux, de ses changements de mode de vie, de ses antécédents socioculturels, de sa santé spirituelle et de ses réactions mentales et émotionnelles concernant la maladie.

Holisme : Système de pensée pour lequel les caractéristiques d'un être ou d'un ensemble ne peuvent être connues que lorsqu'on le considère et l'appréhende dans son ensemble, dans sa totalité, et non pas quand on en étudie chaque partie séparément. *Voir* **Approche holistique**.[2]

Homéostasie : Équilibre physiologique obtenu lorsque la composition et le mouvement des liquides organiques sont bien régulés par les apports liquidiens, certaines hormones et l'élimination des liquides.

Homosexualité : Comportement sexuel caractérisé par l'attirance, exclusive ou occasionnelle, d'un individu pour un individu du même sexe.[1]

Horloge biologique : Mécanisme qui synchronise les cycles de sommeil et d'éveil.

Hormone antidiurétique (ADH) : Hormone stockée dans la neurohypophyse, puis libérée en réaction aux changements de l'osmolarité sanguine. Elle agit directement sur les tubules urinaires et les tubules collecteurs pour les rendre plus perméables à l'eau.

Hyalin : Aspect caractéristique, transparent comme du verre, que peuvent prendre certains composants de l'organisme (artérioles, tissus, cellules).[14]

Hydrocéphalie : Augmentation du volume du crâne pouvant résulter d'anomalies congénitales ou d'accumulation de liquide céphalorachidien dans les ventricules.

Hyperalgésie : Réponse exagérée à un stimulus qui est normalement douloureux.[41]

Hyperémie réactionnelle anormale : Excès de vasodilatation et d'induration en réaction à l'inflammation locale (p. ex., l'application d'eau chaude).

Hyperémie réactionnelle normale : Effet visible (rougeur) de la vasodilatation locale.

Hyperesthésie : Exagération des divers modes de la sensibilité, qui tend à produire des sensations douloureuses.[42]

Hyperkinétique : Se dit d'un syndrome qui se caractérise par un trouble associant une activité motrice exagérée à un comportement impulsif. Antonyme : Hypokinétique.[14]

Hyperlipidémie : Augmentation de la quantité globale des lipides contenus dans le sang, quelle que soit la fraction lipidique prédominante : lipoprotéines ou acides gras libres.[19]

Hyperpnée : Accroissement exagéré de l'amplitude et du rythme des mouvements respiratoires.[1]

Hyperpyrexie : Très forte fièvre.

Hypersomnolence : Impossibilité de rester éveillé et vigilant pendant la journée, par suite d'épisodes d'endormissement ou d'assoupissement presque quotidiens depuis au moins trois mois. Le syndrome d'apnée du sommeil est souvent responsable de l'hypersomnolence.[43]

Hypertension : Trouble généralement asymptomatique qui se caractérise par une pression artérielle élevée persistante et qu'on surnomme aussi « tueur silencieux ».

Hypertension gravidique : Hypertension artérielle survenant chez une femme enceinte ; première cause de mortalité en cours de grossesse dans les pays développés.

Hypertension portale : Augmentation de la pression sanguine dans le système veineux portal.[6]

Hyperthermie : État qui se caractérise par une peau chaude et sèche et des températures rectales qui dépassent 38,5 °C.

Hyperthermie maligne : Maladie héréditaire où le corps produit de la chaleur de façon incontrôlable lorsqu'on administre des anesthésiques à une personne à risque.

Hypertonie : Tonus accru d'un muscle.

Hyperventilation : État de ventilation excessif par rapport au besoin requis pour éliminer le gaz carbonique veineux normal produit par le métabolisme cellulaire.

Hypoalgésie : Diminution de la sensibilité à la douleur.[1]

Hypoderme : Partie profonde de la peau, située sous le derme, constituée par du tissu conjonctif plus lâche que dans celui-ci. (Il est cloisonné en logettes ou lobules remplis de cellules adipeuses.)[6]

Hypokaliémie : Diminution du taux du potassium sanguin au-dessous des limites normales.[1]

Hyponatrémie : Déséquilibre électrolytique du système sanguin caractérisé par une concentration trop faible du sodium dans le sang, qui se manifeste chez une personne par une sécheresse de la peau, une tachycardie et de l'hypotension.[19]

Hypoprotéinémie : Diminution anormale de la protéinémie (taux de protéines dans le sang) au-dessous de 60 g/L.[6]

Hypotension : Trouble qui se caractérise par une pression artérielle systolique de 90 mm Hg ou moins et qui rend le client symptomatique.

Hypotension orthostatique : Diminution de la pression sanguine d'une personne en position debout ou au moment du passage de la position couchée ou assise à la position debout.[4]

Hypotension posturale : *Voir* **Hypotension orthostatique**.

Hypothalamus : Région du cerveau située entre les hémisphères cérébraux et contrôlant entre autres la température corporelle.

Hypothermie : Perte thermique causée par une longue exposition au froid qui empêche la production de chaleur par l'organisme. L'hypothermie se caractérise par une chute de la température interne du corps à moins de 35 °C.

Hypothèse : Étape du raisonnement déductif au cours de laquelle une proposition est testée pour essayer de confirmer ou d'infirmer l'explication théorique proposée d'un phénomène.

Hypotonie : Tonus affaibli d'un muscle.

Hypoventilation : Manifestation se produisant lorsque la ventilation alvéolaire ne répond pas adéquatement à la demande en oxygène de l'organisme ou n'élimine pas suffisamment de gaz carbonique.

Hypovolémie : Diminution du volume sanguin total.

Hypoxie : Diminution de l'apport d'oxygène aux cellules et aux tissus.

I

Iatrogène : Se dit des troubles provoqués par un traitement médical ou un médicament.[4]

Ictère : Symptôme caractérisé par une coloration jaune de la peau et des muqueuses causée par l'accumulation de bilirubine dans les tissus.[45]

Identité : Principe d'organisation de la personnalité qui rend compte de l'intégrité, de la continuité, de l'unicité et de la cohérence de la personnalité.

Identité personnelle : Caractère particulier que l'adolescent cherche à acquérir dans le cadre de son développement psychosocial. Cette identité se définit par la création de liens avec les pairs, l'indépendance émotive par rapport aux parents et l'établissement d'un système de valeurs propres.

Identité sexuelle : Perception subjective qu'a un individu d'être un homme ou une femme.

Iléon : Partie terminale de l'intestin grêle.[1]

Iléus paralytique: Arrêt provisoire du péristaltisme.

Image corporelle: Ensemble des perceptions qu'a l'individu de son propre corps, sur les plans interne et externe.

Immobilité: Incapacité qu'a une personne de se déplacer librement.

Immunodéprimé: Se dit d'une personne dont les défenses immunitaires sont affaiblies.[2]

Impédance bioélectrique: Méthode non effractive qui permet d'estimer la masse maigre à partir de la mesure de l'eau corporelle. Un courant électrique inoffensif est transmis. La vitesse du courant varie selon que les tissus sont maigres ou adipeux.

Inappétence: Manque d'appétit. On dit aussi anorexie.

Inceste: Relations sexuelles prohibées entre parents très proches de sexe différent.[1]

Incontinence fécale: Incapacité de maîtriser de façon volontaire le passage des matières fécales (voir **Fèces**) et des gaz par l'anus.

Incontinence urinaire: Perte involontaire d'urine par l'urètre. Cette affection touche aussi bien les hommes que les femmes, et l'origine est souvent multifactorielle.[2]

Incontinence urinaire passagère: Incontinence ayant pour cause la gêne à demander de l'assistance et le temps d'attente pour l'obtenir, ou le délirium, les infections urinaires non traitées, la polyurie, l'effet des médicaments, la mobilité réduite, la constipation ou l'occlusion intestinale.

Indice de masse corporelle (IMC): Mesure qui met en relation le poids avec la taille d'une personne.

Indice de réveil postanesthésique (IRPA): Système de pointage objectif qui permet de déterminer avec précision le moment où les clients peuvent quitter la salle de réveil après une anesthésie. Aussi appelé « indice d'Aldrete », c'est le système de pointage le plus souvent utilisé.

Indice de réveil postanesthésique pour la chirurgie ambulatoire (IRPACA): Système de pointage objectif qui permet de déterminer avec précision le moment où les clients des soins ambulatoires peuvent quitter le centre hospitalier.

Indice tibiobrachial (ITB): Ratio entre la pression systolique à la cheville (tibia) et la pression systolique au bras (humérus) obtenu à l'aide d'un brassard pour mesurer la pression et d'un doppler. Pour considérer que la perfusion est adéquate, le résultat devra se situer entre 0,8 et 1,3. Aussi appelé « indice tibiohuméral » (ITH) ou « indice bras-cheville ».

Induction: Opération mentale par laquelle on passe d'observations données à une proposition qui en rend compte.[6]

Induration: Durcissement et épaississement anormal d'un tissu organique, sans altération visible de sa texture.[1]

Infection croisée: Infection transmise d'une personne à une autre, immédiatement à son contact, par les vêtements, du matériel de soins (contact indirect), etc.

Infection endogène: Infection du malade avec ses propres germes, à la faveur d'un acte invasif (c'est-à-dire traversant la peau du patient) ou en raison d'une fragilité particulière. [46]

Infection exogène: Infection soit croisée transmise d'un malade à l'autre, soit provoquée par les germes du personnel porteur ou liée à la contamination de l'environnement hospitalier.[47]

Infection iatrogénique: Infection nosocomiale provoquée par une technique diagnostique ou une intervention thérapeutique.

Infection nosocomiale: Infection causée par la prestation des soins dans les établissements de santé et transmise par les membres du personnel traitant ou non.

Infection pleurale: Pénétration d'une entité pathogène dans la plèvre (membrane séreuse enveloppant le poumon).[1]

Infection transmise sexuellement et par le sang (ITSS): Maladie infectieuse qui se transmet entre partenaires au cours de différentes formes de rapports sexuels: contacts génitaux ou sanguins, rapports oraux, vaginaux ou anaux (par les muqueuses et les fluides corporels).[2]

Infertilité: Incapacité d'un homme, d'une femme ou d'un couple à concevoir après plus de un an de relations sexuelles régulières sans méthode contraceptive.

Infibulation: Suture de la majeure partie des grandes ou des petites lèvres de la vulve, ne laissant qu'une petite ouverture pour que l'urine et le flux menstruel puissent s'écouler.[2]

Infibulé: *Voir* **Infibulation**.

Infirmière de liaison: Infirmière qui assure la continuité des soins du centre hospitalier à la communauté ou à un autre type d'établissement.

Infirmière en service externe: Assistante de l'infirmière en service interne et du chirurgien.

Infirmière experte: L'infirmière experte-conseil en soins infirmiers intervient indirectement auprès de la clientèle et directement auprès de ses pairs, dans le but de soutenir et de développer la pratique infirmière. Elle exerce les rôles de clinicienne, consultante, éducatrice et chercheuse.[48]

Infirmière pivot en oncologie: Personne-ressource stable qui aide, guide et soutient les personnes atteintes de cancer et leurs proches à travers les étapes de la maladie.

Inflammation: Ensemble de phénomènes de défense de l'organisme contre une agression (traumatisme, infection, etc.), pouvant se manifester par divers signes (douleur, tuméfaction, chaleur, rougeur, etc.).[6]

Ingesta: Matières (aliments, liquides, médicaments, etc.) introduites dans l'organisme.[6]

Inhalation: Aspiration d'une substance médicamenteuse par le nez ou par la bouche.

Innocuité: Qualité de ce qui n'est pas nuisible. Se dit souvent en parlant d'un médicament.[49]

Insolation: *Voir* **Coup de chaleur**.

Insomnie: Symptôme que présente le client qui éprouve une difficulté chronique à s'endormir, qui se réveille souvent pendant son sommeil ou dont le sommeil est trop court ou non récupérateur.

Instillation: Administration goutte à goutte ou en continu d'un liquide dans une cavité anatomique.

Insuffisance rénale: Syndrome clinique caractérisé par une détérioration importante ou par un arrêt total des fonctions rénales. Elle peut être aiguë et réversible ou chronique et permanente.

Interaction médicamenteuse: Effet provenant d'un médicament qui modifie, en le diminuant, en l'annulant ou en l'augmentant, l'action d'un autre médicament.

Interruption volontaire de grossesse (IVG): Avortement provoqué au début de la grossesse pour des raisons non exclusivement médicales.[6]

Intolérance alimentaire: Sensibilité alimentaire qui n'entraîne pas de réaction immunitaire chez l'individu.[9]

Intuition: Reconnaissance immédiate de la nature d'un phénomène sans recours au raisonnement.

Irrigation: Lavage d'une cavité anatomique avec un liquide médicamenteux ou non.

Ischémie: Diminution ou arrêt de l'apport de sang dans une partie du corps.[1]

Ischémie cérébrale transitoire: Épisode bref de dysfonction vasculaire cérébrale avec rémission, mais qui a tendance à être récurrent. Elle peut être attribuable à un trouble de la perfusion sanguine, à une embolie ou à un spasme artériel. Les déficits durent généralement moins de 24 heures.

Ischémie tissulaire: Absence localisée de perfusion ou réduction importante du débit sanguin, qui réduit l'apport en oxygène, résultant d'une obstruction mécanique.

J

Jambières de compression pneumatique intermittente: Dispositif permettant un cycle régulier de gonflage et de dégonflage au niveau des membres inférieurs et ayant pour but de réduire la stase veineuse.

Jarretière de détection de la verticalité: Bande élastique, installée au-dessus du genou du client, qui émet un signal sonore lorsque le genou se situe à un niveau plus bas que la hanche.[50]

Jeune adulte: *Voir* **Période dite du jeune adulte**.

Jurisprudence: Ensemble des règles de droit qui se dégagent des décisions rendues par les tribunaux dans un pays ou sur une matière; autorité qui en résulte comme source de droit.[1]

Justice: Dans le domaine des soins infirmiers, équité dont doit faire preuve le personnel soignant.

K

Kardex: Classeur portatif contenant des renseignements cliniques sur un groupe de clients, qui permet d'obtenir de l'information pratique au cours de la journée.

Kératine: Protéine fibreuse contenant du soufre, composant principal de la peau, des cheveux et des poils, des ongles et de l'émail dentaire.[4]

Kératite: Affection de la cornée, d'origine inflammatoire ou infectieuse.[6]

Kératomalacie: Affection de la cornée liée à une carence majeure en vitamine A et qui est une cause fréquente de cécité dans les pays où sévit la malnutrition.[6]

Kératose sénile: Épaississement de la peau présentant des taches brunâtres et rugueuses.

Kinesthésique: Relatif à la kinesthésie; qui concerne la sensation de mouvement des parties du corps.[1]

L

Lacération: Déchirure de la peau susceptible de saigner abondamment, selon la profondeur et l'emplacement de la plaie.

Laparoscopie: Examen endoscopique de la cavité abdominale et de son contenu.[6]

Lavement: Instillation d'une solution dans le rectum et le côlon sigmoïde. Sa première fonction est de provoquer la défécation en stimulant le péristaltisme.

Laxatif: Produit qui amollit les selles et favorise la défécation.

Lesbienne: Femme d'orientation homosexuelle.

Lésion de pression : Atteinte à l'intégrité de la peau résultant d'une pression prolongée.

Lésion ischémique : Lésion causée par une diminution ou un arrêt de l'approvisionnement en sang des muscles, souvent entraînée par un spasme.[19]

Leucocyte : Cellule du sang et du tissu lymphoïde, capable de se rendre dans les différents tissus pour participer aux défenses immunitaires.[6]

Leucocytose : Augmentation du nombre de globules blancs dans le sang résultant généralement d'une attaque de l'organisme par des microorganismes pathogènes.

Leucoplasie : Accumulation d'épaisses plaques blanches sur les muqueuses.

Libido : Terme qui désigne l'énergie de la pulsion sexuelle.[19]

Ligament : Bande blanchâtre, luisante et souple de tissu fibreux unissant les éléments d'une articulation et reliant les os et les cartilages.

Ligne de gravité : Ligne verticale imaginaire qui traverse le centre de gravité du corps en son milieu exact. La ligne de gravité est donc une ligne droite perpendiculaire à la surface de la terre qui passe par le corps directement dans le centre de gravité.

Lipides : Classe de molécules organiques constituant la source d'énergie la plus concentrée. La plupart des lipides contenus dans l'alimentation se retrouvent sous forme de triglycérides, lesquels sont constitués en bonne partie d'acides gras.

Lipofuscine : Pigment cellulaire composé de débris de molécules qui apparaît dans les cellules des personnes âgées.[2]

Liquide extracellulaire (LEC) : Liquide présent à l'extérieur d'une cellule et comprenant le liquide interstitiel et le liquide intravasculaire.

Liquide interstitiel : Liquide occupant les espaces intercellulaires et l'extérieur des vaisseaux sanguins.

Liquide intracellulaire (LIC) : Liquide occupant l'intérieur des cellules somatiques et contenant des solutés dissous indispensables à l'équilibre hydroélectrolytique et au métabolisme. Le LIC représente environ 40 % du poids corporel de l'adulte.

Lit unguéal : Couche sur laquelle vient reposer la partie la plus apparente de l'ongle.

Lithiase : Formation de calculs à un niveau quelconque du tractus urinaire (calculs urinaires), ou à l'intérieur d'un appareil contenant des glandes, ou dans un réservoir tel que la vessie ou la vésicule biliaire, et qui sont la cause fréquente de douleur, d'obstruction et d'infection secondaire.[14]

Lithiase urinaire (ou calculs rénaux) : Accrétions (cristallines) solides de minéraux dissous dans l'urine et que l'on trouve dans les reins ou les uretères.[2]

Littératie : En santé, capacité pour des personnes de repérer, de comprendre, d'évaluer et de communiquer de l'information pour être capables de composer avec les divers contextes de santé afin de promouvoir la santé tout au long de leur vie.

Loi sur les infirmières et les infirmiers : Loi décrivant et définissant la pratique infirmière au Québec.

Lordose : Exagération de la courbure lombaire.

Lumière du vaisseau sanguin : Calibre intérieur d'un vaisseau sanguin.[19]

Lymphe : Liquide organique incolore ou ambré, contenant les leucocytes et renfermant les mêmes substances que le sérum sanguin, mais en quantité moindre.[1]

Lymphocyte : Leucocyte mononucléaire de taille petite ou moyenne, possédant un grand noyau sphérique et se trouvant en abondance dans la lymphe.[1]

Lymphœdème : Accumulation de liquide lymphatique dans les espaces interstitiels, essentiellement à l'intérieur des tissus adipeux se trouvant sous la peau (sous-cutanée).[14]

M

Macération : Gonflement et altération de tissus à la suite d'un séjour prolongé dans un liquide ou à l'humidité.[1]

Macroéléments : Minéraux dont le besoin quotidien est supérieur à 100 mg ; ce sont le calcium, le phosphore, le magnésium, le sodium, le potassium et le chlore.

Macrophage : Cellule responsable de la destruction des déchets et qui déloge ainsi les bactéries, les cellules mortes et les débris d'une plaie par phagocytose.

Macula : Région centrale de la rétine où les impressions visuelles ont une précision et une netteté maximales.[1]

Macula densa : Élément de l'appareil juxtaglomérulaire dans la portion terminale du tube droit distal.

Magnésium : Élément chimique de numéro atomique 12, présent dans l'organisme à l'état de traces (oligoéléments), participant à de nombreuses réactions faisant intervenir les glucides (sucres), les lipides (graisses) et les protéines.[14]

Malabsorption : Absorption inadéquate des nutriments dans l'intestin grêle.

Maladie : Altération objective de l'état de santé qui se manifeste par des symptômes que l'on peut médicalement déceler.

Maladie contagieuse : Maladie infectieuse à transmission directe interhumaine et à fort potentiel de diffusion épidémique dans une collectivité (l'usage de ce terme est en décroissance).[51]

Maladie de Hodgkin : Affection maligne du tissu lymphatique touchant essentiellement les ganglions lymphatiques et caractérisée par une cellule très particulière dite cellule de Sternberg.[6]

Maladie transmissible : Maladie dite infectieuse, c'est-à-dire provoquée par un microorganisme.[51]

Mandat en cas d'inaptitude : Document écrit dans lequel une personne en désigne une autre pour voir à la protection de sa personne ou de ses biens dans le cas où la maladie ou un accident la priverait de ses facultés temporairement ou de façon permanente.

Manœuvre de Valsalva : Manœuvre qui consiste à exercer une contraction volontaire des muscles abdominaux pendant l'expiration forcée, en gardant la glotte fermée (en retenant sa respiration et en poussant).

Mastectomie : Ablation de la glande mammaire.[1]

Mastocyte : Cellule de forme arrondie présente dans différents tissus et dont le cytoplasme contient des granulations basophiles.[1]

Mastose sclérokystique : Inflammation mammaire se caractérisant par des seins bosselés et douloureux et, parfois, par un écoulement mamillaire.

Maturation : Processus de vieillissement.

Méat urinaire : Orifice par lequel s'écoule l'urine.

Mécanisme d'adaptation : Moyen utilisé pour surmonter les agents stressants et déterminé par les expériences personnelles.

Médecine intégrative : Modèle qui relève de la collaboration et du respect mutuel entre les professionnels de la santé du système biomédical occidental et les autres praticiens formés par les écoles de médecines parallèles.

Médiation cellulaire : Immunité directement assurée par des cellules spécifiquement sensibilisées, appartenant à la famille des lymphocytes, les cellules T, qui s'attaquent aux organismes et aux tissus étrangers.

Médiation humorale : Immunité assurée par des molécules circulantes spécifiques des antigènes, les anticorps, produits par les lymphocytes B et dirigés contre les substances et les agents pathogènes étrangers.

Médicament adjuvant contre la douleur ou coanalgésique : Médicament dont le principal effet n'est pas analgésique, mais qui a des propriétés qui contribuent au soulagement de la douleur ou qui agissent en synergie avec les analgésiques pour contribuer au soulagement de la douleur.

Mélanome : Forme grave de tumeur de la peau.

Membrane alvéolocapillaire (ou barrière alvéolocapillaire) : Membrane localisée au niveau des alvéoles, composée des parois alvéolaire et capillaire, et qui permet, par diffusion, l'échange d'oxygène et de gaz carbonique entre les espaces aériens des poumons et le sang.[52]

Ménarche : Première période de menstruations ; première fois où, dans le cycle ovulatoire, une fille a ses règles.[2]

Ménopause : État physiologique propre à la femme, consistant dans la cessation définitive de l'activité ovarienne et des règles.[1]

Message : Contenu de la communication transmis par le langage verbal et non verbal.

Mesure d'urgence : Mesure exécutée dans le but de rétablir l'équilibre physiologique ou psychologique du client, lorsque cet équilibre est menacé.

Mesure des plis cutanés : Évaluation de l'importance de la masse adipeuse à l'aide d'un instrument, l'adipomètre, qui mesure l'épaisseur du tissu adipeux sous-cutané à certains endroits du corps.

Méta-analyse : Compilation des études sur le même sujet.[14]

Métabolisme basal (MB) : Quantité d'énergie dépensée par l'organisme pour maintenir ses activités fondamentales (respiration, circulation, travail cardiaque, température, etc.) lorsqu'il est à jeun et au repos.

Métaparadigme : Paradigme qui englobe d'autres paradigmes.

Métaparadigme infirmier : Métaparadigme formé de quatre concepts (personne, environnement, santé, soins infirmiers) et de quatre propositions (principes et lois régissant les processus de vie, le bien-être et le fonctionnement optimal des personnes malades ou en santé ; modèles de comportements humains en interaction avec l'environnement dans des situations normales ou critiques de la vie ; processus par lesquels l'état de santé s'améliore ; globalité).

Métastase : Lésion cancéreuse consécutive à un foyer cancéreux primitif.

Méthode de soins : Technique ou procédé de soins, qui définit l'activité, les objectifs poursuivis ainsi que les éléments à évaluer et à planifier avant d'exécuter une activité. Elle peut préciser les interventions à effectuer si des difficultés se présentent durant l'exécution et détermine les renseignements à consigner au dossier.[25]

Méthode PIE: Méthode de rédaction des notes d'évolution dans laquelle les données sont notées sur des diagrammes spéciaux. Dans cet acronyme, « P » signifie problème, « I », intervention et « E », évaluation. Les notes PIE sont numérotées ou marquées selon les problèmes du client.

Méthode scientifique: Méthode qui consiste à énoncer des questions de recherche, à recueillir puis à analyser des données empiriques pour finalement apporter des réponses aux questions.

Méthode SOAP: Méthode de rédaction de notes d'évolution dans laquelle le « S » représente les données subjectives, le « O », les données objectives, le « A », l'analyse et l'interprétation, le « P », le plan d'interventions. On peut y ajouter la méthode PIE.

Microorganisme: Être vivant microscopique, tel qu'une bactérie, un virus, un champignon unicellulaire (levure) ou un protiste, visible uniquement au microscope.[1,6]

Miction: Action d'expulser l'urine de la vessie. Évacuation de l'urine induite volontairement par les centres du cerveau et involontairement par la moelle épinière.[52]

Milieu humide: Milieu qui fournit la condition optimale pour une cicatrisation rapide, car il influence à la fois la vitesse d'épithélialisation et la quantité de tissus de granulation.

Millimole par litre (mmol/L): Valeur représentant la quantité en grammes d'un électrolyte spécifique (soluté) dissous dans un litre de plasma (solution).

Minéraux: Éléments chimiques simples essentiels à l'organisme, car ils agissent comme catalyseurs des réactions biochimiques.

Mobilité: Capacité qu'a une personne de se déplacer.

Mode de vie: Comportement d'une personne au quotidien, façon de vivre selon ses valeurs et ses croyances.

Modèle conceptuel: Structure théorique sur laquelle peuvent être basés les soins infirmiers.

Modulation: Processus d'inhibition ou d'amplification des impulsions douloureuses.

Moi idéal: Idéal qu'une personne s'efforce d'atteindre et qui se compose d'aspirations, d'objectifs, de valeurs et de normes de comportement.

Monde empirique: Monde basé uniquement sur l'expérience et l'observation des faits.

Monoxyde de carbone: Gaz très toxique, incolore et inodore, produit par la combustion du carbone ou de carburants organiques. Il se lie plus facilement que l'oxygène à l'hémoglobine, ce qui empêche la formation d'oxyhémoglobine et réduit ainsi la quantité d'oxygène disponible pouvant être absorbée par les tissus.

Moribond: Qui est près de mourir.[6]

Motilité: Faculté de se mouvoir que possède un corps ou une partie du corps.[1]

Motivation: Action des forces, conscientes ou inconscientes, qui entraîne une personne à se comporter d'une façon particulière.

Mouvement péristaltique: Mouvement produit par des contractions et des relâchements involontaires des muscles lisses.

Muqueuse: Membrane tapissant la totalité du tube digestif (de la bouche au rectum), l'appareil respiratoire, l'appareil urinaire, les appareils génitaux masculin et féminin ainsi que la face postérieure des paupières et la face antérieure du globe oculaire (conjonctive).[6]

Murmure vésiculaire: Bruit très doux entendu à l'auscultation lorsque de l'air entre dans les poumons ou en sort. Ce bruit est le témoin du passage de l'air à l'intérieur de l'alvéole, et la tension alvéolaire participe également à ce bruit

Myoclonie: Contraction musculaire brutale et involontaire due à la décharge pathologique d'un groupe de cellules nerveuses.[6]

Myofibroblaste: Cellule responsable de la contraction d'une plaie. Elle contient entre autres des protéines de muscles lisses.

Myopie: Anomalie de la vision due à un défaut de convergence des rayons lumineux et dans laquelle l'image d'un objet éloigné se forme en avant de la rétine.[1]

N

NaCl-Lock: Dispositif consistant à injecter du sérum physiologique tout en clampant la tubulure pour permettre de conserver une pression positive dans une veine et ainsi de la garder ouverte ou perméable sans qu'une perfusion continue soit nécessaire.

Narcolepsie: Dysfonctionnement des mécanismes régulateurs des états de sommeil et de veille. La narcolepsie se manifeste par une exagération du besoin de dormir, une tendance irrésistible au sommeil.

Narcose: Type d'anesthésie couramment utilisée au cours d'interventions qui nécessitent une diminution du niveau de conscience sans une anesthésie complète. On l'appelle aussi sédation consciente.

Nébulisation: Technique qui permet d'administrer une concentration importante de médicament, sous forme de fines gouttelettes, directement dans les voies respiratoires.

Nécrose: Tissu nécrotique noir ou brun. Il s'agit d'un tissu dévitalisé et qui doit être éliminé pour permettre la guérison de la plaie.

Néoplasme: Tissu anormal nouvellement formé. On emploie généralement ce terme pour désigner une tumeur.[14]

Néphron: Unité fonctionnelle du rein, responsable de la formation de l'urine. Il est composé, entre autres, du glomérule, de la capsule de Bowman, du tube contourné proximal, de l'anse de Henle, du tube contourné distal et du tube collecteur.

Néphropathie: Affection rénale due à un trouble fonctionnel ou à des lésions organiques du rein.[1]

Neurogène: Terme générique qualifiant ce qui est d'origine nerveuse.[14]

Neuromodulateur: Substance qui modifie l'activité des neurones et qui ajuste ou change la transmission des stimuli douloureux, sans toutefois transférer directement un signal nerveux à travers une synapse.

Neuropathie: Ensemble des affections nerveuses. Concerne essentiellement les maladies du système nerveux périphérique, c'est-à-dire les neuropathies périphériques.[2]

Neurorégulateur: Substance qui modifie la transmission des stimuli nerveux et qui joue un rôle important dans l'expérience de la douleur. Les neurorégulateurs sont divisés en deux groupes: les neurotransmetteurs et les neuromodulateurs (voir ces termes).

Neurotransmetteur: Substance chimique libérée à la suite d'une stimulation des fibres nociceptives (fibres A-delta et C) et qui sert à relayer l'influx nerveux nociceptif.

Neutrophile: Leucocyte polynucléaire du sang, à noyau irrégulier, qui présente des granulations neutrophiles. Chez l'homme, les neutrophiles représentent 70 % des globules blancs.[1]

Nil per os (N.P.O.): À jeun.

Nocicepteur: Récepteur nerveux préférentiellement sensible aux stimulations nociceptives.

Nociception: Fonction défensive, d'alarme. C'est l'ensemble des phénomènes permettant l'intégration au niveau du système nerveux central d'un stimulus douloureux via l'activation des nocicepteurs (récepteurs à la douleur) cutanés, musculaires et articulaires.[2]

Non-malfaisance: Fait de ne pas faire de mal à autrui inutilement.[2]

Normes intellectuelles: Critères qui permettent d'évaluer le bien-fondé et la pertinence des décisions et des jugements énoncés par l'infirmière.

Normes professionnelles: Règles éthiques ou déontologiques, critères d'évaluation et normes de la profession infirmière.

Notes d'évolution: Information indiquant l'évolution de l'état de santé du client, expliquant les décisions cliniques de l'infirmière et décrivant les interventions effectuées, les réactions du client et les résultats obtenus.[25]

Nourrisson: Nom donné au bébé âgé de un mois à un an.

Noyau du raphé: Ensemble de structures sous-corticales du cerveau, présentes au niveau du bulbe rachidien, du pont et du mésencéphale, responsables du système sérotoninergique (lié à la sérotonine).[2]

Nutriment: Substance alimentaire pouvant être directement et entièrement assimilée sans avoir à subir les modifications de la digestion (p. ex. le glucose, les acides aminés).

Nycturie: Mictions fréquentes pendant la nuit.

Nystagmus: Mouvement d'oscillation rythmique et involontaire des yeux.

O

Obésité: Hypertrophie générale du tissu adipeux engendrant un excès de poids corporel, provoquée par une suralimentation énergétique (obésité exogène) ou par des dysfonctionnements hormonaux (obésité endogène).[1]

Objectif: Ligne directrice permettant de sélectionner les activités infirmières qui permettent d'atteindre un but et les critères d'évaluation des interventions infirmières.

Observance: Respect par le client du traitement qu'on lui a prescrit.

Occlusion artérielle: Blocage d'une artère.

Œdème: Infiltration séreuse de divers tissus et en particulier des tissus sous-cutané et sous-muqueux, se révélant par un gonflement indolore de la peau.[1]

Œdème à godet: Marque, empreinte laissée par un doigt qui exerce une pression sur la peau ou sur une muqueuse infiltrée par de l'œdème.[14]

Oligoéléments: Minéraux dont les besoins quotidiens sont inférieurs à 100 mg.

Oligurie: Diminution de la production d'urine souvent associée à un trouble urinaire (moins de 30 ml/h).[52]

Oméga-3: Acides gras polyinsaturés présents en grandes quantités dans certains poissons gras et dans le lin, mais aussi dans les noix, le soja et le colza (dont est extraite l'huile de canola). Ils sont classés acides gras essentiels, car l'organisme humain, qui ne peut les produire, en a absolument besoin.[2]

Oméga-6: Acides gras polyinsaturés que l'on trouve dans la plupart des huiles végétales, les graines et le germe des céréales. Ces acides gras sont dits essentiels car l'organisme en a absolument besoin.[2]

Onde alpha: Fréquence rythmique cérébrale, qui peut être observée par un électroencéphalogramme (EEG), émise lorsque l'état de conscience est apaisé (entre le sommeil et l'état de veille) et, généralement, lorsque le client a les yeux fermés.

Ophtalmoscope: Appareil qui permet d'examiner les structures internes de l'œil.

Opioïde: Substance opiacée de synthèse ou peptidique dont les effets sont similaires à ceux de l'opium sans y être chimiquement apparentés.[2]

Ordonnance: Directives d'un professionnel de la santé ayant pour objet les médicaments (préparation et administration), mais aussi les traitements médicaux, les examens diagnostiques et les soins.

Orgelet: Petite inflammation, rappelant par sa forme un grain d'orge, qui se développe sur le bord libre de la paupière, près de l'angle interne de l'œil.[1]

Orientation sexuelle: Attirance affective ou sexuelle qu'une personne éprouve pour l'un ou l'autre sexe. Elle peut être homosexuelle, hétérosexuelle ou bisexuelle.

Orientation vers la réalité: Technique de communication que l'on utilise pour faire prendre conscience au client, particulièrement à la personne âgée, du moment, du lieu et de la personne à qui il s'adresse.

Orthopnée: État anormal dans lequel une personne qui présente de la dyspnée en position horizontale doit utiliser plusieurs oreillers lorsqu'elle est couchée ou doit s'asseoir en maintenant les bras surélevés pour mieux respirer.

Osmolalité: Concentration moléculaire qu'ont les particules osmotiquement actives et qui sont contenues dans une solution (mesurée en osmoles).

Osmolalité sérique: Mesure de la concentration du plasma.

Osmole: Unité de mesure de la quantité d'une substance dans la solution sous forme de molécules ou d'ions, ou des deux.

Osmorécepteur: Récepteur qui est sensible aux variations de la pression osmotique sérique.

Osmose: Passage d'un solvant pur, comme l'eau, à travers une membrane semi-perméable d'un compartiment où la concentration en solutés est faible à un milieu où la concentration en solutés est plus importante.

Ostéoporose: Déminéralisation osseuse entraînant la fragilité de la masse osseuse (os poreux).

Otorhinolaryngologiste: Spécialiste de la branche de la médecine ayant pour objet l'étude de l'anatomie, de la physiologie et de la pathologie de l'oreille, du nez, de la gorge et de la région cervicofaciale dans son ensemble.[19]

Otoscope: Instrument qui permet d'inspecter le conduit auditif externe et le tympan.

Ototoxicité: Toxicité provoquant une lésion du nerf auditif.

Outil de dépistage de la détresse (ODD): Outil de dépistage qui sert à évaluer et à mesurer la détresse d'une personne par un score et qui permet d'intervenir de façon adéquate selon les besoins exprimés par la personne ou de la diriger vers une ressource appropriée.

Oxyhémoglobine: Hémoglobine liée à de l'oxygène.[53]

Oxymétrie pulsée: Méthode de mesure de la saturation du sang artériel en oxygène, à l'aide d'un sphygmooxymètre utilisant un système photoélectrique.[1]

P

$PaCO_2$: Pression partielle en gaz carbonique dans le sang artériel. Elle reflète l'amplitude de ventilation alvéolaire.

Pâleur: Manifestation résultant de la diminution de l'apport sanguin à la peau, normalement de teinte rosée, chez le client de race blanche. La pâleur ne se produit pas chez les clients dont la peau a une pigmentation foncée.

Pancréatite: Inflammation aiguë ou chronique du pancréas.[6]

PaO_2: Pression partielle en oxygène dans le sang artériel.

Paradigme: Représentation du monde, manière de voir les choses, modèle cohérent de vision du monde qui repose sur une base définie.[2]

Paraphimosis: Étranglement du gland du pénis par le collet préputial trop étroit, lorsque celui-ci a été ramené en arrière de la couronne.[42]

Parasomnie: Comportement indésirable qui survient surtout durant le sommeil, tel que les rêves, les cauchemars et le somnambulisme.

Parathormone (PTH): Hormone sécrétée par les glandes parathyroïdes. Elle agit sur le métabolisme phosphocalcique.

Parodontose: Mobilité de la dent dans l'os de la mâchoire qui peut, dans les cas les plus graves, aller jusqu'à la chute de la dent.[14]

Pathogénicité: Pouvoir des microorganismes de provoquer une maladie.

Peau de pigmentation foncée: Peau qui reste inchangée (ne pâlit pas) lorsqu'on applique une pression sur une protubérance osseuse, sans égard à l'ethnie du client.

Pectoriloquie aphone: Anomalie pulmonaire qui donne à la voix chuchotée un son clair et distinct à l'auscultation.

Pédiculose: Infestation de la peau par des poux, contagieuse et désagréable en raison de la démangeaison qu'occasionnent les morsures des poux, mais bénigne.

Pensée critique: Habileté intellectuelle active et organisée qui permet d'examiner méthodiquement son processus de pensée et celui des autres.

Peptide auriculaire natriurétique ou atrial (ANP): Hormone sécrétée par les cellules des oreillettes du cœur en réaction à l'étirement de celles-ci et à une augmentation du volume sanguin y circulant.

Perception de la douleur: Moment où une personne est consciente de la douleur, alors que les stimuli douloureux sont transmis du thalamus au cortex cérébral.

Percussion thoracique: Méthode d'examen clinique qui consiste à frapper la cage thoracique avec un doigt pour connaître l'état des parties sous-jacentes.

Percutané: Qualifie un mode d'administration de certains médicaments ou substances consistant en une application locale sur la peau, le produit diffusant dans tout l'organisme à partir de cette application.[6]

Perfusion: Introduction de solutions intraveineuses dans la circulation sanguine à l'aide d'une aiguille ou d'un cathéter.[6]

Périménopause (ou préménopause): Période qui précède la ménopause caractérisée par une période de dépression des ovaires ; celle-ci peut entraîner une insuffisance en progestérone seule ou une double insuffisance en progestérone et en œstrogènes.[2]

Période dite du jeune adulte: Période débutant à la fin de l'adolescence et se prolongeant jusqu'à la fin de la trentaine.

Période préscolaire: Période dans laquelle on situe l'enfant âgé de trois à cinq ans.

Période scolaire: Période qui commence quand l'enfant entre à l'école primaire, vers l'âge de six ans, et qui se termine à la puberté, vers l'âge de 12 ans.

Péristaltisme: Contractions normales de l'intestin grêle et du côlon faisant progresser le chyme vers le côlon descendant et l'anus.

Péritonite: Inflammation du péritoine.

Permanence de l'objet: Fait pour un enfant de comprendre qu'un objet ou une personne continue d'exister même s'il n'est pas dans son champ de perception.

Perte: Fait de n'avoir plus quelqu'un auprès de soi (par suite de mort, d'absence, d'abandon). La perte revêt diverses formes selon les priorités et les valeurs inculquées au sein de la sphère d'influence qui comprend la famille, les amis, la société et le milieu culturel.[1]

Perte associée à la maturité: Tout changement lié au processus de maturation ou au phénomène de vieillissement qui se produit normalement au cours de la vie.

Perte hydrique insensible: Perte en eau continuelle et imperceptible qui peut augmenter considérablement en présence de fièvre ou de brûlures par exemple.

Perte hydrique sensible: Perte en eau perceptible plus importante qui survient lorsqu'il y a un surplus de transpiration (diaphorèse).

Perte nécessaire: Perte inévitable qui accompagne les changements.

Perte perçue: Perte non tangible, comme la perte de confiance ou de prestige, que la personne est la seule à pouvoir définir.

Perte personnelle: Perte d'un être ou d'un objet significatif qui ne peut plus être vu, connu ou vécu et qui exige un processus de deuil pour s'y adapter.

Perte réelle: Perte d'un être ou d'un objet que la personne ne peut plus voir, sentir, entendre ou connaître et qui ne fait plus partie de sa vie.

Perte situationnelle: Perte qui concerne tout événement soudain, inattendu, circonscrit et imprévisible.

Pétéchies: Petites hémorragies superficielles qui apparaissent sur la peau et qui prennent la forme de minuscules taches rouges ou violacées.

pH: Unité de mesure de la concentration d'ions hydrogène (H^+) dans les liquides organiques.

Phagocytose: Processus d'englobement et de digestion par une cellule de particules solides ou d'autres cellules qu'elle trouve dans son milieu.[1]

Phanère: Toute formation épidermique apparente : ongles, poils, plumes.[1]

Pharmacocinétique: Étude du devenir d'un principe actif contenu dans un médicament dans l'organisme.[2]

Pharmacodynamie: Étude des effets des médicaments sur l'organisme.[6]

Pharmacothérapie: Ensemble des médicaments que prend un client. La pharmacothérapie a pour but la prévention, le diagnostic, le soulagement ou le traitement des maladies à l'aide de médicaments.[2]

Phénoménologie: Méthode axée sur l'expérience d'un phénomène spécifique et son étude à travers la perspective des gens qui se trouvent dans la situation visée.

Phlébite : Inflammation aiguë ou chronique d'une veine entraînant souvent la formation d'un caillot de sang qui oblitère le vaisseau ou qui migre à l'intérieur de celui-ci en provoquant une embolie.[1]

Phlyctène : Ampoule vésiculeuse remplie de sérosité, généralement transparente, qui s'amasse sous l'épiderme (à la suite d'une brûlure, d'une contusion ou avec certaines affections cutanées).[1]

Phosphate : Anion tampon qui participe à l'équilibre acidobasique.

Phosphore : Élément chimique de numéro atomique 15 que l'on retrouve à l'intérieur de l'organisme sous la forme de phosphate. Il est emmagasiné dans le squelette et il est impliqué dans de nombreux métabolismes extraosseux.

Physiothérapie respiratoire : Ensemble de thérapies utilisées pour mobiliser les sécrétions pulmonaires.

Pigmentation : Accumulation de pigments qui donne sa couleur à la peau. Elle peut être normale ou non.

Plaie : Perturbation de la structure anatomique normale et de sa fonction résultant de processus pathologiques ou d'interventions (p. ex., une chirurgie) amorcés à l'intérieur ou à l'extérieur de l'organe touché (synonyme de lésion).

Plan de soins et de traitements infirmiers (PSTI) : Document écrit servant de ligne directrice pour les soins du client et documentant ses besoins en matière de soins de santé.

Plan thérapeutique infirmier (PTI) : Le PTI dresse le profil clinique évolutif des problèmes et des besoins prioritaires du client et fait état des directives infirmières données. L'infirmière consigne au dossier de chaque client le plan thérapeutique infirmier qu'elle détermine ainsi que les ajustements qu'elle y apporte selon l'évolution clinique du client et l'efficacité des soins et des traitements qu'il reçoit.

Plans de soins standardisés : Lignes directrices préliminaires suivies pour prendre soin des clients qui présentent des problèmes de santé semblables.

Pneumonie : Inflammation des poumons causée le plus souvent par une infection ou, rarement, par un agent irritant chimique ou physique ; désigne les infections pulmonaires causées par des bactéries, des virus, des germes atypiques, des mycoses ou d'autres parasites.[2]

Pneumonie orthostatique : Inflammation et infection des poumons causées par la stase ou l'accumulation de sécrétions.

Poids normal : Poids de l'organisme qui traduit un équilibre entre les tissus maigres et les tissus adipeux. Pour la plupart des individus, on peut décrire le poids normal comme un indice de masse corporelle se situant entre 18,5 et 25.

Point d'impulsion maximale (PIM) : Région située sur la paroi thoracique antérieure, entre le quatrième et le cinquième espace intercostal, sur la ligne médioclaviculaire gauche. Elle est aussi connue sous le nom de choc apexien.

Point de suture : Fil dont on se sert pour réunir les tissus. La soie, le coton, le lin, le métal et le nylon sont les divers matériaux utilisés pour effectuer les points de suture.

Poison : Substance qui a un effet délétère sur la santé ou qui menace la vie lorsqu'il est ingéré, inhalé ou absorbé par le corps.

Pollakiurie : Miction très fréquente ne correspondant pas nécessairement à une augmentation du volume total de la quantité d'urine éliminée.

Polygone de sustentation : Surface virtuelle comprise entre les points d'appui des deux pieds pendant la station debout, à l'intérieur de laquelle doit se projeter le centre de gravité du corps pour qu'il n'y ait pas de déséquilibre ou de chute.[1]

Polype : Excroissance de tissus anormaux. Généralement, il s'agit de tumeurs bénignes.

Polypharmacie : Prise de plusieurs médicaments, prescrits ou non, pour tenter de traiter plusieurs troubles simultanément.

Polyphénols : Famille de molécules organiques largement présente dans le règne végétal. Ils sont caractérisés par la présence de plusieurs groupements phénoliques associés en structures plus ou moins complexes. Ces composés, qui ont un grand pouvoir antioxydant, sont les produits du métabolisme secondaire des plantes.[2]

Polysomnogramme nocturne : Étude de laboratoire faisant intervenir des électroencéphalographies, des électromyographies et des électrooculographies pour surveiller les stades de sommeil et de veille durant le sommeil nocturne, afin d'établir un diagnostic de trouble du sommeil.

Polyurie : Élimination excessive d'urine.

Pont de Varole : Partie centrale et renflée du tronc cérébral située entre le mésencéphale et le myélencéphale.[2]

Porteur : Personne ou animal asymptomatique (hôte) transporteur d'agents pathogènes, à la surface ou à l'intérieur de son corps, qui peuvent être transmis à d'autres.

Posologie : Dosage de la médication à prescrire selon chaque client.[1]

Postulat : Proposition que l'on demande d'admettre avant un raisonnement, que l'on ne peut démontrer et qui ne saurait être mise en doute.[6]

Posture : Position du corps par rapport à l'espace environnant. La posture est régulée par le système nerveux et exige la coordination de la proprioception et de l'équilibre

Potassium : Élément chimique de numéro atomique 19, principal cation du compartiment intracellulaire qui participe à de nombreuses réactions biochimiques.

Pouls déficitaire : Manifestation caractérisée par un pouls radial plus lent que le pouls apical parce que les contractions ne réussissent pas à propulser les ondes de pression jusqu'à la périphérie.

Pouls radial : Pouls palpable à l'artère radiale. Avec l'artère carotidienne, c'est l'un des sites où le pouls périphérique se prend le plus facilement.

PQRSTU : Méthode mnémonique fréquemment utilisée pour décrire la douleur. Le P permet de reconnaître les facteurs qui l'ont provoquée ou palliée (soulagée) ; le Q fournit de l'information à la fois sur sa qualité et sur sa quantité [de 0 (aucune douleur) à 10 (douleur insupportable)] ; le R renseigne sur la région et les zones d'irradiation ; le S renseigne sur sa sévérité (son intensité) ou sur la présence de signes et de symptômes associés ; le T se rapporte au temps (début et durée) ; le U permet de vérifier la signification qu'elle a pour le client ou les facteurs susceptibles de l'influencer (*understand*), ainsi que de s'informer de l'efficacité du dernier analgésique.[54]

Pratique fondée sur des résultats probants : Intégration des résultats de recherche les plus significatifs provenant surtout de travaux de chercheurs en pratique clinique, afin de donner les meilleurs soins aux clients.

Préadolescence : Période de transition entre l'enfance et l'adolescence.

Préjudice : Acte ou événement le plus souvent contraire au droit ou à la justice, nuisible aux intérêts de quelqu'un.[1]

Préjugé : Cliché ou idée fausse par lequel on présuppose que toutes les personnes appartenant à un groupe culturel particulier sont semblables et partagent les mêmes traits et valeurs.

Premier passage hépatique : Transport de la substance active par la veine porte vers le foie avant d'atteindre la circulation systémique. La substance active peut ainsi subir une métabolisation hépatique présystémique avant d'atteindre la circulation générale.[2]

Première intention : *Voir* **Cicatrisation par première intention**.

Presbyacousie : Perte progressive de l'audition liée à l'âge, bilatérale et symétrique, surtout dans les fréquences élevées.[2]

Presbytie : Diminution progressive de la capacité de voir de façon détaillée les objets rapprochés causée par une diminution de l'accommodation.

Présence authentique : Attitude adoptée par l'intervenant pour entrer en contact de façon unifiée, intégrée et congruente avec son client.[55]

Pression artérielle : Force du cœur lorsqu'il propulse le sang contre les parois d'une artère.

Pression de fermeture des capillaires : Pression nécessaire pour comprimer les capillaires.

Pression diastolique : Plus faible pression exercée par le sang qui demeure dans les artères lorsque les ventricules sont dans leur phase de repos.

Pression différentielle : Différence entre la pression systolique et la pression diastolique.

Pression hydrostatique : Pression exercée par un liquide (p. ex., le plasma) sur les parois d'un conduit (p. ex., un vaisseau sanguin) qui le contiennent.

Pression oncotique : Pression exercée par les protéines (l'albumine) et ayant pour effet de retenir le liquide dans le compartiment intravasculaire.

Pression osmotique : Force d'aspiration pour l'eau selon le nombre de molécules présentes dans la solution.

Pression systolique : Plus forte pression exercée contre la paroi des artères au moment de l'éjection du sang (phase de contraction des ventricules).

Prévalence : Nombre de cas de maladie ou de personnes malades ou de tout autre événement tel qu'un accident, existant ou survenant dans une population déterminée, sans distinction entre les cas nouveaux et les cas anciens, soit à un moment précis, soit au cours d'une période donnée.[1]

Privation sensorielle : Phénomène qui survient lorsque la qualité ou la quantité des stimulations que reçoit une personne est insuffisante.

Probiotique : Microorganisme vivant incorporé dans certains aliments, comme le yogourt, et qui contribue à la santé de la flore intestinale lorsqu'il est ingéré en quantité adéquate.

Processus de recherche : Série ordonnée d'étapes qui permet au chercheur de se baser sur une question de recherche pour en arriver à des résultats.

Processus de soins : Plan d'interventions interdisciplinaire qui comprend des interventions de première importance et les résultats escomptés pour une période déterminée.

Proche aidant : Personne qui donne son temps pour prendre soin d'une personne de son entourage. Cette dernière peut être un membre de la famille ou un ami qui a des problèmes de santé ou qui suit le processus normal du vieillissement.[56]

Produit de nettoyage enzymatique: Détergent qui fractionne les graisses en résidus solubles dans l'eau et qui a pour propriété de provoquer la lyse des bactéries.

Produits de santé naturels (PSN): Produits utilisés pour prévenir, diagnostiquer ou traiter les maladies, pour rétablir ou restaurer une fonction ou pour conserver ou améliorer la santé; ils proviennent de plantes, d'animaux ou de microorganismes.[9]

Programme de rééducation intestinale: Établissement d'un horaire quotidien que le client doit suivre en essayant d'aller à la selle chaque jour à la même heure et en prenant des mesures qui favorisent la défécation. Le client acquiert ainsi la maîtrise du réflexe de défécation.

Prolapsus: Chute d'un organe, d'une partie d'organe ou d'un tissu par suite du relâchement de ses moyens de fixation.[6]

Promédicament: Substance médicamenteuse dont le principe actif a besoin d'être transformé par les enzymes situées dans les cellules (du foie, essentiellement) pour produire une action thérapeutique efficace.[6]

Promotion de la santé: Processus qui confère aux populations les moyens d'assurer un plus grand contrôle sur leur propre santé et d'améliorer celle-ci.[32]

Pronation: Mouvement de rotation de l'avant-bras qui amène la paume de la main de l'avant vers l'arrière, ou du haut vers le bas (par opposition à supination).[6]

Proprioception: Ensemble des récepteurs, des voies et des centres nerveux impliqués dans la perception, consciente ou non, de la position relative des parties du corps.[2]

Prostaglandine: Substance libérée lorsque des cellules locales sont lésées.

Protéine complète: Protéine alimentaire qui fournit à l'organisme une proportion adéquate des neuf acides aminés essentiels.

Protéine incomplète: Protéine alimentaire qui fournit à l'organisme une proportion insuffisante de un ou plusieurs des neuf acides aminés essentiels. Synonyme: protéine de faible valeur biologique.

Protéine sérique: Protéine contenue dans le sérum.[2]

Protéinurie: Présence de protéines dans l'urine, l'albumine notamment.

Protéolyse: Dégradation des protéines sous l'effet d'enzymes au cours du métabolisme.[42]

Protocole: Plan écrit qui détaille les procédures à suivre afin de prodiguer des soins particuliers à un client, en présence d'une situation ou d'un état clinique précis, comme les soins postopératoires.

Protrusion: État anormal d'un organe (ou d'une partie d'un organe) poussé en avant à la suite d'un processus pathologique (affection quelconque).[14]

Prurit: Trouble de fonctionnement des nerfs cutanés, provoquant des démangeaisons, causé par une affection de la peau ou par une pathologie générale. On distingue plusieurs variétés de prurit selon la zone anatomique concernée.[14]

Psoriasis: Maladie de la peau, rebelle et longue, qui se caractérise par des plaques rouges et bien délimitées, contenant des papules et des squames (sorte de petites écailles de peau).[14]

Ptose: Descente ou placement anormalement bas d'un organe.[6]

Puberté: Période qui marque le passage de l'enfance à l'adolescence. Renvoie à la maturation de la fonction de reproduction. *Voir aussi* **Adolescence**.

Puissance (ou teneur): Concentration de la substance active dans une préparation médicamenteuse.

Pureté: Notion qui concerne la concentration des substances actives dans les médicaments.

Purulent: Qualité d'un écoulement qui contient du pus et présente une couleur jaune, verte ou brune, selon le microorganisme responsable.

Pyélonéphrite: Infection des voies urinaires supérieures.

Pyrexie: État qui se manifeste lorsque les processus de perte de chaleur ne sont pas en mesure de s'adapter à la surproduction de chaleur qui entraîne une température corporelle anormalement élevée. Cet état résulte d'une variation du seuil de thermorégulation hypothalamique.

Pyurie: Présence de pus et de leucocytes altérés dans l'urine.[2]

R

Radiothérapie: Méthode thérapeutique fondée sur l'action des radiations, lumineuses ou autres, et particulièrement des rayons X. Les radiations sont utilisées pour détruire les cellules cancéreuses en bloquant leur capacité à se multiplier.

Raisonnement diagnostique: Processus qui permet à l'infirmière d'interpréter les comportements et les signes physiques de son client, ainsi que les symptômes rapportés par celui-ci, et qui s'appuie sur les habiletés de pensée critique.

Rapport: Communication de renseignements cliniques pertinents à propos des clients afin que tous les membres de l'équipe puissent prendre les bonnes décisions au sujet des soins qu'ils prodiguent et assurer une continuité de surveillance clinique.

Rapport de relève: Rapport que doivent faire les infirmières, à la fin de chaque quart de travail, aux infirmières du service suivant. Ce rapport porte sur les clients dont elles s'occupaient, et son objectif est d'assurer la continuité des soins prodigués.

Rapport de transfert: Rapport servant à favoriser la continuité des soins lorsqu'un client est transféré d'une unité à une autre afin de recevoir des soins différents.

Rayonnement: Transfert de la chaleur de la surface d'un objet à la surface d'un autre objet sans contact direct entre les deux.

Réaction anaphylactique: Réaction aiguë caractérisée par une constriction subite des muscles bronchiques, ainsi que d'un œdème du pharynx et du larynx, avec respiration sifflante et essoufflement, habituellement causée par un allergène.

Réaction de lutte ou de fuite: Augmentation d'énergie mentale et physique et présence d'une vigilance accrue, qui préparent la personne à combattre ou à fuir un agent stressant.

Réaction idiosyncrasique: Réaction imprévisible, parfois grave, qu'un médicament peut provoquer chez un individu.[57]

Réaction indésirable: Effet nocif sur la santé qui a été provoqué par l'administration d'un médicament, par un examen diagnostique ou par une intervention thérapeutique.

Réaction inflammatoire: Réaction vasculaire et cellulaire protectrice qui neutralise les agents pathogènes et répare les cellules.

Récepteur: En communication, personne qui reçoit et décode le message de l'émetteur.

Recherche qualitative: Étude des phénomènes qui accorde la plus grande importance à la perspective des participants. Tous les phénomènes d'intérêt pour la science infirmière se prêtent à une étude qualitative.

Recherche quantitative: Étude de phénomènes ou de concepts par leur mesure précise et leur quantification.

Réconfort: Sentiment de calme physique et émotif éprouvé par le client à qui l'infirmière témoigne sa considération positive et son appui, notamment par l'exécution compétente et non brusque d'une méthode de soins et par la prise en compte de ses inquiétudes.

Rectocèle: Prolapsus du rectum dans le vagin.

Référent: Élément qui motive une personne à communiquer avec une autre.

Réflexe de défécation: Étirement involontaire de la paroi rectale permettant l'expulsion des fèces.

Réflexe oculogastrique: Réflexe pouvant expliquer l'apparition de nausées et de vomissements après une lésion ou une chirurgie ophtalmologiques.

Réflexion: Processus qui consiste à penser à un événement ou à se rappeler un événement pour en déterminer le sens et la valeur.

Reflux: Passage d'un liquide dans un conduit naturel dans le sens opposé au sens physiologique.[1]

Relaxation musculaire progressive (ou technique de Jacobson): Technique qui vise à amener le client à se détendre et à réduire efficacement les tensions dans tout son organisme. Il s'agit de la réduction de l'activité cognitive ou mentale principalement par la concentration sur la contraction et la relaxation du muscle.

Religion: Système de croyances organisées qui établissent un rapport particulier avec une divinité.[58]

Réminiscence: Rappel du passé.

Renforcement: Utilisation d'un stimulus qui augmente la probabilité d'apparition d'une réaction.

Rénine: Hormone (enzyme protéolytique) produite par les reins. Son rôle principal est la régulation du débit sanguin et en conséquence de la pression artérielle en présence d'une diminution du volume sanguin, comme dans les cas de déshydratation ou d'hémorragie.[59]

Repos: État de relaxation mentale et de calme physique sans anxiété.

Réseau local de services: Composé d'un nouvel établissement appelé centre de santé et de services sociaux (CSSS), il assure de façon continue, à la population du territoire de ce réseau, l'accès à une large gamme de services de santé et de services sociaux généraux, spécialisés et surspécialisés.[5]

Résection: Ablation, en totalité ou en partie, d'un organe ou d'un tissu malade en conservant ou en rétablissant la fonction de l'appareil dont il fait partie.[1]

Résidu postmictionnel: Quantité d'urine qui demeure dans la vessie après une miction.

Résilience: Aptitude à s'adapter, à réussir à vivre et à se développer positivement en dépit de circonstances défavorables et de stress.[2]

Résistance aérienne: Facilité avec laquelle l'air inspiré pénètre dans les voies respiratoires anatomiques appelées arbre trachéobronchique.

Résolution de problèmes : Méthode qui consiste à recueillir et à utiliser des renseignements dans le but de trouver des solutions logiques, lorsque les résultats obtenus et les résultats prévus divergent.

Responsabilité : Fiabilité et constance de fonctionnement, capacité de faire la distinction entre le bien et le mal.

Responsabilité professionnelle : Ensemble des responsabilités que le professionnel peut encourir dans l'exercice de sa profession, à savoir la responsabilité disciplinaire, la responsabilité civile et la responsabilité pénale.[19]

Résultat escompté : Résultat décrivant de façon précise, observable et mesurable la réaction d'un client à la suite des interventions de soins. Un résultat escompté est un objectif particulier qui conduit à l'atteinte d'un objectif plus global et à la résolution du problème de soins infirmiers.

Résultats probants : Résultats de recherche les plus significatifs provenant surtout des travaux de chercheurs en pratique clinique afin de donner les meilleurs soins aux clients.

Rétention urinaire : Accumulation importante d'urine résultant d'une incapacité à vider adéquatement la vessie.

Retour capillaire : Temps que prend le lit unguéal à retrouver sa couleur initiale après y avoir exercé une pression.

Rétroaction : En communication, réponse du récepteur ; elle indique si le message de l'émetteur a été compris.

Rétropéritonéal : Qui est situé derrière le péritoine.

Rétrosternal : Qui est localisé derrière le sternum.[6]

Rituel : Acte toujours pratiqué dans les mêmes circonstances, qui n'a pas d'utilité technique immédiate, mais une signification symbolique.

Rôle de malade : Comportement du client auquel s'attendent son entourage et la société.

Rôle sexuel : Expression publique de l'identité sexuelle se manifestant par un ensemble d'attitudes et de comportements considérés comme normaux pour les membres d'un sexe à l'intérieur d'une culture donnée.

Ronchi : Bruit respiratoire comparé à un ronflement.

Rythme circadien : Cycle biologique diurne-nocturne réparti sur 24 heures.

S

Saccharides : Unités de base des glucides.

Sanguinolent : Qui est teinté, infiltré de sang frais.[1]

Santé : État de complet bien-être physique, mental et social qui ne consiste pas seulement en une absence de maladie ou d'infirmité.[32]

Santé holistique : *Voir* **Conception holistique.**

Santé sexuelle : Processus continu de bien-être physique, psychologique et socioculturel lié à la sexualité. Elle ne se limite pas à l'absence de dysfonctions, de maladies ou de difformités.

SaO_2 : Saturation du sang artériel en oxygène.

Saturomètre (ou sphygmooxymètre) : Appareil de mesure de la saturation du sang artériel en oxygène.

Savoir-être : Capacité de produire des actions et des réactions adaptées à l'environnement humain et écologique. Cette capacité s'acquiert en partie par la connaissance de savoirs spécifiques.[2]

Savoir-faire : Compétence acquise par l'expérience dans les problèmes pratiques, dans l'exercice d'un métier.[6]

Scintigraphie : Procédé d'investigation reposant sur le phénomène de scintillation, consistant à introduire dans l'organisme une substance radioactive ayant une affinité particulière pour l'organe qu'on veut examiner, puis à repérer, à l'aide d'un appareil, la répartition de la radioactivité dans cet organe afin de voir son état.[1]

Sclère : Membrane externe, fibreuse et résistante, formant le blanc de l'œil.[4]

Scoliose : Déviation latérale de la colonne vertébrale.

Sébum : Produit de sécrétion des glandes sébacées de la peau, formé d'un mélange de corps gras et de matières protéiques provenant des débris des cellules sécrétrices.[1]

Sécurité : Évaluation attentive des risques et des bienfaits des médicaments tout au long de leur cycle de vie, depuis la phase précédant l'homologation jusqu'à leur utilisation.[32]

Sédatif : Substance qui a une action dépressive sur le système nerveux central et qui entraîne un apaisement, une relaxation, une réduction de l'anxiété, une somnolence, un ralentissement de la respiration, une démarche chancelante, des troubles du jugement et une diminution des réflexes.[2]

Segmentation : Mécanisme intestinal qui permet de mélanger le chyme pour continuer de décomposer les aliments en vue de la digestion.

Septicémie : Propagation de microorganismes pathogènes dans la circulation sanguine et les reins.

Septum nasal : Cloison médiane séparant les cavités nasales (narines).[2]

Séreux : Qui concerne le sérum sanguin.[1]

Sérosité : Liquide séreux semblable au sérum sanguin.[1]

Serviettes uniservices : Débarbouillettes préhumectées dans un mélange d'eau et de nettoyant ne nécessitant pas de rinçage et regroupées dans une trousse spécialement préparée. La trousse est chauffée au four à micro-ondes avant usage, puis l'infirmière utilise une débarbouillette différente pour chaque partie du corps du client.

Seuil de douleur : La plus faible intensité de stimulation que produit une douleur.

Seuil de tolérance : La plus importante intensité de stimulation douloureuse que le client est prêt à tolérer.

Sexe (domaine biologique) : Ensemble des caractéristiques anatomiques et des éléments fonctionnels distinguant le mâle de la femelle.[19]

Signe de Chvostek : Contraction de la joue et de la partie médiane de la lèvre supérieure, en réponse à la percussion par le marteau à réflexes.[2]

Signe de Homans : Douleur dans le mollet pendant la flexion du pied vers la jambe, caractéristique de la formation d'un caillot de sang (thrombose) dans une veine du pied.[4]

Signe de Trousseau : Contractions des fléchisseurs du carpe et des phalanges, et du muscle extenseur des doigts faisant suite à la mise en place d'un brassard gonflé au-dessus de la pression systolique afin d'occlure l'artère brachiale.[2]

Signes vitaux : Données les plus fréquemment obtenues par les professionnels de la santé. Ce sont la température, le pouls, la pression artérielle, la fréquence respiratoire et la saturation du sang artériel en oxygène. Comme indicateurs de l'état de santé, ces mesures révèlent, entre autres, l'état des fonctions circulatoire et respiratoire.

Socialisation : Processus qui permet à l'enfant de développer sa capacité de fonctionner de manière acceptable selon les valeurs de la société où il évolue.

Sodium : Élément chimique de numéro atomique 11, il est le cation le plus abondant (90 %) du LEC. Il participe à de multiples réactions biochimiques telles que l'équilibre acidobasique et le métabolisme de l'eau.

Soin supplétif : Soin ou service qui est destiné à venir en aide aux proches aidants en leur offrant une courte période de répit pour qu'ils puissent se reposer, faire des courses, prendre des vacances ou vaquer à d'autres occupations.

Soins ambulatoires : Soins offerts à une personne ne nécessitant pas d'hospitalisation, mais un séjour d'une courte durée variant de quelques heures à un jour.

Soins génériques : Soins propres aux pratiques culturelles populaires et aux médecines traditionnelles.

Soins infirmiers gériatriques : Art et pratique de nourrir, de soigner et de réconforter les personnes âgées plutôt que le simple traitement des maladies qui les touchent.

Soins infirmiers gérontologiques : Branche des soins infirmiers qui se préoccupe de l'évaluation de la santé et de l'état fonctionnel des personnes âgées, du diagnostic infirmier, de la planification et de la mise en œuvre de soins et de services de santé afin de répondre à leurs besoins spécifiques et d'évaluer l'efficacité des soins qu'on leur prodigue.

Soins infirmiers liés à la prévention : Soins visant la promotion de la santé et la prévention des maladies.

Soins infirmiers périopératoires : Soins infirmiers prodigués avant (préopératoires), pendant (peropératoires) et après (postopératoires) la chirurgie.

Soins infirmiers transculturels : Soins culturellement cohérents, c'est-à-dire qui correspondent aux valeurs et croyances du client.

Soins professionnels : Soins qui relèvent de la médecine occidentale.

Soins transculturels d'adaptation : Soins qui consistent à trouver un compromis entre les soins génériques et les soins professionnels. L'infirmière discute alors avec le client, sa famille et l'équipe de soins de la meilleure manière de concilier les deux.

Soins transculturels de préservation (ou de maintien) : Soins qui consistent à adapter sa pratique afin de respecter la culture du client ou à s'abstenir d'intervenir lorsque les soins génériques parviennent à préserver ou rétablir la santé.

Soins transculturels de restructuration : Soins qui consistent à encourager le client à abandonner une pratique malsaine et à l'aider à s'adapter aux soins professionnels requis.

Soluté : Solution obtenue par la dissolution d'une substance solide (p. ex., un médicament) dans un solvant.

Solution : Masse donnée de substance solide dissoute dans un volume connu de liquide, ou volume donné de liquide mélangé à un volume connu d'un autre liquide.

Solution acide : Liquide contenant un corps dissous dont le pH est inférieur à 7.[14]

Solution alcaline : Liquide contenant un corps dissous dont le pH est supérieur à 7.[14]

Solution hypertonique : Solution ayant une osmolalité supérieure à celle du plasma sanguin qui entraîne le liquide hors des cellules dans le LEC.

Solution hypotonique : Solution ayant une osmolalité inférieure à celle du plasma sanguin qui fait passer le liquide dans les cellules, entraînant une hypertrophie cellulaire (augmentation du volume de la cellule).

Solution isotonique : Solution qui présente la même osmolalité que le plasma sanguin et augmente le volume de liquide organique sans que celui-ci ne passe d'un compartiment à l'autre.

Solution neutre : Liquide contenant un corps dissous qui a un pH de 7.

Solvant : Solution dans laquelle un soluté est dissous.

Sommeil : État physiologique normal et périodique caractérisé essentiellement par la suspension de la vigilance, la résolution musculaire, le ralentissement de la circulation et de la respiration, et par l'activité onirique.[13]

Sommeil lent : Période comportant 4 stades par cycle de 90 minutes pendant laquelle le sommeil devient de plus en plus profond.

Sommeil paradoxal : Phase se situant à la fin de chaque cycle de 90 minutes où se produit la consolidation de la mémoire et la restauration psychologique d'un individu.

Somnifère : Médicament qui provoque le sommeil. On emploie aussi le terme hypnotique.

Somniloquie : Émission de sons plus ou moins bien articulés pendant le sommeil.[6]

Somnolence diurne excessive : Symptôme que présente le plus souvent le client atteint d'apnée obstructive du sommeil en raison d'un manque considérable de sommeil profond.

Souffle cardiaque : Bruit battant et soufflant soutenu, entendu au début, au milieu ou à la fin de la phase systolique ou diastolique.

Soutien social : Ressources personnelles et environnementales qui peuvent agir à titre de modérateurs de stress et contribuer à affaiblir le processus de stress sur plusieurs plans.

Sphincter urétral externe : Muscle situé à peu près à mi-chemin de l'urètre qui permet de commander le début de la miction et le débit de l'urine. Ce sphincter est sous maîtrise volontaire.

Sphincter urétral interne : Bande de muscles, située à la base de la vessie, qui empêche l'urine de s'échapper de la vessie. Ce sphincter n'est pas sous maîtrise volontaire.[60]

Sphygmomanomètre : Appareil de mesure de la pression artérielle constitué d'un manomètre à pression, d'un brassard de compression contenant un sac gonflable et d'une poire à pression munie d'une soupape permettant de gonfler le sac.

Spiritualité : Caractéristique inhérente à l'être humain. Elle comprend communément les dimensions de sens, de transcendance, de foi et de croyance, les attitudes à l'égard de la vie et de la mort, les valeurs, les relations et l'élargissement de la conscience.[61]

Spiromètre : Appareil qui permet au client de faire des exercices respiratoires favorisant l'expansion de ses poumons.[1]

Splénomégalie : Hypertrophie de la rate.

SpO_2 : Saturation pulsatile en oxygène.

Stade des opérations concrètes : Stade qui s'étend de l'âge de 7 à 11 ans. Pendant cette période, l'enfant construit une structure intellectuelle lui permettant de manipuler des opérations mentales de façon logique.[2]

Stade opérationnel formel : Stade au cours duquel l'adolescent améliore son aptitude à résoudre des problèmes à l'aide d'opérations logiques. Il peut réfléchir de façon abstraite et formuler des hypothèses.

Stade préopératoire : Stade qui s'étend de l'âge de deux à six ans et dont la principale caractéristique est l'égocentrisme.[2]

Stade sensorimoteur : Stade qui s'étend de la naissance à deux ans. À ce stade, les constructions intellectuelles de l'enfant s'effectuent en s'appuyant exclusivement sur des perceptions et des mouvements.[2]

Stase : Lenteur ou arrêt de la circulation sanguine ou de l'écoulement d'un liquide ou d'une matière organique.[1]

Stase urinaire : Accumulation d'urine dans le bassinet du rein avant qu'elle ne s'écoule dans les uretères.

Stase veineuse : Arrêt, stagnation du sang circulant dans les veines.[6]

Sténose : Rétrécissement de la lumière d'un canal ou d'un orifice.

Stéréognosie : Fonction sensorielle qui permet de percevoir la forme et le volume des objets en utilisant la sensibilité tactile, la sensibilité aux pressions et la sensibilité profonde.[1]

Stérilisation : Élimination complète ou destruction de tous les microorganismes (y compris les bactéries sporulées).

Stomatite : Inflammation de la muqueuse buccale.[1]

Stomie : Ouverture artificielle, temporaire ou permanente, dans la paroi abdominale.

Strabisme : Déficience visuelle résultant d'un mauvais parallélisme des axes optiques, le client ne regardant qu'avec un seul œil, presque toujours le même.

Stratégies de communication thérapeutique : Approches particulières qui encouragent l'expression de sentiments et d'idées et qui transmettent l'acceptation et le respect de l'infirmière.

Substance contrôlée : Substance qui influe sur l'esprit ou sur le comportement, qui doit être conservée sous clé et qui nécessite un décompte afin de contrôler son utilisation.

Substance P : Neuropeptide qui, entre autres fonctions possibles, semble constituer un transmetteur spécialisé dans l'acheminement de l'information nociceptive, à partir des nerfs périphériques jusqu'au système nerveux central.

Substance réticulée activatrice (SRA) : Groupe de neurones contenus dans le tronc cérébral et servant à la transmission de tous les stimuli sensoriels se dirigeant vers le cortex cérébral.

Supination : Mouvement de rotation externe de l'avant-bras, amenant la paume de la main de l'arrière vers l'avant (quand le bras est en position verticale) ou du bas vers le haut (quand le bras est en position horizontale), par opposition à la pronation.[6]

Surcharge de rôle : Situation qui survient lorsque l'individu doit assumer trop de responsabilités, par exemple pendant la maladie ou des phases de changement.

Surcharge liquidienne : Présence excessive de liquide causée par un déséquilibre hydrique entre les ingesta et les excreta.

Surcharge sensorielle : Phénomène qui survient lorsqu'une personne reçoit de nombreux stimuli sensoriels et qu'elle est incapable d'ignorer la perception de certains stimuli, ni de les isoler.

Surdité de transmission : Surdité causée par un excès de cérumen dans le conduit auditif.

Surfactant : Liquide produit par les cellules alvéolaires, composé de phospholipides, et qui tapisse la face interne des alvéoles pulmonaires. Il maintient la tension à la surface des alvéoles et les empêche de s'affaisser.

SvO_2 : Saturation du sang veineux mélangé en oxygène.

Symphyse pubienne : Articulation qui unit les deux lames du pubis, c'est-à-dire les deux extrémités situées en avant des deux os iliaques (les os principaux du bassin).[14]

Symptomatique : Qui concerne les symptômes d'une maladie.[1]

Synapse : Région de contact de deux neurones. Site de transfert d'information entre deux neurones (cellules nerveuses).[13]

Synarthrose : *Voir* **Articulation fixe**.

Syncope : Perte de connaissance brutale et complète, généralement brève, avec état de mort apparente, causée par la cessation momentanée des fonctions cérébrales en raison de l'interruption de l'arrivée du sang artériel au cerveau.[1]

Syndrome du compartiment (Syndrome des loges) : Ensemble de symptômes qui apparaissent quand la pression (interstitielle) à l'intérieur d'une loge musculaire est plus importante que la pression capillaire (à l'intérieur des minuscules vaisseaux).[14]

Syndrome général d'adaptation (SGA) : Ensemble de réactions de défense de l'organisme provoquées par un agent stressant et qui permettent de faire face à une menace.

Syndrome urémique : Augmentation des déchets azotés dans le sang et déséquilibre hydroélectrolytique.

Système nerveux sympathique (SNS) : Partie du système nerveux autonome qui contrôle une grande partie des activités inconscientes du corps humain (battements du cœur, contraction des muscles lisses). Il met l'organisme en état d'alerte et le prépare à l'activité physique et intellectuelle.[14]

Système rénine-angiotensine-aldostérone (SRAA) : Ensemble physiologique hypertenseur. Il provoque la constriction des vaisseaux, fait augmenter la pression artérielle et stimule la sécrétion d'aldostérone (qui réduit l'élimination de l'eau et du sodium).[14]

Système réticulé activateur (SRA) : Système situé dans le tronc cérébral supérieur qui contiendrait des cellules spéciales entretenant la vigilance et l'état de veille.

Systémique : Qualifie une infection qui atteint tout l'organisme, et non un seul organe ou une partie du corps, et qui peut être mortelle.

T

Tache de Bitot : Tache apparaissant au cours d'une affection oculaire : la kératomalacie.[14]

Tache de Morgan : Papule rouge rubis.

Tachycardie : Fréquence cardiaque élevée, supérieure à 100 battements par minute.

Tachypnée : Ventilation pulmonaire accélérée.[2]

Tampon : Substance ou ensemble de substances qui peut absorber ou libérer des ions hydrogène (H^+) pour corriger le déséquilibre acidobasique.

Tampon physiologique : Organe qui maintient constant le degré d'acidité (pH) dans l'organisme (chacun des deux poumons et des deux reins).[4]

Taux d'hospitalisation : Rapport, pour une période donnée, du nombre annuel moyen d'hospitalisations en soins physiques de courte durée, selon le diagnostic principal, à la population totale au milieu de la même période.[62]

Taux de divortialité : Nombre de divorces prononcés pendant une année, par rapport à la population totale dans la société.[2]

Taux de nuptialité : Rapport des mariages d'une année à la population moyenne durant cette année.[19]

Taxinomie : Classification, suite d'éléments formant des listes qui concernent un domaine, une science. Dans l'usage, le terme *taxonomie* s'est implanté comme synonyme de *taxinomie*.[6,19]

Tégument : Tout ce qui sert à couvrir, à envelopper. La peau est le tégument du corps de l'homme et des animaux.[63]

Température centrale : Température prise à l'intérieur de l'organisme, à partir d'un organe.

Temps de transit : Temps de séjour du chyme ou des médicaments dans le tractus gastro-intestinal.

Tenue de dossier : Rédaction de matériel manuscrit ou imprimé permettant de constituer un dossier faisant état des services cliniques professionnels rendus.

Test au gaïac : Test de laboratoire qui consiste à mesurer les quantités microscopiques de sang dans les fèces.

Test d'Allen : Test utilisé pour évaluer s'il y a oblitération artérielle de l'artère radiale ou de l'artère cubitale.

Test de densité relative de l'urine : Test servant à mesurer le degré de concentration de l'urine et à évaluer la capacité des reins à conserver et à éliminer le liquide.

Théories non stochastiques : Théories qui soutiennent que l'apparition des changements dus au vieillissement est prédéterminée par des mécanismes à l'intérieur de l'organisme.

Théories stochastiques : Théories qui soutiennent que le vieillissement est attribuable à un dommage aléatoire qui s'accumule avec le temps.

Théorisation ancrée : Méthode de collecte et d'analyse de données qualitatives dont le but consiste à concevoir des théories bien ancrées dans le monde des observations.

Thérapie par cristalloïdes : Thérapie intraveineuse consistant en l'administration de liquides et d'électrolytes.

Thérapie par la validation : Méthode de communication utilisée avec les personnes âgées confuses. Dans le cadre de cette approche, les affirmations et les comportements de la personne âgée confuse ne sont pas remis en cause, mais plutôt acceptés comme le résultat d'un besoin ou d'un sentiment intérieur. En étant à l'écoute de la personne âgée et en validant ce qu'elle exprime, l'infirmière communique du respect, du réconfort et de la compréhension.

Thermolyse : Phénomène par lequel l'organisme dissipe les surplus de chaleur et maintient la température interne stable.[2]

Thermorégulation : Maintien de l'équilibre entre la chaleur perdue et la chaleur produite et qui assure une température corporelle assez constante.

Thoracentèse : Ponction thoracique transpariétale destinée à évacuer un épanchement pleural ou à pratiquer un prélèvement (biopsie).[1]

Thrombose : Formation d'un caillot (thrombus) dans un vaisseau sanguin ou une cavité cardiaque chez un être vivant.[1]

Thrombus : Accumulation de plaquettes, de fibrine, de facteurs de coagulation et d'éléments cellulaires sanguins fixés aux parois intérieures d'un vaisseau sanguin, obstruant parfois la lumière du vaisseau.

Tissu de granulation : Tissu composé de vaisseaux sanguins (cellules endothéliales) et de collagène d'aspect cicatriciel, qui remplit les défauts tissulaires.

Titration : Fait, chez un client algique (dont la douleur est sévère à 7 ou plus sur 10), de soulager rapidement et en sécurité la douleur par l'administration répétée et graduée de doses fixes de morphine à action rapide.[64]

Toilette complète au lit : Toilette conçue pour les clients totalement dépendants qui requièrent qu'un intervenant leur prodigue l'ensemble des soins d'hygiène.

Tolérance à l'activité : Type et quantité d'exercices ou d'efforts qu'une personne peut exécuter.

Tonus musculaire (ou tonicité) : État de tension normale d'un muscle.

Toucher de compassion : Forme de communication non verbale qui a un effet positif sur le bien-être, la sécurité et l'estime de soi de la personne.

Toucher lié à la tâche : Forme de toucher qui est en lien avec les différentes interventions infirmières.

Trachéotomie : Incision de la paroi de la trachée au niveau de la région antérieure du cou pratiquée pour parer à une asphyxie, pour rétablir la circulation de l'air et, par la suite, introduire une canule à cet effet.[1]

Tragus : Petite saillie triangulaire de l'orifice externe du conduit auditif.[1]

Traitement de deuxième intention : Deuxième approche potentielle dans le cas où la première option thérapeutique choisie a échoué.

Transcendance : Impression de prendre contact avec une pensée ou une force extérieure et parfois supérieure à soi ou avec l'essence de soi-même, de manière profonde, pour ainsi découvrir le sens d'une expérience.[61]

Transdermique : Voie d'administration de médicaments permettant de traverser directement la peau et de se retrouver dans le sang.[14]

Transduction : Processus par lequel l'énergie d'un stimulus se voit transformée en réponse électrique (potentiel d'action).

Transmission verticale : Transmission d'un agent infectieux à sa descendance, pendant la grossesse, par voie transplacentaire ou, après la naissance, par le lait maternel.[19]

Transplantation rénale : Intervention qui consiste à remplacer le rein malade par un rein sain prélevé sur un donneur vivant ou décédé dont le sang et le type de tissu sont compatibles.

Transport actif : Processus qui permet de faire passer à travers une membrane des molécules d'un compartiment à faible concentration à un compartiment à forte concentration, donc dans le sens contraire de la tendance naturelle de diffusion, grâce à un apport d'énergie.

Transthyrétine : Protéine présente dans le plasma et le liquide cérébrospinal. Elle est synthétisée par le foie et les plexus choroïdes, notamment.[2]

Traumatisme : Lésions corporelles résultant d'un transfert subit d'énergie qui dépasse les capacités de résistance du corps humain. L'énergie transférée est le plus souvent de nature mécanique (p. ex., une fracture), mais peut également être de nature thermique (p. ex., une brûlure), électrique (p. ex., une électrocution), chimique (p. ex., une intoxication) ou radiante (p. ex., un coup de soleil). Les traumatismes peuvent aussi être le résultat d'une privation subite d'énergie ou d'un élément vital (p. ex., une engelure, une noyade, une strangulation).[65]

Trémie : Grand entonnoir de forme pyramidale destiné à recueillir, à stocker ou à déverser divers types de matériaux qui doivent ensuite subir un traitement.[1]

Troisième intention : *Voir* **Cicatrisation par troisième intention**.

Trou auscultatoire : Disparition temporaire du bruit qui se produit habituellement entre le premier et le deuxième bruit de Korotkoff.

Trousse médico-légale : Boîte contenant les formulaires et le matériel nécessaire pour effectuer les prélèvements au cours de l'examen médico-légal.[66]

Tubérosité : Protubérance osseuse souvent palpable sous la peau.[6]

Tunnellisation : Création d'un conduit artificiel au sein d'un tissu.[1]

U

Ulcère : Perte de substance d'une muqueuse ou de la peau, dont la tendance à la cicatrisation est généralement faible, et l'évolution, chronique.[1]

Unité de courte durée gériatrique (UCDG) : Unité composée notamment de médecins gériatres et d'infirmières, qui répond aux demandes de consultation, procède à l'évaluation des symptômes comportementaux ou des comportements perturbateurs ou encore procure les services nécessaires à domicile ou l'orientation vers un autre milieu de vie après l'hospitalisation.

Utilitarisme : Idée selon laquelle la valeur morale d'une action est déterminée uniquement par sa contribution à l'utilité générale et par l'ensemble de ses conséquences.[2]

V

Vacuum Assisted Closure (V.A.C.)^MD : Dispositif qui accélère la fermeture des plaies en exerçant une pression négative locale afin d'en rapprocher les lèvres.

Vaginisme : Affection caractérisée par une contracture spasmodique involontaire des muscles vaginaux et périvaginaux au moment de la pénétration du pénis dans le vagin, rendant celle-ci impossible ou, du moins, douloureuse.[6]

Vaisseau poplité : Vaisseau (veine) lié à l'artère poplitée, situé dans la fosse poplitée, derrière le genou.[1]

Valeur : Conviction personnelle concernant une idée, une attitude, une coutume ou un objet, qui définit des normes influant sur le comportement.

Valeur culturelle : Expression individuelle unique d'une culture particulière qui a été reconnue comme digne d'estime au fil du temps.

Valeur humaniste : Croyance ou conviction qui se manifeste dans les attitudes ou les comportements de la personne. Il s'agit particulièrement du respect de la liberté de la personne soignée comme personne unique, avec ses perceptions et ses expériences de vie, afin de promouvoir et de maintenir sa dignité humaine.

Valeur nutritive : Proportion de nutriments que contient une portion définie d'un aliment.

Valve mitrale : Valve cardiaque qui sépare l'oreillette gauche du ventricule gauche.[2]

Valve tricuspide : Valve cardiaque qui sépare l'oreillette droite du ventricule droit.[2]

Varice : Dilatation permanente d'une veine qui demeure alors gonflée et tortueuse.

Vasoconstriction : Diminution du calibre d'un vaisseau sanguin par contraction de ses fibres musculaires.[1]

Végétarisme : Régime alimentaire qui autorise principalement la consommation d'aliments de source végétale.

Ventilation : Mouvement des gaz qui entrent dans les poumons et qui en sortent.

Vérité : Exactitude et conformité des renseignements.

Vessie neurogène : Atteinte à la moelle épinière au-dessus de la région sacrée qui entraîne la perte de la maîtrise volontaire du sphincter urétral externe, mais qui conserve intact le réflexe de miction.

Vibration : Pression délicate à l'aide de secousses effectuées par les mains appliquées sur la cage thoracique pendant l'expiration.

Viol : Acte sexuel imposé à une personne par une contrainte physique ou psychologique. Il s'agit d'une agression sexuelle impliquant une pénétration sexuelle (vaginale, anale ou orale) ou une pénétration par la main ou au moyen d'un objet.[2]

Virulence : Capacité des microorganismes à provoquer une maladie.

Virus de l'immunodéficience humaine (VIH) : Virus mortel qui détruit le système immunitaire et qui cause le SIDA (syndrome d'immunodéficience acquise).

Vitamine : Substance organique présente en petite quantité dans les aliments et qui est essentielle au fonctionnement de l'organisme.

Volémie : Volume total du sang contenu dans l'organisme.[67]

Volume systolique : Quantité de sang éjectée dans l'aorte à chaque contraction ventriculaire.

X

Xérosis conjonctival : Transformation de la couche superficielle de la conjonctive oculaire et de la cornée qui, progressivement, s'assèchent et s'atrophient. La cornée s'opacifie avec perte de la vision.[4]

Xérosis cornéen : *Voir* **Xérosis conjonctival**.

Xérostomie : État de sécheresse de la cavité buccale.[1]

1. www.cnrtl.fr
2. fr.wikipedia.org
3. www.agencesss04.qc.ca / Publications Québec
4. dictionnaire.doctissimo.fr
5. www2.publicationsduquebec.gouv.qc.ca
6. encyclopedie-larousse.fr © Larousse 2009
7. www.agressionssexuelles.gouv.qc.ca / Publications Québec
8. www.soins-infirmiers.com
9. www.hc-sc.gc.ca
10. www.theses.umontreal.ca
11. www.ocde.org
12. catalogue.iugm.qc.ca
13. pr2010.bvdep.com/version-1/pr1.asp
14. Vulgaris médical
15. www.chu-rouen.fr
16. Association pulmonaire du Québec / www.pq.poumon.ca
17. Pélissier-Simard, L., & Xhignesse, M. (2008). Les approches complémentaires en santé : comprendre pour bien conseiller. *Le médecin du Québec, 43*(1), 23-30.
18. www.atherothrombose.org
19. www.granddictionnaire.com/ Publications Québec
20. fr.wiktionary.org
21. www.actions-traitements.org
22. www.infirmiers.com
23. dictionnaire.reverso.net
24. Mosby (2009). *Mosby's Medical Dictionary* (8th ed.). St. Louis, Mo. : Mosby.
25. www.oiiq.org
26. msssa4.msss.gouv.qc.ca / Publications Québec
27. www.alzheimer.ca
28. Kissane, D.W. (2000). Psychospiritual and existential distress : the challenge for palliative care. *Australian Family Physician,* 29(11), 1022-1025.
29. www.santepub-mtl.qc.ca / Publications Québec
30. www.thesaurus.gouv.qc.ca /Publications Québec
31. www.medicopedia.net
32. www.who.int
33. www.med.univ-rennes1.fr
34. www.chu-sainte-justine.org
35. www.atlasducorpshumain.fr
36. Monod, H., & Khan, J.F. (2005). Médecine du sport (3e éd.). Paris : Masson.
37. www.futurascience.com
38. Tortora, G.J., Fuke, B.R., & Case, C.L. (2003). *Introduction à la microbiologie.* Montréal : Éditions du Renouveau Pédagogique.
39. www.msss.gouv.qc.ca / Publications Québec
40. cours.cegep-st-jerome.qc.ca
41. Moline, J. (1992). *Manuel de sémiologie médicale.* Paris : Masson.
42. www.mediadico.com
43. www.eid-paris.com
44. www.medecine-et-sante.com
45. www.rcphl.org
46. www.sante.gouv.fr
47. www.caducee.net
48. Hamric, A.B., Spross, J.A., & Hanson, C.H. (2000). *Advanced Nursing Practice: An Integrative Approach* (2nd ed.). Philadelphia : W.B. Saunders
49. dictionnaire.sensagent.com
50. Francœur, L. (2001). *Programme de prévention des chutes en institution.* Montréal : Institut universitaire de gériatrie de Montréal.
51. www.medix.free.fr
52. Tortora, G.J., & Derrickson, B. (2006). *Principes d'anatomie et de physiologie* (2e éd.). Montréal : Éditions du Renouveau Pédagogique.
53. Marieb, E.M. (2008). *Biologie Humaine* (2e éd.). Montréal : Éditions du Renouveau Pédagogique.
54. Ordre des infirmières et infirmiers du Québec (2000). *Guide de préparation à l'examen professionnel.* Montréal : Ordre des infirmières et infirmiers du Québec.
55. Rogers, C. (1968). *Le développement de la personne.* Paris : Dunod.
56. www.chairedesjardins.umontreal.ca
57. www.bulletins-electroniques.com
58. Sinclair, S., Pereira, J., & Raffin, S. (2006). A thematic review of the spirituality literature within palliative care. *Journal of Palliative Medicine, 9*(2), 464-478.
59. Tortora, G.J., & Derrickson, B. (2006). *Principes d'anatomie et de physiologie* (2e éd.). Montréal : Éditions du Renouveau Pédagogique.
60. Waugh, A., & Grant, A. (2007). *Ross et Wilson, Anatomie et physiologie normales et pathologiques* Issy-les-Moulineaux, FR : Elsevier Masson.
61. Vachon, M., Fillion, L., & Achille, M. (2009). A conceptual analysis of spirituality at the end-of-life. *Journal of Palliative Medicine, 12*(1), 53-59.
62. www.ecosante.fr
63. littre.reverso.net
64. www.antalvite.fr/
65. www.inspq.qc.ca
66. www.calacs-tr.org
67. fr.ca.encarta.msn.com

Sources des photos

CHAPITRE 1 – **8**: Jeffrey Smith / iStockphoto.

CHAPITRE 2 – **28 (en haut)**: Danila / Shutterstock; **28 (en bas)**: Laurin Rinder / Shutterstock; **38 (en haut)**: Marcel Mooij / Shutterstock; **38 (en bas)**: Erwin Wodicka / Shutterstock.

CHAPITRE 3 – **42**: akg-images; **43 (en haut)**: The Art Archive / Santa Maria della Scala Hospital Siena / Alfredo Dagli Orti; **43 (en bas)**: akg-images; **44**: www.limagier-photo.com; **45 (en haut)**: Megapress.ca / Philiptchenko; **45 (en bas)**: Glenbow Archives NA-3580-1; **46**: Page Toles / Office national du film du Canada. Photothèque / Bibliothèque et Archives Canada /e000761451; **58**: Gina Sanders / Shutterstock; **59**: Andresr / Shutterstock; **62**: coka / Shutterstock; **63**: © zhang bo / iStockphoto.

CHAPITRE 4 – **68**: Getty Images; **75**: © Bettmann/CORBIS; **77 (en haut)**: Papers of Ambrose Bierce (Mss 5992), Clifton Waller Barrett Library of American Literature, Special Collections, University of Virginia Library; **77 (en bas)**: Courtesy of McGill University School of Nursing; **78**: Courtesy of Neumann University Archives.

CHAPITRE 5 – **87**: Watson Caring Science Institute. Gracieuseté de Jean Watson; **96**: Mikhail Tchkheidze / Shutterstock.

CHAPITRE 6 – **103**: Petro Feketa / iStockphoto; **108**: Neustock / iStockphoto; **112**: © Pali Rao / iStockphoto; **114**: 4x6 / iStockphoto.

CHAPITRE 7 – **119**: Monkey Business Images / Shutterstock; **121**: Nick Free / iStockphoto; **123**: Joyce Ravid; **127**: annedde / iStockphoto.

CHAPITRE 8 - **137**: Jeffrey Smith / iStockphoto; **138**: Sean Locke / iStockphoto; **141**: www.limagier-photo.com; **145**: Dr. Heinz Linke / iStockphoto; **148**: Sean Locke / iStockphoto.

CHAPITRE 9 – **156**: asiseeit / iStockphoto; **172 (figure 9.7)**: asiseeit / iStockphoto; **172 (figure 9.8)**: Jacob Wackerhausen / iStockphoto; **176**: www.limagier-photo.com; **186 (en haut)**: Zsolt Nyulaszi / Shutterstock; **186 (en bas)**: Monkey Business Images / Shutterstock.

CHAPITRE 10 – **191**: Andresr / Shutterstock; **206**: Kiselev Andrey Valerevich / Shutterstock.

CHAPITRE 11 – **219**: studiovancaspel / iStockphoto; **223**: Monkey Business Images / Shutterstock; **225**: michaeljung / Shutterstock.

CHAPITRE 12 – **242 (en haut)**: Poznyakov / Shutterstock; **242 (en bas)**: AVAVA / Shutterstock; **245**: Don Bayley / iStockphoto; **246 (en haut)**: Andrei Vorobiev / Shutterstock; **246 (en bas)**: J. Helgason / Shutterstock; **248 (en haut)**: Clive Watkins / Shutterstock; **248 (en bas)**: Michelle D. Milliman / Shutterstock; **249**: Olga Vasilkova / Shutterstock; **250**: Aldo Murillo / Istockphoto; **253**: Lise Gagné / Istockphoto; **255**: Istockphoto; **256 (figure 12.16 A.)**: Yvan Dubé / iStockphoto; **256 (figure 12.16 B.)**: iofoto / iStockphoto ; **256 (figure 12.16 C.)**: Galina Barskaya / iStockphoto.

CHAPITRE 13 – **264**: Richard Hobson / iStockphoto; **270**: Michael Westhoff / iStockphoto; **279**: Annett Vauteck / iStockphoto; **289 (en haut)**: Pablo Eder / Shutterstock; **289 (en bas)**: Ocskay Bence / iStockphoto; **290**: Lisa F. Young / iStockphoto.

CHAPITRE 14 – **296 (figure 14.1 A.)**: Iraida Bassi / iStockphoto; **296 (figure 14.1 B.)**: Tjui Tjioe / iStockphoto; **296 (figure 14.1 C.)**: Eva Serrabassa / iStockphoto; **296 (figure 14.1 D.)**: Vikram Raghuvanshi / iStockphoto; **298**: © Roger Holden / MaXx images; **303**: Megapress.ca / Philiptchenko; **306**: 3445128471 / Shutterstock.

CHAPITRE 15 – **312**: © Ronnie Kaufman/Larry / MaXx images; **326 (figure 15.6 A.)**: Aldo Murillo / iStockphoto; **326 (figure 15.6 B.)**: Eileen Hart / iStockphoto; **326 (figure 15.6 C.)**: Elena Korenbaum / iStockphoto; **326 (figure 15.6 D.)**: RonTech2000 / iStockphoto.

CHAPITRE 16 – **336**: Alix / Phanie / First Light; **338**: Frans Rombout / iStockphoto; **339**: Monika Adamczyk / iStockphoto; **349**: © Furgolle/BSIP/Corbis.

CHAPITRE 17 – **366**: Brad Killer / iStockphoto.

CHAPITRE 18 – **386**: Bonnie Schupp / iStockphoto; **389**: RonTech2000 / iStockphoto; **390**: studiovancaspel / iStockphoto; **391**: Jules Selmes / Getty Images.

CHAPITRE 19 – **408**: Sheryl Griffin / iStockphoto; **411**: Kacso Sandor / Shutterstock.

CHAPITRE 20 – **428**: YinYang / iStockphoto; **441**: Brian McEntire / iStockphoto; **444**: Stéphane Lord, Production multimédia, CHUM.

CHAPITRE 21 – **461**: Amanda Rohde / iStockphoto; **463**: Darren Wise / iStockphoto; **464**: Eliza Snow / iStockphoto.

CHAPITRE 22 – **496**: Irina Iglina / iStockphoto; **498**: www.limagier-photo.com; **506**: GE Healthcare.

CHAPITRE 23 – **522**: www.limagier-photo.com; **540**: Kemal Eksen / Photographersdirect; **544**: Kemal Eksen / Photographersdirect; **545**: Joti / Science Photo Library; **546 (figure 23.13 A.)** : Eye of Science / Science Photo Library; **546 (figure 23.13 B.)**: Medical RF.COM / Science Photo Library; **558 (figure 23.23)**: ThePropShoppe / iStockphoto; **559 (figure 23.25)**: Medcom Cypress, Californie; **563**: Richard A. Buckingham, École de médecine Abraham Lincoln, Université de l'Illinois, Chicago; **598**: John Taylor / iStockphoto; **639**: www.limagier-photo.com; **641**: www.limagier-photo.com; **642**: www.limagier-photo.com.

CHAPITRE 24 – **652 (figure 24.2 A.)**: Kletr / Shutterstock; **652 (figure 24.2 B.)**: Sebastian Kaulitzki / Shutterstock; **652 (figure 24.2 C.)**: Paul Prescott / Shutterstock; **653 (figure 24.3 A.)**: Terekhov Igor / Shutterstock; **653 (figure 24.3 B.)**: James Klotz / Shutterstock; **653 (figure 24.3 C.)**: Paul Prescott / Shutterstock; **653 (figure 24.3 D.)**: Kletr / Shutterstock; **671**: Gracieuseté de Kimberly-Clark Heath Care, Roswell, Ga.

CHAPITRE 25 – **685 (en haut)**: www.limagier-photo.com; **685 (en bas)**: www.limagier-photo.com; **694 (figure 25.7 A.)**: www.limagier-photo.com; **694 (figure 25.7 B.)**: Gracieuseté de Canadian MedicAlert® Foundation; **704**: www.limagier-photo.com; **706**: Artromick; **712**: www.limagier-photo.com; **713 (A)**: Ken Hurst / Shutterstock; **713 (B)**: Keith A Frith / Shutterstock.

CHAPITRE 26 – **724 (en haut)**: David Peeters / iStockphoto; **724 (en bas)**: Christine Kublanski / iStockphoto; **731**: Edward Bock / iStockphoto; **735**: Frances Twitty / iStockphoto; **738**: zilli / iStockphoto; **739**: studiovancaspel / iStockphoto.

CHAPITRE 27 – **759**: Paul Prescott / Shutterstock; **762**: Alexander Raths / Shutterstock; **768 (en haut)**: Gracieuseté d'Alexandre Benyahya / www.medecinephysique.net; **778 (en bas)**: Avec l'autorisation du Posey Cie., Arcadia, California; **789 (figure 27.22)**: Sharon Meredith / iStockphoto; **789 (figure 27.23)**: Nina Shannon / iStockphoto; **790 (figure 27.24)**: Lawrence Sawyer / iStockphoto; **790 (figure 24.25)**: © Annett Vauteck / iStockphoto.

CHAPITRE 28 – **805 (figure 28.3)**: Philips Lifeline; **805 (figure 28.4)**: Carex Health Brands; **805 (figure 28.5)**: Hipsaver Canada; **807 (en haut)**: Summer Infant, Inc.; **809**: Safety 1st; **810**: BPPCI; **813**: Carex Health Brands.

CHAPITRE 29 – **833**: © Alexander Raths - Fotolia.com.

CHAPITRE 30 – **860**: Age Fotostock / Fotosearch; **867**: wando studios / iStockphoto; **880**: www.limagier-photo.com; **881**: Rob Byron / Shutterstock; **882 (en haut)**: Conor Caffrey / Science Photo Library; **882 (en bas)**: www.limagier-photo.com.

CHAPITRE 31 – **908**: © Pattie Calfy / iStockphoto; **918**: www.limagier-photo.com.

CHAPITRE 32 – **936**: Catherine Yeulet / iStockphoto; **937**: Anna Bryukhanova / iStockphoto.

CHAPITRE 33 – **968**: © Eduardo Jose / iStockphoto.

CHAPITRE 34 – **1001**: MorganLane studios / iStockphoto; **1014**: Catherine Yeulet / iStockphoto; **1016**: Jaroslaw Wojcik / iStockphoto; **1018**: acilo - photography / iStockphoto; **1025**: furabolo / iStockphoto.

CHAPITRE 36 – **1084**: Tanya Clyde / iStockphoto; **1091**: DR P. Marazzi / Science Photo Library; **1100**: Diane Critelli / Shutterstock; **1101**: Catherine Yeulet / iStockphoto.

CHAPITRE 37 – **1135**: Scott Health Care – A Mölnlycke Company, Philadelphia.; **1136**: Zimmer, Inc.; **1144 (figures 37.17 et 37.18)**: KCI Licensing, Inc., San Antonio, Tex.

CHAPITRE 38 – **1162**: Pamela Moore / iStockphoto; **1171**: Bernafon Canada; **1173**: Asyst Communications Co., Inc.; **1175**: Dr. Heinz Linke / iStockphoto.

CHAPITRE 39 – **1201**: www.limagier-photo.com; **1209 (en haut)**: Dr. Heinz Linke / iStockphoto; **1209 (en bas)**: John Cole / Science Photo Library; **1220**: Will & Deni McIntyre / Photo Researchers, Inc.

Références

CHAPITRE 1

Références de l'édition originale

American Nurses Association (2003). *Nursing's social policy statement.* Washington, D.C.: American Nurses Association.

Benner, P. (1984). *From novice to expert.* Menlo Park, Calif.: Addison Wesley.

Bilinski, H. (2002). The mentored journal. *J. Nurs. Educ., 27*(1), 37.

Callister, L.C. (1993). The use of student journals in nursing education: Making meaning out of clinical experience. *J. Nurs. Educ., 32*(4), 185.

Chaffee, J. (1994). *Thinking critically* (3rd ed.). Boston: Houghton Mifflin.

Chaffee, J. (2002). *Thinking critically* (7th ed.). Boston: Houghton Mifflin.

DiVito-Thomas, P. (2005). Nursing student stories on learning how to think like a nurse. *Nurse Educator, 30*(3), 133-136.

Facione, N., & Facione P. (1996). Externalizing the critical thinking in knowledge development and clinical judgment. *Nurs. Outlook, 44*, 129.

Facione, P. (1990). *Critical thinking: A statement of expert consensus for purposes of educational assessment and instruction. The Delphi Report: Research findings and recommendations prepared for the American Philosophical Association* (ERIC Doc N° ED 315-423). Washington, D.C.: ERIC.

Ferrario, C.G. (2004). Developing nurses' critical thinking skills with concept mapping. *J. Nurs. Staff. Dev., 20*(6), 261-267.

Glaser, E. (1941). *An experiment in the development of critical thinking.* New York: Bureau of Publications, Teachers College, Columbia University.

Gordon M. (1995). *Nursing diagnosis: Process and application* (3rd ed.). St. Louis, Mo.: Mosby.

Heinrich, K.T. (1992). The intimate dialogue: Journal writing by students. *Nurse Educator, 17*(6), 17.

Hill, C. (2006). Integrating clinical experiences into the concept mapping process. *Nurse Educ., 31*(1), 36.

Kataoka-Yahiro, M., & Saylor, C. (1994). A critical thinking model for nursing judgment. *J. Nurs. Educ., 33*(8), 351-356.

Kessler, P.D., & Lund, C.H. (2004). Reflective journaling: Developing an online journal for distance education. *Nurse Educ., 29*(1), 20.

Miller, M., & Malcolm, N. (1990). Critical thinking in the nursing curriculum. *Nurs. Health Care, 11*, 67.

Miller, M.A., & Babcock, D.E. (1996). *Critical thinking applied to nursing.* St. Louis, Mo.: Mosby.

Patton, J.G., Woods, S.J., Agarenzo, T., Brubaker, C., Metcalf, T., & Sherer, L. (1997). Enhancing the clinical practicum experience through journal writing. *J. Nurs. Educ., 36*(5), 238.

Paul, R.W. (1993). The art of redesigning instruction. In J. Willsen & A.J.A. Blinker (Eds), *Critical thinking: How to prepare students for a rapidly changing world.* Dillon Beach, Calif.: Foundation for Critical Thinking.

Paul, R., & Elder, L. (2004). *The Miniature Guide to Critical Thinking. Concepts and Tools.* Dillon Beach, Calif.: Foundation for Critical Thinking. www.criticalthinking.org

Paul, R.W., & Heaslip, P. (1995). Critical thinking and intuitive nursing practice. *J. Adv. Nurs., 22*, 40.

Perry, W. (1979). *Forms of intellectual and ethical development in the college years: A scheme.* New York: Holt, Rinehart & Winston.

Roche, J.P. (2002). A pilot study of teaching clinical decision making with the clinical educator model. *J. Nurs. Educ., 41*(8), 365.

Saylor, C.R. (1990). Reflection and professional education: Art, science, and competency. *Nurse Educator, 15*(2), 8.

Schuster, P.M. (2003). *Concept mapping: A critical thinking approach to care planning.* St. Louis, Mo.: Mosby.

Settersten, L., & Lauver, D.R (2004). Critical thinking, perceived health status, and participation in health behaviors. *Nurs. Res., 53*(1), 11.

Smith Higuchi, K.A, & Donald, J.G. (2002). Thinking processes used by nurses in clinical decision making. *J. Nurs. Educ., 41*(4), 145.

Tanner, C.A., Benner, P., Chesla, C., & Gordon, D.R. (1993). The phenomenology of knowing the patient. *Image J. Nurs. Sch., 25*(4), 273-280.

Watson, G., & Glaser, E. (1980). *Watson-Glaser critical thinking appraisal manual.* New York: MacMillan.

White, A.H. (2003). Clinical decision making among fourth year nursing students: An interpretive study. *J. Nurs. Educ., 42*(3), 113.

Whiteside, C. (1997). A model for teaching critical thinking in the clinical setting. *Dimens. Crit. Care Nur., 16*(3), 152.

Références de l'édition française

Cañas, A.J., & Novak, J.D. (2006). Re-Examining the Foundations for Effective Use of Concept Maps. In A.J. Cañas & J.D. Novak (Eds), *Concept Maps: Theory, Methodology, Technologie. Proceedings of the Second International Conference on Concept Mapping* (Vol. 1, pp. 494-502). San Jose, Costa Rica: Universidad de Costa Rica.

IHMC CmapTools (Gratuitiel). http://cmap.ihmc.us/ (page consultée le 23 septembre 2009)

Novak, J.D. (2003). The Promise of New Ideas and New Technology for Improving Teaching and Learning. *Cell. Biology Education, 2*, 122-132.

Novak, J.D., & Cañas, A.J. (2006). *The Theory Underlying Concept Maps and How to Construct Them.* Pensacola, Fla.: The Institute for Human and Machine Cognition. http://cmap.ihmc.us/Publications/ResearchPapers/TheoryCmaps/TheoryUnderlyingConceptMaps.htm

Paul, R., & Elder, L. (2004). *The Miniature Guide to Critical Thinking. Concepts and Tools.* Dillon Beach, Calif.: Foundation for Critical Thinking.

Tardif, J. (2006). *L'évaluation des compétences. Documenter le parcours de développement.* Montréal: Chenelière Éducation.

CHAPITRE 2

Références de l'édition originale

Association des infirmières et infirmiers du Canada (2005). *Les déterminants sociaux de la santé et les soins infirmiers: résumé des enjeux.* [En ligne]. www.cna-aiic.ca/CNA/documents/pdf/publications/BG8_Social_Determinants_f.pdf (page consultée le 11 novembre 2009).

Becker, M., & Maiman, L. (1975). Sociobehavioral determinants of compliance with health and medical care recommendations. *Med. Care, 13*(1), 10.

Burggraf, V., & Barry, R.J. (2000). Healthy people 2010: Protecting the health of older individuals. *J. Gerontol. Nurs., 26*(12), 16.

Chetney, R. (2006). What do patients really think about telehealth? In-depth interviews with patients and their caregivers. *The Remington Report, 26*, 28-29.

Chodzko-Zajko, W. (2006). National Blueprint: Increasing Physical Activity Among Adults Aged 50 and Older. [En ligne]. www.agingblueprint.org/overview.cfm (page consultée le 28 juillet 2009).

Conn, V.S. (1994). A staged-based approach to helping people change health behaviors. *Clin. Nurs. Spec., 8*(4), 187.

Courtney, R., Ballard, E., Fauver, S., Gariota, M., & Holland, L. (1996). The partnership model: working with individuals, families and communities toward a new vision of health. *Public Health Nursing, 13*(3), 177-186.

Crawley, L., et al. (2002). Strategies for culturally effective end-of-life care. *Ann. Intern. Med., 136*(9), 673.

Desjardins, N., D'Amours, G., Poissant, J., & Manseau, S., (2008). *Avis scientifique sur les interventions efficaces en promotion de la santé mentale et en prévention des troubles mentaux.* Québec, Qc: Institut national de santé publique du Québec.

DiClemente, C., & Prochaska, J. (1998). Toward a comprehensive thranstheoretical model of change. In W.R. Miller & N. Healther (Eds), *Treating addictive behaviors.* New York: Plenum Press.

Ebersole, P., Hess, P., & Luggen, A. (2004). *Toward healthy aging: Human needs and nursing response* (6th ed.). St. Louis, Mo.: Mosby.

Edelman, C.L., & Mandle, C.L. (2002). *Health promotion throughout the life span* (5th ed.). St. Louis, Mo.: Mosby.

Edelman, C.L., & Mandle, C.L. (2006). *Health promotion throughout the life span* (6th ed.). St. Louis, Mo.: Mosby.

Flannery, D.J., Wester, K.L., & Singer, M.I. (2004). Impact of exposure to violence in school on child and adolescent mental health and behavior. *Journal of community psychology, 32*(5), 559-573.

Jones, H., et al. (2003). Changes in diabetes self-care behaviors make a difference in glycemic control: the diabetes stages of change (DiSC) study. *Diabetes Care, 26*(3), 732.

Knafl, K.A., & Deatrick, J.A. (2002). The challenge of normalization for families of children with chronic conditions. *Pediatr. Nurs., 28*(1), 49.

Kundhal, K.K. (2003). Cultural diversity: an evolving challenge to physician-patient communication. *JAMA, 289*(1), 94.

Labonte, R. (1993). Health promotion and empowerment: Practice frameworks. Toronto: Centre for Health Promotion/ParticipACTION.

Leavell, H., & Clark, A. (1965). *Preventive medicine for the doctors in his community* (3th ed.). New York: McGraw-Hill.

Maslow, A.H. (1970). *Motivation and personality.* Upper Saddle River, N.J.: Prentice Hall.

McEvoy, M. (2003). Culture and spirituality as an integrated concept in pediatric care. *MCN Am. J. Matern. Child. Nurs., 28*(1), 39.

McGinnis, J.M., & Foege, W.H. (1993). Actual causes of death in the United States. *JAMA, 270*, 2207.

Mechanic, D. (1982). The epidemiology of illness behavior and its relationship to physical and psychological distress. In D. Mechanic (Ed.), *Symptoms, illness behavior, and help seeking.* New York: Prodist.

Mechanic, D. (1995). Sociological dimensions of illness behaviour. *Soc. Sci. Med., 41*(9), 1207.

Mokdad, A.H., et al. (2004). Actual causes of death in the United States, 2000. *JAMA, 291*(10), 1238.

Signification des abréviations en lien avec les lois et règlements:

- **L.C.**: Lois du Canada
- **L.Q.**: Lois du Québec
- **L.R.C.**: Lois révisées du Canada
- **L.R.Q.**: Lois refondues du Québec
- **R.R.Q.**: Règlements refondus du Québec
- **al.**: alinéa
- **art.**: article
- **c.**: chapitre
- **par.**: paragraphe
- **r.**: règlement correspondant à une loi donnée

Mokdad, A.H., et al. (2004). Changes in health behaviors among older Americans, 1990-2000. *Public Health Rep., 119,* 356.

Murray, R.B., & Zentner, J.P. (2001). *Health promotion strategies through the lifespan* (7th ed.). Upper Saddle River, N.J. : Prentice Hall.

Organisation mondiale de la santé (1997). Jakarta Declaration on Leading Health Promotion into the 21st Century. [En ligne]. www.who.int/hpr/NPH/docs/jakarta_declaration_en.pdf (page consultée le 14 septembre 2009).

Pender, N.J. (1982). *Health promotion and nursing practice.* Norwalk, Conn. : Appleton-Century-Crofts.

Pender, N.J. (1993). Health promotion and illness prevention. In H.H. Werley & J.J. Fitzpatrick (Eds), *Annual review of nursing research.* New York : Springer.

Pender, N.J. (1996). *Health promotion and nursing practice* (3rd ed.). Stamford, Conn. : Appleton & Lange.

Pender, N.J., Murdaugh, C.L., & Parsons, M.A. (2002). *Health promotion in nursing practice* (4th ed.). Upper Saddle River, N.J. : Prentice Hall.

Pender, N.J., Murdaugh, C.L., & Parsons, M.A. (2006). *Health promotion in nursing practice* (5th ed.). Upper Saddle River, N.J. : Prentice Hall.

Prochaska, J.O. (1991). Assessing how people change. *Cancer, 67*(suppl. 3), 805.

Prochaska, J.O., & DiClemente, C.C. (1992). Stages of change in the modification of problem behaviors. *Prog. Behav. Modif., 28,* 184.

Raphael, D. (2002). Models of illness, models of health, models of society. *Health Promotion : Global Perspective, 5*(1), 2.

Reicherter, E., & Greene, R. (2005). Wellness and health promotion : Educational applications for older adults in the community. *Topics in Geriatric Rehabilitation, 21*(4), 295.

Resnick, B. (2003). Health promotion practices of older adults : Testing an individualized approach. *J. Clin. Nurs., 12*(1), 46.

Reutter, L. & Williamson, D. (2000). Advocating healthy public policy : Implications for baccalaureate nursing education. *The Journal of Nursing Education, 39*(1), 21-26.

Rosenstoch, I. (1974). Historical origin of the health belief model. *Health Educ. Monogr., 2,* 334.

Sanderson, S. (2007). Cardiopulmonary disease management : A patient-focused approach to home health care. *The Remington Report, 15,* 46-47.

Smith, J. (1988). Public health and the quality of life. *Fam. Community Health, 10*(4), 49.

Smith, J.A. (1981). The idea of health : A philosophical inquiry. *Advances in nursing Science, 3*(3), 43-50.

Sourander, A, Ronning, J., Brunstein-Klomek, A., Gyllenberg, D., Kumpulainen, K., Niemelä, S., et al. (2009). Childhood bullying behavior and later psychiatric hospital and psychopharmacologic treatment : Findings from the Finnish 1981 birth cohort study. *Arch. Gen. Psychiatry., 66*(9), 1005-1012.

U.S. Department of Health and Human Services (2000). *Healthy People 2010 : Understanding and improving health* (2nd ed.). Washington, D.C. : U.S. Government Printing Office.

U.S. Department of Health and Human Services, Public Health Service (1990). *Healthy People 2000 : National health promotion and disease prevention objectives.* Washington, D.C. : U.S. Government Printing Office.

Vanderhoff, M. (2005). Patient education and health literacy. *PT–Magazine of Physical Therapy, 13*(9), 42.

Wallerstein, N. (1992). Powerlessness, empowerment, and health implications for health promotion program. *American Journal of Health Promotion, 6*(3), 197-205.

Wilkinson, R. (1996). *Unhealthy Societies : The affliction of inequality.* London : Routledge.

Wilkinson, R., & Marmot, M. (Éds). (2004). *Les déterminants sociaux de la santé : les faits.* Copenhague, DK : OMS.

World Health Organization Interim Commission (1947). *Chronicle of WHO.* Genève : World Health Organization Interim Commission.

Références de l'édition française

Agence de la santé publique du Canada. *Les déterminants de la santé.* [En ligne]. http ://phac-aspc.gc.ca/ph-sp/determinants/determinants-fra.php#personalhealth (page consultée le 17 juillet 2009).

Association canadienne de santé publique (1996). *Action Statement for health promotion in Canada.* Ottawa, Ont. : Association canadienne de santé publique.

Baril, G., Jenouvrier, J., & Mongeau, L. (2007). *L'implantation des politiques alimentaires en milieu scolaire au Québec : une étude exploratoire auprès d'acteurs de la Montérégie.* Québec, Qc : Institut national de santé publique du Québec.

Bartley, M., Ferrie, J., & Montgomery, S.M. (1999). Living in a high-unemployment economy : Understanding the health consequences. In M. Marmot & R.G. Wilkinson (Eds), *Social Determinants of Health* (pp. 81-104). New York : Oxford University Press.

Bernèche, F., & Traoré, I. *Y a-t-il des liens entre la littératie et la santé ? Ce que montrent les résultats québécois de l'Enquête internationale sur l'alphabétisation et les compétences des adultes, 2003.* [En ligne]. http ://stat.gouv.qc.ca/publications/sante/pdf2007/zoom_sante_litteratie_nov07.pdf (page consultée le 11 août 2009).

Bouchard, M., & Smargiassi, A. *Estimation des impacts sanitaires de la pollution atmosphérique au Québec : essai d'utilisation du Air Quality Benefits.* [En ligne]. www.inspq.qc.ca/publications/notice.asp?E=p&NumPublication=817 (page consultée le 11 août 2009).

Comité consultatif fédéral-provincial-territorial sur la santé de la population (1994). *Stratégies pour la santé de la population : investir dans la santé des Canadiens.* Ottawa, Ont. : Approvisionnements et Services Canada.

Direction du programme de santé publique du Ministère de la Santé et des Services sociaux (2005). *Rapport national sur l'état de santé de la population du Québec : produire la santé.* Québec, Qc : Gouvernement du Québec. http ://publications.msss.gouv.qc.ca/acrobat/f/documentation/2004/04-228-01.pdf

Donaldson, S.K. (2003). It's about health, not nursing. *Journal of Professional Nursing, 19*(4), 180-181.

Dubos, R. (1959). *Mirage of Health.* New York : Harper.

Epp, J. (1986). *La santé pour tous : plan d'ensemble pour la promotion de la santé.* Ottawa, Ont. : Santé et Bien-être social Canada.

Evans, R.G., Barer, M.L., & Marmor, T.R. (1994). *Être ou ne pas être en bonne santé, biologie et déterminants sociaux de la maladie.* Paris/Montréal : John Libbey Eurotext /Les Presses de l'Université de Montréal.

Favreau, L., & Fréchette, L. (2006). L'organisation des communautés : un nouveau défi pour les professionnels de la santé. In G. Carroll (Éd.), *Pratiques en santé communautaire* (pp. 153-170). Montréal : Chenelière Éducation.

Frohlich, K.L., & Poland, B. (2006). Les points d'intervention dans la pratique de la promotion de la santé : l'intérêt d'une approche du contexte social en termes de « modes de vie collectifs ». In M. O'Neill, S. Dupéré, A. Pederson, & I. Rootman (Éds). *Promotion de la santé au Canada et au Québec : perspectives critiques* (pp. 62-80). Lévis, Qc : Les Presses de l'Université Laval.

Gagnon, F., & Dallaire, C. (2002). Savoir infirmier et promotion de la santé : quelle contribution ? In O. Goulet & C. Dallaire (Éds), *Soins infirmiers : vers de nouvelles perspectives* (pp. 255-278). Boucherville, Qc : Gaëtan Morin.

Gagnon, F., Turgeon, J., & Dallaire, C. (2008). L'évaluation d'impact sur la santé au Québec. *Téléscope, 14*(2), 79-94.

Galabuzi, G.E. (2004). Social exclusion. In D. Raphael (Ed.), *Social determinants of health–Canadian perspectives* (pp. 235-251). Toronto : Canadian Scholars Press.

Green, L., & Kreuter, M.W. (2005). *Health program planning : An educational and ecological approach.* Toronto : McGraw-Hill.

Hamilton, N., & Bhatti T. (1996). *Promotion de la santé de la population : modèle d'intégration de la santé de la population et de la promotion de la santé.* Ottawa, Ont. : Division du développement de la promotion de la santé de Santé Canada. www.phac-aspc.gc.ca/ph-sp/php-psp/psp3-fra.php#modele

Hills, M., Carroll, S., & Vooman, A. (2006). Promotion de la santé et profession de la santé au Canada. In M. O'Neill, S. Dupéré., A. Pederson, & I. Rootman (Éds). *Promotion de la santé au Canada et au Québec : perspectives critiques* (pp. 436-456). Lévis, Qc : Les Presses de l'Université Laval.

INSPQ (2007). *Troisième rapport national sur l'état de santé de la population du Québec – Riches de tous nos enfants : la pauvreté et ses répercussions sur la santé des jeunes de moins de 18 ans.* Québec, Qc : ministère de la Santé et des Services sociaux du Québec. http ://publications.msss.gouv.qc.ca/acrobat/f/documentation/2007/07-228-05.pdf

INSPQ, MSSS, & ISQ (2006). *Portrait de santé du Québec et de ses régions 2006 : les analyses – Deuxième rapport national sur l'état de santé de la population du Québec.* Québec, Qc : Gouvernement du Québec. www.inspq.qc.ca/pdf/publications/portrait_de_sante.asp

Institut de la statistique du Québec (2007). Enquêtes sociales et de santé au Canada, aux États-Unis, en France et au Royaume-Uni de 1995 à 2005 : une synthèse. *Zoom santé, décembre 2007,* 1-16. www.stat.gouv.qc.ca/publications/sante/pdf2007/zoom_sante_dec07.pdf

Lachance, B., Pageau, M., & Roy, S. (2006). *Investir pour l'avenir : plan d'action gouvernemental de promotion des saines habitudes de vie et de prévention des problèmes reliés au poids 2006-2012.* Québec, Qc : Gouvernement du Québec.

Lalonde, R (1974). *Nouvelle perspective de la santé des canadiens.* Ottawa, Ont. : Santé et bien-être social Canada.

Link, J.C., & Phelan, B.C. (2005). Controlling disease and creating disparities : A fundamental cause perspective. *The Journals of Gerontology Series B : Psychological Sciences and Social Sciences, 60,* S27-S33.

Maslow, A. (1954). *Toward a psychology of being.* Princeton, N.J. : Van Nostrand.

Moch, S.D. (1989). Health within illness : Conceptual evolution and practice possibilities. *Advances in Nursing Science, 11*(4), 23-31.

MSSS (2008). *Portrait des infections transmissibles sexuellement et par le sang (ITSS) au Québec : année 2007 (et projections 2008).* Québec, Qc : Gouvernement du Québec. http ://publications.msss.gouv.qc.ca/acrobat/f/documentation/2008/08-329-02

Newman, M.A. (1991). Health conceptualizations. In J.L. Fitzpatrick & A.K. Jacox (Eds), *Annual Review of Nursing research* (pp. 221-243). New York : Springer.

Nutbeam, D. (1999). Evaluating health promotion–Progress, problems and solutions. *Health Promotion International, 13,* 27-44.

O'Neill, M., Gagnon, F., & Dallaire, C. (2006). La politique, les politiques, le politique : trois manières d'approcher l'action politique en santé communautaire. In G. Carroll (Éd.), *Pratiques en santé communautaire* (pp. 113-128). Montréal : Chenelière Éducation.

O'Neill, M., Stirling, A. (2006). Travailler à promouvoir la santé ou travailler en promotion de la santé. Ch. 3 in M. O'Neill, S. Dupéré, A. Pederson, & I. Rootman (Éds), *Promotion de la santé au Canada et au Québec, perspectives critiques* (pp. 42-61). Lévis, Qc : Les Presses de l'Université Laval.

Office québécois de la langue française. *Le grand dictionnaire terminologique.* [En ligne]. http ://oqlf.gouv.qc.ca/ressources/gdt.html (page consultée le 10 août 2009).

Organisation mondiale de la santé (1946). *Constitution*. Genève : Organisation mondiale de la santé. http://apps.who.int/gb/bd/PDF/bd46/f-bd46_p2.pdf

Organisation mondiale de la santé (1986). *La Charte d'Ottawa pour la promotion de la santé*. Ottawa, Ont. : Organisation mondiale de la santé, Santé et bien-être social Canada et Association canadienne de santé publique. www.euro.who.int/AboutWHO/Policy/20010827_2?language=french

Organisation mondiale de la santé (2009). *Combler le fossé en une génération : instaurer l'équité en santé en agissant sur les déterminants sociaux de la santé*. Genève : Organisation mondiale de la santé. www.who.int/social_determinants/thecommission/finalreport/en/index.html

Pampalon, R. (2002). *Espérance de santé et défavorisation au Québec, 1996-1998*. Québec, Qc : Institut national de santé publique du Québec. www.inspq.qc.ca/pdf/publications/095_SanteDefavorisation.pdf

Pampalon, R., Hamel, D., & Gamache, P. (2008). *Les inégalités sociales de santé augmentent-elles au Québec ?* Québec, Qc : Institut national de santé publique du Québec. www.inspq.qc.ca/pdf/publications/778-BulletinMortaliteEvolution.pdf

Paquet, G. (2005). *Partir du bas de l'échelle : des pistes pour atteindre l'égalité sociale en matière de santé*. Montréal : Les Presses de l'Université de Montréal.

Parson, T. (1972). *The social system*. Glencoe, Ill. : Free Press.

Raeburn, J., & Rootman, I. (2006). Le concept de santé : une nouvelle proposition. In M. O'Neill, S. Dupéré, A. Pederson, & I. Rootman (Éds), *Promotion de la santé au Canada et au Québec : perspectives critiques* (pp. 25-41). Lévis, Qc : Les Presses de l'Université Laval.

Raphaei, D. (2006). Les inégalités de santé au Canada : faible préoccupations, actions insatisfaisantes, succès limité. In M. O'Neill, S. Dupéré, A. Pederson, & I. Rootman (Éds), *Promotion de la santé au Canada et au Québec : perspectives critiques* (pp. 138-159). Lévis, Qc : Les Presses de l'Université Laval.

Reutter, R. (2000). Health and Wellness. In P.A Potter, A.G Perry, J.-C. Ross-Kerr, & M.J. Wood (Eds), *Canadian Fundamentals of Nursing*. Toronto : Mosby.

Rootman, I., & Raeburn, J. (1994). The concept of Health. In A. Pederson, M. O'Neill, & I. Rootman (Eds), *Health Promotion in Canada* (9th ed., pp. 56-71). Toronto : W.B. Saunders.

Rootman, I., Kaszap, M., & Frankish, J. (2006). La littératie en santé : un concept en émergence. In M. O'Neill, S. Dupéré, A. Pederson, & I. Rootman (Éds), *Promotion de la santé au Canada et au Québec : perspectives critiques* (pp. 81-97). Lévis, Qc : Les Presses de l'Université Laval.

Santé Canada (1998). *Taking Action on population : A position paper for health promotion and programs branch staff*. Ottawa, Ont. : Santé Canada.

Simmons, S.J. (1989). Health : A concept analysis. *International Journal of Nursing Studies, 26*(2), 155-161.

Statistique Canada (2003). *Enquête internationale sur l'alphabétisation et les compétences des adultes*. [En ligne]. www.statcan.gc.ca/cgi-bin/imdb/p2SV_f.pl?Function=getSurvey&SDDS=4406&lang=fr&db=imdb&adm=8&dis=2 (page consultée le 14 juillet 2009).

St-Pierre, L., & Richard, L. (2006). Les sous-systèmes de santé publique québécois et la promotion de la santé entre 1994 et 2006 : progrès certains, ambiguïtés persistantes. In M. O'Neill, S. Dupéré, A. Pederson, & I. Rootman (Éds), *Promotion de la santé au Canada et au Québec : perspectives critiques* (pp. 183-204). Lévis, Qc : Les Presses de l'Université Laval.

Thorne, S., Canam, C., Dahinten, S., Hall, W., Henderson, A., & Reimer Kirkham, S.R. (1998). Nursing's metaparadigm concepts disempacting the debates. *Journal of Advanced Nursing, 27*, 1257-1268.

Wilkins, R., Berthelot, J.M., & Ng, E. (2002). Tendances de la mortalité selon le revenu du quartier dans les régions urbaines du Canada, 1971-1996 (no 82-003 au catalogue). *Statistique Canada, Rapports sur la santé, suppl. 13*, 1-30. www.statcan.gc.ca/pub/82-003-s/2002001/pdf/82-003-s2002007-fra.pdf

Wilkinson, R.G., & Pickett, K.E. (2006). Income equality and population health : A review and explanation of the evidence. *Social Science & Medicine, 62*(7), 1768-1784.

Wilkinson, R.G., & Pickett, K.E. (2008). Income Inequality and Socioeconomic Gradients in Mortality. *American Journal of Public Health, 98*(4), 699-704.

Chapitre 3

Références de l'édition originale

American Nurses Association (1999). *Standards of public health nursing practice*. Washington, D.C. : American Nurses Association.

American Nurses Association (2007). *Nursing informatics : Scope and standards of practice draft*. [En ligne]. http://nursingworld.org/practice/niworkgroup/Draft_073007workgroup (page consultée le 17 juillet 2009).

American Nurses Credentialing Center (2007). *The magnet application and appraisal process*. [En ligne]. www.nursecredentialing.org/magnet/process.html (page consultée le 17 juillet 2009).

Ayers, M., Bruno, A.A., & Langford, R.W. (1999). *Community-based nursing care : Making the transition*. St. Louis, Mo. : Mosby.

Barnsteiner, J., & Provost, S. (2002). How to implement evidence-based practice : Some tried and true pointers. *Reflect. Nurs. Leadersh., 28*(2), 18.

Berkowitz, E. (2005-2006). Medicare and Medicaid : The past as prologue. *Health Care Financ. Rev., 27*(2), 11.

Centers for Disease Control and Prevention (2008, 8 octobre). *Behavioral risk factor surveillance system survey data*. Atlanta, Ga. : US Department of Health and Human Services, Centers for Disease Control and Prevention. http://apps.nccd.cdc.gov/brfss/

Centers for Medicare and Medicaid Services, Health Care Financing Administration, Department of Health and Human Services (2004). Requirements for states and long term care facilities (483.1, Subpart B). [En ligne]. http://edocket.access.gpo.gov/cfr_2006/octqtr/pdf/42cfr483.1.pdf (page consultée le 7 octobre 2009).

Clemen-Stone, S., McGuire, S., & Eigsti, D. (2002). *Comprehensive community health nursing* (6th ed.). St. Louis, Mo. : Mosby.

Coleman, E.A., Smith, J.D., Frank, J.C., Min, S.J., Parry, C., & Kramer, A.M. (2004). Preparing patients and caregivers to participate in care delivered across settings : The care transitions intervention. *J. Am. Geriatr. Soc., 52*(11), 1817.

Collins, S.R., Schoen, C., Kriss, J.L., Doty, M.M., & Mahato, B. (2006). Rite of passage? Why young adults become uninsured and how new policies can help. *The Commonwealth Fund, 20*, 1-13.

Corrarino, J.E., Walsh, P.J., Boyle, M.L., & Anselmo, D. (2000). The Cool Kids Coalition : A community effort to reduce scald burn risk in children. *Am. J. Maternal Child Nurs., 25*(1), 10.

Decker, S., Cary, P., & Krautscheid, L. (2006). From the streets to assisted living : Perceptions of vulnerable population. *J. Psychosoc. Nurs. Ment. Health Serv., 44*(6), 18.

Diekemper, M., SmithBattle, L., & Drake, M.A. (1999). Bringing the population into focus : A natural development in community health nursing practice, part I. *Public Health Nurs., 16*, 3.

Donahue, M. (1996). *Nursing : The finest art : An illustrated history* (2nd ed.). St. Louis, Mo. : Mosby.

Downie, J., Ogilve, S., & Wichmann, H. (2005). A collaborative model of community health nursing. *Contemporary Nurse, 20*, 180.

Ebersole, P., Touhy, T.A., Hess, P., Jett, K., & Schmidt, A. (2004). *Toward healthy aging : Human needs and nursing response* (6th ed.). St. Louis, Mo. : Mosby.

Fleck, C. (2002). *Your health : Nursing home care is found wanting*. [En ligne]. www.aarp.org/bulletin/yourhealth/Articles/a2003-06-23-nursinghome.html (page consultée le 17 juillet 2009).

Gerteis, M., Edgman-Levitan, S., Daley, J., & Delbanco, T.L. (1993). *Through the patient's eyes*. San Francisco : Jossey-Bass.

Gosden, T., Forland, F., Kristiansen, I., Sutton, M., Leese, B., Giuffrida, A., et al. (2000). Capitation, salary, fee-for-service and mixed systems of payment : Effects on the behavior of primary care physicians. *Cochrane Database of Systematic Reviews, 3*, Art. N° CD002215.

HEDIS (2004). *HEDIS reports home page*. [En ligne]. www.health.state.mn.us/divs/hpsc/mcs/hedishome.htm (page consultée le 17 juillet 2009).

Heffler, S., Smith, S., Keehan, S., Borger, C., Clemens, M.K., & Truffer, C. (2005). *U.S. health spending projections for 2004-2014*. [En ligne]. http://content.healthaffairs.org/cgi/reprint/hlthaff.w5.74v1 (page consultée le 17 juillet 2009).

Huber, D.L. (2006). *Leadership and nursing care management* (3rd ed.). Philadelphia : Saunders.

Hwang, S.W. (2000). Mortality among men using homeless shelters in Toronto, Ontario. *JAMA, 283*(16), 2152-2157.

Hwang, S.W., & Bugeja, A.L. (2000). Barriers to appropriate diabetes management among homeless people in Toronto. *Can. Med. Assoc. J., 163*(2), 161.

Ingenix (2005). *DRG expert* (21st ed.). Clifton Park, N.Y. : Thomson Delmar Learning.

Kalisch, P., & Kalisch, B. (1995). *The advance of American nursing* (3rd ed.). Philadelphia : J.B. Lippincott.

Koniak-Griffin, D., Lesser, J., Nyamathi, A., Uman, G., Stein, J.A., & Cumberland, W.G. (2003). Project CHARM, an HIV prevention program for adolescent mothers. *Fam. Community Health, 26*(2), 94.

Lesser, J., Verdugo, R.L., Koniak-Griffin, D., Tello, J., Kappos, B., & Cumberland, W.G. (2005). Respecting and protecting our relationships : A community research HIV prevention program for teen fathers and mothers. *AIDS Educ. Prev., 17*(4), 347.

Meiner, S.E., & Lueckenotte, A. (2005). *Gerontologic nursing* (3rd ed.). St. Louis, Mo. : Mosby.

Melnyk, B., & Fineout-Overholt, E. (2004). *Evidence-based practice in nursing and health care : A guide to best practice*. Philadelphia : Lippincott, Williams, & Wilkins.

Melnyk, B.M., & Fineout-Overholt, E. (2005). *Evidence-based practice in nursing and healthcare*. Philadelphia : Lippincott, Williams, & Wilkins.

Merzel, C., & D'Afflitti, J. (2003). Reconsidering community-based health promotion : Promise, performance and potential. *Am. J. Public Health, 93*(4), 557.

Milgate, K., & Hackbarth, G. (2005-2006). Quality in Medicare : From measurement to payment and provider to patient. *Health Care Financ. Rev., 27*(2), 91.

MissouriFamilies (2005). *Aging*. [En ligne]. http://missourifamilies.org/aging/ (page consultée le 17 juillet 2009).

Moorhead, S., Johnson, M., Maas, M., & Swanson, E. (2008). *Nursing outcomes classification (NOC)* (4th ed.). St. Louis, Mo. : Mosby.

Moua, M., Guerra, F.A., Moore, J.D., & Valdiserri, R.O. (2002). Immigrant health : Legal tools/legal barriers. *J. Law Med. Ethics, 30*(3), 189.

Nash, M.G., & Gremillion, C. (2004). Globalization impacts the healthcare organization of the 21st century : Demanding new ways to market product lines successfully. *Nurs. Adm. Q., 28*(2), 86.

National Center for Assisted Living (NCAL) (2006). *About assisted living*. [En ligne]. www.ncal.org/ (page consultée le 17 juillet 2009).

National library of Medicine (1993). Community based health care models. *Current bibliographies in medicine*, 93-97. Bethesda, Md. : National Library of Medicine. www.nlm.nih.gov/archive/20040829/pubs/cbm/cbmodels.html

Newman, D.M. (2005). A community nursing center for the health promotion of senior citizens based on the Neuman Systems Model. *Nurs. Educ. Perspect., 26*, 221.

Oosdyke, R.J. (2004). *Why is the integrated delivery network one of your keys to success in healthcare?* [En ligne]. www.hcfi.net/040504.pdf (page consultée le 17 juillet 2009).

Pastor, D.K. (2005). An action plan for community hospice nurse leaders. *J. Hosp. Pall. Nurs., 7*, 107.

Pew Health Professions Commission (1998). *The Fourth Report of the Pew Health Professions Commission : Recreating health professional practice for a new century.* San Francisco : Pew Health Professions Commission.

Resnick, B., & Fleishell, A. (2002). Developing a restorative care program : A five step approach that involves the resident. *Am. J. Nurs., 102*(7), 95.

Rew, L., Taylor-Seehafer, M., Thomas, N.Y., & Yockey, R.D. (2001). Correlates of resilience in homeless adolescents. *J. Nurs. Scholarsh., 33*(1), 33.

Rogers, E.M. (2003). *Diffusion of innovations* (5th ed.). New York : Free Press.

Rydholm, L. (2006). Documenting the value of faith community nursing. I. Saving hundreds, making cents–a study of current realities. *Creat. Nurs., 12*(2), 10.

Sackett, D.L., Strauss, S.E., Richardson, W.S., Rosenberg, W., & Haynes, R.B. (2000). *Evidence-based medicine : How to practice and teach EBM.* London : Churchill Livingstone.

Sebastian, J.G. (2006). Vulnerability and vulnerable populations : An overview. In M. Stanhope & J. Lancaster (Eds), *Foundations of nursing in the community : Community-oriented practice* (2nd ed., pp. 403-418). St. Louis, Mo. : Mosby.

Shoultz, J., & Hatcher, P.A. (1997). Looking beyond primary care to primary health care : An approach to community-based action. *Nurs. Outlook, 45*(1), 23.

Simpson, R.L. (2004). No-borders nursing : How technology heals global ills. *Nurs. Adm. Q., 28*(1), 55.

Sorrentino, S. (2003). *Mosby's textbook for nursing assistants* (6th ed.). St. Louis, Mo. : Mosby.

Spector, N. (2005). *Evidence-based health care in nursing regulation.* [En ligne]. www.ncsbn.org/pdfs/Evidencebased_NSpector.pdf (page consultée le 17 juillet 2009).

Stanhope, M., & Lancaster, J. (2004). *Community and public health nursing* (6th ed.). St. Louis, Mo. : Mosby.

Stanhope, M., & Lancaster, J. (2004). *Community health nursing : Process and practice for promoting health* (6th ed.). St. Louis, Mo. : Mosby.

Stanhope, M., & Lancaster, J. (2006). *Foundations of nursing in the community : Community oriented practice* (2nd ed.). St. Louis, Mo. : Mosby.

Stanton, M.W. (2004). *Hospital nurse staffing and quality of care. Research in action.* [En ligne]. www.ahrq.gov/research/nursestaffing/nursestaff.pdf (page consultée le 17 juillet 2009).

Sultz, H.A., & Young, K.M. (2004). *Health care USA : Understanding its organization and delivery* (4th ed.). Sudbury, Mass. : Jones and Bartlett.

Teeley, K.H., Lowe, J.M., Beal, J., & Knapp, M.L. (2006). Incorporating quality improvement concepts and practice into a community health-nursing course. *J. Nurs. Educ., 45*(2), 86.

U.S. Census Bureau (11 janvier 2004). *Immigration Data.* [En ligne]. www.census.gov/population/www/socdemo/immigration.html (page consultée le 13 janvier 2007).

U.S. Department of Health and Human Services, Public Health Service (2000). *Healthy People 2010 : A systematic approach to health improvement.* Washington, D.C. : U.S. Government Printing Office. www.healthypeople.gov

U.S. Department of Health and Human Services, Public Health Service (2001, février). *Healthy people in healthy communities : A community planning guide using Healthy People 2010.* Washington, D.C. : Office of Disease Prevention and Health Promotion, Office of Public Health and Science, Department of Health and Human Services. www.healthypeople.gov/Publications/HealthyCommunities2001/default.htm

U.S. Department of Health and Human Services (2002). *Health US : 2000.* Washington, D.C. : National Center for Statistics.

U.S. Public Health Service (1994, 2000). *The core functions project.* Washington, D.C. : Office of Disease Prevention and Health Promotion.

U.S. Public Health Service (1995, 2000). *The core functions project.* Washington, D.C. : Office of Disease Prevention and Health Promotion.

Références de l'édition française

Association des infirmières et infirmiers du Canada (2007). *Cadre de pratique des infirmières et infirmiers au Canada.* Ottawa, Ont. : Association des infirmières et infirmiers du Canada. www.cna-aiic.ca

Association des infirmières et infirmiers du Canada (2008). *La pratique infirmière avancée : un cadre national.* Ottawa, Ont. : Association des infirmières et infirmiers du Canada. www.cna-aiic.ca

Association des infirmières et infirmiers du Canada (2009). *À propos de l'AIIC : mission et vision.* Ottawa, Ont. : Association des infirmières et infirmiers du Canada. www.cna-aiic.ca/CNA /default_f.aspx

Blondeau, D., & Hébert, M. (2002). La responsabilité professionnelle de l'infirmière. In O. Goulet & C. Dallaire (Éds), *Les soins infirmiers : vers de nouvelles perspectives* (pp. 143-160). Boucherville, Qc : Gaëtan Morin.

Canadian Nurses Association & Canadian Association of Schools of Nursing (2007). *Nursing Education in Canada Statistics 2005-2006.* [En ligne]. www.cna-aiic.ca/CNA/documents/pdf/publications/Nursing_Education_Statistics_2005_2006_e.pdf (page consultée le 30 janvier 2009).

Cohen, Y. (2000). *Profession infirmière : une histoire des soins dans les hôpitaux du Québec.* Montréal : Les Presses de l'Université de Montréal.

Collière, M.-F. (1996). *Soigner : le premier art de la vie.* Paris : InterEditions.

Consumers' Association of Canada (1972, 1989). *Policy Statement on Consumers and Health Care.* Ottawa, Ont. : Consumers' Association of Canada.

Dallaire, C. (2002a). Les grandes fonctions de la pratique infirmière. In O. Goulet & C. Dallaire (Éds), *Soins infirmiers : vers de nouvelles perspectives* (pp. 77-95). Boucherville, Qc : Gaëtan Morin.

Dallaire, C. (2002b). Le sens politique en soins infirmiers . In O. Goulet & C. Dallaire (Éds), *Les soins infirmiers : vers de nouvelles perspectives* (pp. 199-224). Boucherville, Qc : Gaëtan Morin.

Dallaire, C. (2007). La construction d'un ordre et le savoir. In P. Delmas & C. Sliwka (Éds), *Ordre infirmier, enjeux et perspective.* Paris : Éditions Lamarre.

Dallaire, C. (2008). L'action politique : une stratégie pour l'engagement professionnel. In C. Dallaire (Éd.), *Le savoir infirmier : au cœur de la discipline et de la profession infirmière* (pp. 455-477). Montréal : Gaëtan Morin.

Dallaire, C., & Dallaire, M. (2008). Le savoir infirmier dans les fonctions infirmières. In C. Dallaire (Éd.), *Le savoir infirmier : au cœur de la discipline et de la profession infirmière* (pp. 265-312). Montréal : Gaëtan Morin.

Dallaire, C., & Dallaire, M. (2009). Proposer de nouvelles perspectives de carrières : comment choisir ? In P. Delmas (Éd.), *Profession d'infirmière : quelle place et quelles pratiques pour l'avenir ?* Paris : Éditions Lamarre.

Éco-Santé (2009). *Les bases Éco-Santé en ligne.* [En ligne]. www.ecosante.fr (page consultée le 6 février 2009).

Emploi Québec (2009). *Portait de la main-d'œuvre active.* [En ligne]. http ://imt.emploiquebec.net/mtg/inter/noncache/contenu/asp/mtg941_accueil_fran_01.asp (page consultée le 9 février 2009).

Encyclopaedia Britannica. *History of hospitals.* [En ligne]. www.britannica.com/EBchecked/topic/272626/hospital (page consultée le 17 juillet 2009).

Fédération interprofessionnelle de la santé du Québec (2009). *Présentation et Historique.* [En ligne]. www.fiqsante.qc.ca/presentation_et_historique/presentation.php (page consultée le 23 septembre 2009).

Flexner, B.A. (1910). *Medical Education in the United States & Canada.* New York : Heritage Press.

Francillon, D. (1998). Quand l'histoire des femmes se noue avec celle des infirmières. *Perspectives soignantes, 2*, 103-125.

Gibbon, J.M., & Mathewson, M.S. (1947). *Three centuries of Canadian nursing.* Toronto : Macmillan.

Institut canadien d'information sur la santé (2009). *La base de données des infirmières et infirmiers autorisés.* Ottawa, Ont. : Statistique Canada et Institut canadien d'information sur la santé. http ://secure.cihi.ca/cihiweb/dispPage.jsp?cw_page=statistics_results_source_rndb_f

Keddy, B., & Dodd, D. (2005). The trained nurse : Private duty and VON Home Nursing (late 1800s to 1940s). In C. Bates, D. Dodd, & N. Rousseau (Éds), *On all frontiers four centuries of canadian nursing.* Ottawa, Ont. : Presses de l'Université d'Ottawa.

Kelly, L.Y., & Joel, L.A. (1995). Care of the sick : A historical overview. In L.Y. Kelly & L.A. Joel (Eds), *Dimensions of Professional Nursing* (pp. 4-24). New York : McGraw-Hill.

Labarre, K., & Dallaire, C. (2008). L'exercice infirmier et le système professionnel. In C. Dallaire (Éd.), *Le savoir infirmier : au cœur de la discipline et de la profession infirmière* (pp. 341-357). Montréal : Gaëtan Morin.

Lévesque-Boudreau, D. (2002). La syndicalisation de la main-d'œuvre : la synergie est-elle possible ? In O. Goulet & C. Dallaire (Éd.), *Les soins infirmiers : vers de nouvelles perspectives* (pp. 181-197). Boucherville, Qc : Gaëtan Morin.

Ministère de la Justice du Canada. *Loi canadienne sur la santé.* L.R., 1985, c. C-6, à jour au 11 novembre 2009. Ottawa, Ont. : Ministère de la Justice du Canada. http ://lois.justice.gc.ca/fr/showdoc/cs/C-6/bo-ga :s_7/20090623/fr#anchorbo-ga :s_7

Ministère de la Santé et des Services sociaux, Régie de l'assurance maladie du Québec. *La Régie, Mission.* [En ligne]. www.ramq.gouv.qc.ca/fr/regie/missorg/mission.shtml (page consultée le 12 février 2009).

Ministère de la Santé et des Services sociaux (2004). *Projet clinique : un préalable à une meilleure accessibilité, continuité et qualité des services.* Québec, Qc : Direction des communications du Ministère de la Santé et des Services sociaux. http ://msssa4.msss.gouv.qc.ca/fr/document/publication.nsf/4b1768b3f849519c852568fd0061480d/772cc6913233e38e85256f4d0069c040?OpenDocument

Ministère de la Santé et des Services sociaux (2008). *En bref, le système de la santé et des services sociaux au Québec.* [En ligne]. http ://publications.msss.gouv.qc.ca/acrobat/f/documentation/2007/07-731-01F.pdf (page consultée le 23 septembre 2009).

Ministère de la Santé et des Services sociaux (2009b). *Centres de santé et de services sociaux – RLS.* [En ligne]. www.msss.gouv.qc.ca/reseau/rls/ (page consultée le 23 septembre 2009).

Ministère de l'Éducation, du Loisir et du Sport. *Soins infirmiers. Conditions particulières d'admission établies par le ministre.* [En ligne]. www.mels.gouv.qc.ca/ens-sup/ens-coll/cahiers/program/180A0.asp (page consultée le 16 juillet 2009).

Nadot, M. (2008). Prendre soin : aux sources de l'activité professionnelle. In C. Dallaire (Éd.), *Le savoir infirmier : au cœur de la discipline et de la profession infirmière* (pp. 27-51). Montréal : Gaëtan Morin.

Nightingale, F. (1860). *Notes on Nursing : What Nursing is, what Nursing is not.* New York : D. Appleton and Company.

Office des professions du Québec (2003). *Loi 90 (2002, chapitre 33). Loi modifiant le code des professions et d'autres dispositions législatives dans le domaine de la santé* (Cahier explicatif, version nº 5). [En ligne]. www.opq.gouv.qc.ca/fileadmin/docs/PDF/Cahier-explicatif-PL90.pdf (page consultée le 30 janvier 2009).

Ordre des infirmières et infirmiers du Québec (2004). *Perspectives de l'exercice de la profession d'infirmière*. [En ligne]. www.oiiq.org (page consultée le 9 février 2009).

Ordre des infirmières et infirmiers du Québec (2008). *Statistiques*. [En ligne]. www.oiiq.org/publications/publications_themes.asp#top (page consultée le 17 juillet 2009).

Ordre des infirmières et infirmiers du Québec (2009). *Portrait sommaire de l'effectif infirmier du Québec 2007-2008*. [En ligne]. www.oiiq.org/publications (page consultée le 30 janvier 2009).

Ordre des infirmières et infirmiers du Québec, & Collège des médecins du Québec (2006). *Lignes directrices sur les modalités de la pratique de l'infirmière praticienne spécialisée*. Montréal : Ordre des infirmières et infirmiers du Québec et Collège des médecins du Québec.

Organisation mondiale de la santé, Santé et bien-être social Canada, & Association canadienne de santé publique (1986). *Charte d'Ottawa pour la promotion de la santé*. [En ligne]. www.aspq.org/DL/charte.pdf (page consultée le 7 octobre 2009).

Québec. *Code des professions*. L.R.Q., chapitre C-26, à jour au 1er septembre 2009. Québec, Qc : Publications du Québec. www2.publicationsduquebec.gouv.qc.ca/dynamicSearch/telecharge.php?type=2&file=/C_26/C26.HTM

Ross-Kerr, J.C. (2003). Early nursing in Canada, 1600-1700 : A legacy for the future. In J.C. Ross-Kerr & M.J. Woods (Eds), *Canadian Nursing : Issues and perspectives*. Toronto : Elsevier Science.

Ross-Kerr, J.C. (2006). The development of Nursing Practice in Canada. In P.A. Potter, A.G. Perry, J.C. Ross-Kerr & M.J. Wood (Eds). *Canadian Nursing : Issues and Perspectives* (3rd ed.). Toronto : Elsevier Mosby.

Saillant, F. (1999). Femmes, soins domestiques et espace thérapeutique. *Anthropologie et Sociétés, 23*(2), 15-40.

Santé Canada (2009). *Loi canadienne sur la santé*. [En ligne]. www.hc-sc.gc.ca/hcs-sss/medi-assur/cha-lcs/overview-apercu-fra.php (page consultée le 9 février 2009).

Statistique Canada (2008). *Rapport sur l'état de la population du Canada 2005 et 2006*. [En ligne]. www.statcan.gc.ca/pub/91-209-x/91-209-x2004000-fra.pdf (page consultée le 7 février 2009).

Statistique Canada (2009). *Statistiques*. [En ligne]. www.statcan.gc.ca/ (page consultée le 13 janvier 2009).

Travail Québec (2009). *Code du travail*. [En ligne]. www.travail.gouv.qc.ca/faq/codedutravail/index.html (page consultée le 13 février 2009).

Université de Montréal. *Baccalauréat en sciences infirmières*. [En ligne]. www.etudes.umontreal.ca/programme/caract_prog/163012.pdf (page consultée le 16 juillet 2009).

Université de Montréal. *Faculté des sciences infirmières. Doctorat en sciences infirmières*. [En ligne]. www.scinf.umontreal.ca/programmes_2_3_cycle/phd_sciences_infirmieres.html (page consultée le 16 juillet 2009).

Université du Québec. *Maîtrise en Sciences infirmières. Option avec essai*. [En ligne]. www.uquebec.ca/mscinf/maitrise.html (page consultée le 16 juillet 2009).

Young, J.N., & Rousseau, N. (2005). Le nursing laïc de l'époque de la Nouvelle-France à la fin du XIXe siècle (1608-1981). In C. Bates, D. Dodd, & N. Rousseau (Éds), *Sans frontières : quatre siècles de soins infirmiers canadiens* (pp. 11-26). Ottawa, Ont. : Presses de l'Université d'Ottawa.

Weir, G.M. (1932). *Survey of nursing education in Canada*. Toronto : University of Toronto Press.

CHAPITRE 4

Références de l'édition originale

Abdellah, F.G., Beland, I.L., Martin, A., & Matheney, R.V. (1960). *Patient-centered approaches to nursing*. New York : Macmillan.

American Nurses Association (2003). *Nursing's social policy statement* (2nd ed.). Washington, D.C. : American Nurses Association.

Benner, P., & Tanner, C. (1987). How expert nurses use intuition. *Am. J. Nurs., 87*(1), 23.

Benner, P., & Wrubel, J. (1989). *The primacy of caring : Stress and coping in health and illness*. Menlo Park, Calif. : Addison-Wesley.

Carnevali, D.L., & Thomas, M.D. (1993). *Diagnostic reasoning and treatment decision making in nursing*. Philadelphia : Lippincott.

Chinn, P.L., & Kramer, M.K. (1999). *Theory and nursing : Integrated knowledge development* (5th ed.). St. Louis, Mo. : Mosby.

Chinn, P.L., & Kramer, M.K. (2004). *Integrated knowledge development in nursing* (6th ed.). St. Louis, Mo. : Mosby.

Coppa, D.F. (1993). Chaos theory suggests a new paradigm for nursing science. *Journal of Advanced Nursing, 18*(6), 985-991.

Dean, H. (1995). Science and practice : The nature of knowledge. In A. Omery, C.E. Kasper & G.G. Page (Eds), *In search of nursing science* (pp. 275-290). Thousand Oaks, Calif. : Sage.

Edwards, S. (2001). Benner and Wrubel on caring in nursing. *J. Adv. Nurs., 33*(2), 167.

Fawcett, J. (2005). *Contemporary Nursing Knowledge. Analysis and Evaluation of Nursing Models and Theories*. Philadelphia : F.A. Davis.

Fawcett, J., Watson, J., Neuman, B., Walker, P.H., & Fitzpatrick, J.J. (2001). On nursing theories and evidence. *J. Nurs. Scholarsh., 33*(2), 115.

Field, P.A. (1987). The impact of nursing theory on the clinical decision making process. *Journal of Advanced Nursing, 12*, 563-571.

Fitzpatrick, J.J. (1990). Conceptual basis for the organization and advancement of nursing knowledge : Nursing diagnosis taxonomy. *Nursing Diagnosis, 1*, 102-106.

Glasson, J., Chang, E., Chenoweth, L., Hancock, K., Hall, T., Hill-Murray, F., et al. (2006). Evaluation of a model of nursing care for older patients using participatory action research in an acute medical ward. *J. Clin. Nurs., 15*(5), 588.

Gleick, J. (1987). *Chaos : Making a New Science*. New York : Viking Penguin.

Gottlieb, L., Feeley, N., & Dalton, C. (1999). *The collaborative partnership approach to care*. Toronto : Mosby/Elsevier.

Gottlieb. L, &. Rowat, K. (1987). The McGill model of nursing : A practice-derived model. *Advances in Nursing Science, 9*, 51-61.

Harmer, D., & Henderson, V. (1955). *Textbook of the principles and practice of nursing* (5th ed.). Riverside, N.J. : Macmillan.

Henderson, V. (1966). *The nature of nursing*. New York : Macmillan.

Johnson, D.E. (1974). The behavioral system model for nursing. In J.P. Riehl & C. Roy (Eds). *Conceptual models for nursing practice*. New York : Appleton-Century-Crofts.

Kikuchi, J.F., Simmons, H., & Romyn, D. (1996). *Truth in nursing inquiry*. Thousand Oaks, Calif. : Sage Publications.

King, I.M. (1971). *Toward a theory for nursing*. New York : John Wiley & Sons.

King, I.M. (1981). *Toward a theory for nursing : Systems, concepts, process*. New York : John Wiley & Sons.

King, I.M., & Fawcett, J. (1997). *The language of nursing theory and metatheory*. Indianapolis, Ind. : Sigma Theta Tau International, Center Nursing Press.

Leininger, M.M. (1991). *Culture care diversity and universality : A theory of nursing* (Pub. N° 15-2402). New York : National League for Nursing Press.

McEwen, M., & Willis, E.M. (2007). *Theoretical basis for nursing* (2nd ed.). Philadelphia : Lippincott Williams Wilkins.

Meleis, A.I. (1997). *Theoretical nursing : Development and progress* (3rd ed.). Philadelphia : Lippincott.

Meleis, A.I. (2007). *Theoretical nursing : Development and progress* (4th ed.). Philadelphia : Lippincott Williams Wilkins.

Mishel, M.H. (1988). Uncertainty in illness. *Image J. Nurs. Sch., 20*(4), 225.

Mishel, M.H. (1990). Reconceptualization of the uncertainty in illness theory. *Image J. Nurs. Sch., 22*(4), 256.

Mishel, M.H. (1997). Uncertainty in acute care. *Annu. Rev. Nurs. Res., 15*, 57.

Mishel, M.H., & Sorenson, D.S. (1991). Uncertainty in gynecological cancer : A test of the mediating functions of mastery and coping. *Nurs. Res, 40*(3), 167.

Neuman, B. (1995). *The Neuman Systems Model* (3rd ed.). Norwalk, Conn. : Appleton & Lange.

Nightingale, F. (1860). *Notes on nursing : What it is and what it is not*. London : Harrison & Sons.

Orem, D.E. (1971). *Nursing : Concepts of practice*. New York : McGraw-Hill.

Orem, D.E. (2001). *Nursing : Concepts of practice* (6th ed.). New York : McGraw-Hill.

Orem, D.E., & Parker, K.S. (1964). *Nursing content in preservice nursing curriculum*. Washington, D.C. : Catholic University of America Press.

Orlando, I.J. (1961). *The dynamic nurse-patient relationship : Function, process and principles*. New York : Putnam.

Parse, R. (1981). *Man-living-health : A theory of nursing*. New York : John Wiley & Sons.

Parse, R. (1987). *Nursing Science : Major paradigms, theories and critiques*. Philadelphia : W.B. Saunders.

Parse, R. (1999). Nursing science : The transformation of practice. *J. Adv. Nurs., 30*(6), 1383-1387.

Parse, R.R. (1997). Transforming research and practice with the human becoming theory. *Nurs. Sci. Q., 10*(4), 171.

Peplau, H. (1952). *Interpersonal Relations in Nursing*. New York : Putnam's.

Ray, M.A. (1998). Complexity and nursing science. *Nursing Science Quarterly, 11*, 91-93.

Rogers, M.E. (1970). *An introduction to the theoretical basis of nursing*. Philadelphia : F.A. Davis.

Rogers, M.E. (1990). Nursing : Science of unitary, irreducible, human beings : Update 1990. In E.A.M. Barrett (Ed.), *Visions of Rogers's science-based nursing* (Pub. N° 15-2285). New York : National League for Nursing.

Roy, C. (1980). The Roy adaptation model. In J.P. Riehl & C. Roy (Eds), *Conceptual models for nursing practice*. New York : Appleton-Century-Crofts.

Roy, C. (1989). The Roy adaptation model. In J.P. Riehl & C. Roy (Eds), *Conceptual models for nursing practice* (3rd ed.). New York : Appleton-Century-Crofts.

Roy, C., & Obloy, S.M. (1979). The practitioner movement : Toward a science of nursing. *Am. J. Nurs., 79*, 1698.

Swanson, K. (1991). Empirical development of a middle-range theory of caring. *Nurs. Res., 40*(3), 161.

Tomey, A.M., & Alligood, M.R. (2006). *Nursing theorists and their work* (6th ed.). St. Louis, Mo. : Mosby.

Torres, G. (1974). Curriculum process and the integrated curriculum. In National League for Nursing (Eds), *Unifying the curriculum : The integrated approach*. New York : National League for Nursing.

Torres, G. (1986). *Theoretical foundation of Nursing*. Norwalk, Conn. : Appleton-Century-Crofts.

Von Bertalanffy, L. (1968). *General system theory : Foundations, development, application*. New York : George Brazilet.

Walker, L.O., & Avant, K.C. (2005). *Strategies for theory construction in nursing* (4th ed.). Upper Saddle River, N.J. : Prentice Hall.

Warren, J.J., & Hoskins, L.M. (1990). The development of NANDA's nursing diagnosis taxonomy. *Nursing Diagnosis, 1*, 162-168.

Watson, J. (1979). *Nursing : The philosophy and science of caring*. Boston : Little, Brown & Co.

Watson, J. (1985). *Nursing : Human science and human care*. Norwalk, Conn. : Appleton-Century-Crofts.

Watson, J. (1987). Nursing on the caring edge : Metaphorical vignettes. *ANS. Adv. Nurs. Sci., 10*(1), 10.

Watson, J. (1988). *Nursing : Human science, human care : A theory of nursing* (Pub. N° 15-2236). New York : National League for Nursing.

White, J. (1995). Patterns, of knowing : Review, critique, and update. *Advances in Nursing Science, 17*(4), 73-86.

Références de l'édition française

Adam, E. (1979). *Être infirmière.* Montréal : Les Éditions HRW.

Adam, E. (1983). Frontiers of nursing in the 21st century : Development of models and theories on the concept of nursing. *Journal of Advanced Nursing, 8,* 41-45.

Adam, E. (1985). Toward more clarity in terminology : Frameworks, theories and modes. *Journal of Nursing Education, 24*(4), 151-155.

Adam, E. (1987). Defining Theory Testing Research. *Advances in Nursing Science : April 1987, 9*(3), vii.

Adam, E. (1991). *Être infirmière, un modèle conceptuel* (3e éd.). Montréal : Études Vivantes.

Adam, E. (1992). Contemporary conceptualizations of nursing : Philosophy or science? In J.F. Kikuchi & H. Simmons (Eds), *Philosophical Inquiry in Nursing.* Newsburry Park, Calif. : Sage.

Adam, E. (1999). Modèles conceptuels. *Revue canadienne de recherche en science infirmière, 30*(4), 103-114.

Aïta, V.A. (2000). Science and compassion : Vacillation in nursing ideas 1940s-1960s. *Scholarly Inquiry for Nursing Practice : An International Journal, 14*(2), 115-138.

Aubin, K., & Dallaire, C. (2008). Les concepts infirmiers. In C. Dallaire (Éd.), *Le savoir infirmier : au cœur de la discipline et de la profession infirmière* (pp. 139-168). Montréal : Gaëtan Morin.

Barnum, B.S. (1998). *Nursing theory. Analysis, application, evaluation* (4th ed.). Philadelphia : Lippincott-Raven.

Bulechek, G.M., & McCloskey, J.C. (1992). Nursing Diagnoses Interventions and Outcomes. In G.M. Bulechek & J.C. McCloskey (Eds), *Nursing Interventions : Essential Nursing Treatments* (2nd ed.). Philadelphia : Saunders.

Bultmeier, K. (1997). Rogers' science of unitary human being in nursing practive. In M. Alligood & A. Marriner-Romey (Eds), *Nursing Theory Utilization and Application.* St-Louis, Mo. : Mosby-Year Book.

Carper, B.A. (1978). Fundamental patterns of knowing in nursing. *Advances in Nursing Science, 1*(1), 13-23.

Collière, M-F. (1988). Une histoire usurpée… l'histoire des femmes soignantes. *Cahiers de l'AMIEC, 10,* 23-46.

Cutcliffe, J.R., & McKenna, H P. (2005). *The Essential Concepts of Nursing.* London : Elsevier.

Dallaire, C., Audet, G., L'Heureux, M., St-Laurent, L., Fillion, L., Morin, D., & Dubé, N. (2008). La mesure de prêt de services à la Maison Michel-Sarrazin : le développement des compétences en soins palliatifs basé sur le modèle d'apprenti, que peut-on en retenir ? *Perspective infirmière, 5*(7, Numéro spécial), 13-19.

Dallaire, C., & Aubin, K. (2008). Les soins infirmiers, les sciences infirmières ou la science infirmière. In C. Dallaire (Éd.), *Le savoir infirmier : au cœur de la discipline et de la profession infirmière* (pp. 3-26). Montréal : Gaëtan Morin.

Dean, H. (1995). Science and practice : The nature of knowledge. In A. Omery, C.E. Kasper, & G.G. Page (Eds), *In Search of Nursing Science.* Thousand Oaks, Calif. : Sage.

Donaldson, S.K. (2000). Breakthroughs in scientific research. The discipline of nursing : 1960-1999. *Annual Review of Nursing Research, 18,* 247-311.

Donaldson, S.K, & Crowley, D.M. (1978). The discipline of nursing. In L.H. Nicoll (Ed.), *Perspectives on Nursing Theory.* New York : J.B. Lippincott.

Fawcett, J. (1978). The "What" of theory development. In J. Fawcett, L.T. Zderad, J.G. Paterson, J.M. Rinehart & M.E. Hardy (Eds), *Theory Development : What, Why, How?* (pp. 17-33). New York : National League for Nursing.

Fawcett, J. (1993). *Analysis and evaluation of nursing theories.* Philadelphia : F.A. Davis.

Fawcett, J. (1995). *Analysis and evaluation of conceptual models of nursing* (3rd ed.). Philadelphia : F.A. Davis.

Fawcett, J. (1996). On the requirements for a metaparadigm : An invitation to dialogue. *Nursing Science Quaterly, 9*(3), 94-97.

Fawcett, J. (1999). The state of nursing science : Hallmarks of the 20th and 21st centuries. *Nursing Science Quarterly, 12*(4), 311-318.

Flaskerud, J.H., & Holloran, E.J. (1980). Areas of agreement in nursing theory development. *Advanced in Nursing Science, 3*(1), 1-7.

Francillon, D. (1998). Quand l'histoire des femmes se noue avec celle des infirmières. *Perspectives soignantes, 2,* 103-125.

Francillon, D. (2000). *Modèle ou utopie ? Le programme de formation de l'école d'infirmières de 1934. Dynamique de la formation professionnelle à l'école La Source. 1990-2000.* Lausanne, CH : Cahiers de La Source.

Gagnon, M., & Hébert, D. (2000). *En quête de science : introduction à l'épistémologie.* Montréal : Fides.

Gortner, S.R. (1993). Nursing's syntax revisited. A critique of philosophies said to influence nursing theories. *International Journal of Nursing Studies, 30*(6), 477-488.

Helson, H. (1964). *Adaptation-level theory.* New York : Harper & Row.

Jacobs-Kramer, M.K., & Chinn, P.L. (1988). Perspective on knowing : A model of nursing knowledge. *Scholarly Inquiry for Nursing Practice, 2*(2), 129-139.

Johnson, M., Maas, M., & Moorhead, S. (2000) (Eds). *Nursing Outcomes Classification (NOC)* (2nd ed.). St-Louis, Mo. : Mosby.

Kérouac, S., Pepin, J., Ducharme, F., & Major, F. (2003). *La Pensée infirmière* (2e éd.). Laval, Qc : Beauchemin.

Kérouac, S., Pepin, J., Ducharme, F., & Major, F. (2010). *La Pensée infirmière* (3e éd.). Montréal : Chenelière Éducation.

Kikuchi, J.F., & Simmons, H. (Eds). (1994). *Developing a Philosophy of Nursing.* Thousand Oaks, Calif. : Sage.

Kim, H.S. (1994). Practice theories in nursing and a science of nursing practice. *Scholarly Inquiry for Nursing Practice, 8*(2), 145-158.

King, I.M., & Fawcett, J. (Eds). (1997). *The Language of Nursing Theory and Metatheory.* Indianapolis, Ind. : Sigma Theta Tau International.

Kramer, M.K. (1997). Terminology in nursing : Definitions and comments. In I.M. King & J. Fawcett (Eds), *The Language of Nursing Theory and Metatheory.* Indianapolis, Ind. : Sigma Theta Tau International.

Kuhn, T.S. (1970). *The Structure of Scientific Revolution.* Chicago : University of Chicago Press.

Major, F. (2003). *L'humain en devenir : nouvelle approche du soin et de la qualité de vie.* Bruxelles : De Boeck.

Mathieu, L., & Jetté, S. (2008). Le langage infirmier et les classifications infirmières. In C. Dallaire (Éd.), *Le savoir infirmier : au cœur de la discipline et de la profession infirmière.* Montréal : Gaëtan Morin.

Meleis, A.I. (1987). Revisions in knowledge development : Being vs becoming or being and becoming. *Health Care for Women International, 8,* 197-217.

Meleis, A.I. (1991). *Theoretical nursing : Development and progress* (2nd ed.). Philadelphia : J.B. Lippincott.

Meleis, A.M. (2007). *Theoretical Nursing : Development and progress* (4th ed.). Philadelphia : Lippincott, Williams & Wilkins.

Mishel, M.H. (1988). Uncertainty in illness. *Image : Journal of Nursing Scholarship, 20,* 225-232.

Mishel, M.H. (1990). Reconceptualization of the uncertainty in illness theory. *Image : Journal of Nursing Scholarship, 22,* 256-262.

Mishel, M.H. (1997). Uncertainty in acute illness. *Annual Review of Nursing Research, 15,* 57-80.

Mishel, M.H., & Sorenson, D.S. (1991). Uncertainty in gynecological cancer : A test of the mediating functions of mastery and coping. *Nursing Research, 40*(3), 167-171.

Mitchell, G.J. (1994). Discipline-specific inquiry : The hermeneutics of theory guided research. *Nursing Outlook, 42,* 224-228.

Morse, J.M. (1995). Exploring the theoretical basis of nursing using advanced techniques of concept analysis. *Advanced in Nursing Science, 17*(3), 31-46.

Nadeau, R. (1999). *Vocabulaire technique et analytique de l'épistémologie.* (Collection premier cycle). Paris : Presses Universitaires de France.

Nelson, S., & Gordon, S. (2004). The rhetoric of ruptures : Nursing as a practice with a history. *Nursing Outlook, 52,* 255-261.

Neuman, B.M. (1980). *The Neuman System Model : Applications to Nursing Education and Practice.* Norwalk, Conn. : Appleton-Century-Crofts.

Newman, M.A., Sime, A.M., & Corcoran-Perry, S.A. (1991). The focus of the discipline of nursing. *Advances in Nursing Science, 14*(1), 1-6.

Nightingale, F. (1859/1992). *Notes on nursing* (reprint of 1859 edition). Philadelphia : J.B. Lippincott.

Ordre des infirmières et infirmiers du Québec (2009). *Mosaïque des compétences cliniques de l'infirmière.* Montréal : Ordre des infirmières et infirmiers du Québec.

Peplau, H. (1995). *Les relations interpersonnelles en soins infirmiers.* Paris : Interéditions.

Polanyi, M. (1964). *Personal knowledge : Towards a post-critical philosophy.* New York : Harper Torchbooks.

Provencher, H., & Fawcett, J. (1999). Les sciences infirmières : une structure épistémologique. In O. Goulet & C. Dallaire (Éds), *Soins infirmiers : vers de nouvelles perspectives* (pp. 315-338). Boucherville, Qc : Gaëtan Morin.

Riehl, J.P., & Roy, C. (1974). *Conceptual models for nursing practice.* New York : Appleton-Century-Crofts.

Riehl, J.P., & Roy, C. (Eds). (1980). *Conceptual models for nursing practice* (2nd ed.). New York : Appleton-Century-Crofts.

Roy, C., & Andrews, H. (1991). *The Roy Adaptation Model. The Definitive Statement.* Norwalk, Conn. : Appleton and Lange.

Sandelowski, M. (1999). Troubling distinctions : A semiotics of the nursing/technology Relationship. *Nursing Inquiry, 6,* 198-207.

UNESCO (2005). *Vers les sociétés du savoir. Rapport mondial de l'UNESCO.* Paris : Les Éditions de l'Unesco.

Von Krogh, G. (2008). An Examination of the NANDA International Taxonomy for Domain Completeness, Ontological Homogeneity, and Clinical Functionality. *International Journal of Nursing Terminologies and Classifications, 19*(2), 65-75.

Watson, J. (1998). *Le caring.* Paris : Éditions Seli Aslan.

Yura, H., & Torres, G. (1975). *Today's Conceptual Frameworks with the Baccalaureate Nursing Programs.* (Pub. N° 15-1558, pp. 17-75). New York : National League for Nursing.

Yura, H., & Walsh, M.B. (1983). *The Nursing Process : Assessing, Planning, Implementing, Evaluating* (4th ed.). New York : Appleton-Century-Crofts.

Chapitre 5

Références de l'édition originale

Attree, M. (2001). Patients' and relatives' experiences and perspectives of "good" and "not so good" quality care. *J. Adv. Nurs., 33*(4), 456.

Benner, P. (1984). *From novice to expert.* Menlo Park, Calif. : Addison-Wesley.

Benner, P. (2004). Relational ethics of comfort, touch, solace-endangered arts. *Am. J. Crit. Care, 13*(4), 346.

Benner, P., & Wrubel, J. (1989). *The primacy of caring: Stress and coping in health and illness.* Menlo Park, Calif.: Addison-Wesley.

Bernick, L. (2004). Caring for older adults: Practice guided by Watson's care-healing model. *Nurs. Sci. Q., 17*(2), 128.

Boyek, K., & Watson, R. (1994). A touching story. *Elder Care, 3,* 20.

Boykin, A., Schoenhofer, S.O., Smith, N., St Jean, J., & Aleman, D. (2003). Transforming practice using a caring-based nursing model. *Nurs. Adm. Q., 27*(3), 223.

Brown, C.L., Holcomb, L., Maloney, J., Naranjo, J., Gibson, C., & Russel, P. (2005). Caring in action: The patient care facilitator role. *International Journal for Human Caring, 9*(3), 51-58.

Bulfin, S. (2005). Nursing as caring theory: Living caring in nursing practice. *Nurs. Sci. Q., 18*(4), 313.

Campo, R. (1997). *The poetry of healing: A doctor's education in empathy, identification, and desire.* New York: WW Norton.

Chang, Y., Lin, Y.P., Chang, H.J., & Lin, C.C. (2005). Cancer patient and staff ratings of caring behaviours: Relationship to pain intensity. *Cancer Nurs., 28*(5), 331.

Coe, R.M. (1997). The magic of science and the science of magic: An essay on the process of healing. *J. Health Soc. Behav., 38*(3), 1.

Cohen, M.Z., et al. (1994). Knowledge and presence: Accountability as described by nurses and surgical patients. *J. Prof. Nurs., 3,* 177.

Fareed, A. (1996). The experience of reassurance: Patients' perspectives. *J. Adv. Nurs., 23,* 272.

Frank, A.W. (1998). Just listening: Narrative and deep illness. *Fam. Syst. Health, 16*(3), 197.

Fredriksson, L. (1999). Modes of relating in a caring conversation: A research synthesis on presence, touch, and listening. *J. Adv. Nurs., 30*(5), 1167.

Galanti, G.A. (2004). *Caring for patients from different cultures* (3rd ed.). Philadelphia: University of Pennsylvania Press.

Gerteis, M., Edgman-Levitan, S., Walker, J.D., Stoke, D.M., Cleary, P.D., & Delbanco, T.L. (1993). What patients really want. *Health Manage. Q., 15*(3), 2-6.

Gilje, F. (1997). Presence: US-Norway nursing research perspectives. In J.K. Hummelvoll & U.A. Lindstrom (Eds). *Nordiska Perspektiv Psykiatrisk Omvudnad.* Lund, Sweden: Studentlitteratur.

Hoover, J. (2002). The personal and professional impact of undertaking an educational module on human caring. *J. Adv. Nurs., 37*(1), 79.

Kemper, B.J. (1992). Therapeutic listening: Developing the concept. *J. Psychosoc. Nurs., 7,* 21.

Lamb, G., & Stempel, G. (1994). Nursing case management from the patient's view: Growing as insider-expert. *Nurs. Outlook, 42*(7), 7.

Leininger, M.M. (1978). *Transcultural nursing: Concepts, theories and practices.* New York: John Wiley & Sons.

Leininger, M.M. (1988). *Care: The essence of nursing and health.* Detroit, Mich.: Wayne State University Press.

Leininger, M.M. (2002). *Transcultural nursing: Concepts, theories, research and practices* (3rd ed.). New York: McGraw-Hill.

Lesniak, R. (2005). Caring through technological competence. *J. Sch. Nurs., 21*(4), 199.

Mayer, D.K. (1986). Cancer patients' and families' perceptions of nurse caring behaviours. *Top Clin. Nurs., 8*(2), 63.

Mayer, D.K. (1987). Oncology nurses' versus cancer patients' perceptions of nurse caring behaviours: A replication study. *Oncol. Nurs. Forum, 14*(3), 48.

Noddings, N. (1984). *Caring: A feminist approach to ethics & moral education.* Berkeley, Calif.: University of California Press.

Pederson, C. (1993). Presence as a nursing intervention with hospitalized children. *Matern. Child Nurs. J., 3,* 75.

Radwin, L. (1995). Knowing the patient: A process model for individualized interventions. *Nurs. Res., 44,* 364.

Radwin, L. (2000). Oncology patients' perceptions of quality nursing care. *Res. Nurs. Health, 23*(3), 179.

Swanson, K.M. (1991). Empirical development of a middle-range theory of caring. *Nurs. Res., 40*(3), 161.

Swanson, K.M. (1999a). Effects of caring, measurement, and time on miscarriage impact and women's well being. *Nurs. Res., 48*(6), 288.

Swanson, K.M. (1999b). What is known about caring in nursing science. In A.S. Hinshaw, et al. (Eds). *Handbook of clinical nursing research.* Sherman Oaks, Calif.: Sage Publications.

Tanner, C., Benner, P., Chesla, C., & Gordon, D.R. (1993). The phenomenology of knowing the patient. *Image J. Nurs. Sch., 25,* 273.

Tommasini, N.R. (1990). The use of touch with the hospitalized psychiatric patient. *Arch. Psychiatr. Nurs., 4,* 213.

Watson, J. (1999). Postmodern nursing and beyond. Edinburgh, UK: Churchill Livingstone.

Watson, J. (2003). Love and caring: Ethics of face and hand—an invitation to return to the heart and soul of nursing and our deep humanity. *Nurs. Adm. Q., 27*(3), 197.

Watson, J. (2006a). Can an ethic of caring be maintained? *J. Adv. Nurs., 15,* 125.

Watson, J. (2006b). Caring theory as an ethical guide to administrative and clinical practices. *Nurs. Adm. Q., 30*(1), 48.

Watson, J., & Foster, R. (2003). The Attending Nurse Caring Model: Integrating theory, evidence and advanced caring-healing therapeutics for transforming professional practice. *J. Clin. Nurs., 12,* 360.

Watson, M.J. (1979). *Nursing: The philosophy and science of caring.* Boston: Little, Brown.

Watson, M.J. (1988). New dimensions of human caring theory. *Nurs. Sci. Q., 1,* 175.

Williams, S.A. (1997). The relationship of patients' perceptions of holistic nurse caring to satisfaction with nursing care. *J. Nurs. Care Qual., 11*(5), 15.

Wolf, Z.R., Miller, P.A., & Devine, M. (2003). Relationship between nurse caring and patient satisfaction in patients undergoing invasive cardiac procedures. *Medsurg. Nurs., 12*(6), 391.

Références de l'édition française

Benner, P. (1995). *De novice à expert: excellence en soins infirmiers.* Saint-Laurent, Qc: ERPI.

Benner, P. (2002). Caring for the silent patient. *American Journal of Critical Care, 11*(5), 480-481.

Benner, P. (2003). Reflecting on what we care about. *American Journal of Critical Care, 12*(2), 165-166.

Benner, P. (2004). Seeing the person beyond the disease. *American Journal of Critical Care, 13*(1), 75-78.

Bishop & Scudder (2001). *Holistic caring practice* (2nd ed.). Sudbury, Ma.: Jones & Bartlett.

Boykin, A., & Schoenhofer, S.O. (1993). *Nursing as caring: A model for transforming practice.* New York: National League of Nursing Publications.

Boykin, A., & Schoenhofer, S.O. (2001). *Nursing as caring: A model for transforming practice.* Sudbury, Ma.: Jones & Bartlett.

Cara, C. (1997). Managers' subjugation and empowerment of caring practices: A relational caring inquiry with staff nurses. *Dissertation Abstracts International, 58*(04), 1797. (University Microfilms International N° AAT97-28055).

Cara, C. (1999). *La philosophie et théorie du* caring *pour l'avancement de la discipline infirmière.* Conférence de clôture du colloque XVI Jornades Catalanes d'infermeria Intensiva. Barcelone, Espagne.

Cara, C. (2001). The apprenticeship of caring. *International Journal of Human Caring, 5*(2), 33-41.

Cara, C. (2003). A Pragmatic View of Jean Watson's Caring Theory. *International Journal of Human Caring, 7*(3), 51-61.

Cara, C. (2004). *Le* caring *en 2004: le vivre dans sa pratique au quotidien.* Conférence d'ouverture du 26e colloque de l'International Association for Human Caring. Montréal, Québec.

Cara, C. (2008). *Une approche de* caring *pour préserver la dimension humaine en gestion.* Cahier du 12e colloque de l'Association des gestionnaires infirmiers d'urgence du Québec. Montréal, Qc: Association des gestionnaires infirmiers d'urgence du Québec.

Cara, C., & O'Reilly, L. (2008). S'approprier la théorie du « Human caring » de Jean Watson par la pratique réflexive lors d'une situation clinique. *Recherche en soins infirmiers, 95,* 37-45.

Chiu, L., Emblen, J., Van Hofwegen, D., Sawatzky, R., & Meyerhoff, H. (2004). An integrative review of the concept of spirituality in the health sciences. *Western Journal of Nursing Research, 26*(4), 405-428.

Cossette, S., Cara, C., Ricard, N., & Pepin, J. (2005). Assessing nurse-patient interactions from a caring perspective: Report of the development and preliminary psychometric testing of the Caring Nurse-Patient Interactions Scale. *International Journal of Nursing Studies, 42*(6), 673-686.

Cossette, S., Coté J.K., Pepin, J., Ricard, N., & D'Aoust, L.-X. (2006). A dimensional structure of nurse-patient interactions from a caring perspective: Refinement of the Caring Nurse-Patient Interactions Scale (CNPI-Short Scale). *Journal of Advanced Nursing, 55*(2), 198-214.

Duhamel, F. (2007). *La santé et la famille: une approche systémique en soins infirmiers.* Montréal: Gaëtan Morin éditeur, Chenelière Éducation.

Duquette, A., & Cara, C. (2000). Le *caring* et la santé de l'infirmière. *L'infirmière canadienne, 1*(2), 10-11.

Eriksson, K. (1992). Nursing: The caring practice "being there". In D. Gaut (Ed.), *The presence of caring in nursing.* New York: National League for Nursing.

Gadow, S. (1985). Nurse and patient: The caring relationship. In A.H. Bishop & J.R. Scudder (Eds). *Caring, curing, coping: Nurse, physician, patient relationships.* Tuscaloosa, Ala.: University of Alabama Press.

Gadow, S. (1990). The advocacy convenant: Care as clinical subjectivity. In J.S. Stevenson & T. Tripp-Reimer (Eds). *Knowledge about care and caring: State of the art and future developments.* Kansas, Mich.: American Academy of Nursing.

Gagnon, L. (2004). *Élaboration et validation de critères de la qualité des soins et services dispensés en interdisciplinarité en réadaptation fonctionnelle et axée sur l'intégration sociale.* Mémoire de maîtrise inédit. Université de Montréal.

Johns, C. (2005). Reflection on the relationship between technology and caring. *Nursing in Critical Care, 10*(3), 150-155.

Krol, P., & Legault, A. (2008). Mieux comprendre l'apprentissage du *caring*, une nécessité pour préserver l'approche humaniste au cœur des soins. *L'infirmière clinicienne, 5*(1), 35-41.

Larson, P.J. (1984). Important nurse caring behaviours perceived by patients with cancer. *Oncology Nursing Forum, 11*(6), 46-50.

Leininger, M.M. (1988). Leininger's theory of nursing: Cultural care diversity and universality. *Nursing Sciences Quarterly, 1*(4), 152-160.

Leininger, M.M. (2001). *Culture care diversity and universality: A theory of nursing.* Sudbury, Ma.: Jones and Bartlett Publishers.

Leininger, M.M. (2006). Madeleine M. Leininger's theory of culture care diversity and universality. In M. Parker (Ed.), *Nursing theories and nursing practice* (pp. 309-333). Philadelphia: F.A. Davis.

McEwen, M. (2005). Spiritual nursing care: State of the art. *Holistic Nursing Practice, July-August,* 160-168.

Montgomery, C.L. (1993). *Healing through communication: The practice of caring.* Newbury Park, Calif.: Sage.

Noddings, N. (2003). Caring: A feminine approach to ethics and moral education (2nd ed.). Berkeley, Calif.: University of California Press.

O'Reilly, L. (2007). *La signification de l'expérience d'« être avec » la personne soignée et sa contribution à la réadaptation: la perception d'infirmières.* Thèse de doctorat inédite. Université de Montréal.

Pepin, J., & Cara, C. (2001). La réappropriation de la dimension spirituelle en sciences infirmières. *Théologiques, 9*(2), 33-46.

Roach, M.S. (2002). *Caring, the human mode of being: A blueprint for the health professions* (2e éd.). Ottawa, Ont.: Presses de l'ACS.

St-Arnaud, J. (2009). *L'éthique de la santé: guide pour une intégration de l'éthique dans les pratiques infirmières.* Montréal: Gaëtan Morin éditeur, Chenelière éducation.

St-Germain, D. (2007). *La sécurité des patients: la contribution de l'approche de caring des infirmières œuvrant en soins de réadaptation.* Thèse de doctorat présentée pour publication par le Groupe de recherche interdisciplinaire en santé (GRIS). Université de Montréal.

St-Germain, D., Blais, R., & Cara, C. (2008). La contribution de l'approche de *caring* des infirmières à la sécurité des patients en réadaptation: une étude novatrice. *Recherche en Soins Infirmiers, 95,* 57-69.

Swanson, K.M. (1993). Nursing as informed caring for the well being of others. *IMAGE: Journal of Nursing Scholarship, 25*(4), 352-357.

Watson, J. (1988). *Nursing: Human science and human care. A theory of nursing* (2nd printing). New York: National League for Nursing.

Watson, J. (1997). The theory of human caring: Retrospective and prospective. *Nursing Science Quarterly, 10*(1), 49-52.

Watson, J. (2002). *Assessing and measuring caring in nursing and health sciences.* New York: Springer.

Watson, J. (2005). *Caring Science as Sacred Science.* Philadelphia: F.A. Davis.

Watson, J. (2006c). Part 1: Jean Watson theory of human caring. In M.E. Parker (Ed.), *Nursing theories & nursing practice* (2nd ed.). Philadelphia: F.A. Davis.

Watson, J. (2009). *Assessing and measuring caring in nursing and health sciences* (2nd ed.). New York: Springer.

Chapitre 6

Références de l'édition originale

Barrett, E.A.M. (1998). Unique nursing research methods: The diversity chant of pioneers. *Nurs. Sci. Q., 11*(3), 94.

Brink, P. & Wood, M. (2001). *Basic steps in planning nursing research: From question to proposal* (5th ed.). Boston: Jones & Bartlett.

Callister, L.C., et al. (2005). Inquiry in baccalaureate nursing education: Fostering evidence-based practice. *J. Nurs. Educ., 44*(2), 59.

Clark, A.P., Aldridge, M.D., Guzzetta, C.E., Nyquist-Heise, P., Norris, M., Loper, P., et al. (2005). Family presence during cardiopulmonary resuscitation. *Crit. Care Nurs. Clin. North Am., 17*(1), 23-32.

Glaser, B., & Strauss, A. (1967). *The discovery of grounded theory.* Chicago: Aldine.

Guyatt, G., & Rennie, D. (2002). *Users' guides to the medical literature.* Chicago: American Medical Association.

Heater, B., Becker, A.M., & Oison, R.K., (1988). Nursing interventions and patient outcomes: A meta-analysis of studies. *Nurs. Res., 37,* 303-307.

Hinshaw, A.S., Feetham, S.L., & Shaver, J.L. (1999). *Handbook of clinical nursing research.* Thousand Oaks, Calif.: Sage Publications.

Husserl, E. (1962). *Ideas: General introduction to pure phenomenology.* New York: Collier.

Ingersoll, G.L., McIntosh E., & Williams M. (2000). Nurse-sensitive outcomes of advanced practice. *J. Adv. Nurs., 32*(5), 1272-1281.

International Council of Nurses (1986). *Nursing research: ICN position statement.* Geneva: International Council of Nurses.

Jeffers, B.R. (1998). Research for practice: The surrogate's experience during treatment decision making. *MedSurg Nurs., 7*(6), 357.

Kaplan, A. (1968). Positivism. In D.L. Sills (Ed.), *International encyclopedia of the social sciences.* New York: Macmillan/Free Press.

Kizer, K.W., Demakis, J.G., Feussner, J.R. (2000). Reinventing VA health-care: Systematizing quality improvement and innovation. *Med. Care, 38* (6), I7.

Knapp, T.R. (1998). *Quantitative nursing research.* Thousand Oaks, Calif.: Sage Publications.

Kuhn, T. (1970). *The structure of scientific revolutions* (2nd ed.). Chicago: University of Chicago Press.

Langford, R.W. (2001). *Navigating the maze of nursing research.* St. Louis, Mo.: Mosby.

Melnyk, B.M., & Fineout-Overholt, E. (2005). *Evidence-based practice in nursing and healthcare: A guide to best practice.* Philadelphia: Lippincott Williams & Wilkins.

Metheny, N.(1988). Measures to test placement of nasogastric and nasointestinal feeding tubers: A review. *Nurs. Res., 37,* 324-329.

Metheny, N., McSweeney, M., Wehrle, M.A., & Wiersema, L. (1990). Effectiveness of the auscultatory method in predicting feeding tube location. *Nurs. Res., 39*(5), 262-267.

Metheny, N., Reed, L., Berglund, B., & Wehrle, M.A. (1994). Visual characteristics of aspirates from feeding tubes as a method for predicting tube location. *Nurs. Res., 43*(5), 282-287.

Metheny, N., Smith, L., & Stewart, B.J. (2000). Development of a reliable and valid bedside test for bilirubin and its utilization for improving prediction of feeding tube location. *Nurs. Res., 49*(6), 302.

Metheny, N., Williams, P., Wiersema, L., Wehrle, M.A., Eisenberg, P., & McSweeney, M. (1989). Effectiveness of pH measurement in predicting feeding tube placement. *Nurs. Res., 38* (5), 280-285.

Meyers, T.A., Eichhorn, D.J., Guzzetta, C.E., Clark, A.P., Klein, T.D., Taliaferro, T., et al. (2000). Family presence during invasive procedures and resuscitation. *Am. J. Nurs., 100*(2), 32-42.

Milburn, K., Fraser, E., Secker, J., & Pavis, S. (1995). Combining methods in health promotion research: Some considerations about appropriate use. *Health Educ. J., 54*(3), 347-356.

National Institute of Nursing Research (2006). *About NNR: Mission and Strategic Plan.* [En ligne]. www.ninr.nih.gov/AboutNINR (page consultée le 19 octobre 2009).

Newhouse, R., Dearholt, S., Poe, S., Pugh, L.C., & White, K.M. (2005). Evidence-based practice: A practical approach to implementation. *J. Nurs. Adm., 35*(1), 35.

Parahoo, K. (1997). *Nursing research: Principles, process and issues.* London: MacMillan Press.

Polit, D.F., & Beck, C.T. (2004). *Nursing research: Principles and methods* (7th ed.). Philadelphia: JB Lippincott.

Sackett, D.L., Straus, S.E., Richardson, W.S., Rosenberg, W., & Haynes, R.B. (2000). *Evidence-based medicine: How to practice and teach EBM.* London: Churchill Livingstone.

Sheldon, L.K., Barrett, R., & Ellington, L. (2006). Difficult communication in nursing. *J. Nurs. Scholarsh., 38*(2), 141-147.

Stevens, K.R. (2001). Systematic reviews: The heart of evidence-based practice. *AACN Clin. Issues, 12*(4), 529.

Titler, M.G., et al. (2001). The Iowa model of evidence-based practice to promote quality care. *Crit. Care Clin. North Am., 13*(4), 497.

Titler, M.G., Kleiber, C., Steelman, V., Goode, C., Rackel, B., Barry-Walker, J., et al. (1994). Infusing research into practice to promote quality care. *Nurs. Res., 43*(5), 307-313.

Wongvatunyu, S., & Porter, E.J. (2005). Mothers' experience of helping young adults with traumatic brain injury. *J. Nurs. Scholarsh., 37*(1), 48.

Références de l'édition française

Baumhover, N., & Hugues, L. (2009). Spirituality and support for family presence during invasive procedures and resuscitations in adults. *American Journal of Critical Care, 18,* 357-366.

Boschini, D.J. (2007). Family presence during CPR: An exploration of ed nurses' attitudes. *Communicating Nursing Research, 40,* 471.

Burns, N., Grove, S., & Ihlenfeld, J. (2007). *Understanding nursing research: Building an evidence-based practice* (4th ed.). Philadelphia: Saunders Elsevier.

Fitzpatrick, J.J., & Wallacew, M. (2006). *Encyclopedia of Nursing research* (2nd ed.). New York: Springer.

Fortin, M.-F. (2010). *Fondements et étapes du processus de la recherche* (2e éd.). Montréal: Chenelière Éducation.

Houser, J. (2008). *Nursing research: Reading, using, and creating evidence.* Toronto: Jones and Bartlett Publishers.

LoBiondo-Wood, G., & Haber, J. (2010). *Nursing research: Methods and clinical appraisal for evidence-based practice* (7th ed.). Sydney, Australie: Elsevier.

Loiselle, C., Profetto-McGrath, J., Polit, D.F., & Beck, C.T. (2007). *Méthodes de recherche en sciences infirmières: approches quantitatives et qualitatives.* Saint-Laurent, Qc: Éditions du Renouveau Pédagogique.

Madden, E., & Condon, C. (2007). Emergency Nurses' Current Practices and Understanding of Family Presence During CPR *Journal of Emergency Nursing, 33*(5), 433-440.

McGahey-Oakland, P.R., Lieder, H.S., Young, A., & Jefferson, L.S. (2007). Family experiences during resuscitation at a children's hospital emergency department. *Journal of Pediatric Health Care, 21*(4), 217-225.

Munhall, P.L. (2007). *Nursing reasearch: A qualitative perspective* (4th ed.). Sudbury, Mass.: Jones & Bartlett Publishers.

Springhouse (dir.) (2007). *Best practices: Evidence-based nursing procedures* (2nd ed.). Philadelphia: Lippincott Williams & Wilkins.

Chapitre 7

Références de l'édition originale

American Nurses Association (2001). *Code of ethics for nurses with interpretive statements.* [En ligne]. www.nursingworld.org/ethics/code/protected_nwcoe813.htm. (page consultée le 20 octobre 2009).

Beauchamp, T., Childress, J. (2001). *Principles of biomedical ethics* (4th ed.). New York: Oxford University Press.

Borry, P., Schotsmans, P., & Dierickx, K. (2006). Evidence-based medicine and its role in ethical decision-making. *J. Eval. Clin. Pract., 12*(3), 306.

Boyer, J.R., Nelson, J.L. (1990). A comment on Fry's "The role of caring in a theory of nursing ethics". *Hypatia, 5*(3), 153.

Burke, M.M., & Laramie, J.A. (2003). *Primary care of the older adult: A multidisciplinary approach.* St. Louis, Mo.: Mosby.

Crawley, L.M., Marshall, P., Lo, B., & Koenig, B.A. (2002). Strategies for culturally effective end-of-life care. *Ann. Intern. Med., 136*(9), 673-679.

Curtin, L. (2004). The ethical handling of ethical issues! *Journal for Respiratory Care and Sleep Medicine,* June 22.

Dressler, L. (2006). *Consensus through conversation: How to achieve high-commitment decisions.* San Francisco: Barrett-Koehler.

Fallowfield, L. (1990). *The quality of life: The missing measurement in health care.* London: Souvenir Press.

Henry J. Kaiser Family Foundation (2005). *The uninsured and their access to healthcare.* [En ligne]. www.kff.org/uninsured/1420-07.cfm (page consultée le 25 septembre 2009).

Kohn, L.T., Corrigan, J.M., & Donaldson, M.S. (Eds). (2000). *To err is human.* Washington, D.C. : National Academy Press.

Leininger, M (1988). *Caring : An essential human need.* Detroit, Mich. : Wayne State University Press.

Levine, M., Ganz, P. (2002). Beyond the development of quality-of-life instruments : Where do we go from here? *J. Clin. Oncol., 20*(9), 2215-2216.

Maslow, A. (1977). *New knowledge in human values.* New York : Harper & Row.

Miller, M.A., & Babcock, D.E. (1996). *Critical thinking applied to nursing.* St. Louis, Mo. : Mosby.

Pellegrino, E.D. (1985). The caring ethic : The relation of physician to patient. In A.H. Bishop & J.R. Scudder (Eds), *Caring, curing, coping : Nurse, physician, and patient relations.* Birmingham, Ala. : University of Alabama Press.

Pottinger, A., Perivolaris, A., & Howes, D. (2007). The end of life. In R.H. Srivaastava (Ed.), *Guide to clinical cultural competence.* Toronto : Elsevier.

Renwick, G.W., Rhinesmith, S.H. (1995). *An exercise in cultural analysis for managers.* Chicago : Intercultural Press.

Rokeach, M. (1973). *The nature of human values.* New York : Free Press.

Shannon, S.E. (1997). The roots of interdisciplinary conflict around ethical issues. *Crit. Care Nurs. Clin. North Am., 9*(1), 13.

Sherwin, S. (1993). *No longer patient : Feminist ethics and health care.* Philadelphia : Temple University Press.

United Network for Organ Sharing (UNOS), U.S. Department of Health and Human Services (2006). *HIPAA medical privacy, national standards to protect the privacy of personal health information.* www.hhs.gov/ocr/hipaa/

U.S. Department of Health and Human Services, Bureau of Health Professions (2002). *Projected supply, demand, and shortages of registered nurses : 2000-2020.* [En ligne]. www.ahcancal.org/research_data/staffing/Documents/Registered_Nurse_Supply_Demand.pdf (page consultée le 20 octobre 2009).

Volker, D.L (2005). Control and end of life care : Does ethnicity matter? *Am. J. Hosp. Palliat. Care, 22*(6), 442.

Watson, J. (Ed.). (1994). *Applying art and science of human caring.* New York : National League of Nursing Press.

Wexler, A. (1996). *Mapping fate : A memoir of family, risk, and genetic research.* New York : Times Books.

Wolf, S.M. (Ed.). (1996). *Feminism and bioethics.* New York : Oxford University Press.

Zoloth, L. (2006). Learning a practice of uncertainty : Clinical ethics and the nurse. In P.S. Cowen & S. Moorhead (Eds), *Current issues in nursing* (7th ed.). St. Louis, Mo. : Mosby.

Références de l'édition française

Association des infirmières et infirmiers du Canada (1995). *Énoncé de politique : Déclaration conjointe sur la réanimation.* Ottawa, Ont. : Association catholique canadienne de la santé, Association canadienne de la santé, Association médicale du Canada et avec la participation de l'Association du Barreau du Canada.

Beauchamp, T.L., & Childress, J.F. (2009). *Principles of Biomedical Ethics* (6th ed.). New York : Oxford University Press.

Hottois, G., & Parizeau, M-H. (1993). *Nouvelle encyclopédie de la bioéthique : médecine, environnement, biotechnologie.* Bruxelles : De Boeck Université.

Kennedy, A., Sculpher, M.J., Coulter, A., Dwyer, N., Rees, M., Abrams, K.R., et al. (2002). Effects of Decision Aids for Menorrhagia on Treatment Choices, Health Outcomes, and Costs : A Randomized Controlled Trial. *Journal of American Medical Association, 288*(21), 2701-2708.

Ministère de la Justice du Canada. *Charte canadienne des droits et des libertés.* L.R., 1982, c. C-00, à jour au 2 octobre 2008. Ottawa, Ont. : Ministère de la Justice du Canada. http ://laws.justice.gc.ca/en/charter/const_fr.html

Ministère de la Justice du Canada. *Loi canadienne sur la santé.* L.C., 1985. Ottawa, Ont. : Ministère de la Justice du Canada. http ://lois.justice.gc.ca/fr/C-6/index.html?noCookie

Mishara, B. (2007). Les enjeux liés à la légalisation de l'euthanasie et du suicide assisté au Canada. *Frontières, 20*(1), 47-51. www.erudit.org

Ordre des infirmières et infirmiers du Québec (2007). Une nouvelle approche de planification des effectifs infirmiers : des choix à faire de toute urgence ! Montréal : Ordre des infirmières et infirmiers du Québec. www.oiiq.org/uploads/publications/memoires/Effectifs.pdf

Ordre des infirmières et infirmiers du Québec (2008). *Code de déontologie.* Montréal : Ordre des infirmières et infirmiers du Québec.

Organisation mondiale de la santé (2004). Avortement médicalisé : directives techniques et stratégiques à l'intention des systèmes de santé. Genève : Organisation mondiale de la santé. www.who.int/reproductive-health/publications/safe_abortion/safe_abortion_fr.pdf

Québec. *Code civil du Québec.* L.Q., à jour au 7 octobre 2009. Québec, Qc : Les Publications du Québec. www2.publicationsduquebec.gouv.qc.ca/dynamicSearch/telecharge.php?type=2&file=/CCQ/CCQ.html

Rautureau, P. (2008). Entre euthanasie et obstination déraisonnable, quel espace pour la réflexion infirmière ? *La Revue de l'infirmière, 57*(142), 36-38.

Rothman, D.J. (2001). The Origins and Consequences of Patient Autonomy : A 25-Year Retrospective. *Health Care Analysis, 9*(3), 255-264.

Saint-Arnaud, J. (2009). *L'éthique de la santé : guide d'intégration de l'éthique dans les pratiques infirmières.* Montréal : Gaëtan Morin.

Chapitre 8

Références de l'édition originale

American Nurses Association (2004). *Nursing : Scope and standards of practice.* Silver Spring, Md. : American Nurses Association. www.Nursesbooks.org

Americans with Disabilities Act (1990). 42 USC §§12101-12213.

Ashley, R.C. (2004). The second element of negligence. *Crit. Care Nurse, 24*(1), 68.

Barber v Time Magazine (1942), 159 SW2d 291.

Benko, L.B. (2004). Ratio fight goes national. *Modern Healthc., 34*(24), 23.

Black, H.C. (2004). *Black's law dictionary* (7th ed.). St. Paul, Minn. : West Publishing.

Blair, P. (2003). Determine your scope of practice. *Nurs. Manage., 34*(4), 20.

Blumenreich, G. (2005). The doctrine of corporate liability. *AANA J., 73*(4), 253.

Bouvia v Superior Court (1986). 225 Cal Rptr 297.

Bragdon v Abbott (1998). 524 U.S. 624.

Bross, W. (2006). Healthcare issues : Patient self determination acts and informed consent. *Ala. Nurse, 32*(4), 9.

Burns, J., et al. (2003). Do not-resuscitate order after 25 years. *Crit. Care Med., 31*(5), 1543.

Cady, R. (2005). Nurse executive's legal primer. *JONAS Healthc. Law Ethics Regul., 7*(1), 10.

California Assembly Bill 394 (AB394). [En ligne]. http ://info.sen.ca.gov/pub/99-00/bill/asm/ab_0351-0400/ab_394_bill_19991010_chaptered.html (page consultée le 5 janvier 2010).

Centers for Disease Control and Prevention. [En ligne]. www.CDC.gov/ (page consultée le 24 juillet 2009).

Centers for Medicare and Medicaid Services, U.S. Department of Health and Human Services (2004). [En ligne]. www.cms.hhs.gov/ (page consultée le 5 janvier 2010).

Compassion in Dying v Washington (1997). 79 F3d 790 (9th Cir 1997).

Cruzan v Director Missouri Department of Health (1990). 497 U.S. 261.

Dalinis, P. (2005). Informed consent and decisional capacity. *J. Hosp. Palliat. Nurs., 7*(1), 52.

Darling v Charleston Community Memorial Hospital (1965). 33 Ill 2d 326 (IL 1965).

Emergency Medical Treatment and Active Labor Act (1986). 42 USC §1395 (dd).

Erickson, J., & Millar, S. (2005). Caring for patients while respecting their privacy : Renewing our commitment. *Online J. Issues Nurs., 10*(2), 2. www.nursingworld.org/ojin/topic27/tpc27_1htm

Ersek, M. (2004). The continuing challenge of assisted death. *J. Hosp. Palliat. Nurs., 6*(1), 46.

Federal Nursing Home Reform Act from the Omnibus Budget Reconciliation Act of 1987 (1987). 42 USC §§1395i-3 and 1396r.

Follin, S. (Ed.) (2004). *Nurses Legal Handbook* (5th ed.). Philadelphia : Lippincott, Williams & Wilkins.

Good Samaritan Act (1997). IL Compiled Statutes (745 ILCS 49/).

Health Insurance Portability and Accountability Act of 1996 (HIPAA) (1996). Public Law N° 104.

Medical Patient Rights Act (1994). IL Compiled Statutes (410 ILCS 50).

Mental Health Parity Act of 1996 (1996). 29 USC §1885.

Mrayyan, M., & Huber, D. (2003). The nurse's role in changing health policy related to patient safety. *JONAS Healthc. Law Ethics Regul., 5*(1), 13.

National Conference of Commissioners on Uniform State Laws (1981). *Uniform Determination of Death Act.* Chicago : États-Unis.

National Conference of Commissioners on Uniform State Laws (1987). *Uniform Anatomical Gift Act.* Chicago : États-Unis.

National Organ Transplant Act (1984). Public Law 98-507.

New York DNR Statute (1988). NY Public Health Laws §2962.

Occupational Safety and Health Administration, U.S. Department of Labor. [En ligne]. www.osha.gov (page consultée le 5 janvier 2010).

Oregon Death with Dignity Act (1994). Ore Rev Stat §§127.800-127.897.

Orentlicher, D., & Callahan, C. (2004). Feeding tubes, slippery slopes, and physician-assisted suicide. *The J. Leg. Med., 25*, 389.

Patient Self-Determination Act (1991). 42 CFR 417.

Quill v Vacco (1997). 80 F3d 716 (2nd Cir 1997).

Roe v Wade (1973). 410 U.S. 113.

Rogers, A.E., et al. (2004). The working hours of hospital staff nurses and patient safety. *Health Aff., 23*(4), 202.

Sloan, A. (2004). A landmark decision for nurses : *Sullivan v. Edward Hospital. Virginia Nurses Today, 12*(2), 5.

Sneiderman, B., Irvine, J., & Osborne, P. (1995). *Canadian medical law* (2nd ed.). Calgary : Carswell.

State of Illinois (2005). *Nursing and Advanced Practice Nursing Act* (225 Illinois Compiled Statutes 2002, 65/1-65/49 Inclusive), Dept of Financial and Professional Regulation, Division of Professional Regulation.

Tapp, A. (1996). Release of confidential information to the police. *Can. Nurse, 92*(3), 49.

United Network for Organ Sharing. [En ligne]. www.unos.org (page consultée le 5 janvier 2010).

U.S. Department of Labor (1996). *Mental Health Parity Act.* [En ligne]. www.dol.gov/dol/topic/health-plans/mental.htm (page consultée le 24 juillet 2009).

Washington v Glucksberg (1997). 521 U.S. 702.

Webster v Reproductive Health Services (1989). 492 U.S. 490.

Wendland v Wendland (2001). 28 P.3d 151.

Winkelman v Beloit Memorial Hospital (1992). 484 NW2d 211.

YG v Jewish Hospital (1990). 795 SW2d 488 (Mo App 1990).

Références de l'édition française

Association des infirmières et infirmiers du Canada. (Édition du centenaire 2008). *Code de déontologie*, article G. [En ligne]. www.cna-aiic.ca/CNA/practice/ethics/code/default_f.aspx (page consultée le 5 janvier 2010).

Austin, S. (2006). Ladies of the jury, I present the nursing documentation. *Nursing, 36*(1), 56.

Baudoin, J.L., & Deslauriers, P. (2003). *La responsabilité civile* (6e éd.). Cowansville, Qc : Éditions Yvon Blais.

Beauchamp, T.L., & Childress, J.F. (2008). *Les principes de l'éthique biomédicale.* Paris : Les Belles Lettres.

Blondeau, D. (1986). *De l'éthique à la bioéthique.* Montréal : McGraw Hill.

Blondeau, D. (1999). *Éthique et soins infirmiers.* Montréal : Les Presses de l'Université de Montréal.

Curateur public Québec. [En ligne]. www.curateur.gouv.qc.ca/cura/fr/ (page consultée le 5 janvier 2010).

Granger v Ottawa general Hospital (1996). O.J. N° 2129 (Gen. Div.).

Guido, G. (2006). *Legal and ethical issues in nursing* (4th ed.). Upper Saddle River, N.J. : Prentice Hall.

Harman, L. (2005). HIPAA : A few years later. *Online J. Issues Nurs., 10*(2), 3.

Kaiser, H.A. (1999). Mental disability law. In J. Downie & T. Caulfield (Eds). *Canadian health law and policy.* Toronto : Butterworths.

Kane-Urrabazo, C. (2006). Said another way : Our obligation to float. *Nurs. Forum, 41*(2), 95.

Ménard, J.-P., & Martin, D. (1992). *La responsabilité médicale pour la faute d'autrui.* Cowansville, Qc : Éditions Yvon Blais.

Ministère de la Justice du Canada. *Charte Canadienne des droits et libertés : Loi constitutionnelle de 1982 édictée comme l'annexe B* de La loi de 1982 sur le Canada (chap. 11, R.-U.). [En ligne]. http://lois.justice.gc.ca/fr/charte/1.html (page consultée le 21 janvier 2010).

National Council State Boards of Nursing (2005). *Working with others : A position paper.* [En ligne]. www.ncsbn.org/pdfs/Working_with_Others.pdf (page consultée le 5 janvier 2010).

Ordre des infirmières et infirmiers du Québec. *Conseil de discipline.* [En ligne]. http://oiiq.org/oiiq/comites/discipline.asp (page consultée le 5 janvier 2010).

Ordre des infirmières et infirmiers du Québec (2006). *L'implantation du plan thérapeutique infirmier. Plan d'action triennal 2006-2009. Application de la loi 90.* Montréal : Ordre des infirmières et infirmiers du Québec. www.oiiq.org/uploads/publications/autres_publications/PlanTriennal.pdf (page consultée le 5 janvier 2010).

Ordre des infirmières et infirmiers du Québec (2006). *Le plan thérapeutique infirmier. La trace des décisions cliniques de l'infirmière. Application de la loi 90.* Montréal : Ordre des infirmières et infirmiers du Québec. www.oiiq.org/uploads/publications/autres_publications/PTI_fr.pdf (page consultée le 5 janvier 2010).

Ordre des infirmières et infirmiers du Québec (2007). *Perspectives de l'exercice de la profession d'infirmière.* Montréal : Ordre des infirmières et infirmiers du Québec.

Québec. *Charte des droits et libertés de la personne.* L.R.Q., c. C-12, à jour au 27 juillet 2009. Québec, Qc : Publications du Québec. www.cdpdj.qc.ca/fr/commun/docs/charte.pdf

Québec. *Code civil du Québec.* L.Q., 1991. c. 64, art. 10 et 13, à jour au 1er décembre 2009. Québec, Qc : Publications du Québec. www2.publicationsduquebec.gouv.qc.ca/dynamicSearch/telecharge.php?type=2&file=/CCQ/CCQ.html

Québec. *Code de déontologie des infirmières et infirmiers :* L.R.Q., 1981, c. I-8, r. 4.1, à jour au 1er décembre 2009. Québec, Qc : Publications du Québec. www2.publicationsduquebec.gouv.qc.ca/dynamicSearch/telecharge.php?type=2&file=//I_8/I8R4_1.htm

Québec. *Code des professions.* L.R.Q., c. C-26, à jour au 1er décembre 2009. Québec, Qc : Publications du Québec. www2.publications-duquebec.gouv.qc.ca/dynamicSearch/telecharge.php?type=2&file=/C_26/C26.htm

Québec. *Loi modifiant le Code des professions et d'autres dispositions législatives dans le domaine de la santé.* 2002, chapitre 33, à jour au 14 juin 2002. Québec, Qc : Publications du Québec. www.opq.gouv.qc.ca/fileadmin/docs/PDF/Loi90-adopte.pdf

Québec. *Loi sur la protection de la jeunesse.* L.R.Q., c. P-34.1, à jour au 1er décembre 2009. Québec, Qc : Publications du Québec. www2.publicationsduquebec.gouv.qc.ca/dynamicSearch/telecharge.php?type=2&file=/P_34_1/P34_1.html

Québec. *Loi sur la protection des personnes dont l'état mental présente un danger pour elles-mêmes ou pour autrui.* L.R.Q., c. P-38.001, à jour au 1er mars 2010. Québec, Qc : Publications du Québec. www2.publicationsduquebec.gouv.qc.ca/dynamicSearch/telecharge.php?type=2&file=/P_38_001/P38_001.html

Québec. *Loi sur la santé et la sécurité du travail.* L.R.Q., c. S-2.1, à jour au 1er décembre 2009. Québec, Qc : Publications du Québec. www2.publicationsduquebec.gouv.qc.ca/dynamicSearch/telecharge.php?type=2&file=/S_2_1/S2_1.html

Québec. *Loi sur la santé publique.* L.R.Q., c. S-2.2, à jour au 1er décembre 2009. Québec, Qc : Publications du Québec. www2.publications-duquebec.gouv.qc.ca/dynamicSearch/telecharge.php?type=3&file=/S_2_2/S2_2R2.HTM

Québec. *Loi sur le curateur public.* L.R.Q., c. C-81, à jour au 1er décembre 2009. Québec, Qc : Publications du Québec. www2.publications-duquebec.gouv.qc.ca/dynamicSearch/telecharge.php?type=2&file=/C_81/C81.html

Québec. *Loi sur les infirmières et les infirmiers.* L.R.Q., c. I-8, à jour au 1er décembre 2009. Québec, Qc : Publications du Québec. www2.publicationsduquebec.gouv.qc.ca/dynamicSearch/telecharge.php?type=2&file=/I_8/I8.html

Québec. *Loi sur les laboratoires médicaux, la conservation des organes, des tissus, des gamètes et des embryons et la disposition des cadavres.* L.R.Q. c. L-0.2, à jour au 1er décembre 2009. Québec, Qc : Publications du Québec. www2.publicationsduquebec.gouv.qc.ca/dynamicSearch/telecharge.php?type=2&file=/L_0_2/L0_2.html

Québec. *Loi sur les services de santé et les services sociaux.* L.R.Q., c. S-4.2, à jour au 1er décembre 2009. Québec, Qc : Publications du Québec. www2.publicationsduquebec.gouv.qc.ca/dynamicSearch/telecharge.php?type=2&file=/S_4_2/S4_2.html

Québec. *Règlement sur l'assurance-responsabilité professionnelle des infirmières et infirmiers.* R.R.Q., 1981, c. I-8, r. 3, section II, art. 2.01 et 2.02, à jour au 1er décembre 2009. Québec, Qc : Publications du Québec. www2.publicationsduquebec.gouv.qc.ca/dynamicSearch/telecharge.php?type=2&file=//I_8/I8R3.htm

Québec. *Règlement sur l'organisation et l'administration des établissements.* R.Q., c. S-5, r. 3.01, à jour au 18 décembre 2009. Québec, Qc : Publications du Québec. [En ligne]. www.iijcan.org/fr/qc/legis/regl/rq-c-s-5-r3.01/derniere/rq-c-s-5-r3.01.html (page consultée le 29 juillet 2009).

Québec. *Règlement sur les actes professionnels qui, suivant certaines conditions et modalités, peuvent être posés par une externe en soins infirmiers.* R.Q., c. I-8, r. 0.2, à jour au 1er décembre 2009. Québec, Qc : Publications du Québec. www2.publications-duquebec.gouv.qc.ca/dynamicSearch/telecharge.php?type=2&file=//I_8/I8R0_2.htm

Québec. *Règlement sur les conditions et formalités de la révocation de l'immatriculation d'un étudiant en soins infirmiers.* R.Q., c. I-8, r. 6, à jour au 1er décembre 2009. Québec, Qc : Publications du Québec. www2.publications-duquebec.gouv.qc.ca/dynamicSearch/telecharge.php?type=2&file=//I_8/I8R6.htm

Québec-Transplant. [En ligne]. www.quebec-transplant.qc.ca (page consultée le 5 janvier 2010).

Saint-Arnaud, J. (2008). *L'éthique de la santé : guide pour une intégration de l'éthique dans les pratiques infirmières.* Montréal : Gaëtan Morin.

Spires v Hospital Corporation of America (2006). 28 U.S.C. §1391(b) Kansas. [En ligne]. www.nashvillepost.com/newspics/Spires_v_HCA—USDC11Apr2006.pdf (page consultée le 5 janvier 2010).

The Joint Commission (2008). *Comprehensive accreditation manual for hospitals : The official handbook (CAMH).* Chicago : The Joint Commission.

The Joint Commission International Center for Patient Safety (2007). [En ligne]. www.jcipatient-safety.org (page consultée le 19 janvier 2009).

U.S. Department of Labor (1996). *Mental Health Parity Act.* [En ligne]. www.dol.gov/dol/topic/health-plans/mental.htm (page consultée le 24 juillet 2009).

Chapitre 9

Références de l'édition originale

American Nurses Association (1955). *Model nurse practice act.* Washington, D.C. : American Nurses Association.

American Nurses Association (1973). *Standards of nursing practice.* Washington, D.C. : American Nurses Association.

American Nurses Association (1980). *Nursing : a social policy statement.* Washington, D.C. : American Nurses Association.

American Nurses Association (1987). *Scope of nursing practice.* Washington, D.C. : The Association.

American Nurses Association (2003). *Nursing's social policy statement* (2nd ed.). Washington, D.C. : American Nurses Association.

American Nurses Association (2006). *Principles for delegation.* [En ligne]. http://nursingworld.org/staffing/lawsuit/PrinciplesDelegation.pdf (page consultée le 15 octobre 2008).

Bandman, E.L., & Bandman, B. (1995). *Critical thinking in nursing* (2nd ed.). Norwalk, Conn. : Appleton & Lange.

Benner, P. (1984). *From novice to expert.* Menlo Park, Calif. : Addison-Wesley.

Benner, P., & Wrubel, J. (1989). *The primacy of caring.* Menlo Park, Calif. : Addison-Wesley.

Bergstrom, N., Bennett, M.A., Carlson, C.E., Frantz, R.A., Kemp, M.G., Maklebust, J. (1994). *Pressure Ulcer Treatment.Clinical Practice Guideline. Quick Reference Guide for Clinicians, n° 15* (AHCPR Pub. N° 95-0653). Rockville, Md. : U.S. Department of Health and Human Services, Public Health Service, Agency for Health Care Policy and Research.

Bower, J.O. (2002). Designing and implementing a patient safety program for the OR. *AORN J., 76*(3), 452.

Brown, S. (2006). The performance improvement decision. *Nurs. Manage., 37*(4), 16.

Bryant, R.A., & Nix, D.P. (2007). *Acute and chronic wounds : Nursing management* (3rd ed.). St. Louis, Mo. : Mosby.

Bulechek, G.M., Butcher, H.K., & Dochterman, J.M. (2008). *Nursing interventions classification (NIC)* (5th ed.). St. Louis, Mo. : Mosby.

Carpenito-Moyet, L.J. (2005). *Nursing diagnosis : Application to clinical practice* (11th ed.). Philadelphia : Lippincott, Williams & Wilkins.

Carpenito-Moyet, L.J. (2008). *Nursing diagnosis: Application to clinical practice* (12th ed.). Philadelphia: Lippincott, Williams & Wilkins.

Carr, D.B., Jacox, A.K., Chapman, C.R., Ferrell, B., Fields, H.L., & Heidrich, G.III (1992). *Acute pain management: Operative or medical procedures and trauma. Clinical Practice Guideline. Quick Reference Guide for Clinicians, n° 1* (AHCPR Pub. N° 92-0032). Rockville, Md.: U.S. Department of Health and Human Services, Public Health Service, Agency for Health Care Policy and Research.

Di Vito-Thomas, P. (2005). Nursing student stories on learning how to think like a nurse. *Nurse Educ., 30*(3), 133.

Dochterman, J.M., & Jones, D.A. (2003). *Unifying nursing languages: the harmonization of NANDA, NIC, NOC.* Washington, D.C.: American Nurses Association.

Doenges, M., & Moorhouse, M.F. (2008). *Application of nursing process and nursing diagnosis.* Philadelphia: F.A. Davis.

Donabedian, A. (1980). Methods for deriving criteria for assessing the quality of medical care. *Med. Care Rev., 37*(7), 653.

Ferrario, C.G. (2004). Developing nurses' critical thinking skills with concept mapping. *J. Nurses Staff. Dev., 20*(6), 261.

Fontana, D. (1993). *Managing Time.* Leicester, UK: The British Psychological Society.

Fry, V.S. (1953). The creative approach to nursing. *Am. J. Nurs., 53,* 301.

Given, B.A., & Sherwood, P.R. (2005). Nursing-sensitive patient outcomes–a white paper. *Oncol. Nurs. Forum, 32*(4), 773.

Gordon, M. (1991). *Manual of nursing diagnoses: 1991-1992.* St. Louis, Mo.: Mosby.

Gordon, M. (1994). *Nursing diagnosis: Process and application,* (3rd ed.). St. Louis, Mo.: Mosby.

Henderson, V. (1966). *The nature of nursing: A definition and its implications for practice, research, and education.* New York: Macmillan.

Hendry, C., & Walker, A. (2004). Priority setting in clinical nursing practice: Literature review. *J. Adv. Nurs., 47*(4), 427.

Hinck, S.M., Webb, P., Sims-Giddens, S., Helton, C., Hope, K.L., Utley, R., et al. (2006). Student learning with concept mapping of care plans in community-based education. *J. Prof. Nurs., 22*(1), 23.

HIPAAdvisory (2006). *OCR guidance explaining significant aspects of the privacy rule.* [En ligne]. www.hipaadvisory.com/regs/finalprivacymod/guidance.htm (page consultée le 16 août 2006).

Hsu, L., & Hsieh, S. (2005). Concept maps as an assessment tool in a nursing course. *J. Prof. Nurs., 21*(3), 141.

Iowa Intervention Project (1993). The NIC taxonomy structure. *Image J. Nurs. Sch., 25,* 1816.

Kim, M.J., McFarland, G.K., & McLean, A.M. (1984). *Classification of nursing diagnoses: Proceedings of the fifth conference (NANDA).* St. Louis, Mo.: Mosby.

King, M., & Shell, R. (2002). Teaching and evaluating critical thinking with concept maps. *Nurse Educ., 27*(5), 214.

Lunney, M. (1998). Accuracy of nurses' diagnoses: Foundation of NANDA, NIC, and NOC. *Nurs. Diagn., 9*(2), 83.

Lunney, M. (2006). Helping nurses use NANDA, NOC, and NIC: novice to expert. *J. Nurs. Adm., 36*(3), 118.

McCaffery, M., & Pasero, C. (1999). *Pain: Clinical manual* (2nd ed.). St. Louis, Mo.: Mosby.

McCloskey, J.C., & Bulechek, G.M. (1994). Standardizing the language for nursing treatments: An overview of the issues. *Nurs. Outlook, 42,* 56.

McCloskey J.C., & Bulechek, G.M. (2000). *Nursing interventions classification* (3rd ed.). St. Louis, Mo.: Mosby.

McFarland, G.K., & McFarlane, E.A. (1989). *Nursing diagnosis and intervention: Planning for patient care.* St. Louis, Mo.: Mosby.

Moody, L.E., Slocumb, E., Berg, B., & Jackson, D. (2004). Electronic health records documentation in nursing. *Comput. Nurs., 22*(6), 337.

Moorhead, S., Johnson, M., Mass, M.L., & Swanson, E. (2008). *Nursing outcomes classification(NOC)* (4th ed.). St. Louis, Mo.: Mosby.

Mueller, A., Johnston, M., & Bligh, D. (2002). Joining mind mapping and care planning to enhance student critical thinking and achieve holistic nursing care. *Nurs. Diagn., 13*(1), 24.

NANDA International (2007). *NANDA-I nursing diagnoses: Definitions and classification, 2007-2008.* Philadelphia: NANDA International.

Nursing and Midwifery Council (2002). *Code of professional conduct.* London: Nursing and Midwifery Council.

Pender, N.J. (1996). *Health promotion and nursing practice* (3rd ed.). Stamford, Conn.: Appleton & Lange.

Potter, P., & Grant, E. (2004). Understanding RN and unlicensed assistive personnel working relationships in designing care delivery strategies. *J. Nurs. Adm., 34*(1), 19.

Potter, P., Wolf, L., Boxerman, S., Grayson, D., Sledge, J., Dunagan, C., et al. (2005). Understanding the cognitive work of nursing in the acute care environment. *J. Nurs. Adm., 35*(7/8), 327.

Redman, B.K. (2005). *The practice of patient education* (10th ed.). St. Louis, Mo.: Mosby.

Schuster, P.M. (2003). *Concept mapping: A critical thinking approach to care planning.* St. Louis, Mo.: Mosby.

Seidel, H.M., Ball, J., Dains, J., & Benedict, G.W. (2003). *Mosby's guide to physical examination* (5th ed.). St. Louis, Mo.: Mosby.

Snyder, M. (2000). *Independent nursing intervention.,* New York: John Wiley & Sons.

The Joint Commission (2007). *2007 Comprehensive accreditation manual for hospitals: The official handbook (CAMH)* (vol. 1, Standards). Chicago: The Joint Commission.

Trossman, S. (2006). Getting a clearer picture on delegation. *Am. Nurs. Today, 1*(1), 54.

U.S. Department of Health and Human Services (2005). *Summary of HIPAA privacy rule.* [En ligne]. www.hhs.gov/ocr/privacy/hipaa/understanding/summary/ (page consultée le 15 septembre 2009).

Watson, J. (1985). *Nursing: Human science and health care.* Norwalk, Conn.: Appleton-Century-Crofts.

Watson, J. (1994). *Applying art and science of human caring.* New York: National League of Nursing Press.

White, L (2003). *Documentation and the nursing process.* Clifton Park, NY: Delmar Learning.

Wieck, K.L. (1996). Diagnostic language consistency among multicultural English-speaking nurses. *Nurs. Diagn., 7*(2), 70.

Références de l'édition française

Benner, P. (1995). *De novice à expert: excellence en soins infirmiers.* Paris: InterEditions.

Brassard, Y. (2008). *Apprendre à rédiger des notes d'évolution au dossier* (vol. 1, 4e éd.). Longueuil, Qc: Éditions Loze-Dion.

Carper, B.A. (1978). Fundamental Patterns of Knowing in Nursing. *Advanced Nursing Science, 1*(1), 13-23.

Grondin, L., & Phaneuf, M. (2000). *Diagnostic infirmier et rôle autonome de l'infirmière.* Montréal: Chenelière/McGraw-Hill.

Johnson, M., Maas, M., & Moorhead, S. (2000) *Nursing Outcomes Classification (NOC)* (2nd ed.). Toronto: Mosby.

Lefebvre, M., & Dupuis, A. (1993). *Le jugement clinique en soins infirmiers.* Montréal: Chenelière/McGraw-Hill.

McCloskey, J.C., & Bulecheck, G.M. (2000). *Nursing Interventions Classification (NIC)* (2nd ed.). Toronto: Mosby.

McFarland, G.K., & McFarlane, E.A. (1995). *Nursing diagnosis & intervention: Patient care.* Paris: InterÉditions.

NANDA International (2008). *Diagnostics infirmiers: définitions et classification, 2007-2008* (9e éd.). Paris: Masson.

Ordre des infirmières et infirmiers du Québec (2002). *Loi modifiant le Code des professions et d'autres dispositions législatives dans le domaine de la santé.* Montréal: Ordre des infirmières et infirmiers du Québec.

Ordre des infirmières et infirmiers du Québec (2003). *Guide d'application de la nouvelle* Loi sur les infirmières et les infirmiers *et de la* Loi modifiant le Code des professions et d'autres dispositions législatives dans le domaine de la santé. Montréal: Ordre des infirmières et infirmiers du Québec.

Ordre des infirmières et infirmiers du Québec (2003). *Le plan thérapeutique infirmiers et son arrimage au plan d'intervention interdisciplinaire.* Montréal: Ordre des infirmières et infirmiers du Québec.

Ordre des infirmières et infirmiers du Québec (2006). *L'intégration du plan thérapeutique infirmier à la pratique clinique: application de la loi 90.* Montréal: Ordre des infirmières et infirmiers du Québec.

Ordre des infirmières et infirmiers du Québec (2009). *Mosaïque des compétences cliniques de l'infirmière: compétences initiales* (2e éd.). Montréal: Ordre des infirmières et infirmiers du Québec.

Pascal, A., & Frécon Valentin, É. (2007). *Diagnostics infirmiers, interventions et résultats: langage et pratique* (4e éd.). Issy-les-Moulineaux, FR: Elsevier-Masson.

Phaneuf, M. (1996). *La planification des soins.* Montréal: Chenelière/McGraw-Hill.

Phaneuf, M., & Grondin, L. (2000). *Diagnostic et rôle autonome de l'infirmière.* Montréal: Chenelière/McGraw-Hill.

Québec. *Code de déontologie des infirmières et infirmiers.* R.R.Q., 1981, c. I-8, r. 4.1, à jour au 1er janvier 2010. Québec, Qc: Publications du Québec. www2.publicationsduquebec.gouv.qc.ca/dynamicSearch/telecharge.php?type=2&file=//I_8/I8R4_1.htm (page consultée le 21 janvier 2010).

CHAPITRE 10

Références de l'édition originale

American Nurses Association (2001). *Scope and standards of nursing informatics practice.* Washington, D.C.: American Nurses Publishing.

Ammenwerth, E., et al. (2001). Nursing process documentation systems in clinical routine—prerequisites and experiences. *Int. J. Med. Inf., 64*(2-3), 187.

Bailey, J. (2006). Nursing specialty: what is nursing informatics? *Pa. Nurse, 61*(1), 25.

Boroughs, D.S. (1999). Documentation in the long-term care setting. *J. Nurs. Adm., 29*(12), 46.

Dorenfest, S. (2003). Defining CPOE. *ADVANCE Health Inform. Exec., 7*(3), 33.

Frank-Stromborg, M., Ganschow, J.R. (2002). How HIPAA will change your practice. *Nursing, 32*(9), 54.

Fratto, M. (2002). Control the keys to the kingdom. *Network Computing, 13*(18), 36.

Gordon, M. (2002). *Manual of nursing diagnosis* (10th ed.). St. Louis, Mo.: Mosby.

Healthcare Information and Management Systems Society (2003). *EHR definition, attributes, and essential requirements* (version 1.1). [En ligne]. http://himss.org/content/files/ehattributes070703.pdf (page consultée le 8 mars 2010).

Healthcare Information and Management Systems Society (2007). *The electronic health Record.* [En ligne]. http://himss.org/asp/topics_her.asp (page consultée le 8 mars 2010).

Hebda, T., et al. (2005). *Handbook of informatics for nurses and health care professionals* (3rd ed.). Upper Saddle River, N.J.: Pearson Prentice Hall.

Institute of Medicine (2001). *Crossing the quality chasm: a new health system for the twenty-first century.* Washington, D.C.: National Academy Press.

Iyer, P.W. (1999). *Camp NH: Nursing documentation: a nursing process approach.* St. Louis, Mo.: Mosby.

Keatings, M., & Smith, O.B. (2000). *Ethical and legal issues in Canadian nursing* (2nd ed.). Toronto: Saunders.

Korst, L.M. (2003). Nursing documentation time during implementation of an electronic medical record. *J. Nurs. Adm., 33*(1), 24.

Lawson, N.A., Orr, J.M., & Klar, D.S. (2003). The HIPAA privacy rule: an overview of compliance initiatives and requirements—the privacy rule contains a maze of mandates and exceptions requiring that entities covered by HIPAA need the best of health care counsel. *Defense Counsel. J., 70*(1), 127.

Mosby (2006). *Mosby's surefire documentation: how, what, and when nurses need to document* (2nd ed.). St. Louis, Mo.: Mosby.

National Coordination Office for Computing, Information, and Communications (1996). *High performance computing and communications FY 1997 implementation plan.* Washington, D.C.: U.S. Government Printing Office.

Nurses Service Organization (2006). www.nso.com/newsletter/features/common.php (page consultée le 8 mars 2010).

Pew Health Commission (1998). Recreating health profession practice for a new century: Fourth report of the Pew Health Professions Commission. San Francisco: University of California.

The Joint Commission (2007). *Comprehensive accreditation for home care.* Chicago: The Joint Commission.

U.S. Department of Health and Human Services (2001). HHS fact sheet: Protecting the privacy of patients' health information. [En ligne]. http://aspe.hhs.gov/admnsimp/final/pvcfact2.htm (page consultée le 8 mars 2010).

Wenzel, G.R. (2002). Creating an interactive interdisciplinary electronic assessment. *Comput. Inform. Nurs., 20*(6), 251.

Williams, S. (1998). Computerized documentation of case management from diagnosis to outcomes. *Nurs. Case Manag., 3*(6), 247-254.

Yocum, R.F. (2002). Documenting for quality patient care. *Nursing, 32*(8), 58.

Urquhart, C., Currell, R., Grant, M.J., & Hardiker, N.R. (2009). Nursing record systems: Effects on nursing practice and healthcare outcomes. *Cochrane Database of Systematic Reviews, 1,* Art. N° CD002099.

Références de l'édition française

Association québécoise d'établissements de santé et de services sociaux. *Formation sur les formulaires AH-223.* [En ligne]. www.aqesss.qc.ca/497/Gestion_de_la_qualité_et_des_risques.aqesss (page consultée le 25 septembre 2009).

Brassard, Y. (2006). *Apprendre à rédiger des notes d'évolution au dossier, volume 2* (4e éd.). Longueuil, Qc: Loze-Dion.

Brassard, Y. (2008). *Apprendre à rédiger des notes d'évolution au dossier, volume 1* (4e éd.). Longueuil, Qc: Loze-Dion.

Collège des médecins du Québec (2005, mai). *Les ordonnances faites par un médecin, guide d'exercice.* Montréal: Collège des médecins du Québec.

Collège des médecins du Québec (2005, décembre). *La tenue des dossiers par le médecin en centre hospitalier de soins généraux et spécialisés.* Montréal: Collège des médecins du Québec.

Healthvision. *Logiciel MediPlan.* [En ligne]. http://healthvision.com/body_fr.cfm?id=391 (page consultée le 24 octobre 2008).

Logibec. *Logiciels SICHELD et SIURGE.* [En ligne]. www.logibec.com (page consultée le 24 octobre 2008).

Ordre des infirmières et infirmiers du Québec (2006). *L'intégration du plan thérapeutique infirmier à la pratique clinique.* Montréal: Ordre des infirmières et infirmiers du Québec.

Ordre des infirmières et infirmiers du Québec (2008). *Étendue des activités médicales exercées par l'infirmière praticienne spécialisée en soins de première ligne.* [En ligne]. www.oiiq.org/uploads/publications/autres_publications/IPS.pdf (page consultée le 24 octobre 2009).

Québec. *Code des professions.* L.R.Q., c. C-26, art. 60.4, à jour au 1er mars 2010. Québec, Qc: Publications du Québec. www2.publicationsduquebec.gouv.qc.ca/dynamicSearch/telecharge.php?type=2&file=/C_26/C26.htm

Québec. *Loi sur les services de santé et les services sociaux.* L.R.Q., c. S-4.2, art. 19, à jour au 1er mars 2010. Québec, Qc: Publications du Québec. www2.publicationsduquebec.gouv.qc.ca/dynamicSearch/telecharge.php?type=2&file=/S_4_2/S4_2.html

Québec. *Règlement sur l'organisation et l'administration des établissements.* S-5, r.3.01, art. 50, 53, 54, 55, 56, 61 et 62, à jour au 1er février 2010. Québec, Qc: Publications du Québec. www2.publicationsduquebec.gouv.qc.ca/dynamicSearch/telecharge.php?type=2&file= %2F%2FS_5 %2FS5R3_01.htm

Chapitre 11

Références de l'édition originale

American Association of Critical Care Nurses (2005). AACN standards for establishing and sustaining healthy work environments: A journey to excellence. *Am. J. Crit. Care, 14*(3), 187.

Apker, J., Propp, K., Zabava Ford, W., & Hofmeister N. (2006). Collaboration, credibility, compassion, and coordination: Professional nurse communication skill set in health care team interactions. *J. Prof. Nurs., 22*(3), 180.

Arnold, E., & Boggs, K.U. (2003). *Interpersonal relationships: Professional communication skills for nurses* (4th ed.). St. Louis, Mo.: Saunders.

Balzer Riley, J. (2004). *Communication in nursing* (5th ed.). St. Louis, Mo.: Mosby.

Beebe, S.A., Beebe, S.J., & Redmond, M.V. (2005). *Interpersonal communication: Relating to others* (4th ed.). Boston: Allyn & Bacon.

Berry, P., Mascia, J., & Steinman, B.A. (2004). Vision and hearing loss in older adults: "Double trouble". *Care Manage J., 5*(1), 35.

Chitty, K.K. (2005). *Professional nursing concepts and challenges* (4th ed.). St. Louis, Mo.: Saunders.

Cutilli, C.C. (2005). Do your patients understand? Providing culturally congruent patient education. *Orthop. Nurs., 25*(3), 218.

Doenges, M.E., Moorhouse, M.F., & Murr, A.C. (2005). *Nursing diagnosis manual: Planning, individualizing, and documenting client care.* Philadelphia: FA Davis.

Feldman-Stewart, D., Brundage, M., & Tishelman, C. (2005). A conceptual framework for patient-professional communication: An application to the cancer context. *Psychooncology, 14*(10), 801.

Gleeson, M., & Timmins, F. (2004). Touch: A fundamental aspect of communication with older people experiencing dementia. *Nurs. Older People, 16*(2), 18.

Goldfarb, R., & Pietro, M.J. (2004). Support systems: Older adults with neurogenic communication disorders. *J. Ambul. Care Manage., 27*(4), 356.

Gravely, S. (2001). When your patient speaks Spanish–and you don't. *RN, 64*(5), 65.

Grover, S. (2005). Shaping effective communication skills and therapeutic relationships at work: The foundation of collaboration. *AAOHN J., 53*(4), 177-182.

Hemsley, B., Sigafoos, J., Balandin, S., Forbes, R., Taylor, C., Green, V.A., et al. (2001). Nursing the patient with severe communication impairment. *J. Adv. Nurs., 35*(6), 827-835.

Hoffman, J.M., Yorkston, K., Shumway-Cook , A., Ciol, M., Dudgeon, B., & Chan, L. (2005). Effect of communication disability on satisfaction with health care: A survey of Medicare beneficiaries. *Am. J. Speech Lang. Pathol., 14*(3), 221-228.

Iezzoni, L.I., O'Day, B., Killeen, M., & Harker, H. (2004). Communicating about health care: Observations from persons who are deaf or hard of hearing. *Ann. Intern. Med., 140*(5), 356.

Lane, M.R. (2006). Arts in health care: A new paradigm for holistic nursing practice. *J. Holist. Nurs., 24*(1), 70.

Lehna, C. (2005). Interpreter services in pediatric nursing. *Pediatr. Nurs., 31*(4), 292.

Mandel, E., & Schulman, M. (1997). Overcoming communication disorders in the elderly. *Patient Care, 31*(2), 55.

McCabe, C. (2004). Nurse-patient communication: An exploration of patients' experiences. *J. Clin. Nurs., 13*(1), 41.

McCaffrey, R., & Fowler, N.L. (2003). Qigong practice: A pathway to health and healing. *Holist. Nurs. Pract., 17*(2), 110.

Nilsson, K., & Larsson, U.S. (2005). Conceptions of gender: A study of female and male head nurses' statements. *J. Nurs. Manage, 13*(2), 179.

Paul, R. (1993). The art of redesigning instruction. In J. Willsen & A.J.A. Blinker (Eds), *Critical thinking: How to prepare students for a rapidly changing world* (pp. 303-334). Santa Rosa, Calif.: Foundation for Critical Thinking.

Rudan, V.T. (2003). The best of both worlds: A consideration of gender in team building. *J. Nurs. Adm., 33*(3), 179.

Seed, A. (1995). Crossing the boundaries: Experience of neophyte nurses. *J. Adv. Nurs., 21*(6), 1136.

Shattell, M., & Hogan, B. (2005). Facilitating communication: How to truly understand what patients mean. *J. Psychosoc. Nurs. Ment. Health Serv., 43*(10), 29.

Sheldon, L.K., Barrett, R., & Ellington, L. (2006). Difficult communication in nursing. *J. Nurs. Scholarsh., 38*(2), 141.

Stanhope, M., & Lancaster, J. (2004). *Community and public health nursing* (6th ed.). St. Louis, Mo.: Mosby.

Stefanek, M., McDonald, P.G., & Hess, S.A. (2005). Religion, spirituality, and cancer: Current status and methodological challenges. *Psychooncology, 14*(6), 450.

Stuart, G.W., & Laraia, M.T. (2005). *Principles and practice of psychiatric nursing* (8th ed.). St. Louis, Mo.: Mosby.

Sundeen, S.J., Rankin, E.A., Stuart, G.W., & Cohen, S. (1998). *Nurse-client interaction: Implementing the nursing process* (6th ed.). St. Louis, Mo.: Mosby.

Tavarnier, S.S. (2006). An evidence-based conceptual analysis of presence. *Holist. Nurs. Pract., 20*(3), 152.

The Joint Commission (2006). *Sentinel event statistics–March 31.* [En ligne]. www.jointcommission.org/SentinelEvents/Statistics/ (page consultée le 5 janvier 2010).

Townsend, M. (2003). *Psychiatric mental health nursing: Concepts of care.* Philadelphia: FA Davis.

Triola, N. (2006). Dialogue and discourse: Are we having the right conversations? *Crit. Care Nurse, 26*(1), 60.

Vannorsdall, T., Dahlquist, L., Shroff Pendley, J., & Power, T. (2004). The relation between nonessential touch and children's distress during lumbar punctures. *Child Health Care, 33*(4), 299.

Watson, J. (1985). *Nursing: Human science and health care.* Norwalk, Conn.: Appleton-Century-Crofts.

Williams, A.M., & Irurita, V.F. (2006). Emotional comfort: The patient's perspective of a therapeutic context. *Int. J. Nurs. Stud., 43*(4), 405.

Williams, K., Kemper, S., & Hummert, L. (2004). Enhancing communication with older adults: Overcoming elderspeak. *J. Gerontol. Nurs., 30*(10), 17.

Références de l'édition française

Adler, R.B., & Towne, N. (2005). *Communication et interactions* (3e éd.). Montréal: Groupe Beauchemin.

Boyd, M.A. (2005). *Psychiatric Nursing: Contemporary Practice* (3rd ed.). Philadelphia: Lippincott, Williams & Wilkins.

Chalifour, J. (1993). *Exercices et réflexions sur la relation d'aide.* Boucherville, Qc: Gaëtan Morin.

Chalifour, J. (1999). *L'intervention thérapeutique: les fondements existentiels-humanistes de la relation d'aide* (Vol. 1). Montréal: Gaëtan Morin.

DeVito, J.A., Chassé, G., & Vezeau, C. (2001). *La communication interpersonnelle: Sophie, Martin, Paul et les autres.* Saint-Laurent, Qc: Éditions du Renouveau Pédagogique.

Egan, G. (2005). *Communication dans la relation d'aide* (2e éd.). Laval, Qc: Groupe Beauchemin.

Fortinash, M. K., & Holoday-Worret, P.A. (2003). *Soins infirmiers: santé mentale et psychiatrie.* Laval, Qc: Groupe Beauchemin.

Kayser, W., Assaad, J.-M., Zozula, L., Roll, C., Caoussias, J., Rowen, J., et al. (2008). Le changement par l'écoute. *Perspective infirmière, 5*(5), 23-25.

Lefebvre, H. (2008). Tendance: les rouages de la communication infirmières-patients. *Perspective infirmière, 5*(6), 27-31.

Ordre des infirmières et infirmiers de l'Ontario (2006). *La relation thérapeutique: normes d'exercices.* Toronto: Ordre des infirmières et infirmiers de l'Ontario (OIIO).

Patenaude, O. (2008). *Au cœur des soins infirmiers: guide d'apprentissage de la relation d'aide* (2e éd.). Anjou, Qc: Éditions Saint-Martin.

Peplau, H.E. (1952). *Interpersonal Relations in Nursing.* New York: G. Putnam's Sons.

Phaneuf, M. (2002). *Communication, entretien, relation d'aide et validation.* Montréal: Chenelière Éducation.

Stickley, T. (2002). Counseling and Mental Health Nursing: A qualitative study. *Journal of Psychiatric and Mental Health Nursing, 9*(3), 301-308.

Townsend, M.C. (2004). *Soins infirmiers: psychiatrie et santé mentale.* Saint-Laurent, Qc: Éditions du Renouveau Pédagogique.

Tremblay, L. (2000). *La Relation d'aide au quotidien.* Montréal: Éditions Saint-Martin.

Chapitre 12

Références de l'édition originale

AFL-CIO (2004). *Working women fast facts.* [En ligne]. www.aflcio.org/issues/factsstats/upload/women.pdf (page consultée le 5 août 2009).

American Academy of Pediatrics (2002). Technical report: Coparent or second-parent adoption by same-sex parents. *Pediatrics, 109*(2), 34. www.aap.org/policy/020008t.html

American Heart Association (2005). Dietary recommendations for children and adolescents: A guide for practitioners: Consensus statement for the American Heart Association. *Circulation, 11,* 2061.

Askin, D. (2002). Complication in the transition from fetal to neonatal life. *J. Obstet. Gynecol. Neonatal. Nurs., 31*(3), 318.

Ball, J., & Bindler, R. (2006). *Child health nursing: Partnering with children and families.* Upper Saddle River, N.J.: Pearson Prentice Hall.

Baltes, P.B., & Kunzmann, U. (2004). The two faces of wisdom: Wisdom as a general theory of knowledge and judgment about excellence in mind and virtue vs. wisdom as everyday realization in people and products. *Hum. Dev., 47,* 290.

Behrman, R., Kliegman, R., & Jenson, H. (2000). *Nelson textbook of pediatrics.* Philadelphia: Saunders.

Berger, K.S. (2005). *The developing person: Through the life span* (6th ed.). New York: Worth.

Berk, L. (2003). *Child development* (6th ed.). Boston: Allyn & Bacon.

Campbell, D.A., Lake, M.F., Falk, M., & Backstrand, J.R. (2006). A randomized control trial of continuous support in labor by a lay doula. *J. Obstet. Gynecol. Neonatal Nurs., 35*(4), 456.

Crain, W. (1992). *Theories of development: Concepts and applications* (3rd ed.). Upper Saddle River, N.J.: Pearson Prentice Hall.

Deering, C., & Cody, D. (2002). Communicating with children and adolescents. *Am. J. Nurs., 102*(3), 34.

Diekelmann, J. (1976). The young adult: The choice is health or illness. *Am. J. Nurs., 76,* 1276.

Dunn, S., Davies, B., McCleary, L., Edwards, N., & Gaboury, I. (2006). The relationship between vulnerability factors and breastfeeding outcome. *J. Obstet. Gynecol. Neonatal Nurs., 35*(1), 87.

Edelman. C., & Mandle, C. (2002). *Health promotion throughout the life span* (5th ed.). St. Louis, Mo.: Mosby.

Elder, G.H., & Shanahan, M.J. (2006). The life course and human development. In W. Damon & R. Lerner (Eds), *Handbook of child psychology* (6th ed.). New York: Wiley.

Erikson, E.H. (1963). *Childhood and society.* New York: Norton.

Erikson, E.H. (1968). *Identity: Youth and crisis.* New York: Norton.

Erikson, E.H. (1982). *The lifecycle completed: A review.* New York: Norton.

Fager, J.H., & Melnyk, B. (2004). The effectiveness of intervention studies to decrease alcohol use in college undergraduate students: An integrative analysis. *J. Nurs. Scholarsh., 1*(2), 102.

Fortinash, K., & Holoday Worret, P. (2004). *Psychiatric mental health nursing* (3rd ed.). St. Louis, Mo.: Mosby.

Frankenburg, W.K., Dodds, J.B., & Fandal, A.W. (1970). *Denver developmental screening test: Manual.* Boulder, Colo.: University of Colorado, Medical Center.

Galanti, G. (2004). *Caring for patients from different cultures* (3rd ed.). Philadelphia: University of Pennsylvania Press.

Gesell, A. (1948). *Studies in child development.* New York: Harper.

Gill, S. (2001). The little things: Perceptions of breastfeeding support. *J. Obstet. Gynecol. Neonatal Nurs., 30*(4), 401.

Gilligan, C. (1993). *In a different voice.* Cambridge, Mass.: Harvard University Press.

Havighurst, R. (1972). Successful aging. In R.H. Williams, C. Tibbits, & W. Donahue (Eds), *Process of aging* (vol. 1). New York: Atherton.

Hilton, J. (2002). Folic acid intake of young women. *J. Obstet. Gynecol. Neonatal Nurs., 31*(2), 172.

Hockenberry, M.J., & Wilson, D. (2007). *Wong's nursing care of infants and children* (8th ed.). St. Louis, Mo.: Mosby.

Hockenberry, M.J., & Wilson, D. (2008). *Wong's Clinical Manual of Pediatric Nursing* (7th ed.). St. Louis, Mo.: Elsevier

Huether, S., & McCance, K. (2004). *Understanding pathophysiology* (3rd ed.). St. Louis, Mo.: Mosby.

Hung, C. (2004). Predictors of postpartum women's health status. *J. Nurs. Scholarsh., 36*(4), 345.

Kagan, J., & Fox, N.A. (2006). Biology, culture, and temperamental biases. In W. Damon & R. Lerner (Eds), *Handbook of child psychology* (6th ed.). New York: Wiley.

Kinservik, M., & Friedhoff, M. (2000). Control issues in toilet training. *Pediatr. Nurs., 26*(3), 267.

Kohlberg, L. (1964). Development of moral character and moral ideology. In M.L. Hoffman & L.N.W. Hoffman (Eds), *Review of child development research* (vol. 1). New York: Russell Sage Foundation.

Kohlberg, L. (1981). *The philosophy of moral development: Moral stages and the idea of justice.* San Francisco: Harper & Row.

Levinson, D., Darrow, C.N., Klein, E.B., Levinson, M.H., & McKee, B. (1978). *The seasons of a man's life.* New York: Knopf.

LoBiondo-Wood, G., & Haber, J. (2006). *Nursing research: Methods and critical appraisal for evidence-based practice* (6th ed.). St. Louis, Mo.: Mosby.

Lowdermilk, D., & Perry, S. (2003). *Maternity nursing* (6th ed.). St. Louis, Mo.: Mosby.

Masters, W., & Johnson, V. (1970). *Human sexual response.* Boston: Little, Brown.

McManus, A.J., Hunter, L.P., & Renn, H. (2006). Lesbian experiences and needs during childbirth: Guidance for health care providers. *J. Obstet. Gynecol. Neonatal Nurs., 35*(1), 13.

Murray, S., & McKinney, E. (206). *Foundations of maternal-newborn nursing* (4th ed.). St. Louis, Mo.: Saunders.

Piaget, J. (1952). *The origins of intelligence in children.* New York: International Universities Press.

Popovich, D. (2000). Sexuality in early childhood: Pediatric nurses' attitudes, knowledge, and clinical practice. *Pediatr. Nurs., 26*(5), 484.

Santacroce, S.J., & Lee, Y.L. (2006). Uncertainty, posttraumatic stress, and health behavior in young adult childhood cancer survivors. *Nursing Research, 55*(4), 259.

Santrock, J.W. (2005). *A topical approach to life-span development* (2nd ed.). New York: McGraw-Hill.

Santrock, J.W. (2006). *Life-span development* (10th ed.). New York: McGraw-Hill.

Santrock, J.W. (2007). *Life-span development* (9th ed). New York: McGraw Hill.

Sauls, D.J. (2006). Dimensions of professional labor support for intrapartum practice. *J. Nurs. Scholarsh., 38*(1), 36.

Singer, D.G., & Revenson, T.A. (1996). *A Piaget primer: How a child thinks.* New York: Penguin Books.

Stanhope, M., & Lancaster, J. (2004). *Community and public health nursing* (6th ed.). St. Louis, Mo.: Mosby.

Taffell, R. (2002). Values you teach your child by age five. *Parents, December,* 118.

Ugarriza, D.N. (2002). Elderly women's explanation of depression. *J. Gerontol. Nurs., 28*(5), 22.

U.S. Census Bureau (2004). *U.S. interim projections by age, sex, race, and Hispanic origin.* [En ligne]. www.census.gov/ipc/www/usinterimproj (page consultée le 5 août 2009).

U.S. Census Bureau (2006). *Income, poverty and health insurance coverage in the United States, 2005.* [En ligne]. www.census.gov/prod/2006pubs/p60-231.pdf (page consultée le 5 août 2009).

U.S. Department of Agriculture, Center for Nutrition Policy and Promotion (2005). *My pyramid for kids.* Washington, D.C.: The Department. www.cnpp.usda.gov/MyPyramidforKids.htm

U.S. Department of Commerce, Census Bureau (2000). *Resident population estimates of the United States by age and sex.* [En ligne]. http://eire.census.gov/popest/archives/national/nation2/intfi le2-1.txt (page consultée le 5 août 2009).

U.S. Department of Health and Human Services (2000). *Healthy People 2010: With understanding and improving health and objectives for improving health* (2nd ed.). Washington, D.C.: U.S. Government Printing Office.

U.S. Department of Health and Human Services, Administration on Children, Youth, and Family (2004). *Child maltreatment 2002.* Washington, D.C.: U.S. Government Printing Office.

U.S. Department of Health and Human Services, Centers for Disease Control and Prevention (2004). *Trends in reportable sexually transmitted diseases in the United States.* [En ligne]. www.cdc.gov/std/stats/04pdf/trends2004.pdf (page consultée le 5 août 2009).

U.S. Department of Health and Human Services, Centers for Disease Control and Prevention (2006). State-specific prevalence of obesity among adults–United States, 2005. *MMWR, 55*(36), 985.

U.S. Department of Health and Human Services, Public Health Service (2005). Deaths: Leading causes for 2002. *Natl. Vital. Stat. Rep., 53*(17), 1-90. www.cdc.gov/nchs/data/nvsr/nvsr53/nvsr53_17.pdf

U.S. Department of Labor, Bureau of Labor Statistics (2005). *Tomorrow's jobs*. [En ligne]. www.bls.gov/oco/oco2003.htm (page consultée le 28 octobre 2009).

U.S. Department of Labor, Women's Bureau (2006). *Older women workers, ages 55 and over.* Washington, D.C.: U.S. Department of Labor. www.dol.gov/wb/factsheets/Qf-olderworkers55.htm

Wang, C.Y., & Chan, S.M.A. (2005). Culturally tailored diabetes education program for Chinese Americans. *Nurs. Res., 54*(5), 347.

Woman Employed Institute (2004). *Facts about working women*. [En ligne]. www.womenemployed.org/docs/Facts%20about%20Working%20Women.pdf#search_%22Facts%20on%20women%20workers%22 (page consultée le 5 août 2009).

Références de l'édition française

Aubin, J., Lavallée, C., Camirand, J., Audet, N., et al. (2002). *Enquête sociale et de santé auprès des enfants et des adolescents québécois 1999.* Québec, Qc: Institut de la statistique du Québec.

Audet, N. (2007). L'évolution de l'excès de poids chez les adultes québécois de 1990 à 2004: mesures directes. *Institut de la statistique du Québec, Zoom Santé, juin,* 1-15.

Cloutier, R., & Drapeau, S. (2008). *Psychologie de l'adolescence* (3e éd.). Montréal: Gaëtan Morin.

Cloutier, R., Gosselin, P., & Tap, P. (2005). *Psychologie de l'enfant* (2e éd.). Montréal: Gaëtan Morin.

Dongeois, M. (2003). Taux de suicide élevé au Québec. Des données qui font mal. *L'Actualité médicale, juillet,* 14-15.

Dryburg, H. (2000). Grossesse chez les adolescentes. *Statistique Canada, Rapports sur la santé, 12*(1), 9-21.

Dubé, G., & Camirand, J. (2008). Usage du tabac. In *Enquête québécoise sur le tabac, l'alcool, la drogue et le jeu chez les élèves du secondaire.* Québec, Qc: Institut de la statistique du Québec.

Dubé, G., & Fournier, C. (2008). Consommation d'alcool et de drogues. In *Enquête québécoise sur le tabac, l'alcool, la drogue et le jeu chez les élèves du secondaire.* Québec, Qc: Institut de la statistique du Québec.

Ehounoux, N.Z., Zunzunegui, M.V., Séguin, L., Nikiema, B., & Gauvin, L. (2008). Duration of lack of money for basic needs and growth delay in the Quebec: Longitudinal Study of Child Development birth cohort. *Journal of Epidemiology and Community Health, 63,* 45-49.

Finn Davis, K., Parker, K.P., & Montgomery, G.L. (2004). Sleep in infants and young children. Part two: Common sleep problems. *Journal of Pediatric Health Care, 18*(3), 130-137.

Fitzgerald, R. (2008). Les actes de violence envers les enfants et les jeunes par les membres de la famille. In *La violence familiale au Canada: un profil statistique.* Ottawa, Ont.: Statistique Canada, Centre canadien de la statistique juridique.

Harner, H.M. (2004). Domestic violence and trauma care in teenage pregnancy: Does paternal age make a difference? *JOGNN, 33*(3), 312-319.

Henry, L., & Royer, L. (2004). Community-based strategies for pediatric nurses to combat the escalating childhood obesity epidemic. *Pediatric Nursing, 30*(2), 162-164.

Hotton, T., & Haans, D. (2004). Consommation d'alcool et de drogues au début de l'adolescence. *Rapports sur la santé, 15*(3), 9-21.

Institut canadien de la santé infantile (2000). *La santé des enfants du Canada* (3e éd.). Ottawa, Ont.: Institut canadien de la santé infantile.

Institut national de santé publique (2009). *Les traumatismes chez les enfants et les jeunes Québécois âgés de 18 ans et moins: état de situation.* [En ligne]. www.inspq.qc.ca/pdf/publications/934_TraumaEnfants.pdf (page consultée le 5 août 2009).

Japel, C., Tremblay, R.E., McDuff, P., & Boivin, M. (2007). Le tempérament. In *Étude longitudinale du développement des enfants du Québec (ELDEQ 1998-2002)* (vol. 1, n° 7). Québec, Qc: Institut de la statistique du Québec.

Langlois, S., & Morrison, P. (2002). Suicides et tentatives de suicide. In *Tendances sociales canadiennes.* Ottawa, Ont.: Statistique Canada.

Québec. *Loi sur la protection de la jeunesse.* L.R.Q., c. P-34.1, à jour au 1er novembre 2009. Québec, Qc: Publications du Québec.

Ng, C., Anderson, K., McQuillen, K., & Yu, B.N. (2005). School-based obesity and type 2 diabetes prevention programs: A public health perspective. *Canadian Journal of Diabetes, 29*(3), 211-219.

Olds, S.W., Papalia, D.E., Bergeron, J.-S., Devault, A., Huot, A., & Laquerre, N. (2005). *Psychologie du développement humain* (6e éd). Montréal: Chenelière Éducation.

Organisation mondiale de la santé (2004). Young people's health in context–Health Behaviour in School-aged Children (HBSC) study: International report from the 2001/2002 survey. In C. Currie et al. (Eds). *Health Policy for Children and Adolescents,* n° 4. Copenhagen, DK: Organisation mondiale de la santé, division Europe.

Passehl, B., McCarroll, C., Buechner, J., Gearring, C., Smith, A.E., & Trowbridge, F. (2005). Preventing childhood obesity: Establishing healthy lifestyle habits in the preschool years. *Journal of Pediatric Health Care, 18*(6), 315-319.

Paulussen-Hoogeboom, M.C., Stams, G.J., Hermanns, J.M.A., & Peetsma, T.T.D. (2008). Relations among child negative emotionality, parenting stress, and maternal sensitive responsiveness in early childhood. *Parenting: Science and Practice, 8,* 1-16.

Séguin, L., Kantiébo, M., Xu, Q., Zunzunegui, M.-V., Potvin, L., Frohlich, K. L., & Dumas, C. (2001). Conditions de vie, santé et développement, section I: pauvreté, conditions de naissance et santé des nourrissons. In *Étude longitudinale du développement des enfants du Québec (ÉLDEQ 1998-2002), 1*(3). Québec, Qc: Institut de la statistique du Québec.

Shaver, A. (1990). *Le suicide chez les adolescents.* Ottawa, Ont.: Gouvernement du Canada.

Société de l'assurance automobile du Québec. (2006). *Enquête 2006 sur le port du casque de sécurité.* [En ligne]. www.saaq.gouv.qc.ca/publications/dossiers_etudes/rapp_velo_2006.pdf (page consultée le 5 août 2009).

Statistique Canada (2004). *Enquête sur la santé dans les collectivités canadiennes (ESCC).* Ottawa, Ont.: Statistique Canada.

Tjepkema, M. (2007). *Obésité mesurée. Obésité chez les adultes au Canada: Poids et grandeur mesurés.* Ottawa, Ont.: Statistique Canada.

Wilson, M.E., White, M.A., Cobb, B., Curry, R., Greene, D., & Popovich, D. (2000). Family dynamics, parental-fetal attachment and infant temperament. *Journal of Advanced Nursing, 31*(1), 204-210.

Wong, D.L. (2002). *Soins infirmiers en pédiatrie* (1re éd.). Montréal: Chenelière Éducation.

Chapitre 13

Références de l'édition originale

Administration on Aging (2005). *A profile of older Americans: 2005.* [En ligne]. www.aoa.gov/AoAroot/Aging_Statistics/Profile/2005/2005profile.pdf (page consultée le 5 janvier 2010).

Agency for Health Care Policy and Research (1996). Early identification of Alzheimer's disease and related dementias. *Quick reference guide for clinicians, 18.*

Amella, E.J. (2003). Mealtime difficulties. In M. Mezey, T. Fulmer, & I. Abraham (Eds), *Geriatric nursing protocols for best practice* (2nd ed.). New York: Springer.

Amella, E.J. (2004). Presentation of illness in older adults. *Am. J. Nurs., 104*(10), 40-51.

American Association of Retired Persons (2004). *A profile of older Americans: 2004.* [En ligne]. http://assets.aarp.org/rgcenter/general/profile_2004.pdf (page consultée le 5 janvier 2010).

American Cancer Society (2006). *Cancer facts and figures.* [En ligne]. www.cancer.org/downloads/stt/caff2006pwsecured.pdf (page consultée le 5 janvier 2010).

American Geriatrics Society Panel on Persistent Pain in Older Persons (2002). The management of persistent pain in older persons. *J. Am. Geriatr. Soc., 50*(suppl. 6), S205.

Atkinson, P.J. (2006). Intimacy and sexuality. In S. Meiner & A. Lueckenotte (Eds), *Gerontologic nursing* (3rd ed.). St. Louis, Mo.: Mosby.

Beers, M., & Berkow, R. (2000). *The Merck manual of geriatrics* (3rd ed.). Whitehouse Station, N.J.: Merck.

Beers, M.H. (2000). *The Merck manual of geriatrics* (3rd ed.). Whitehouse Station, N.J.: Merck.

Beers, M.H. (2005). *The Merck manual of geriatrics* (3rd ed.). Whitehouse Station, N.J.: Merck. www.merck.com/mrkshared/mmg/sec11/ch85/ch85a.jsp

Bolla, L., Fille, C., & Palmer, R. (2000). Office diagnosis of the four major types of dementia. *Geriatrics, 55*(1), 34.

Boyd, N. (1996). Smoking cessation: A four-step plan to help older patients quit. *Geriatrics, 51*(11), 53.

Butler, R., & Lewis, M. (1995). Late-life depression: When and how to intervene. *Geriatrics, 50*(8), 44.

Butler, R., Davis, R., Lewis, C.B., Nelson, M.E., & Strauss, E. (1998a). Physical fitness: How to help older patients live stronger and longer. *Geriatrics, 53*(9), 26-28, 31-32, 39-40.

Butler, R., Davis, R., Lewis, C.B., Nelson, M.E., & Strauss, E. (1998b). Physical fitness: Benefits of exercise for the older patient. *Geriatrics, 53*(10), 46, 49-52, 61-62.

Centers for Disease Control and Prevention (2003). *Healthy aging: Preventing disease and improving quality of life among older Americans 2003.* Department of Health and Human Services.

Centers for Disease Control and Prevention (2006). *National vital statistics report, death: Leading causes for 2006.* [En ligne]. www.cdc.gov/nchs/fastats/deaths.htm (page consultée le 5 janvier 2010).

Centers for Disease Control and Prevention (2006). Web-based injury statistics query and reporting system (WISQARS). National Center for Injury Prevention and Control, Centers for Disease Control and Prevention. www.cdc.gov/injury/wisqars/index.html

Clark, C. (1998). Wellness self-care by healthy older adults. *Image - J. Nurs. Sch., 30*(4), 351-355.

Cummings, E., & Henry, W. (1961). *Growing old: The process of disengagement.* New York: Basic Books.

Cutillo-Schmitter, T. (1996). Aging: Broaden our view for improved nursing care. *J. Gerontol. Nurs., 22*(7), 31.

Davidhizar R, Eshlernan J, & Moody, M. (2002). Health promotion for aging adults. *Geriatr. Nurs., 23*(1), 28.

Day, C. (1997). Validation therapy: A review of the literature. *J. Gerontol. Nurs., 23*(4), 29.

Dowling-Castronovo, A., & Bradway, C. (2003). Urinary incontinence. In M. Mezey, T. Fulmer, & I. Abraham (Eds), *Geriatric nursing protocols for best practice* (2nd ed.). New York: Springer.

Ebersole, P., Hess, P., & Luggen, A. (2004). *Toward healthy aging: Human needs and nursing response* (6th ed.). St. Louis, Mo.: Mosby.

Ebersole, P., Hess, P., Touhy, T.A., & Jett, K. (2005). *Gerontological nursing and healthy aging* (2nd ed.). St. Louis, Mo.: Mosby.

Eliopoulos, C. (1999). *Manual of gerontologic nursing* (2nd ed.). St. Louis, Mo. : Mosby.

Ferrell, B., & Rivera, L. (1996). Pain. In A. Lueckenotte (Ed.), *Gerontologic nursing*. St. Louis, Mo. : Mosby.

Flaherty, E., Fulmer, T., & Mezey, M. (Eds) (2003). *Geriatric nursing review syllabus : A core curriculum in advanced practice geriatric nursing*. New York : American Geriatrics Society.

Foreman, M., Fletcher, K., Mion, L.C., & Trygstad, L. (2003). Assessing cognitive function. In M. Mezey, T. Fulmer, & I. Abraham (Eds), *Geriatric nursing protocols for best practice* (2nd ed.). New York : Springer.

Friedman, S. (2006). Loss and end-of-life issues. In S. Meiner & A. Lueckenotte (Eds), *Gerontologic nursing* (3rd ed.). St. Louis, Mo. : Mosby.

Gunnarsson, O., & Judge, J. (1997). Exercise at midlife : How and why to prescribe it for sedentary patients. *Geriatrics, 52*(5), 71.

Hammerlein, A., Derendorf, H., & Lowenthal, D.T. (1998). Pharmacokinetic and pharmacodynamic changes in the elderly : Clinical implications. *Clin. Pharmacokinet., 35*(1), 49-64.

Happ, M., Williams, C.C., Strumpf, N.E., & Burger, S.G. (1996). Individualized care for frail elders : Theory and practice. *J. Gerontol. Nurs., 22*(3), 6-14.

Havighurst, R.J., Neugarten, B.L., & Tobin, S.S. (1963). Disengagement, personality and life satisfaction in the later years. In P. Hansen (Ed.), *Age with a future*. Copenhagen, DK : Munksgoasrd.

Hayes, K. (1998). Randomized trial of geragogy-based medication instruction in the emergency department. *Nurs. Res., 47*, 211.

Herr, K. (2002). Chronic pain : Challenges and assessment strategies. *J. Gerontol. Nurs., 28*(1), 20.

Inouye, S.K., Foreman, M.D., Mion, L.C., Katz, K.H., & Conney, L.M. (2001). Nurses' recognition of delirium and its symptoms : Comparison of nurse and researcher ratings. *Archives of Internal Medecine, 161*, 2467-2473.

Kanapaux, W. (2003). Homosexual seniors face stigma. *Geriatric Times, 4*(6).

Krevesic, D.M., & Mezey, M. (2003). Assessment of function. In M. Mezey, T. Fulmer, & I. Abraham (Eds), *Geriatric nursing protocols for best practice* (2nd ed.). New York : Springer.

Lehninger, F., Ravindran, V., & Stewart, J. (1998). Management strategies for problem behaviors in the patient with dementia. *Geriatrics, 53*(4), 55.

Lueckenotte, A. (2000). Gerontologic assessment. In A. Lueckenotte (Ed.), *Gerontologic nursing* (2nd ed.). St. Louis, Mo. : Mosby.

Maklebust, J. (1997). Pressure ulcers : Decreasing the risk for older adults. *Geriatr. Nurs., 18*(6), 250.

Meiner, S.E., & Lueckenotte, A.G. (2006). Overview of gerontologic nursing. In S. Meiner & A. Lueckenotte (Eds), *Gerontolgic nursing* (3rd ed.). St. Louis, Mo. : Mosby.

Murphy, S.L. (2000). Deaths : Final data for 1998. *Natl. Vital Stat. Rep., 48*(11), 1-105.

National Center for Health Statistics Trends in Health and Aging (2006). *Prevalence of selected chronic conditions by age, sex, race/ethnicity : United States, 1997- 2004* [En ligne]. www.cdc.gov/ (page consultée le 27 octobre 2009).

National Osteoporosis Foundation (2006). *Fast facts*. [En ligne]. www.nof.org/osteoporosis/diseasefacts.htm (page consultée le 5 janvier 2010).

Naylor, M.D., Stephens, C., Bowles, K.H., & Bixby, M.B. (2005). Cognitively impaired older adults : From hospital to home. *Am. J. Nurs., 105*(2), 52-61.

Neugarten, B. (1964). *Personality in middle and late life*. New York : Atherton.

Puentes, W. (1998). Incorporating simple reminiscence techniques into acute care nursing practice. *J. Gerontol. Nurs., 24*(2), 15.

Rantz, M., Popejoy, L., & Zwygart-Stauffacher, M. (2001). *The new nursing homes : A 20-minute way to find great long-term care*. Minneapolis, Minn. : Fairview Press.

Regan, S., & Fowler, C. (2002). Influenza : Past, present, and future. *J. Gerontol. Nurs., 28*(11), 31.

Resnick, B. (2003). Health promotion practices of older adults : Testing an individualized approach. *J. Clin. Nurs., 12*(1), 46.

Resnick , B. (2006). Health promotion and illness/disability prevention. In S. Meiner & A. Lueckenotte (Eds), *Gerontolgic nursing* (3rd ed.). St. Louis, Mo. : Mosby.

Reuben, D.B., Herr, K.A., Pacala, J.T., Pollock, B.G., Potter, J.F., & Semla, T.P. (2005). *Geriatrics at your fingertips* (7th ed.). New York: The American Geriatrics Society.

Robinson, B. (1998). Diagnosis of irreversible dementia : How extensive the evaluation? *Geriatrics, 53*(1), 49.

Rubenstein, L., & Nahas, R. (1998). Primary and secondary prevention strategies in the older adult. *Geriatr. Nurs., 19*(1), 11.

Santo-Novak, D. (1997). Older adults' descriptions of their role expectations of nursing. *J. Gerontol. Nurs., 23*(1), 32.

Sullivan, D., Sun, S., & Walls, R. (1999). Protein-energy undernutrition among elderly hospitalized patients. *JAMA, 281*, 2013.

The Joint Commission (2006). *National patient safety goals 2007*. [En ligne]. www.jointcommission.org/PatientSafety/ (page consultée le 5 janvier 2010).

Thorndyke, L, (2001). Osteoporosis. In A. Adelman & M. Daly (Eds), *20 common problems in geriatrics*. New York : McGraw-Hill.

Tibbitts, G. (1996). Patients who fall : How to predict and prevent injuries. *Geriatrics, 51*(9), 24.

Tideiksaar, R. (1996). Preventing falls : How to identify risk factors, reduce complications. *Geriatrics, 61*(2), 43.

Tideiksaar, R. (1998). *Falls in older people : Prevention and management* (3rd ed.). Baltimore : Health Professions Press.

Tueth, M. (1995). How to manage depression and psychosis in Alzheimer's disease. *Geriatrics, 50*(1), 43.

Turcotte, M., & Schellenberg, G. (2007). *Un portrait des aînés au Canada : 2006*. Ottawa, Ont. : ministère de l'Industrie. www.statcan.gc.ca/pub/89-519-x/89-519-x2006001-fra.pdf

U. S. Census Bureau (2005). *65+ in the United States : 2005*. [En ligne]. www.census.gov/prod/2006pubs/p23-209.pdf (page consultée le 5 janvier 2010).

U.S. Department of Health and Human Services, Public Health Service (2000). *Healthy People 2010*. [En ligne]. www.healthypeople.gov (page consultée le 5 janvier 2010).

Wang, K.L., & Hermann, C. (2006). Pilot study to test the effectiveness of healing touch on agitation in people with dementia. *Geriatr. Nurs., 27*(1), 34.

Yen, P. (1997). Weight loss resulting from Alzheimer's disease. *Geriatr. Nurs., 18*(3), 132.

Références de l'édition française

Clayton, B.D., & Stock, Y.N. (2003). *Soins infirmiers : pharmacologie de base*. Laval : Beauchemin.

Éduc'alcool (2009). *Alcool et santé : l'alcool et les aînés*. [En ligne]. www.educalcool.qc.ca/fr/publications/alcool-et-sante-alcool-et-les-personnes-agees/index.html (page consultée le 5 janvier 2010).

Hébert, R., & Tessier, D. (2007). Perte d'autonomie. In M. Arcand & R. Hébert (2007). *Précis pratique de gériatrie* (3e éd., pp. 171-185). Acton Vale, Qc : Edisem ; Paris : Maloine.

Institut de la statistique du Québec (2003). *Enquête québécoise sur les limitations d'activités 1998*. [En ligne]. www.stat.gouv.qc.ca/cadrisq/enq_que_limit_act98.htm (page consultée le 5 janvier 2010).

Institut de la statistique du Québec (2005). *Les maladies chroniques au Québec : quelques faits marquants*. [En ligne]. www.stat.gouv.qc.ca/publications/sante/pdf2008/zoom_sante_mars08.pdf (page consultée le 5 janvier 2010).

Institut de la statistique du Québec (2008). *Le bilan démographique du Québec, p. 39*. [En ligne]. www.stat.gouv.qc.ca/publications/demograp/pdf2008/bilan2008.pdf (page consultée le 5 janvier 2010).

Institut de la statistique du Québec (2009). *Le bilan démographique du Québec* (éd. 2009, p. 23). [En ligne]. www.stat.gouv.qc.ca/publications/demograp/pdf2009/bilan2009.pdf (page consultée le 27 décembre 2009).

Kergoat, M.-J., & Légaré, J. (2007). Aspects démographiques et épidémiologiques du vieillissement au Québec. In M. Arcand et R. Hébert, *Précis pratique de gériatrie* (3e éd., pp. 1-16), Acton Vale, Qc : Edisem ; Paris : Maloine.

Kergoat, M.J., Latour, J., Lebel, P., Leduc, N., Béland, F., Leclerc, B.S., et al. (2008) *Étude de la qualité des soins et des services gériatriques hospitaliers par le cas traceur des chutes*. Montréal : Institut universitaire de gériatrie de Montréal.

Lacombe, G., Hébert, R., & Carrier, R. (2007). Évaluation clinique de la personne âgée. In M. Arcand et R. Hébert, *Précis pratique de gériatrie* (3e éd., pp. 93-113). Acton Vale, Qc : Edisem ; Paris : Maloine.

Lefebvre, C. (2003). *Un portrait de la santé des Québécois de 65 ans et plus*. Institut national de la santé publique du Québec. Bibliothèque Nationale du Québec.

Ordre des infirmières et infirmiers du Québec (2009). Surveillance clinique des clients qui reçoivent des médicaments ayant un effet dépressif sur le système nerveux central (2e éd.). Montréal : Ordre des infirmières et infirmiers du Québec.

Phaneuf, M. (2007). *Le vieillissement perturbé : la maladie d'Alzheimer* (2e éd.). Montréal : Chenelière Éducation.

Rolfson, D.B. (2002). Prise en charge pratique du délirium. *La revue canadienne de la maladie d'Alzheimer, (5)2*, 12-16. [En ligne]. www.stacommunications.com/customcomm/Back-issue_pages/AD_Review/adPDFs/october2002f/12.pdf (page consultée le 5 janvier 2010).

Société canadienne du cancer (2009). *Statistiques canadiennes sur le cancer*. [En ligne]. www.cancer.ca/canada-wide/about%20cancer/cancer%20statistics/canadian%20cancer%20statistics.aspx?sc_lang=fr-ca (page consultée le 5 janvier 2010).

Statistique Canada (2009). *Personnes ayant un faible revenu après impôt, 2003-2007*. [En ligne]. www40.statcan.gc.ca/l02/cst01/famil19a-fra.htm (page consultée le 5 janvier 2010).

Statistique Canada (2009). *Population selon le sexe et le groupe d'âge, 2009*. [En ligne]. www40.statcan.gc.ca/l02/cst01/demo10a-fra.htm (page consultée le 5 janvier 2010).

Statistique Canada (2009). *Population selon le sexe et le groupe d'âge, par province et territoire, 2008*. [En ligne]. www40.statcan.gc.ca/l02/cst01/demo31a-fra.htm (page consultée le 21 septembre 2009).

Statistique Canada (2009). *Statistique Canada, État matrimonial légal (6), union libre (3), groupes d'âge (17) et sexe (3) pour la population de 15 ans et plus, pour le Canada, les provinces, les territoires, les divisions de recensement et les subdivisions de recensement, Recensement de 2006*. [En ligne]. www.12.statcan.gc.ca/census-recensement/2006/dp-pd/tbt/Index-fra.cfm (page consultée le 5 janvier 2010).

CHAPITRE 14

Références de l'édition originale

Akhtar, S. (2002). Nursing with dignity, part 8 : Islam. *Nurs. Times, 98*(16), 40-42.

American Psychiatric Association (2000). *Diagnostic and statistical manual of mental disorders* (4th ed.). Text revision. Washington, D.C.: American Psychiatric Association.

Barron, F., Hunter, A., Mayo, R., & Willoughby, D. (2004). Acculturation and adherence: Issues for health care providers working with clients of Mexican origin. *J. Transcult. Nurs., 15*(4), 331-337.

Campinha-Bacote, J. (2002). The process of cultural competence in the delivery of healthcare services: A model of care. *J. Transcult. Nurs., 13*(3), 181.

Cowan, D.T. & Norman, I. (2006). Cultural competence in nursing: New meanings. *J. Transcult. Nurs., 16*(4), 150.

Fadiman, A. (1997). *The spirit catches you and you fall down.* New York: Farrar, Straus & Giroux.

Foster, G.M. (1976). Disease etiologies in non-Western medical systems. *Am. Anthropol., 78*(4), 773-782.

Hafizi, H., & Lipson, J.G. (2003). People of Iranian heritage. In L.D. Purnell & B.J. Paulanka, *Transcultural healthcare: A culturally competent approach* (2nd ed.). Philadelphia: F.A. Davis.

Hautman, M.A. (1976). Folk health and illness beliefs. *Nurse Pract., 4*(4), 23.

Hawaii Community College (2003). *Korean health beliefs.* [En ligne]. www.hawcc.hawaii.edu/nursing/RNKorean00.htm (page consultée le 5 janvier 2010).

Jambunathan, J. (2003). Hindu-Americans. In L.D. Purnell & B.J. Paulanka, *Transcultural healthcare: A culturally competent approach* (3rd ed.) [CD-ROM]. Philadelphia: F.A. Davis.

Kleinman, A. (1979). *Patients and healers in the context of culture.* Berkeley, Calif.: University of California Press.

Kleinman, A. (1980). *Patients and healers in the context of cultures.* Berkeley, Calif.: University of California Press.

Kulwicki, A. (2003). People of Arab heritage. In L.D. Purnell & B.J. Paulanka, *Transcultural healthcare: A culturally competent approach* (2nd ed.). Philadelphia: F.A. Davis.

Leininger, M.M. (Ed.) (1991). *Culture care diversity and universality: A theory of nursing.* New York: NLN Press.

Leininger, M.M. (1992). Self-care ideology and cultural incongruities: Some critical issues [Editorial]. *J. Transcult. Nurs., 4*(1), 2.

Leininger, M.M. (2002a). Culture care theory: A major contribution to advance transcultural nursing knowledge and practices. *J. Transcult. Nurs., 13*(3), 189.

Leininger, M.M. (2002b). Essential transcultural nursing care concepts, principles, examples and policy statements. In M.M. Leininger & M.R. McFarland, *Transcultural nursing: Concepts, theories, research and practice* (3rd ed.). New York: McGraw-Hill.

Leininger, M.M., & McFarland, M.R. (2002). *Transcultural nursing: Concepts, theories, research and practice* (3rd ed.). New York: McGraw-Hill.

Lewis, J.A. (2003). Jewish perspectives on pregnancy and childbearing. *MCN Am. J. Matern. Child Nurs., 28*(5), 306.

Lobar, S.L., Youngblut, J.M., & Brooten, D. (2006). Cross-cultural beliefs, ceremonies, and rituals surrounding death of a loved one. *Pediatric Nursing, 32*(1), 44-50.

Loustaunau, M.O., & Sobo, E.J. (1997). *The cultural context of health, illness and medicine.* Westport, Conn.: Bergin & Garvey.

Meiner, S.E., & Lueckenotte, A.G. (2006). *Gerontologic nursing* (3rd ed.). St. Louis, Mo.: Mosby.

Pacquiao, D.F. (2000). Impression management: An alternative to assertiveness in intercultural communication. *J. Transcult. Nurs., 11*(1), 5.

Pacquiao, D.F. (2002). Ethics and cultural diversity: A framework for decision-making. *Bioethics Forum, 17*(3-4), 12.

Pacquiao, D.F. (2003a). Cultural competence in ethical-decision-making. In M.M. Andrews & J.S. Boyle, *Transcultural concepts in nursing care.* Philadelphia: Lippincott Williams & Wilkins.

Pacquiao, D.F. (2003b). People of Filipino heritage. In L.D. Purnell & B.J. Paulanka, *Transcultural healthcare: A culturally competent approach* (2nd ed.). Philadelphia: F.A. Davis.

Purnell, L.D. (2003). People of Appalachian heritage. In L.D. Purnell & B.J. Paulanka, *Transcultural healthcare: A culturally competent approach* (2nd ed.). Philadelphia: F.A. Davis.

Purnell, L.D., & Paulanka, B.J. (2003). *Transcultural healthcare: A culturally competent approach* (2nd ed.). Philadelphia: F.A. Davis.

Selekman, J. (2003). People of Jewish heritage. In L.D. Purnell & B.J. Paulanka, *Transcultural healthcare: A culturally competent approach* (2nd ed.). Philadelphia: F.A. Davis.

Spector, R.E. (2002). Cultural diversity in health and illness. *J. Transcult. Nurs., 13*(3), 197.

Spector, R.E. (2004). *Cultural diversity in health and illness.* Englewood Cliffs, N.J.: Prentice Hall.

U.S. Census Bureau (2007). *State and county quick facts.* [En ligne]. http://quickfacts.census.gov/qfd/states/00000.html (page consultée le 5 janvier 2010).

U.S. Department of Health and Human Services, Office of Minority Health (n.d.). [En ligne]. www.omhrc.gov (page consultée le 5 janvier 2010).

U.S. Department of Health and Human Services (2000). *Healthy People 2010.* Washington, D.C.: U.S. Government Printing Office.

Van Gennep, A. (1960). *The rites of passage.* Traduction de M.B. Vizedom, & G.L. Caffee. Chicago: University of Chicago Press.

Wang, Y. (2003). People of Chinese heritage. In L.D. Purnell & B.J. Paulanka, *Transcultural healthcare: A culturally competent approach* (2nd ed.). Philadelphia: F.A. Davis.

Zoucha, R. & Purnell, L.D. (2003). People of Mexican heritage. In L.D. Purnell & B.J. Paulanka, *Transcultural healthcare: A culturally competent approach* (2nd ed.). Philadelphia: F.A. Davis.

Références de l'édition française

Andrews, M.M. (1999). Theoretical foundations of transcultural nursing. In M.M. Andrews & J.S. Boyle (Eds), *Transcultural concepts in nursing care* (3rd ed.). Philadelphia: Lippincott.

Beiser, M. (2005). The Health of immigrants and refugees in Canada. *Canadian Journal of Public Health, 96* (suppl. 2), S30-S44.

Bordo, S. (1993). *Unbearable Weight: Feminism, Western Culture, and the Body* (2nd ed.). Los Angeles: University of California Press.

Chrisjohn, R., & Young, S. (1997). *The circle game: Shadows and substance in the Indian residential school experience in Canada.* Penticton, C.-B.: Theytus Books.

Collière, M.-F. (2001). *Soigner... Le premier art de la vie.* Paris: Masson.

Gouvernement du Québec (2006). *Immigration et communautés culturelles du Québec.* [En ligne]. www.immigration-quebec.gouv.qc.ca (page consultée le 5 janvier 2010).

Greenberg, L., Cwikel, J., & Mirsky, J. (2007). Cultural correlates of eating attitudes: A comparison between native-born and immigrant university students in Israel. *International Journal of Eating Disorders, 40*(1), 51-58.

Kuster, M., Goulet, C., & Pepin, J. (2002). Significations du soin post-natal pour des immigrants algériens. *Infirmière canadienne, 10*(1), 12-23.

Lee, S.S., Mountain, J., Koenig, B., Altman, R., Brown, M., Camarillo, A., et al. (2008). The ethics of characterizing difference: Guiding principles on using racial categories in human genetics. *Genome Biology, 9*(7), 404.

Legault, G., & Rachédi, L. (2008). *L'intervention interculturelle* (2e éd.). Montréal: Gaëtan Morin.

Ministère de la Justice du Canada. *Charte canadienne des droits et des libertés.* L.R., 1982, c. C-00, à jour au 2 octobre 2008. Ottawa, Ont.: Ministère de la Justice du Canada.

Ministère de la Justice du Canada. *Loi canadienne sur la santé.* L.R., 1985, c. C-6, à jour au 10 septembre 2009. Ottawa, Ont.: Ministère de la Justice du Canada.

Ministère de l'Immigration et des Communautés culturelles (2009). *Population immigrée recensée au Québec et dans les régions en 2006: caractéristiques générales.* Québec, Qc: Publications du Québec. www.micc.gouv.qc.ca/publications/fr/recherches-statistiques/Population-immigree-recensee-Quebec-regions-2006.pdf (page consultée le 5 janvier 2010).

Pampalon, R., Hamel, D., & Gamache, P. (2008). Évolution récente de la mortalité prématurée au Québec selon la défavorisation matérielle et sociale. In K. Frolich, M. De Koninck, P. Bernard, & A. Demers (Eds), *Les inégalités sociales de santé au Québec.* Montréal: Presses de l'Université de Montréal.

Ramsden, I. (2002). *Cultural safety and nursing education in Aotearoa and Te Waipounamu.* Thèse de doctorat (Santé mentale), Université Victoria, Wellington, Nouvelle-Zélande.

Roy, B. (2002). *Sang sucré, pouvoirs codés, médecine amère.* Québec, Qc: Presses de l'Université Laval.

Saha, S., Arbelaez, J.J., & Cooper, L.A. (2003). Patient-Physician Relationships and Racial Disparities in the Quality of Health Care. *American Journal of Public Health, 93*(10), 1713-1719.

Statistique Canada (2001). *Recensement de 2001.* Ottawa, Ont.: Statistique Canada.

Statistique Canada (2006). *Femmes au Canada: rapport statistique fondé sur le sexe* (5e éd.). Ottawa, Ont.: Statistique Canada.

Statistique Canada (2008). *Peuples autochtones du Canada en 2006: Inuits, Métis et Premières Nations, Recensement de 2006.* Ottawa, Ont.: Statistique Canada.

UNESCO (1982). *Déclaration de Mexico sur les politiques culturelles.* Conférence mondiale sur les politiques culturelles, Mexico City, 26 juillet au 6 août 1982.

UNESCO (2001). Déclaration universelle de l'UNESCO sur la diversité culturelle. Paris: UNESCO.

UNICEF (2009). La santé des enfants autochtones: pour tous les enfants, sans exception. Supplément canadien au rapport *La situation des enfants dans le monde 2009.* Toronto: Comité canadien de l'UNICEF.

Chapitre 15

Références de l'édition originale

Anderson, K.H. (2000). The family health system approach to family systems nursing. *J. Fam. Nurs., 6*(2), 103.

Astedt-Kurki, P., Paavilainen, E., & Lehti, K. (2001). Methodological issues in interviewing families in family nursing research. *J. Adv. Nurs., 35*(2), 288.

Astedt-Kurki, P., Tarkka, M.T., Paavilainen, E., & Lehti, K. (2002). Development and testing of a family nursing scale. *West. J. Nurs. Res., 24*(5), 567.

Bell, J.M., Swan, N.K.W., Taillon, C., McGovern, G., & Dorn, J. (2001). Learning to nurse the family. *J. Fam. Nurs., 7*(2), 117.

Black, C., & Ford-Gilboe, M. (2004). Adolescent mothers: Resiliency, family health, work, and health promotion practices. *J. Adv. Nurs., 48*(4), 351.

Bluvol, A., & Ford-Gilboe, M. (2004). Hope, health work and quality of life in families of stroke survivors. *J. Adv. Nurs., 48*(4), 322.

Bonura, D., Fender, M., Roesler, M., & Pacquiao, D.F. (2001). Culturally-congruent end-of-life care for Jewish patients and their families. *J. Transcult. Nurs., 12*(3), 211.

Carruth, A.K. (1996). Development and testing of the caregiver reciprocity scale. *Nurs. Res., 45,* 92.

Centers for Disease Control and Prevention (2006a). *HIV prevention saves lives.* [En ligne]. www.cdc.gov/ (page consultée le 16 septembre 2006).

Centers for Disease Control and Prevention (2006b). *National Prevention Information Network: HIV/AIDS today.* [En ligne]. www.cdcnpin.org/scripts/hiv/hiv.asp (page consultée le 16 septembre 2006).

Children's Defense Fund (2006). *New census data shows 1.3 million children have fallen into poverty since 2000.* [En ligne]. www.childrensdefense.org/site/news (page consultée le 16 septembre 2006).

Cox, C., & Monk, A. (1996). Strain among caregivers: Comparing the experiences of African-American and Hispanic caregivers of Alzheimer's relatives. *Int. J. Aging Hum. Dev., 43*(2), 93-105.

Duvall, E.M., & Miller, B.C. (2005). *Marriage and family development* (6th ed.). Boston: Allyn and Bacon.

Family Violence Prevention Fund (2006a). *Domestic violence is a serious widespread social problem in America: The facts.* [En ligne]. www.endabuse.org/ (page consultée le 16 septembre 2006).

Family Violence Prevention Fund (2006b). *The facts on children and domestic violence.* [En ligne]. http://endabuse.org/userfiles/file/Children_and_Families/Children.pdf (page consultée le 3 novembre 2009).

Farran, C.J. (2002). Family caregivers: A critical resource in today's changing healthcare climate. *Chart, 99*(4), 4.

Feeley, N., & Gottlieb, L.N. (2000). Nursing approaches for working with family strengths and resources. *J. Fam. Nurs., 6*(1), 9-24.

Folsom, D.P., Hawthorne, W., Lindamer, L., Gilmer, T., Bailey, A., Golshan, S., et al. (2005). Fifteen percent of people treated for mental health disorders are homeless. *Am. J. Psychiatry, 162,* 370.

Ford-Gilboe, M. (2002). Developing knowledge about family health promotion by testing the developmental model of health and nursing. *J. Fam. Nurs., 8,* 140.

Galanti, G.A. (2004). *Caring for patients from different cultures* (3rd ed.). Philadelphia: University of Pennsylvania Press.

Hanson, S.M.H., Gedaly-Duff, V., & Kaakinen, J.R. (2005). *Family health care nursing, theory, practice and research* (3rd ed.). Philadelphia: F.A. Davis.

Hartrick, G. (2000). Developing health-promoting practice with families: One pedagogical experience. *J. Adv. Nurs., 3,* 27.

Hill, E.J. (2005). Work-family facilitation and conflict, working fathers and mothers, work-family stressors and support. *J. Fam. Issues, 26*(6), 793.

Hill, R. (1958). Generic features of families under stress. *Soc. Casework, 39,* 145.

Hwang, S.W. (2001). Homelessness and health. *CMAJ, 164,* 229.

Isaksen, A.S., Thuen, F., & Hanestad, B. (2003). Patients with cancer and their close relatives: Experiences with treatment, care, and support. *Cancer Nurs., 26*(1), 68.

Joronen, K., & Astedt-Kurki, P. (2005). Familial contribution to adolescent subjective well being. *Int. J. Nurs. Pract., 11,* 125.

Kamo, Y., & Zhou, M. (1994). Living arrangements of elderly Chinese and Japanese in the United States. *J. Marriage Fam., 56*(3), 544-558.

Kulwicki, A.D. (2003). People of Arab heritage. In L.D. Purnell & B.J. Paulanka (Eds), *Transcultural health care: A culturally competent approach* (2nd ed.). Philadelphia: F.A. Davis.

Kushel, M., Perry, S., Bangsberg, D., Clark, R., & Moss, A.R. (2002). Emergency department use among the homeless and marginally housed: Results from a community-based study. *Am. J. Public Health, 92,* 778.

McCubbin, M.A., McCubbin, H.I., & Thompson, A.I. (1996). Family Hardiness Index (FHI). In H.I. McCubbin, A.I. Thompson, & M.S. McCubbin (Eds), *Family assessment: Resiliency, coping, and adaptation, inventories for research and practice.* Madison, Wis.: University of Wisconsin Press.

National Coalition for the Homeless (2006). *Homeless families with children: NCH fact sheet N° 3.* [En ligne]. www.nationalhomeless.org (page consultée le 15 septembre 2006).

Picot, S.J.F., Youngblut, J., & Zeller, R. (1997). Development and testing of a measure of perceived caregiver rewards in adults. *J. Nurs. Meas., 5,* 33.

Reinhard, S.C. (2006). Wanted nurses who support caregivers. *Am. J. Nurs., 106*(8), 13.

Richardson, J., Coid, J., Petruckevitch, A., Chung, W.S., Moorey, S., & Feder, G. (2002). Identifying domestic violence: Cross sectional study in primary care. *Br. Med. J., 324,* 274.

Schumacher, K., Beck, C., & Marren, J.M. (2006). Family caregivers. *Am. J. Nurs., 106*(8), 40.

Schwartz, A.N. (1979). Psychological dependency: An emphasis on the later years. In P. Ragan (Ed.), *Aging parents.* Los Angeles: Andrus Gerontology Center, University of Southern California.

Shpancer, N., Melick, K., Sayre, P., & Spivey, A. (2006). Quality of care attributions to employed versus stay-at-home mothers. *Early Child Dev. Care, 176*(2), 183.

SmithBattle, L. (2000). The vulnerabilities of teenage mothers: Challenging prevailing assumptions. *ANS Adv. Nurs. Sci., 23*(1), 29.

Tan, L.H., & Quinlivan, J.A. (2006). Domestic violence, single parenthood, and fathers in the setting of teenage pregnancy. *J. Adolesc. Health, 30,* 201.

U.S. Census Bureau (2001). *Population profile of the United States: 2000 (Internet release).* [En ligne]. www.census.gov (page consultée le 4 février 2007).

Wang, Y. (2003). People of Chinese heritage. In L.D. Purnell & B.J. Paulanka (Eds), *Transcultural health care: A culturally competent approach* (2nd ed.). Philadelphia: F.A. Davis.

Wathen, C.N., & MacMillan, H.L. (2003). Interventions for violence against women: Scientific review. *JAMA, 289,* 589.

Références de l'édition française

Bohn, U., Wright, L.M., & Moules, N.J. (2003). A family system nursing interview following a myocardial infarction: The power of commendations. *Journal of Family Nursing, 9*(2), 151-165.

Boss, P. (2002). *Family Stress Management: A Contextual Approach* (2nd ed.). Thousand Oaks, Calif.: Sage Publications.

Campbell, T.L. (2003). The effectiveness of family interventions for physical disorders. *Journal of Marital and Family Therapy, 29*(2), 263-281.

Carter, B., & McGoldrick, M. (1999). Overview: The expanded family life cycle: Individual, family, and social perspectives. In B. Carter & M. McGoldrick (Eds), *The expanded family life cycle: Individual, family, and social perspectives* (3rd ed., pp. 1-26). Boston: Allyn & Bacon.

Doane, G.H., & Varcoe, C. (2006). The "hard spots" of family nursing: Connecting across differences and diversity. *Journal of Family Nursing, 12*(1), 7-21.

Ducharme, F. (2006). *Famille et soins aux personnes âgées: enjeux, défis et stratégies.* Montréal: Beauchemin.

Duhamel, F. (1995). *La santé mentale et la famille: une approche systémique en soins infirmiers.* Boucherville, Qc: Gaëtan Morin.

Duhamel, F. (2007). *La santé et la famille: une approche systémique en soins infirmiers* (2e éd.). Montréal: Gaëtan Morin.

Duhamel, F., & Campagna, L. (2000, 2008). *Génographe familial. Outil qui sert à l'élaboration d'un génogramme et d'une écocarte pour l'évaluation de la dynamique familiale, certificat d'enregistrement n° 484360 de l'Office de la propriété intellectuelle du Canada.* Montréal: Faculté des sciences infirmières, Université de Montréal.

Gottlieb, L.N., & Feeley, N. (2007). *La collaboration infirmière-patient: un partenariat complexe.* Montréal: Beauchemin.

Kiecolt-Glazer, J.K., & Newton, T.L. (2001). Marriage and health: His and hers. *Psychological Bulletin, 127,* 472-503.

Lacharité, C., & Gagnier, J-P. (Éds). (2009). *Comprendre les familles pour mieux intervenir: repères conceptuels et stratégiques d'action.* Montréal: Gaëtan Morin.

Lacourse, M.T. (2010). *Famille et société* (4e éd.). Montréal: Chenelière Éducation.

Limacher, L.H., & Wright, L.M. (2003). Commendations: Listening to the silent side of a family intervention. *Journal of Family Nursing, 9*(2), 130-150.

McCubbin, M., & McCubbin, H. (1996). Resiliency in families: A conceptual model of family adjustment and adaptation in response to stress and crisis. In H. McCubbin, A. Thompson, & M. McCubbin (Eds), *Family assessment: Resiliency, coping and adaptation-Inventories for research and practice* (pp. 1-64). Madison, Wis.: University of Wisconsin Systems.

McCubbin, M.A. (1993). Family stress theory and the development of nursing knowledge about family adaptation. In S.L. Feetham, S.B. Meister, J.M. Bell, & C.L. Gilliss (Eds), *The Nursing of Families* (pp. 46-58). Newbury Park, Calif.: Sage Publications.

McGoldrick, M., & Carter, E. (1985). The stages of the family life cycle. In J. Henslin (Ed.), *Marriage and family in a changing society.* New York: Free Press.

Pasacreta, J.V., Barg, F., Nuamah, I., & McCorkle, R. (2000). Participant Characteristics Before and 4 Months After Attendance at a Family Caregiver Cancer Education Program. *Cancer Nursing, 23*(4), 295-303.

Payne, S., & Ellis-Hill, C. (2001). *Chronic and terminal illness: New perspectives on caring and care.* New York: Oxford University Press.

Peterson, A.V., Leroux, B.G., Bricker, J., Kealey, K.A., Marek, P.M., Sarason, I.G., et al. (2006). Nine-year prediction of adolescent smoking by number of smoking parents, *Addictive Behaviors, 31*(5), 788-801.

Rimal, R.N. (2003). Intergenerational transmission of health: The role of intrapersonal, interpersonal, and communicative factors. *Health Educational Behavior, 30*(1), 10-28.

Sassine, R. (2005). *Processus de gratification chez des aidantes familiales libanaises prenant soin de leur proche âgé.* Thèse de doctorat inédite. Faculté des sciences infirmières, Université de Montréal, Montréal.

Schulz, R., & Martire, L. (2004). Family caregiving of persons wirth dementia. Prevalence, health effects and support strategies. *American Journal of Geriatric Psychiatry, 12,* 240 249.

Seibold, E.S., Knafl, K., & Grey, M. (2003). The family context of an intervention to prevent type 2 diabetes in high-risk teens. *The Diabetes Educator, 29*(6), 997-1004.

Statistique Canada (2006, 2007). *Familles, ménages et logement.* [En ligne]. http://cansim2.statcan.gc.ca/cgi-win/cnsmcgi.pgm?Lang=F&SP_Action=Theme&SP_ID=40000&SP_Mode=2 (page consultée le 18 août 2009).

Svavarsdottir, E.K., & Rayens, M.K. (2005). Hardiness in families of young children with asthma. *Journal of Advanced Nursing, 50*(4), 381-390.

Teel, C.S., & Press, A.N. (1999). Fatigue Among Elders in Caregiving and Noncaregiving Roles. *Western Journal of Nursing Research, 21*(4), 498-520.

Walsh, F. (1982). *Normal family processes.* New York: Guilford Press.

Weihs, K., Fisher, L., & Baird, M. (2002). Families, health, and behaviour. *Families, Systems & Health, 20*(1), 7-46.

Weitzner, M.A., Jacobsen, P.B., Wagner, H. Jr., Friedland, J., & Cox, C. (1999). The Caregiver Quality of Life Index-Cancer (CQOLC) scale: Development and validation of an instrument to measure quality of life of the family caregiver of patients with cancer. *Quality of Life Research, 8*(1-2), 55-63.

Wright, L.M. (1989). When clients ask questions: Enriching the therapeutic conversation. *The Family Therapy Networker, 13*(6), 15-16.

Wright, L.M., & Bell, J.M. (2009). *Beliefs and Illness: A Model for Healing.* Calgary: Fourth Floor Press.

Wright, L.M., & Leahey, M. (2005). *Nurses and families: A guide to family assessment and intervention* (4th ed.). Philadelphia: F.A. Davis.

Wright, L.M., & Leahey, M. (2009). *Nurses and families: A guide to family assessment and intervention* (5th ed.). Philadelphia: F.A. Davis.

Wright, L.M., Watson, W. L., & Bell, J.M. (1996). *Beliefs: The heart of healing in families and illness.* New York: Basic Books.

Chapitre 16

Références de l'édition originale

American Hospital Association (2003). *The patient care partnership: Understanding expectations, rights, and responsibilities.* [En ligne]. www.aha.org/aha/issues/Communicating-With-Patients/pt-care-partnership.html (page consultée le 21 juillet 2009).

American Nurses Association (1995). Position statement on registered nurse utilization of assistive personnel. *Am. Nurse, 25*(2), 7.

American Nurses Association (1997). *Position statement on promotion and disease prevention.* [En ligne]. www.nursingworld.org (page consultée le 21 juillet 2009).

American Nurses Association (ANA) (2006). *National Council of State Boards of Nursing (NCSBN): Joint statement on delegation.* [En ligne]. www.ncsbn.org/pdfs/Joint_statement.pdf (page consultée le 21 juillet 2009).

American Nurses Credentialing Center (2006). *ANCC magnet recognition program.* [En ligne]. www.nursingworld.org/ancc/magnet/index.html (page consultée le 21 juillet 2009).

American Nurses Credentialing Center (2007). *Forces of magnetism.* [En ligne]. www.nursecredentialing.org/Magnet/ProgramOverview/ForcesofMagnetism.aspx (page consultée le 21 juillet 2009).

Anders, R.L., & Hawkins, J.A. (2006). *Mosby's nursing leadership and management online.* St. Louis, Mo.: Mosby.

Avitall, B. (2003). Nurse telemanagement improved outcomes and reduced cost of care more than home nurse visits in chronic heart failure. *ACP J. Club, 139*(2), 35.

Bandura, A. (1997). *Self-efficacy: The exercise of control.* New York: W.H. Freeman.

Bandura, A. (2001). Social cognitive theory: An agentic perspective. *Annu. Rev. Psychol., 52,* 1.

Bastable, S.B. (2003). *Nurse as educator: Principles of teaching and learning for nursing practice.* Sudbury, Mass.: Jones & Bartlett.

Bastable, S.B. (2006). *Essentials of patient education,* Sudbury, Mass.: Jones & Bartlett.

Batcheller, J., Burkman, K., Armstrong, D., Chappell, C., & Carelock, J.L. (2004). A practice model for patient safety: The value of the experienced registered nurse. *J. Nurs. Adm., 34*(4), 200.

Behar-Horenstein, L.S., Guinn, P., Gamble, K., Hurlock, G., Leclear, E., Philipose, M., et al. (2005). Improving patient care through patient-family education programs. *Hosp. Top., 83*(1), 21.

Black, J.M. (2004). Assessing learning preferences. *Plast. Surg. Nurs., 24*(2), 68.

Bloom, B.S. (Ed.). (1956). Taxonomy of educational objectives. *Cognitive domain* (vol. 1). New York: Longman.

Bolton, L.B., & Goodenough, A. (2003). A magnet nursing service approach to nursing's role in quality management, *Nurs. Adm., 27*(4), 344.

Bonner, S., Zimmerman, B., Evans, D., Irigoyen, M., Resnick, D., & Mellins, R. (2002). An individualized intervention to improve asthma management among urban Latino and African-American families. *J. Asthma, 39*(2), 167.

Bulechek, G.M., Butcher, H.K., & Dochterman, J.M. (2008). *Nursing interventions classification (NIC)* (5th ed.). St. Louis, Mo.: Mosby.

Case, B. (2004). Delegation skills: Critical-thinking strategies you can apply to the challenges of delegating. *Greater Chicago/Wisconsin/Indiana Advances for Nurses, 19.*

Case Management Society of America (2006). *Who we are: What is a Case Manager? Definition of case management.* [En ligne]. www.cmsa.org/Default.aspx?tabid_104 (page consultée le 28 août 2009).

Curtis, E., & Nicholl, H. (2004). Delegation: A key function of nursing. *Nurs. Manage., 11*(4), 26.

Cutilli, C.C. (2005). Do your patients understand? Determining your patients' health literacy skills. *Orthop. Nurs., 24*(5), 372.

Cutilli, C.C. (2006). Do your patients understand? Providing culturally congruent patient education. *Orthop. Nurs., 25*(3), 218.

Dreger, V., & Trembeck, T. (2002). Optimize patient health by treating literacy and language barriers. *AORN J., 75*(2), 280.

Edelman, C.L., & Mandle, C.L. (1998). *Health promotion throughout the lifespan* (4th ed.). St. Louis, Mo.: Mosby.

Edelman, C.L., & Mandle, C.L. (2006). *Health promotion throughout the life span* (6th ed.). St. Louis, Mo.: Mosby.

Falvo, D.R. (2004). *Effective patient education: A guide to increased compliance* (3rd ed.). Sudbury, Mass.: Jones & Bartlett.

Felder, R. (2006). *Learning styles.* [En ligne]. www.ncsu.edu/felder-public/Learning_Styles.html (page consultée le 28 août 2009).

Gardner, D.B. (2005). Ten lessons in collaboration. *Online J. Issues Nurs., 10*(1), Manuscript 1. www.nursingworld.org/ojin/topic26/tpc26_1.htm

Hambleton, J.M. (2005). Fostering respectful collaboration through communication. *Pa. Nurse, 60*(4), 10.

Haynes, R.B., McDonald, H.P., & Carg, A.X. (2002). Helping patients follow prescribed treatments: clinical applications. *JAMA; 288*(22), 2880-2883.

Hendry, C., & Walker, A. (2004). Priority setting in clinical nursing practice: Literature review. *J. Adv. Nurs., 47*(4), 427.

Hicks, F. (2003). Collective action. In P.S.Yoder-Wise (Ed.), *Leading and managing in nursing* (3rd ed.). St. Louis, Mo.: Mosby.

Hockenberry, M., & Wilson, D. (2007). *Wong's nursing care of infants and children* (8th ed.). St. Louis, Mo.: Mosby.

Jack, L., Liburd, L., Spencer, T., & Airhihenbuwa, C.O. (2004). Understanding the environmental issues in diabetes self management education research: A re-examination of 8 studies in community-based settings. *Ann. Intern. Med., 140*(11), 964-971.

Keeling, B., Adair, J., Seider, D., & Kirksey, G. (2000). Appropriate delegation. *Am. J. Nurs., 100*(12), 24.

Kramer, M., & Schmalenberg, C. (2004). Development and evaluation of Essentials of Magnetism tool. *J. Nurs. Adm., 34*(7/8), 365.

Krathwohl, D.R., Bloom, B.S., & Masia, B.B. (1964). *Taxonomy of educational objectives: The classification of educational goals, handbook II, affective domain.* New York: David McKay.

Kuiken, S., & Seiffert, D. (2005). Thinking outside the box! Enhance patient education by using shared medical appointments. *Plast. Surg. Nurs., 25*(4), 191.

Kuntz, K.R. (2005). Life care plans provide a pathway to improved outcomes. *J. Spec. Pediatr. Nurs., 10*(3), 143.

Kutner, M., Greenberg, E., Jin, Y., & Paulsen, C. (2006). *The health literacy of America's adults: Results from the 2003 National Assessment of Adult Literacy (NCES 2006-483).* Washington, D.C.: Department of Education, National Center for Education Statistics. http://nces.ed.gov/pubs2006/2006483.pdf

Kutzleb, J., & Reiner, D. (2006). The impact of nurse-directed patient education on quality of life and functional capacity in people with heart failure. *J. Am. Acad. Nurse Pract., 18*(3), 116.

Lookinland, S., & Pool, M. (1998). Study on effect of methods of preoperative education in women. *AORN J., 67*(1), 203.

Lusis, S. (1996). The challenges of nursing elderly surgical patients. *AORN J., 64*(6), 954.

Marriner Tomey, A. (2004). *Guide to nursing management and leadership* (7th ed.). St. Louis, Mo.: Mosby.

Mauk, K.L. (2006). Reaching and teaching older adults. *Nursing, 36*(2), 17.

Mika, V.S., Kelly, P.J., Price, M.A., Franquiz, M., & Villarreal, R. (2005). The ABCs of health literacy. *Fam. Community Health, 28*(4), 351-357.

Minerd, J. (2006). *Health information goes over the heads of many U.S. adults.* [En ligne]. http://medpagetoday.com/InfectiousDisease/PublicHealth/4069 (page consultée le 28 août 2009).

Moorhead, S., Johnson, M., Meridean, M.L., & Swanson, E. (2008). *Nursing outcomes classification (NOC)* (4th ed.). St. Louis, Mo.: Mosby.

National Council of State Boards of Nursing (1995). *Delegation: Concepts and decision-making process.* Chicago: National Council of State Boards of Nursing.

National Council of State Boards of Nursing (1997). *The five rights of delegation.* Chicago: National Council of State Boards of Nursing.

National Council of State Boards of Nursing (2005). *Working with others: A position paper.* Chicago: National Council of State Boards of Nursing.

Noble Walker, S., Pullen, C.H., Hertzog, M., Boeckner, L., & Hageman, P.A. (2006). Determinants of older rural women's activity and eating. *West. J. Nurs. Res., 28*(4), 449.

Oermann, M.H., Masserang, M., Maxey, M., Lange, M.P. (2002). Clinic visit and waiting: Patient education and satisfaction. *Medsurg. Nurs., 11*(5), 247.

Oliva, G., Rienks, J., Hudoh, I., & Smith, C.D. (2005). A university and community-based organization collaboration to build capacity to develop, implement, and evaluate an innovative HIV prevention intervention for an urban African American population. *AIDS Educ. Prev., 17*(4), 300.

Osborne, H. (2005). *Health literacy from A to Z: Practical ways to communicate your health message.* Boston: Jones & Bartlett.

Pinkerton, S.E. (2001). Nurses executives: Who are they; what do they do; and what challenges do they face? In J.C. McCloskey & H.K. Grace (Eds), *Current issues in nursing* (6th ed.). St. Louis, Mo.: Mosby.

Rankin, S.H., & Stallings, K.D. (1996). *Patient education: Issues, principles, practice* (3rd ed.). Philadelphia: J.B. Lippincott.

Rankin, S.H., & Stallings, K.D. (2001). *Patient education: Issues, principles, practices* (4th ed.). Philadelphia: J.B. Lippincott.

Redman, B.K. (2001). *The practice of patient education* (9th ed.). St. Louis, Mo.: Mosby.

Redman, B.K. (2005). The ethics of self-management preparation for chronic illness. *Nurs. Ethics, 12*(4), 360.

Redman, B.K. (2007). *The practice of patient education* (10th ed.). St. Louis, Mo.: Mosby.

Ritter-Teitel, J. (2002). The impact of restructuring on professional nursing practice. *J. Nurs. Adm., 32*(1), 31.

Saarmann, L., Daugherty, J., & Riegel, B. (2002). Teaching staff a brief cognitive-behavioral intervention. *Medsurg. Nurs., 11*(3), 144.

Schmalenberg, C., Kramer, M., King, C.R., Krugman, M., Lund, C., Poduska, D., et al. (2005). Securing collegial/collaborative nurse-physician relationship, Part I. *J. Nurs. Adm., 35*(10), 450.

Sousa, V.D., & Zauszniewski, J.A. (2005). Toward a theory of diabetes self-care management. *Journal of Theory Construction and Testing,*

Speros, C. (2005). Health literacy: Concept analysis. *J. Adv. Nurs., 50*(6), 633.

Stephenson, P.L. (2006). Before the teaching begins: Managing patient anxiety prior to providing education. *Clin. J. Oncol. Nurs., 10*(2), 241.

Steven, D., Fitch, M., Dhaliwal, H., Kirk-Gardner, R., Sevean, P., Jamieson, J., et al. (2004). Knowledge, attitudes, beliefs and practices regarding breast and cervical cancer screening in selected ethnocultural groups in northwestern Ontario. *Oncol. Nurs. Forum, 31*(2), 305-311.

Strut, J., Whitlock, S., & Hearnshaw, H. (2006). Complex intervention development for diabetes self-management. *J. Adv. Nurs., 54*(3), 293.

TenHave, T.R., Van Horm, B., Kumannyika, S., Askov, E., Mathews, Y., & Adams-Campbell, L.L. (1997). Literacy assessment in a cardiovascular nutrition education setting. *Patient Educ. Counsel., 31*(2), 139.

The Joint Commission (2006). *Joint Commission 2006 requirements related to the provision of culturally and linguistically appropriate health care.* [En ligne]. www.jointcommission.org/NR/rdonlyres/1401C2EF-62F0-4715-B28A-7CE7F0F20E2D/0/hlc_jc_stds.pdf (page consultée le 21 juillet 2009).

The Joint Commission (2007a). *"What did the doctor say?": Improving health literacy to protect patient safety.* [En ligne]. www.healthlaw.org/library/item.131922-What_Did_the_Doctor_Say_Improving_Health_Literacy_to_Protect_Patient_Safety (page consultée le 10 novembre 2009).

The Joint Commission (2007b). *The Joint Commission's new speak up program urges patients to "Know Your Rights".* Oakbrook Terrace, Ill.: The Joint Commission. www.jointcommission.org

Tiedeman, M.E., & Lookinland, S. (2004). Traditional models of care delivery: What have we learned? *J. Nurs. Adm. 34*(6), 291.

Tiivel, J. (1997). Increasing the effectiveness of your teaching program for the elderly: Assessing the client's readiness to learn. *Perspectives, 21*(3), 7.

Tschannen, D. (2004). The effect of individual characteristics on perceptions of collaboration in the work environment. *Medsurg. Nurs., 13*(5), 312.

Ulrich, B.T., Buerhaus, P.I., Donelan, K., Norman, L., & Dittus, R. (2005). How RNs view the work environment: Results of a national survey of registered nurses. *J. Nurs. Adm. 33*(9), 389.

Wendell, I., Durso, S.C., Zable, B., Loman, K., & Remsburg, R.E. (2003). Group diabetes patient education: A model for use in a continuing care retirement community. *J. Gerontol. Nurs., 29*(2), 37.

Wilson, F.L., Racine, E., Tekieli, V., & Williams, B. (2003). Literacy, readability and cultural barriers: Critical factors to consider when educating older African Americans about anticoagulation therapy. *J. Clin. Nurs., 12*(2), 275-282.

Wingard, R. (2005). Patient education and the nursing process: Meeting the patient's needs. *Nephrol. Nurs. J., 32*(2), 211.

Wywialowski, E. (2004). *Managing client care* (3rd ed.). St. Louis, Mo.: Mosby.

Références de l'édition française

Anderson, R., Cissna, K.N., & Arnett, R.C. (1994). *The Reach of Dialogue: Confirmation, Voice, and Community.* Cresskill, N.J.: Hampton Press.

Bastable, S.B. (2007). *Nurse as Educator: Principles of Teaching and Learning for Nursing Practice.* Sudbury, Mass.: Jones & Bartlett.

Marche, D., Theveny-Christiany, A., & Trancart, S. (2007). *Éducation thérapeutique dans l'infection à VIH: un facteur clé dans la réussite du traitement.* Lausanne, CH: Alinea, Coll. Infections virales.

NANDA International (2008). *Diagnostics infirmiers: définitions et classification, 2007-2008.* Paris: Elsevier Masson.

OCDE et Ressources humaines et développement des compétences Canada (1997). *Littératie et société du savoir. Deuxième rapport de l'Enquête internationale sur l'alphabétisation des adultes (EIAA).* [En ligne]. www.hrsdc.gc.ca/fra/pip/daa/sna/enquetes/indexenq.shtml (page consultée le 10 novembre 2009).

Office québécois de la langue française. *Le grand dictionnaire terminologique.* [En ligne]. http://granddictionnaire.com/btml/fra/r_motclef/index800_1.asp (page consultée le 11 février 2010).

Perrin, B. (1998). *Effets du niveau d'alphabétisme sur la santé des Canadiens et des Canadiennes: étude de profil.* Ottawa, Ont.: Santé Canada.

Québec. *Loi sur les services de santé et les services sociaux.* L.R.Q., c. S-4.2, à jour au 1er novembre 2009. Québec, Qc: Publications du Québec. www2.publicationsduquebec.gouv.qc.ca/dynamicSearch/telecharge.php?type=2&file=/S_4_2/S4_2.html

Smith, M. (2002). *Charte des droits des patients: un aperçu comparatif.* [En ligne]. http://dsp-psd.pwgsc.gc.ca/Collection-R/LoPBdP/BP/prb0131-f.htm (page consultée le 8 mars 2010).

Chapitre 17

Références de l'édition originale

Birndorf, S., Ryan, S., Auinger, P., & Aten, M. (2005). High self-esteem among adolescents: Longitudinal trends, sex differences, and protective factors. *J. Adolesc. Health, 37,* 194.

Bulechek, G.M., Butcher, H.K., & Dochterman, J.M. (2008). *Nursing interventions classification (NIC)* (5th ed.). St. Louis, Mo.: Mosby.

Collins, A., & Smyer, M.A. (2005). The resilience of self-esteem in late adulthood. *J. Aging Health, 17*(4), 471.

Ebersole, P., Hess, P., Touhy, T., & Jett, K. (2005). *Gerontological nursing and healthy aging* (2nd ed.). St. Louis, Mo.: Mosby.

Erikson, E. (1963). *Childhood and society* (2nd ed.). New York: W.W. Norton.

Folse, V.N., Eich, K.N., Hall, A.M., & Ruppman, J.B. (2006). Detecting suicide risk in adolescents and adults in an emergency department: A pilot study. *J. Psychosoc. Nurs. Ment. Health Serv., 44*(3), 23.

Kelly, A.M., Wall, M., Eisenberg, M., Story, M., & Neumark-Sztainer, D. (2005). Adolescent girls with high body satisfaction: Who are they and what can they teach us? *J. Adolesc. Health, 37,* 391.

Moorhead, S., Johnson, M., Maas, M.L., & Swanson, E. (2008). *Nursing outcomes classification (NOC)* (4th ed.). St. Louis, Mo.: Mosby.

NANDA International (2007). *NANDA-I nursing diagnoses: Definitions and classifications, 2007-2008.* Philadelphia: NANDA International.

Parker, J.S., & Benson, M.J. (2004). Parent-adolescent relations and adolescent functioning: Self-esteem, substance abuse, and delinquency. *Adolescence, 39*(155), 519.

Phares, V., Fields, S., Watkins-Clay, M.M., Kamboukos, D., & Han, S. (2005). Race/ethnicity and self-esteem in families of adolescents. *Child and Family Behavior Therapy, 27*(3), 13.

Robins, R.W., Trzesniewski, K.H., Tracy, J.L., Gosling, S.D., & Potter, J. (2002). Global self-esteem across the life span. *Psychol. Aging, 17*(3), 423.

Rosenberg, M. (1965). *Society and the adolescent self-image.* Princeton, N.J.: Princeton University Press.

Ruiz, S.Y., Roosa, M.W., & Gonzales, N.A. (2002). Predictors of self-esteem for Mexican American and European American youths: A reexamination of the influence of parenting. *J. Fam. Psychol., 16*(1), 70.

Salazar, L.F., Crosby, R.A., DiClemente, R.J., Wingood, G.M., Lescano, C.L., Brown, L.K., et al. (2005). Self-esteem and theoretical mediators of safer sex among African American female adolescents: Implications for sexual risk reduction interventions. *Health Educ. Behav., 32*(3), 413.

Selye, H. (1974). *Stress sans détresse.* Montréal: La Presse.

Selye, H. (1976). *The stress of life* (2nd ed.). New York: McGraw-Hill.

Sorrentino, S.A. (2004). *Mosby's textbook for nursing assistants* (6th ed.). St. Louis, Mo.: Mosby.

Sterk, C.E., Klein, H., & Elifson, K.W. (2004). Self-esteem and at risk women: Determinants and relevance to sexual and HIV-related risk behaviors. *Women Health, 40*(4), 75.

Stuart, G., & Sundeen, S. (1998). *Principles and practice of psychiatric nursing* (6th ed.). St. Louis, Mo.: Mosby.

Stuart, G.W., & Laraia, M.T. (1998). *Principles and practice of psychiatric nursing* (6th ed.). St. Louis, Mo.: Mosby.

Stuart, G.W., & Laraia, M.T. (2005). *Principles and practice of psychiatric nursing* (8th ed.). St. Louis, Mo.: Mosby

Sundeen, S.J., Rankin, E.A., Stuart, G.W., & Cohen, S. (1998). *Nurse-client interaction: Implementing the nursing process* (6th ed.). St. Louis, Mo.: Mosby.

Trzesniewski, K.H., Donnellan, M.B., Moffitt, T.E., Robins, R.W., Poulton, R., & Caspi, A. (2006). Low self-esteem during adolescence predicts poor health, criminal behavior, limited economic prospects during adulthood. *Develop. Psychol., 42*(2), 381.

Twenge, J.M., & Crocker, J. (2002). Race and self-esteem: Meta-analyses comparing whites, blacks, Hispanics, Asians, and American Indians. *Psychol. Bull., 128*(3), 371.

Van Baarsen, B. (2002). Theories on coping with loss: The impact of social support and self-esteem on adjustment to emotional and social loneliness following a partner's death in later life. *J. Gerontol., 57*(1), S33.

Voorhees, C.C., Schreiber, G.B., Schumann, B.C., Biro, F., & Crawford, P.B. (2002). Early predictors of daily smoking in young women : The National Heart, Lung, and Blood Institute growth and health study. *Prev. Med., 34,* 616.

White, M.A., Kohlmaier, J.R., Varnado-Sullivan, P., & Williamson, D.A. (2003). Racial/ethnic differences in weight concerns: Protective and risk factors for the development of eating disorders and obesity among adolescent females. *Eat Weight Disord., 8,* 20.

Wilburn, V.R., & Smith, D.E. (2005). Stress, self-esteem, and suicidal ideation in late adolescents. *Adolescence, 40*(157), 33.

Références de l'édition française

Beatty, L., Oxlad, M., Koczwara, B., & Wade, T.D. (2008). The psychosocial concerns and needs of women recently diagnosed with breast cancer: A qualitative study of patient, nurse and volunteer perspectives. *Health expectations, 11*(4), 331.

Cloutier, R., & Drapeau, S. (2008). *Psychologie de l'adolescence.* Montréal: Gaëtan Morin.

Duclos, G. (2008). *Que savoir sur l'estime de soi de son enfant?* Montréal: Éditions du CHU Sainte-Justine.

Gagnier, N. (2007). *Miroir, miroir, je n'aime pas mon corps! Le développement de l'image corporelle chez les enfants, les adolescents et les adultes.* Montréal: La Presse.

Kidd, L., Kearney, N., O'Carroll, R., & Hubbard, G. (2008). Experiences of self-care in patients with colorectal cancer: A longitudinal study. *Journal of Advanced Nursing, 64*(5), 469-477.

NANDA International (2008). *Diagnostics infirmiers: définitions et classification, 2007-2008.* Paris: Elsevier Masson.

Poletti, R., & Dobbs, B. (2008). *Petit cahier d'exercices d'estime de soi.* Saint-Julien-en-Genevois, FR: Éditions Jouvence.

Thériault, C. (2007). *L'estime de soi en famille.* Outremont, Qc: Québécor.

Van Exel, J., De Graaf, G., & Brouwer, W. (2008). Give me a break! Informal caregiver attitudes towards respite care. *Health Policy, 88*(1), 73-87.

Vanhook, P. (2009). The domains of stroke recovery: A synopsis of the literature. *Journal of Neuroscience Nursing, 41*(1), 6-17.

Van Pelt, D.C., Milbrandt, E.B., Qin, L., Weissfeld, L.A., Rotondi, A.J., Schulz, R., et al. (2007). Informal caregiver burden among survivors of prolonged mechanical ventilation. *American Journal of Respiratory & Critical Care Medicine, 175*(2), 167-173.

Chapitre 18

Références de l'édition originale

Adimora, A.A., & Schoenbach, V.J. (2005). Social context, sexual networks, and racial disparities in rates of sexually transmitted infections. *Social Context and Social Networks, 191*(suppl. 1), S115.

Amy, N.K., Aalborg, A., Lyons, P., & Keranen, L. (2006). Barriers to routine gynecological cancer screening for white and African-American obese women. *Int. J. Obes., 30*(1), 147-155.

Andrews, G. (2005). *Women's sexual health* (3rd ed.). St. Louis, Mo.: Elsevier.

Annon, J.S. (1976). The PLISSIT model: A proposed conceptual scheme for the behavioral treatment of sexual problems. *J. Sex. Educ. Ther., 2*, 1.

Bulechek, G.M., Butcher, H.K., & Dochterman, J.M. (2008). *Nursing interventions classification (NIC)* (5th ed.). St. Louis, Mo.: Mosby.

Burt, J., Caelli, K., Moore, K., & Anderson, M. (2005). Radical prostatectomy: Men's experiences and postoperative needs, *Clin. Nurs., 14*(7), 883-890.

Centers for Disease Control and Prevention (2006a). *Chlamydia–CDC fact sheet.* [En ligne]. www.cdc.gov/std/chlamydia/STDFact-Chlamydia.htm (page consultée le 5 janvier 2010).

Centers for Disease Control and Prevention (2006b). *HPV vaccine questions and answers.* [En ligne]. www.cdc.gov (page consultée le 5 janvier 2009).

Centers for Disease Control and Prevention (2006c). Youth risk behavior surveillance–United-States, 2005. *MMWR Morb. Mortal Wkly Rep., 55*(SS-5), 1. [En ligne]. www.cdc.gov/mmwr/PDF/SS/SS5505.pdf (page consultée le 5 janvier 2010).

Crumlish, B. (2004). Sexual counselling by cardiac nurses for patients following an MI. *Br. J. Nurs., 13*(12), 710.

DeLamaster, J., & Friedrich, W.N. (2002). Human sexual development. *J. Sex. Res., 39*(1), 10.

Dixon, K.D., & Dixon, P.N. (2006). The PLISSIT model: Care and management of patients' psychosexual needs following radical surgery. *Lippincott's Case Manag., 11*(2), 101.

Edelman, C.L., & Mandle, C.L. (2006). *Health promotion throughout the life span* (6th ed.). St. Louis, Mo.: Mosby.

Farmer, D., Reddick, B., D'Agostino, R., & Jackson, S.A. (2007). Psychosocial correlates of mammography screening in older African American women. *Oncol. Nurs. Forum, 34*(1), 117-123.

Galbraith, M.E., Arechiga, A., Ramirez, J., & Pedro, L.W. (2005). Prostate cancer survivors' and partners' self-reports of health-related quality of life, treatment symptoms, and marital satisfaction 2.5-5.5 years after treatment. *Oncol. Nurs. Forum, 32*(2), E30-E41.

Heck, J.E., Sell, R.L., & Gorin, S.S. (2006). Health care access among individuals involved in same-sex relationships. *Am. J. Public Health, 96*(6), 1111-1118.

Hockenberry, M.J., & Wilson, D. (2007). *Wong's nursing care of infants and children* (8th ed.). St. Louis, Mo.: Mosby.

Juon, H.S., Seung-Lee, C., & Klassen, A.C. (2003). Predictors of regular Pap smears among Korean-American women, *Prev. Med., 37*(6), 585-592.

King, B.M. (2005). *Human sexuality today* (5th ed.). Upper Saddle River, N.J.: Pearson Prentice Hall.

Kristofferzon, M.L., Löfmark, R., & Carlsson, M. (2005). Coping, social support and quality of life over time after myocardial infarction. *J. Adv. Nurs., 52*(2), 113-124.

Matin, M., & LeBaron, S. (2004). Attitudes toward cervical cancer screening among Muslim women: A pilot study. *Women Health, 39*(3), 63.

McCarthy, B.W., & Bodnar, L.E. (2005). The equity model of sexuality: Navigating and negotiating the similarities and differences between men and women in sexual behaviour, roles and values. *Sexual and Relationship Therapy, 20*(2), 225.

Meiner, S., & Lueckenotte, A. (2006). *Gerontologic nursing* (3rd ed.). St. Louis, Mo.: Mosby.

Metcalfe, T. (2004). Sexual health: Meeting adolescents' needs. *Nurs. Stand., 18*(46), 40.

Moorhead, S., Johnson, M., Maas, M.L., & Swanson, E. (2008). *Nursing outcomes classification (NOC)* (4th ed.). St. Louis, Mo.: Mosby.

Morrison-Beedy, D., Nelson, L.E., & Volpe, E. (2005). HIV risk behaviors and testing rates in adolescent girls: Evidence to guide clinical practice. *Pediatr. Nurs., 31*(6), 508-512.

Murray, S.S., & McKinney, E.S. (2006). *Foundations of maternal-newborn nursing* (4th ed.). St. Louis, Mo.: Saunders.

Nusbaum, M.R.H., & Hamilton, C.D. (2002). The proactive sexual health history. *Am. Fam. Physician, 66*(9), 1705.

Nusbaum, M.R.H., Hamilton, C., & Lenahan, P. (2003). Chronic illness and sexual functioning. *Am. Fam. Physician, 67*(2), 347-354.

Nusbaum, M.R.H., Lenahan, P., & Sadovsky, R. (2005). Sexual health in aging men and women: Addressing the physiologic and psychological sexual changes that occur with age. *Geriatrics, 60*(9), 18-23.

Ott, M.A., Millstein, S.G., Ofner, S., & Halpern-Felsher, B.L. (2006). Greater expectations: Adolescents' positive motivations for sex. *Perspect. Sex. Reprod. Health, 38*(2), 84-89.

Plowden, K.O. (2006). To screen or not to screen: Factors influencing the decision to participate in prostate cancer screening among urban African-American men. *Urol. Nurs., 26*(6), 477.

Price, D. (2003). A developmental perspective of treatment for sexually vulnerable youth. *Sexual Addiction and Compulsivity, 10*(4), 225.

Running, A., & Berndt, A. (2003). *Management guidelines for nurse practitioners working in family practice.* Philadelphia: F.A. Davis.

Shah, M., Zhu, K., Wu, H., & Potter, J. (2006). Hispanic acculturation and utilization of cervical cancer screening in the US. *Prev. Med., 42*(2), 146-149.

Stanhope, M., & Lancaster, J. (2004). *Community and public health nursing* (6th ed.). St. Louis, Mo.: Mosby.

Stausmire, J. (2004). Sexuality at the end of life. *Am. J. Hosp. Palliat. Care, 21*(1), 33.

Steinke, E.E. (2005). Intimacy needs and chronic illness: Strategies for sexual counseling and self-management. *J. Gerontol. Nurs., 31*(10), 40.

Stuart, G.W., & Laraia, M.T. (2005) *Principles and practice of psychiatric nursing* (8th ed.). St. Louis, Mo.: Mosby.

Townley Bakewell, R., & Volker, D.L. (2005). Sexual dysfunction related to the treatment of young women with breast cancer. *Clin. J. Oncol. Nurs., 9*(6), 697.

U.S. Department of Health and Human Services (2000). *Healthy People 2010: Understanding and improving health* (2th ed.). Washington, D.C.: U.S. Government Printing Office. www.healthypeople.gov/document/pdf/uih/2010uih.pdf (page consultée le 5 janvier 2010).

Whyte, J. (2006). Sexual assertiveness in low-income African American women: Unwanted sex, survival and HIV risk. *J. Community Health Nurs., 23*(4), 235.

World Health Organization (2004). What constitutes sexual health? *Progress in Reproductive Health Research, 67*, 2. [En ligne]. www.who.int/hrp/publications/progress67.pdf (page consultée le 5 janvier 2010).

Zambrana, R.E., Cornelius, L.J., Boykin, S.S., & Lopez, D.S. (2004). Latinas and HIV/AIDS risk factors: Implications for harm reduction strategies. *Am. J. Public Health, 94*(7), 1152-1158.

Références de l'édition française

Adrien, A., Leaune, V., & Auger, A. (1998). *Comportements sexuels et utilisation du condom.* [En ligne]. www.stat.gouv.qc.ca/publications/sante/pdf/e_soc98v2-5.pdf (page consultée le 5 janvier 2010).

Agence de la santé et des services sociaux de Montréal (2009). *La règle de soins infirmiers pour les activités de dépistage des infections transmissibles sexuellement et par le sang (ITSS).* [En ligne]. www.santepub-mtl.qc.ca/Publication/pdfitss/soinsinfirmiers.pdf (page consultée le 5 janvier 2010).

Agence de la santé publique du Canada (2006). Estimations de la prévalence et de l'incidence du VIH au Canada, 2005. *Publication RMTC, 32*(15). [En ligne]. www.phac-aspc.gc.ca/publicat/ccdr-rmtc/06vol32/rm3215fa.html (page consultée le 5 janvier 2010).

Agence de la santé publique du Canada (2007). *Le VIH et le sida au Canada: tableaux de surveillance sélectionnés en date du 30 juin 2007.* [En ligne]. www.phac-aspc.gc.ca/aids-sida/publication/survreport/pdf/tables0607.pdf (page consultée le 5 janvier 2010).

Agence de la santé publique du Canada (2008). *Abus sexuel à l'égard des enfants.* [En ligne]. www.phac-aspc.gc.ca/std-mts/sti-its/pdf/605sexabuse-fra.pdf (page consultée 13 janvier 2010).

Althof, S. (2000). Erectile dysfunction: Psychotherapy with men and couples. In S. Leiblum, & R. Rosen (Eds), *Principles and Practice of Sex Therapy.* New York: The Guilford Press.

Badeau, D., & Bergeron, A. (1991). *La santé sexuelle après 60 ans.* Montréal: Éditions du Méridien.

Brown, J. (2000, mai). *Issues often seen in couple's sex therapy.* Communication donnée au XXXII Annual Conference of the American Association of Sex Education, Counselors, and Therapists, Atlanta, Ga.

Bureau, J. (1998). Devenir garçon, devenir fille: une construction complexe. *PRISME, 8*, 1-3.

Byer, C., Shainberg, L., & Galliano, G. (1999). *Dimensions of human sexuality* (5th ed.). Boston: McGraw-Hill College.

Centre de santé des femmes de Montréal (© 2002-2004). *Service avortement.* [En ligne]. www.csfmontreal.qc.ca/avorte.htm (page consultée le 11 janvier 2010).

Crooks, R., & Baur, K. (2002). *Psychologie de la sexualité* (adaptation de F. Gilbert). Mont-Royal, Qc: Modulo.

Deglin, J., & Vallerand, A. (2003). *Guide des médicaments* (2e éd.). Montréal: Éditions du Renouveau Pédagogique.

Ferguson, J. (2001). The effects of antidepressants on sexual functioning in depressed patients: A review. *J. Clin. Psychiatry, 62*(suppl. 3), 22-34.

Fisher, W., Boroditsky, R., & Morris, B. (2004). The 2002 Canadian contraception study: Part 2. *JOGC, 26*, 646-656.

Greenberg, J., Bruess, C., & Haffner, D. (2000). *Exploring the dimensions of human sexuality.* Sudbury, Mass.: Jones and Bartlett Publishers.

Hyde, J., & DeLamater, J. (2008). *Understanding human sexuality* (10th ed.). Boston: McGraw-Hill College Editions.

Institut de la statistique du Québec (2005). *La fécondité.* [En ligne]. www.stat.gouv.qc.ca/publications/demograp/pdf2006/Bilan2006c5.pdf (page consultée le 11 janvier 2010).

Institut national de la santé publique du Québec (2008). *Surveillance de souches de* Neisseria Gonorrhoeae *résistantes aux antibiotiques dans la province de Québec : rapport 2007.* [En ligne]. www.inspq.qc.ca/pdf/publications/779_Surveillance Gonocoque_07.pdf (page consultée le 11 janvier 2010).

Katchadourian, H. (1985). *Fundamentals of human sexuality* (4th ed.). New York : CBS College Publishing.

King, B. (2002). *Human sexuality today (*4th ed.). Upper Saddle River, N.J. : Pearson Educations.

Masters, W., Johnson, V., & Kolodny, R. (1995). *Human sexuality* (5th ed.). New York : Longman.

Ministère de la Santé et des Services sociaux du Québec, et al. (2001). *Orientations gouvernementales en matière d'agression sexuelle.* [En ligne]. http ://publications.msss.gouv.qc.ca/acrobat/f/documentation/2000/00-807-1.pdf (page consultée le 11 janvier 2010).

ONUSIDA (2007). *Rapport ONUSIDA 2007 : l'épidémie marque le pas.* [En ligne]. www.cite-sciences.fr/francais/ala_cite/science_actualites/sitesactu/question_actu.php?langue=fr&id_article=8803 (page consultée le 11 janvier 2010).

Organisation mondiale de la santé (2004). *Santé sexuelle* (définition). [En ligne]. www.sexualityandu.ca/adultes/sexe-7.aspx (page consultée le 14 janvier 2010).

Otis, J., Roy, É., Burelle, R., & Thabet, C. (1997). Le sida et ses répercussions chez les adolescents. In J.J. Lévy & H. Cohen (Éds), *Le sida : aspects psychosociaux, culturels et éthiques* (pp. 195-235). Montréal : Éditions du Méridien.

Polonsky, D. (2000). Premature ejaculation. In S. Leiblum, & R. Rosen (Eds), *Principles and Practice of Sex Therapy.* New York : The Guilford Press.

Rochon, M. (2002). *Estimation de la proportion de jeunes québécoises âgées de 16 ans qui sont ou ont déjà été enceintes en 1998.* Données non publiées. Québec, Qc : Gouvernement du Québec.

Rosenau, D., Childerston, J., & Childerston, C. (2006). *La sexualité après 50 ans.* Rennes, FR : Éditions de la Lagune.

Roterman, M. (2008). *Tendances du comportement sexuel et de l'utilisation du condom à l'adolescence.* [En ligne]. www.statcan.gc.ca/pub/82-003-x/2008003/article/10664-fra.pdf (page consultée le 11 janvier 2010).

Santé Canada (2006). *Toronto AIDS 2006.* XVIe congrès international sur le SIDA. [En ligne]. www.aids2006.org/fr (page consultée le 11 janvier 2010).

Société canadienne du cancer (2008). *Avantages et inconvénients de l'hormonothérapie substitutive (HTS) avec œstrogène et progestatif combinés.* [En ligne]. www.cancer.ca (page consultée le 11 janvier 2010).

Statistique Canada (2007). *Cas déclarés d'ITS à déclaration obligatoire du 1er janvier au 31 décembre 2006 et du 1er janvier au 31 décembre 2007 et leurs taux correspondants du 1er janvier au 31 décembre 2006 et 2007.* [En ligne]. www.phac-aspc.gc.ca/std-mts/stdcases-casmts/cases-cas-08-fra.php (page consultée le 11 janvier 2010).

Thériault, J. (1993). Psychosexualité à l'enfance et à l'adolescence : tendances de recherche. *Contraceptions, fertilité, sexualité, 21*(7-8), 594-603.

Trudel, G. (2000). *Les dysfonctions sexuelles : évaluation et traitement par des méthodes psychologiques, interpersonnelles et biologiques* (2e éd.). Montréal : Presses de l'Université du Québec.

Chapitre 19

Références de l'édition originale

Aaron, K.F., Levine, D., & Burstin, H.R. (2003). African American church participation and health care practices. *J. Gen. Intern. Med., 18*(11), 908-913.

Adegbola, M. (2006). Spirituality and quality of life in chronic illness. *J. Theory Construction Testing, 10*(2), 42.

American Nurses Association (©2005). *Code of ethics for nurses with interpretive statements.* [En ligne]. www.nursingworld.org/ethics/code/protected_nwcoe813.htm (page consultée le 11 janvier 2010).

Antall, G., & Kresevic, D. (2004). The use of guided imagery to manage pain in an elderly orthopaedic population. *Orthop. Nurs., 23*(5), 335.

Banks-Wallace, J., & Parks, L. (2004). It's all sacred : African American women's perspectives on spirituality. *Issues Ment. Health Nurs., 25*(1), 25.

Barry, L.C., Kerns, R.D., Guo, Z., Duong, B.D., Iannone, L.P., & Reid, M.C. (2004). Identification of strategies used to cope with chronic pain in older persons receiving primary care from a Veterans Affairs Medical Center. *J. Am. Geriatr. Soc., 52*(6), 950-956.

Bash, A. (2004). Spirituality : The emperor's new clothes? *J. Clin. Nurs., 13*(1), 11.

Benner, D.G. (1985). Baker encyclopedia of psychology. Grand Rapids, Mich. : Baker Book House.

Benner, P. (1984). *From novice to expert.* Menlo Park, Calif. : Addison-Wesley.

Bennett, M.P., & Lengacher, C. (2006). Humor and laughter may influence health. II. Complementary therapies and humor in a clinical population. *eCAM, 3*(2), 187.

Boyd, A.S., & Wilmoth, M.C. (2006). An innovative community-based intervention for African American women with breast cancer : The Witness Project. *Health Soc. Work, 31*(1), 77.

Brazier, A., Mulkins, A., & Verhoef, M. (2006). Evaluating a yogic breathing and meditation intervention for individuals living with HIV/AIDS. *Am. J. Health Promot., 20*(3), 192-195.

Buckley, J., & Herth, K. (2004). Fostering hope in terminally ill patients. *Nurs. Stand., 19*(10), 33.

Bulechek, G.M., Butcher, H.K., & Dochterman, J.M. (2008). *Nursing interventions classification (NIC)* (5th ed.). St. Louis, Mo. : Mosby.

Campesino, M., & Schwartz, G.E. (2006). Spirituality among Latinas/os : Implications of culture in conceptualization and measurement. *ANS Adv. Nurs. Sci., 29*(1), 69.

Cavendish, R., Konecny, L., Naradovy, L., Luise, B.K., Como, J., Ôkumakpeyi, P., et al. (2006). Patients' perceptions of spirituality and the nurse as a spiritual care provider. *Holist. Nurs. Pract., 20*(1), 41-47.

Chiu, L., Emblen, J.D., Van Hofwegen, L., Sawatzky, R., & Meyerhoff, H. (2004). An integrative review of the concept of spirituality in the health sciences. *West J. Nurs. Res., 26*(4), 406-428.

Davis, C. (2003). Empathy and transcendence. *Topi. Geriatr. Rehab., 19*(4), 265.

Delgado, C. (2005). A discussion of the concept of spirituality. *Nurs. Sci. Q., 18*(2), 157.

Ebersole, P., Hess, P.A., & Luggen, A.S. (2004). *Toward healthy aging : Human needs and nursing response* (6th ed.). St. Louis, Mo. : Mosby.

Edelman, C.L., & Mandlo, C.L. (2006). *Health promotion throughout the life span* (6th ed.). St. Louis, Mo. : Mosby.

Elkins, M., & Cavendish, R. (2004). Developing a plan for pediatric spiritual care. *Holist. Nurs. Pract., 18*(4), 179.

Figueroa, L.R., Davis, B., Baker, S., & Bunch, J.B. (2006). The influence of spirituality on health care—Seeking behaviours among African Americans. *ABNF J., 17*(2), 82-88.

Fisch, M.J., Titzer, M.L., Kristeller, J.L., Shen, J., Loehrer, P.J., Jung, S.-H., et al. (2003). Assessment of quality of life in outpatients with advanced cancer : The accuracy of clinician estimations and the relevance of spiritual wellbeing—A Hoosier Oncology Group study. *J. Clin. Oncol., 21*(14), 2754-2759.

Friedemann, M., Mouch, J., & Racey, T. (2002). Nursing the spirit : The framework of systemic organization. *J. Adv. Nurs., 39*(4), 325.

Gibson, L.M., & Hendricks, C.S. (2006). Integrative review of spirituality in African American breast cancer survivors. *ABNF J., 7*(2), 67.

Grant, D. (2004). Spiritual interventions : How, when, and why nurses use them. *Holist. Nurs. Pract., 18*(1), 36.

Gray, J. (2006). Measuring spirituality : Conceptual and methodological considerations. *Journal of Theory Construction & Testing, 10*(2), 58.

Grey, M., Berry, D., Davidson, M., Galasso, P., Gustafson, E., & Mekus, G. (2004). Preliminary testing of a program to prevent type 2 diabetes among high-risk youth. *J. Sch. Health, 74*(1), 10-15.

Grimsley, L.P. (2006). Spirituality and quality of life in HIV-positive persons. *J. Cult. Divers., 13*(2), 113.

Hammermeister, J. (2005). Gender differences in spiritual well-being : Are females more spiritually-well than males? *American Journal of Health Studies, 20*(2), 80.

Hoare, J. (2004). The best medicine. *Nurs. Stand., 19*(14-16), 18.

Hollins, S. (2005). Spirituality and religion : Exploring the relationship. *Nurs. Manage., 12*(6), 22.

Holstad, M.K.M., Pace, J.C., De, A.K., & Ura, D.R. (2006). Factors associated with adherence to antiretroviral therapy. *J. Assoc. Nurses AIDS Care, 17*(2), 14-15.

Hsieh, C.J., Hsiao, Y.L., Liu, S.J., & Chang, C. (2005). Positive psychological measure : Constructing and evaluating the reliability and validity of a Chinese humor scale applicable to professional nursing. *J. Nurs. Res., 13*(3), 206-215.

Hungelmann, J., Kenkel-Rossi, E., Klassen, L., & Stollenwerk, R. (1996). Focus on spiritual well-being : Harmonious interconnectedness of mind-body-spirit—Use of the JAREL spiritual well-being scale. *Geriatr. Nurs., 17*(6), 262-266.

Jackson, C. (2004). Healing ourselves, healing others : First in a series. *Holist. Nurs. Pract., 18*(2), 67.

James, D. (2004). What emergency department staff need to know about near-death experiences. *Top. Emerg. Med., 26*(1), 29.

Kelly, J. (2004). Spirituality as a coping mechanism. *Dimens. Crit. Care Nurs., 23*(4), 162.

Koenig, H.G., George, L.K., & Titus, P. (2004). Religion, spirituality, and health in medically ill hospitalized older patients. *J. Am. Geriatr. Soc., 52,* 554-562.

Krebs, K. (2003). Complementary healthcare practices : The spiritual aspect of caring—An integral part of health and healing. *Gastroenterol. Nurs., 26*(5), 212.

LaPierre, L.L. (2003). JCACHO safeguards spiritual care. *Holist. Nurs. Pract., 17*(4), 219.

Lindberg, D.A. (2005). Integrative review of research related to meditation, spirituality, and the elderly. *Geriatr. Nurs., 26*(6), 372.

Lohne, V., & Severinsson, E. (2004). Hope during the first months after acute spinal cord injury. *J. Adv. Nurs., 47*(3), 279.

MacDonald, C.M. (2004). A chuckle a day keeps the doctor away : Therapeutic humor and laughter. *J. Psychosoc. Nurs. Ment. Health Serv., 42*(3), 18.

Mauk, K.L., & Schmidt, N.K. (2004). *Spiritual Care in Nursing Practice.* Philadelphia : Lippincott, Williams & Wilkins.

Mazanec, P., & Tyler, M.K. (2004). Cultural considerations in end-of-life care : How ethnicity, age, and spirituality affect decisions when death is imminent. *Home Healthc. Nurse, 22*(5), 317.

McEvoy, M. (2003). Culture and spirituality as an integrated concept in pediatric care. *MCN Am. J. Matern. Child Nurs., 28*(1), 39.

McEwen, M. (2005). Spiritual nursing care : State of the art. *Holist. Nurs. Pract., 19*(4), 161.

McSherry, W., & Ross, L. (2002). Dilemmas of spiritual assessment : Considerations for nursing practice. *J. Adv. Nurs., 38*(5), 479.

Miner-Williams, D. (2006). Putting a puzzle together : Making spirituality meaningful for nursing using an evolving theoretical framework. *J. Clin. Nurs., 15*(7), 811.

Moorhead, S., Johnson, M., Maas, M.L., & Swanson, E. (2008). *Nursing outcomes classification (NOC)* (4th ed.). St. Louis, Mo. : Mosby.

NANDA-I (2007). *NANDA-I Nursing Diagnoses : Definitions and Classification 2007-2008.* Philadelphia : The Association.

Narayanasamy, A. (2004). Spiritual coping mechanisms in chronic illness : A qualitative study. *J. Clin. Nurs., 13*(1), 116.

Narayanasamy, A., Clissett, P., Parumal, L., Thompson, D., Annasamy, S., & Edge, R. (2004). Responses to the spiritual needs of older people. *J. Adv. Nurs., 48*(1), 6-16.

Newlin, K. (2002). African-American spirituality : A concept analysis. *ANS Adv. Nurs. Sci., 25*(2), 57.

Perdue, B., Johnson, D., Singley, D., & Jackson, C. (2006). Assessing spirituality in mentally ill African Americans. *ABNF J., 17*(2), 78-81.

Perry, D.J. (2004). Self-transcendence : Lonergan's key to integration of nursing theory, research, and practice. *Nurs. Philos., 5*(1), 67.

Peters, L., & Sellick, K. (2006). Quality of life of cancer patients receiving inpatient and home-based palliative care. *J. Adv. Nurs., 53*(5), 524.

Pincharoen, S., & Congdon, J.G. (2003). Spirituality and health in older Thai persons in the United States. *West. J. Nurs. Res., 25*(1), 93.

Skalla, K.A., & McCoy, P. (2006). Spiritual assessment of patients with cancer : The moral authority, vocational, aesthetic, social and transcendent model. *Oncol. Nurs. Forum, 33*(4), 745.

Smith, A.R. (2006). Using the synergy model to provide spiritual nursing care in critical care settings. *Crit. Care Nurse, 26*(4), 41.

Smith, J., & McSherry, W. (2004). Spirituality and child development : A concept analysis. *J. Adv. Nurs., 45*(3), 307.

Smith-Stoner, M. (2005). End-of-life needs of patients who practice Tibetan Buddhism. *J. Hosp. Palliat. Nurs., 7*(4), 228.

Spurlock, W.R. (2005). Spiritual well-being and caregiver burden in Alzheimer's caregivers. *Geriatr. Nurs., 26*(3), 154.

Tanyi, R. (2002). Towards clarification of the meaning of spirituality. *J. Adv. Nurs., 39*(5), 500.

Taylor, E.J. (2002). *Spiritual care : Nursing theory, research, and practice.* Upper Saddle River, N.J. : Prentice Hall.

Taylor, E.J. (2003). Spiritual needs of patients with cancer and family caregivers. *Cancer Nurs., 26*(4), 260.

Villagomeza, L.R. (2005). Spiritual distress in adult cancer patients. *Holist. Nurs. Pract., 19*(6), 285.

Wright, L.M. (2005). *Spirituality, suffering, and illness : Ideas for healing.* Philadelphia : F.A. Davis.

Young, C., & Koopsen, C. (2005). *Spirituality, health, and healing.* Thorofare, N.J. : SLACK.

Références de l'édition française

Byrne, M. (2002). Spirituality in palliative care : What language do we need? *International Journal of Palliative Nursing, 8*(2), 67-74.

Carpenito, L.J. (2003). *Manuel de diagnostics infirmiers* (9e éd.). Montréal : Éditions du Renouveau Pédagogique.

Cox, H.C. (Éd.) (2004). *Applications cliniques des diagnostics infirmiers.* Bruxelles : De Boeck.

Coyle, J. (2002). Spirituality and health : Towards a framework for exploring the relationship between spirituality and health. *Journal of Advanced Nursing, 37*(6), 589-597.

Ehrenberger, H.E., Alligood, M.R., Thomas, S.P., Wallace, D.C., & Licavoli, C.M. (2002). Testing a theory of decision-making derived from King's systems framework in women eligible for a cancer clinical trial. *Nursing Science Quarterly, 15*(2), 156-163.

Fawcett, J. (2005). *Contemporary Nursing Knowledge : Analysis and Evaluation of Nursing Models and Theories* (2nd ed.). Philadelphia : F.A. Davis.

Kennedy, C., & Cheston, S.E. (2003). Spiritual distress at life's end : Finding meaning in the maelstrom. *Journal of Pastoral Care & Counseling, 57*(2), 131-141.

Kissane, D.W. (2000). Psychospiritual and existential distress : The challenge for palliative care. *Australian Family Physician, 29*(11), 1022-1025.

Kylma, J., Vehvilainen-Julkunen, K., & Lahdevirta, J. (2001). Hope, despair and hopelessness in living with HIV/AIDS : A grounded theory study. *Journal of Advanced Nursing, 33*(6), 764-775.

Lauver, D. (2000). Commonalities in women's spirituality and women's health. *Advance in Nursing Science, 22*(3), 76-88.

McSherry, W. (2000). *Making Sense of Spirituality in Nursing Practice : An Interactive Approach.* Edinburgh, U.K. : Churchill Livingstone.

McSherry, W., Cash, K., & Ross., L. (2004). Meaning of spirituality : Implications for nursing practice. *Journal of Clinical Nursing, 13*(8), 934-941.

Pepin, J., & Cara, C. (2001). La réappropriation de la dimension spirituelle en sciences infirmières. *Théologiques, 9*(2), 33-46.

Pesut, B. (2008). Spirituality and spiritual care in nursing fundamentals textbooks. *Journal of Nursing Education, 47*(4), 167-173.

Tuck, I., Wallace, D., & Pullen, L. (2001). Spirituality and spiritual care provided by parish nurses. *Western Journal of Nursing Research, 23*(5), 441-453.

Vachon, M., Fillion, L., & Achille, M. (2009). A conceptual analysis of spirituality at the end-of-life. *Journal of Palliative Medicine, 12*(1), 53-59.

Villagomeza, L.R. (2006). Mending broken hearts : The role of spirituality in cardiac illness : A research synthesis, 1991-2004. *Holist. Nurs. Pract., 20*(4), 169-186.

White, G. (2000). An inquiry into the concepts of spirituality and spiritual care. *International Journal of Palliative Nursing, 4,* 393-412.

Chapitre 20

Références de l'édition originale

Aging With Dignity (2005). *Five wishes.* [En ligne]. www.agingwithdignity.org/five-wishes.php (page consultée le 11 janvier 2010).

Allchin, L. (2006). Caring for the dying : Nursing student perspectives. *J. Hosp. Palliat. Nurs., 8*(2), 112.

Amella, E., Lawrence, J., & Gresle, S. (2005). Tube feeding : Prolonging life or death in vulnerable populations? *Mortality, 10*(1), 69.

American Medical Association (2004). *Autopsy : Life's final chapter.* [En ligne]. www.ama-assn.org (page consultée le 12 janvier 2010).

Arnaert, A., Filteau, M., & Sourial, R. (2006). Stroke patients in the acute care phase : The role of hope in healing. *Holist. Nurs. Pract., 20*(3), 137.

Barbus, A.J. (1975). The dying person's bill of rights. *Am. J. Nurs., 75,* 99. [En ligne]. www.learningplaceonline.com/stages/together/dying-rights.htm (page consultée le 11 janvier 2010).

Blum, C. (2006). "Till death do us part?" : The nurse's role in the care of the dead historical perspective—1850-2004. *Geriatr. Nurs., 27*(1), 58.

Bowlby, J. (1980). *Attachment and loss* (vol. 3) : Loss, sadness, and depression. New York : Basic Books.

Briggs, L., & Colvin, E. (2002). The nurse's role in end-of-life decision making for patients and families. *Geriatr. Nurs., 23*(6), 302.

Buckley, J., & Herth, K. (2004). Fostering hope in terminally ill patients. *Nurs. Stand., 19*(10), 33.

Bulechek, G.M., Butcher, H.K., & Dochterman, J.M. (2008). *Nursing interventions classification (NIC)* (5th ed.). St. Louis, Mo. : Mosby.

Carnelly, K.B., Wortman, C.B., Bolger, N., & Burke, C.T. (2006). The time course of grief reactions to spousal loss : Evidence from a national probability sample. *J. Pers. Soc. Psychol., 91*(3), 476.

Carroll-Johnson, R., Gorman, L., & Bush, N. (2006). *Psychosocial nursing care along the cancer continuum* (2nd ed.). Pittsburgh, Pa. : Oncology Nurses Society.

Chochinov, H.M. (2002). Dignity-conserving care —A new model for palliative care : Helping the patient feel valued. *JAMA, 287*(17), 2253.

Clements, P.T. (2003). Grief : Promoting adaptive coping after loss and death. *J. Psychosoc. Nurs. Ment. Health Serv., 41*(7), 6.

Clements, P.T., Vigil, G.J., Manno, M.S., Henry, G.C., Wilks, J., Das, S., et al. (2003). Cultural perspectives of death, grief, and bereavement. *J. Psychosoc. Nurs. Ment. Health Serv., 41*(7) 18.

Cohen, S., Doyle, W., & Baum, A. (2006). Socioeconomic status is associated with stress hormones. *Psychosom. Med., 68,* 414.

Corless, I. (2006). Bereavement. In B. Ferrell, & N. Coyle (Eds), *Textbook of palliative nursing.* New York : Oxford University Press.

Coyle, N. (2006). The hard work of living in the face of death. *J. Pain Symptom Manage., 32*(3), 266.

Craib, I. (2003). Fear, death and sociology. *Mortality, 8*(3), 285.

Dahlin, C. (2004). Oral complications at the end-of-life. *Am. J. Nurs., 104*(7), 40.

Davis, B.A., Burns, J., Rezac, D., Dillard, B., Kieffner, E., Gargus, J., et al. (2005). Family stress and advance directives. *J. Hosp. Palliat. Nurs., 7*(4), 219.

Derby, S., & O'Mahony, S. (2006). Elderly patients. In B. Ferrell, & N. Coyle (Eds), *Textbook of palliative nursing.* New York : Oxford University Press.

Doka, K. (2005). Ethics, end-of-life decisions and grief. *Mortality, 10*(1), 83.

Douglass, A., Maxwell, T., & Whitecar, P. (2004). Principles of palliative care medicine. Part I : Patient assessment. *Adv. Studies Med., 4*(1), 15.

Dracup, K., & Brown, C.W. (1998). Asking difficult questions. *Am. J. Crit. Care., 7*(6), 399.

Emanuel, L., VonGunten, C., & Ferris, F. (2003). *The education in palliative and end of life care [EPEC] curriculum : The EPEC project.* Chicago : Northwestern University.

End-of-Life Nursing Education Consortium (2003). *Graduate curriculum faculty guide.* Philadelphia : City of Hope National Medical Center and American Association of Colleges of Nursing.

Enes, S., & De Vries, K. (2004). A survey of ethical issues experienced by nurses caring for terminally ill elderly people. *Nurs. Ethics, 11*(2), 150.

Ersek, M. (2003). Artificial nutrition and hydration : Clinical issues. *J. Hosp. Palliat. Nurs., 5*(4), 231.

Ferrell, B., & Coyle, N. (2006). *Textbook of palliative nursing* (2nd ed.). New York : Oxford University Press.

Frattaroli, J. (2006). Experimental disclosure and its moderators : A meta-analysis. *Psychol. Bull., 132*(6), 823.

Green, A. (2006). A person-centered approach to palliative care nursing. *J. Hosp. Palliat. Nurs., 8*(5), 304.

Harstäde, C., & Andershed, B. (2004). Good palliative care : How and where? The patients' opinions. *J. Hosp. Palliat. Nurs., 6*(1), 27.

Herr, K., Bjoro, K., & Decker, S. (2006). Pain assessment in the nonverbal patient : Position statement with clinical practice recommendations. *J. Pain Symptom Manage., 31*(2), 170.

Holland, J.M., Currier, J.M., & Neimeyer, R.A. (2006). Meaning reconstruction in the first two years of bereavement : The role of sense-making and benefit-finding. *Omega, 53*(3), 165.

Holloway, K. (2002). Passed on : African American mourning stories : A memorial. Durham, N.C. : Duke University Press.

Holmberg, L. (2006). Communication in action between family caregivers and a palliative home care team. *J. Hosp. Palliat. Nurs., 8*(5), 276.

Hooyman, N., & Kramer, B. (2006). *Living through loss : Interventions across the lifespan.* New York : Columbia University Press.

Hospice Foundation of America (2004). *Hospice Services and Expenses.* [En ligne]. www.hospicefoundation.org/pages/page.asp?page_id=53125 (page consultée le 11 janvier 2010).

Kemp, C. (2005). Cultural issues in palliative care. *Semin. Oncol. Nurs., 21*(1), 44.

Kemp, C., & Bhungalia, S. (2002). Culture and the end-of-life : A review of major world religions. *J. Hosp. Palliat. Nurs., 4*(4), 235.

Kemp, C., & Chang, B. (2002). Culture and the end-of-life : Chinese. *J. Hosp. Palliat. Nurs., 4*(3), 173.

Kolcaba, K., Dowd, T., Steiner, R., & Mitzel, A. (2004). Efficacy of hand massage for enhancing the comfort of hospice patients. *J. Hosp. Palliat. Nurs., 6*(2), 91.

Kristjanson, L., & Aoun, S. (2004). Palliative care for families : Remembering the hidden patients. *Can. J. Psychiatry, 49,* 359.

Kübler-Ross, E. (1969). *On death and dying.* New York : Macmillan.

Lentz, J. (2003). Daily baths : Torment or comfort at the end-of-life. *J. Hosp. Palliat. Nurs., 5*(1), 34.

Maciejewski, P.K., Zhang, B., Block, S.D., & Prigerson, H.G. (2007). An empirical examination of the stage theory of grief. *JAMA, 297,* 716.

Maercker, A., Bonanno, G.A., Znoj, H., & Horowitz, M.J. (1998). Prediction of complicated grief by positive and negative themes in narratives. *J. Clin. Psychol., 54*(8), 1117-1136.

Mancini, A.D., & Bonanno, G.A. (2006). Bereavement. In J.E. Fisher, & W.T. O'Donohue (Eds), *Practitioner's Guide to Evidence-Based Psychotherapy.* New York : Springer.

Matheis, E., Tulsky, D., & Matheis, R. (2006). The relation between spirituality and quality of life among individuals with spinal cord injury. *Rehabil. Psychol., 51*(3), 265.

Mathews, L.L. (2007). Hardiness and grief in a sample of bereaved college students. *Death Stud., 31*(3), 183.

Matzo, M., & Sherman, D. (2006). *Palliative care nursing : Quality care to the end-of-life.* New York : Springer.

Matzo, M.L., Sherman, D.W., Lo, K., Egan, K.A., Grant, M., & Rhome, A. (2003). Strategies for teaching loss, grief and bereavement. *Nurse Educ., 28*(2), 71-76.

McSteen, K., & Peden-McAlpine, C. (2006). The role of the nurse as advocate in ethically difficult care situations with dying patients. *J. Hosp. Palliat. Nurs., 8*(5), 259.

Miller, S.C., Mor, V., Ning, W., Gozalo, P., & Lapane, K. (2002). Does receipt of hospice care in nursing homes improve the management of pain at the end-of-life? *J. Am. Geriatr. Soc., 50*(3), 507-515.

Mok, E., & Chiu, P. (2004). Nurse-patient relationships in palliative care. *J. Adv. Nurs., 48*(5), 475.

Moorhead, S., Johnson, M., Maas, M.L., & Swanson, E. (2008). *Nursing outcomes classification (NOC)* (4th ed.). St. Louis, Mo. : Mosby.

Myers, G. (2003). Restoration or transformation? Choosing ritual strategies for end-of-life care. *Mortality, 8*(4), 372.

O'Gorman, M. (2002). Spiritual care at the end-of-life. *Crit. Care Nurs. Clin. North. Am., 14*(2) 171.

Ong , A.D., Bergeman, C.S., Bisconti, T.L., & Wallace, K.A. (2006). Psychological resilience, positive emotions and successful adaptation to stress in later life. *J. Pers. Soc. Psychol., 91*(4), 730.

Onrust, S., Cuijpers, P., Smit, F., & Bohlmeijer, E. (2006). Predictors of psychological adjustment after bereavement. *Int. Psychogeriatr., 14*(1), 1.

Paice, J., & Fine, P. (2006). Pain at the end-of-life. In B. Ferrell, & N. Coyle (Eds), *Textbook of palliative nursing.* New York : Oxford University Press.

Paul, R., Willsen, J., & Binker, A.J.A. (1993). *Critical thinking : What every person needs to survive in a rapidly changing world* (3rd ed.). Santa Rosa, Calif. : Foundation for Critical Thinking.

Pitorak, E. (2003). Care at the time of death. *Am. J. Nurs., 103*(7), 42.

Prigerson, H.G., & Maciejewski, P.K. (2005). A call for sound empirical testing and evaluation of criteria for complicated grief proposed for DSM-V. *Omega, 52*(1), 9.

Saldiner, A., & Cain, A. (2004). Deromanticizing anticipated death : Denial, disbelief and disconnection in bereaved spouses. *J. Psychosoc. Oncol., 22*(3), 69.

Scanlon, C. (2003). Ethical concerns in end-of-life care. *Am. J. Nurs., 103*(1), 48.

Sherman, D.W., Matzo, M.L., Paice, J.A., McLaughlin, M., & Virani, R. (2004). Learning pain assessment and management : A goal of the End-of-Life Nursing Education Consortium. *Journal of Continuing Education in Nursing, 35*(3),107-120.

Stanley, K. (2002). The healing power of presence : A respite from the fear of abandonment. *Oncol. Nurs. Forum, 20*(6), 935.

Stroebe, M., & Schut, H. (1999). The dual process model of coping with bereavement : Rationale and description. *Death Stud., 23,* 197.

Stroebe, M., & Schut, H. (2006). Complicated grief : A conceptual analysis of the field. *Omega, 52*(1), 53.

Stroebe, W., Schut, J., & Stroebe, M. (2005). Grief work, disclosure and counselling : Do they help the bereaved? *Clin. Psychol. Rev., 25*(4), 395.

Virani, R., & Sofer, D. (2003). Improving the quality of end-of-life care. *Am. J. Nurs., 103*(5), 52.

Wayman, L., & Gaydos, H. (2005). Self-transcending through suffering. *J. Hosp. Palliat. Nurs., 7*(5), 263.

Weiner, J., & Roth, J. (2006). Avoiding iatrogenic harm to patient and family while discussing goals of care near the end-of-life. *J. Palliat. Med., 9*(2), 451.

Whitecar, P., Maxwell, T., & Douglass, A. (2004). Principles of palliative care medicine. Part II : Pain and symptom management. *Adv. Studies Med., 4*(2), 88.

Worden, J.W. (1982). *Grief counselling and grief therapy.* New York : Springer.

World Health Organization (2003). *Palliative care.* [En ligne]. www.who.int/cancer/palliative/en (page consultée le 12 janvier 2010).

Wortman, C., & Silver, R. (1989). The myths of coping with loss. *J. Consult. Clin. Psychol., 57*(3), 349.

Youngberg, B. (1996). *Nursing and malpractice risks : Understanding the law* (3rd ed.). South Easton, Mass. : Western Schools Press.

Références de l'édition française

Blondeau, D. (Éd.) (1999). *Éthique et soins infirmiers.* Montréal : Les Presses de l'Université de Montréal.

Caron, L., & Bolduc, N. (2003). *Pour une plus grande humanisation des soins en fin de vie : avis.* Québec, Qc : Conseil de la santé et du bien-être.

Cossette, R. (1999). *Vieillir et croître à travers les déclins, un défi spirituel avant tout : une étude phénoménologique.* Thèse de doctorat, Université de Montréal, Montréal.

De Montigny, F., & Beaudet, L. (1997). *Lorsque la vie éclate : impact de la mort d'un enfant sur la famille.* Saint-Laurent, Qc : Éditions du Renouveau Pédagogique.

Dostie, F. (2001). Alimentation et hydratation en fin de vie. *L'infirmière du Québec, 9*(1) 52-54.

Lambert, P., & Lecompte, M. (2000). *Le citoyen : une personne du début à la fin de sa vie. Rapport sur l'état de situation des soins palliatifs au Québec.* [En ligne]. http ://publications.msss.gouv.qc.ca/acrobat/f/documentation/00-805/rappexecutif.pdf (page consultée le 10 janvier 2010).

Mancini, A.D., & Bonanno, G. (2006). Bereavement. In J.E. Fisher, & W.T. O'Donohue (Eds), *Practitioner's Guide to Evidence-Based Psychotherapy.* New York : Springer.

Poletti, R., & Dobbs, B. (1993). *Vivre son deuil et croître.* Genève : Éditions Jouvence.

Portail canadien en soins palliatifs (2009). Accueil du site [En ligne]. www.virtualhospice.ca/fr_CA/Main+Site+Navigation/Home.aspx (page consultée le 11 janvier 2010).

Québec-Transplant (2006). *Approcher les familles pour le don d'organes et de tissus... une question de respect !* [En ligne]. www.quebec-transplant.qc.ca/Quebec Transplant_fr/PDF/Approcher_familles.pdf (page consultée le 11 janvier 2010).

Roy, D.J., Baudouin, J.-L., Dickens, B.M., & Williams, J.R. (1995). *La bioéthique : ses fondements et ses controverses.* Saint-Laurent, Qc : Éditions du Renouveau Pédagogique.

Santé Canada (2004). *Soins palliatifs et de fin de vie.* [En ligne]. www.hc-sc.gc.ca/hcs-sss/palliat/index-fra.php (page consultée le 11 janvier 2010).

Séguin, M., & Castelli-Dransart, D.A. (2006). Le deuil suite à un suicide : symptomatologie et choix d'intervention. In *Encyclopédie Médico-Chirurgicale, 37*(500-A50), 1-8.

Talerico, K. (2006). Aging matters : Addressing issues related to geropsychiatry and the well-being of older adults. *J. Psychosoc. Nurs., 41*(7), 12.

Trottier, G., Bourdages, J., Côté-Brisson, L., Marcoux, H., Morin, M., Renaud, M., et al. (2004). *Politique en soins palliatifs de fin de vie.* Québec, Qc : Publications du Québec.

Wright, L.M. (2005). Spirituality, Suffering and Illness. Philadelphia : F.A. Davis.

CHAPITRE 21

Références de l'édition originale

Ackley, B.J., & Ladwig, G.B. (2006). *Nursing diagnosis handbook: A guide to planning care* (7th ed.). St. Louis, Mo.: Mosby.

Aguilera, D.C. (1998). *Crisis intervention: Theory and methodology* (8th ed.). St. Louis, Mo.: Mosby.

American Nurses Association (2000). *Statement on the scope and standards of psychiatric–mental health nursing practice.* Washington, D.C.: American Nurses Association.

American Psychiatric Association (2000). *Diagnostic and statistical manual of mental disorders* (4th ed.) [Text revision]. Washington, D.C.: American Psychiatric Association.

Bulechek, G.M., Butcher, H.K., & Dochterman, J.M. (2008). *Nursing interventions classification (NIC)* (5th ed.). St. Louis, Mo.: Mosby.

Chen, J.L., et al. (2005). Cultural variations in children's coping behaviour, TV viewing time, and family functioning. *Int. Nurs. Rev., 52,* 186.

Gaugler, J.E., et al. (2004). Family involvement in nursing homes: Effects on stress and well-being. *Aging Ment. Health, 8*(1), 65.

Gulanick, M., et al. (2003). *Nursing care plans: Nursing diagnosis and intervention* (5th ed.). St. Louis, Mo.: Mosby.

Holmes, T., & Rahe, R. (1976). The social readjustment scale. *J. Psychosom. Res., 12,* 213.

Hyer, L.A., & Sohnle, S.J. (2001). *Trauma among older people.* Ann Arbor, Mich.: Taylor & Francis.

Lazarus, R.S., & Folkman, S. (1984). *Stress, appraisal and coping.* New York: Springer.

Lewis, S.M., Heitkemper, M.M., & Dirksen, S.R. (2004). *Medical surgical nursing* (6th ed.). St. Louis, Mo.: Mosby.

Monat, A., Lazarus, R.S., & Reevy, G. (2007). *The Praeger handbook on stress and coping.* Westport, Conn.: Praeger.

Moorhead, S., et al. (2008). *Nursing outcomes classification (NOC)* (4th ed.). St. Louis, Mo.: Mosby.

Neuman, B., & Fawcett, J. (Eds) (2002). *The Neuman Systems Model* (4th ed.). Upper Saddle River, N.J.: Prentice Hall.

Page, G.G., & Lindsey, A.M. (2003). Stress response. In V. Carrieri-Kohlman, et al. (Eds), *Pathophysiological phenomena in nursing: Human responses to illness.* St. Louis, Mo.: Saunders.

Pender, N.J., Murdaugh, C., & Parsons, M.A. (2006). *Health promotion in nursing practice* (5th ed.). Upper Saddle River, N.J.: Howorth Press.

Varcarolis, E.M., Carson, V.B., & Shoemaker, N.C. (2006). *Foundations of psychiatric mental health nursing: A clinical approach* (5th ed.). St. Louis, Mo.: Saunders.

Références de l'édition française

Anisman, H., & Merali, Z. (1999). Understanding stress: Characteristics and caveats. *Alcohol, Research & Health, 23*(4), 241-249.

Association canadienne des infirmières en oncologie/Canadian Association of Nurses in Oncology (2006). *Normes de pratique et compétences pour l'infirmière spécialisée en oncologie* (Practice Standards and Competencies for the Specialized Oncology Nurses). Vancouver, C.-B.: Association canadienne des infirmières en oncologie/Canadian Association of Nurses in Oncology.

Berenson, S. (2006). Complementary and alternative therapies in palliative care. In B.R. Ferrell, & N. Coyle (Eds), *Textbook of palliative nursing* (pp. 401-509). New York: Oxford University Press.

Canadian Partnership against Cancer/ Partenariat canadien contre le cancer (2009). [En ligne]. www.partnershipagainstcancer.ca/fr (page consultée le 8 mars 2010).

Carver, C.S., Scheir, M.F., & Kumari Weintraub, J. (1989). Assessing coping strategies: A theoretically based approach. *Journal of Personality and Social Psychology, 56*(2), 267-283.

Cohen, S., & Hamrick, N. (2003). Stable individual differences in physiological response to stressors: Implications for stress-elicited changes in immune related health. *Brain, Behavior, and Immunity, 17,* 407-414.

Cohen, S., & Rabin, B.S. (1998). Psychologic stress, immunity and cancer. *Journal of the National Cancer Institute, 90*(1).

Comité consultatif des infirmières en oncologie (juillet 2008). *Rôle de l'infirmière pivot en oncologie.* Québec, Qc: Direction de la lutte contre le cancer, ministère de la Santé et des Services sociaux.

Eller, L.S. (2000). Stress and Coping: Psychoneuroimmunology. In J.F. Miller (Ed.), *Coping with Chronic Illness: Overcoming Powerlessness* (pp. 91-123). Philadelphia: F.A. Davis.

Fillion, L., Kirouac, G., Lemyre, L., & Mandeville, R. (1994). Stress et immunité: recension en psychoneuroimmunologie. *Psychologie Canadienne, 35*(4), 405-426.

Fillion, L., Kohn, P., Gagnon, P., Van Wijk, M., & Cunningham, A. (2001). The Inventory of recent life experiences for cancer patients (IERL-C): A decontaminated measure of cancer-based hassles. *Psychology and Health, 16,* 443-459.

Folkman, S. (2000). Positive affect and the other side of coping. *American Psychologist, 55*(6), 647-654.

Gates, R.A., & Fink, R.M. (2008). *Oncology nursing secrets.* Philadelphia: Mosby Elsevier.

Herbert, T.B., & Cohen, S. (1996). Measurement issues in research on psychosocial stress. In H.B. Kaplan (Ed.), *Psychosocial Stress: Perspective on Structured Theory, Life-Course, and Methods* (pp. 295-332). San Diego, Calif.: Academic Press, Inc.

Kérouac, S., Pepin, J., Ducharme, F., & Major, F. (2003). *La pensée infirmière* (2e éd.). Laval, Qc: Beauchemin.

Knols, R., Aaronson, N.K., Uebelhart, D., Fransen, J., & Aufdemkampe, G. (2005). Physical exercise in cancer patients during and after medical treatment: A systematic review of randomised and controlled clinical trials. *Journal of Clinical Oncology, 23*(16), 3830-3842.

Lazarus, R.S., & Folkman, S. (1984). *Stress, appraisal and coping.* New York: Springer.

Miller, J.F. (2000). Analysis of coping with illness. In J.F. Miller (Ed.), *Coping with chronic illness: Overcoming powerlessness* (pp. 21-53). Philadelphia: F.A. Davis.

Ministère de la Santé et des Services sociaux (1998). *Programme québécois de lutte contre le cancer: pour lutter efficacement contre le cancer, formons équipe.* Québec, Qc: Direction de la lutte contre le cancer.

Ministère de la Santé et des Services sociaux (2008). *Rôle de l'infirmière pivot en oncologie.* Québec, Qc: Direction de la lutte contre le cancer, Comité consultatif des infirmières en oncologie.

National Comprehensive Cancer Network (NCCN) (2008). *NCCN Clinical Practice Guidelines in Oncology: Cancer-related fatigue, 1.* [En ligne]. www.nccn.org (page consultée le 5 janvier 2010).

National Comprehensive Cancer Network (NCCN) (2008). *NCCN Clinical Practice Guidelines in Oncology: Distress Management, 1.* [En ligne]. www.nccn.org (page consultée le 5 janvier 2010).

O'Leary, A. (1990). Stress, emotion and human immune function. *Psychological Bulletin, 108*(3), 363-382.

Roy, C., & Andrew, H.A. (1999). *The Roy Adaptation Model.* Stamford, Conn.: Appleton & Lange.

Selye, H. (1976). *Stress in Health and Disease.* Boston: Butterworths.

Winterhalter, J. (2001). Psychosocial issues for the person with chronic illness or disability. In S. Drayton-Hargrove, & J.B. Derstine (Eds), *Comprehensive Rehabilitation Nursing* (pp. 227-240). Philadelphia: Saunders.

Index

Voici la signification des lettres qui suivent les numéros de page :

- *c* : Concepts clés
- *e* : Encadré
- *f* : Figure
- *t* : Tableau
- Un numéro de page en gras réfère à l'occurrence d'un terme qui est en gras dans le texte et qui est défini dans le glossaire.
- Les pages en BLEU réfèrent au tome 1, et celles en VERT, au tome 2.

D

E

F

M

N

Q

R

U

V

W

X

Y

Z